Orthopedic Surgical Oncology
for Bone Tumors A Case Study Atlas

骨肿瘤手术学
病例图解

原著 [土耳其] Harzem Özge
　　 [美] Franklin H. Sim
　　 [印度] Ajay Puri
　　 [土耳其] Levent Eralp
主审　王　臻　郭　卫　杨　毅
主译　方　斌　陈　勇　肖砚斌

中国科学技术出版社
·北京·

图书在版编目（CIP）数据

骨肿瘤手术学：病例图解 /（土）哈泽姆·奥兹格等原著；方斌，陈勇，肖砚斌主译 . — 北京：中国科学技术出版社，2025.5. ISBN 978-7-5236-1156-2

Ⅰ . R738.1

中国国家版本馆 CIP 数据核字第 2024N47P90 号

著作权合同登记号：01-2024-4724

First published in English under the title
Orthopedic Surgical Oncology for Bone Tumors: A Case Study Atlas
edited by Harzem Özger, Franklin H. Sim, Ajay Puri, Levent Eralp
Copyright © Springer Nature Switzerland AG 2022
This edition has been translated and published under licence from Springer Nature Switzerland AG.
All rights reserved.

策划编辑	丁亚红　孙　超	
责任编辑	陈　雪	
装帧设计	佳木水轩	
责任印制	徐　飞	

出　　版	中国科学技术出版社
发　　行	中国科学技术出版社有限公司
地　　址	北京市海淀区中关村南大街 16 号
邮　　编	100081
发行电话	010-62173865
传　　真	010-62179148
网　　址	http://www.cspbooks.com.cn

开　　本	889mm×1194mm　1/16
字　　数	617 千字
印　　张	29
版　　次	2025 年 5 月第 1 版
印　　次	2025 年 5 月第 1 次印刷
印　　刷	北京盛通印刷股份有限公司
书　　号	ISBN 978-7-5236-1156-2/R·3388
定　　价	358.00 元

（凡购买本社图书，如有缺页、倒页、脱页者，本社销售中心负责调换）

译校者名单

主　　审　王　臻　空军军医大学第一附属医院
　　　　　郭　卫　北京大学人民医院
　　　　　杨　毅　北京大学人民医院
主　　译　方　斌　广州中医药大学第一附属医院
　　　　　陈　勇　复旦大学附属肿瘤医院
　　　　　肖砚斌　昆明医科大学第三附属医院
译 校 者　（排名不分先后）
　　　　　蓝　鋆　广州中医药大学第一附属医院
　　　　　熊　浩　广州中医药大学第一附属医院
　　　　　李　悦　广州中医药大学第一附属医院
　　　　　刘予豪　广州中医药大学第一附属医院
　　　　　李若愚　广州中医药大学第一附属医院
　　　　　赵　盾　广州中医药大学第一附属医院
　　　　　曾志明　广州中医药大学第一附属医院
　　　　　周楠楠　广州中医药大学第一附属医院
　　　　　蒋林亨　广州中医药大学第一附属医院
　　　　　吕　政　广州中医药大学第一附属医院
　　　　　何　欣　广州中医药大学第一附属医院
　　　　　华占强　上海电力医院
　　　　　金甬嘉　上海电力医院
　　　　　莫宗一　上海电力医院
　　　　　彭　帅　复旦大学附属肿瘤医院闵行院区
　　　　　屈国伦　复旦大学附属肿瘤医院闵行院区
　　　　　曲兴龙　复旦大学附属肿瘤医院闵行院区
　　　　　任兆淦　上海电力医院
　　　　　商昌权　复旦大学附属肿瘤医院闵行院区

　　　　　　史根兵　上海电力医院

　　　　　　王洪波　复旦大学附属肿瘤医院闵行院区

　　　　　　王康伟　复旦大学附属肿瘤医院闵行院区

　　　　　　王络文　上海电力医院

　　　　　　张洪强　复旦大学附属肿瘤医院闵行院区

　　　　　　陈国平　昆明医科大学第三附属医院

　　　　　　康建平　昆明医科大学第三附属医院

　　　　　　李文忠　昆明医科大学第三附属医院

　　　　　　张漾杰　昆明医科大学第三附属医院

　　　　　　张晋煜　昆明医科大学第三附属医院

学术秘书　易春智　广州中医药大学第一附属医院

内容提要

　　本书引进自 Springer 出版社，是一部实用的骨肿瘤外科病例集。全书共十六篇 50 章，收录了肌骨肿瘤领域资深专家精心诊治并获长期随访且极具代表性的经典病例，展示了过去 40 年骨肿瘤外科手术理念及技术的发展和演变，介绍了从挽救生命的截肢术到旋转成形术，从切除再植到肿瘤假体、同种异体移植和自体移植复合皮瓣重建术，从牵张成骨到可延长假体技术。书中还特别介绍了手术治疗"灰色地带"肿瘤的复杂病例，进一步展示了骨肿瘤的创新性外科技术。本书内容丰富，图片精美，可供骨科及骨肿瘤科具有一定专业基础的从业人员在实践中借鉴，亦可供刚进入该领域的住院医师和研究生参考。

补充说明

　　本书配有视频，读者可通过扫码关注出版社"焦点医学"官方微信，后台回复"9787523611562"，即可获得视频链接，在线观看。

主审简介

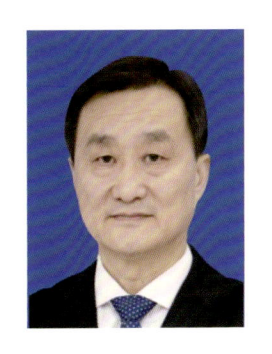

王 臻

教授，博士研究生导师，空军军医大学第一附属医院骨科医院主任医师，专业技术4级，文职2级，享受国务院政府特殊津贴。亚太地区骨肿瘤学会理事，中国临床肿瘤学会理事，中华医学会骨科学分会骨肿瘤学组委员，中华医学会骨科学分会骨肿瘤学组副组长，中国抗癌协会肉瘤专业委员会骨肿瘤保肢学组组长，中国人民解放军医学科学技术委员会骨科专业委员会骨肿瘤学会主任委员，陕西省抗癌协会骨肿瘤专业委员会副主任委员，陕西省骨科学会副主任委员，《中国骨肿瘤骨病》副主编，《中华骨科杂志》《中华实验外科杂志》《中国修复重建外科杂志》编委。主要从事四肢、脊柱及骨盆肿瘤的手术和重建治疗和恶性骨肿瘤的化学治疗。在儿童恶性骨肿瘤的保肢手术、脊柱肿瘤的单纯后路整块切除术、骨盆恶性骨肿瘤切除后的综合重建技术、儿童及青少年个体化人工关节的设计制造与应用、人工股骨髁双动关节面的设计与制造及人工骨的设计应用等，以及人工骨的血管化和修复机制等方面取得了显著成绩和满意的治疗效果。多次赴加拿大纽芬兰纪念大学癌症治疗中心、英国伦敦圣托马斯医院、德国法兰克福Diakonie医院、美国休斯敦得克萨斯大学安德森癌症中心学习外科手术及肿瘤治疗技术。世界首例十指断指再植全部成活手术主刀医生之一。从事医、教、研工作35年，曾获国家发明二等奖、国家科技进步奖二等奖、军队科学技术进步奖一等奖等奖项。主持国家自然科学基金重大课题、面上项目、省部级科研项目课题多项，获国家发明专利多项。以第一作者或通讯作者身份发表中英文学术论文170余篇。

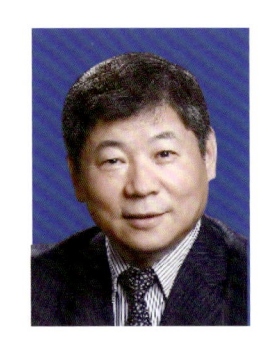

郭 卫

北京大学二级教授，主任医师，博士研究生导师，北京大学人民医院骨肿瘤诊疗中心主任、骨科教研室主任、骨肿瘤研究室主任。亚太地区骨肿瘤学会前任主席，国际保肢学会前任主席，国际骶骨骨盆肿瘤研究协作组主席，儿童肿瘤协作组成员，东亚骨与软组织肿瘤研究协作组成员，国际结缔组织肿瘤学会成员，中华医学会骨科学分会骨肿瘤学组组长（2005—2017年），中华医学会肿瘤学分会骨肿瘤学组组长，中国医师协会骨科医师分会骨肿瘤专业委员会主任委员，国际矫形与创伤外科学会中国部副主席，国际矫形与创伤外科学会中国部骨肿瘤专业委员会主任委员，中国抗癌协会骨肿瘤和骨转移瘤专业委员会主任委员，中国抗癌协会肉瘤专业委员会副主任委员，海峡两岸医药卫生交流协会骨科分会副主任委员，中国医疗保健国际交流促进会软组织肿瘤分会副主任委员，中国医师协会骨科医师分会骨科3D打印专业委员会副主任委员，中华医学会骨科学分会委员，中国医师协会骨科医师分会常务委员，*Journal of Bone and Joint Surgery* 期刊副主编，《中华医学杂志（英文版）》编委。担任多项国家级科研项目、国际合作项目负责人。获得国家及省部级以上奖励10余项，主持"原发恶性骨肿瘤的规范化切除及功能重建的系列研究"获中华医学科技奖一等奖（2013年），主持"原发恶性骨肿瘤的规范化切除及功能重建的系列研究"获得国家科学技术进步奖二等奖（2014年）。主编出版了全球首部关于骨盆环肿瘤切除重建技术的专著《骨盆肿瘤外科学》及骨盆与骶骨肿瘤外科治疗专著 *Surgery of the Pelvic and Sacral Tumor*；主持制订了骨肉瘤、软骨肉瘤、骨巨细胞瘤、尤文肉瘤和骨髓瘤的循证医学诊疗指南；以第一作者或通讯作者身份共发表高水平论文400余篇，其中SCI收录论文150余篇。

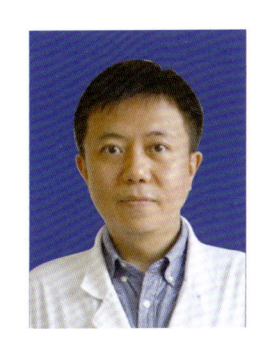

杨 毅

医学博士，主任医师，北京大学人民医院骨肿瘤科副主任。中国抗癌协会肉瘤专业委员会常务委员，中国抗癌协会骨肿瘤和骨转移瘤专业委员会修复重建学组副主任委员，中国抗癌协会肉瘤专业委员会骨盆学组副主任委员，中国抗癌协会肉瘤专业委员会脊柱学组秘书，中国抗癌协会骨肿瘤和骨转移瘤专业委员会全国委员，中华医学会骨科学分会骨肿瘤学组青年委员会副主任委员，中华医学会骨科学分会青年委员会骨肿瘤学组副主任委员，中国医师协会骨科医师学分会青年工作委员会副主任委员，中国医疗保健国际交流促进会骨科分会骨肿瘤外科学组副主任委员，中国抗癌协会肉瘤专业委员会青年委员，国际矫形与创伤外科学会中国部肩肘外科专业委员会常务委员，北京医学会骨科学分会青年委员，中华医学会骨科学分会骨肿瘤学组秘书（2006—2018年），中国研究型医院学会骨科创新与转化专业委员会骨肿瘤学组委员，北京医学会骨科学分会骨肿瘤学组委员，骨科在线编委会骨肿瘤专业副主编，《中国骨与关节杂志》编审，《肿瘤研究与临床》通讯编委，《骨科》期刊通讯编委。

主译简介

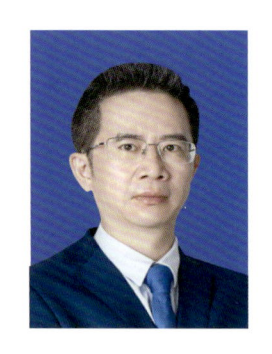

方 斌

医学博士，教授，主任医师，博士研究生导师，广州中医药大学第一附属医院骨与软组织肿瘤科主任。美国 UCSF Medical Center 及 UCSF Mount Zion Medical Center、香港大学玛丽医院、新加坡国立大学医学院访问学者。中国中医药研究促进会骨伤科分会骨肿瘤专家委员会主任委员，广东省基层医药学会骨肿瘤与骨病专业委员会主任委员，中国抗癌协会中西医整合骨与软组织肿瘤专业委员会副主任委员，中国中西医结合学会骨伤科专业委员会数字骨科专家委员会副主任委员，中国康复医学会修复重建外科专业委员会骨肿瘤学组副主任委员，中国老年学和老年医学学会精准医疗分会骨与软组织肿瘤学组副主任委员，中国抗癌协会肉瘤专业委员会微创学组副组长，广东省基层医药学会骨科修复重建专业委员会副主任委员，广东省精准医学应用学会骨肿瘤分会副主任委员，《中国修复重建外科杂志》《中医正骨》编委，国家自然科学基金评委。长期从事骨关节疾病、骨与软组织肿瘤诊断及治疗工作，擅长综合应用化、靶、免、中医药及手术治疗各类恶性骨与软组织肿瘤；应用各类开放或微创技术诊治脊柱、骨盆、四肢原发和继发骨肿瘤；擅长治疗股骨头坏死保髋治疗，人工关节翻修等。获国家科学技术进步奖二等奖 1 项，省部级成果 1 项。主持国家级、省部级课题 11 项，横向课题 3 项；发表论文 100 余篇，参编研究生、本科教材 4 部，副主编 1 部。

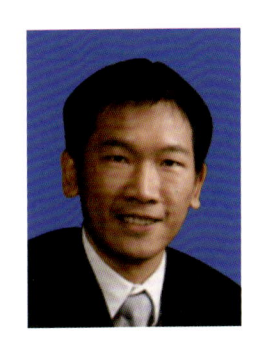

陈 勇

医学博士，主任医师，博士研究生导师，复旦大学附属肿瘤医院骨软组织外科副主任，复旦大学附属肿瘤医院恶性黑色素瘤诊治中心主任。中国抗癌协会黑色素瘤专业委员会副主任委员，中国抗癌协会肉瘤专业委员会常务委员，上海市抗癌协会黑色素瘤专业委员会主任委员，上海市抗癌协会肉瘤专业委员会常务委员兼秘书长，中国抗癌协会肉瘤专业委员会软组织肿瘤学组副组长，中国临床肿瘤学会肉瘤专家委员会委员，中国医药教育协会骨与软组织肿瘤专业委员会委员，中国康复医学会修复重建外科专业委员会骨肿瘤学组委员，中国中西医结合学会骨肿瘤专业委员会委员，国家自然科学基金评审专家。2013年3月至6月在美国Memorial Sloan-Kettering癌症中心学习，2014年9月至10月公派至法国Gustave-Roussy癌症研究中心访问交流。2003年开始在天津医科大学肿瘤医院骨软科系统性研究骨与软组织肿瘤等疾病。自2011年起在复旦大学附属肿瘤医院从事骨软组织外科临床、教学、科研工作。擅长骨与软组织肿瘤的各种诊治方法，积极开展灌注、后装、粒子植入、皮瓣转移与修复等保肢治疗手术技术，目前每年骨与软组织恶性肿瘤的保肢治疗数量与质量均处于国内先进水平；善于利用综合治疗手段提高骨转移癌的疗效；对皮肤恶性肿瘤及恶性黑色素瘤等疾病的诊治积累了丰富的经验，在国内率先制订了符合中国恶性黑色素瘤疾病特色的《皮肤及肢端恶性黑色素瘤外科诊治中国专家共识》。近年来，先后获得省部级以上科学技术奖2项。其中"皮肤及肢端恶性黑色素瘤规范化诊治的巡讲活动"获2022年上海市抗癌协会科普奖（第一完成人）；"皮肤及肢端恶性黑色素瘤规范化诊治的应用和推广"获2021年中国抗癌协会科学技术奖二等奖（第一完成人）。2018年被评为复旦大学"优秀青年医生"；2017年被评为上海市卫健委"杰出青年医学人才"；先后主持国家自然基金和上海市科学技术委员会科研计划项目等科研课题10余项，先后作为研究者发起骨与软组织肿瘤等相关临床试验10余项，主编、参编教材和论著9部，发表学术论文70余篇。目前已联合培养博士研究生2人，在读博士研究生1人，在读硕士研究生3人。

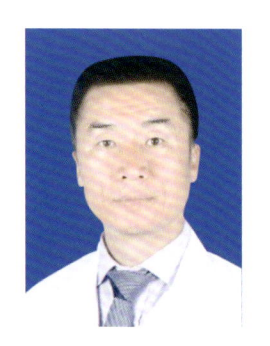

肖砚斌

硕士，骨科学教授，主任医师，硕士研究生导师，昆明医科大学第三附属医院骨外二科主任，昆明医科大学临床肿瘤学院外科教研室主任。中国中医药研究促进会骨伤科分会骨肿瘤专家委员会副主任委员，国际矫形与创伤外科学会中国部骨肿瘤学组委员，中华医学会骨科学分会第一届青年委员会骨肿瘤学组委员，中国抗癌协会肉瘤专业委员会委员，中国抗癌协会骨肿瘤和骨转移瘤专业委员会委员，中国临床肿瘤学会肉瘤专家委员会委员，中国研究型医院学会脊柱外科专业委员会脊柱肿瘤学组委员，云南省医师协会骨科医师分会骨肿瘤学组组长，云南省转化医学学会骨与软组织肿瘤专业委员会主任委员，云南省康复医学会骨与关节及风湿病专业委员会副主任委员。1998年参与组建昆明医科大学第三附属医院（云南省肿瘤医院）骨科，从事骨外科临床、教学、研究工作近30年，主要研究方向骨与软组织肿瘤临床诊治。2003年到北京大学人民医院骨肿瘤科进修，师从郭卫教授、杨荣利教授。返院后协助科主任许建波教授在云南省内率先开展了多项骨肿瘤诊治新技术。2012年担任骨科主任，独立开展了半骨盆切除假体置换保肢、一期后路全骶骨切除重建、全脊椎整块切除重建等高难度手术，省内率先应用3D打印假体（钛金属、聚醚醚酮）修复骨肿瘤切除后骨缺损，在肢体恶性骨肿瘤个体化保肢、脊柱肿瘤、骶骨肿瘤及骨盆肿瘤外科治疗积累了丰富经验。2022年获表彰"云南省健康卫士"荣誉称号。先后获云南省各级成果奖7项，主持包括国家自然科学基金在内的科研课题3项、GCP 4项、教研教改2项，参与各级科研课题多项。以第一作者或通讯作者身份发表专业论文50余篇，其中SCI收录7篇，培养肿瘤学硕士研究生9人。

原 书 序

本书呈现了过去 40 年来骨与软组织瘤手术的进展，介绍了从挽救生命的截肢术到旋转成形术，从切除再植到肿瘤假体、同种异体移植和自体移植复合皮瓣重建术，从牵张成骨到可延长假体技术。在保肢技术发展之前，多模式治疗已成功挽救患者生命，外科技术、影像技术发展助力外科医生成功保肢。本书展示了骨肿瘤创新性外科技术，包括治疗"灰色地带"肿瘤的复杂病例，所述技术均来自在骨肿瘤管理方面有丰富经验的医学中心。

Rainer Kotz
Department of Orthopaedics
Medical University of Vienna
Vienna, Austria

译者前言

原发骨与软组织肿瘤有 70 余种类型，单一疾病发病率低，是一大群"罕见病"的集合。由于诊治过程困难复杂，故此类疾病患者多集中在专业的诊治中心。临床上掌握正确的原则和理念是正确治疗骨与软组织肿瘤疾病的基石，正如欧洲骨科学会前主席 Rainer Kotz 所说，"我首先是一名肿瘤学家，然后才是一名重建外科医生。"虽然安全的手术边界是手术成功的前提，但如何最大限度地保留正常组织进行骨与软组织重建，才是骨肿瘤学者的极致追求。

本书是一部对已有一定专业基础的骨科及骨肿瘤科相关从业人员非常有指导意义且较为实用的骨肿瘤外科病例集，对刚开始接触本专业的住院医师和研究生也有很大帮助。本书编者均为肌骨肿瘤领域的资深大家，他们治学严谨，精益求精，志存高远。书中所呈现的病例均为他们自己精心诊治并获长期随访的经典病例，内容严谨、丰富、翔实，图片清晰、精美。通过极具代表性的经典病例展示了过去 40 年骨肿瘤外科手术理念及技术的发展和演变，介绍了从挽救生命的截肢到旋转成形术，从切除 – 灭活再植重建到肿瘤假体置换，从异体移植物和自体移植物重建到可延长假体使用等，尤其是对"灰色地带"肿瘤的极致挑战，无一不体现出治疗团队的闪光智慧和辛苦付出。各章引用的参考文献较多，既有相关领域的研究新进展，也有既往的重要参考文献，可帮助读者更进一步追溯拓展相关知识。

参与本书的编译工作，是我们进行再学习的绝佳机会，能够帮助我们更深入地思考、领会大师们对每一例患者的临床诊疗思维、手术设计理念及围术期管理，汲取经验、获取灵感，同时检视反思自己既往治疗的病例，扬长避短、除旧布新，持续提升临床业务能力，更好地服务于肌骨肿瘤患者。

能够参与本书的翻译工作，我们感到十分荣幸。在翻译过程中，我们力求精准表达著者原意，同时亦讲究"信、雅、达"，为保证翻译质量，所有章节我们均进行了多轮的交叉审校。但由于中外术语规范及语言表述习惯有所不同，中文翻译版中可能遗有疏漏或欠妥之处，恳请各位同道不吝指正！

方　斌　陈　勇　肖砚斌

原书前言

掌握正确的原则和理念并付诸实践是正确诊断和治疗骨与软组织肿瘤的基石，虽然肿瘤安全边缘切除可以决定患者的命运，但持久稳定的重建决定患者术后功能和生活质量。医学既是一门科学，也是一门艺术。骨科肿瘤学家不仅是艺术家，他们还利用科学和哲学来完成非凡的技艺。为编写本书，我们汇集了全球杰出的骨与软组织肿瘤专家，并用标准化的表述形式呈现经典的外科方法或各自的标志性手术技术，分享"他们的艺术"，即他们的知识、经验和技巧，帮助读者在自己独特的社会文化环境中治疗复杂和具有挑战性病例时选择最佳方法。

作为主创，我们深深感谢各位编者在悲惨混乱的 COVID-19 大流行时期所做的杰出工作和奉献，感谢 Springer 出版社对本书编写团队的信任，并使该书顺利出版，衷心感谢 Springer 团队的奉献。Aruna Sharma 娴熟地安排了繁忙的电子邮件往来，Barbara Pittaluga 从编写启动到结束一直精心监督和支持。

如果不是大量患者把他们的生命和肢体托付给我们，永远信任我们，相信我们会尽最大努力帮助他们克服这些独特的困难和挑战，本书不可能顺利出版。在此，我们要向所有患者致敬，他们在面临生命危险时表现出的勇气和毅力堪称楷模。

Harzem Özger
Istanbul, Turkey
Franklin H. Sim
Rochester, MN, USA
Ajay Puri
Mumbai, Maharashtra, India
Levent Eralp
Istanbul, Turkey

目 录

第一篇 保肢手术理念
第 1 章　如何选择生物或假体重建 ·· 002

第二篇 活动椎体
第 2 章　冷冻自体骨在全脊椎整块切除术中的应用 ···················· 026
第 3 章　活动脊柱假体重建 ··· 032

第三篇 骶骨
第 4 章　骶骨生物重建 ··· 040
第 5 章　全骶骨切除旷置术 ··· 045
第 6 章　骶骨假体重建：骶骨组配假体 ································· 053

第四篇 骨盆
第 7 章　骨盆生物重建（一）：液氮灭活自体骨复合带血管腓骨 ··· 060
第 8 章　骨盆生物重建（二）：股骨头联合全髋关节置换 ··········· 071
第 9 章　骨盆假体重建（一）：组配式半骨盆假体 ···················· 079
第 10 章　骨盆假体重建（二）：组配式基座髋臼假体 ················ 087
第 11 章　骨盆假体重建（三）：高位髋臼和股骨加长假体 ·········· 091
第 12 章　骨盆假体重建（四）：3D 打印定制假体 ···················· 099

第五篇 股骨近端
第 13 章　股骨近端生物重建：体外辐照自体骨回植 ·················· 110
第 14 章　股骨近端假体重建：组配式假体 ····························· 117
第 15 章　软组织肉瘤累及骨的假体重建 ································ 125

第六篇 股骨干
第 16 章　股骨干生物重建：Van Nes 旋转成形术 ····················· 136

第 17 章　股骨干假体重建（一）：股骨中段假体 ……………………………………… 144
第 18 章　股骨干假体重建（二）：短节段动力加压柄 ………………………………… 147

第七篇　股骨远端

第 19 章　股骨远端生物重建（一）：大段同种异体骨复合带血管腓骨 ……………… 154
第 20 章　股骨远端生物重建（二）：同种异体骨复合人工假体表面置换 …………… 163
第 21 章　股骨远端生物重建（三）："冷冻热狗"技术 ……………………………… 170
第 22 章　股骨远端假体重建（一）：组配式假体 ……………………………………… 182
第 23 章　股骨远端假体重建（二）：导航引导下保留关节的切除与重建 …………… 190
第 24 章　股骨远端假体重建（三）：可延长假体 ……………………………………… 200
第 25 章　股骨远端假体重建（四）：假体翻修 ………………………………………… 206
第 26 章　经皮肤骨整合假肢 ……………………………………………………………… 216

第八篇　胫骨近端

第 27 章　胫骨近端生物重建（一）：在体冷冻自体骨 ………………………………… 224
第 28 章　胫骨近端生物重建（二）：骨骺牵张术 ……………………………………… 238
第 29 章　胫骨近端假体重建：组配式假体和腓肠肌瓣转位 …………………………… 244

第九篇　胫骨干与踝关节

第 30 章　胫骨干和踝关节生物重建（一）：Ilizarov 技术 …………………………… 256
第 31 章　胫骨干和踝关节生物重建（二）：腓骨中置术 ……………………………… 264
第 32 章　胫骨干和踝关节生物重建（三）：大段同种异体骨关节融合术 …………… 270
第 33 章　胫骨干和踝关节假体重建：3D 打印定制假体 ……………………………… 279

第十篇　足部

第 34 章　足部生物重建：带血管游离髂骨瓣 …………………………………………… 288
第 35 章　足部假体重建：3D 打印定制假体 …………………………………………… 296

第十一篇　上肢带骨

第 36 章　肩胛带生物重建：同种异体肩胛骨 …………………………………………… 306
第 37 章　肩胛带假体重建：肩胛骨假体 ………………………………………………… 314

第十二篇 肱骨近端

第38章 肱骨近端生物重建（一）：带血管腓骨骨骺 ············ 320
第39章 肱骨近端生物重建（二）：锁骨代肱骨近端 ············ 324
第40章 肱骨近端生物重建（三）：大段同种异体骨复合带血管腓骨骨骺 ············ 334
第41章 肱骨近端假体重建（一）：非常规假体 ············ 340
第42章 肱骨近端假体重建（二）：反肩假体 ············ 350

第十三篇 肱骨干

第43章 肱骨干生物重建：辐照自体骨 ············ 358
第44章 肱骨干假体重建：全肱骨假体 ············ 366

第十四篇 肱骨远端及肘部

第45章 肱骨远端和肘部假体重建：组配式假体 ············ 380

第十五篇 前臂、腕关节及手部

第46章 前臂、腕和手生物重建（一）：带血管腓骨 ············ 388
第47章 前臂、腕和手生物重建（二）：尺骨远端转位 ············ 395
第48章 前臂、腕和手假体重建：桡骨远端假体 ············ 402

第十六篇 骨肿瘤重建相关并发症

第49章 骨肿瘤生物重建并发症 ············ 408
第50章 骨肿瘤假体重建并发症 ············ 424

第一篇
保肢手术理念

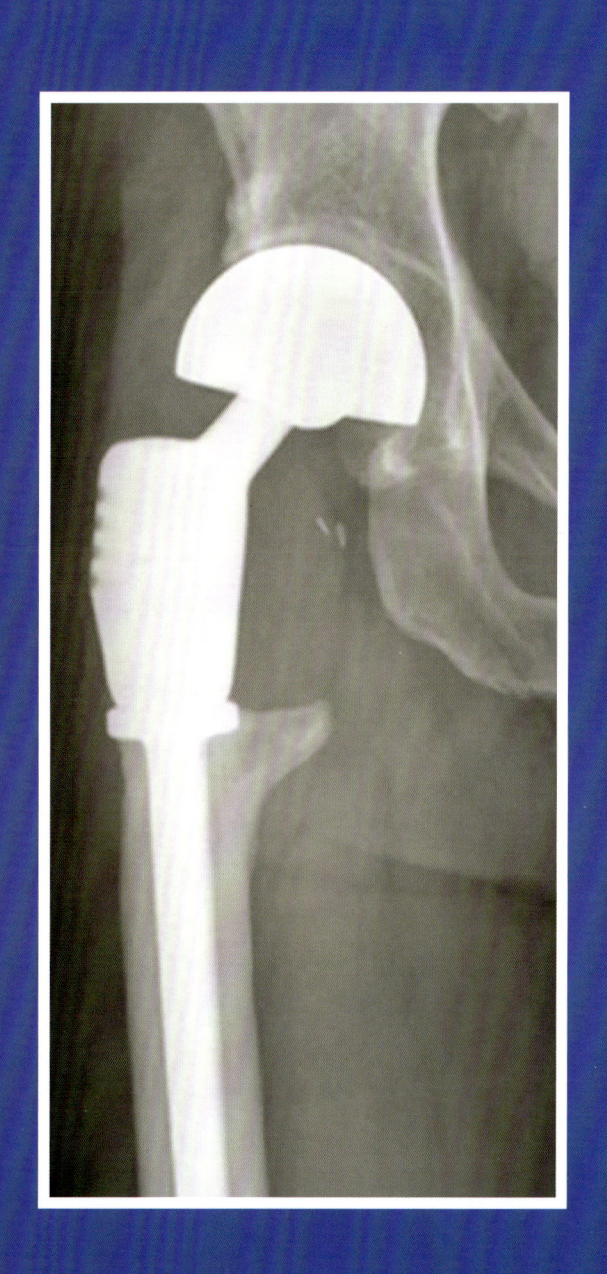

第1章 如何选择生物或假体重建
When and Why Biological/Implant Reconstruction?

Harzem Özger　Bugra Alpan　著

一、保肢手术原则

骨和软组织肿瘤治疗的主要原则是完整切除肿瘤。实现这一目标主要有两种方法[1-3]：①截肢手术；②保肢手术（limb salvage surgery，LSS）。

截肢手术是一种毁损手术，可在安全平面切除受肿瘤侵犯的肢体。与LSS相比，手术时间短，手术过程简单，术后恢复快。然而，作为一种根治性手术，会永久性失去身体的一部分。对于所有疾病，尤其是癌症，患者的活动能力是影响治疗的重要因素，而截肢导致永久性失去肢体将极大影响活动能力、功能，同时体现了保肢的重要性。

LSS是通过切除肿瘤及肿瘤边缘正常组织获得安全边界的同时保存肢体的手术。LSS的绝对要求是能够像截肢一样安全地切除肿瘤，除了骨或骨关节损失外，切除还涉及牺牲关键结构，如肌肉、韧带、皮肤、神经、血管和（或）邻近器官。从广义上讲，后续重建的目的在于确保肢体完整、组织有活力、软组织覆盖和功能。尽管在LSS治疗过程中，医生通常对重建更感兴趣、更重视，但重建绝不能独立于切除之外来分开考虑。在切除不充分的情况下，由于局部复发，复杂疑难的重建可能会失败，患者的生存也因切缘受侵犯而受到威胁。另外，对精心挑选的患者进行细致计划和富于技巧的切除，有时会要求外科医生不得不进行某种特殊类型的重建，或者考虑多种重建选择。然而，切除取决于肿瘤相关（病理学类型、位置、大小）和患者相关（人口统计学资料）或治疗相关（之前的侵入性诊断/不适当的处理、对新辅助治疗的反应）等因素。因此，LSS是一个整体概念，包括从就诊开始到重建工作甚至辅助治疗等所有已完成（或未完成）的工作。LSS是目前大多数肌骨系统恶性肿瘤的主要治疗手段，在许多发达国家或发展中国家，对于骨肉瘤和尤文肉瘤等常见疾病的治疗方案已经标准化。

Van Nes旋转成形术是介于截肢和LSS之间一种非常有价值的外科治疗方法[2, 3]。与截肢相比，它保留了重要的功能，避免了幻肢疼痛，并减少了肢体长度差异。然而，文化期望、独特的外观、对特定手术技术知识和经验的需求，以及对有丰富经验假肢康复师的需求限制了它的应用。

基于截肢和LSS的通识，肌骨系统恶性肿瘤的治疗目标按优先分级总结如下：①挽救患者的生命；②保肢；③保留肢体功能；④获得良好的肢体外观；⑤治疗方法与患者的心理 - 社会 - 文化状况相适应。

治疗团队必须坚持上述优先分级，仔细评估每个病例所需的知识、技能、经验、技术资源和专业团队是否到位等问题。按照适当顺序选择分级标准，并明确告知患者和（或）家属可以达到的目标，尽可能避免截肢手术。在先进成像技术和多学科综合治疗的时代，截肢和 LSS 的局部控制率相似。但一些极端病例，决定是否进行 LSS 或进行何种重建是非常个性化的过程，应该考虑计划的手术对患者和医疗团队的影响，包括生活质量、经济负担、社会心理影响、医疗资源分配和肿瘤学风险等方面的总体影响[2-4]。

保肢手术的重建大体可分为以下两种方式。

1. 生物重建

(1) 生物重建方法是利用从患者（自体移植物）或他人（异体移植物）获得的有活性的或具有再生能力的材料，重建切除后的缺损[5-11]。

(2) 牵张成骨尽管在骨肿瘤手术中不常用，但也是一种非常重要的生物学重建方法[12]。

(3) 生物重建的定义可以扩展到包括杂交方法（如同种异体移植物/再生自体移植物和假体复合材料）及非生物重建的生物学方法（如肿瘤假体或生物可延长假体的骨延长）[5,13]。

2. 假体（非生物）重建

(1) 肿瘤假体是非生物重建的主要工具[14,15]。

(2) 骨水泥也是一种用途非常广泛的非生物重建材料，它可以联合肿瘤假体或骨合成植入物用于缺损重建。

(3) 如生物重建方法所述，非生物重建的方法可能包含生物重建的内容（如移植物/假体复合材料或生物延长部件）[5,13]。

二、何时及为何进行生物重建

生物重建的主要优点是完成愈合后，重建材料能够完全与患者机体融合[5-11]。生物重建的材料，不管是保持自身活性还是经爬行替代与受区完全长合，最终将成为患者机体的一部分。重建节段具有的生物活性特征可赋予其重塑能力，骨折可愈合，负重条件下可增粗肥大（图 1-1）。因此，生物重建提供了一种潜在的终身保肢解决方案，甚至可使肌骨系统恶性肿瘤幸存者安全参与社交娱乐活动。

生物重建通过三种不同的机制减少软组织问题，生物材料占用更少的空间（图 1-2），允许软组织黏附在其表面，也可通过其自带的软组织形成骨肌筋膜皮瓣进行覆盖，因此伤口问题和继发

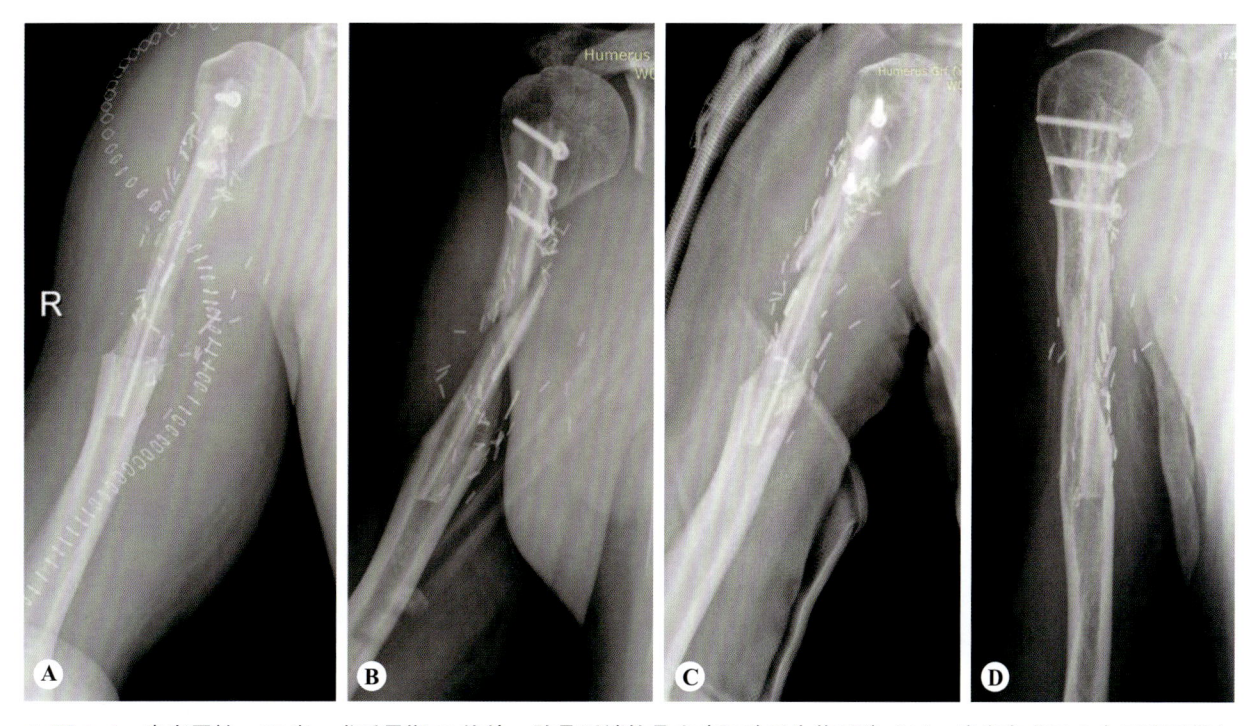

▲ 图 1-1　患者男性，35 岁。术后早期 X 线片，肱骨近端软骨肉瘤切除后生物重建（A），患者在术后 3 个月出现带血管腓骨移植物骨折（B），骨折闭合复位外固定保守治疗（C），术后 7 年的随访 X 线片显示骨折愈合后重塑良好（D），该病例是很好的案例，说明生物重建保肢可以简单有效地处理并发症

骨肿瘤手术学：病例图解

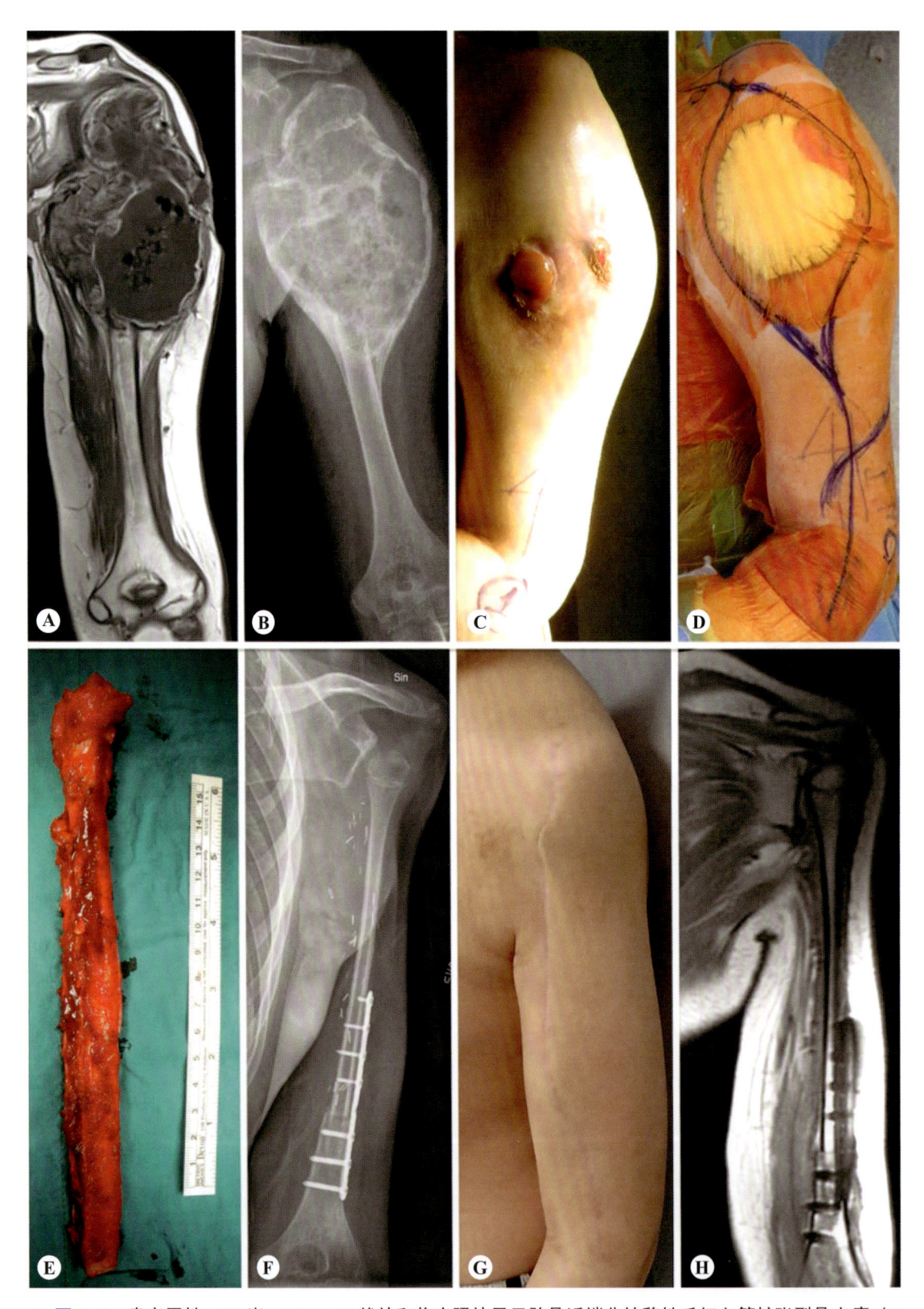

▲ 图 1-2 患者男性，12 岁。MRI、X 线片和临床照片显示肱骨近端非转移性毛细血管扩张型骨肉瘤（A 至 C）。MRI 显示新辅助化疗后肿瘤广泛坏死（A）。进行了广泛的关节内切除，包括切除皮肤破溃部分（D）。保留近端骨骺的游离带血管腓骨移植用于肱骨的生物重建（E）。尽管要牺牲较大范围的皮肤和皮下组织，与肿瘤假体相比腓骨移植物占据相对较小的体积，有利于良好的软组织覆盖（F 至 H）

性深部感染相对较少，还可以有效治疗感染、血肿等术后早期并发症。如果生物重建部分愈合失败，如移植骨已存活但机械效能不足，出现移植物骨折或不愈合等并发症，仍可以像正常骨折一样通过植骨进行翻修（图 1-3），肢体不等长也可以用非肿瘤方法来处理（图 1-4）。然而，如果生物活性已经丧失或不能在合理的时间内恢复，重建部分可能最终成为死骨，并由于深部感染和（或）吸收而完全失效，即使发生这种最坏的情况，生物重建依然具有转化为假体重建的优势（图 1-5）。

虽然生物重建持久耐用，并发症相对较少且容易处理，但主要缺点是愈合时间相当长，尤其是下肢生物重建，由于长时间限制负重而出现问题（图 1-6）。生物重建保肢术最适合有长期生存可能性的患者，可以等待漫长的愈合期。而长期生存取决于是否存在预后良好因素，如初诊时没有转移、新辅助治疗反应良好、肿瘤体积小、无病理骨折等。

另外，与假体重建相关的一些缺陷，如损失关节面、损失关节两侧髌板，以及骨量丢失（实际上可以避免），使得生物重建成为中间段切除后首选治疗方案。安全的中间段切除术，其可行性与放射学检查结果密切相关，在计划进行生物重建时，需要进行合理的放射学评估。如在"3个周期新辅助化疗"的第 2 个周期后行磁共振成像（MRI）检查，可以通过影像证明化疗反应是否良好，中段切除术是否安全，或者是否存在肿瘤进展和改行假体重建更安全，因此，重建策略可能在术前末次 MRI 前制订。使用何种 MRI 参数确定手术切缘还存在争议，虽然普遍接受最安全的切缘主要依据化疗前 STIR（短时间反转恢

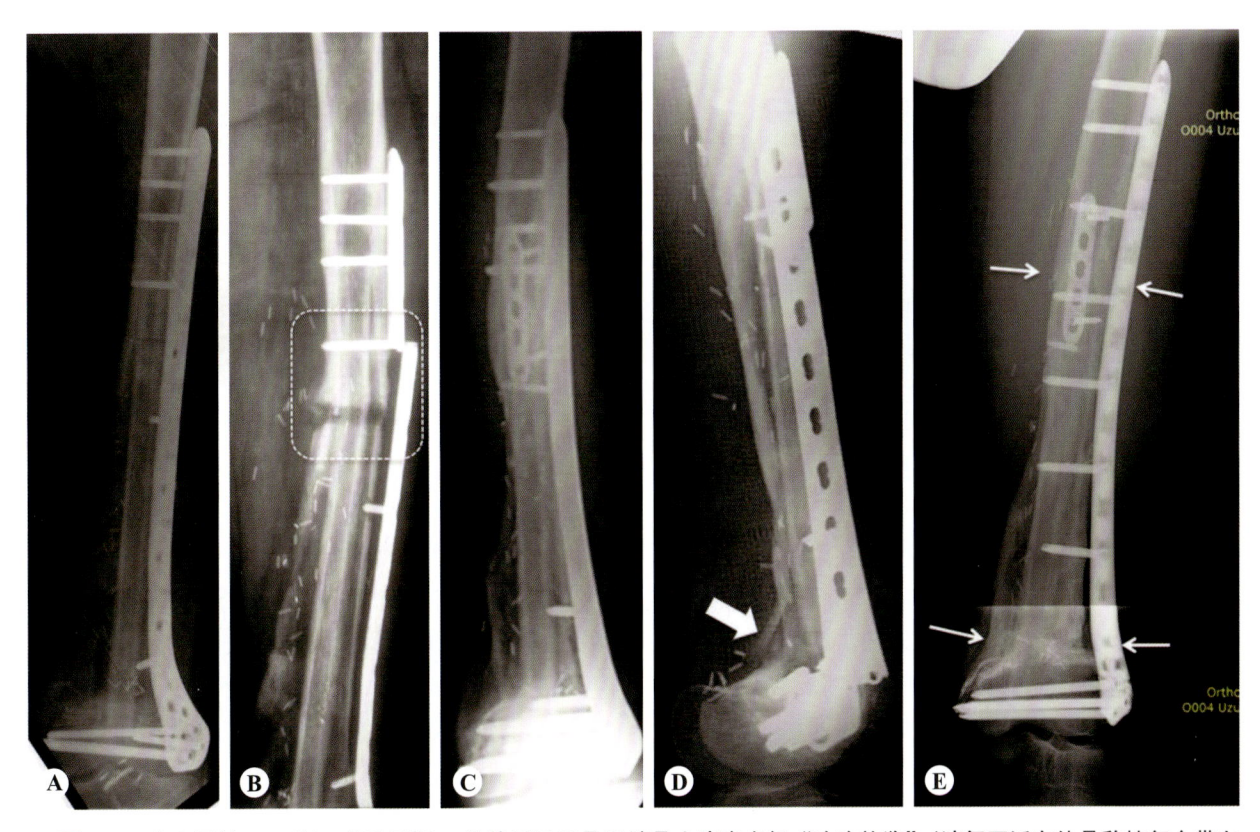

▲ 图 1-3　患者男性，14 岁。术后早期 X 线片显示股骨远端骨肉瘤患者行"冷冻热狗"（液氮灭活自体骨移植复合带血管腓骨）重建（A）。延迟愈合导致术后 9 个月（B）近端截骨部位和术后 24 个月（D）远端截骨部位的移植骨断裂和植入物失败。术后 4 年站立正位片显示，经过两次翻修手术（C 和 E），最终实现了热狗段完全愈合。最终影像结果证实生物活性得以保留，很可能源于带血管腓骨，只要有"足够"生物学潜力，生物重建的机械失效就可采用类似正常骨折并发症的治疗方法

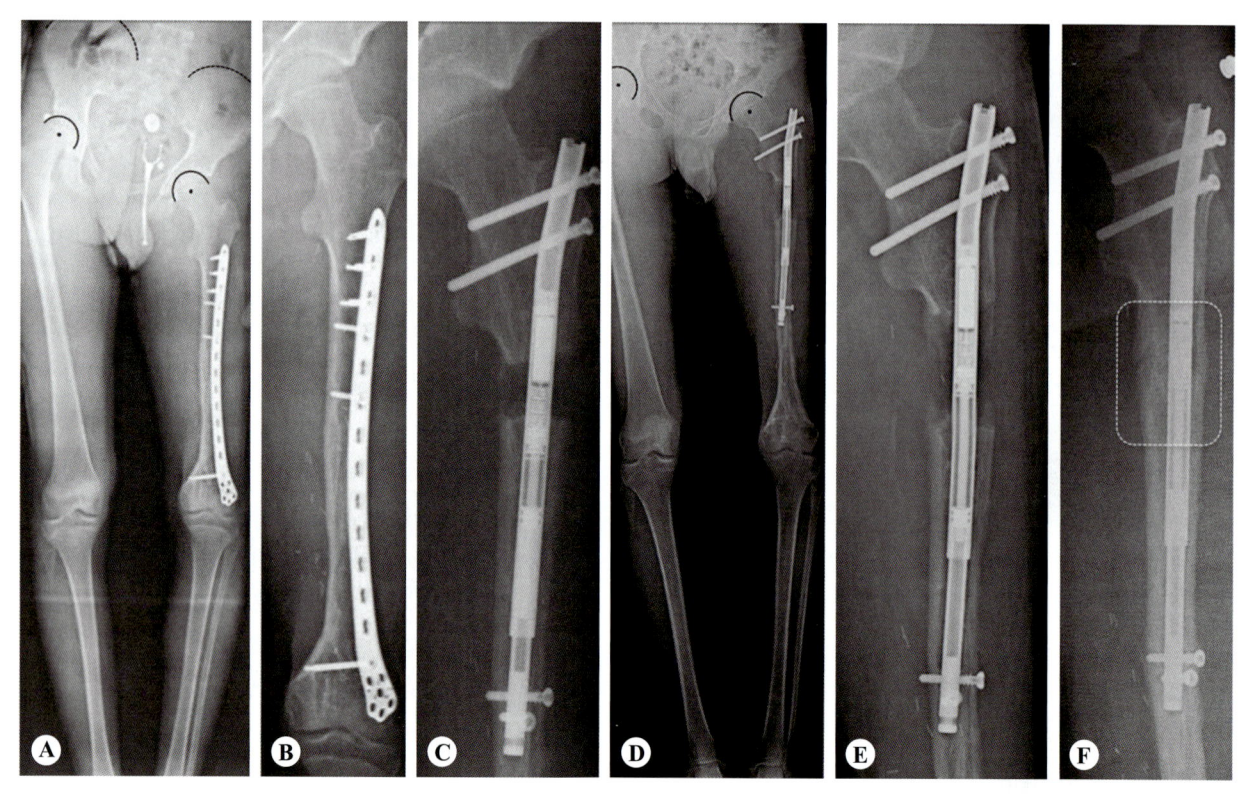

▲ 图 1-4 患者男性，20 岁。因骨肉瘤（A 和 B）行左侧股骨"冷冻热狗"（液氮灭活自体骨移植复合带血管腓骨）重建 9 年后，其站立正位 X 线片显示左下肢腿长相差 8cm，拆除钢板后，用延长髓内钉（C 至 F）延长 4cm，该手术与非肿瘤情况下的延长手术非常相似

复序列）或 TIRM（快速反转恢复序列）。但在中间瘤段切除手术，对反应良好的患者，可根据化疗后的对比增强序列确定切缘。一般情况下，骨肉瘤根据初诊时的影像学表现，而尤文肉瘤按新辅助治疗后的影像确定手术切缘，因为病理学评估后者对化疗和放射的敏感性在肿瘤局部控制中发挥更大的作用。

儿童关节内切除后（图 1-7）很少进行生物重建，但是生物重建也可能发挥重要作用，特别是上肢。假体重建的长期并发症，如假体周围感染、不可避免的翻修，以及骨量的持续丢失，使得生物重建成为年轻患者，特别是骨骼发育未成熟患者的首选方法。

与常规假体重建相比，生物重建可能更经济，虽然这种优势可能会因不同的生物重建方法而不同，但获取不带血管的移植骨几乎没有成本，灭活回植技术，如液氮冷冻处理、高压灭活和巴氏灭活，也非常经济，同时仅需要很少的资源和设备。虽然带血管骨瓣显微外科重建是一个耗时、费力的过程。

在专业的治疗中心，有专业的显微外科团队进行常规操作，生物重建是一种成本相对低的治疗方法，与假体重建相比，全国性骨库的可及性有利于大量使用同种异体骨，这是一种更经济的选择。此外，生物重建提供的长期解决方案，消除了未来翻修的成本。

鉴于上述治疗方面的考虑，生物重建可能最适合于预后因素良好、肿瘤可安全切除的年轻患者（图 1-8 和图 1-9），并能更好地预防或处理伤口问题。虽然经济因素不是制订最佳治疗策略的标准，但相对于假体重建，生物重建本身具有巨大优势，往往成为现实的选择。

三、何时及为何假体（非生物）重建

现代先进的假体设计可为常用的非生物重建提供接近正常的生物力学，特别是膝关节周围肿

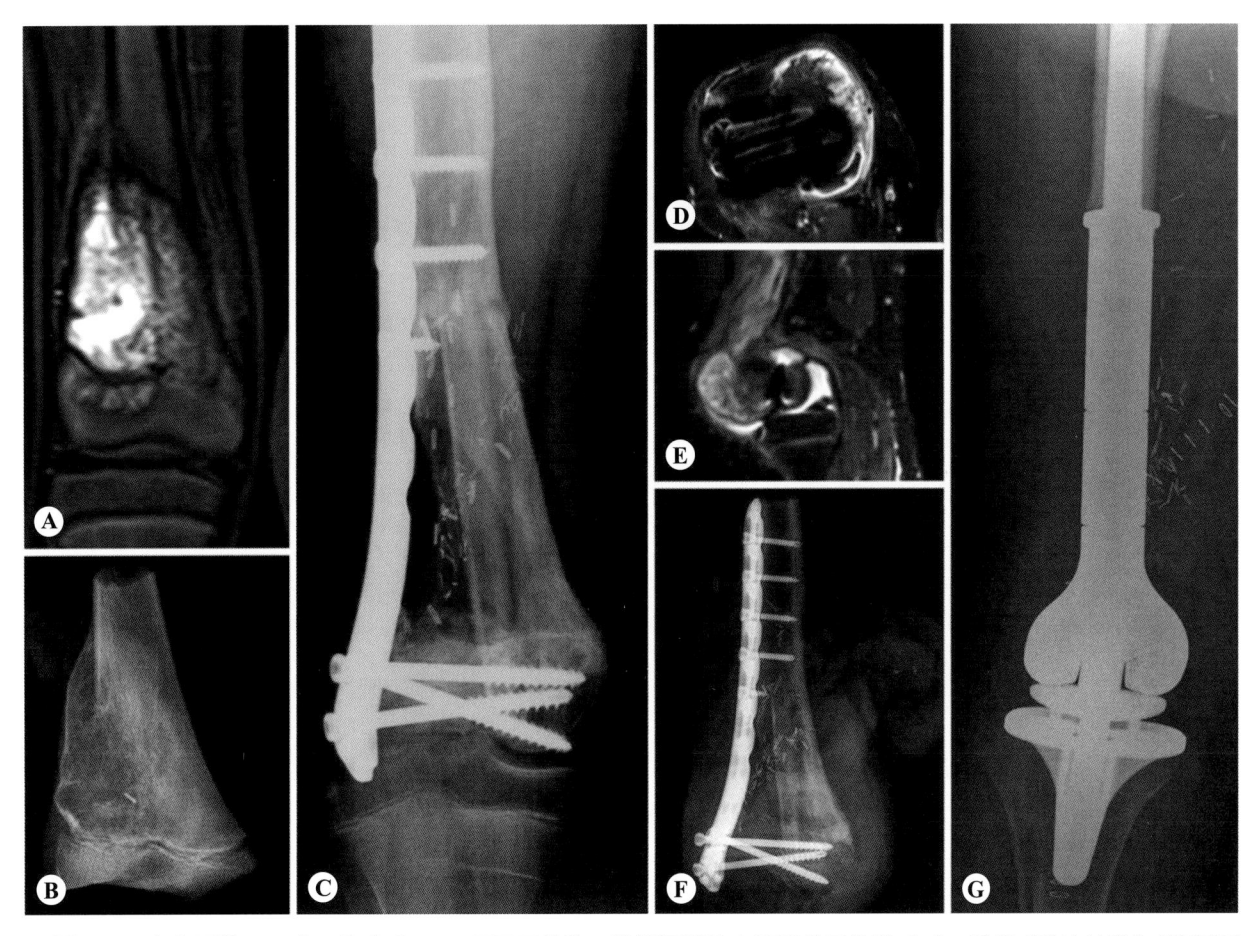

▲ 图 1-5　患者男性，11 岁。化疗后 MRI 显示无转移，股骨远端骨肉瘤延伸至骨骺（A）。采用"冷冻热狗"（液氮灭活自体骨移植复合带血管腓骨）技术进行瘤段（骨骺内）切除和生物重建（B 和 C）。尽管热狗部分完全融合，但术后 38 个月（D 和 E）依然发现内髁骨骺局部复发。局部复发，予术前放疗，切除生物重建节段后植入假体，第二次尝试保肢手术成功（F 和 G）

瘤[14, 15]。而且现今外科医生所使用的大多数组配式定制假体系统能够在术中结合实际进行修改，精确地调整肢体长度和旋转对线[14, 15]，为患者和外科医生提供了极大的方便。假体重建有良好的功能并相对易于安装，当肿瘤侵袭或接近关节无法保留关节面，需要进行关节内（或关节外）切除时，应考虑作为首选治疗方法。尽管 MRI 肿瘤累及骨骺并不是关节切除的绝对指征。

一旦关节软骨受累、肿瘤突入关节间隙或侵犯韧带和关节囊时，应进行关节内（或关节外）切除（图 1-10 至图 1-13）。

假体重建主要优点是即刻或快速恢复功能，依赖于骨水泥或非骨水泥柄的锚定功能及周围软组织重建。与生物重建形成鲜明对比，下肢允许早期负重，因此，假体重建的愈合时间明显短于生物重建。有不良预后因素的患者，如出现转移、新辅助治疗反应不佳、肿瘤较大、病理骨折等，若考虑生物重建应行非常仔细地评估，强烈建议假体重建，因为预后往往与生物重建长时间愈合的预期不一致（图 1-14）。尽管儿童患者对假体重建（尤其是膝关节周围）的耐受性和功能恢复都非常好，但由于上述原因，生物重建仍是他们的主要选择。成年人由于骨愈合能力相对减弱、体重增加，以及重返工作岗位和其他日常活动相关的时间限制，下肢肿瘤患者应优先考虑假体重建。因此，成年患者预后不良，下肢肿瘤且关节无法修复，是假体重建的理想适应证。

假体重建的一个重要但有争议的指征是因不

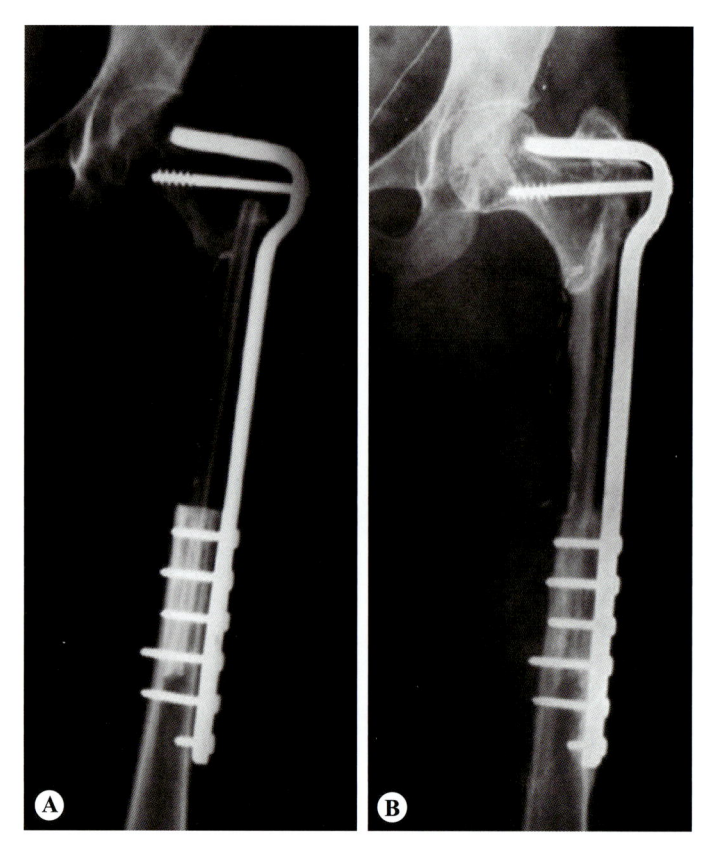

▲ 图 1-6 患者女性，15 岁。诊断尤文肉瘤，术后早期（A）和 4 年（B）的股骨正位 X 线片显示股骨近端瘤段切除，单一血管腓骨移植重建可见中度肥厚。尽管肿瘤学和功能结果良好，但由于有移植物骨折的风险，患者必须等待较长时间才能完全负重

具备外科技术、经验、基础设施和团队进行瘤段切除生物重建。骨肿瘤学家可能不熟悉生物重建方法，可能没有显微外科医生和（或）必要的手术室设置，以及骨回收或异体移植骨库所需的设备和设施。此外，肿瘤破坏可能使荷瘤骨自体移植不可用，患者可能不接受任何供区提供移植骨，或者由于社会文化和（或）宗教原因不允许使用尸骨移植等。

患者也可能因为担心肿瘤骨回收方法的安全性或与新鲜冷冻大段同种异体移植物相关的病毒疾病传播风险而拒绝生物重建。在这种情况下，必须寻求最具生物学意义假体重建方法，比如，可以进行肿瘤骨段切除，保留关节，并植入中段骨干假体。

四、灰色地带

在讨论是进行生物重建还是假体重建时，一些肌骨肿瘤患者会陷入选择两难的困境，常见于肿瘤巨大或皮肤破溃、神经血管受累和预期有明显软组织缺损的患者。对骨骼不成熟的病例，可能合适进行 Van Nes 旋转成形术，但在某些情况下，心理 - 社会 - 文化的差异可能会让患者拒绝旋转成形术。

对于其他处于此类困境的病例，保肢手术的指征明确，但考虑到肿瘤安全性和生物重建可能带来的未知因素，很难决定进行生物重建或假体重建，某些情况下，无论哪种都不是最优选择，患者和治疗团队的偏好往往起到更重要的作用。极少情况下，预期治疗结果有显著优势或差异时，可能会寻求风险更大的非常规解决方案而不是传统的方法。然而，要实现这种非常规方法有一定的先决条件。在任何情况下，重建获益都不能违背安全切除原则，也不能牺牲局部控制。根据阶段临床和放射学评估调整化疗方案，术前使

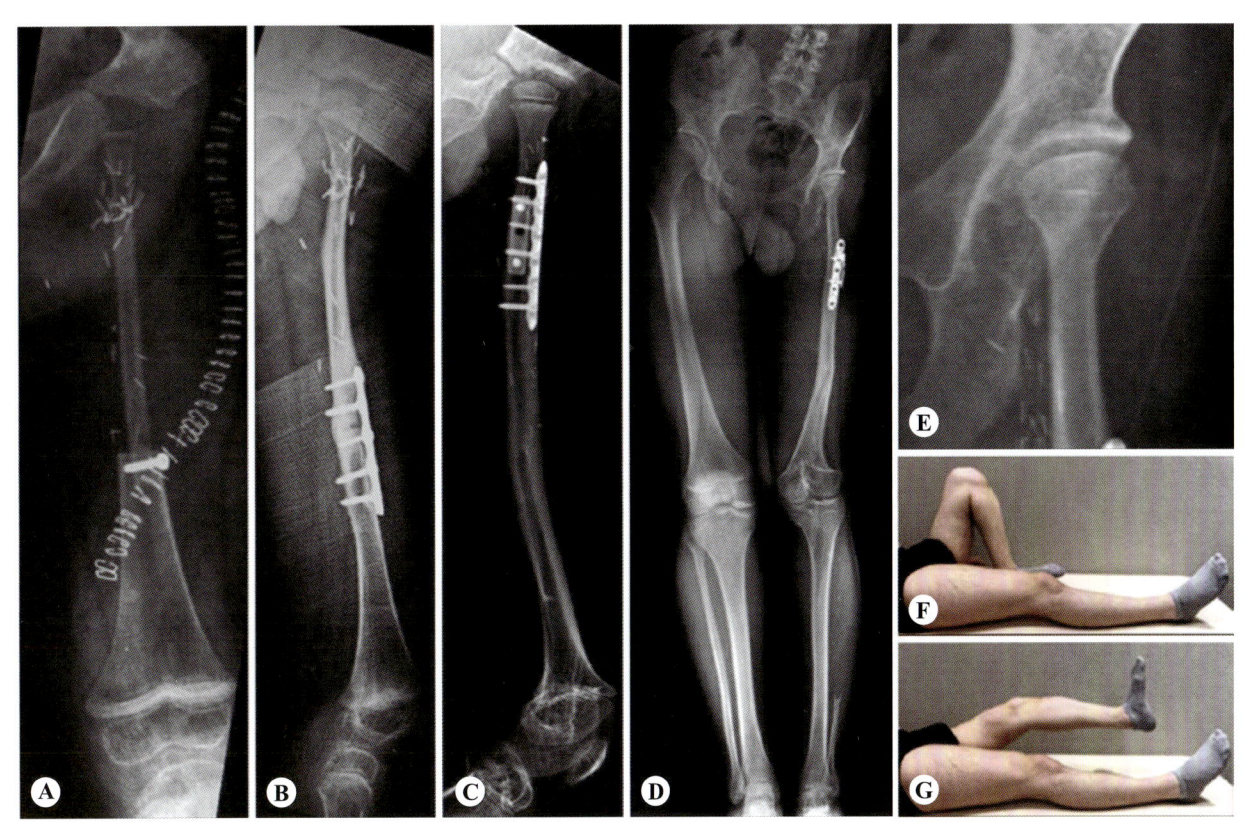

▲ 图 1-7 患者男性，4.5 岁。术后早期股骨 X 线片（A）显示骨肉瘤无转移，使用游离带血管腓骨近端骨骺移植，行股骨近端关节内生物重建。术后 2 年、6 年和 12 年的连续 X 线片（B 至 D）显示腓骨愈合和肥厚，尽管发生了几次移植物骨折和接骨修复，腓骨头还是显著重塑为新的股骨头（E）。虽然髋关节非解剖重建，但功能很好，需要解决约 10cm 的下肢不等长（F 和 G）

用放疗或同时放化疗（即使是不太敏感的肿瘤，如骨肉瘤）（图 1-15 和图 1-16），特殊的切除技术（图 1-17 至图 1-19），进一步神经血管重建技术，广泛使用局部和游离皮瓣（图 1-20），都可以用来"安全地修整"而不是牺牲手术边界[16-21]。因此，这种非常规手术只能由专业的骨肿瘤中心中有能力、经验丰富、可提供所有必要技术资源的多学科团队进行，在与患者就所有选择、风险和可能的并发症进行广泛讨论后实施。对于骨骼发育不成熟的儿童（图 1-21），可以选择骨骼发育成熟后进行更有功能性的截肢。

五、总结

就重建而言，生物学和非生物学方法各有优缺点，每种方法都有其独特的适应证，也可能存在交叉，虽然一些病例的治疗选择明确，但在特定病例，其适应证可能属于"灰色地带"类别，必须根据外科医生和（或）诊疗中心的能力和经验，同时考虑多种因素。什么时候，为什么，采用何种重建方案，可以用下面类比的保肢哲学来提醒自己。

肿瘤达到安全边界切除用"1"表示，每实现一个保肢目标在"1"后面加上"0"，为治疗增加价值。保留肢体用"10"表示，保留功能性肢体用"100"表示，具备良好的外观用"1000"表示等。如果没有达到安全边界，所有的重建工作无论是生物还是假体重建，都归于"0"，没有意义。

骨肿瘤手术学：病例图解

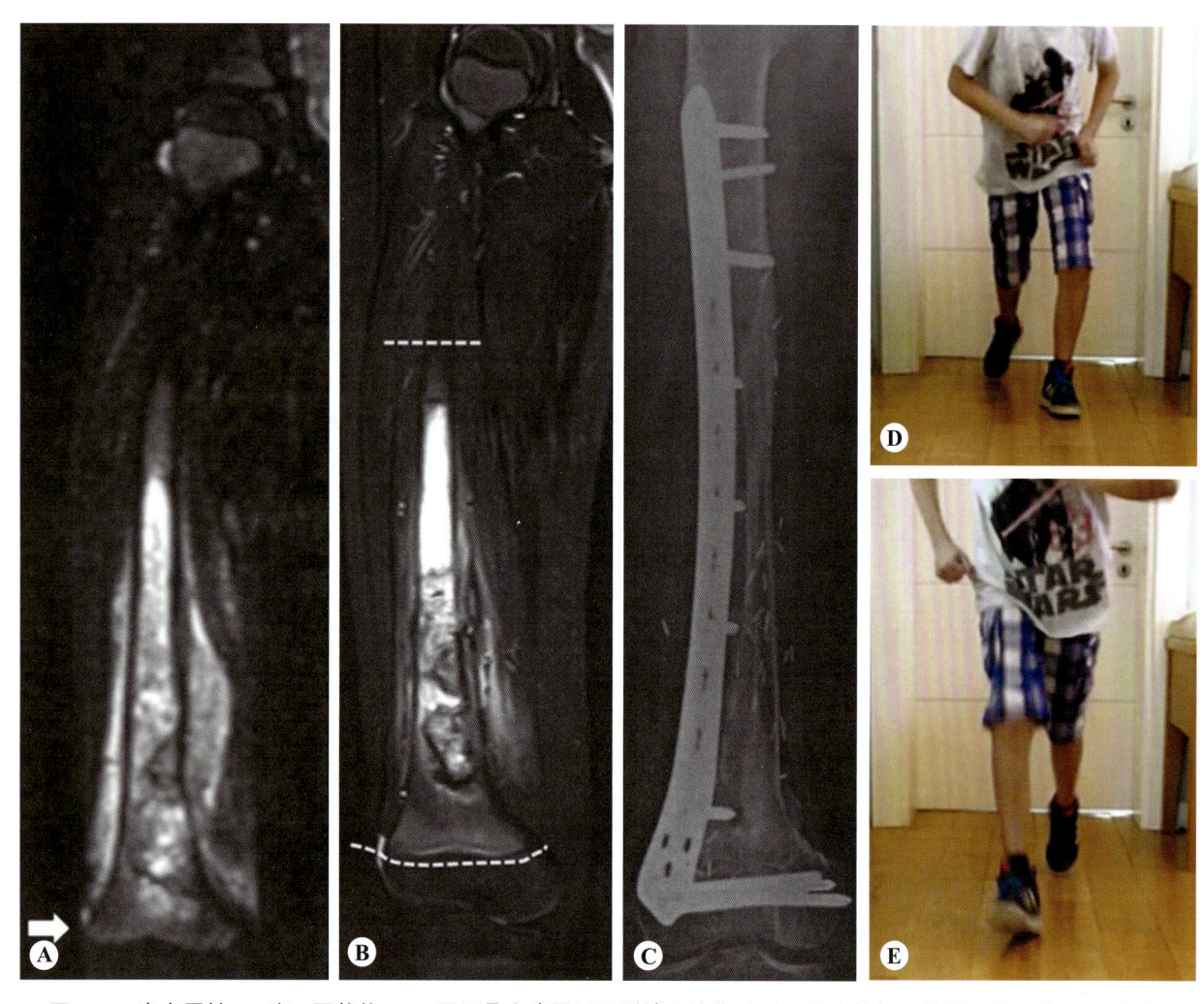

▲ 图 1-8 患者男性，9 岁。冠状位 MRI 显示骨肉瘤累及干骺端无转移（A）。骨和软组织的累及范围均明显受到骺板限制（白实箭）。新辅助化疗后 MRI 显示良好的影像反应，软组织肿块、骨髓水肿消退，骨病灶边界清晰（B）。解剖特征、治疗反应和患者年龄表明其为瘤段切除生物重建的理想适应证，经仔细和熟练的操作可以实现。白色虚线显示计划的近端（骨干）和远端（经骨骺邻近骺板）截骨部位。相反，关节内切除合并远端股骨假体重建将导致患者自身膝关节丧失，股骨近端因假体插入导致骨量损失，胫骨近端骨骺丢失，除非植入可延长假体否则还将导致显著的肢体不等长，且假体本身亦有潜在的并发症。术后 24 个月，患者的股骨正位 X 线片（C）和动态视频中的静态图像（D 和 E）显示，"冷冻热狗"（液氮灭活自体骨移植复合带血管腓骨）重建后，影像学和功能预后良好

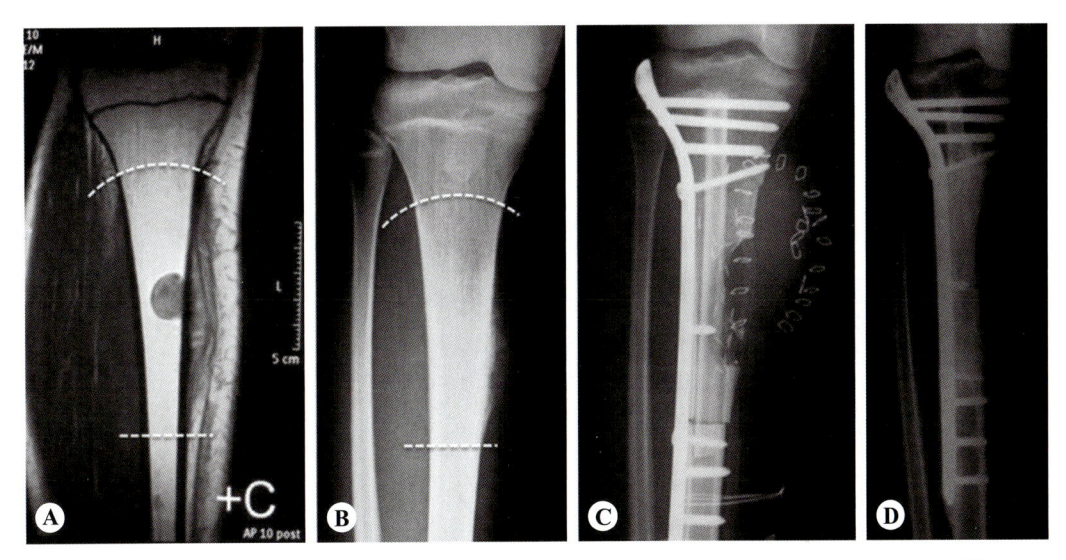

▲ 图 1-9 患者女性，14 岁。尤文肉瘤无转移，冠状位 MRI 和 X 线片显示肿瘤累及胫骨骨干近端（A 和 B），白色虚线显示计划进行瘤段截骨的部位，肿瘤体积相对较小，病变距离关节相对较远，因此瘤段切除是安全可行的。术后早期 X 线片显示"冷冻热狗"（液氮灭活自体骨移植复合带血管腓骨）技术进行生物重建（C）。皮肤钉指示内侧腓肠肌瓣上方的植皮区域，术后 8 年的 X 线片显示热狗节段完全愈合并增厚（D）

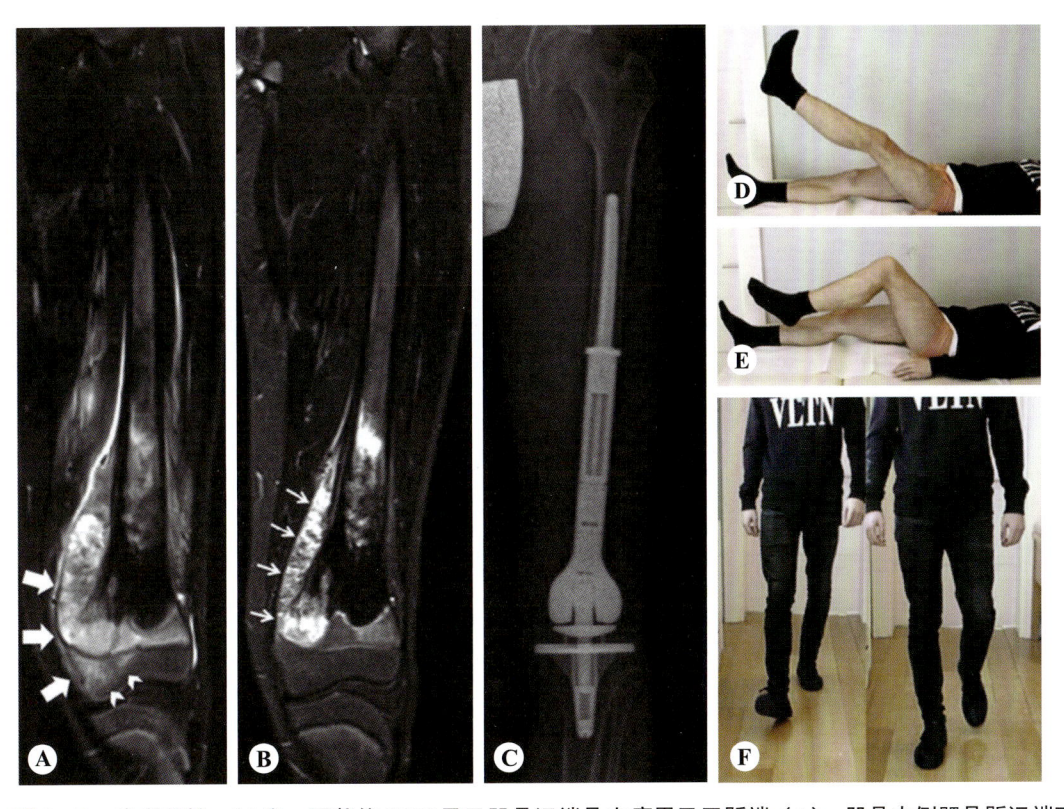

▲ 图 1-10 患者男性，14 岁。冠状位 MRI 显示股骨远端骨肉瘤累及干骺端（A），股骨内侧髁骨骺远端可疑肿瘤侵犯，到达软骨下骨（白箭头）及骨膜以外的软组织（白粗箭）。新辅助化疗后 MRI 显示骨骺内侧部分骨和软组织可疑受累部分已经消退，干骺端区域的软组织部分（白细箭）仅有中度反应（B），骨肉瘤手术切缘的传统观念是必须根据初诊时 MRI 计划切除，这种情况下，瘤段切除既不安全也不可行，此外，由于患者的年龄，膝关节周围的骺板切除可能会出现轻度肢体不等长（LLD），术后 X 线片显示股骨远端假体置换重建（C）。该患者假体重建过程中进行了 2cm 的即刻延长，以尽量减少预期 LLD，术后 4 年临床照片显示活动膝关节功能活动良好（D 和 E），步行视频拍摄的静止图像显示行走完全正常（F）

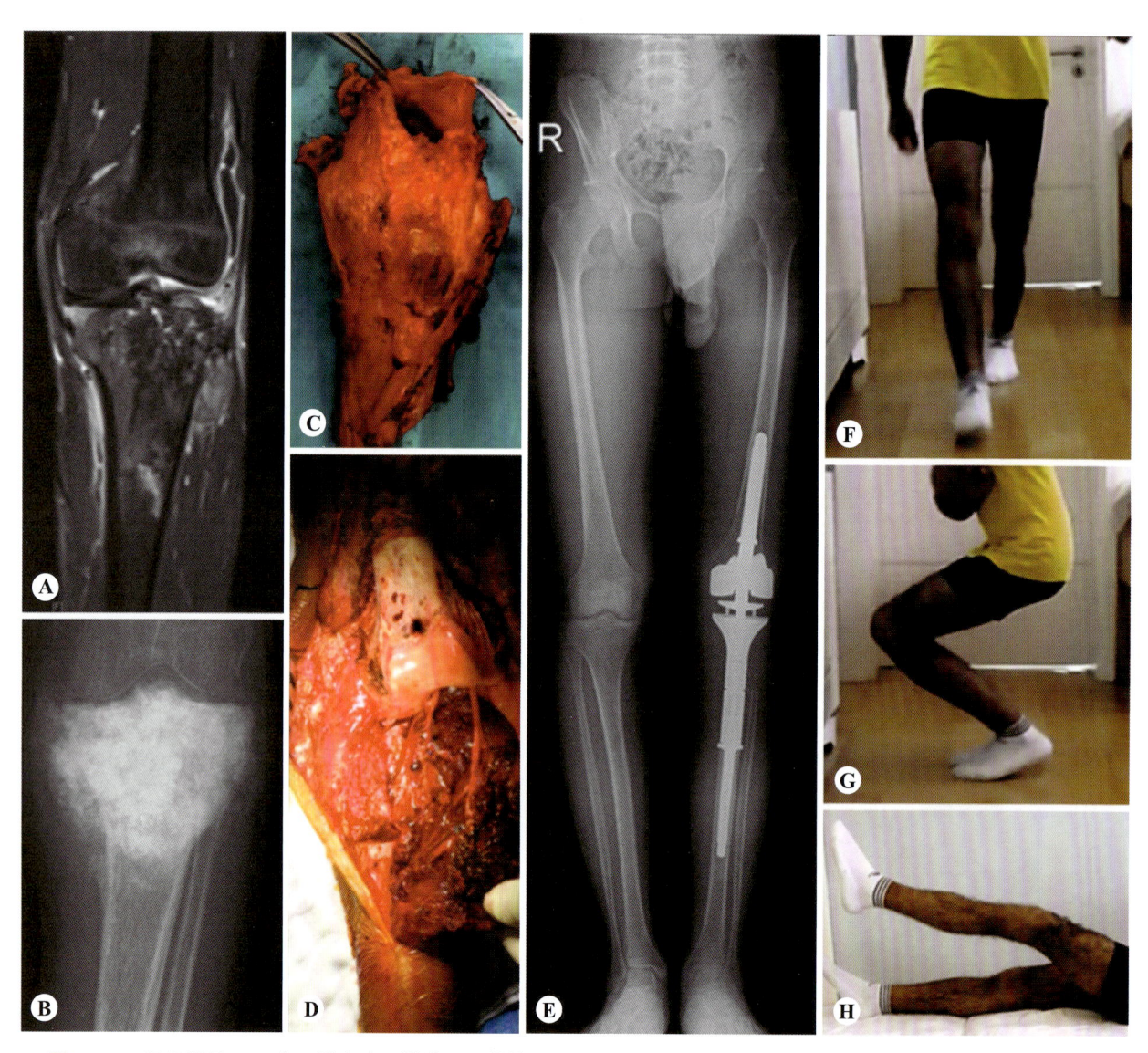

▲ 图 1-11 患者男性，21 岁。骨肉瘤无转移，冠状位 MRI 和正位 X 线片显示肿瘤累及胫骨近端干骺端和骨骺，破坏关节软骨、关节囊和韧带进入膝关节（A 和 B）。无法保留关节，该患者操作重型机械希望尽快重返工作岗位，新辅助化疗后进行了改良关节外胫骨近端切除术（包括膝关节的所有关节内和关节周围软组织）（C 和 D）。站立正位 X 线片显示胫骨近端假体重建（E），术后 5 年临床图像（F 至 H）显示患者功能良好，辅助化疗结束后立即恢复工作

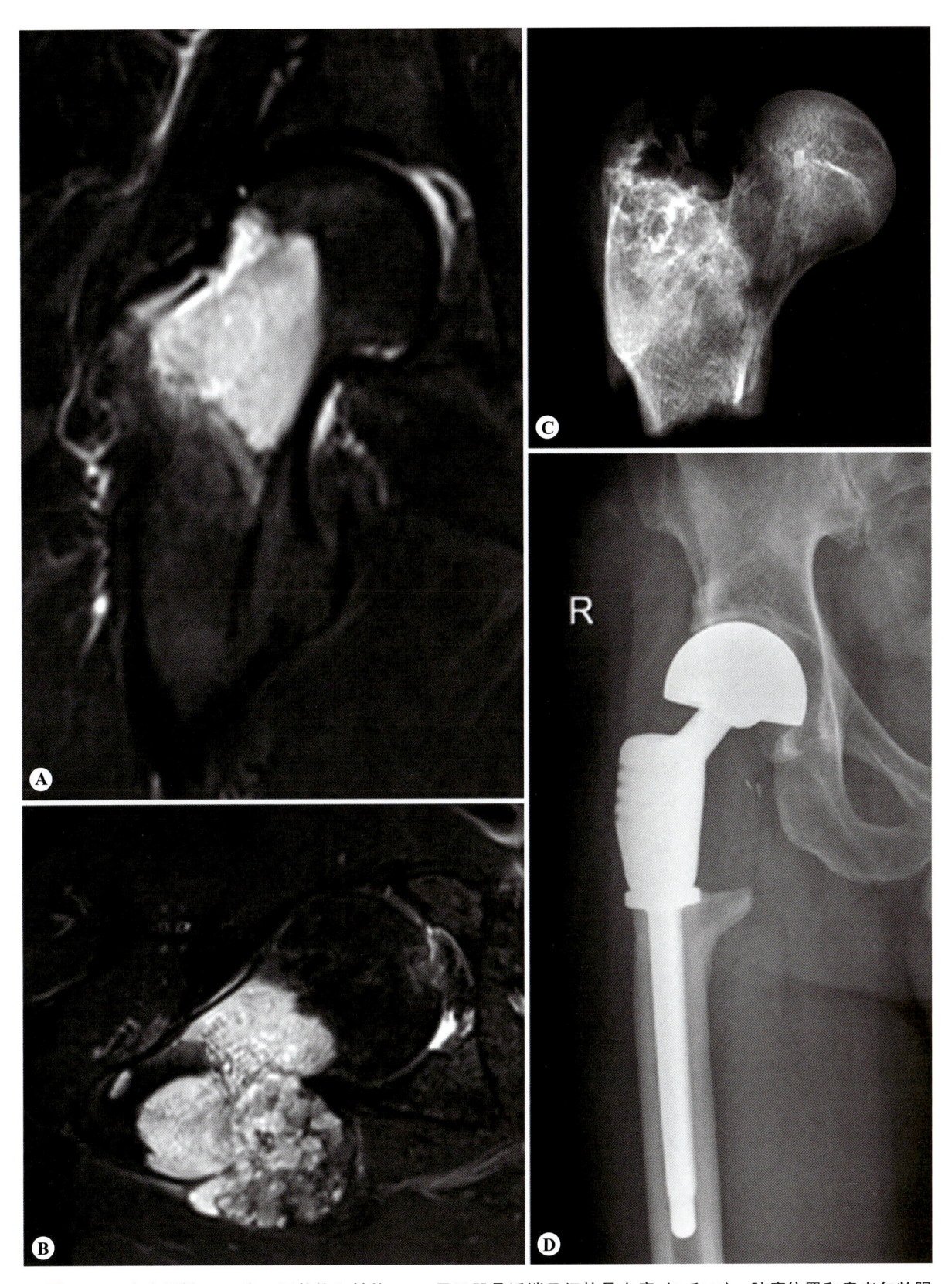

▲ 图 1-12 患者男性，48 岁。冠状位和轴位 MRI 显示股骨近端 Ⅱ 级软骨肉瘤（A 和 B）。肿瘤位置和患者年龄限制任何保留股骨头为目的的生物重建，考虑肿瘤学安全并允许即刻完全负重，进行广泛关节内切除（C）后行股骨近端（D）假体重建

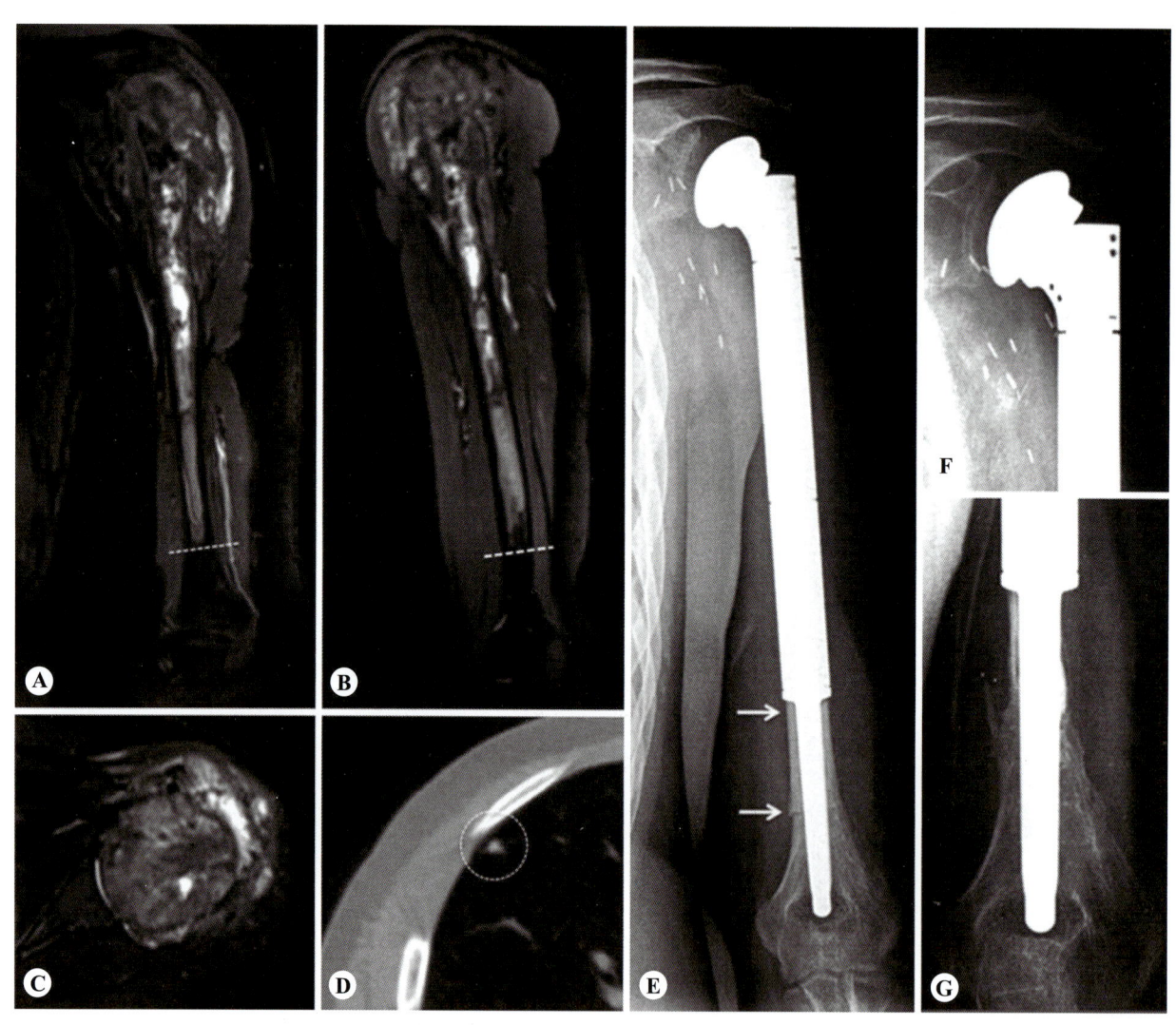

▲ 图 1-13 患者男性，27 岁。肱骨近端骨肉瘤化疗后冠状位和轴位 MRI 显示治疗反应差，髓内广泛受累（A 和 B），肱骨头肿瘤受累程度排除任何保留关节的可能（A 至 C），胸部 CT 显示肺结节符合转移（D），计划使用非骨水泥肿瘤假体进行广泛关节内切除和重建。图 A 和图 B 中的白色虚线表示计划的远端截骨部位，但肱骨远端剩余的骨段太短，无法容纳假体柄，通过使用液氮灭活回植的远端骨干节段（白箭）来增强柄的稳定性并增加骨 – 假体界面以实现骨整合（E）。术后 15 个月 X 线片显示盂肱关节和假体柄稳定（F），尽管有些骨吸收，但回收节段完全愈合（G），患者术后 2 年因肺转移去世，保留的肢体无任何并发症

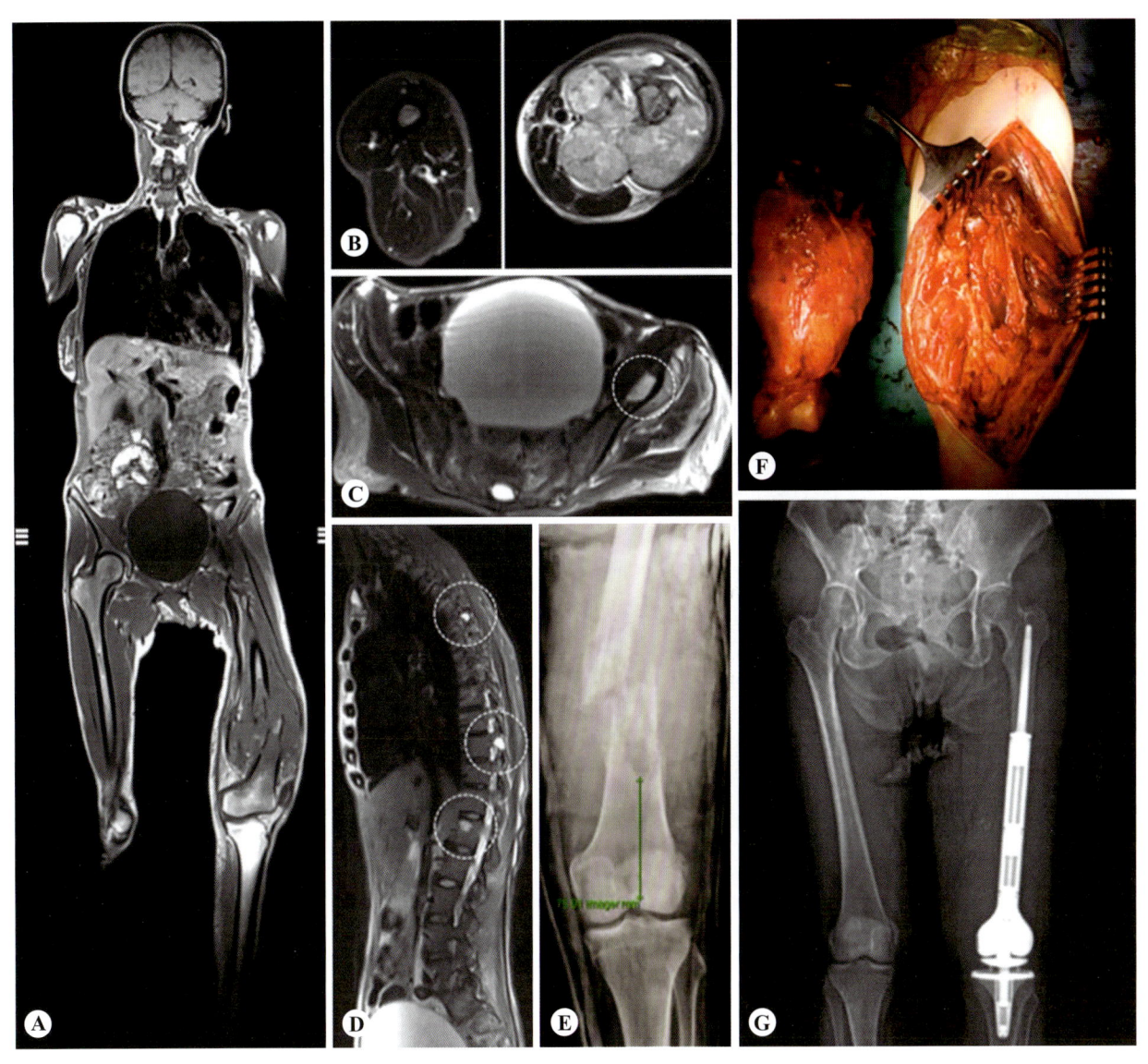

▲ 图 1-14 患者女性，58 岁。子宫内膜癌行全身 MRI 检查，冠状位片显示股骨病理性骨折（A），骨盆和脊柱有多发骨转移（B 至 D）。治疗目标为缓解疼痛和早期活动以便接受其他肿瘤相关治疗，计划行肿瘤型假体非生物重建，测量剩余远端正常骨量评估使用肿瘤假体保留关节的可能性（E），在稳定支撑方面，股骨远端关节内切除假体置换更为可靠，术中图像显示切除的节段包括股骨远端关节面（F）。术后 X 线片显示股骨远端假体重建，患者可即刻离床行走（G），术后 9 个月因广泛转移而失去生命，手术肢体无任何并发症

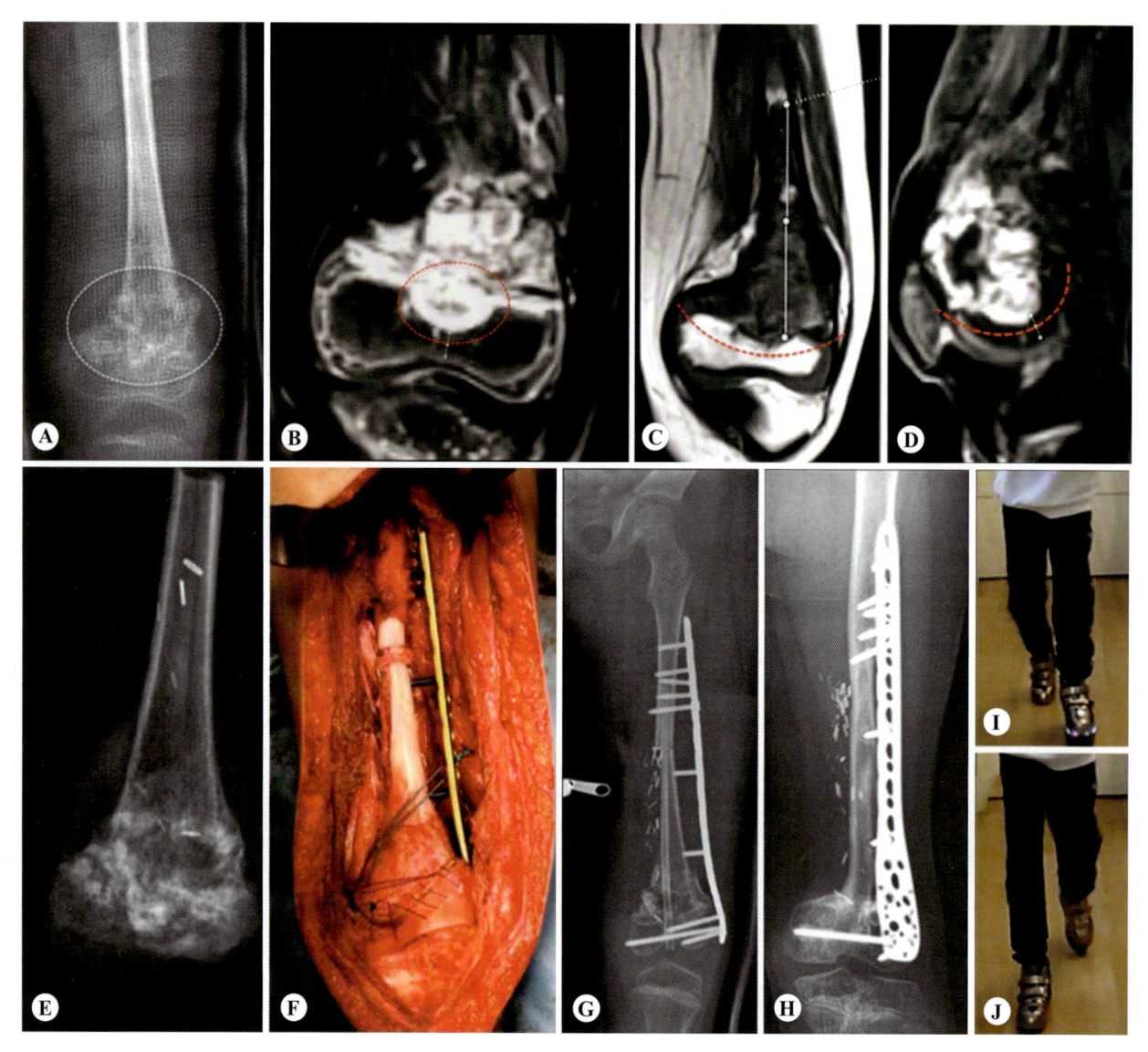

▲ 图 1-15 患者女性，5 岁。股骨远端骨肉瘤无转移，股骨正位 X 线片和冠状位 MRI 显示病理性骨折和骨骺受累（A 和 B）。患者属于"灰色地带"类别，不是中段生物重建或肿瘤假体重建的理想适应证，新辅助化疗中期放射学反应中等，对病理性骨折和骨骺受累行保留关节手术存在肿瘤学安全问题，此外，无论是否使用可延长假体，此年龄段儿童都易患假体重建的所有可控和（或）不可控并发症。与家属讨论截肢或 Van Nes 旋转成形术，拒绝这两种治疗方案，最终在术前放疗后进行了瘤段（骨骺内）切除和生物重建，对于骨肉瘤和儿童来说都是非常规方法，切除后的股骨远端关节段由关节软骨和骨骺软骨组成，骨量很少，类似于橘皮，该手术被称为"橘皮切除术"（C 和 D）。X 线片（E）显示切除的标本，术中图像（F）显示重建极度困难，远端碎片必须通过缝合来增强固定。术后早期 X 线片（G）显示"冷冻热狗"（液氮灭活自体骨移植复合带血管腓骨）重建，术后 5 年 X 线片（H）显示热狗段愈合良好，尽管存在肢体不等长，患者膝关节功能和行走能力良好（I 和 J）

第 1 章 如何选择生物或假体重建

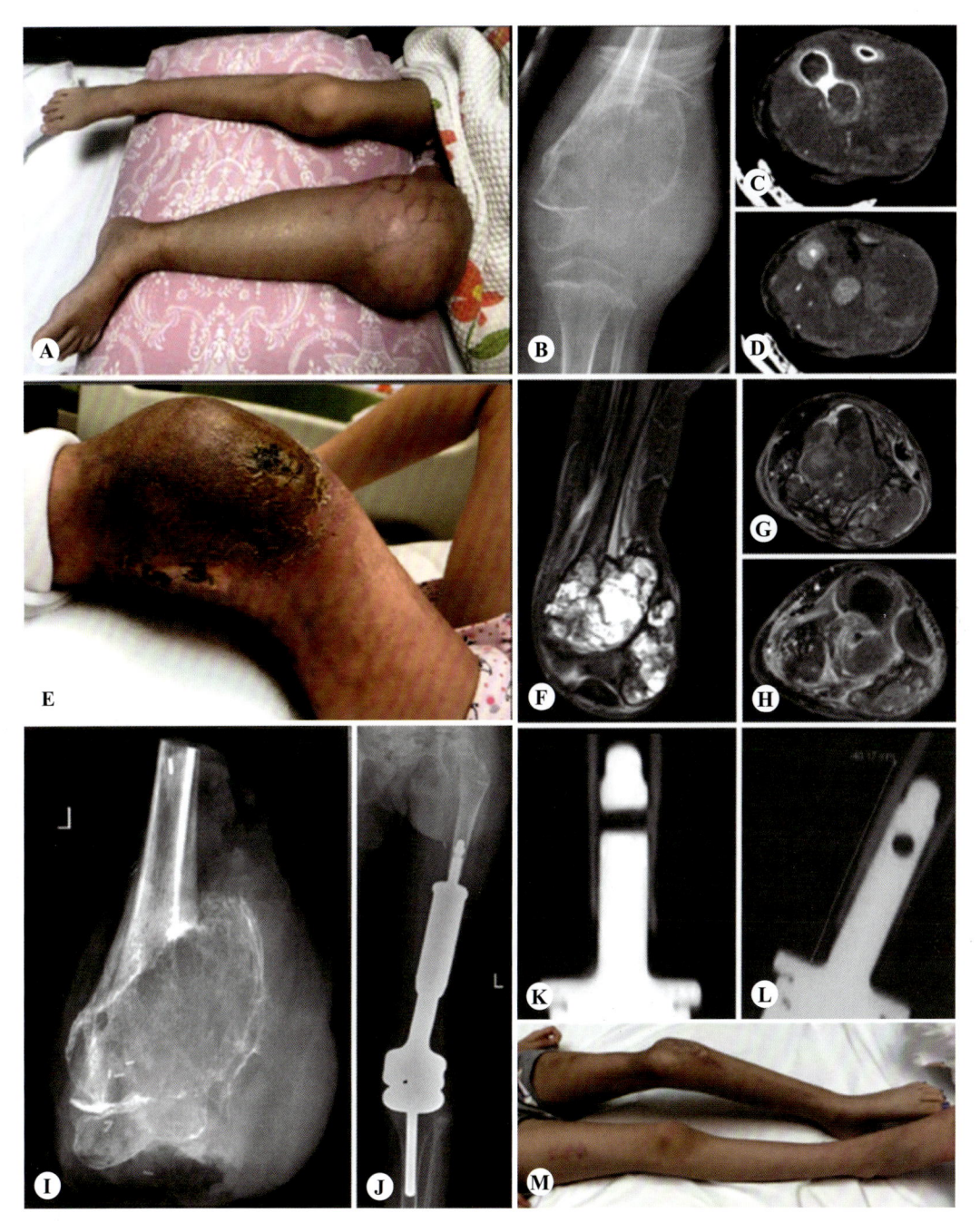

▲ 图 1-16 患者女性，5 岁。就诊时表现为股骨远端骨肉瘤快速生长，膝关节周围广泛肿胀和静脉曲张（A）。X 线片显示股骨远端病理性骨折（B），CT 显示股骨远端骨骺被肿瘤吞噬（C 和 D）。患者在外院接受两个周期新辅助化疗和两种药物方案，肿瘤进展。患者属于"灰色地带"类别，不是生物重建或肿瘤假体重建的理想适应证，与图 1-15 类似，与家属讨论了截肢或 Van Nes 旋转成形术，拒绝这两种治疗方案，传统的骨肉瘤治疗方法似乎无法进行安全保肢，需要一种量身定制的多学科方法。获得家属关于保肢手术风险的知情同意后，在局部和全身肿瘤控制方面采用同步放化疗（异环磷酰胺和依托泊苷，10×300cGy），序贯一个周期的甲氨蝶呤，放疗 3 周后临床检查肿瘤显著缩小，对保肢而言这样的结果令人鼓舞（E），肿瘤治疗 4 周时 MRI 显示肿瘤缩小和肿瘤坏死区域不均匀，广泛骨骺受累无法保留关节和生物重建（F 至 H）。实施肿瘤假体重建的另一个挑战是常规方法剩余的股骨近端节段可以容纳股骨柄，但将来没有骨量用于翻修或行任何延长手术，最后通过广泛关节内切除和定制 4cm 长五角形生物柄的股骨远端肿瘤假体重建（I 和 J）进行保肢，可保留股骨近端骨量（K 和 L）。术后 6 个月临床图像显示保肢成功，准备发表本文时，患者仍在接受肿瘤治疗，未见肿瘤复发（M）

017

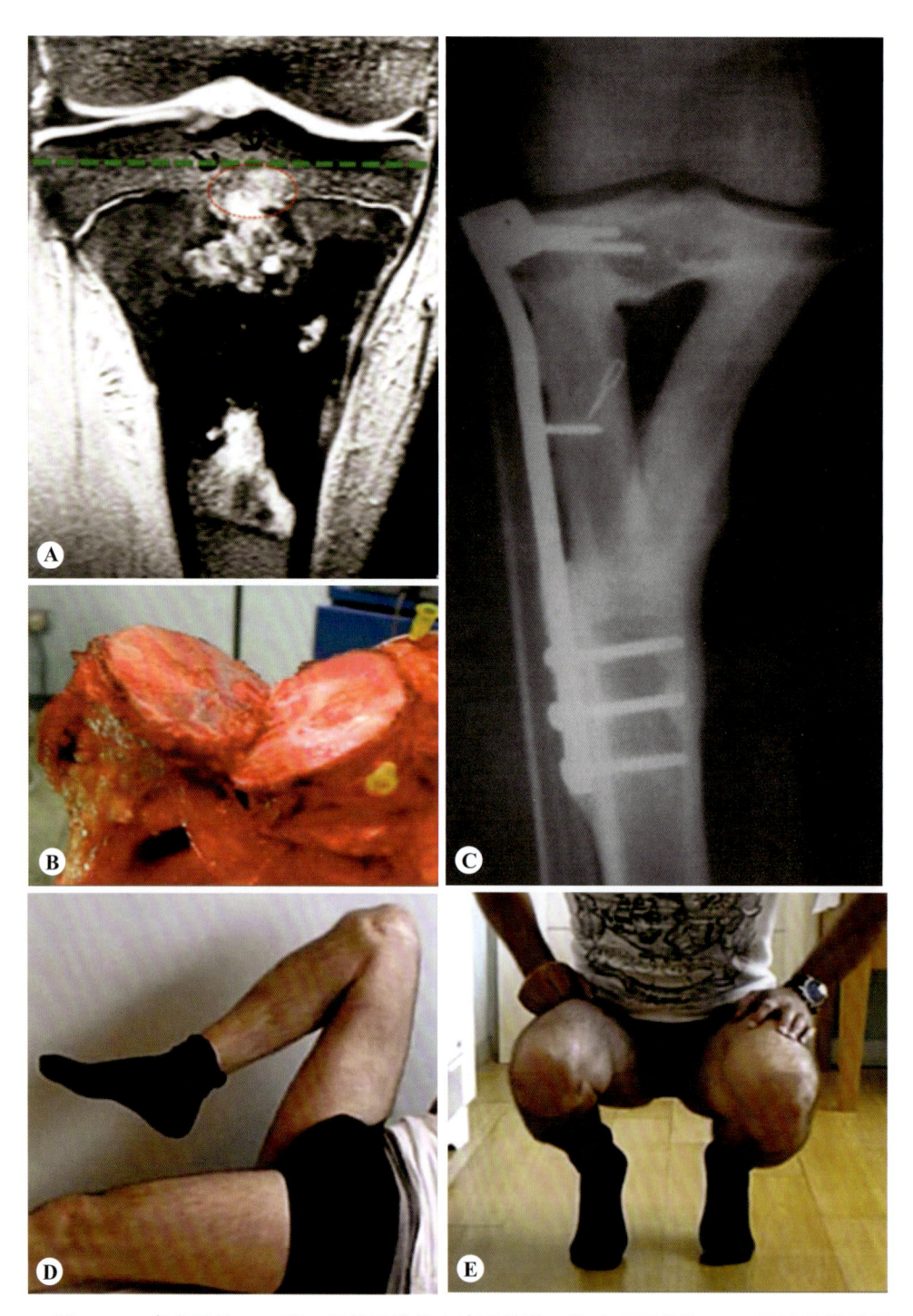

▲ 图 1-17 患者男性，15 岁。胫骨近端骨肉瘤无转移，化疗后冠状位 MRI 显示骨骺受累（A），肿瘤没有明显的软组织包块或髓腔侵犯，无病理骨折表现，虽然骨骺受累使瘤段切除术存在风险，但其他预后因素均支持生物学重建。在与患者和家属讨论保留关节切除术的风险与获益并知情同意后，进行保肢手术和生物重建，冠状位 MRI 计划进行骨骺内截骨（A 中绿色虚线）。剩余的胫骨近端关节段厚度类似于饼干，此切除术被称为"饼干手术"（B）。术后 15 年 X 线片显示干骺端区域双排腓骨重建增生肥大，膝关节无退行性变（C），患者膝关节功能完全正常（D 和 E）

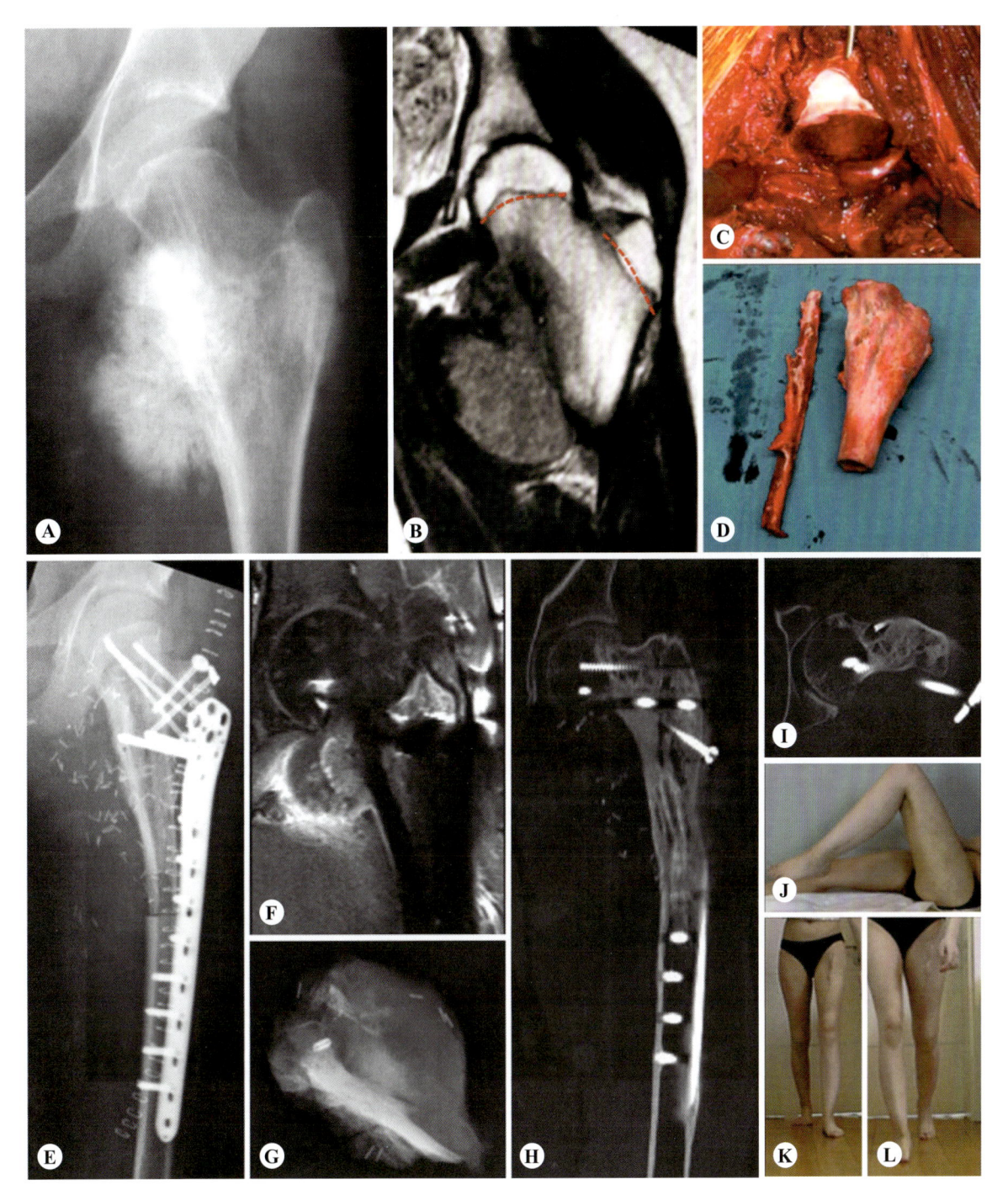

▲ 图 1-18 患者女性，12 岁。股骨近端骨旁骨肉瘤 X 线片（A）和 MRI（B）。MRI 显示肿瘤仅累及股骨颈内侧皮质和小转子区域，由于骨旁骨肉瘤对放化疗均不敏感，广泛切除是最基本的原则。鉴于患者年龄及股骨近端肿瘤假体特别是对髋臼有潜在不利影响，拟行瘤段切除生物重建，与家属讨论相关重建风险及获益，该瘤段切除术存在两个主要挑战，一是保留血供，避免股骨头缺血性坏死；二是避免牺牲手术切缘。近端计划截骨部位在头下区域和转子骨骺处用红色虚线（B）标记，第一张术中图像（C）显示瘤段切除后的股骨头，关节软骨和股骨头截面渗血清晰可见，第二张术中图像（D）显示组成冷冻热狗移植物之前的游离带血管腓骨和液氮灭活回植骨。术后早期 X 线片显示使用"冷冻热狗"技术对股骨近端进行生物学重建（E），术后 4 年复查，患者首次可以完全负重，无须辅助装置，股骨颈下侧面局部复发（F）。尽管并发症令人沮丧，但仍能保留原有重建并切除局部复发肿块（G），首次术后 9 年和局部复发切除后 5 年 CT 图像显示热狗段完全愈合强化，髋关节完整保留，无瘤状态（H 和 I），患者臀部活动范围良好，行走时无任何疼痛或跛行（J 至 L）

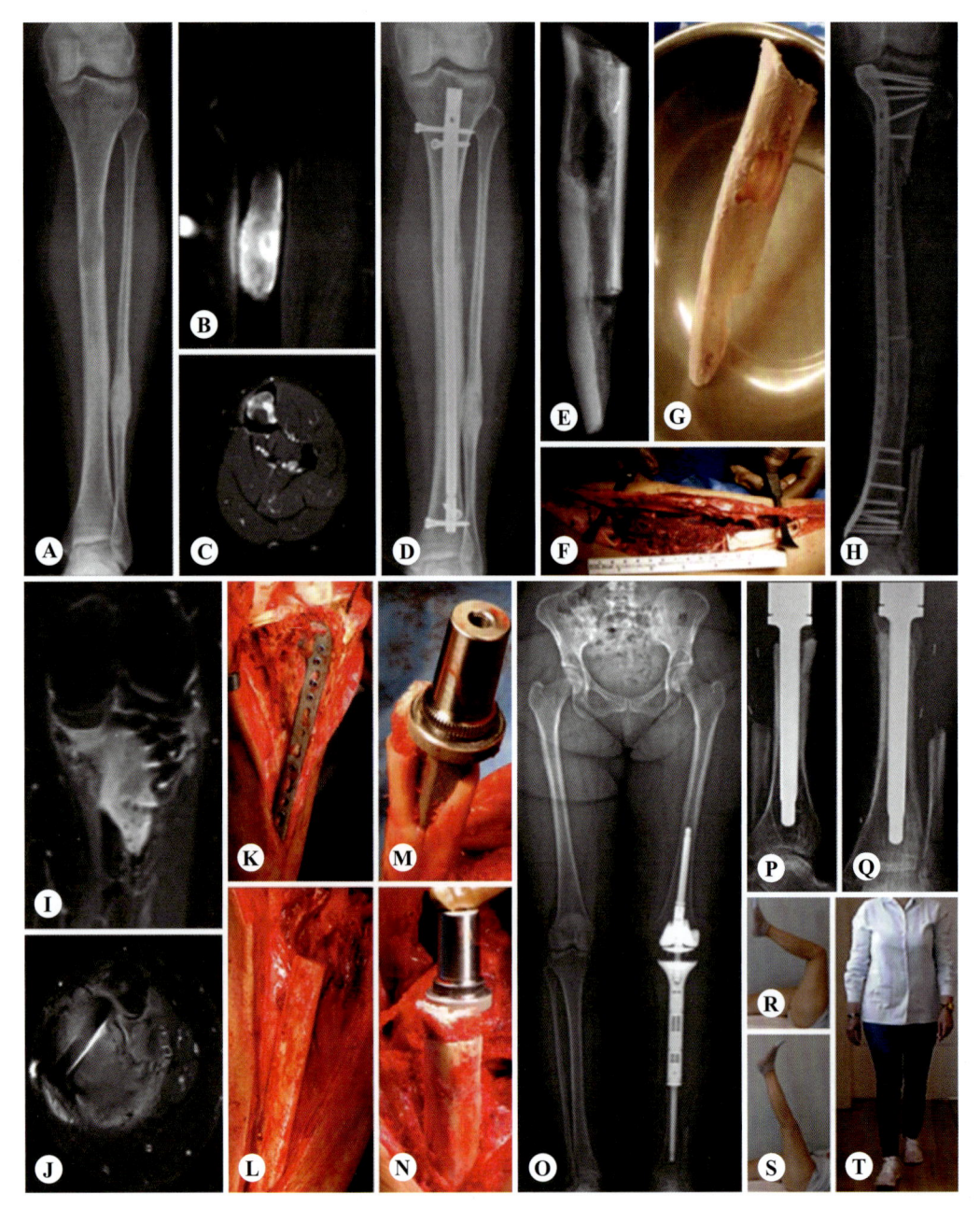

▲ 图 1-19　患者女性，46 岁。X 线片显示胫骨近端骨干溶骨性改变及腓骨远端局部骨硬化（A），冠状位和轴位 MRI 显示胫骨髓内病灶伴骨皮质变薄，存在病理性骨折风险（B 和 C）。为排除恶性肿瘤，进行切开活检（胫骨和腓骨）和冰冻病理检查，诊断为胫骨纤维异常增殖症，腓骨病灶为非特异性的非恶性改变，予行预防性髓内钉（IM）固定术（D）。大块标本最终病理检查结果为骨纤维异常增殖样造釉细胞瘤（OFD），需行肿瘤广泛切除，与保肢相比，截肢似乎是更理想的选择，基于此，无论是安全切除的可行性还是重建的难度，患者均陷入"灰色地带"。与患者充分沟通肿瘤复发风险及不同重建方式的并发症后，最终选择保肢治疗。如图所示，取出 IM 后，切除包含病变在内的胫骨干骨段（E），同时切除先前腓骨远端活检的骨段。使用液氮冷冻处理后的胫骨节段及腓骨残余骨段进行热狗重建（F 至 H）。尽管生物重建愈合良好，但术后 20 个月复查 MRI 显示胫骨近端局部复发（I 和 J），截肢再次成为备选方案。从肿瘤学结局和可能存在的内固定问题来看，生物重建转换为假体重建也是"灰色地带"。同患者讨论后，一致决定继续行保肢治疗，随后实施了包括锁定钢板在内的胫骨近端关节内广泛切除（K）。先前已通过冷冻热狗技术重建的胫骨远端骨干可用于假体柄插入（L），五棱形假体柄插入胫骨远端具有良好的初始稳定性，从股骨侧安装假体时取得的大块松质骨可用于强化骨-假体接触面（M 和 N）。胫骨近端假体术后早期站立位 X 线片（O），术后 24 个月 X 线片（P 和 Q）及临床照片（R 至 T）提示术后效果良好，末次随访肿瘤未复发

第 1 章 如何选择生物或假体重建

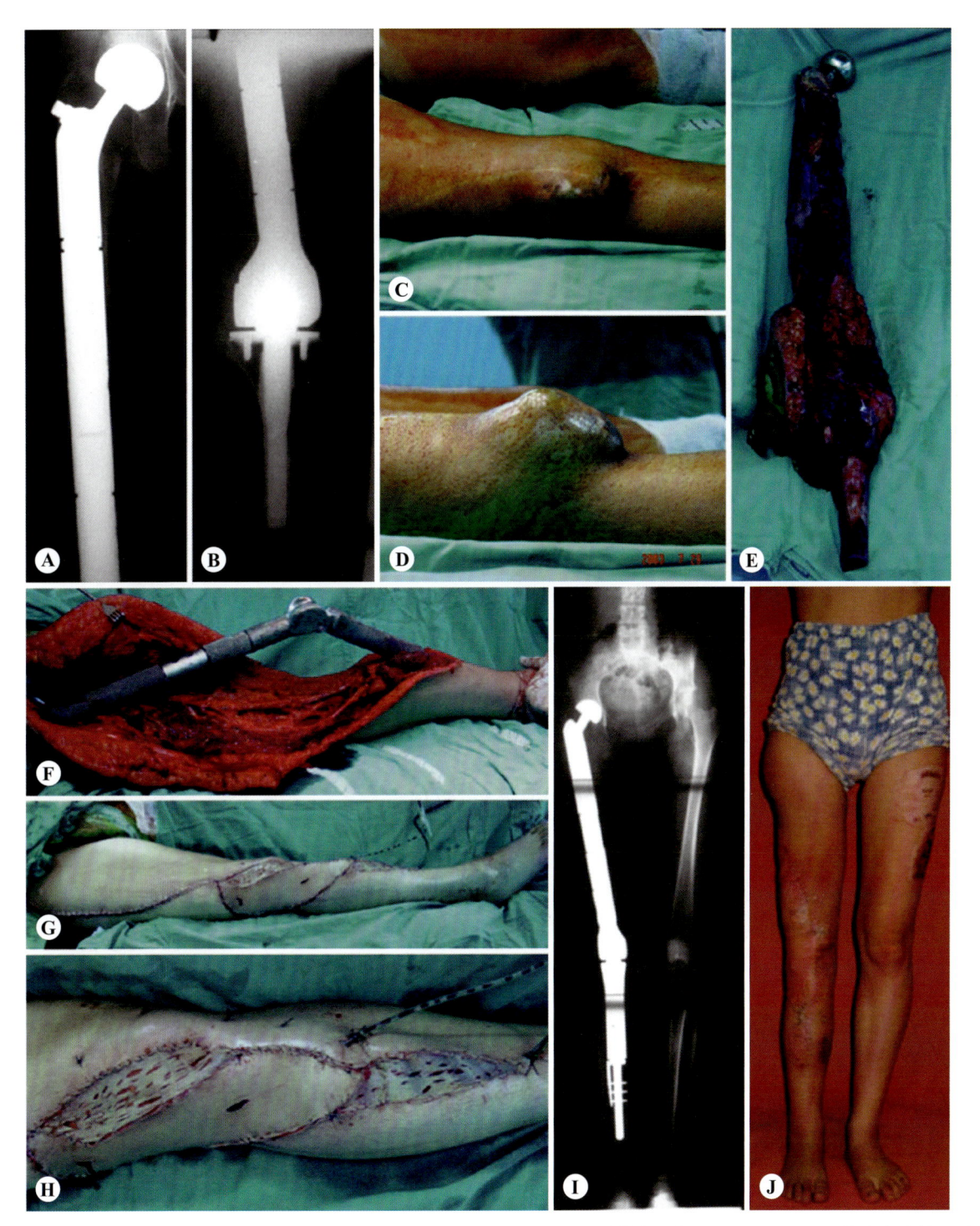

▲ 图 1-20 患者女性，16 岁。外院行全股骨假体置入术后出现了膝关节前方局部复发（A 至 D），就治疗决策和治疗方案而言，该病例属"灰色地带"类别。从肿瘤学角度，截肢是有效的治疗选择，但需要从髋关节离断，将对患者心理造成毁灭性的打击，为寻求保肢可能，需达到与截肢相当的广泛边界。基于肿瘤学基本原理，需要切除先前手术污染的所有组织，按照这种切除方式，将可能出现大量的肌肉骨骼缺损使重建变得极度困难。医生和患者家属共同决定进行保肢治疗，但保肢治疗不能保证全身性肿瘤控制。广泛切除局部复发的肿瘤，包括全股骨假体和胫骨近端的一半（E），用全股骨联合胫骨近端假体重建巨大骨关节缺损（F），大量的软组织缺损需要高水平的显微外科重建，包括游离前锯肌 - 背阔肌皮瓣的准备，以及广泛的皮肤移植（G 和 H）。术后 6 个月站立正位 X 线片显示假体固定良好，具有良好的对位和可忽略不计的肢体不等长（I），临床照片显示伤口愈合良好（J）

021

骨肿瘤手术学：病例图解

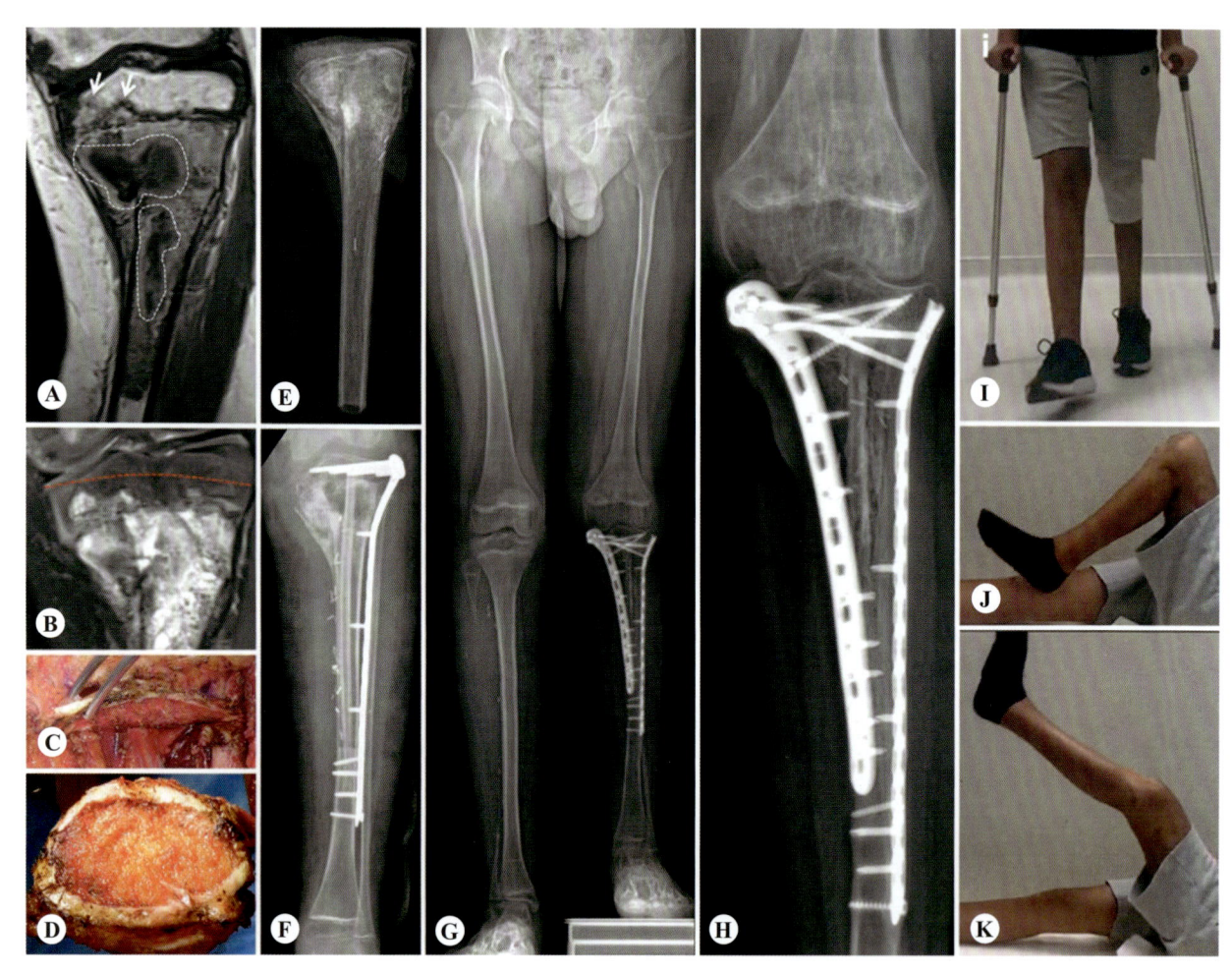

▲ 图 1-21　患者男性，9 岁。骨肉瘤无转移，术前新辅助化疗后冠状位增强 MRI 提示胫骨近端骨肉瘤（A）。就诊时，患者存在病理性骨折，合并明显的软组织肿块并且侵犯骨骺，在这种情况下很难达到安全的瘤段切除，与患者家属讨论了治疗方案的风险和获益后，决定行保留关节的生物重建。为了提高肿瘤可切除性和更安全切除边界，除标准的新辅助化疗方案外，术前进行同步放化疗（顺铂，10×300cGy），治疗后可观察到骨骺依然受累（白箭）和肿瘤坏死（白色虚线）（A），类似图 1-17 中描述的"饼干手术"方式，在关节表面（红色虚线）正下方进行骨骺内截骨（B）。第一张术中图像显示胫骨近端关节段切除后内侧仅保留软骨（C），第二张术中图像显示从近端看骨的切缘未受累（D），术后 X 线片显示成功完成预期切除计划（E）。术后早期 X 线片显示"冷冻热狗"（液氮冷冻回收自体骨移植复合带血管腓骨）重建胫骨近端（F）。术后 16 个月，再次手术取自体髂骨块移植联合锁定钢板对内侧胫骨平台进行加固。术后 5 年，患者肢体长度差异为 65mm（G），术后 5 年随访 X 线片显示骨干部分已完全骨化，而回植骨的干骺端部分存在骨吸收，内侧胫骨平台仍有缺损，导致内侧接骨板的近端边缘与内侧股骨髁形成关节（H）。患者可使用拐杖辅助行走（I），膝关节活动度良好（J 和 K）。尽管影像学和功能结局并不理想，但已实现肿瘤学目标，保留了同侧股骨远端骨骺，膝关节功能。如后续需要翻修可以继续使用生物重建（如大块同种异体移植技术），或者生物重建失败后可转用肿瘤假体的保肢方案

参考文献

[1] Malawer MM, Sugarbaker PH. Musculoskeletal cancer surgery treatment of sarcomas and allied diseases. The Netherlands: Kluwer Academic Publishers; 2001. p. 13-7.

[2] Wooldridge AN, Anderson CJ, Scarborough MT. Decision making for skeletal reconstruction options in the growing child. Techn Orthop. 2018;33(3):183-90. https://doi.org/10.1097/BTO.0000000000000313.

[3] Morris CD, Wustrack RL, Levin AS. Limb-salvage options in growing children with malignant bone tumors of the lower extremity. JBJS Rev. 2017;5:e7. https://doi.org/10.2106/JBJS.RVW.16.00026.

[4] Futani H. Long-term follow-up after limb salvage in skeletally immature children with a primary malignant tumor of the distal end of the femur. J Bone Joint Surg. 2006;88:595-603. https://doi.org/10.2106/JBJS.C.01686.

[5] San-Julian M, Vazquez-Garcia B. Biological reconstruction in bone sarcomas: lessons from three decades of experience. Orthop Surg. 2016;8:111-21. https://doi.org/10.1016/j.ocl.2006.10.008.

[6] Yamamoto N, Hayashi K, Tsuchiya H. Progress in biological reconstruction and enhanced bone revitalization for bone defects. J Orthop Sci. 2019;24:387-92. https://doi.org/10.1016/j.jos.2019.01.015.

[7] Innocenti M, Delcroix L, Romano GF, Capanna R. Vascularized epiphyseal transplant. Orthop Clin North Am. 2007;38:95-101; vii. https://doi.org/10.1016/j.ocl.2006.10.003.

[8] Ozger H, Sungur M, Alpan B, Kochai A, Toker B, Eralp L. 4.P.14 The combined use of recycled bone and vascularised fibula in limb-salvage surgery for musculoskeletal malignancies—the bone in the bun technique (Hot Dog technique). Orthop Proc. 2018;92-B(SUPP_III):454-5.

[9] Capanna R, Campanacci DA, Belot N, Beltrami G, Manfrini M, Innocenti M, Ceruso M. A new reconstructive technique for intercalary defects of long bones: the association of massive allograft with vascularized fibular autograft. Long-term results and comparison with alternative techniques. Orthop Clin N Am. 2007;38(1):51-60.

[10] Tsuchiya H, Wan SL, Sakayama K, Yamamoto N, Nishida H, Tomita K. Reconstruction using an autograft containing tumour treated by liquid nitrogen. J Bone Joint Surg Br. 2005;87(2):218-25.

[11] Ozger H, Akgul T, Yildiz F, Topalan M. Biological reconstruction of the femur using double free vascularized fibular autografts in a vertical array because of a large defect following wide resection of an osteosarcoma: a case report with 7 years of follow-up. J Pediatr Orthop B. 2013;22(1):52-8.

[12] Tsuchiya H, Shirai T, Morsy AF, Sakayama K, Wada T, Kusuzaki K, Sugita T, Tomita K. Safety of external fixation during postoperative chemotherapy. J Bone Joint Surg Br. 2008;90:924-8. https://doi.org/10.1302/0301-620X.90B7.20674.

[13] Baumgart R, Hinterwimmer S, Krammer M, Muensterer O, Mutschler W. The bioexpandable prosthesis: a new perspective after resection of malignant bone tumors in children. J Pediatr Hematol Oncol. 2005;27:452-5. https://doi.org/10.1097/01.mph.0000178268.07830.d5.

[14] Ozger H, Alpan B. Innovation in prosthetic system: PENTA modular extremity reconstruction system. TOTBID J. 2021;20:66-72. https://doi.org/10.14292/totbid.dergisi.2021.11.

[15] Pala E, Trovarelli G, Angelini A, Maraldi M, Berizzi A, Ruggieri P. Megaprosthesis of the knee in tumor and revision surgery. Acta Biomed. 2017;88(2S):129-38. https://doi.org/10.23750/abm.v88i2.

[16] DeLaney TF, Park L, Goldberg SI, Hug EB, Liebsch NJ, Munzenrider JE, Suit HD. Radiotherapy for local control of osteosarcoma. Int J Radiat Oncol Biol Phys. 2005;61:492-8. https://doi.org/10.1016/j.ijrobp.2004.05.051.

[17] Errani C, Longhi A, Rossi G, Rimondi E, Biazzo A, Toscano A, Alì N, Ruggieri P, Alberghini M, Picci P, Bacci G, Mercuri M. Palliative therapy for osteosarcoma. Expert Rev Anticancer Ther. 2011;11:217-27. https://doi.org/10.1586/era.10.172.

[18] Schwarz R, Bruland O, Cassoni A, Schomberg P, Bielack S. The role of radiotherapy in oseosarcoma. Cancer Treat Res. 2009;152:147-64. https://doi.org/10.1007/978-1-4419-0284-9_7.

[19] Andreou D, Bielack SS, Carrle D, Kevric M, Kotz R, Winkelmann W, Jundt G, Werner M, Fehlberg S, Kager L, Kühne T, Lang S, Dominkus M, Exner GU, Hardes J, Hillmann A, Ewerbeck V, Heise U, Reichardt P, Tunn P-U. The influence of tumor- and treatment-related factors on the development of local recurrence in osteosarcoma after adequate surgery. An analysis of 1355 patients treated on neoadjuvant cooperative osteosarcoma study group protocols. Ann Oncol. 2011;22:1228-35. https://doi.org/10.1093/annonc/mdq589.

[20] Bertrand TE, Cruz A, Binitie O, Cheong D, Letson GD. Do surgical margins affect local recurrence and survival in extremity, nonmetastatic, high-grade osteosarcoma? Clin Orthop Relat Res. 2016;474(3):677-83. https://doi.org/10.1007/s11999-015-4359-x.

[21] Li X, Moretti VM, Ashana AO, Lackman RD. Impact of close surgical margin on local recurrence and survival in osteosarcoma. Int Orthop. 2011;36:131-7. https://doi.org/10.1159/000306140.

读书笔记

第二篇
活动椎体

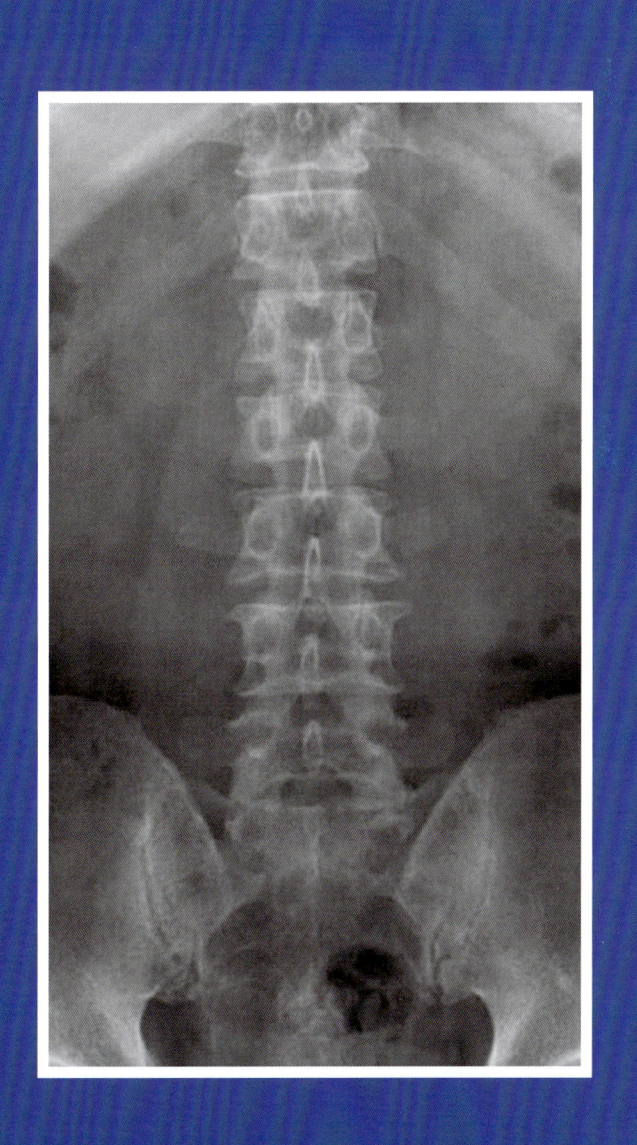

第 2 章 冷冻自体骨在全脊椎整块切除术中的应用

Biological Reconstruction Using Frozen Autograft in Total En Bloc Spondylectomy for Spinal Tumors

Satoru Demura　Satoshi Kato　Hiroyuki Tsuchiya　著

全脊椎整块切除术（total en bloc spondylectomy, TES）自 1989 年起逐渐成为脊柱肿瘤的治疗术式[1, 2]。该术式可以整块切除患病椎体以实现良好的局部控制[3]。但是，TES 对术者的技术要求很高；术者需要对手术流程及脊柱周围解剖、生理、生物力学等知识有足够的了解。目前，作者使用冷冻自体移植技术改进了 TES 术式，希望切除骨能够再回收利用并达到冷冻免疫的治疗效果[4, 5]，本章将通过具体案例来描述改进后的 TES 具体步骤、技巧、术中可能遇到的问题及解决方案（图 2-1）。

一、简要病史

患者男性，48 岁，主要表现为腰痛，诊断为 L_2 肾细胞癌转移。此前，他因原发性肾细胞癌行左肾切除术，术后接受苹果酸舒尼替尼治疗，此次就诊的目的在于控制 L_2 局部转移灶。

二、术前临床和影像学照片

见图 2-2 和图 2-3。

三、术前问题汇总

1. 行肿瘤整块切除需要保留脊柱周围神经血管结构。
2. 需要预防手术过程中大出血。
3. 大块骨缺损后需要恢复脊柱的稳定性。

四、治疗策略

1. 肿瘤学角度上广泛切除脊柱肿瘤。

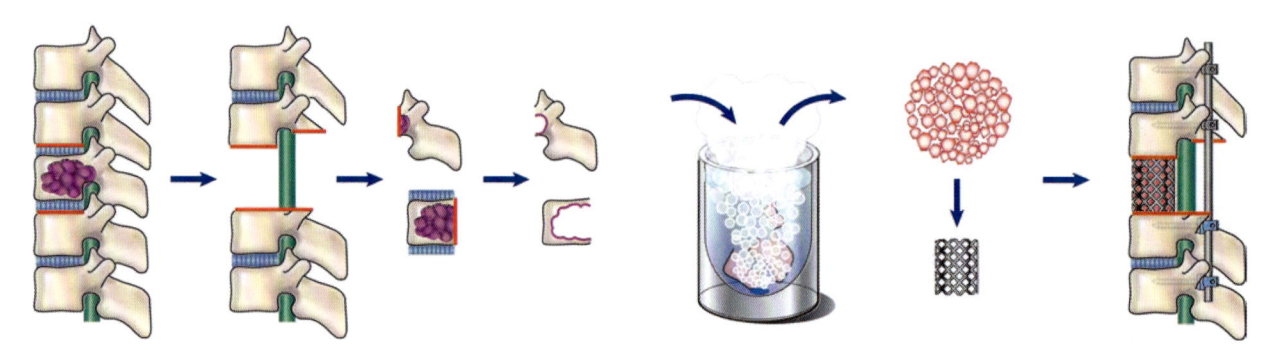

▲ 图 2-1　使用冷冻自体骨移植进行全脊椎整块切除术的示意

第2章 冷冻自体骨在全脊椎整块切除术中的应用

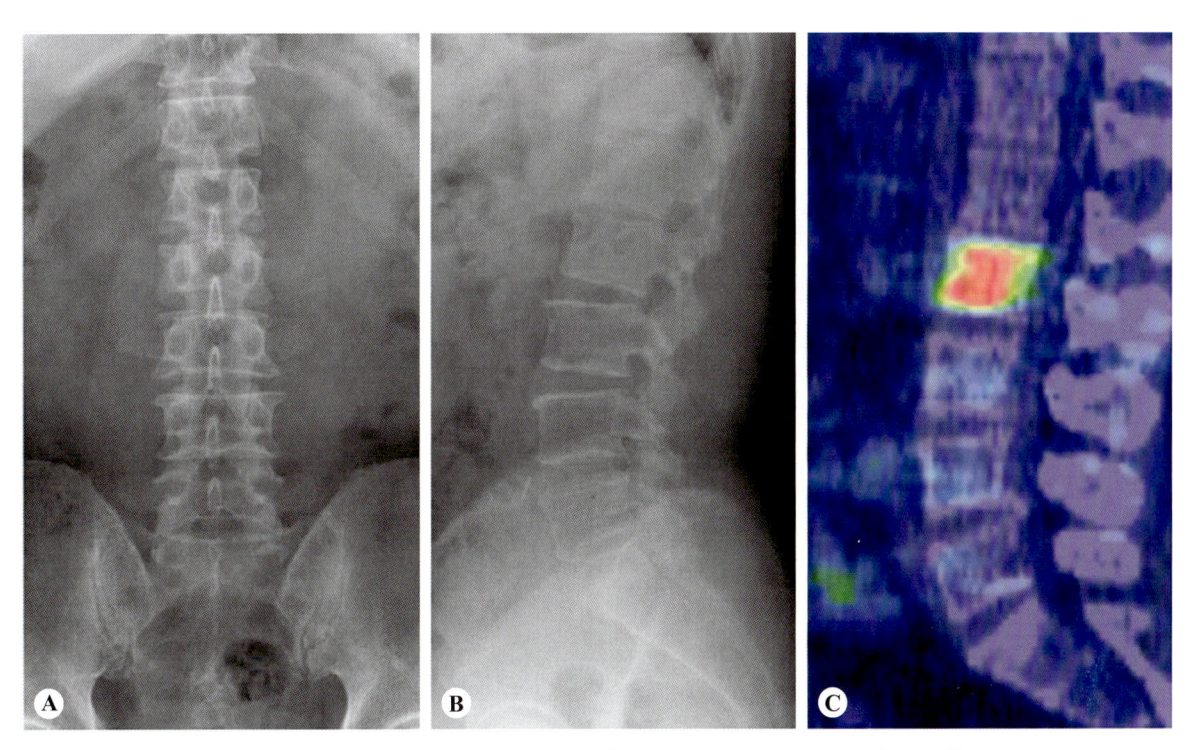

▲ 图 2-2 X 线片显示 L_2 椎体溶骨性破坏，PET/CT 显示椎体代谢活动增强
A. 正位 X 线片；B. 侧位 X 线片；C. 重建的矢状位 PET/CT 图像

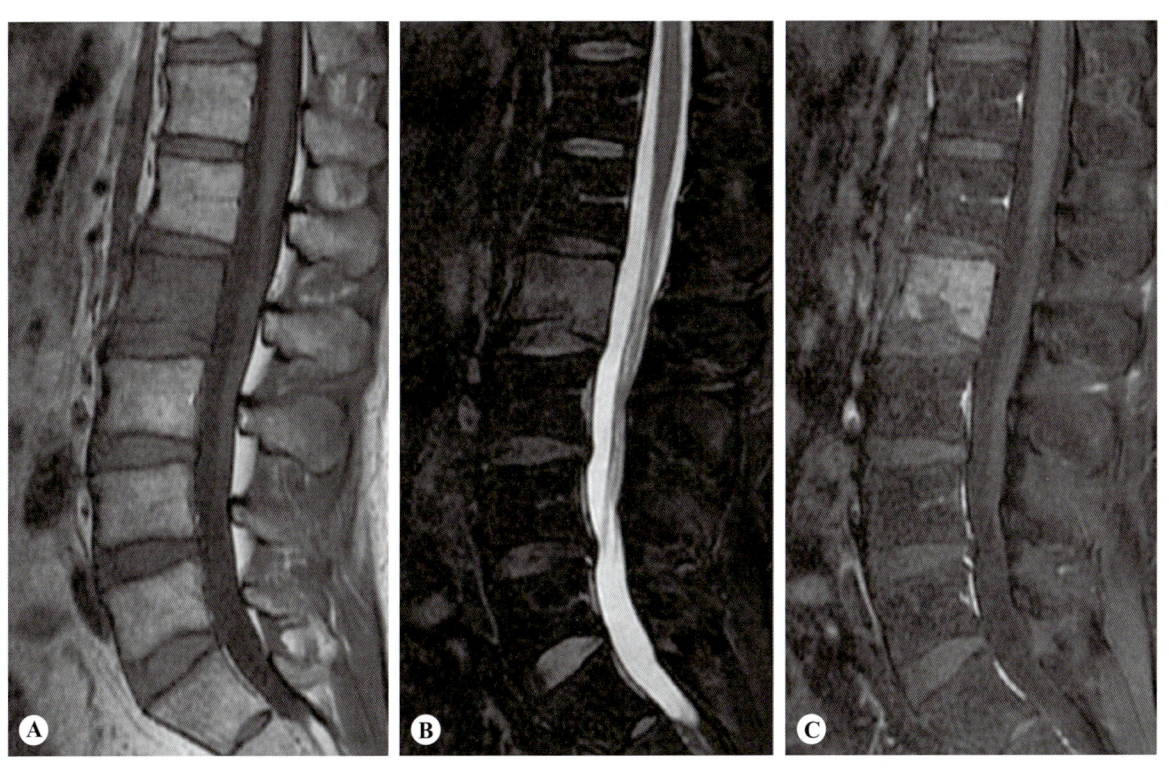

▲ 图 2-3 术前 MRI
A. 矢状位 T_1 加权图像；B. 矢状位 T_2 加权图像；C. T_1 增强加权图像

027

2. 使用经液氮充分冷冻处理的可回收自体骨充填切除后骨缺损。

3. 重建脊柱以获得足够的脊柱稳定性。

五、基本原则

1. L_1 以上 TES 倾向于选择单一后路，L_2 以下建议采用前后联合入路，以避免损伤重要血管，L_3 以下 TES，推荐前入路进行整块椎体切除以保留腰骶丛神经。

2. 该典型病例采用前外侧腹膜后入路，牵拉腰大肌，切断双侧膈肌脚，方便整块切除 L_2 椎体。同时结扎并切断两侧相应水平的节段血管。

3. 沿后正中入路，切口在对应节段的上方和下方分别扩展两个椎体，需要切除邻近椎体的棘突和下关节突，显露肿瘤椎体的上关节突。

4. 通过导线器中的孔沿头尾方向将 T-saw[6]（柔韧的复丝线锯）导入椎间孔，通过 T-saw 的往复运动（头尾方向），切断双侧椎弓根。

5. 椎板整块切除（包括棘突、关节突、横突和椎弓根）。

6. 为分离病椎后方，需切断 L_2 神经根并分离硬膜与后纵韧带，仔细分离切断 Hoffmann 韧带及根侧副韧带，避免损伤硬膜及肿瘤包膜。

7. 在椎体腹外侧壁分离腰大肌，然后术者用手指或分离板仔细分离椎体前方的重要血管。

8. 后方使用临时固定维持脊柱稳定，固定后，用 L 形骨凿或 T-saw 切断近端和远端椎间盘。

9. 围绕硬脊膜顺时针缓慢旋转取出椎体，避免损伤脊髓。

10. 将切除的椎体刮/去除肿瘤及软组织（韧带、椎间盘和软骨），然后将其置入液氮（-196℃）浸泡 20min，冷冻后取出压碎装入人工椎体中。可同时使用未受肿瘤污染的健康骨，如肋骨或髂骨，联合自体移植骨和（或）冷冻同种异体骨移植，能加速骨愈合。此外，在人工椎体周围植骨也是不错的选择。

11. 将人工椎体放入适当的位置进行前方重建，并调整后方内固定对人工椎体轻度加压，使用横向连接杆增加轴向旋转稳定性。

12. 放置负压引流管，闭合伤口。

13. 术后使用支具外固定 3~6 个月，直至重建脊柱稳定。

六、术中照片

见图 2-4。

七、技术要点

用于椎板整块切除的 T-saw 导向器尖端应沿椎弓根内侧皮质导入，以免损伤脊髓和神经根，使用 T-saw 导向器时，可在关节突关节下缘下方找到，整块椎体切除术的过程中，要识别并分离沿着神经根行进的节段动脉的脊髓分支，这有助于分离沿椎弓根切断处外侧走行的节段动脉。当外科医生用手指将椎体前方的组织完全分离时，插入最小尺寸的分离板，然后逐渐加大尺寸，适当尺寸的分离板能够防止周围组织和器官的医源性损伤。

八、临床随访和影像学照片

见图 2-5 和图 2-6。

九、并发症的预防和处理

1. 术中出血：富含血管的脊柱肿瘤有时会发生术中大出血，建议术前不仅要栓塞瘤体供应动脉，还应栓塞上、下共三个节段的节段动脉。在手术过程中，最好采取相对低血压的麻醉方式，氨甲环酸也有助于减少总失血量。

2. 重要血管和节段性血管损伤：在 TES 中，椎体前部钝性解剖有危险，T_1~T_4 的上胸椎分离过程中，不太可能损伤胸主动脉或奇静脉，但应警惕存在变异的邻近肋间动脉[7]。T_5 及以下，切除椎体前必须先分离节段动脉。L_1 和 L_2 水平，应将膈肌脚与椎体分离，因为节段动脉在膈肌脚和椎体之间走行，分离后，需结扎并切断相应水平的节段血管。

3. 脊髓损伤：脊髓减压过程中应监测神经电生理，轻微脊髓缩短可以接受，但拉伸脊髓将导致不可逆的机械损伤，切断双侧节段性动脉超过

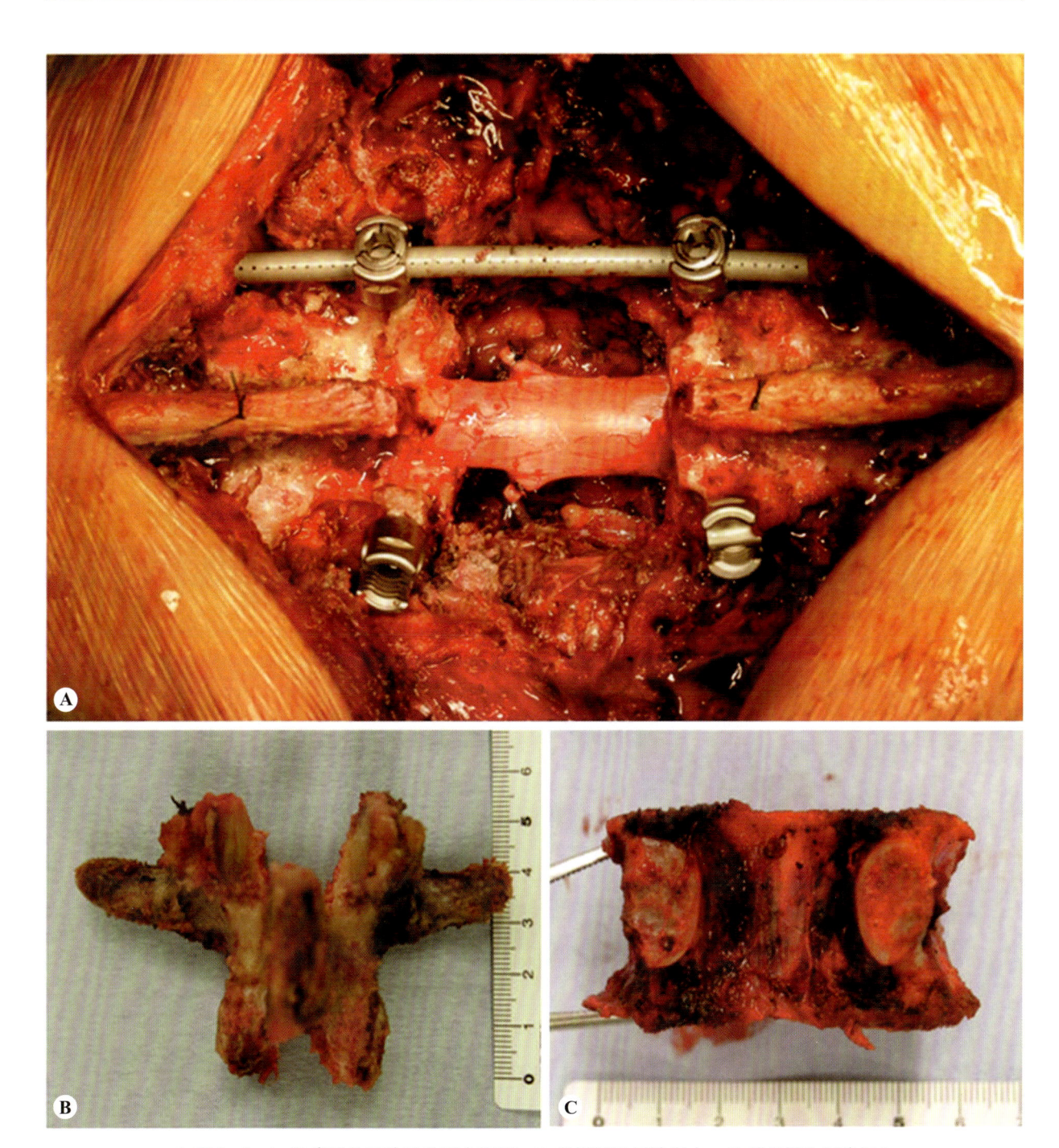

▲ 图 2-4 A. 肿瘤椎体切除后的后方视图；B. 椎板整块切除标本；C. 椎体整块切除标本

4个连续水平（结扎神经根）有产生缺血性脊髓功能障碍的风险[8]。

4. 脊柱重建：生物性骨融合是脊柱长期稳定的必要条件，脊柱短缩可以增加脊柱前后柱的生物力学稳定性。实验发现 5~10mm 的缩短有利于增加脊髓血供[9]。

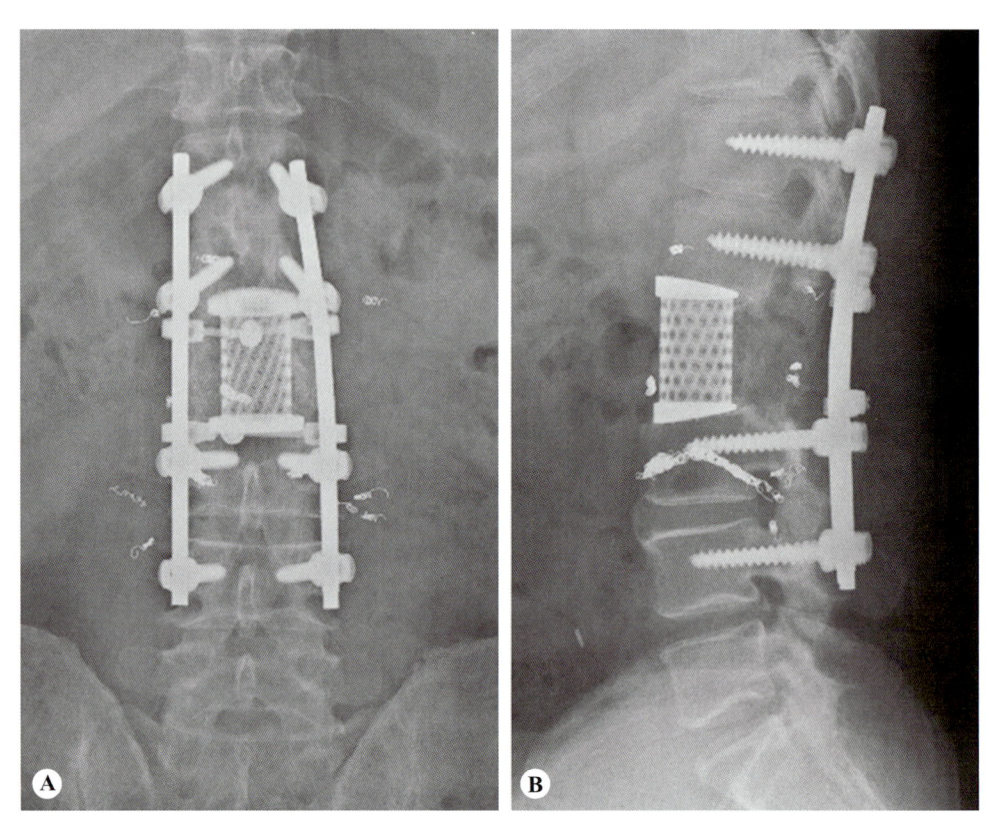

▲ 图 2-5 随访 3 年 X 线片
A. 正位片；B. 侧位片

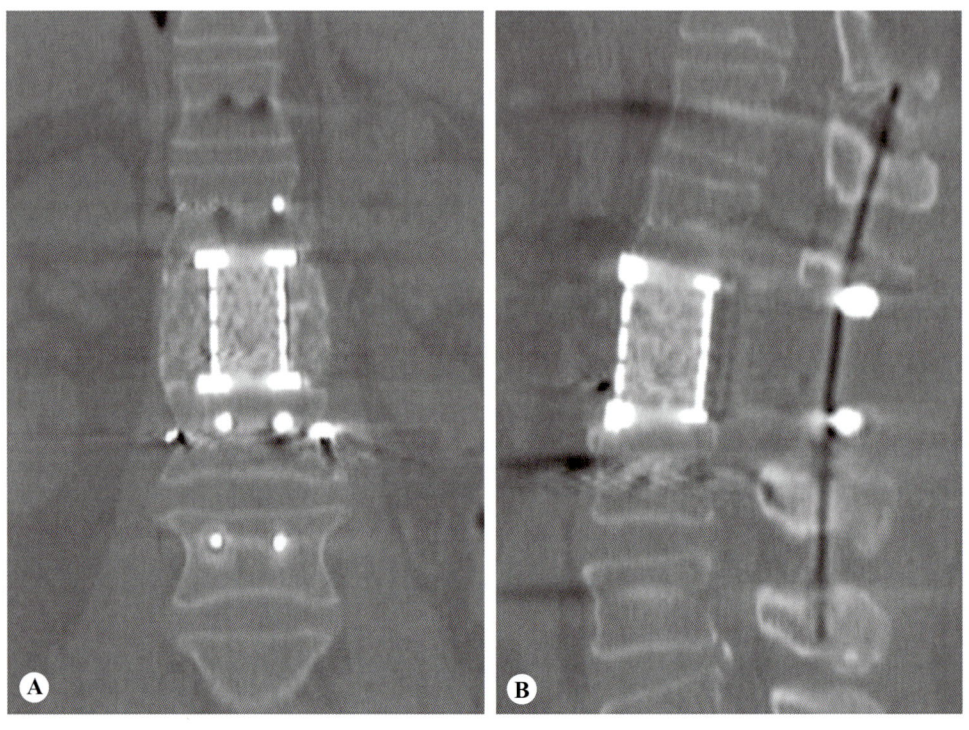

▲ 图 2-6 CT 图像显示骨质充分融合
A. 冠状位图像；B. 矢状位图像

参考文献

[1] Tomita K, Kawahara N, Baba H, Tsuchiya H, Nagata S, Toribatake Y. Total en bloc spondylectomy for solitary spinal metastasis. Int Orthop. 1994;18:291-8.

[2] Tomita K, Kawahara N, Baba H, Tsuchiya H, Fujita T, Toribatake Y. Total en bloc spondylectomy: a new surgical technique for primary malignant vertebral tumors. Spine. 1997;22:324-33.

[3] Tomita K, Kawahara N, Murakami H, Demura S. Total en bloc spondylectomy for spinal tumors: improvement of the technique and its associated basic background. J Orthop Sci. 2006;11:3-12.

[4] Murakami H, Demura S, Kato S, Yoshioka K, Hayashi H, Inoue K, Ota T, Shinmura K, Yokogawa N, Fang X, Tsuchiya H. Systemic antitumor immune response following reconstruction using frozen autografts for total en bloc spondylectomy. Spine J. 2014;14(8):1567-71.

[5] Tsuchiya H, Nishida H, Srisawat P, Shirai T, Hayashi K, Takeuchi A, Yamamoto N, Tomita K. Pedicle frozen autograft reconstruction in malignant bone tumors. J Orthop Sci. 2010;15(3): 340-9.

[6] Abdel-Wanis M-S, Tsuchiya H, Kawahara N, Tomita K. Tumor growth potential after tumoral and instrumental contamination: an in-vivo comparative study of T-saw, Gigli saw, and scalpel. J Orthop Sci. 2001;6(5):424-9.

[7] Kawahara N, Tomita K, Baba H, Toribatake Y, Fujita T, Mizuno K, Tanaka S. Cadaveric vascular anatomy for total en bloc spondylectomy in malignant vertebral tumors. Spine (Phila Pa 1976). 1996;21(12):1401-7.

[8] Kato S, Kawahara N, Tomita K, Murakami H, Demura S, Fujimaki Y. Effects on spinal cord blood flow and neurologic function secondary to interruption of bilateral segmental arteries which supply the artery of Adamkiewicz: an experimental study using a dog model. Spine (Phila Pa 1976). 2008;33(14):1533-41.

[9] Kawahara N, Tomita K, Kobayashi T, Abdel-Wanis ME, Murakami H, Akamaru T. Influence of acute shortening on the spinal cord: an experimental study. Spine (Phila Pa 1976). 2005;30(6):613-20.

第 3 章 活动脊柱假体重建
Implant Reconstruction of the Mobile Spine

Syed Mohammed Karim　Matthew T. Houdek　Michael J. Yaszemski　Peter S. Rose　著

一、简要病史

患者女性，45 岁，右利手，体重指数（body mass index，BMI）46kg/m²，有大约 2 年的非创伤性颈部疼痛，伴间歇性右上肢感觉和运动功能改变，在转诊到我们诊所之前的 12 个月内症状逐渐加重，系列影像学检查显示累及右侧椎体的颈椎肿瘤，活检结果符合滑膜肉瘤，全身系统检查未显示转移。进行新辅助化疗和放疗后，再次复查没有转移病灶。

二、术前临床和影像学照片

见图 3-1 至图 3-5。

三、术前问题汇总

1. 需要在众多重要神经血管和脏器结构的区域对肿瘤进行广泛切除，获得阴性边界。

2. BMI 为 46kg/m² 的患者，难以通过颈胸交界的前方入路进入。

3. 切除术后需重建骨质缺损以恢复脊柱的稳定性。

4. 权衡术前放疗不良反应（伤口愈合差、手术平面改变、食道炎、骨融合的局部生物活性下降）和化疗不良反应（免疫抑制、细胞数减少、恶心 / 呕吐 / 营养状况不良）。

5. 过度肥胖患者，先前放疗照射过的区域（颈胸交界处）进行大范围、多次手术切除后需

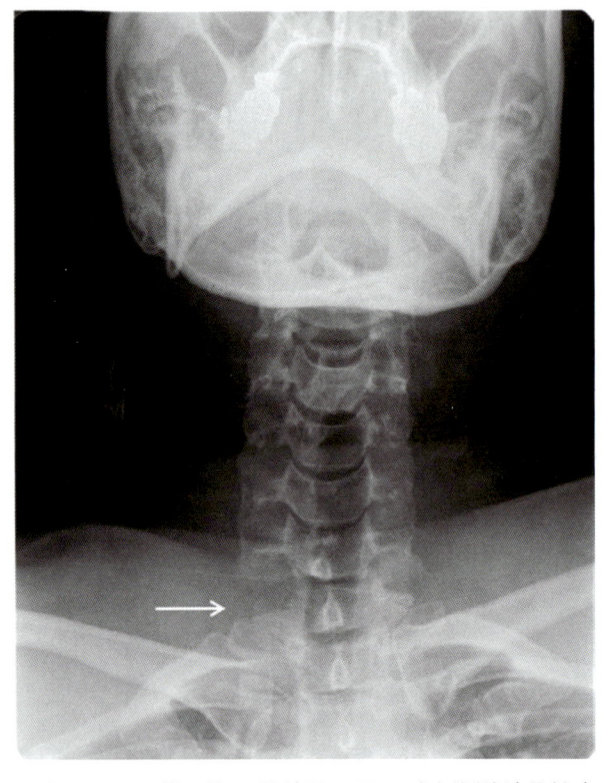

▲ 图 3-1 颈椎正位 X 线片显示了 C₇ 右侧侧块溶骨性病变（箭）

要充分的软组织覆盖。

6. 大范围和多次颈部手术，可能发生气道和颈部水肿。

四、治疗策略

1. 术前化疗（异环磷酰胺和多柔比星）。

第 3 章 活动脊柱假体重建

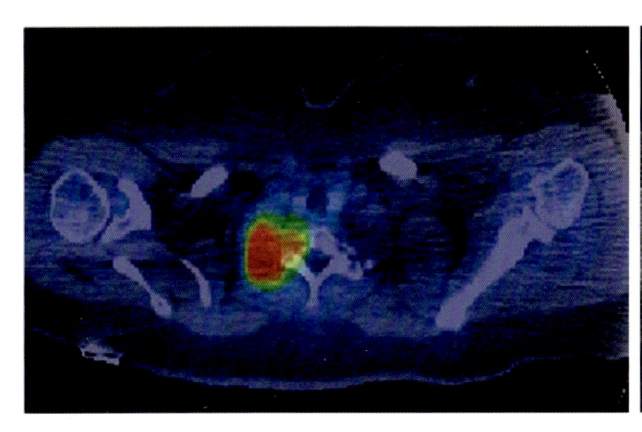

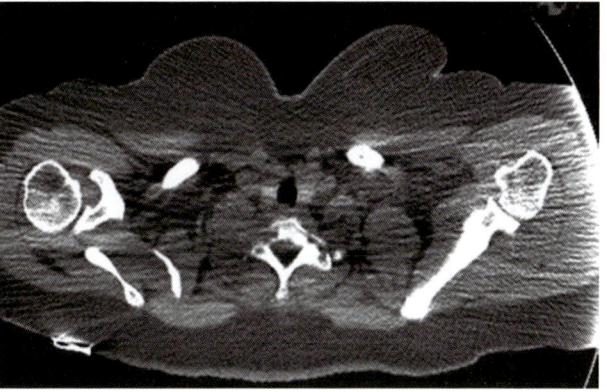

▲ 图 3-2 （FDG）PET/CT 显示位于 C₇ 右侧侧块溶骨性病变，伴有骨外侵犯和 FDG 代谢增高

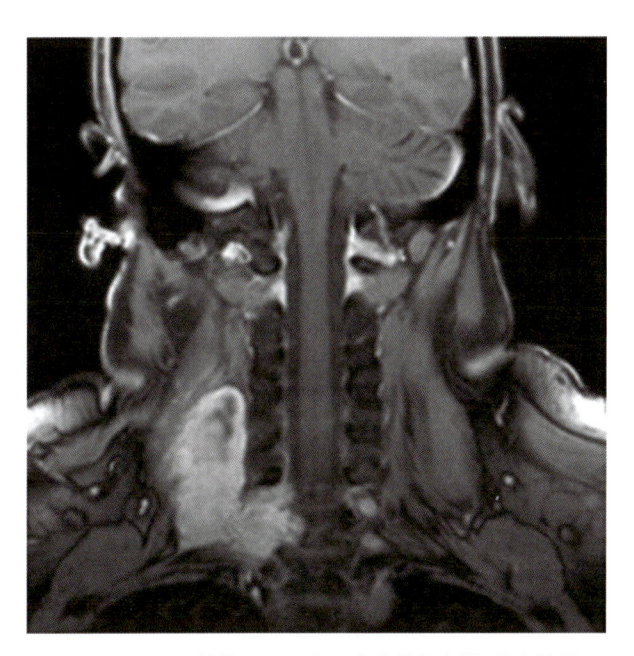

▲ 图 3-3 冠状位 MRI 显示肿瘤的解剖位置和范围

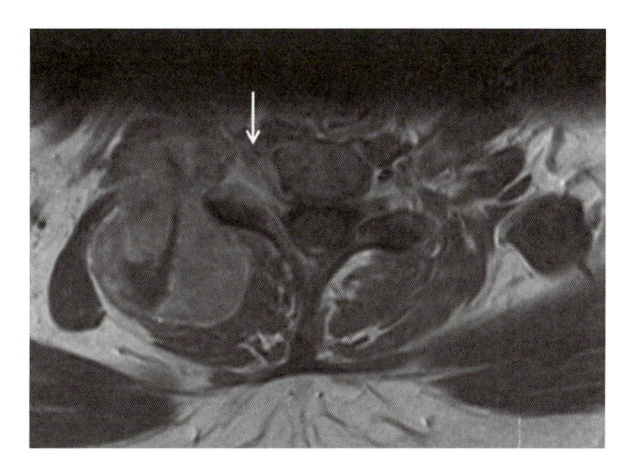

▲ 图 3-4 轴位 MRI 增强显示右侧椎动脉（箭）被肿瘤包裹

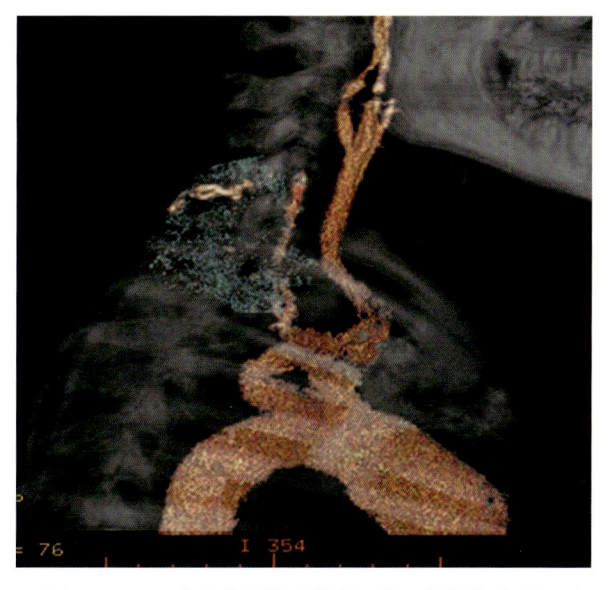

▲ 图 3-5 CT 血管造影显示肿瘤（绿色阴影）与颈部血管结构的关系

2. 同步术前化疗（丝裂霉素、多柔比星、顺铂）和放疗（50Gy，分 25 次进行）。

3. 多次全身性检查以确保没有转移病灶。

4. 分两期进行广泛切除（Ⅰ期前方分离，Ⅱ期后方摘除肿瘤）。

5. 内植物重建恢复脊柱稳定性。

6. 局部软组织重建用于闭合伤口。

五、基本原则

1. 颈椎整块脊柱切除术需要一支经验丰富的多学科手术团队，耳鼻喉科医生帮助显露和保

033

护颈部的关键结构，骨肿瘤科/脊柱外科医生切除肿瘤并重建脊柱，整形外科医生完成软组织重建。

2. 当计划行颈椎整块脊柱切除术时，椎动脉处理是巨大的挑战，特别是需要牺牲一条椎动脉以获得阴性边界时，需影像介入科术前行诊断性血管造影，临时球囊阻断，评估对侧椎动脉是否有足够的侧支循环，此过程中，患者需保持清醒，并进行一系列神经系统检查。如球囊阻断试验显示有足够侧支循环，并且没有神经功能损伤，则可进行椎动脉栓塞（该患者为这种情况），如球囊阻断试验不成功，外科医生和患者必须共同决定是否采用保留椎动脉但影响肿瘤治疗效果的替代手术方案。

3. 该患者肿瘤大部分位于椎旁，前方有重要解剖结构，比较适合分期切除。Ⅰ期行颈前部解剖，将重要结构与肿瘤分离，同时进行椎体前部截骨，将肿瘤从脊柱上游离下来，Ⅱ期从后外侧安全地摘除肿瘤。

4. Ⅰ期手术中，患者仰卧位，按耳鼻咽喉科常规采用右侧颈部的手术入路，保护和分离颈丛、副神经、舌下神经、迷走神经、颈部交感神经干、膈神经、颈动静脉，必要时取淋巴结活检，前方椎体向下显露至T_1，继续向下分离软组织以显露右侧锁骨下动静脉，近端在锁骨下动静脉起点，远端在C_6横突孔的水平结扎右椎动静脉，受累的椎动静脉可以与肿瘤整块完整切除。

5. 充分显露并切断椎动脉后，可进行$C_6\sim C_7$和$C_7\sim T_1$椎间盘切除术，显露每个节段的硬脊膜并游离出C_7椎体。椎间盘标本应送冷冻切片，以确保肿瘤没有累及椎间隙。通过C_7椎体中线左侧行矢状截骨，该部位术前影像学检查没有肿瘤累及。然后在$C_6\sim C_7$和$C_7\sim T_1$进行右侧椎间孔扩大和右侧C_6和C_7神经根松解，有助于充分游离C_7的受累骨质，便于在Ⅱ期进行肿瘤切除。

6. 最后分离颈外侧部分，从斜角肌上分离膈神经，切开斜角肌及肩胛提肌以进入椎体前平面，并将可触及的肿瘤从颈部的其余肌肉中分离出来。在肿瘤和重要神经血管结构之间放置一硅胶片用于标记解剖平面并保护血管神经，硅胶片位于椎体前方间隙，直接覆盖在颈椎前部上方，从右侧胸锁乳突肌的外下方进入，并从后外侧包裹右侧椎旁肌肉，注意C_7神经根位于硅胶片的后方，Ⅱ期手术将被切除。

7. 患者送重症监护室（intensive care unit, ICU）行气道水肿监测，尤其是BMI为$46kg/m^2$的患者，计划24~48h返回手术室行Ⅱ期手术。

8. Ⅱ期手术时，患者俯卧位，使用头架固定（颅钳、Mayfield头架或Halo头架）。

9. 标准的脊柱后正中入路，显露时需考虑肿瘤侵犯到C_7右后侧附件，右外侧远方显露包括分离斜方肌和切开脊柱旁肌肉上的筋膜，以确定Ⅰ期手术放置的硅胶片，通过硅胶片的位置确定肿瘤的外侧边缘，可在离肿瘤安全距离（C_3和T_2）内截断脊柱旁肌肉，确立头侧和尾侧的安全边缘。

10. 分离脊柱内侧边界，C_6和T_1椎板完全切除，考虑肿瘤侵犯C_7部分附件，C_7椎板行部分切除。将右侧$C_6\sim C_7$和$C_7\sim T_1$关节突关节切除，显露右侧C_7和C_8神经根，进行神经根切除。由于Ⅰ期已进行了$C_6\sim C_7$和$C_7\sim T_1$椎间盘切除，现在可以在背侧分离C_7的肿瘤受累部分，肿瘤完全游离并取出。

11. 冰冻病理检查确保阴性切缘。

12. 使用后路脊柱内固定进行重建，其范围至少在切除椎体的上下各三个节段（本病例为$C_2\sim T_4$）。如果计划进行术后放疗（尤其是质子放疗），则首选钛金属内固定，否则建议使用坚强的钴铬合金棒固定，在颈胸交界处可使用双直径棒连接颈椎椎弓根及胸椎椎弓根螺钉，该棒在颈段直径为3.0~4.0mm，在胸腰段较粗。带连接器的多棒固定是另一种选择，通常在肿瘤切除水平可应用横连获得额外的稳定性。

13. 应用可延长人工椎体进行前柱重建。

14. 取出后侧附件后，使用左侧健康自体骨进行后外侧关节融合，可用患者自体髂骨植骨和（或）同种异体植骨补充。

15. 整形外科使用带蒂背阔肌皮瓣进行软组织重建。

16. 患者保持气管插管送至ICU，并在随后的围术期仔细评估气道/颈部水肿，不需要限制活动或使用矫形器。术后抗生素使用持续 24h，至少在最初的 24h 内单独使用体外加压装置预防静脉血栓。

六、治疗期间临床和影像学照片

见图 3-6 至图 3-14。

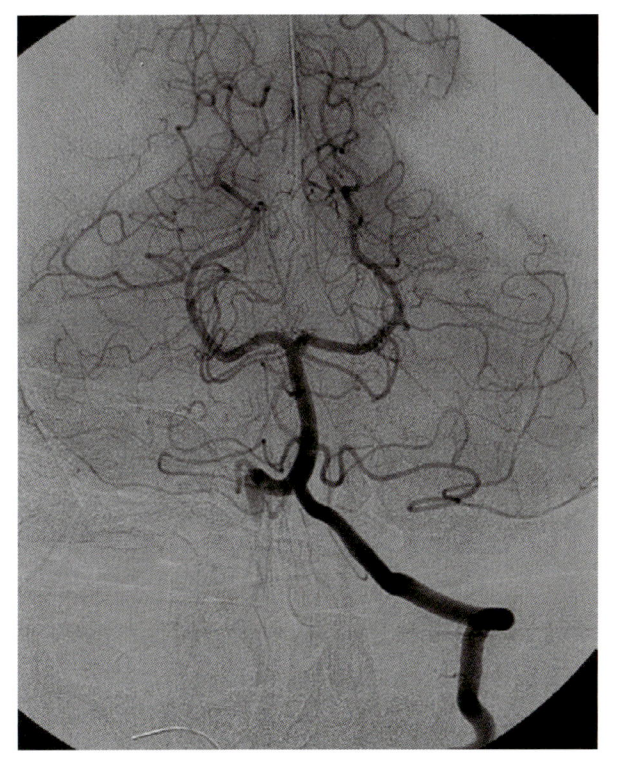

▲ 图 3-6　右椎动脉 C$_2$ 处球囊阻断后血管造影显示左椎动脉及其分支有良好的侧支灌注

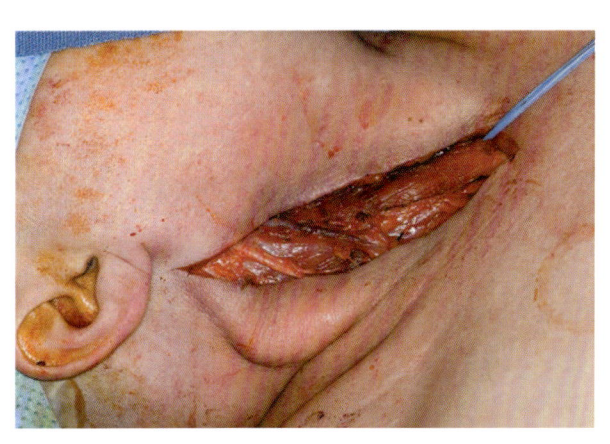

▲ 图 3-7　Ⅰ期手术，通过右侧前方皮肤可延长切口进入颈前部

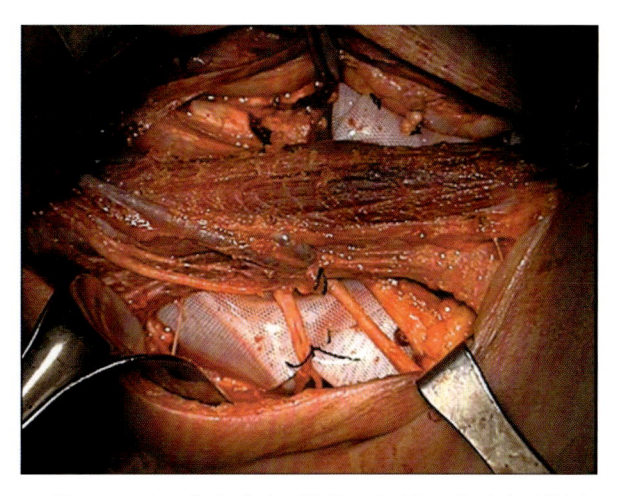

▲ 图 3-8　在Ⅰ期完成后，放置一硅胶片，将肿瘤（背侧/硅胶片深处）与要保留的关键神经血管结构（腹侧/硅胶片浅层）分开。斜方肌和肩胛提肌已被切断，硅胶片已被包裹在后侧的脊柱旁肌肉上（照片底部）。可以看到颈静脉横跨胸锁乳突肌，已完成副神经、膈神经和 C$_5$/C$_6$ 神经根的分离

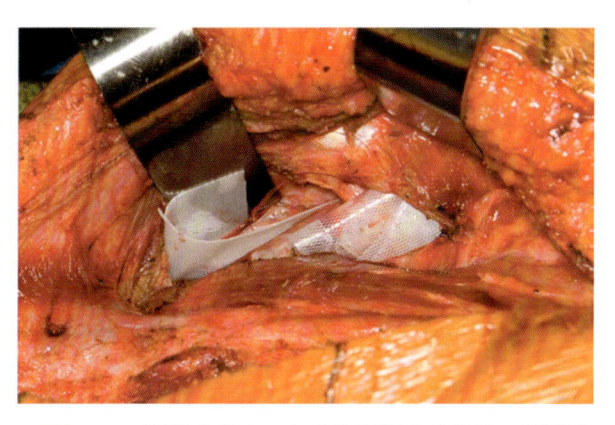

▲ 图 3-9　Ⅱ期手术中，在后外侧探查硅胶片，识别Ⅰ期术中建立的解剖侧面

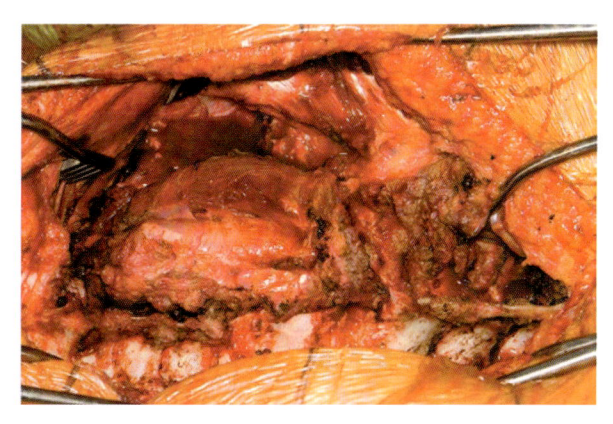

▲ 图 3-10　横断的椎旁肌肉头侧（图像左侧）和尾侧（图像右侧）。切除 T$_1$ 椎板和 C$_7$～T$_1$ 关节面，显露脊髓和右侧 C$_8$ 神经根

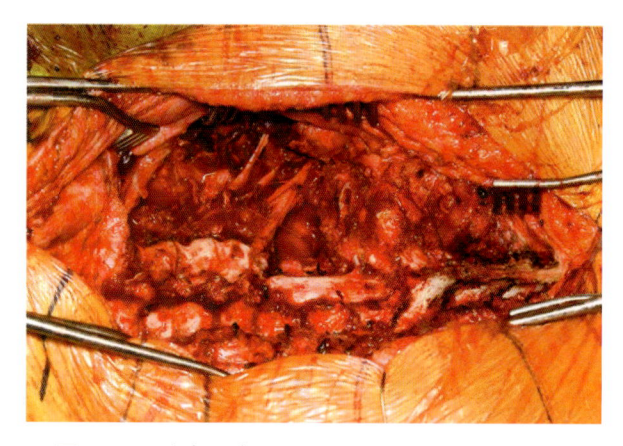

▲ 图 3-11　肿瘤切除后，裸露的脊髓上可辨认出切除的右侧 C_7 和 C_8 使用丝线缝合神经根残端

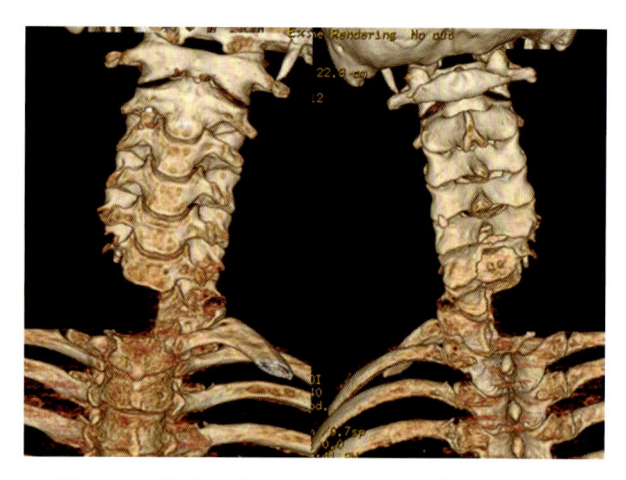

▲ 图 3-13　肿瘤切除后 CT 3D 重建图像显示手术导致的骨缺损

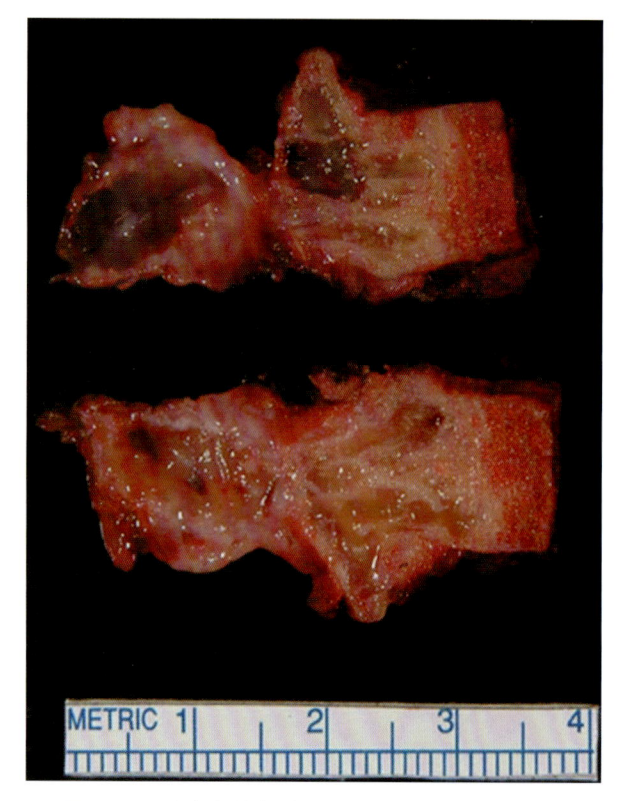

▲ 图 3-12　肿瘤大体标本照片显示部分肿瘤侵入 C_7 附件，肿瘤软组织部分周围可见椎旁肌肌束，肿瘤骨组织部分附近可见大致正常的骨边缘

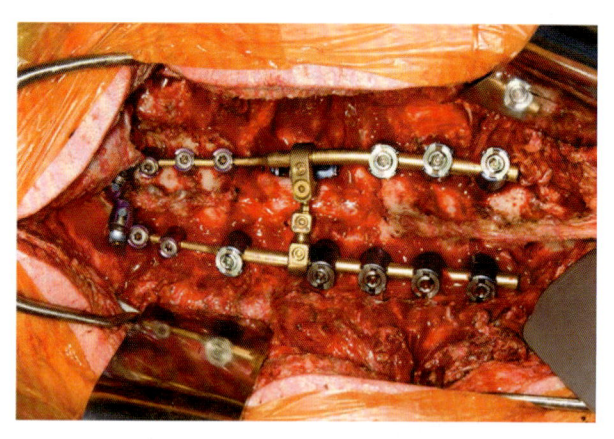

▲ 图 3-14　脊柱后方内固定 C_2～T_4，双直径棒从头部 3.5mm 在颈胸交界处过渡到 6mm，C_2 椎板螺钉处安放偏心连接器，可延长人工椎体重建右侧 C_6～T_1 的前柱

七、技术要点

1. 分期进行手术，利于患者在手术间隔恢复，并使手术团队在每期手术都保持充沛的体力。

2. 耳鼻咽喉医生参与颈前分离对于安全显露非常重要，尤其是肿瘤生长或放射性治疗导致的解剖结构变异的情况时。

3. 放置硅胶片（或其他不可吸收的惰性材料）标记解剖平面，可以在Ⅱ期有效且安全地识别同一平面，并形成屏障以防止在Ⅱ期术中损伤不容易显露的关键结构。

4. 当肿瘤切除穿过颈胸交界处时，大直径（>5mm）棒更有利，可以使用可变直径棒和多杆构型。

5. 钴铬棒更硬，但对术后放疗，尤其是质子放射治疗的干扰更大，如果质子放疗是术后计划的绝对部分，我们提倡使用钛植入物，值得注意的是，即使螺钉由钛制成，但某些椎弓根螺钉在螺钉头中也含有钴。

6. 可延长人工椎体的大小应在延长前几乎填满头尾侧平面的缺损。然后进行延长以获得刚性固定，如果需要将人工椎体延长到最大程度才能获取足够的固定，应考虑更换大尺寸人工椎体。

八、临床随访和影像学照片

见图 3-15。

九、并发症的预防和处理

1. 多学科合作对成功的整块脊椎切除术至关重要，应在一名外科医生主导下与所有相关方，在手术治疗各阶段及术后护理上协调管理患者，因此团队经验十分重要。

2. 术前对肿瘤包裹的椎动脉进行血管栓塞能减少术中出血并明确该动脉大脑灌注区。

3. 稳定的重建至关重要，如可疑不稳定，可加大人工椎体尺寸，确保重建的稳定性。稳定性不足常在早期发生机械故障，迫使二次手术，可能会影响术后放疗效果导致肿瘤不良预后。

4. 整块椎体切除术通常以治愈为目的，因此实现生物融合是避免长期使用出现硬件故障的重要目标。请参阅下面有关椎体整块切除术中生物重建的交叉参考章节。对于单独的植入物重建，可使用自体髂骨移植［皮质骨和（或）松质骨］辅以局部自体骨和（或）同种异体骨移植。

5. 脊柱外科医生伤口愈合门槛低，很少需要涉及整形外科手术闭合伤口，如果需要，应积极寻求整形外科医生的帮助，尤其在高风险区域（颈胸交接区）及已经或将接受放疗时更应如此。

十、相互参照

可参见"第 2 章　冷冻自体骨在全脊椎整块切除术中的应用"。

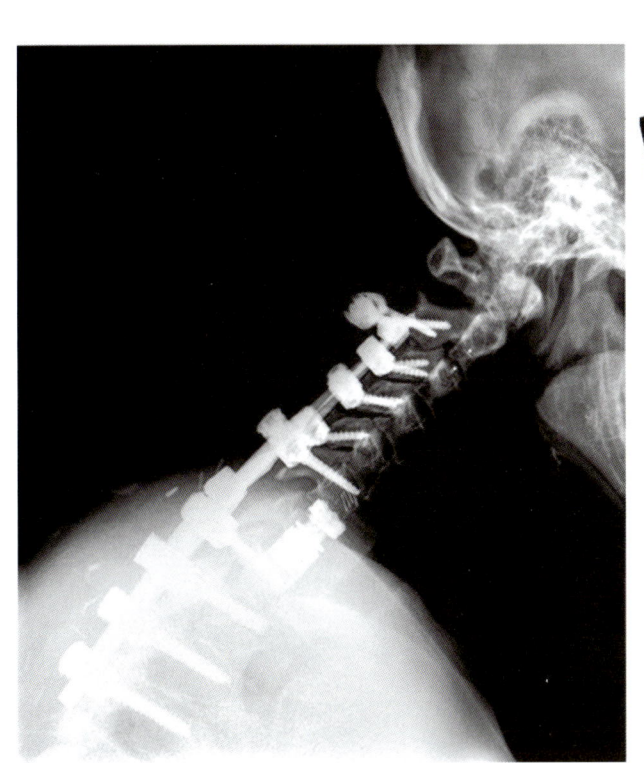

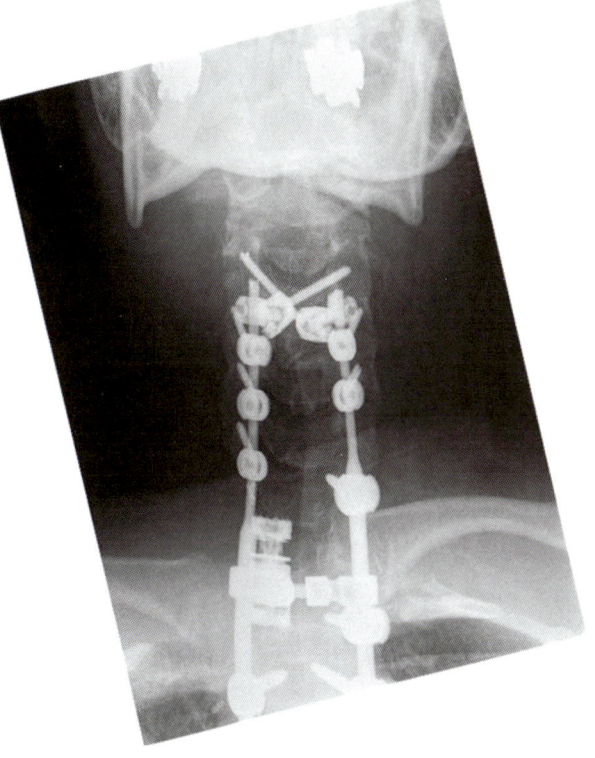

▲ 图 3-15　术后 X 线片显示 C_7 肿瘤切除后的脊柱重建。后路节段性脊柱内固定跨越 $C_2 \sim T_4$，$C_6 \sim T_1$ 的右侧前柱缺损处有一个可延长人工椎体

参考文献

[1] Glennie RA, Rampersaud YR, Boriani S, Reynolds JJ, Williams R, Gokaslan ZL, Schmidt MH, Varga PP, Fisher CG. A systematic review with consensus expert opinion of best reconstructive techniques after osseous en bloc spinal column tumor resection. Spine. 2016;41(Suppl 20):S205-11.

[2] Talac R, Yaszesmski MJ, Currier BL, Fuchs B, Dekutoski MB, Kim CW, Sim FH. Relationship between surgical margins and local recurrence in sarcomas of the spine. Clin Orthop Relat Res. 2002;397:127-32. https://doi.org/10.1097/00003086-200204000-00018.

[3] Omeis I, Bekelis K, Gregory A, McGirt M, Sciubba DM, Bydon A, Wolinsky JP, Gokaslan ZL, Witham T. The use of expandable cages in patients undergoing multilevel corpectomies for metastatic tumors in the cervical spine. Orthopedics. 2010;33(2):87-92. https://doi.org/10.3928/01477447-20100104-12.

[4] Hsieh PC, Gallia GL, Sciubba DM, Bydon A, Marco RAW, Rhines LD, Wolinsky JP, Gokaslan ZL. En bloc excisions of chordomas in the cervical spine: review of five consecutive cases with more than 4-year follow-up. Spine. 2011;36(24):E1581-7. https://doi.org/10.1097/BRS.0b013e318211839c.

[5] Currier BJ, Papagelopoulos PJ, Krauss WE, Unni KK, Yaszesmski MJ. Total en bloc spondylectomy of C5 vertebra for chordoma. Spine. 2007;32(9):E294-9. https://doi.org/10.1097/01.brs.0000261411.31563.37.

第三篇
骶 骨

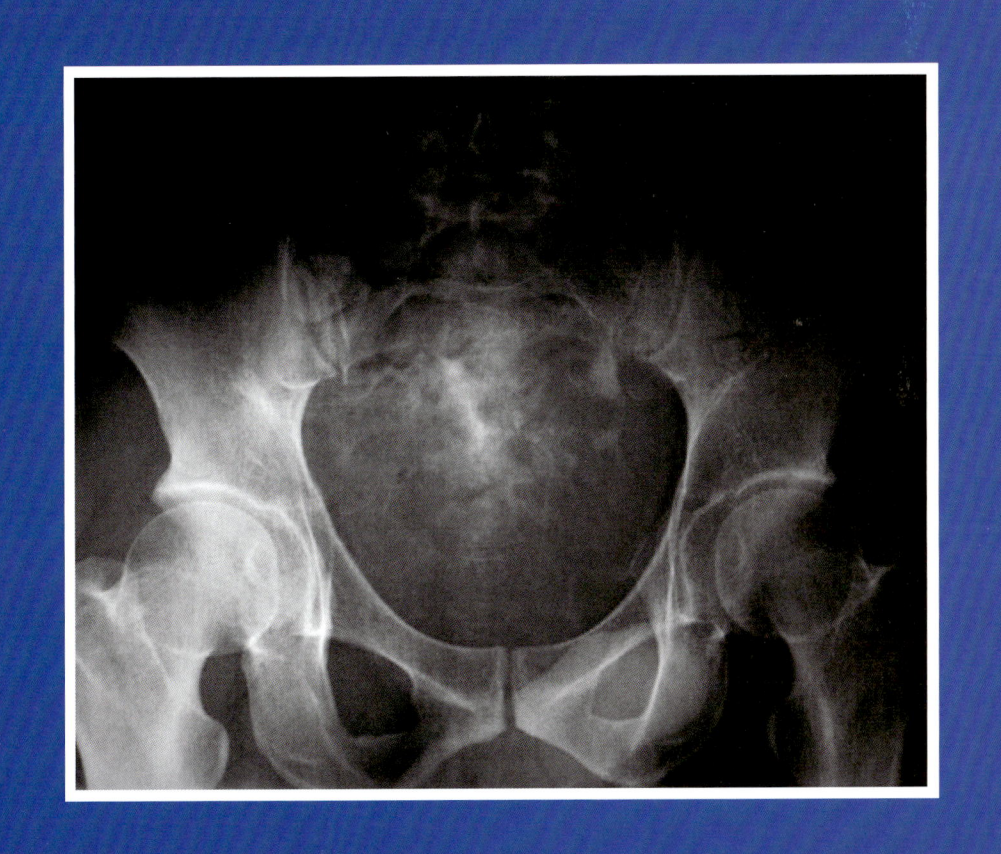

第 4 章 骶骨生物重建
Biological Sacral Reconstruction

Matthew T. Houdek　Franklin H. Sim　Michael J. Yaszemski　Peter S. Rose　著

一、简要病史

患者男性，44 岁，因下腰部及尾骨疼痛伴放射性疼痛 2 年就诊。当地医院影像学检查初步诊断为软骨肉瘤，术前未行病理活检证实，当地医院予行骶骨囊内减压术，术后病理诊断脊索瘤。

术后患者出现持续肠道症状、膀胱失禁、行走困难，转入我院进一步治疗，病理证实脊索瘤，胸部 CT 及 PET/CT 未见转移。

二、术前临床和影像学照片

见图 4-1 和图 4-2。

三、术前问题汇总

1. 非计划手术造成软组织污染。
2. 巨大的骶骨肿瘤侵犯整个骶骨需要全骶骨切除以达到阴性边缘。
3. 肿瘤切除后脊柱骨盆丧失连续性。

四、治疗策略

骶骨肿瘤切除的多学科团队，包括泌尿科、结直肠外科、整形外科和骨肿瘤科。

计划分期进行骶骨切除，即第 1 天前入路，第 2 天后入路。

第 1 天前入路：①仰卧位；②放置输尿管支架；③肠道准备；④髂内血管结扎；⑤骶骨前部、骨盆截骨；⑥亦可行前路腰椎融合；⑦制备横形腹直肌肌皮瓣（transverse rectus abdominis myocutaneousflap，TRAM），将皮瓣塞入盆腔；⑧制备带血管游离腓骨（free vascularized fibula，FVF）保留血管蒂并保留在原位；⑨结肠造口。

第 2 天后入路（通常在前路第二天，俯卧位）：①结扎硬脊膜囊；②后方骶骨、腰椎和骨盆截骨；③切除肿瘤；④脊柱骨盆重建；⑤植入游离腓骨瓣；⑥植入 TRAM。

五、基本原则

1. 术前计划至关重要，确保适当的团队成员同意参与并能到场进行肿瘤切除，构建 3D 模型可以帮助团队规划骶骨肿瘤切除术。

前路手术完成后可行 CT 检查，以计划腓骨和髂骨螺钉的置入部位。

2. 分期切除手术具有减少并发症、输血、呼吸机使用时间、ICU 住院时间和住院费用的优点[1]。

3. 骶骨截骨（通常截骨面呈 V 形，而非方形）上方达到 S_1 神经孔水平或切除骶髂关节时应行骨重建[2-7]。

使用双侧带血管腓骨重建，连接最低位留存椎体及髋臼上髂骨，若髋臼上髂骨不可用，可使用坐骨支或坐骨结节。基于两侧腓骨重建后的几何外观，称为"教堂顶技术"。

(1) 剩余的 2~3 个下腰椎中使用双皮质椎弓根螺钉并置入双侧髂骨螺钉。

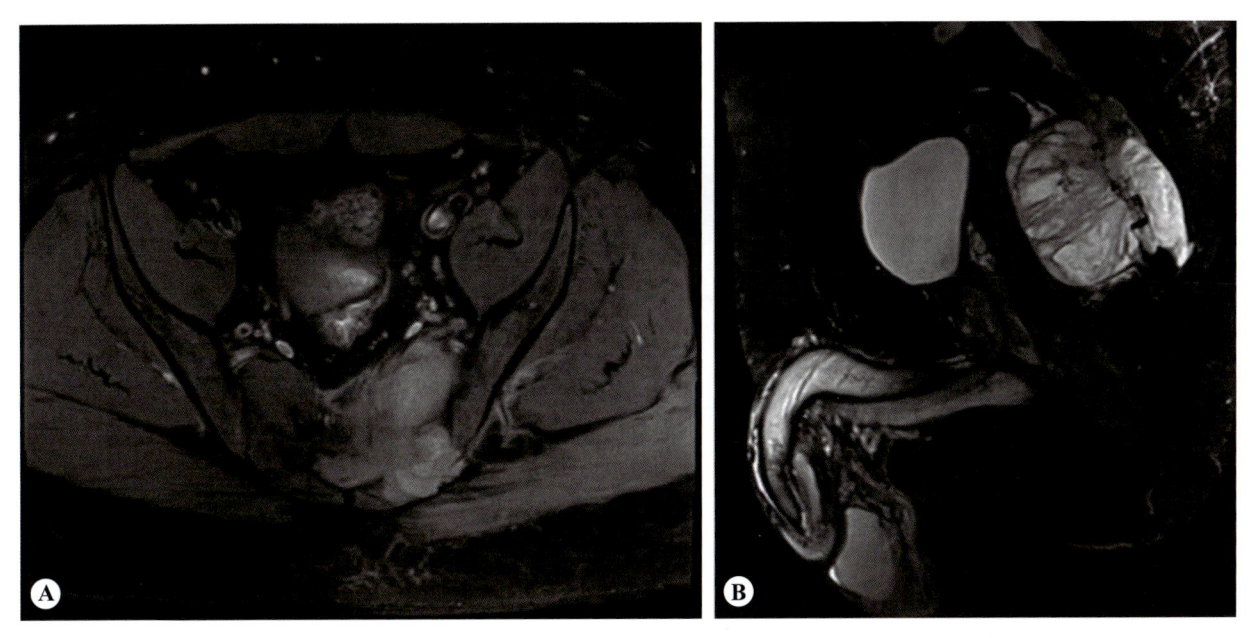

▲ 图 4-1　患者外院囊内减压，术前病灶轴位（A）及矢状位（B）T_2 加权显示骶骨肿块主要累及左半侧骶骨，向头侧扩展至 S_2 水平。若未行不符合肿瘤学原则的手术，该患者或许可行半侧骶骨切除以保留部分骶神经根

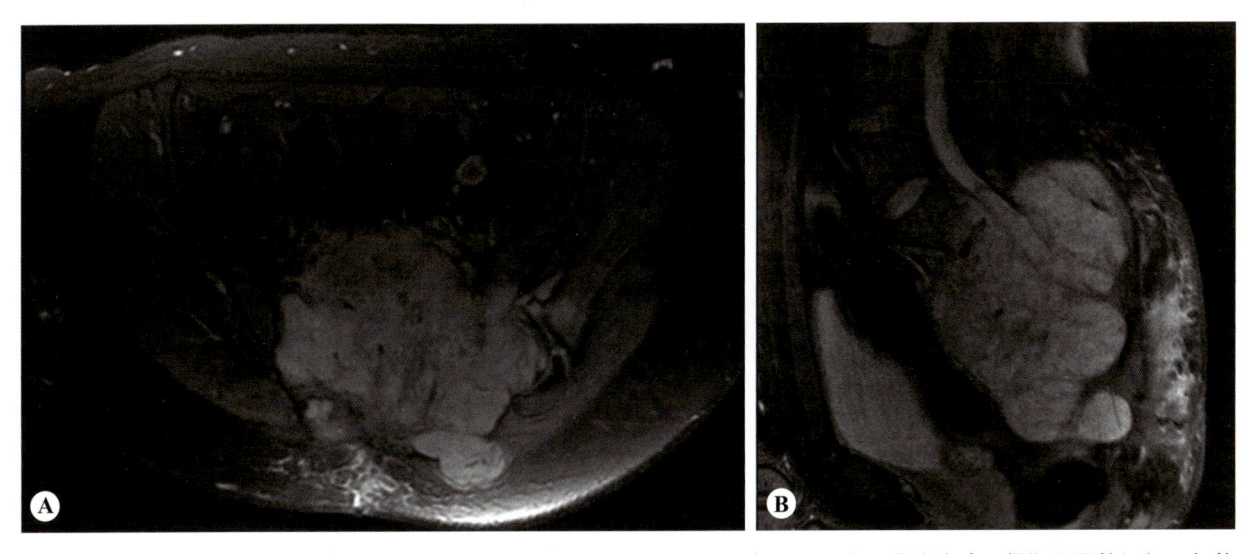

▲ 图 4-2　转诊至我院时行 MRI 检查，轴位（A）及矢状位（B）T_2 加权显示巨大骶骨脊索瘤，侵犯周围软组织，矢状位肿瘤向上延伸至 S_1 水平。鉴于前次手术后肿瘤生长情况，实现肿瘤完整切除并获得阴性边缘的唯一方法是牺牲所有骶神经根全骶骨切除术

(2) 游离带血管腓骨插入剩余的最低位腰椎椎体和髋臼上方髂骨翼松质区。使用椎弓根螺钉和连接棒将腓骨加压固定到缺损处，之后吻合 FVF 血管蒂。

(3) 使用多个交叉连杆接增强重建结构的整体稳定性。

4. 软组织重建使用垂直腹直肌肌皮瓣（vertical rectus abdominis myocutaneous flap，VRAM），当存在较大的软组织缺损时，可以使用 TRAM[8]。

前入路期间制备腹直肌皮瓣，"塞入"盆腔，后路时通过切除肿瘤形成的缺损向后牵出。

六、治疗期间临床和影像学照片

见图 4-3 至图 4-5。

骨肿瘤手术学：病例图解

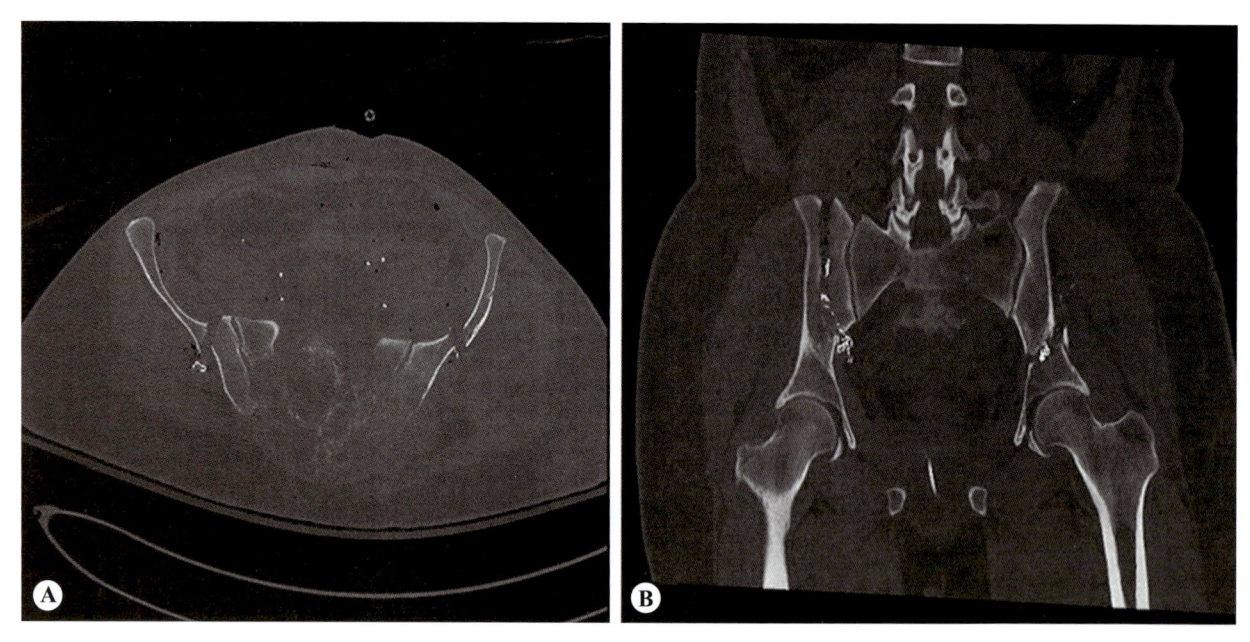

▲ 图 4-3　前路手术后 CT，确认骶骨前方截骨适当位置（A），规划髋臼上骨盆松质骨中腓骨插入部位及髂骨螺钉置入的适当通道（B）

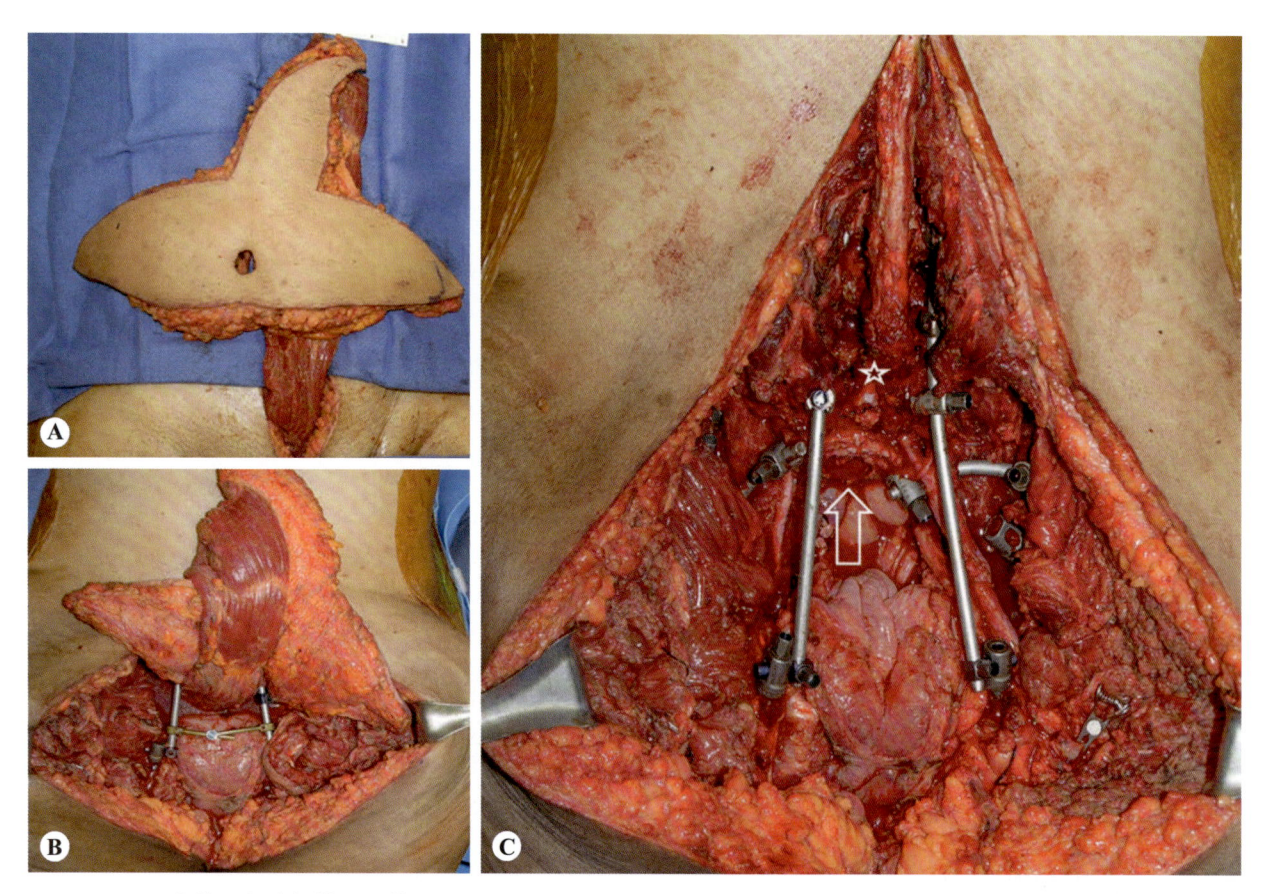

▲ 图 4-4　预期软组织缺损较大，前路手术期间，预备大的横形腹直肌肌皮瓣（TRAM）并将其塞入腹腔（A）。后入路期间将皮瓣穿过骶骨切除后缺损区，以填充局部缺损（B）。在填充 TRAM 之前，术中照片（C）显示瘤床与腰椎对接部位（空心箭）和结扎硬脊膜囊（五角星），放置多个椎弓根和髂骨螺钉

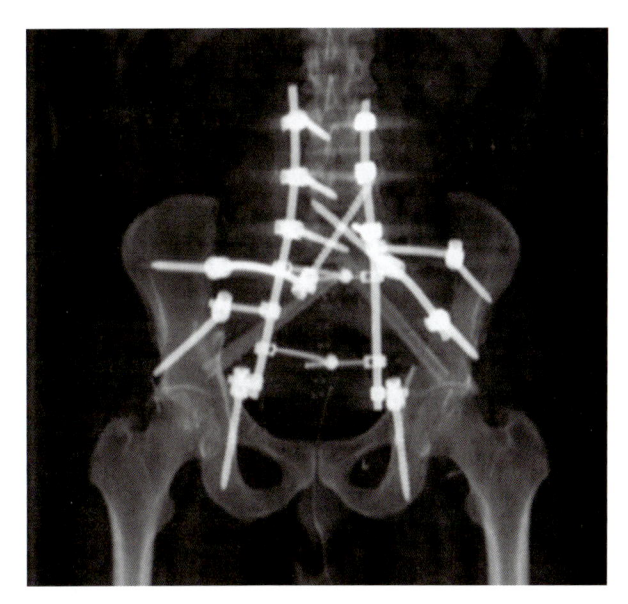

▲ 图 4-5 术后即刻 CT，显示多个椎弓根和髂骨螺钉交叉链接，游离带血管腓骨嵌入最低椎体和骨盆的髂骨松质骨

七、技术要点

1. 前路之后，将开腹用的止血海绵填充在骶骨前方表面用于止血，并在后路手术中保护血管结构。

2. 椎弓根和髂骨螺钉应以双皮质方式放置。为了避免损伤椎体前方血管，可用手指向上触摸椎体前方，确保螺钉位置正确。

3. 脊柱连接棒之间用多个连接杆维持重建整体性。

4. 腓骨应置入在髂骨松质骨区域，实现骨愈合。

5. 通过椎骨和髂骨之间的脊柱连接棒加压固定腓骨对接部位。

6. 使用自体骨和同种异体骨在剩余腰椎上进行融合。

7. 将腹直肌肌皮瓣从重建结构中心穿过，避免其血管蒂扭曲。腹直肌肌皮瓣除了提供软组织覆盖，还填塞肿瘤切除后潜在的腔隙，防止形成内脏疝。

8. 使用特殊气垫床来促进皮瓣愈合。

八、临床随访和影像学照片

见图 4-6 和图 4-7。

九、并发症的预防和处理

1. 骶骨肿瘤手术，术中及术后并发症发生率为 100%，从小并发症到术中或围术期死亡。

2. 仔细选择患者和术前评估至关重要。

(1) 患者应在手术前进行完整的心脏检查，包括负荷超声心动图。

(2) 患者应进行营养状况评估，手术前尽可

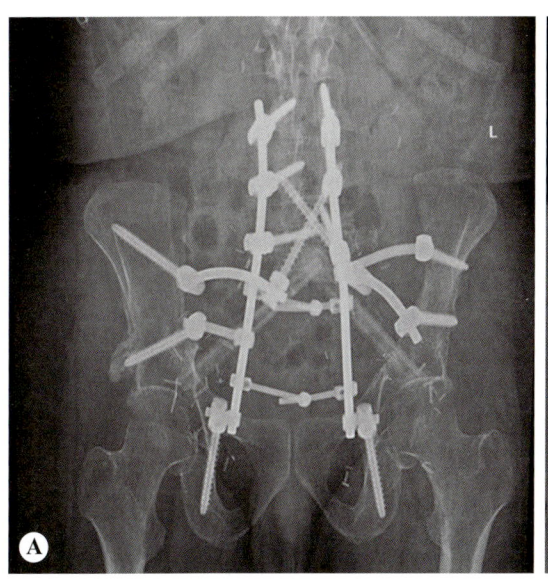

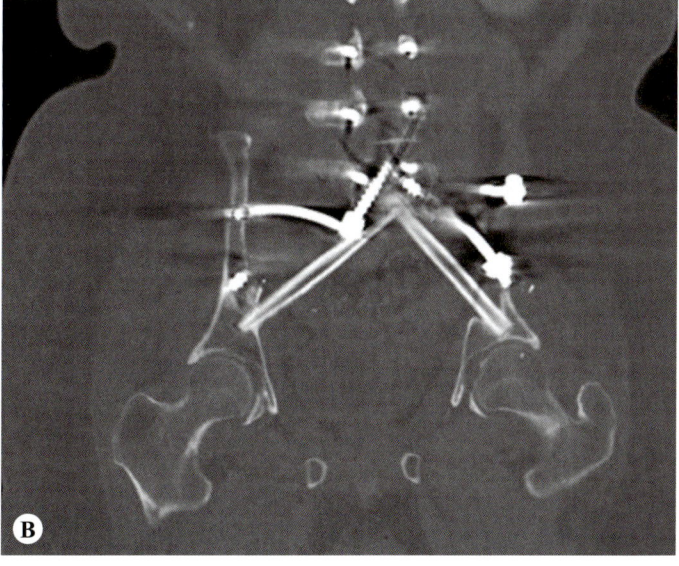

▲ 图 4-6 术后 6 个月，正位 X 线片（A）和冠状位 CT（B）显示内固定装置稳定，关节融合，腓骨对接部位移植物愈合迹象

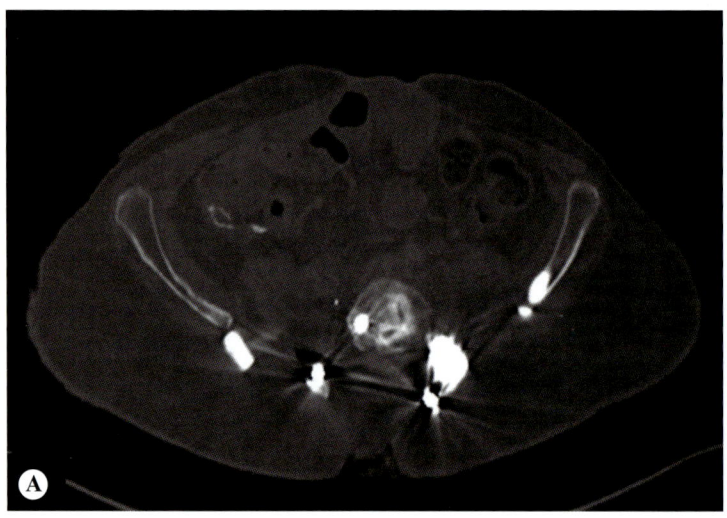

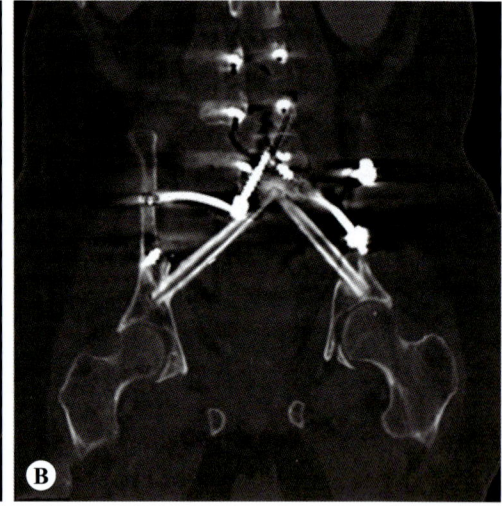

▲ 图 4-7 患者因术后质子放疗继发肠道并发症，术后 2 年腓骨与腰椎下段（A）和髂骨松质骨（B）融合成为整体

能优化患者营养状况。

十、相互参照：其他类似病例合集

可参见"第 4 章　骶骨生物重建""第 6 章　骶骨假体重建：骶骨组配假体""第 7 章　骨盆生物重建（一）：液氮灭活自体骨复合带血管腓骨"。

参考文献

[1] Houdek MT, Wellings EP, Moran SL, Bakri K, Dozois EJ, Mathis KL, et al. Outcome of sacropelvic resection and reconstruction based on a novel classification system. J Bone Joint Surg Am. 2020;102(22):1956-65.

[2] O'Connor MI, Sim FH. Salvage of the limb in the treatment of malignant pelvic tumors. J Bone Joint Surg Am. 1989;71(4): 481-94.

[3] Dickey ID, Hugate RR Jr, Fuchs B, Yaszemski MJ, Sim FH. Reconstruction after total sacrectomy: early experience with a new surgical technique. Clin Orthop Relat Res. 2005;438: 42-50.

[4] Hugate RR Jr, Dickey ID, Phimolsarnti R, Yaszemski MJ, Sim FH. Mechanical effects of partial sacrectomy: when is reconstruction necessary? Clin Orthop Relat Res. 2006;450:82-8.

[5] Kelly BP, Shen FH, Schwab JS, Arlet V, Diangelo DJ. Biomechanical testing of a novel four-rod technique for lumbo-pelvic reconstruction. Spine (Phila Pa 1976). 2008;33(13):E400-6.

[6] Yu BS, Zhuang XM, Zheng ZM, Li ZM, Wang TP, Lu WW. Biomechanical advantages of dual over single iliac screws in lumbo-iliac fixation construct. Eur Spine J. 2010;19(7): 1121-8.

[7] Houdek MT, Rose PS, Bakri K, Wagner ER, Yaszemski MJ, Sim FH, et al. Outcomes and complications of reconstruction with use of free vascularized fibular graft for spinal and pelvic defects following resection of a malignant tumor. J Bone Joint Surg Am. 2017;99(13):e69.

[8] Houdek MT, Bakri K, Tibbo ME, Wagner ER, Rose PS, Sim FH, et al. Outcome and complications following vertical rectus abdominis (VRAM) flaps to reconstruct sacrectomy defects. Plast Reconstr Surg. 2018;142(5):1327-35.

第 5 章 全骶骨切除旷置术
Total Sacrectomy Without Spinopelvic Reconstruction

Piya Kistisevi　Bhasanan Sukanthanak　Pongsiri Piakong　Chaiwat Piyaskulkeaw　著

原发性恶性骨肿瘤累及上骶椎，全骶骨切除是首选手术方案。骶骨切除后，由于脊神经根切除，以及脊柱与骨盆之间的不连续性，膀胱、肠道、生殖器、下肢功能和脊柱骨盆稳定性会受到损害。尽管有文献报道了与植入物相关的一些并发症，但已有许多方法用于全骶骨切除术后骨稳定性重建，取得了良好效果[1,2]。

根据切除的位置将骶髂切除术分为两种类型[3]。

Ⅰ型切除术是从骶髂关节中间或邻近骶髂关节处切除，Ⅱ型切除术从骶髂关节外侧（距离髂后上棘超过3cm）切除（图5-1）。若骶髂切除术离骶髂关节较近（距离髂后上棘3cm以内），骨盆的稳定性可以随着时间推移逐渐自我修复，在脊柱向下移动到骨盆水平后，靠近剩余骶髂关节或髂骨的椎体横突可以自动形成骨性愈合（图5-2）或形成没有愈合痕迹的厚纤维瘢痕，给患者提供脊柱骨盆稳定性（图5-3）。接受双侧Ⅰ型切除或一侧Ⅰ型和对侧Ⅱ型的患者，建议行非脊柱骨盆重建的全骶骨切除术。

一、简要病史

本章介绍的是一名累及整个骶骨的脊索瘤患者，患者接受了双侧Ⅰ型全骶骨切除术，没

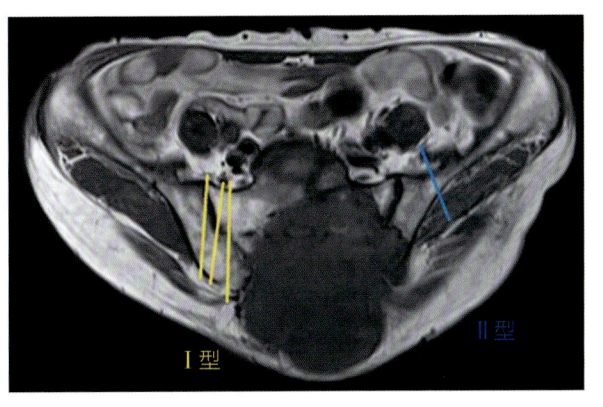

▲ 图 5-1　Ⅰ型骶髂切除是骶髂关节内侧/穿过/外侧但接近（离髂后上棘不超过3cm）的切除，Ⅱ型骶髂切除术是骶髂关节外侧的髂骨切除（距髂后上棘3cm以上）

有进行脊柱骨盆重建，术后保留了良好的功能。在2年随访时，患者可在无助行器辅助下独立行走，下位脊柱椎体及横突与骶髂关节未发生骨融合。

患者男性，31岁，右臀部疼痛、肿胀2年，诊断全骶骨非转移性脊索瘤，就诊前2个月出现大小便失禁，直肠检查发现在骶前区域有明显的肿块及游离的直肠黏膜。

二、术前影像学照片

见图 5-4 和图 5-5。

---

❶ 第 5 章配有视频，可登录网址 https://doi.org/10.1007/978-3-030-73327-8_5 观看。

骨肿瘤手术学：病例图解

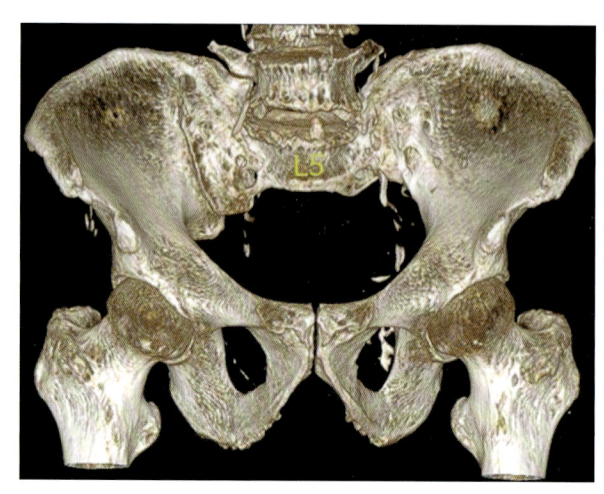

▲ 图 5-2 全骶骨切除术后 2.5 年，骨盆 CT 3D 重建显示 L₅ 椎体及横突与双侧髂骨形成骨性融合，患者可使用手杖独立行走

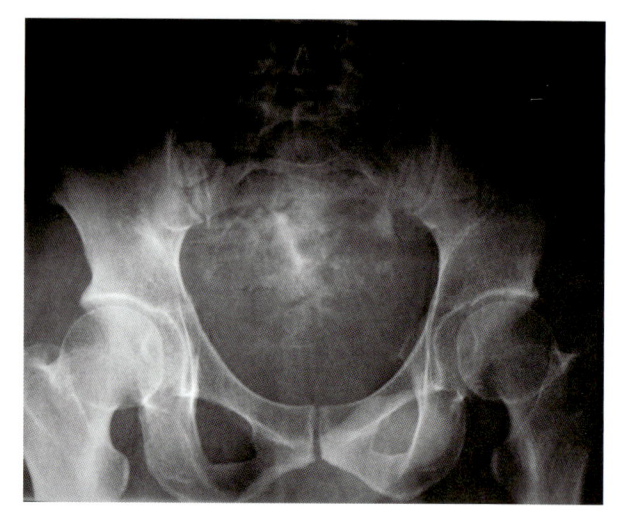

▲ 图 5-4 患者骨盆正位 X 线片显示骶骨溶骨性病灶

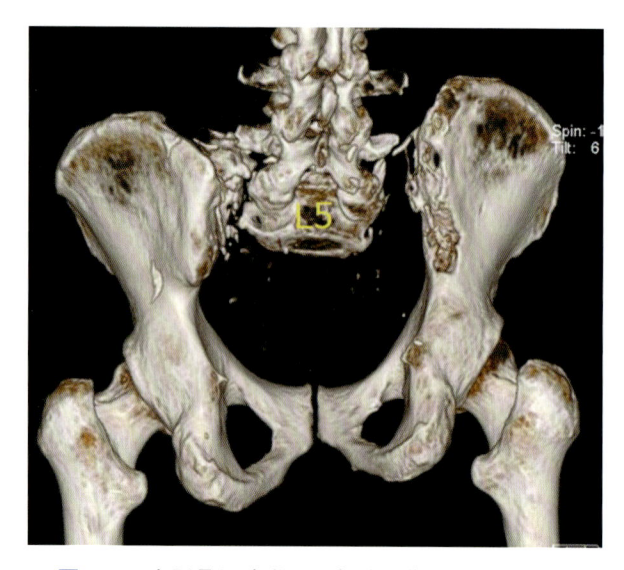

▲ 图 5-3 全骶骨切除术后 3 年的骨盆 3D 重建（后视图）显示 L₅ 或 L₄ 的横突与双侧髂骨未形成骨融合。由于患者可使用手杖独立行走，我们认为应该有纤维化瘢痕支持并产生一定的脊柱骨盆稳定性

三、术前问题汇总

1. 侵犯全骶骨的巨大脊索瘤，从双侧骶髂关节延伸到髂骨后部，导致臀部疼痛、二便失禁。

2. 需要切除肿瘤及整个骶骨，同时保留未累及的神经、血管、肌肉和肌腱。

3. 全骶骨切除术后的脊柱骨盆稳定。

四、治疗策略

1. 骶骨脊索瘤广泛边界外整块切除是主要治疗方法，本例需要广泛切除全骶骨，不常规推荐辅助放疗，因为它与局部复发率、转移或特异性生存率无关[4]。对于手术切缘令人担忧的原发脊索瘤患者，及所有复发脊索瘤患者均应辅助高剂量放疗[5]，条件允许可使用碳离子或质子束放疗作为替代疗法[6,7]。

2. 全骶骨切除术通常也适用于累及 S₁ 及以下的原发恶性骨肿瘤，这些肿瘤需要广泛边界切除行局部控制，如脊索瘤、软骨肉瘤、骨肉瘤及侵袭性良性骨肿瘤（如骨巨细胞瘤）。

3. 鉴于骶骨和骨盆的解剖结构复杂，全骶骨切除常面临很多困难。肿瘤范围大，邻近直肠、膀胱、神经根、坐骨神经及髂动脉，可导致严重并发症。

4. 根据肿瘤范围，通常在 L₅~S₁ 水平进行全骶骨切除术，需要切除 S₁ 椎体，并且因 L₅ 和盆骨之间的不连续导致脊柱骨盆不稳定，需要结扎 L₅~S₁ 硬脊膜囊和双侧 S₁ 及以下神经根，导致明显的肠道、膀胱和性功能缺陷，手术留下的大腔隙容易导致血肿和感染。

5. 脊柱盆腔重建主要基于 Galveston 和改良的 Galveston 技术，已被一些学者推荐[8-11]用于治疗脊柱骨盆不稳定，该手术更可能使患者早期行走，

046

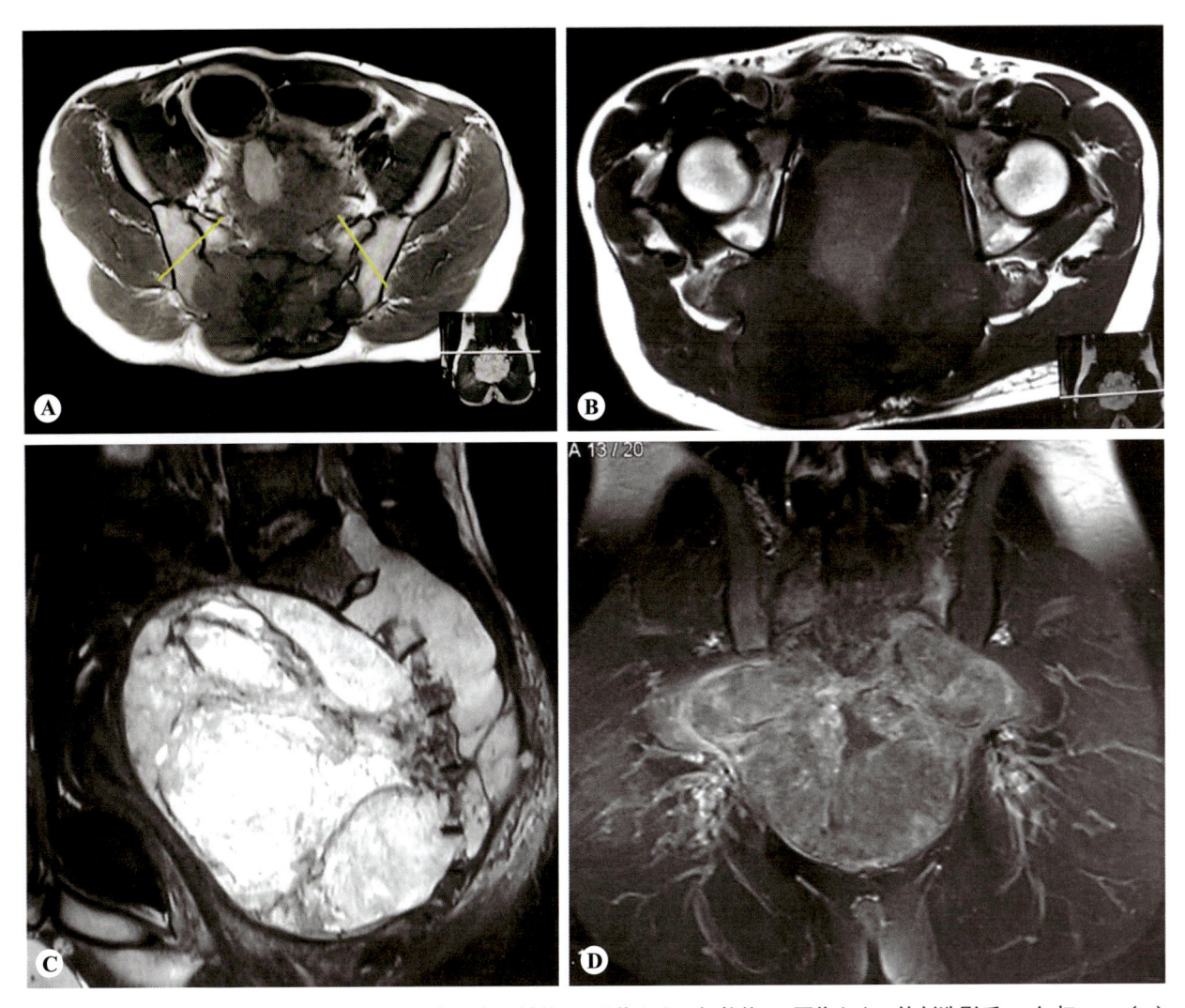

▲ 图 5-5 S_1 水平轴位 T_1 图像（A），骶骨中段水平轴位 T_1 图像（B），矢状位 T_2 图像（C），钆剂造影后 T_1 加权 MRI（D）显示 S_1～S_5 的巨大肿块，侵犯骶管及骶孔。肿瘤延伸至双侧骶髂关节、髂骨后方、梨状肌、右侧坐骨，并向前突出

减少行走障碍风险。而系统评价表明，是否进行脊柱骨盆重建，不影响患者行走状况[12, 13]。

6. 不进行脊柱骨盆重建，患者需要更长的住院时间、更多的疼痛控制和步行康复锻炼，但它具有无植入物失败、无植入物相关疼痛、手术时间更短、感染风险更低等优点。无植入物伪影，更容易利用 MRI 进行术后复发监测。

五、基本原则

1. 术前 MRI 应包括与骶骨的倾斜度对应的冠状位片（骶骨真实冠状位），方便更好地观察骶神经。术前栓塞应在手术前 24h 内进行，使用栓塞材料栓塞髂内动脉及其主要分支到肿瘤的血管减少术中失血。术前肠道准备可使用聚乙二醇联合口服不可吸收腔内抗生素，如红霉素、新霉素等，降低术中直肠损伤造成的感染风险[14]。

2. 全骶骨切除期间，可能会发生硬膜外静脉丛大量出血或髂内血管损伤和其他复杂并发症，应事先准备多学科团队，在需要时参与手术。团队应包括血管和结直肠外科医生、泌尿科医生、脊柱外科医生、麻醉师和（或）妇科医生。

3. 广泛手术切除边缘对于实现局部控制和治愈疾病尤为重要，尤其是原发性恶性肿瘤患者。

4. 我们医院通常一期联合前后入路进行全骶骨切除术，前入路用于游离双侧髂血管，结扎进入肿瘤的髂内血管分支，剥离并游离腰骶干，从骶骨肿瘤的前方分离直肠和软组织。后入路用于结扎骶神经根和硬膜囊，进行双侧骶髂截骨，根据肿瘤部位在 L_5~S_1 椎间盘进行横向截骨术并切除整个骶骨。

5. 本例手术中，通过腹部中线切口进行前路手术，显露肿瘤的前部、髂血管和腰骶干。从肿瘤前部的骶前筋膜分离直肠、乙状结肠，结扎骶正中血管、髂内血管及其至肿瘤的分支，同时保留两侧髂外血管。根据 MRI，按计划部分横断骶髂前韧带、前纵韧带和 L_5~S_1 椎间盘。前方肿瘤较大，遮挡截骨、血管和神经位置的患者，手术难以进行。除非肿瘤累及直肠，否则我们不会常规进行结肠造口术。需注意，若未行结肠造口，手术伤口需用抗菌敷料牢固地黏附在皮肤上，减少因敷料掀起导致伤口污染和感染风险，或者采用临时襻式结肠造口术降低手术部位靠近肛门而引起的感染的风险。

6. 完成前入路手术后，后入路使用下背部倒 Y 形切口（图 5-6），若冠状位肿瘤边界未突破双侧骶骨外侧缘，可使用中线纵向切口显露骶骨，未被肿瘤侵犯的臀肌及脊柱旁肌肉分离后向两侧牵开。在肿瘤侵犯梨状肌的情况下，如该患者，应尽可能多的从肌肉外侧部位进行切除，这个部位肿瘤很容易破裂。右侧坐骨支因靠近肿瘤需切除，术中应识别并保护双侧坐骨神经。低位骶神经根在骶骨侧缘结扎并切断，切除双侧骶结节韧带、左骶棘韧带和骶尾韧带。尽可能从肿瘤前表面分离直肠，附着的其余部分将在截骨术后进行分离。进行椎板切除时，识别并保护需保留的 L_4、L_5 神经根，并在 L_5 神经根的尾部结扎硬脊膜囊。随后按照术前 MRI 计划，使用锋利骨刀进行双侧骶髂和 L_5~S_1 切除，截骨前，将纱布塞入双侧骶髂关节前方空隙以保护前侧重要结构，当肿瘤前方过大，向外侧突出，填塞纱布会变得十分困难，因此截骨时骨刀不要超过骶骨前缘，避免损伤前方软组织结构，本院常规使用计算机辅助导航辅助确认骶髂切除术的位置和深度。游离骶骨后，从骶骨前方轻柔分离软组织的剩余部分，包括直肠、血管和腰骶干（L_4~L_5 神经根），最后整块切除整个骶骨。

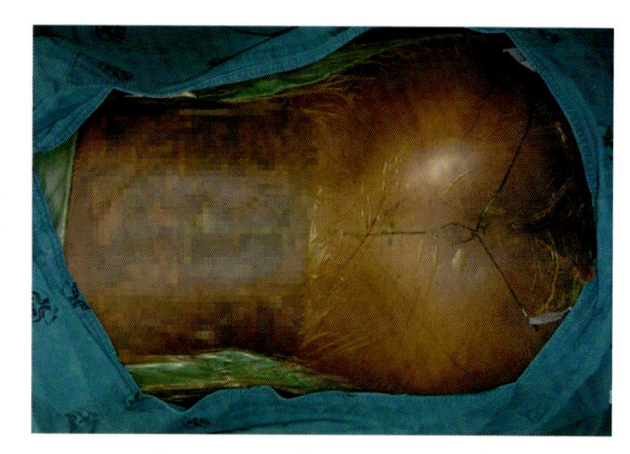

▲ 图 5-6　术中消毒贴膜后侧入路示意
下背部可见倒 Y 形切口标记

7. 该手术未行脊柱骨盆和肌皮瓣重建，大量盐水冲洗和充分止血后，放置 4~5 条大号引流管，缝合椎旁和臀部肌肉。若臀肌紧张而无法缝合臀部肌肉，伤口开裂通常在接下来几天内发生，在患者病情稳定后通常需要真空辅助伤口敷料，或者可以移植垂直腹直肌肌皮瓣（VRAM），有利于伤口闭合避免长时间使用真空辅助伤口敷料。

8. 充分镇痛很重要。术后使用连续静脉镇痛、连续硬膜外镇痛和患者自控镇痛，每 3~4h 将患者转向一侧，防止压疮，鼓励患者尽快在床上锻炼，在物理治疗师的帮助下练习从一侧转向另一侧。术后疼痛每天都在缓解，在 2 周时明显改善，但侧翻时的疼痛加重，术后 1 个月后才能恢复，一旦疼痛可以忍受，鼓励患者逐渐练习坐、站和行走。

9. 因为没有固定器支撑脊柱运动，建议下地行走时使用腰骶束腹带，可减少腰骶运动时腰骶脊柱 1/3 负荷，减少腰椎过度前凸，保持腰部挺直及舒适度[15-17]。

六、术中照片

见图 5-7 和图 5-8。

七、技术要点

骶髂截骨术后和游离骶骨前，注意在骶髂关节的前方有髂内血管及其分支进入骶骨，在前入路时，有些分支可能没有被结扎，特别是肿瘤前

第5章 全骶骨切除旷置术

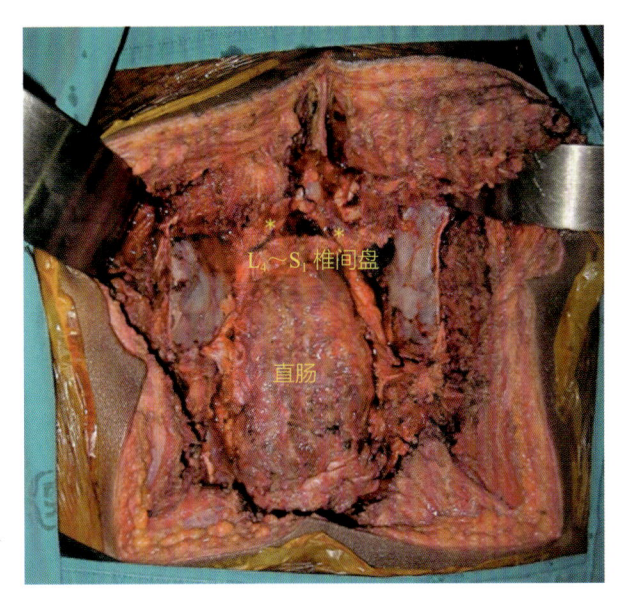

▲ 图 5-7 切除骶骨肿瘤后的术中图片
*. 表示腰骶干（L₄～L₅ 神经根）

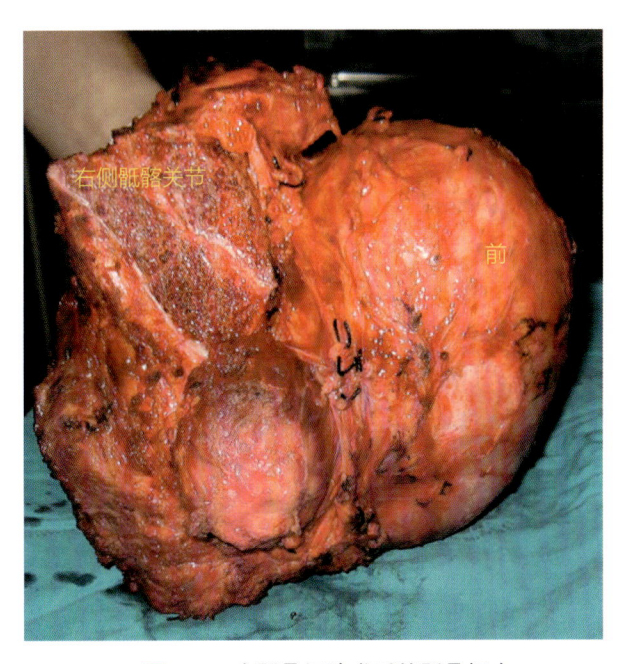

▲ 图 5-8 全骶骨切除术后的骶骨标本

部很大的情况下，建议在这些区域轻柔分离并尽可能结扎这些分支，避免损伤导致大量难以控制的出血。

八、临床随访和影像学照片

该患者术后 1 个月可在撑扶下起坐，术后 1.5 个月可无撑扶条件下起坐，术后 2.5 个月可自行站立，术后 3 个月时练习步行。4 个月时，尽管右足踝和足趾无法活动，可在没有他人帮助的情况下用助行器行走，练习步行有时穿戴腰骶束腹带，由于舒适度而拒绝使用踝足矫形器，随访 2 年，患者能够在没有助行器的情况下独立行走（视频 5-1，图 5-9 和图 5-10）。

九、并发症的预防和处理

（一）术中大出血

大出血在全骶骨切除术中并不罕见，许多研究报道[18-20]，术中平均出血量＞6000ml，导致失血性休克[19, 21]。大出血的原因包括髂内血管的一条或多条主要分支损伤、硬膜外静脉丛、肿瘤体积巨大及肿瘤血供丰富[20]。术前选择性栓塞已被证明是减少术中失血的有效方法[22]，主动脉球囊阻断是一种有效选择，据报道可减少术中出血量和输血[11]。出血过多会导致手术区域视野模糊或患者生命体征不稳定，进而导致手术匆忙，出现诸如阳性切缘切除或神经损伤等问题。

（二）复发

脊索瘤术后局部复发很常见，文献报道复发率为 19%～54%，广泛边缘切除是减少局部复发的最佳方法[23]。

术前使用 CT 和 MRI 仔细规划骨和软组织切除的确切位置，以获得良好的手术切缘。某些情

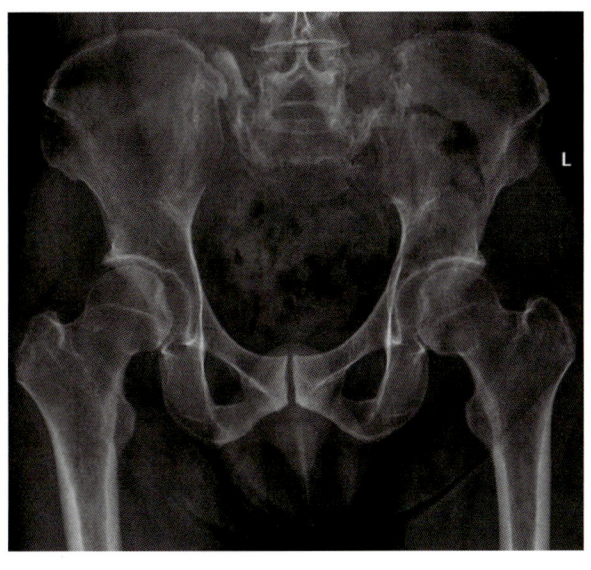

▲ 图 5-9 术后 2 年骨盆 X 线片

049

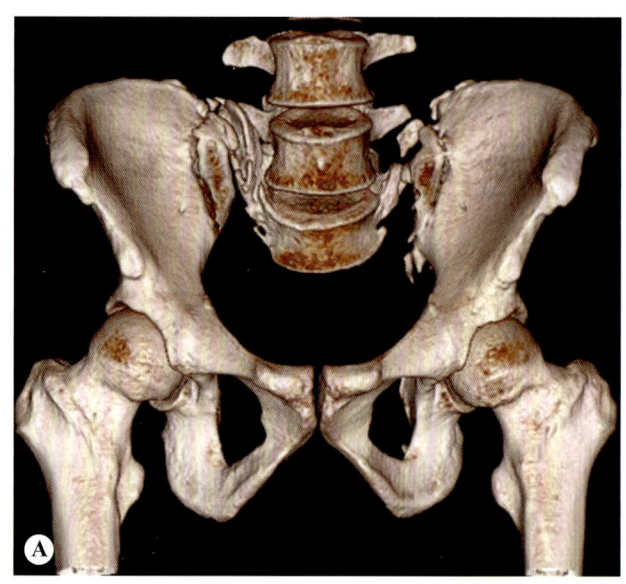

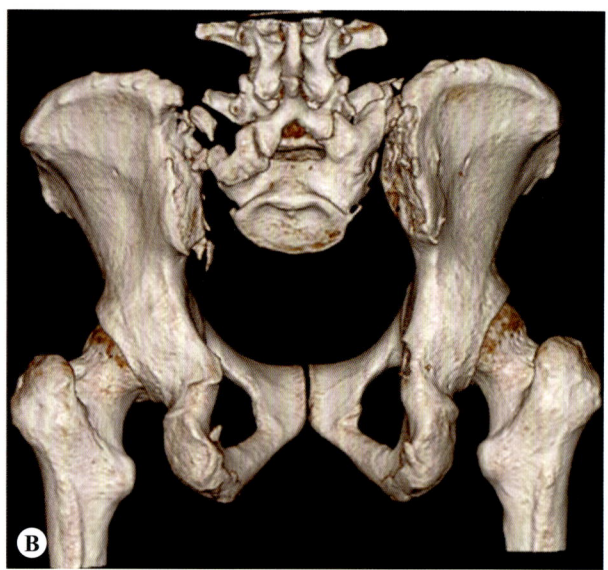

▲ 图 5-10 全骶骨切除术后 2 年 CT 前视图（A）、后视图（B）显示脊柱下沉，L_4、L_5 横突靠近双侧残余骶髂关节，在横突和骶髂关节的骨之间未见骨融合

况下，肿瘤更多地延伸到靠近坐骨棘的外侧，尽可能横切骶棘韧带，甚至横断坐骨棘。计算机辅助导航可以帮助确认骨切除的位置和髂骨切除的深度，从而减少错误切除。辅助放疗不能替代足够的广泛切缘，仅用于切缘不足的患者[24]。

（三）神经损伤

手术分离过程中，L_4 和 L_5 神经根和（或）坐骨神经可能会发生医源性损伤，尤其是骶骨大肿瘤发生严重出血时。术前了解并熟悉该区域的相关解剖结构，术中仔细分离可以帮助减少这种并发症。

（四）术后伤口开裂及感染

全骶骨切除术导致广泛的缺损或死腔，简单的伤口缝合通常失败[25]。已有多种软组织重建方法减少空腔和感染风险，如臀大肌皮瓣[26-28]和VRAM[27]，取得了良好的效果，真空辅助闭合也推荐用于治疗脊柱伤口感染，效果良好[29]。本院处理伤口开裂，通过长时间使用真空辅助闭合并每 5~7 天更换一次敷料，效果良好[3]，伤口在 1~2 个月内逐渐愈合。进行肠道准备使用聚乙二醇联合口服不可吸收腔内抗生素有利于减少手术部位感染[14]，临时襻式结肠造口术是一种有用的方法，避免由于手术部位靠近肛门而导致感染并发症，手术部位伤口护理非常重要，如未行结肠造口，术后手术伤口需用抗菌敷料牢固地黏附在皮肤上，以减少敷料掀起导致伤口污染和感染的风险。

（五）直肠损伤

术前直肠插管以便在术中进行直肠触诊，从而防止分离过程中对直肠的伤害。

（六）全骶骨切除术后疼痛

术后疼痛因素众多，如脊柱和髂骨运动增加，残余神经根或硬脑膜囊刺激，手术区域的直立负重或神经性疼痛，有时很难确定疼痛的具体原因[17, 30]。全骶骨切除术后最常见的疼痛类型是静息性神经痛，建议在骶骨切除术后使用阿片类药物、非甾体抗炎药和抗神经病药物，以减少慢性神经性疼痛的概率[30]。

十、结论

无脊柱骨盆重建的全骶骨切除术适用于一侧或两侧接受Ⅰ型骶髂切除术的患者，这些患者大多数能够在有或无助行器辅助下独立行走，建议对接受双侧Ⅱ型切除术患者进行脊柱骨盆重建。

参考文献

[1] Tang X, Yang R, Qu H, Cai Z, Guo W. Factors associated with spinopelvic fixation mechanical failure after total sacrectomy. Spine (Phila Pa 1976). 2018;43:1268-74.

[2] Wei R, Guo W, Yang R, Tang X, Yang Y, Ji T, Liang H. Reconstruction of the pelvic ring after total en bloc sacrectomy using a 3D-printed sacral endoprosthesis with re-establishment of spinopelvic stability: a retrospective comparative study. Bone Joint J. 2019;101-B:880-8.

[3] Kiatisevi P, Piyaskulkaew C, Kunakornsawat S, Sukunthanak B. What are the functional outcomes after total sacrectomy without spinopelvic reconstruction? Clin Orthop Relat Res. 2017;475:643-55.

[4] Houdek MT, Rose PS, Hevesi M, Schwab JH, Griffin AM, Healey JH, Petersen IA, DeLaney TF, Chung PW, Yaszemski MJ, Wunder JS, Hornicek FJ, Boland PJ, Sim FH, Ferguson PC, Other Members of the Sacral Tumor Society. Low dose radiotherapy is associated with local complications but not disease control in sacral chordoma. J Surg Oncol. 2019;119:856-63.

[5] Pennicooke B, Laufer I, Sahgal A, Varga PP, Gokaslan ZL, Bilsky MH, Yamada YJ. Safety and local control of radiation therapy for chordoma of the spine and sacrum: a systematic review. Spine (Phila Pa 1976). 2016;41(Suppl 20):S186-92.

[6] Aibe N, Demizu Y, Sulaiman NS, Matsuo Y, Mima M, Nagano F, Terashima K, Tokumaru S, Hayakawa T, Suga M, Daimon T, Suzuki G, Hideya Y, Yamada K, Sasaki R, Fuwa N, Okimoto T. Outcomes of patients with primary sacral chordoma treated with definitive proton beam therapy. Int J Radiat Oncol Biol Phys. 2018;100:972-9.

[7] Imai R, Kamada T, Sugahara S, Tsuji H, Tsujii H. Carbon ion radiotherapy for sacral chordoma. Br J Radiol. 2011;84 Spec No 1:S48-54.

[8] Allen BL Jr, Ferguson RL. The Galveston technique of pelvic fixation with L-rod instrumentation of the spine. Spine (Phila Pa 1976). 1984;9:388-94.

[9] Asavamongkolkul A, Waikakul S. Wide resection of sacral chordoma via a posterior approach. Int Orthop. 2012;36:607-12.

[10] Zhang HY, Thongtrangan I, Balabhadra RS, Murovic JA, Kim DH. Surgical techniques for total sacrectomy and spinopelvic reconstruction. Neurosurg Focus. 2003;15:E5.

[11] Zhang Y, Guo W, Tang X, Yang R, Yan T, Dong S, Wang S, Zaphiros N. Can aortic balloon occlusion reduce blood loss during resection of sacral tumors that extend into the lower lumber spine? Clin Orthop Relat Res. 2018;476:490-8.

[12] Bederman SS, Shah KN, Hassan JM, Hoang BH, Kiester PD, Bhatia NN. Surgical techniques for spinopelvic reconstruction following total sacrectomy: a systematic review. Eur Spine J. 2014;23:305-19.

[13] Reynolds JJ, Khundkar R, Boriani S, Williams R, Rhines LD, Kawahara N, Wolinsky JP, Gokaslan ZL, Varga PP. Soft tissue and bone defect management in total sacrectomy for primary sacral tumors: a systematic review with expert recommendations. Spine (Phila Pa 1976). 2016;41(Suppl 20):S199-204.

[14] Rollins KE, Javanmard-Emamghissi H, Acheson AG, Lobo DN. The role of oral antibiotic preparation in elective colorectal surgery: a meta-analysis. Ann Surg. 2019;270:43-58.

[15] Axelsson P, Johnsson R, Stromqvist B. Lumbar orthosis with unilateral hip immobilization. Effect on intervertebral mobility determined by roentgen stereophotogrammetric analysis. Spine (Phila Pa 1976). 1993;18:876-9.

[16] Fidler MW, Plasmans CM. The effect of four types of support on the segmental mobility of the lumbosacral spine. J Bone Joint Surg Am. 1983;65:943-7.

[17] Guo Y, Yadav R. Improving function after total sacrectomy by using a lumbar-sacral corset. Am J Phys Med Rehabil. 2002;81:72-6.

[18] Fourney DR, Rhines LD, Hentschel SJ, Skibber JM, Wolinsky JP, Weber KL, Suki D, Gallia GL, Garonzik I, Gokaslan ZL. En bloc resection of primary sacral tumors: classification of surgical approaches and outcome. J Neurosurg Spine. 2005;3:111-22.

[19] Puri A, Agarwal MG, Shah M, Srinivas CH, Shukla PJ, Shrikhande SV, Jambhekar NA. Decision making in primary sacral tumors. Spine J. 2009;9:396-403.

[20] Tang X, Guo W, Yang R, Tang S, Ji T. Risk factors for blood loss during sacral tumor resection. Clin Orthop Relat Res. 2009;467:1599-604.

[21] Zang J, Guo W, Yang R, Tang X, Li D. Is total en bloc sacrectomy using a posterior-only approach feasible and safe for patients with malignant sacral tumors? J Neurosurg Spine. 2015;22:563-70.

[22] Broaddus WC, Grady MS, Delashaw JB Jr, Ferguson RD, Jane JA. Preoperative superselective arteriolar embolization: a new approach to enhance resectability of spinal tumors. Neurosurgery. 1990;27:755-9.

[23] Ailon T, Torabi R, Fisher CG, Rhines LD, Clarke MJ, Bettegowda C, Boriani S, Yamada YJ, Kawahara N, Varga PP, Shin JH, Saghal A, Gokaslan ZL. Management of locally recurrent chordoma of the mobile spine and sacrum: a systematic review. Spine (Phila Pa 1976). 2016;41(Suppl 20):S193-8.

[24] Stacchiotti S, Sommer J, Chordoma Global Consensus Group. Building a global consensus approach to chordoma: a position paper from the medical and patient community. Lancet Oncol. 2015;16:e71-83.

[25] Diaz J, McDonald WS, Armstrong M, Eismont F, Hellinger M, Thaller S. Reconstruction after extirpation of sacral malignancies. Ann Plast Surg. 2003;51:126-9.

[26] Kiiski J, Kuokkanen HO, Kaariainen M, Kaartinen IS, Pakarinen TK, Laitinen MK. Clinical results and quality of life after reconstruction following sacrectomy for primary bone malignancy. J Plast Reconstr Aesthet Surg. 2018;71:1730-9.

[27] Miles WK, Chang DW, Kroll SS, Miller MJ, Langstein HN, Reece GP, Evans GR, Robb GL. Reconstruction of large sacral defects following total sacrectomy. Plast Reconstr Surg. 2000;105:2387-94.

[28] Weitao Y, Qiqing C, Songtao G, Jiaqiang W. Use of gluteus maximus adipomuscular sliding flaps in the reconstruction of sacral defects after tumor resection. World J Surg Oncol. 2013;11:110.

[29] Lee R, Beder D, Street J, Boyd M, Fisher C, Dvorak M, Paquette S, Kwon B. The use of vacuum-assisted closure in spinal wound infections with or without exposed dura. Eur Spine J. 2018;27:2536-42.

[30] Phimolsarnti R, Waikakul S. Prevalence of neuropathic pain after radical sacral chordoma resection: an observational cohort study with 10-year follow-up. Eur J Orthop Surg Traumatol. 2015;25(Suppl 1):S225-31.

第 6 章 骶骨假体重建：骶骨组配假体
Implant Reconstruction of the Sacrum: Modular Sacrum Prosthesis

Wei Guo 著

全骶骨切除术是大多数原发性骶骨肉瘤治疗的基本手段[1,2]，切除后将导致腰椎和骨盆之间骨缺损，需要稳定重建以进行早期活动[3-7]。目前，已有多种重建方式，归纳起来，大致可分为三类，分别为脊柱骨盆固定（spinal pelvic fixation，SPF）、骨盆后环固定（posterior pelvic ring fixation，PPRF）和脊柱前柱固定（anterior spinal column fixation，ASCF）[7]。有研究表明，SPF+PPRF+ASCF 的联合重建可获得最佳稳定，假体承受应力最小[5,7]，这种重建方式极其复杂，手术时间过长术中出血过多[7,8]，为简化全骶骨切除术后骨缺损区联合重建的步骤，我们设计并应用了一种 3D 打印组配骶骨假体（图 6-1），一步置入此假体可同时获得 SPF、PPRF 和 ASCF 的生物力学特性[6,9]。

本假体由三个骨接触面组成：L₅ 椎体下终板近端表面重建腰骶关节；两个翼的表面与双侧髂骨截骨面相匹配，重建两侧骶髂关节，每个骨接触面都预留螺钉固定孔，假体背侧表面两螺孔可安装两枚螺钉，钉头可通过钛棒与腰椎椎弓根螺钉连接（图 6-1E），假体的所有骨接触面全部采用多孔小梁结构以利于骨长入和骨整合。

该假体有三种不同的尺寸，以适应术中骨缺损的实际大小。

三维有限元生物力学分析表明，与钉棒系统[10] 相比，全骶骨假体重建具有应力分布更均匀、峰值应力更低、稳定性更好的生物力学优势[10]（图 6-2）。一项回顾性比较研究显示，与单 SPF 重建和传统联合重建[6]相比，骶骨假体重建显著提高脊柱骨盆稳定性和假体生存率，减少术中出血和围术期并发症。

下文，我们通过临床病例介绍如何在全骶骨切除术中应用全骶骨假体。

一、简要病史

患者男性，17 岁，主要临床表现为下腰部顽固性疼痛，双下肢放射性疼痛，便秘和排尿困难。CT 和 MRI 显示骶骨肿瘤伴巨大骶前软组织肿块（图 6-3），穿刺活检诊断为尤文肉瘤，新辅助化疗反应良好，肿瘤明显缩小（图 6-4）。

二、术前临床和影像学照片

见图 6-3 和图 6-4。

三、术前问题汇总

1. 尤文肉瘤是一种对化疗和放疗均敏感的肿瘤，可通过化疗和根治性放疗进行治疗[11-13]。对于骨盆或骶骨尤文肉瘤，许多外科医生可能会首选非手术治疗，主要因为手术技术要求高且术后有较高的并发症风险[11,12]。然而，整块切除肿瘤配合术后放疗可以达到令人满意的局部控制率，并可切除残留对化疗耐药的肿瘤，此外，我们手

骨肿瘤手术学：病例图解

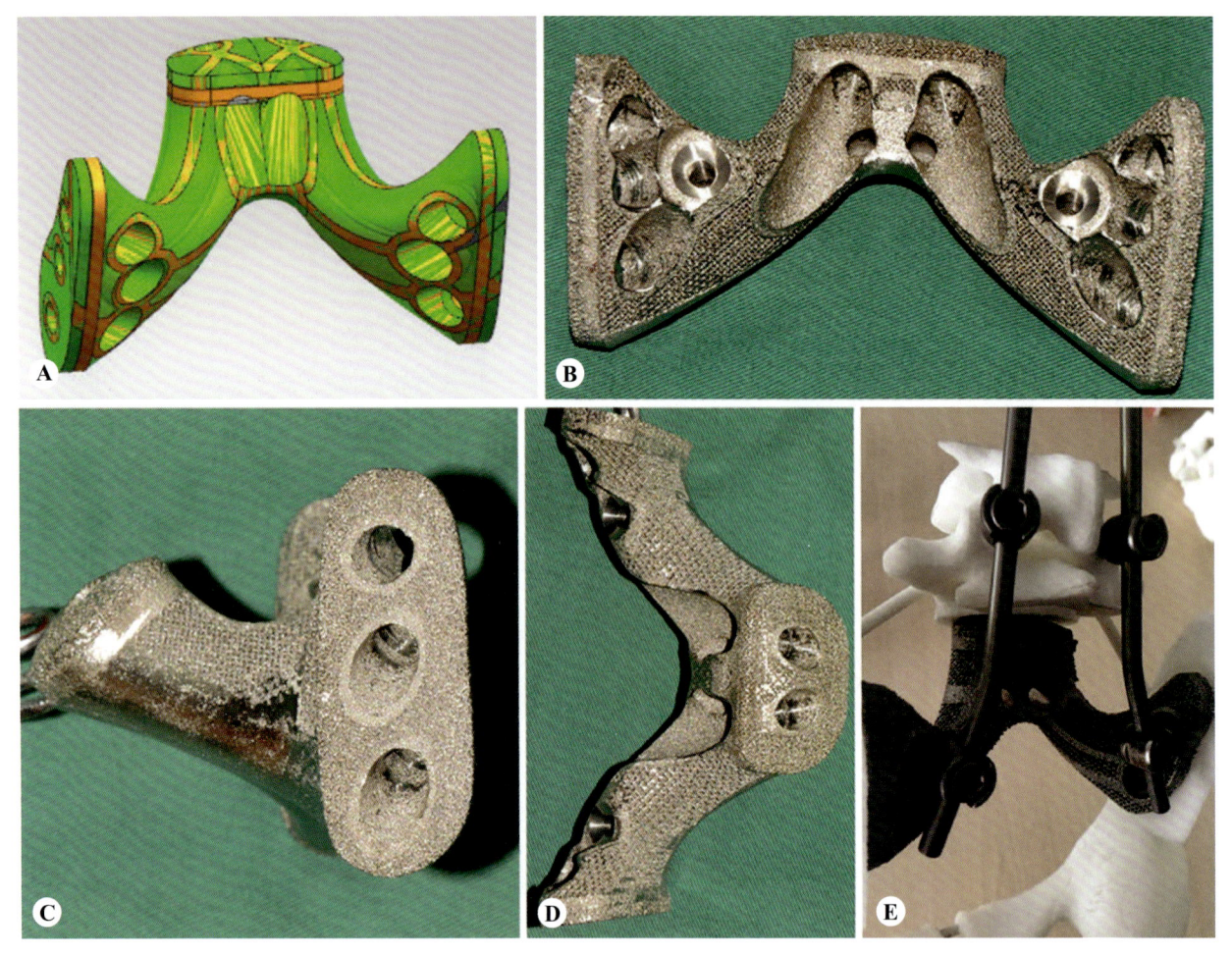

▲ 图 6-1 3D 打印组配骶骨假体（Aikang Co. China）
A. 骶骨假体设计图；B. 假体后视图显示预留钻孔螺钉轨迹；C. 假体侧位视图显示三枚螺钉轨迹通过多孔横界面；D. 假体俯视图显示两枚螺钉轨迹通过多孔近端界面；E. 在塑胶模型上演练全脊椎切除术及安装假体

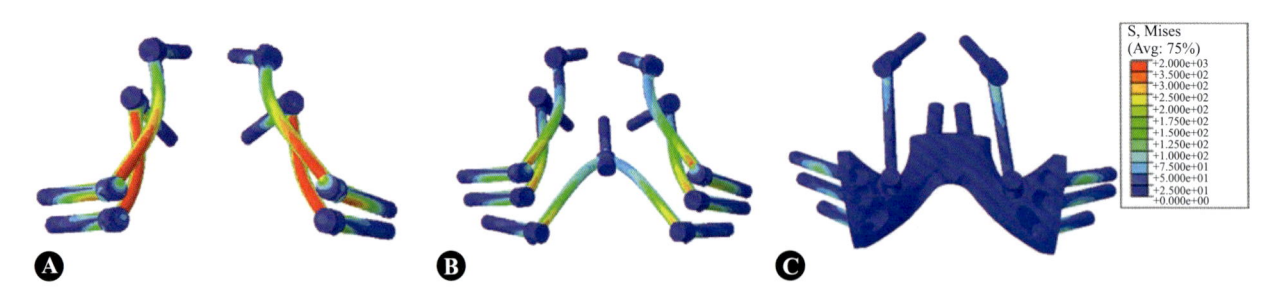

▲ 图 6-2 von Mises 应力在不同重建系统上的分布
A. 脊柱骨盆固定；B. 重建包括脊柱前柱固定；C. 3D 打印骶骨假体

术治疗骶骨肿瘤有丰富的经验，术后并发症发生率可以接受[14]。全骶骨切除术后患者可保持正常步态和可接受的生活质量，部分年轻患者在接受了物理治疗后，甚至可以设法排尿排便，因此，全骶骨切除术是我们中心治疗骶骨尤文肉瘤患者的一种选择。为确定治疗方法，有必要与患者及其监护人进行充分沟通，充分了解手术和非手术治疗的利弊，该患者和他的家属最终选择了手术

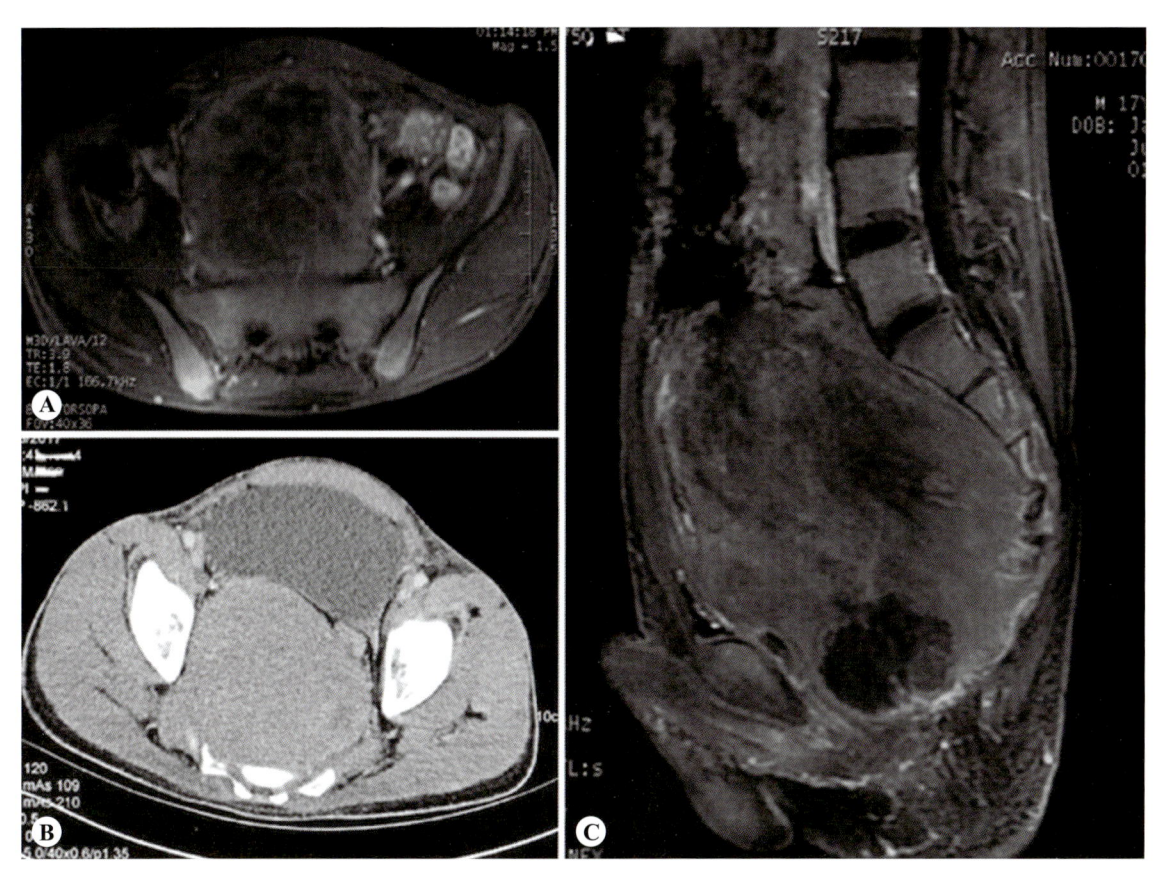

第6章 骶骨假体重建：骶骨组配假体

▲ 图 6-3 MRI（A 和 C）和 CT（B）显示骶骨巨大恶性肿瘤

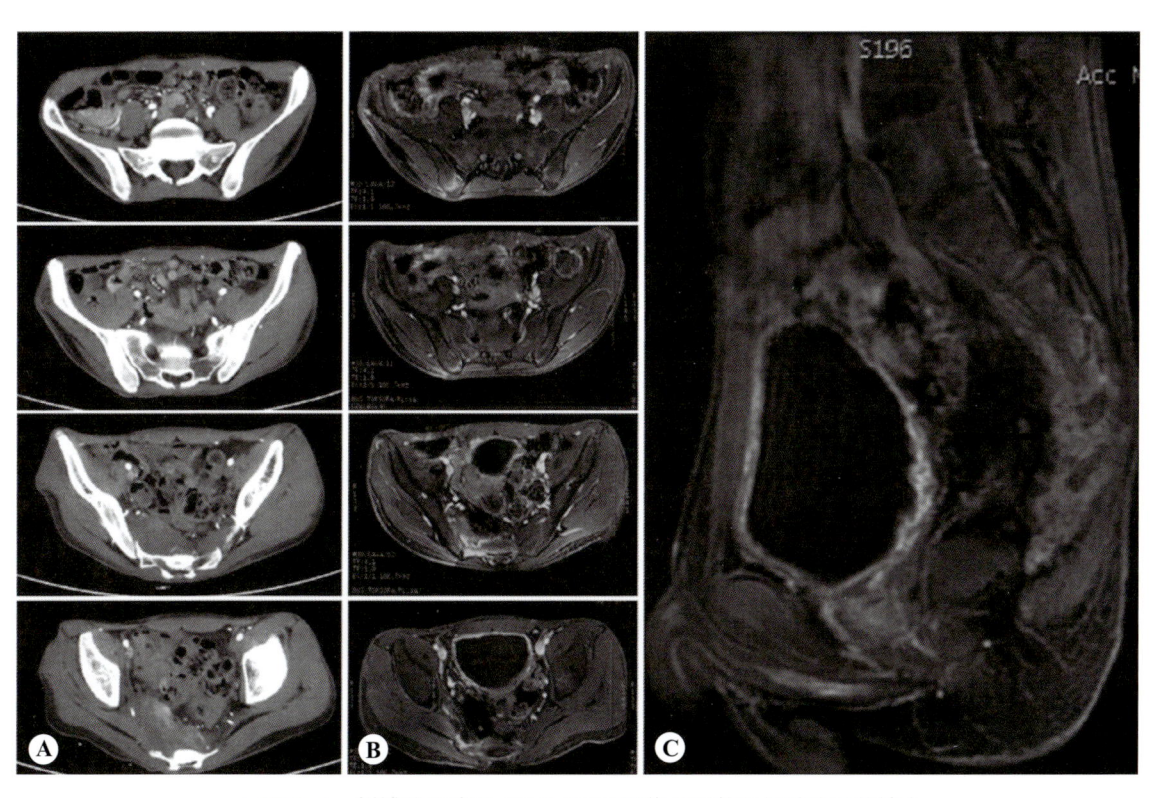

▲ 图 6-4 新辅助化疗后 CT 和 MRI 图像显示软组织肿块显著缩小

055

切除而不是根治性放疗。

2. 全骶骨切除术非常复杂，术中出血和内脏损伤的风险很高。虽然化疗后巨大的肿块缩小，但可能发生与大血管、肠和腰骶干的纤维粘连，使分离操作非常困难。

3. 脊柱骨盆稳定性的重建通常需要一系列复杂的手术。

四、治疗策略

1. 从肿瘤学上讲，荷瘤骨广泛切除需行全骶骨切除术。

2. 采用3D打印的骶骨假体进行重建。

五、基本原则

1. 为降低术中出血的风险，患者在根治性手术前行选择性动脉栓塞，并在手术中行腹主动脉球囊阻断。

2. 我们采用既往报道的单一后入路行全骶骨切除术，可缩短手术时间[15]。采用倒Y形切口显露骶骨后部和邻近髂骨，切开骶棘肌和臀大肌显露腰椎和骶骨，L_3～L_5置入6枚椎弓根螺钉。切除骶棘韧带、骶结节韧带、肛尾韧带后可见直肠，在骶前间隙填充纱布钝性分离肿瘤至S_1节段，切除双侧L_5横突，方便手指在骶髂关节上、下边缘钝性分离。确定腰骶干，在骶髂关节前方填充纱布，保持腰骶干和髂内血管远离髂骨截骨线。分离出骶髂关节的上、下边缘，在骶髂关节前间隙导入硅胶管，通过线锯沿骶髂关节外缘切开髂骨两侧。行L_5段椎板切除术，识别硬膜囊和双侧L_5神经根，将L_5下方的硬膜囊结扎并切断。后入路尽可能彻底地切除L_5～S_1椎间盘，双侧髂骨截骨后，活动骶骨，通过掀起骶骨，可看到髂血管、腰骶干、骶神经和直肠，分离肿瘤前部软组织，切断骶神经根，保留双侧L_5神经，移除L_5～S_1椎间盘的残余部分，然后移除整个骶骨和双侧髂骨部分（图6-5 A和B）。

3. 肿瘤切除后，修整两侧髂骨截骨面以适应假体，切除L_5～S_1椎间盘，显露下方软骨终板。

4. 将适当大小的假体放置于L_5下方软骨终板，用两枚螺钉穿过钉道拧入L_5椎体（图6-5C）。

5. 将假体依次固定到剩余的髂骨上，并在假体与骨组织交界面进行压配（图6-5D）。

6. 使用钛棒连接椎弓根螺钉（图6-5E和F）。

7. 伤口一期闭合，无须皮瓣重建。

六、术中临床和影像学照片

见图6-5。

七、技术要点

一期后入路全骶骨切除术具有缩短手术时间、减少术中出血、便于保留L_5神经根等优点，保留双侧L_5神经根对于术后独立下床活动至关重要。骶骨假体重建可一步实现后路复位、前柱重建、后路骨盆环重建，显著提高了手术安全性。修整髂骨截骨面以匹配假体的交界面是关键性步骤，骨-假体交界面的初始压配对于即刻稳定和随后的骨愈合至关重要。如果髂骨有更多的空间放置螺钉，可以使用额外的螺杆固定系统来增加系统的稳定（图6-6）。骶骨尤文肉瘤的全骶骨切除术可能存在争议，但当骶骨切除不可避免时，我们提倡应用这种特殊的骶骨切除术和假体重建方法。

八、临床随访和影像学照片

见图6-7。

九、术后注意事项

1. 为预防术后感染，术后当24h引流量低于30ml时拔除引流管，引流期间使用第三代头孢菌素静脉滴注（通常为2周），之后再口服抗生素1周。

2. 术后避免负重6～8周，以利于早期的骨生长和骨痂形成。

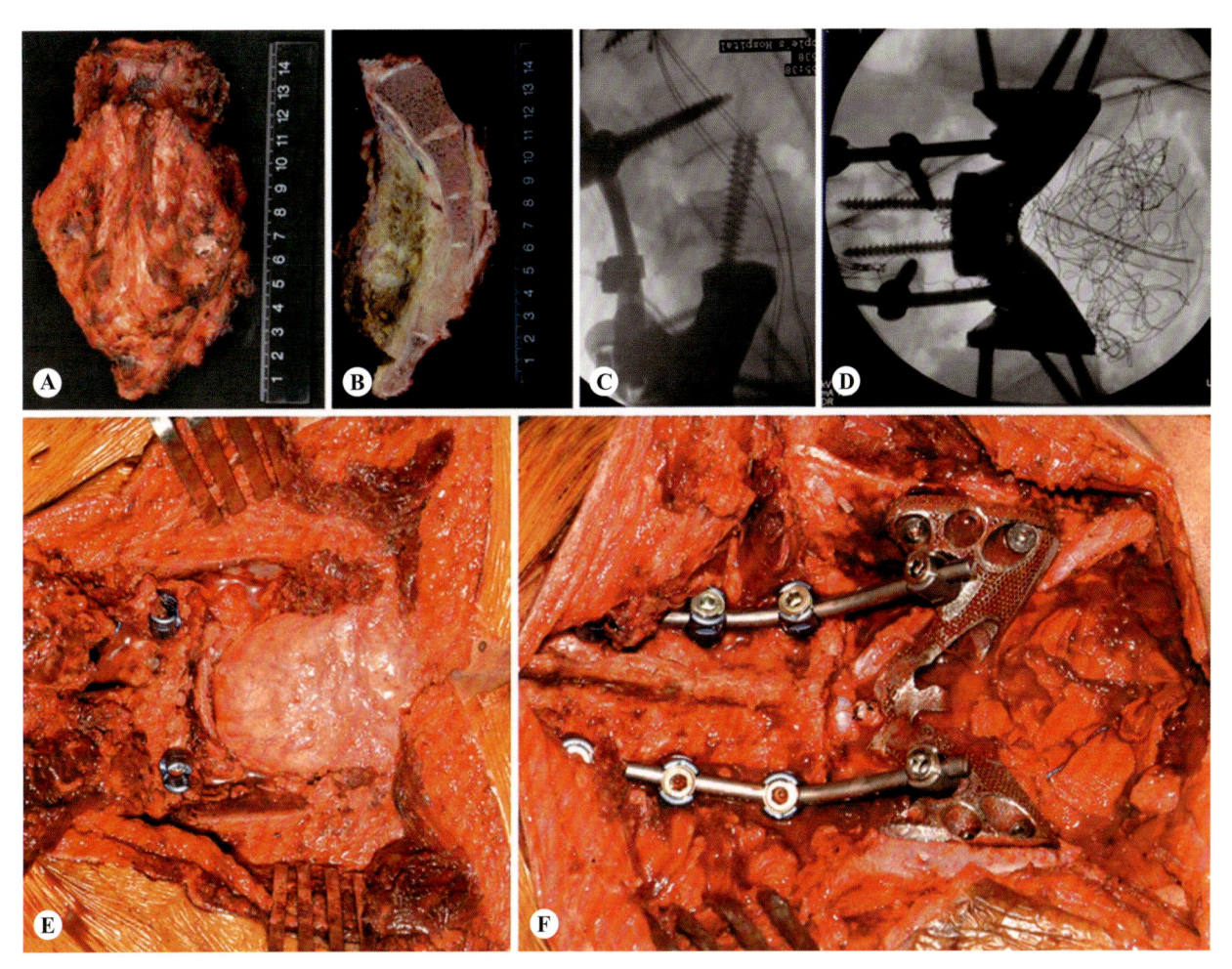

第6章 骶骨假体重建：骶骨组配假体

▲ 图 6-5 A 和 B. 切除标本外观照；C 和 D. 术中 X 线片显示假体位置良好；E. 单一后入路全骶骨切除术中照片；F. 骶骨假体安装后照片

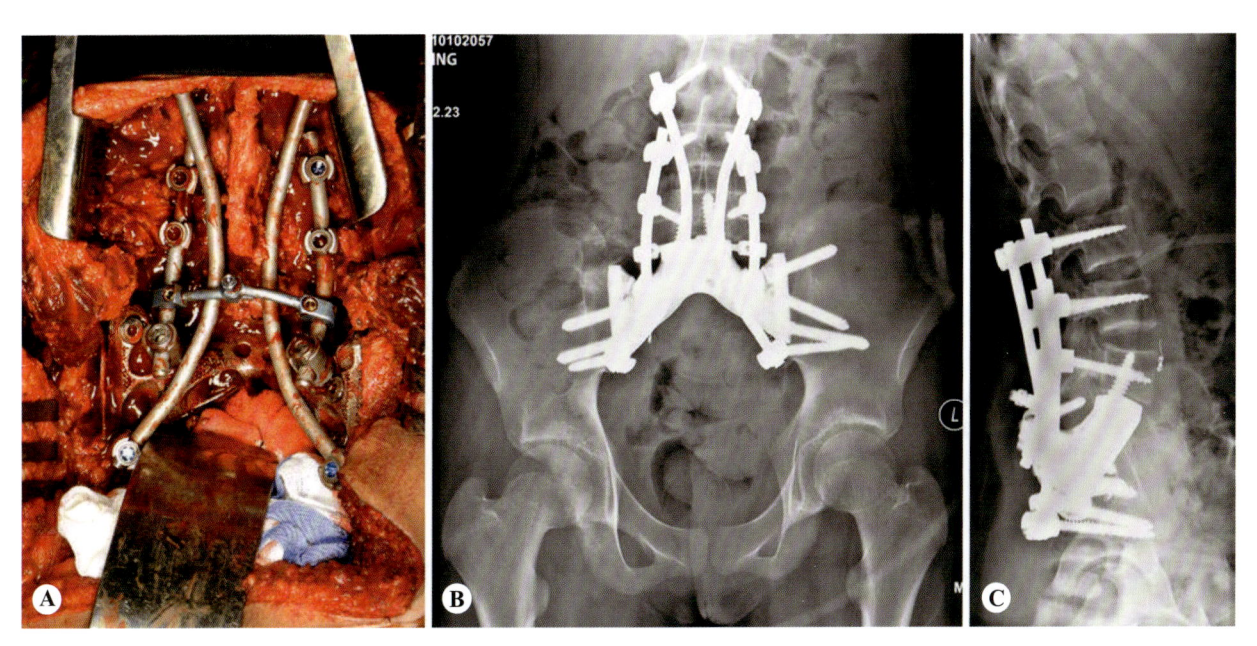

▲ 图 6-6 使用 3D 打印骶骨假体配合螺钉固定重建

057

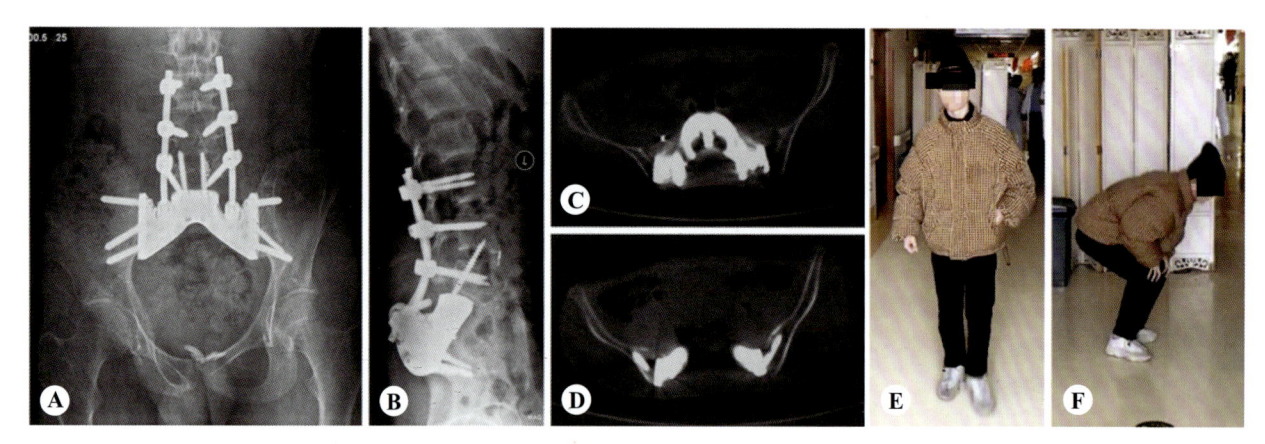

▲ 图 6-7 全骶骨切除、骶骨假体重建术后 18 个月

A 和 B. X 线片显示假体位置良好，无松动、断裂或下沉；C 和 D. 轴位 CT 显示骨 – 假体交界面匹配良好；E 和 F. 患者可以独立行走和下蹲，MSTS-93 评分为 27 分

参考文献

[1] Sciubba DM, Petteys RJ, Garces-Ambrossi GL, et al. Diagnosis and management of sacral tumors. J Neurosurg Spine. 2009;10(3):244-56.

[2] Guo W, Tang X, Zang J, Ji T. One-stage total en bloc sacrectomy: a novel technique and report of 9 cases. Spine (Phila Pa 1976). 2013;38(10):E626-31.

[3] Wuisman P, Lieshout O, Sugihara S, van Dijk M. Total sacrectomy and reconstruction: oncologic and functional outcome. Clin Orthop Relat Res. 2000;(381):192-203.

[4] Li D, Guo W, Tang X, et al. Surgical classification of different types of en bloc resection for primary malignant sacral tumors. Eur Spine J. 2011;20(12):2275-81.

[5] Zhu R, Cheng LM, Yu Y, et al. Comparison of four reconstruction methods after total sacrectomy: a finite element study. Clin Biomech (Bristol, Avon). 2012;27(8):771-6.

[6] Wei R, Guo W, Yang R, et al. Reconstruction of the pelvic ring after total en bloc sacrectomy using a 3D-printed sacral endoprosthesis with re-establishment of spinopelvic stability: a retrospective comparative study. Bone Joint J. 2019;101-B(7):880-8.

[7] Bederman SS, Shah KN, Hassan JM, et al. Surgical techniques for spinopelvic reconstruction following total sacrectomy: a systematic review. Eur Spine J. 2014;23(2):305-19.

[8] Gallia GL, Haque R, Garonzik I, et al. Spinal pelvic reconstruction after total sacrectomy for en bloc resection of a giant sacral chordoma. Technical note. J Neurosurg Spine. 2005;3(6):501-6.

[9] Wei R, Guo W, Ji T, et al. One-step reconstruction with a 3D-printed, custom-made prosthesis after total en bloc sacrectomy: a technical note. Eur Spine J. 2017;26(7):1902-9.

[10] Huang S, Ji T, Guo W. Biomechanical comparison of a 3D-printed sacrum prosthesis versus rod-screw systems for reconstruction after total sacrectomy: a finite element analysis. Clin Biomech (Bristol, Avon). 2019;70:203-8.

[11] Ahmed SK, Robinson SI, Arndt CAS, et al. Pelvis Ewing sarcoma: Local control and survival in the modern era. Pediatr Blood Cancer. 2017;64(9).

[12] Andreou D, Ranft A, Gosheger G, et al. Which factors are associated with local control and survival of patients with localized pelvic Ewing's sarcoma? A retrospective analysis of data from the euro-EWING99 trial. Clin Orthop Relat Res. 2020;478(2):290-302.

[13] Guder WK, Hardes J, Nottrott M, et al. Pelvic Ewing sarcoma: a retrospective outcome analysis of 104 patients who underwent pelvic tumor resection at a single supra-regional center. J Orthop Surg Res. 2020;15(1):534.

[14] Wang Y, Liang W, Qu S, et al. Assessment of patient experiences following total sacrectomy for primary malignant sacral tumors: a qualitative study. J Surg Oncol. 2019;120(8):1497-504.

[15] Zang J, Guo W, Yang R, et al. Is total en bloc sacrectomy using a posterior-only approach feasible and safe for patients with malignant sacral tumors? J Neurosurg Spine. 2015;22(6):563-70.

第四篇
骨　盆

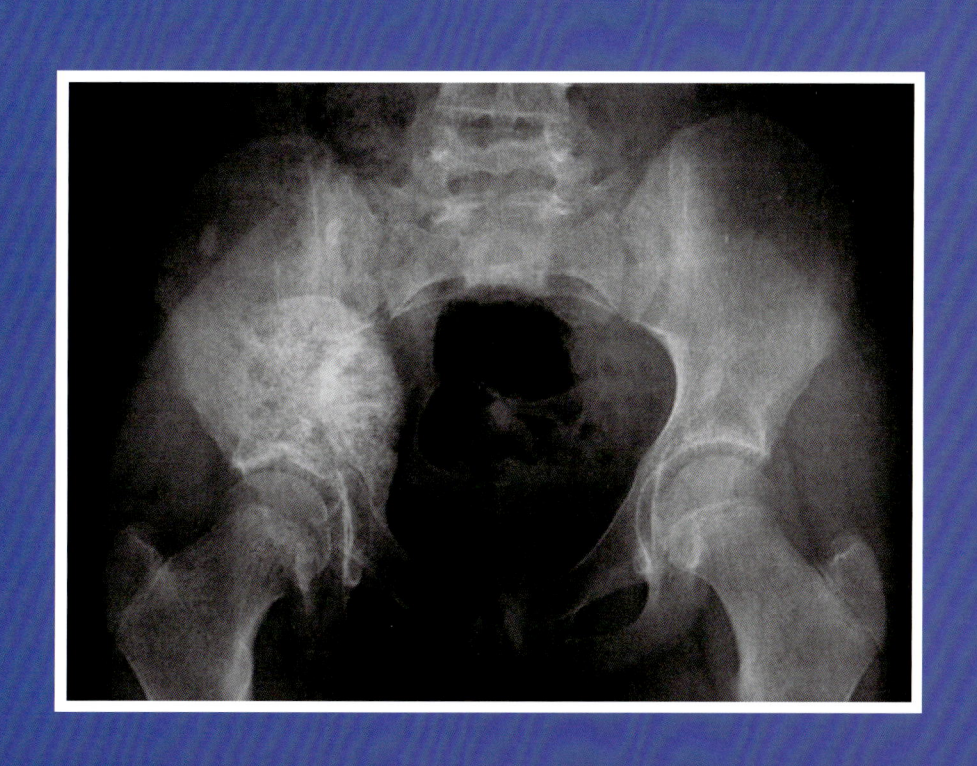

第 7 章 骨盆生物重建（一）：液氮灭活自体骨复合带血管腓骨

Biological Reconstruction of the Pelvis—Ⅰ: Liquid-Nitrogen Treated Autograft and Onlaid Free Vascular Fibula

Harzem Özger　　Bugra Alpan　　Mehmet Veli Karaaltın　著

骨盆恶性肌肉骨骼肿瘤的切除及重建对骨科医生来说仍是具有挑战性的手术[1]，与肢体肿瘤相比功能和生存结果都更差[2]。髋臼损失在半骨盆切除术中尤其难以补偿，虽然所有骨骼重建的理想方案一定是生物学方法，但对于Ⅱ型半骨盆切除术或包括Ⅱ型[3, 4]在内的更广泛切除术，生物学方法很难获得令人满意的结果。半骨盆生物重建的主要方法是同种异体骨移植或灭活的自体骨移植[1, 5]，大段异体骨可单独使用，也以作为包括全髋关节置换术（total hip arthroplasty, THA）的大段异体骨-假体复合材料。然而，所有这些方法其骨传导和骨诱导能力有限，机械强度不一，愈合过程完全依赖爬行替代，预计需要很长时间，术后早期局部环境不相容、再生潜能差、移植物大小和解剖部位的负重要求，均可能导致移植物骨折、骨不连、感染等并发症，最终导致灭活移植物吸收[1, 3]。对于存活的移植骨，和所有的骨关节移植物一样，由于髋臼软骨的丢失，髋关节炎不可避免。

联合全髋关节置换术是应对退行性改变的一种策略，这样即使股骨头无肿瘤也需要切除，增加金属部件，也增加了深部感染的风险。大段骨缺损骨移植选择偏向因机构或外科医生的经验而异，还受到大段同种异体移植骨库及骨灭活组织可用性（高压灭活、体外照射、巴氏灭活、液氮低温处理）的影响[3, 6-8]。灭活骨移植具有解剖匹配完美、成本低、无病毒传播风险、没有可用性问题等明显优点，众多研究证明液氮灭活后自体移植物的生物和力学性能安全可靠[9-11]，然而单独进行大节段重建时，也容易出现上述并发症。另外，游离带血管腓骨移植（free vascular fibula graft, FVFG）虽然在承重解剖部位的机械性能较弱，但因其成骨潜能，能提供特殊的生物学特性[12]。液氮处理的大段自体移植复合带血管腓骨移植物（"冷冻热狗"技术）对长骨缺损的骨间重建效果很好[13, 14]，同样的技术也可以应用于骨盆生物重建，通过"镶嵌"FVFG的方式适应骨盆骨弯曲的几何形态，本章通过案例介绍此项技术。

一、简要病史

患者女性，11岁，罹患右半骨盆骨肉瘤。患者于2岁时在另一家机构被诊断为右侧腹股沟区胚胎性横纹肌肉瘤，无转移，已成功地接受了化疗、放疗和手术治疗，一直在接受儿科肿瘤医生的随访。治疗后第7年，出现了新发的右腹股沟疼痛，影像学检查显示右侧髋臼周围内侧骨性肿块，大小约为6cm×5cm×3cm，伴髂腰肌浸润（图7-1）。经皮活检结果为经典型骨肉瘤，之后

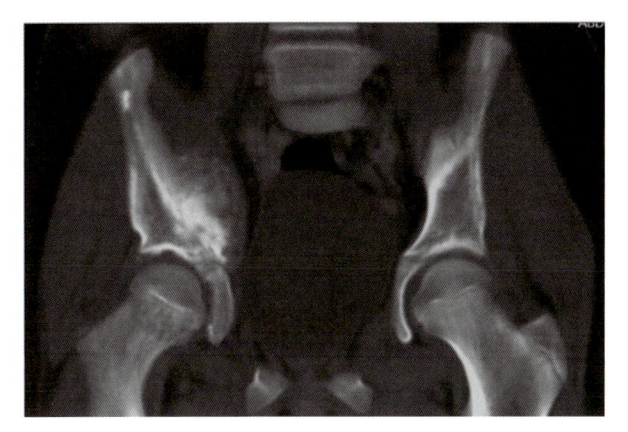

▲ 图 7-1 骨盆冠状位 CTA 片显示髋臼周围肿瘤肿块起源于髂骨内板，该影像为患者在其他机构就诊时拍摄

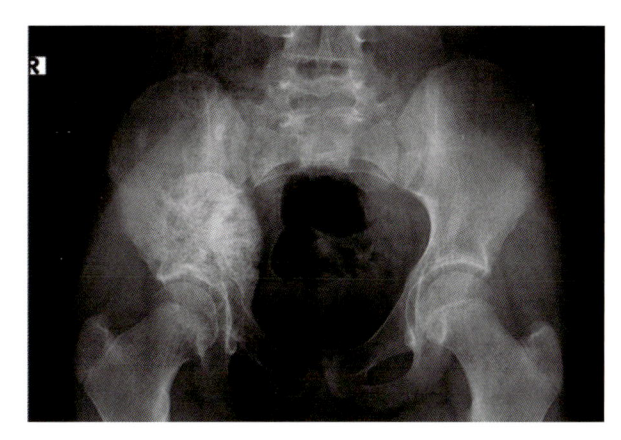

▲ 图 7-2 2 个周期新辅助化疗后，软组织成分钙化明显增多，肿瘤没有显著缩小

接受 2 个周期新辅助化疗，随访 X 线片显示肿瘤软组织成分钙化增多，而 MRI 显示肿瘤大小没有明显变化（图 7-2 和图 7-3）。

对患者进行评估过程中，家族病史显示，其兄弟姐妹中还有一位最近诊断肾母细胞瘤，而她的兄弟姐妹和母亲都携带 p53 基因突变。根据常规诊断流程，对有癌症易感的患者，应尽量减少电离辐射显露，进行了全身 MRI 重新分期，未见远处转移。经多学科讨论后，再予 1 个周期化疗，术前末次 MRI 随访显示瘤周水肿轻微消退，随后按计划进行手术（图 7-3 和图 7-4）。

二、术前临床和影像学照片

见图 7-1 至图 7-4。

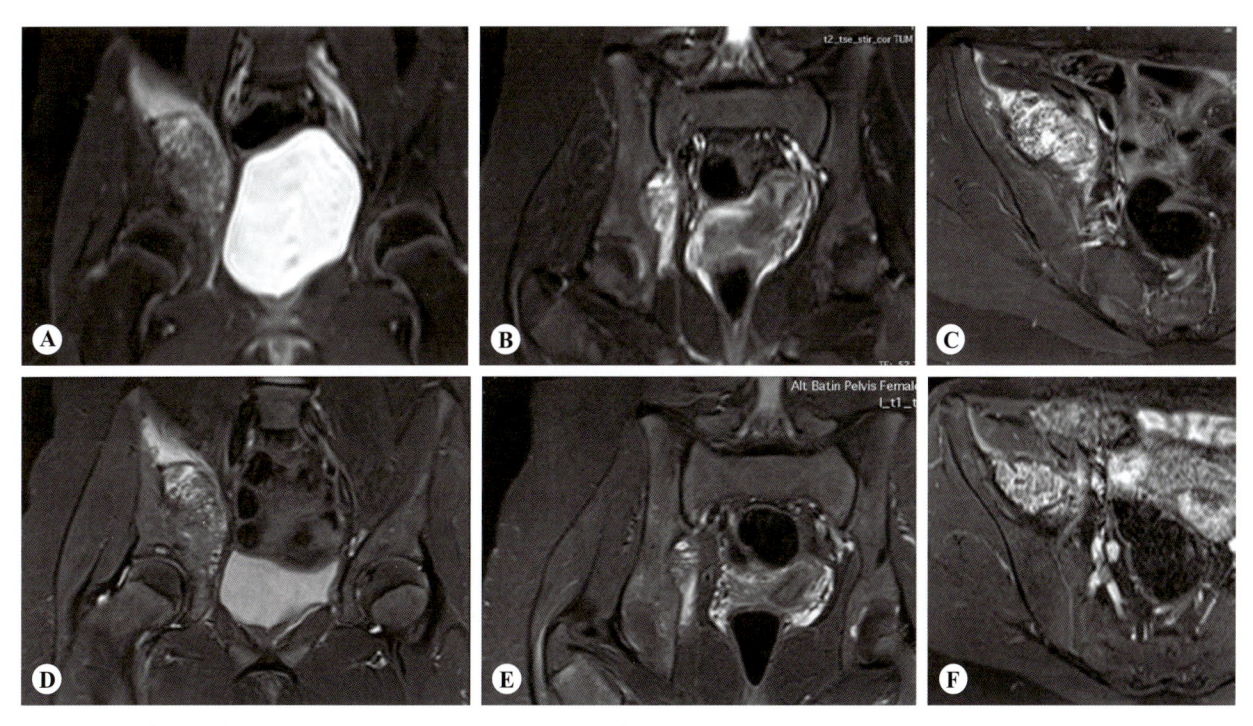

▲ 图 7-3 患者外院 2 个周期新辅助化疗（A 至 C）后来院就诊，第 3 个周期新辅助化疗后（D 至 F）可观察到肿瘤轻微退缩

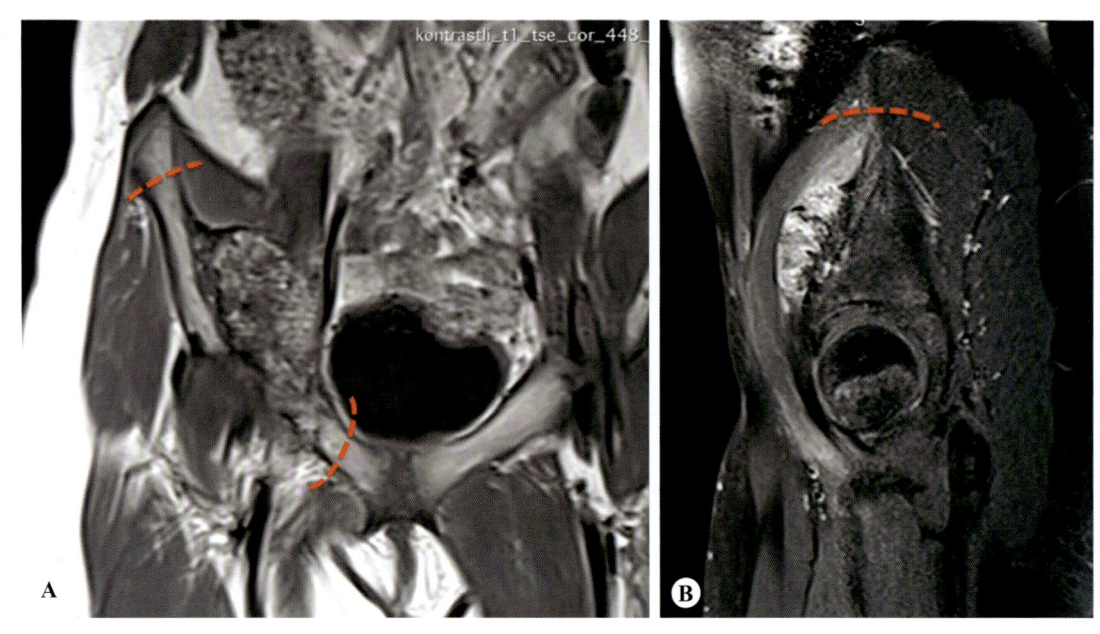

▲ 图 7-4　术前增强 MRI 上的红色虚线显示髂骨和耻骨截骨部位，保留髂骨至关重要

三、术前问题汇总

1. 遗传背景在预后方面非常重要，该患者对化疗反应欠佳，因此考虑外半骨盆切除术，唯一积极的方面是患者在就诊时和新辅助化疗后的再分期均无转移。保肢和选择使用哪种方法，做出决定和顺利执行都一样困难。

2. 因骨肿瘤累及需行Ⅰ型+Ⅱ型内半骨盆切除术，意味着包括髋臼在内的巨大半骨盆缺损，切除将导致右下肢和中轴骨骼之间缺少稳定和可活动的关节。

3. 所有主要的神经血管结构（包括股神经、髂外血管、闭孔神经、L_5 和 S_1 神经根、臀下及臀上血管和神经、闭孔血管和神经）或被肿瘤压迫，或者毗邻肿瘤（图 7-5）。对这些结构的解剖分离可能造成损伤或手术切缘不足，保肢手术能否保留功能性肢体是个问题。

四、治疗策略

1. 广泛边界外切除肿瘤至关重要，由于切缘不充分导致局部复发会使所有的保肢努力付诸东流，降低生存的可能性。

2. 术前需要确定两组关键解剖结构：一组作为肿瘤屏障，必须被牺牲；另一组对肢体活动、功能和重建质量至关重要，必须被保留。

3. 由于担心愈合时间较长，良好化疗反应通常被认为是生物重建（biological reconstruction，BR）的先决条件，然而，对某些预后不明确的患者，生物重建也可能最好，主要因为非生物重建对这类人群并不是好的选择。生物重建情况出现伤口问题，甚至深部感染都容易成功处理，而非生物重建，这些并发症通常会导致患者延迟数月才能回归化疗。

4. 本病例将进行生物重建，以修复半骨盆缺损，包括重建有功能的髋臼，这项技术将结合灭活骨回植和游离带血管腓骨移植，这种联合技术非常必要，可加速和增强移植骨的愈合，对并发症的预防和处理也很重要。

5. 必须恢复髋关节的稳定性。

6. 必须有充分的软组织覆盖，骨重建完成后，将在术中评估复杂重建的必要性，相关方案术前已与显微外科医生进行讨论。

五、基本原则

1. 术中大体观察和触诊可为外科医生提供有价值参考，所有截骨平面和软组织剥离平面均应在术前根据就诊时和新辅助治疗后获得的高质量

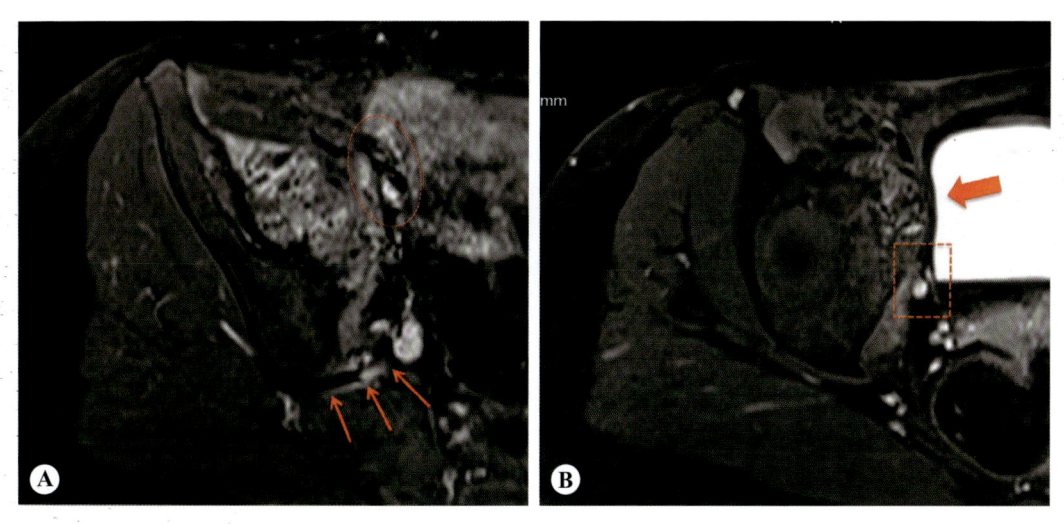

▲ 图 7-5 髂外血管（红色椭圆虚线）和闭孔血管（红色方形虚线）被肿瘤挤压，臀上血管（红细箭）靠近坐骨切迹处肿瘤，肿瘤压迫膀胱（红粗箭）

影像来确定。

2. 在骨盆肿瘤手术中，放置双 J 管可以更容易地识别和保护输尿管，术前必须对每个患者评估放置输尿导管的必要性。

3. 患者使用硅胶垫保持漂移侧卧位或半侧卧位，半侧卧位更方便双下肢消毒和铺巾（图 7-6），如果需要血管重建，保留对侧大隐静脉获取通道非常重要。

4. 使用标准髂腹股沟入路，切口可延伸至臀部坐骨结节后方，或者以横向 T 形方式从髂前上棘向大转子延伸（图 7-7）。

5. 骨盆切除术中，只要肿瘤学上是安全的，应尽可能保留髂骨及其臀肌附着，可改善外展功能，髂嵴还可以在需要时转化为带蒂的骨瓣。

6. 髂肌位于髂骨内板内侧，是肿瘤生长的屏障。

7. 必须仔细评估肿瘤与神经血管和腹膜后结构的解剖关系。大动脉（如髂外动脉）即使有肿瘤压迫，通常也能通过仔细的外膜下剥离成功保留。静脉壁与动脉壁相比更脆弱，容易被肿瘤侵袭，在分离的过程中也容易发生损伤，对肿瘤严重压迫的静脉进行结扎和节段切除可能是最佳处理方法，可节省宝贵的手术时间，避免不必要的出血和牺牲手术切缘。必须尽一切努力保护股神经和坐骨神经，除非被肿瘤包裹或浸润。坐骨切

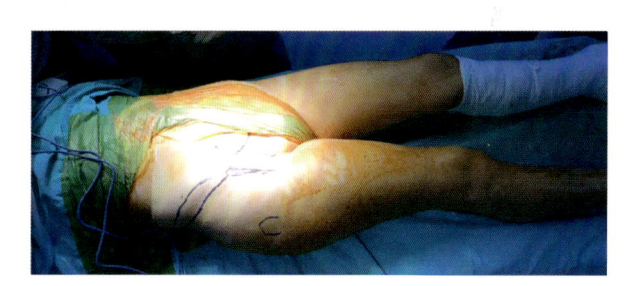

▲ 图 7-6 患者置于右侧半卧位，大硅胶垫放置在右侧半骨盆和下腰椎区域，标记出髂骨和大转子

迹处由于结构深在而间隙狭窄，神经血管结构在此处特别容易受到损伤。如能在 MRI 看到即使非常薄的脂肪组织平面，也有助于腹膜后器官（如膀胱）的安全分离。

8. 即使 MRI 看起来髋关节没有肿瘤，也应仔细切开关节并检查关节液的颜色是否有出血现象。

9. 由于荷瘤骨被重新植入，缺乏瘤旁健康组织病理检查，瘤骨灭活回植技术通常饱受批评。然而，在使用骨回植技术时，只要外科医生正确地取出并标记样本，方便病理学家定位，知道如何处理这些样本，就可以进行可靠的病理检查。

10. 液氮冷冻处理的半骨盆移植物需要生物支持来加速爬行替代，该过程通常会从截骨（和随后的复位）部位开始。额外的生物支持可由带蒂髂嵴骨瓣提供，或者 FVFG。在肢体长骨重建

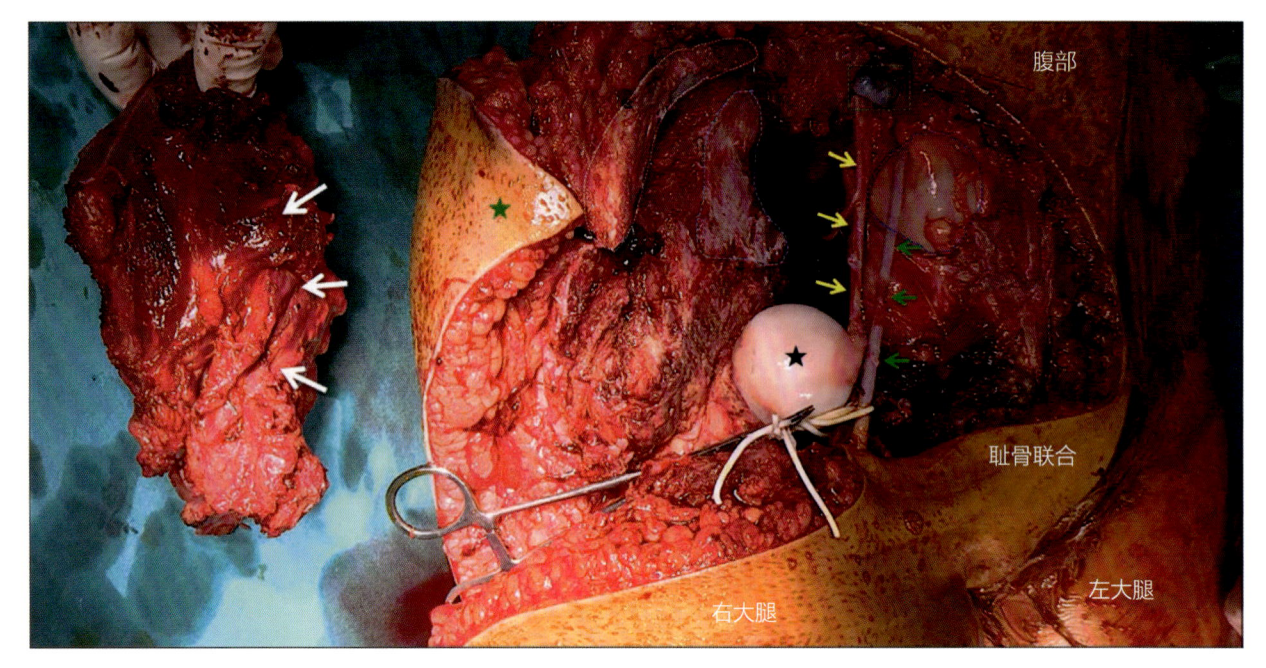

▲ 图 7-7 术中照片显示从骨盆前外侧完成的Ⅰ型+Ⅱ型内半骨盆切除术。标本内侧白箭处，可见被髂肌覆盖的肿瘤性包块。白色虚线表示髂骨，不影响臀中肌的起点。浅蓝色虚线勾勒出骨膜，髂翼外侧的臀肌无影响。深蓝色虚线表示腹膜显露的部分，绿色五角星表示臀部皮瓣，由于髂腹股沟切口外侧T形延伸而呈三角形。股骨头标记为黑色五角星，黄箭示股神经，绿箭示髂外动脉，绿色虚线示结扎的髂外静脉残端

中，FVFG最常以"嵌入"的方式使用，但骨盆骨的几何形状不适合这种融合方式，在此情况下，FVFG将以"镶嵌"的方式使用。

11. 根据血管蒂的位置和长度，FVFG血管蒂可与髂外、髂内或闭孔血管吻合，将由显微外科医生探查来决定。

12. 使用最少的内固定促进骨整合。

13. 灭活回植骨完全解剖适形，下肢长度无须调整。

14. 未破坏的天然髋关节的骨关节解剖可提供足够的稳定性。

15. 只要能保留腹壁下动脉和静脉，垂直腹直肌带蒂肌皮瓣对于髂腹股沟区软组织重建非常有用。

六、术中照片

见图7-6和图7-7。

七、技术要点

1. 髂骨内侧肿瘤的标准显露包括髂腹股沟切口，然后从髂嵴和腹股沟韧带分离髂前上棘和筋膜连接。根据肿瘤的确切位置和大小，腹壁和腹部内容物的内侧回缩提供了良好的髂翼内侧显露，髂翼被髂肌覆盖，从内侧进行髂翼截骨，保留完整臀部筋膜和臀中肌髂嵴附着处。通过这种方法，髂骨可作为一个带蒂的骨瓣来增强冷冻处理的大块自体移植骨，并尽可能地保留外展肌功能。

2. 冷冻处理前，需将标本上被覆的软组织从骨表面剥离送病理检查，再将瘤骨浸泡在液氮中灭活。被覆的软组织必须整块去除并标记，以便病理学家可以评估软组织手术边缘，骨化的软组织成分亦需从标本中移除送病理检查，这些突起的部分经常会影响骨整合，该部位病理检查也可以了解肿瘤的坏死率。清除标本中溶骨部分，该区域可能存在坏死或活肿瘤组织，影响病理评估，也影响灭活骨的机械强度和完整性，因为在冷冻灭活过程中，骨内留下的大块软组织或液化坏死会在冷冻和解冻过程中导致灭活骨自发性骨折。灭活回植骨的制备应在单独的手术室车台上

第7章 骨盆生物重建（一）：液氮灭活自体骨复合带血管腓骨

操作，该车台应将所有器械分开放置，以免器械被肿瘤污染，冷冻可实现大块灭活回植骨内微生物清除和肿瘤灭活。

3. 在灭活回植过程中，与髋臼一起切除的关节囊和肌腱附着（如股直肌返折头）应保留，如果需要进行关节囊修复或重建，可用于缝合，如果这些结构缺失，可以使用锚钉进行缝合（图7-8）。

4. 大块自体骨移植应尽量少使用内固定装置（图7-9）。灭活回植骨的三维完美解剖匹配提供固有的稳定，通常单纯使用空心螺钉足以促进骨整合。髋关节复位有助于截骨部位复位，骶髂关节和髋臼周围复位完成后，髂嵴应于原位与回植骨的头侧固定。

5. 显微外科医生在灭活回植过程中利用宝贵时间完成FVFG制备，FVFG血管蒂只有在回植骨固定，受区血管解剖和准备好之后才结扎和切断（图7-10）。这种策略可最大限度地减少热缺血时间，但仅限于"镶嵌"植骨技术，因为回植骨和FVFG可以分别固定。

6. 骨盆骨边缘的弯曲几何形状妨碍FVFG和回植骨之间的充分接触（图7-11），将FVFG适配到骨盆内侧缘很重要，因为骨盆的静态应力

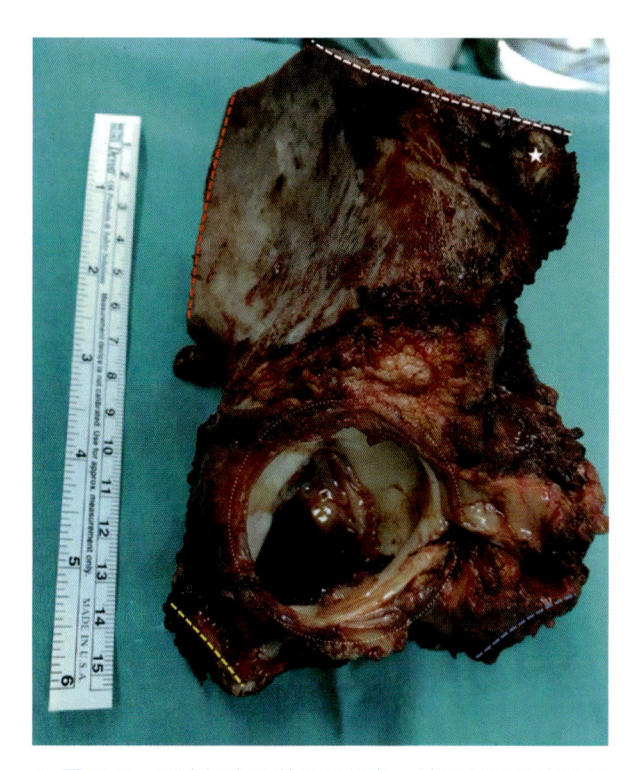

▲ 图7-8 切除标本的前外侧视角。髂翼的外侧皮质已在骨膜下被剥离，骨膜附于臀肌上。关节囊的附着和股直肌起点附于髋臼一并切除。如果进行关节囊重建（如使用聚丙烯补片），此纤维组织环（白色虚线圈）可用于缝合。虚线表示截骨部位（白色虚线示髂骨，红色虚线示髂后翼，黄色虚线示坐骨，浅蓝色虚线示耻骨上支）。髂前上棘用白色五角星标记

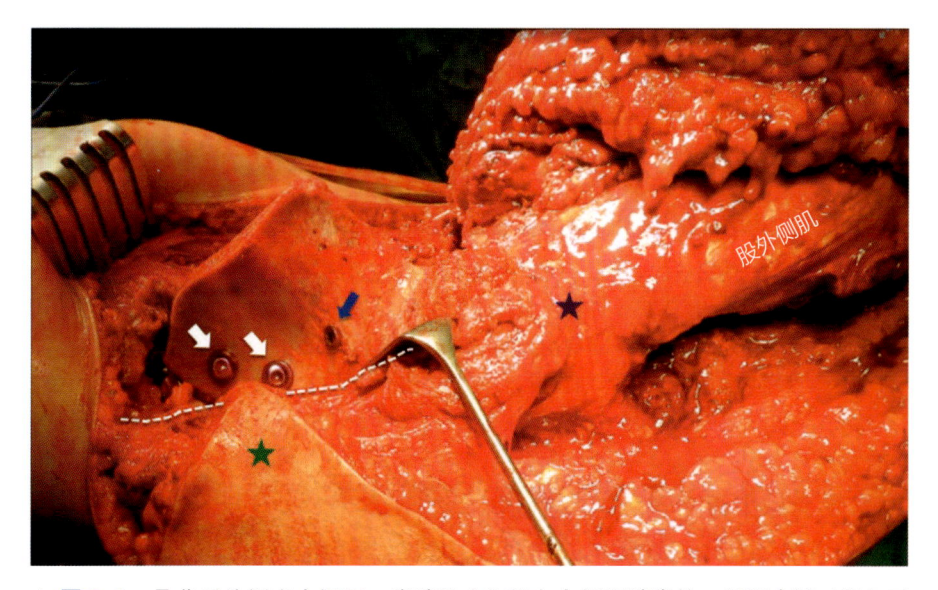

▲ 图7-9 骨盆后外侧术中视图。腹壁肌肉组织向左侧近端牵拉，臀侧皮瓣（绿色五角星）和保留的髂嵴（白色虚线）向后牵拉。液氮处理过的回收骨已经被重新植入，白箭为骶髂复位螺钉，蓝箭为髂耻骨螺钉，紫色五角星标为大转子

065

骨肿瘤手术学：病例图解

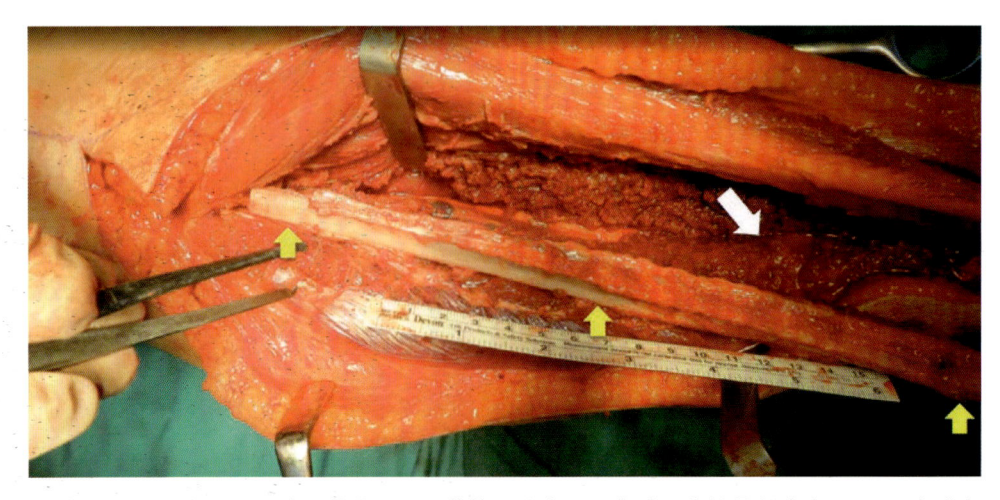

▲ 图 7-10　游离带腓动脉血管蒂腓骨（黄箭）分离已经完成，移植骨长度为 24cm。为减少热缺血时间，在灭活骨复位完成，骨盆受体血管识别和准备好之前，血管蒂（白箭）将保持完整连续

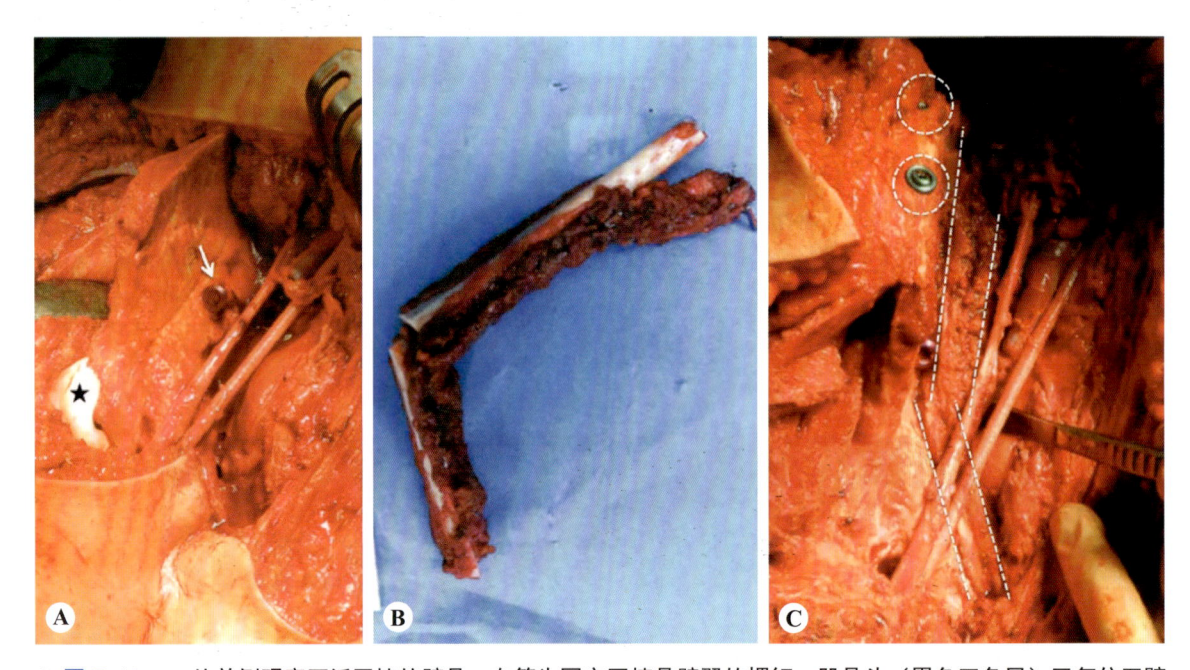

▲ 图 7-11　A. 从前侧观察灭活回植的髂骨，白箭为固定回植骨髂翼的螺钉，股骨头（黑色五角星）已复位至髋臼，神经血管沿骨盆边缘穿过。B. 已获取游离带血管腓骨，截骨以适应骨盆缘，骨膜保持完好无损，在断血管蒂开始记录热缺血时间。C. 手术部位前外侧视图臀部皮瓣被牵拉到髂翼上方，髂嵴被螺钉固定（白色虚线圈），游离带血管腓骨移植最终镶嵌骨盆内侧缘（白色虚线）

通过该区域传导。可通过中间部分截骨来调整 FVFG 解剖结构，不要损伤骨膜。将腓骨调整到所需的位置后，两端最好只用一颗螺钉固定，以免影响循环，再进行显微外科吻合。

7. 保留臀部神经血管对于避免臀肌坏死或萎缩至关重要，有利于软组织覆盖，除外展和后伸功能外，还提供髋关节的稳定性（图 7-12）。

八、临床随访和影像学照片

见图 7-13 至图 7-16。

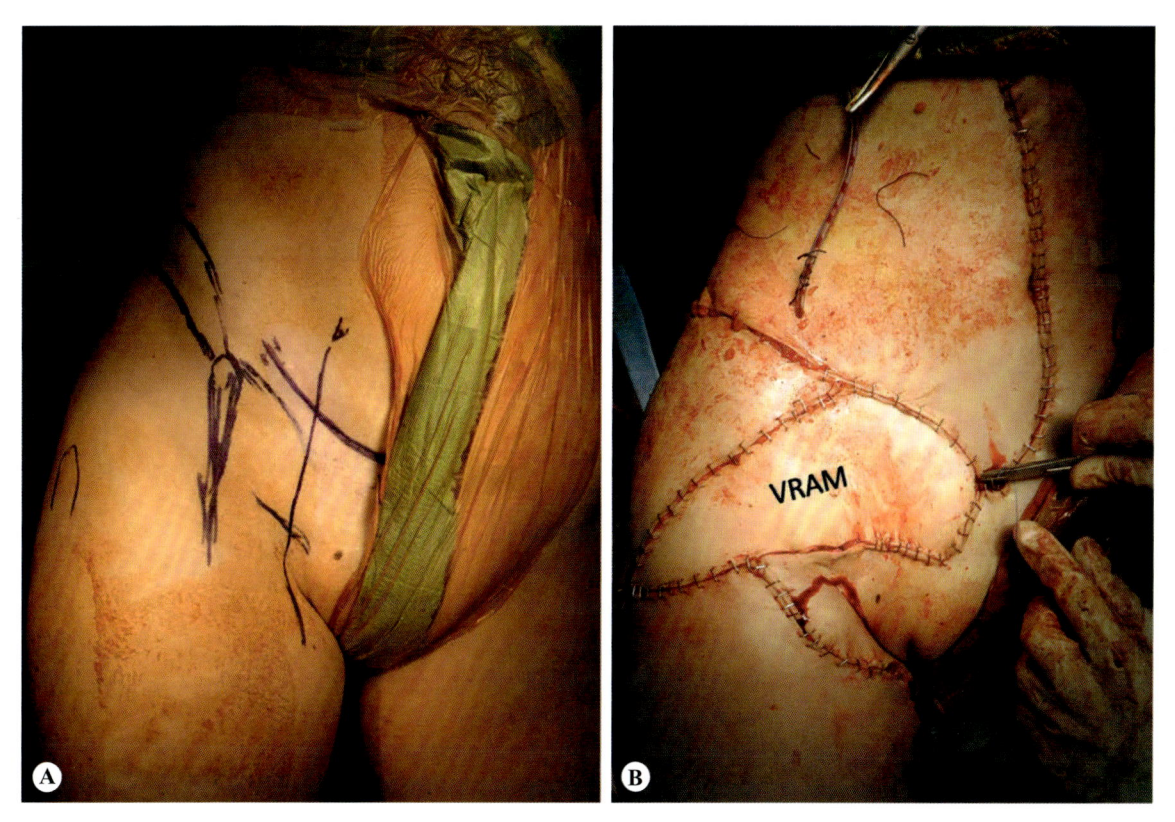

第7章 骨盆生物重建（一）：液氮灭活自体骨复合带血管腓骨

▲ 图 7-12 采用带蒂垂直腹直肌肌皮瓣（VRAM）修复软组织

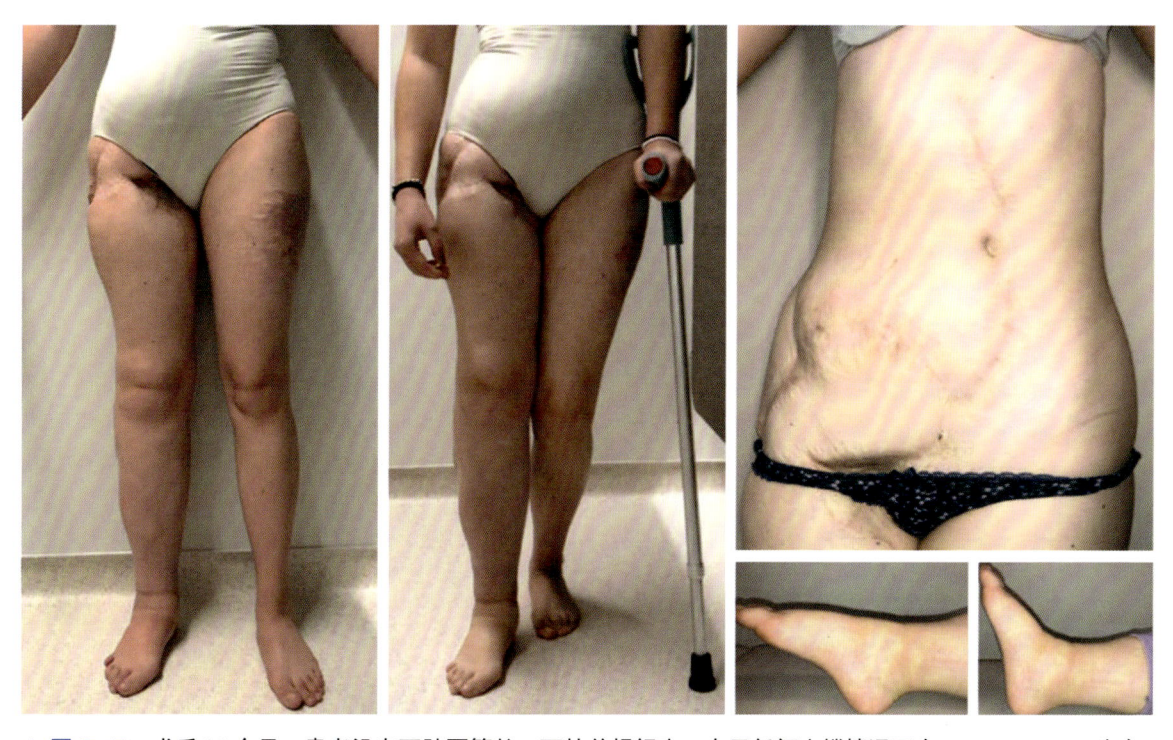

▲ 图 7-13 术后 21 个月，患者没有下肢不等长，可扶单拐行走，在无任何支撑情况下有 Trendelenburg 步态。软组织重建在生物重建的覆盖面方面取得了很大的成功，没有感染，但有腹壁疝，这需要使用疝气束带束腹，术后 1 年内暂时性足下垂自行修复

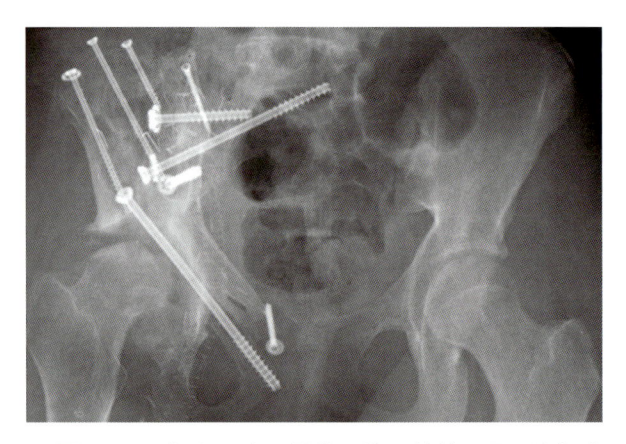

▲ 图 7-14 术后 21 个月骨盆正位 X 线片，显示液氮冷冻半骨盆自体移植骨上游离带血管腓骨移植愈合良好，右髋关节呈退行性改变。与盆缘、耻骨、坐骨重叠的螺旋形管状结构为人工血管，用于髂股静脉重建，但术后早期人工血管即已闭塞

九、并发症的预防和处理

1. 术前与相关科室（泌尿外科、普外科/儿童外科、血管外科、介入放射科）进行多学科讨论及会诊，为术中并发症做好准备。

2. 常规用头孢唑啉（第一代头孢菌素）抗生素预防，若切口接近会阴首选广谱抗生素预防，可使用舒巴坦-氨苄西林。

3. 死腔管理至关重要，通常需要 3~4 条引流管，引流管不能放置在显微血管吻合口附近，即使表层没有多少张力，也可以首选负压引流（如负压辅助闭合）帮助消灭深部死腔。

4. 为防止与肿瘤的交叉污染，在切除肿瘤和取骨过程中必须使用不同的手术托盘和器械。

5. 保留腹壁下动脉的情况下，可使用带蒂 VRAM 进行软组织重建（图 7-12）。

6. 若分期进行复杂软组织重建（如皮瓣手术），可使用负压伤口闭合系统，因为可能会损伤微血管吻合口，需格外小心调整负压大小及敷料放置。

7. 为密切监测血肿形成和伤口问题，建议至少住院 7 天，任何情况下进行血肿清除或清创，都应备急有显微外科医生和显微外科设备。

8. 术后标准流程是卧床休息 6 周，因小腿有外旋倾向，髋关节应置于屈曲 10°~20°、外展 10°~20°、旋转中立位。参照标准的髋关节置换术注意事项，患者可以向对侧翻身，最初 6 周内坐姿不宜超过 45°。

9. 不建议常规使用抗凝药，以避免术后大出血、血肿、浆液肿和伤口并发症。然而，抗凝药可以在咨询显微外科医生的基础上个体化

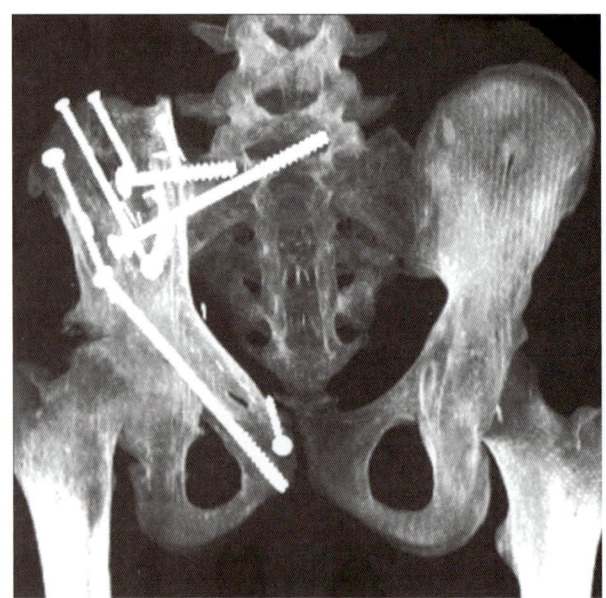

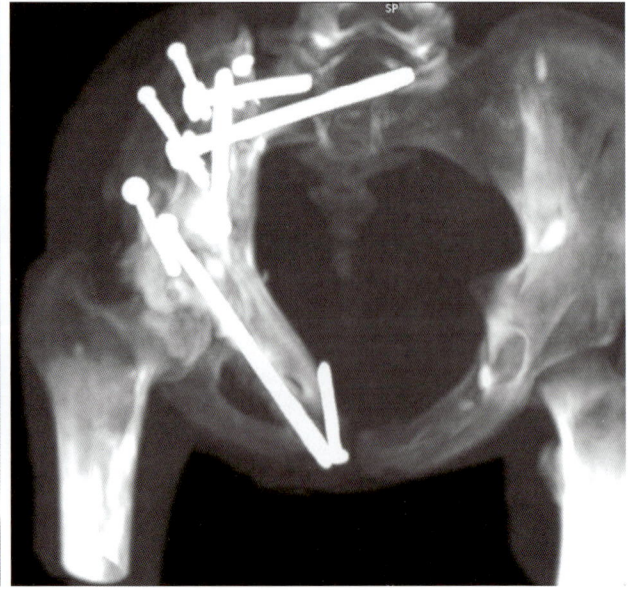

▲ 图 7-15 术后 21 个月，骨盆正位和入口位 CT 3D 图像证实游离带血管腓骨移植在液氮冷冻处理半骨盆自体移植物上愈合良好。髂骨、耻骨上支、坐骨已愈合

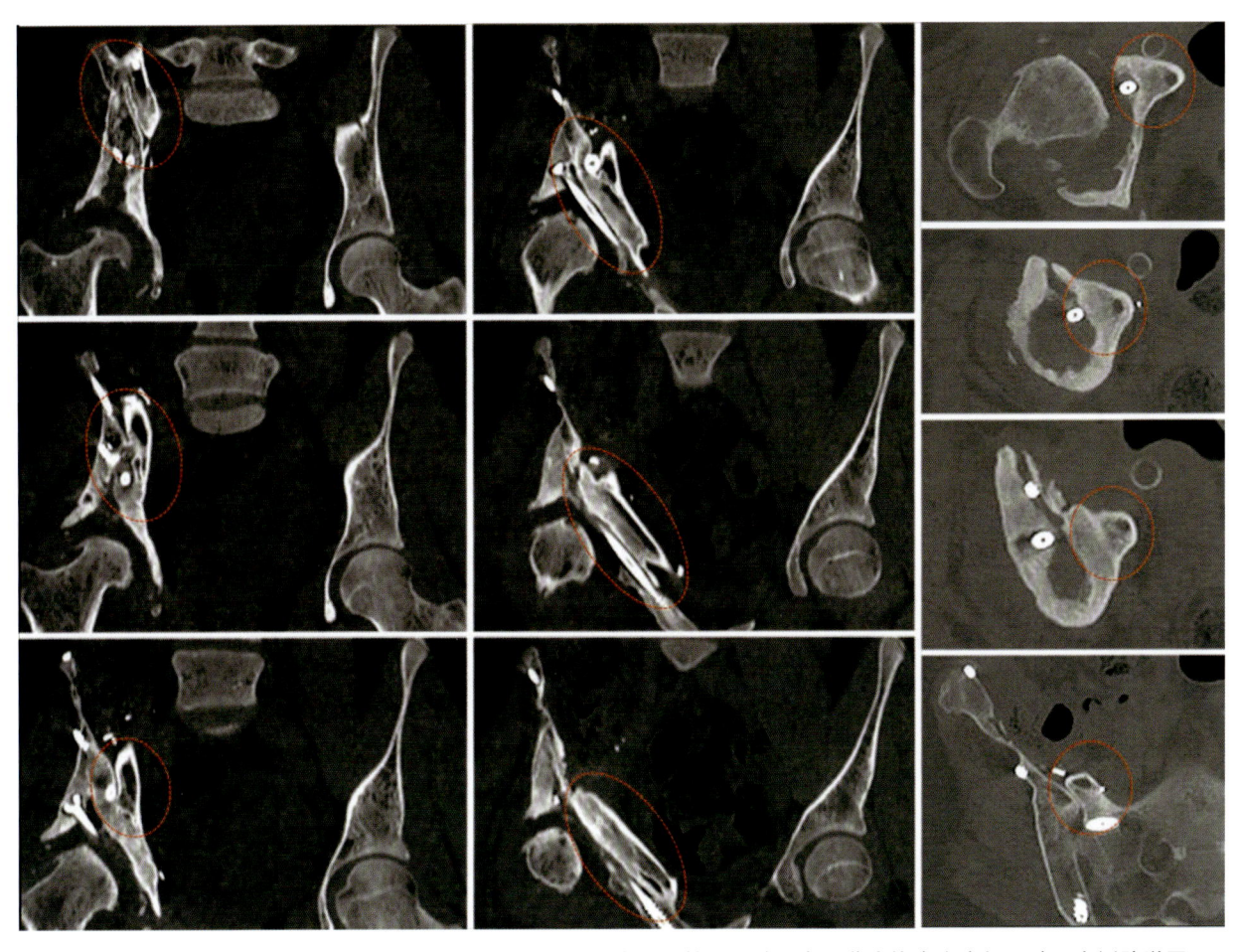

▲ 图 7-16 术后 21 个月骨盆冠状位和轴位 CT 显示游离带血管腓骨移植在骨盆内缘愈合良好，髋臼内侧壁增厚

使用。

10. 手术后立即穿上气动加压装置和至大腿根部的抗血栓弹力袜，气动加压装置应持续用到出院，只要患者能耐受，应鼓励患者尽快从抗血栓弹力袜更换为中等压力的连腿裤袜。

11. 6 周后允许扶拐和足趾触地负重行走，使用双拐杖至少 12 个月（图 7-13）。

12. 6 周到 3 个月的时间内，髋屈曲度应逐渐增加到 90°。

13. 所有骨关节生物重建，关节的退行性改变是预料之事，可能是由髋关节的两个因素引起的，即股骨头缺血性坏死和（或）液氮冷冻后髋臼软骨的快速磨损。虽然髋关节最终结果可能是髋关节炎，若生物重建确实有效，这种并发症可控。由 FVFG 提供的生物学和机械力学支持，髋臼周围区域形成完整骨支架（图 7-14 至图 7-16），将来可放置髋臼杯并转换为标准全髋关节置换术，即使不适合行全髋关节置换术，也可实施骨盆支撑截骨术。

14. 尽管外展肌机制保存完好，由于臀肌失神经支配可能导致本例出现 Trendelenburg 步态，该步态可能需要长期使用单拐或支具，这很难预测，因为在解剖和切除过程中可能损伤坐骨切迹处的臀上神经。

15. 腹壁缺损可采用聚丙烯补片原位修补加固，但术后早期感染的风险会显著增加。应有对该患者实施疝修补术的计划。

参考文献

[1] Hillmann A, Hoffmann C, Gosheger G, Rödl R, Winkelmann W, Ozaki T. Tumors of the pelvis: complications after reconstruction. Arch Orthop Trauma Surg. 2003;123(7):340-4.

[2] Guo W, Sun X, Ji T, Tang X. Outcome of surgical treatment of pelvic osteosarcoma. J Surg Oncol. 2012;106(4):406-10.

[3] Ozaki T, Hillmann A, Bettin D, Wuisman P, Winkelmann W. High complication rates with pelvic allografts: experience of 22 sarcoma resections. Acta Orthop Scand. 1996;67(4):333-8.

[4] Zeifang F, Buchner M, Zahlten-Higuranage A, Bernd L, Sabo D. Complications following operative treatment of primary malignant bone tumours in the pelvis. Eur J Surg Oncol. 2004;30:893-9.

[5] Hugate R, Sim FH. Pelvic reconstruction techniques. Orthop Clin. 2006;37(1):85-97.

[6] Wafa H, Grimer RJ, Jeys L, Abudu AT, Carter SR, Tillman RM. The use of extracorporeally irradiated autografts in pelvic reconstruction following tumour resection. Bone Joint J. 2014;96-B:1404-10.

[7] Lee SY, Jeon D-G, Cho WH, Song WS, Kong C-B. Comparison of pasteurized autograft-prosthesis composite reconstruction and resection hip arthroplasty for Periacetabular tumors. Clin Orthop Surg. 2017;9:374.

[8] Abe K, Yamamoto N, Hayashi K, Takeuchi A, Miwa S, Igarashi K, Inatani H, Aoki Y, Higuchi T, Taniguchi Y, Yonezawa H, Araki Y, Tsuchiya H. The usefulness of wide excision assisted by a computer navigation system and reconstruction using a frozen bone autograft for malignant acetabular bone tumors: a report of two cases. BMC Cancer. 2018;18:1036.

[9] Yamamoto N, Tsuchiya H, Tomita K. Effects of liquid nitrogen treatment on the proliferation of osteosarcoma and the biomechanical properties of normal bone. J Orthop Sci. 2003;8(3):374-80.

[10] Nishida H, Tsuchiya H, Tomita K. Re-implantation of tumour tissue treated by cryotreatment with liquid nitrogen induces anti-tumour activity against murine osteosarcoma. J Bone Joint Surg Br. 2008;90(9):1249.

[11] Tsuchiya H, Wan SL, Sakayama K, Yamamoto N, Nishida H, Tomita K. Reconstruction using an autograft containing tumour treated by liquid nitrogen. J Bone Joint Surg Br. 2005;87(2):218-25.

[12] Wood MB. Free vascularized fibular grafting—25 years' experience: tips, techniques, and pearls. Orthop Clin. 2007;38(1):1-12.

[13] Capanna R, Campanacci DA, Belot N, Beltrami G, Manfrini M, Innocenti M, Ceruso M. A new reconstructive technique for intercalary defects of long bones: the association of massive allograft with vascularized fibular autograft. Long-term results and comparison with alternative techniques. Orthop Clin North Am. 2007;38:51-60.

[14] Ozger H, Sungur M, Alpan B, Kochai A, Toker B, Eralp L. 4.P.14 the combined use of recycled bone and vascularised fibula in limb-salvage surgery for musculoskeletal malignancies—the bone in the bun technique (Hot Dog technique). Orthop Proc. 2018;92-B(SUPP_III):454-455.

第 8 章 骨盆生物重建（二）：股骨头联合全髋关节置换

Biological Reconstruction of the Pelvis—Ⅱ：Femoral Head Plus Total Hip Replacement

Xiaohui Niu　Hairong Xu　著

骨盆肿瘤由于解剖结构复杂，手术治疗非常困难，术中风险、术后并发症及肿瘤复发率高[1, 2]，以前髋臼周围恶性肿瘤通常采用截肢治疗，随着肿瘤学理念进步和手术技术提高，现在越来越倾向于保肢手术，对功能重建和并发症的控制更为重视。根据 Enneking 和 Dunham 骨盆肿瘤分型[4]，髋臼周围肿瘤切除后髋关节结构不完整，相应功能受损，需要进行有效的功能重建，极具挑战性。

髋关节重建的方法有很多，如肿瘤骨[5]灭活再植、马鞍假体[6]、半骨盆假体[7]、大块同种异体骨移植[8]、关节融合[9]。普遍采用回收再植和半骨盆假体，但伴随严重并发症，如感染、骨不连和骨折，其功能常令人不满意。有时，骨盆恶性肿瘤可能只累及髋臼的前柱或后柱区域，本章专注于髋臼周围恶性肿瘤单柱切除及重建的可操作性、有效性和安全性。

本章报道 1 例左侧髋臼前柱软骨肉瘤，患者接受肿瘤切除、股骨头联合全髋关节置换术重建。

一、简要病史

患者男性，33 岁，主诉髋部疼痛和肿胀，影像学检查显示骨盆肿瘤位于耻骨和髋臼前柱，病理活检诊断为软骨肉瘤。

二、术前临床和影像学照片

见图 8-1 至图 8-3。

三、术前问题汇总

1. 骨盆原发恶性肿瘤应广泛切除，应包括整块肿瘤和手术安全边缘。

2. 需要重建髋关节稳定性和功能，整合全髋关节置换的所有组件。

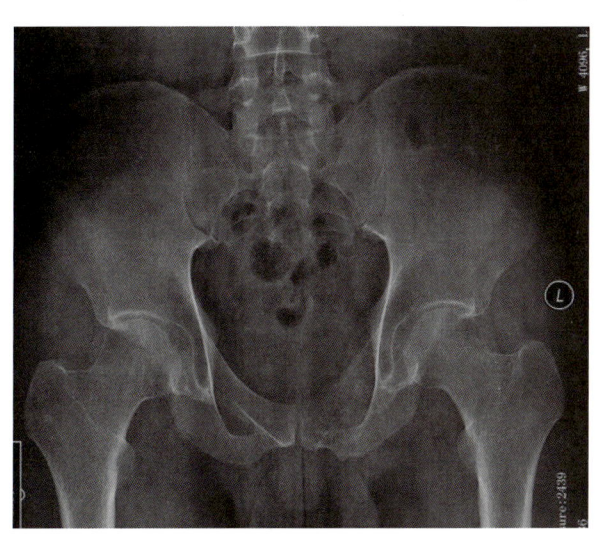

▲ 图 8-1　骨盆术前 X 线片

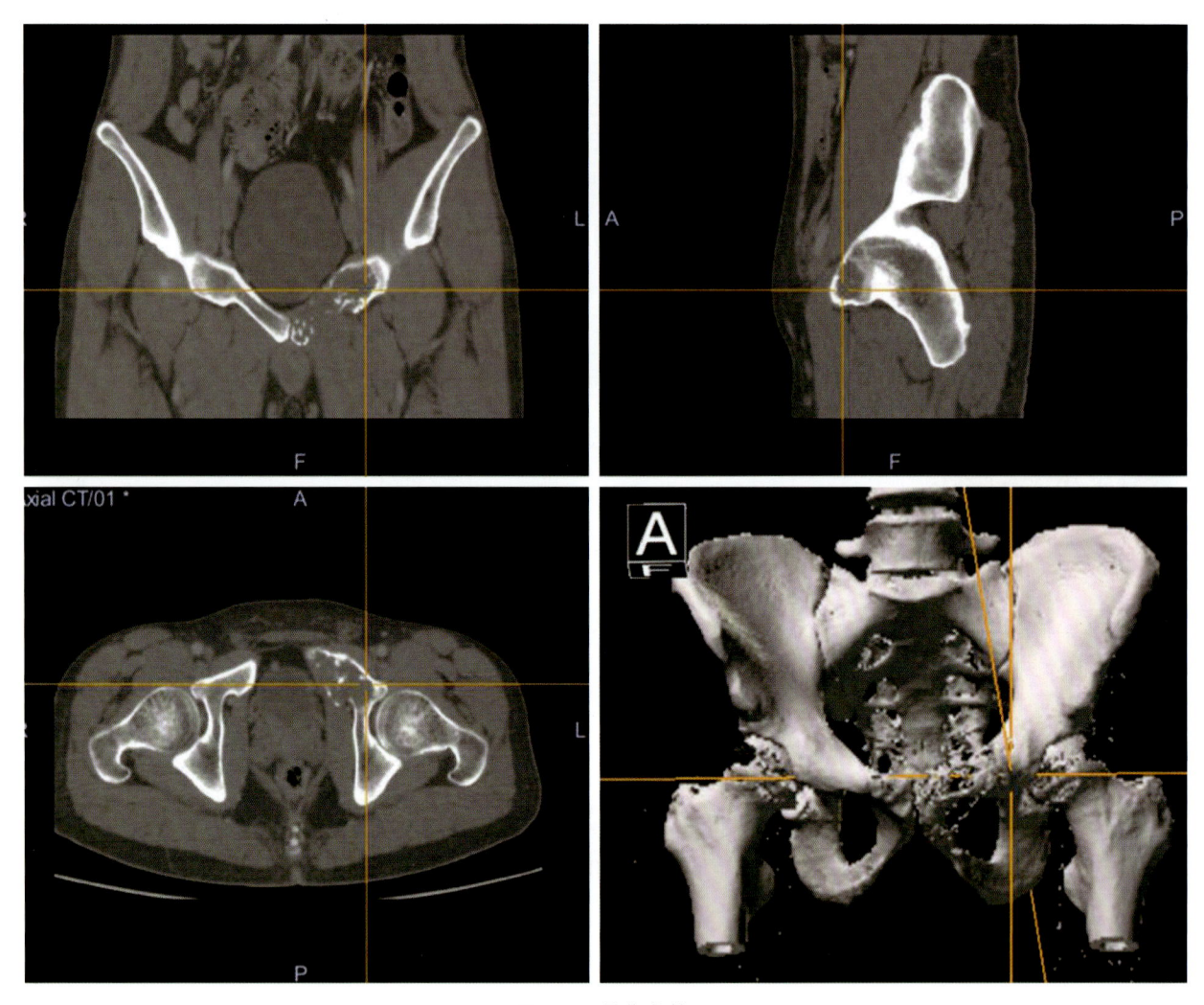

▲ 图 8-2　骨盆术前 CT

四、治疗策略

1. 肿瘤学上对肿瘤骨和软组织进行充分切除。

2. 肿瘤切除后，将自体同侧股骨头适形并植入髋臼缺损区。

3. 髋关节重建使用常规人工全髋关节置换。

五、基本原则

1. 根据 CT 和 MRI 图像制订术前计划，保留部分髋臼的决定应在有能力实现肿瘤广泛切除基础上进行评估。

2. 计算机导航系统有助于制订术前计划。

3. CT 和 MRI 图像在导航系统中融合，在导航工作站上可精确显示肿瘤的 3D 模型，并于术前设计切除的平面和边缘。

4. 术前截骨、髋臼和假体重建可在等比例 3D 模型上模拟操作，以确定该精确手术的可行性。

5. 使用导航系统根据术前计划行肿瘤切除术，肿瘤切除后，可用导航系统确认手术边缘是否安全。

6. 根据缺损的形状和大小，将自体同侧股骨头适形并植入髋臼缺损区，松质骨表面互相接触，置入数枚长螺钉辅助稳定。

7. 对重建的髋臼整形，进行全髋关节置换术。

8. 根据髋臼重建的部位和稳定性，决定是否

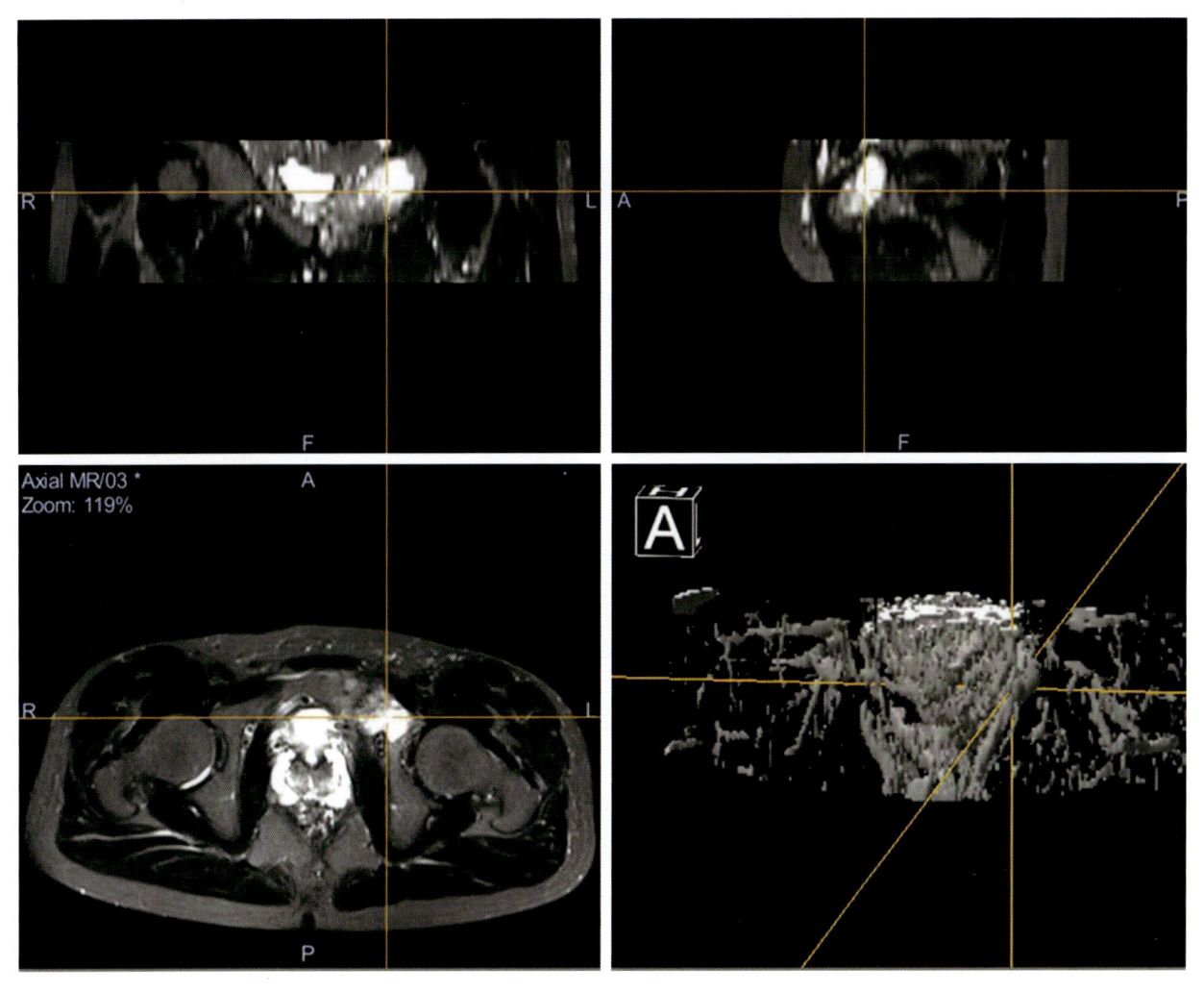

▲ 图 8-3 骨盆术前 MRI

使用髋臼重建杯。

9. 充分止血，放置引流管，足够的软组织覆盖伤口。

10. 使用矫形鞋维持患髋关节外展中立位 6～8 周。

六、术中照片

见图 8-4 至图 8-8。

七、技术要点

1. 单一髂腹股沟入路可能难以充分显露，切口可适当沿大腿纵向延长。

2. 导航定位器应固定在远离肿瘤部位的同侧骨盆上，确保其在手术过程中稳定，定位器相对于骨骼的偏移将导致导航偏差。

3. 完整切除巨大肿瘤可能非常困难，移除肿瘤时，避免过度牵拉股血管和神经束，还应避免过度挤压肿瘤及撕裂软组织肿块，导致肿瘤污染。

八、临床随访和影像学照片

见图 8-9 至图 8-12。

九、并发症的预防和处理

1. 手术非常具有挑战性，术前应仔细评估，以降低围术期风险。术前应对患者身体状况和其他合并症进行充分评估和处理，充分备血，术中及时补充血容量，手术当天患者转至 ICU 密切

073

骨肿瘤手术学：病例图解

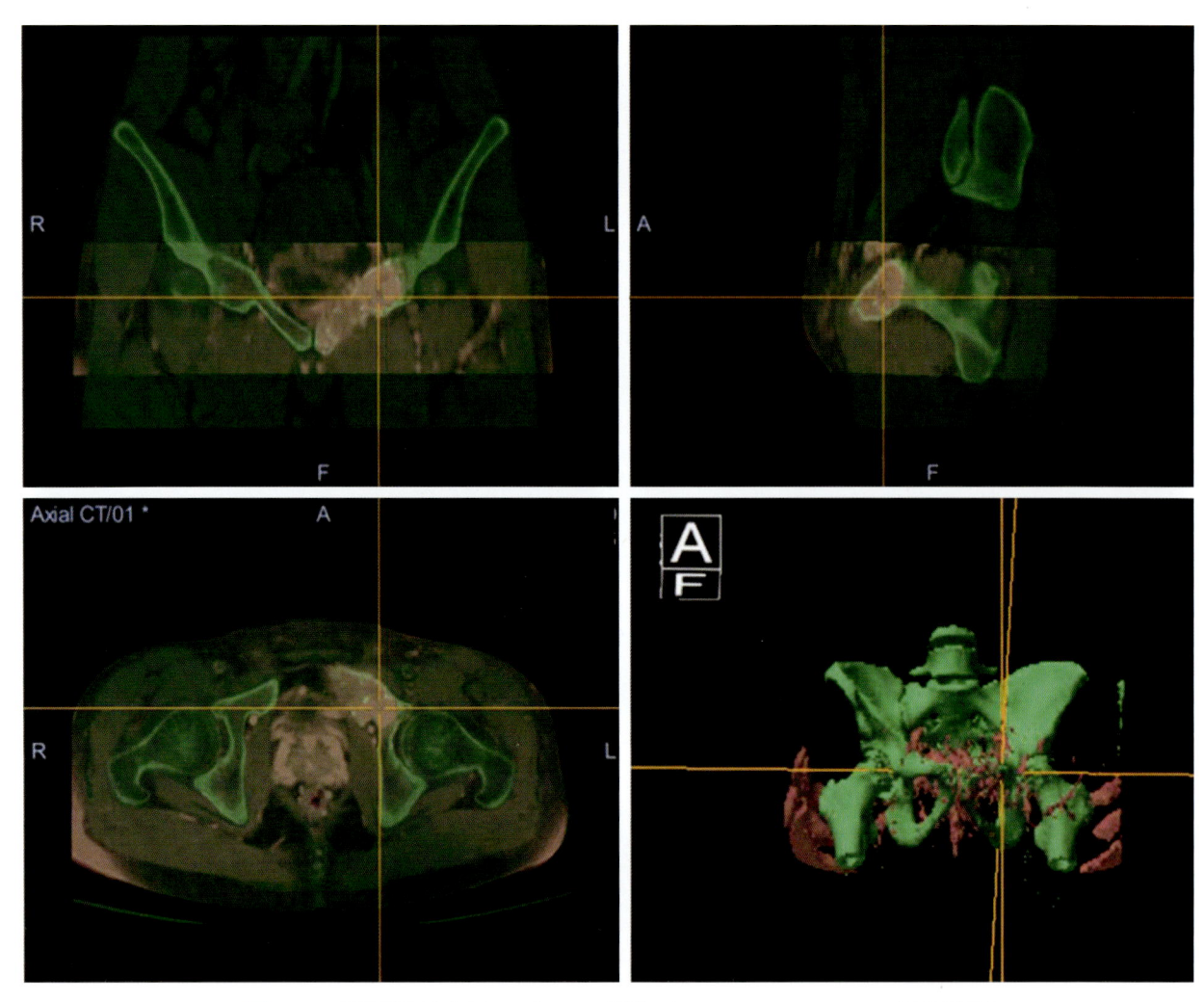

▲ 图 8-4　导航系统融合了 CT 和 MRI 图像（Stryker Orthomap 3D 导航系统）

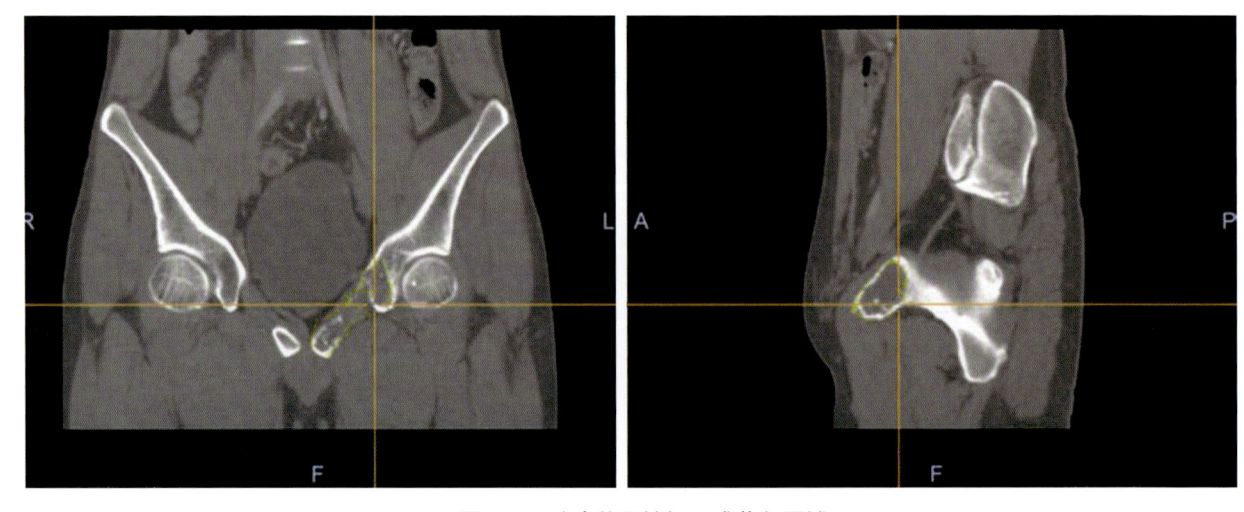

▲ 图 8-5　肿瘤范围被标记成黄色区域

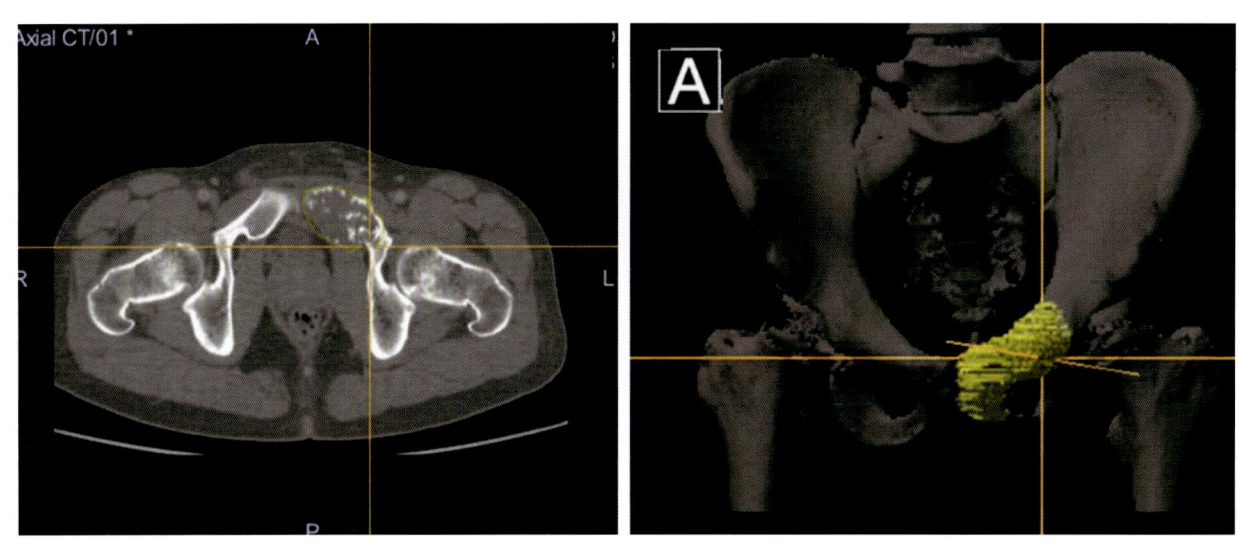

▲ 图 8-5（续） 肿瘤范围被标记成黄色区域

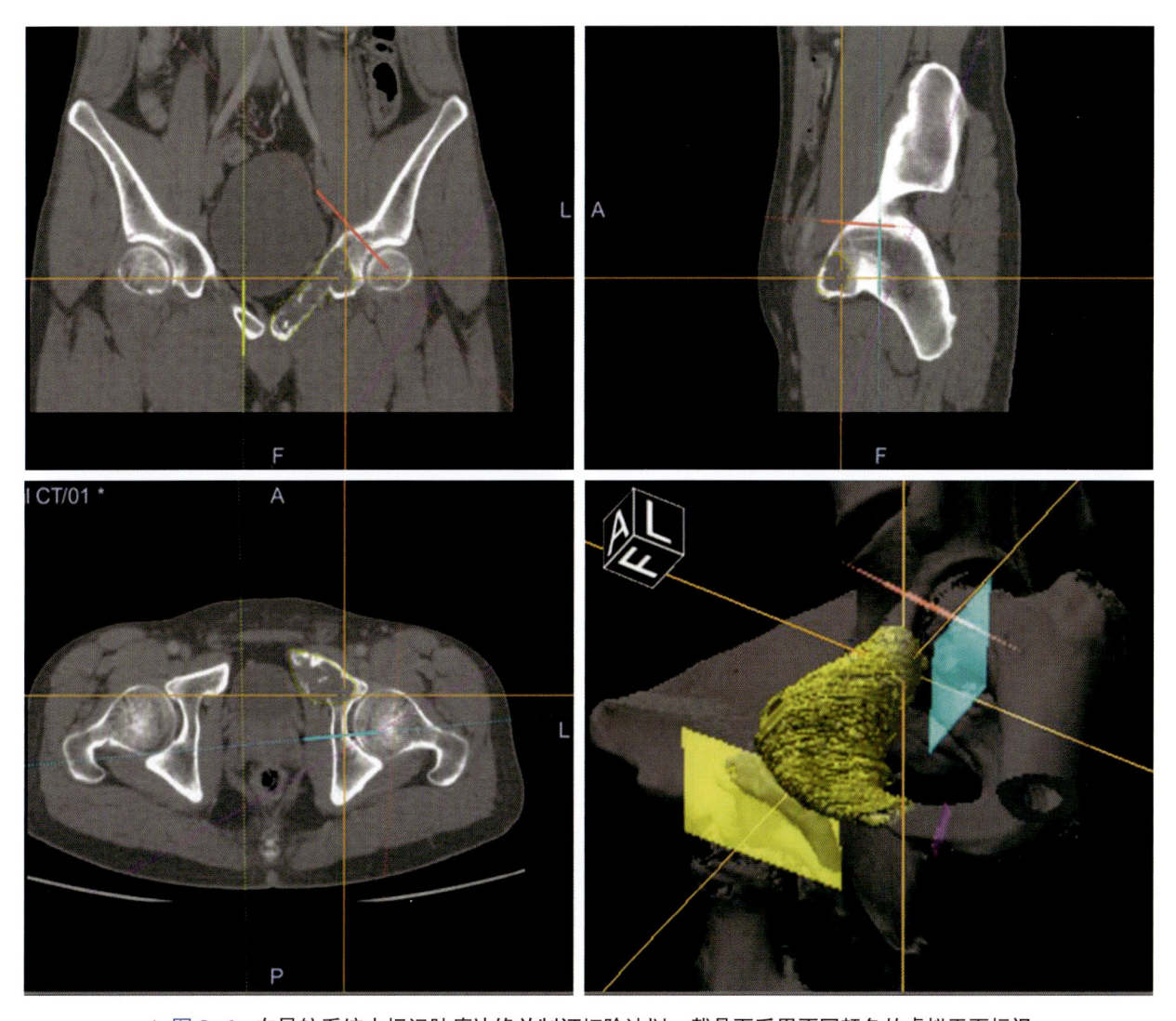

▲ 图 8-6 在导航系统中标记肿瘤边缘并制订切除计划，截骨面采用不同颜色的虚拟平面标识

骨肿瘤手术学：病例图解

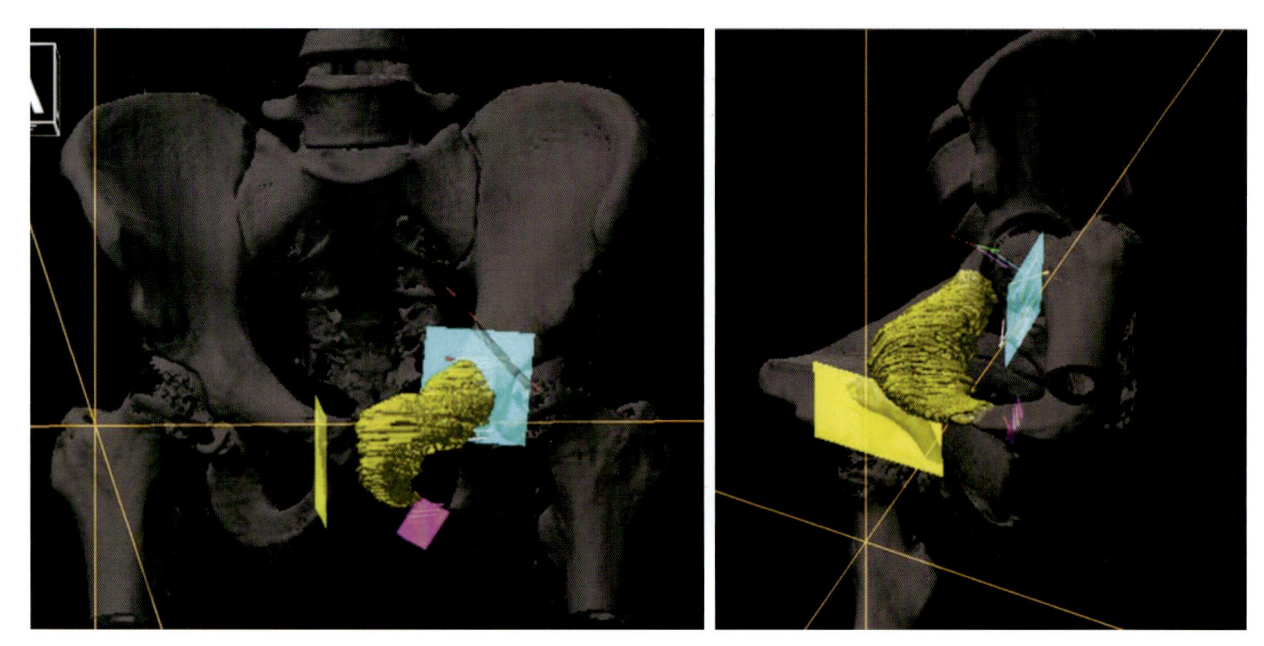

▲ 图 8-7 手术方案显示髋臼前柱可以安全切除，后柱可以保留

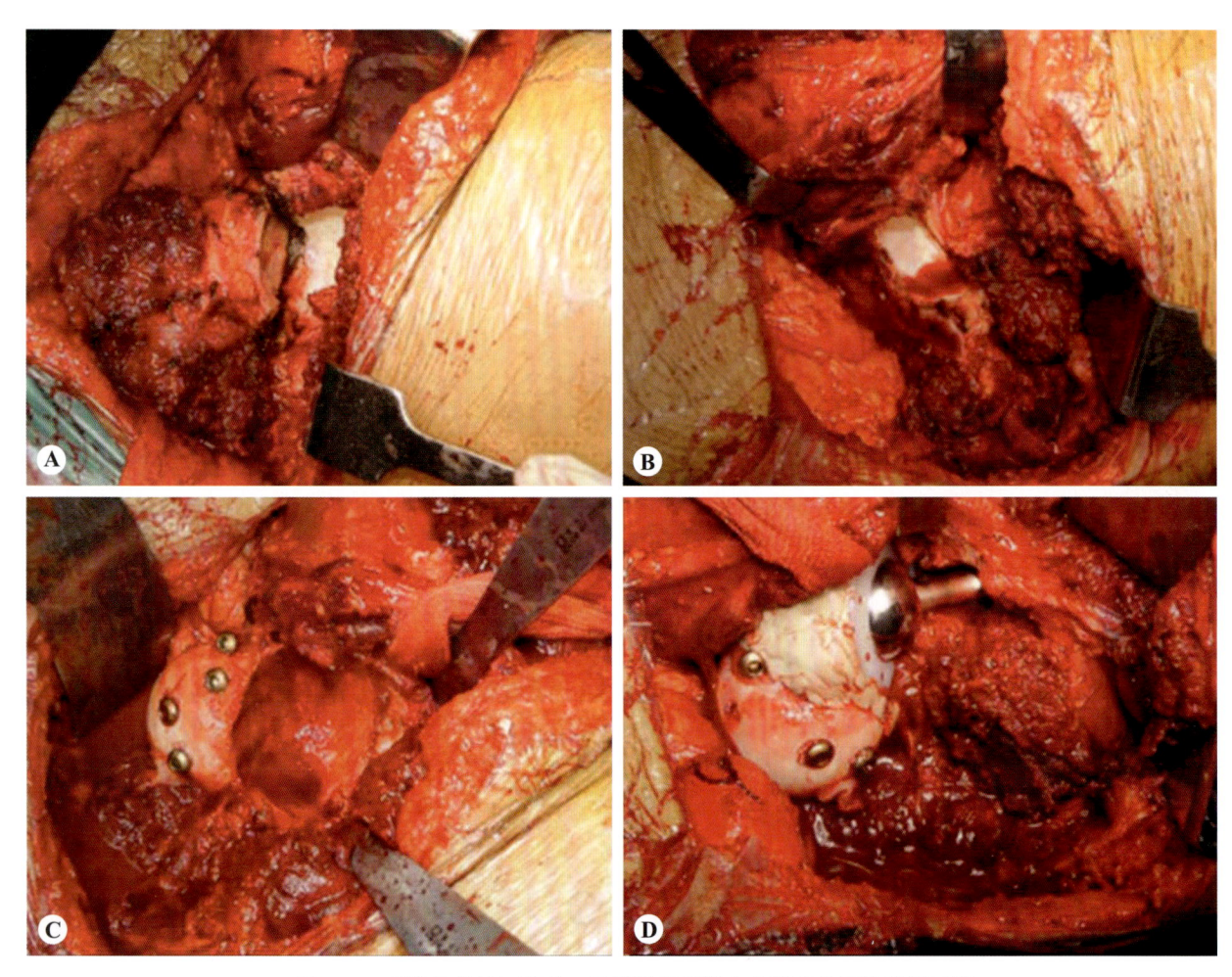

▲ 图 8-8 精确的单柱切除后，采用股骨头联合全髋关节置换进行重建
A. 切除肿瘤；B. 保留的后柱；C. 股骨头植入；D. 安装假体

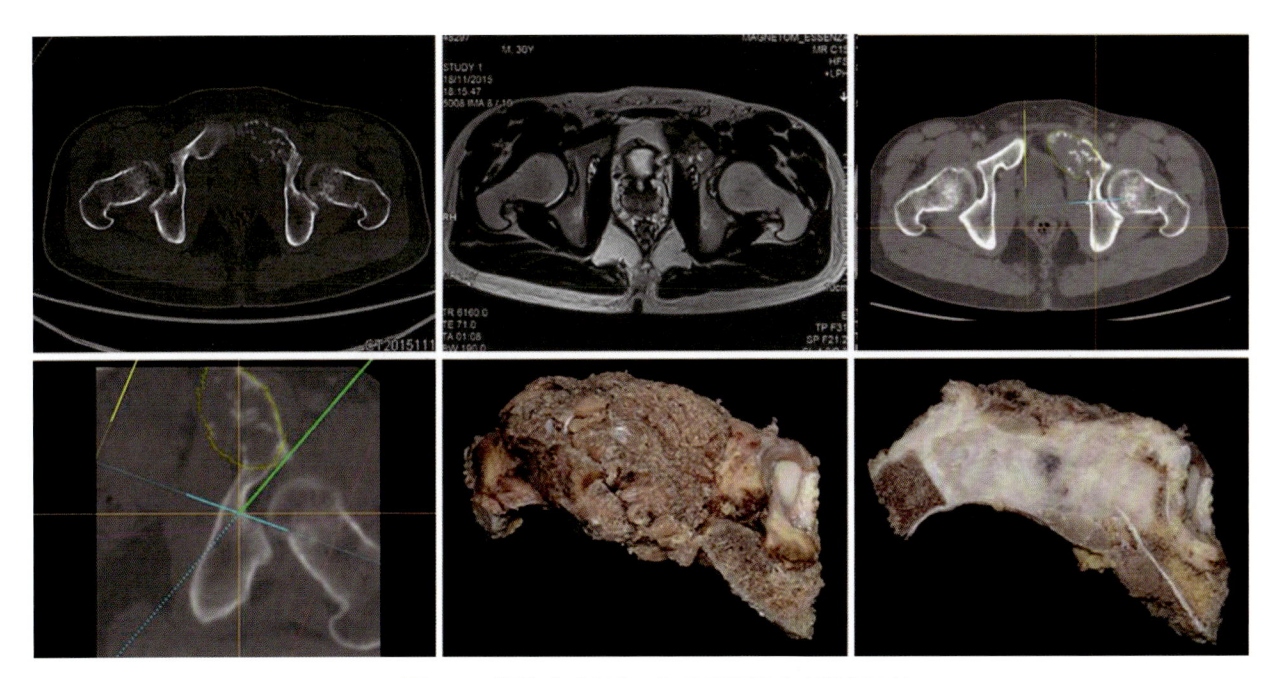

▲ 图 8-9 评估术后标本，与肿瘤切除方案进行比较

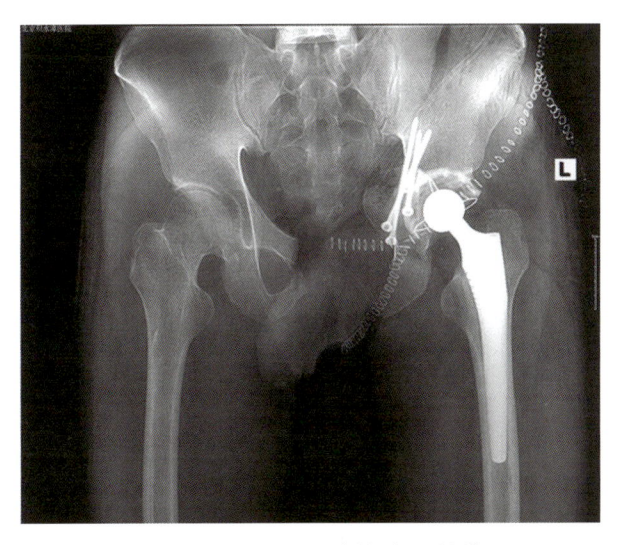

▲ 图 8-10 术后即刻复查 X 线片

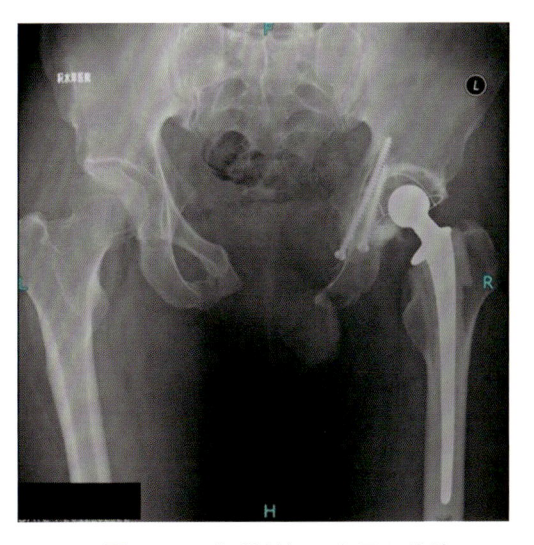

▲ 图 8-11 术后随访 50 个月 X 线片

观察。

2. 外科医生应确保充分的术前计划并在术中判断肿瘤切除范围，不应单纯依靠术中导航来确定肿瘤切除范围（导航只是手术辅助手段）。

3. 不能为了髋臼的结构和功能重建牺牲肿瘤切除的手术边缘。

4. 依据术后标本评估判断手术边缘是否安全。

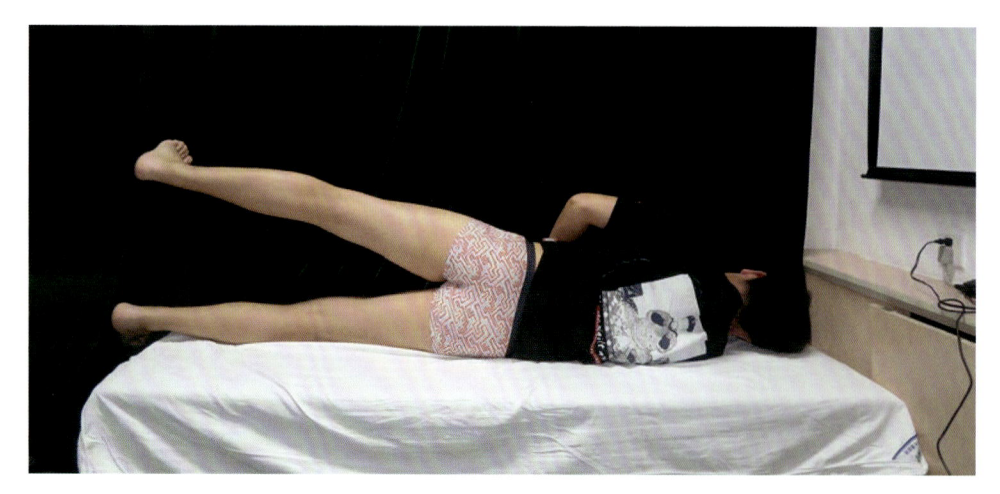

▲ 图 8-12　随访 50 个月时功能照

参考文献

[1] Reguerre Y, Martelli H, Rey A, et al. Local therapy is critical in localised pelvic rhabdomyosarcoma: experience of the International Society of Pediatric Oncology Malignant Mesenchymal Tumor (SIOP-MMT) committee. Eur J Cancer. 2012;48(13):2020-7.

[2] Delloye C, Banse X, Brichard B, et al. Pelvic reconstruction with a structural pelvic allograft after resection of a malignant bone tumor. J Bone Joint Surg Am. 2007;89(3):579-87.

[3] Mankin HJ, Hornicek FJ, Temple HT, et al. Malignant tumors of the pelvis: an outcome study. Clin Orthop Relat Res. 2004;425:212-7.

[4] Ermeking WF, Dunham WK. Resection and reconstruction for primary neoplasms involving the innominate bone. J Bone Joint Surg (Am). 1978;60:731-46.

[5] Kim H, Kim K, Han I, Oh J, Lee S. The use of pasteurized autologous grafts for periacetabular reconstruction. Clin Orthop Relat Res. 2007;464:217-23.

[6] Aljassir F, Beadel G, Turcotte R, Griffin A, Bell R, Wunder J, et al. Outcome after pelvic sarcoma resection reconstructed with saddle prosthesis. Clin Orthop Relat Res. 2005;438:36-41.

[7] Ozaki T, Hoffmann C, Hillmann A, Gosheger G, Lindner N, Winkelmann W. Implantation of hemipelvic prosthesis after resection of sarcoma. Clin Orthop Relat Res. 2002;396:197-205.

[8] Delloye C, Banse X, Brichard B, Docquier P, Cornu O. Pelvic reconstruction with a structural pelvic allograft after resection of a malignant bone tumor. J Bone Joint Surg Am. 2007;89:579-87.

[9] Fuchs B, O'Connor M, Kaufman K, Padgett D, Sim F. Iliofemoral arthrodesis and pseudarthrosis: a long-term functional outcome evaluation. Clin Orthop Relat Res. 2002;397:29-35.

第 9 章 骨盆假体重建（一）：组配式半骨盆假体

Implant Reconstruction of the Pelvis—Ⅰ: Modular Hemipelvic Prosthesis

Wei Guo 著

过去几十年，随着术前影像技术、辅助治疗和手术技能的进步，髋臼周围恶性肿瘤保肢手术越来越普及[1-6]。内半骨盆切除术后重建对于负重和行走至关重要[5, 6]，文献报道了各种重建方法，包括坐股或髂股融合术、大段同种异体骨移植、高压灭活自体骨移植、同种异体骨复合假体髋关节重建术、定制假体结合髋关节重建术、马鞍式假体或组配式半骨盆假体重建术[1-15]，但假体的存活率、并发症和功能状态等方面有待改进。

本中心于 2007 年首次报道了第一代标准组配式半骨盆假体用于 Ⅱ / Ⅱ + Ⅲ 型半骨盆切除术（图 9-1），此后积累了 500 多例的丰富经验[2-6, 10]。组配式假体由三组有连续尺寸的部件组成，可以根据术中情况灵活组装[3, 10]，这种假体可以联合自体股骨头用于半骨盆切除术后重建[16]，还有一种使用椎弓根螺钉固定的半骨盆假体（图 9-2）也已用于髋臼和骶髂关节的骨缺损重建[4]。

随着 3D 打印技术出现，本中心自 2013 年改进了这两种半骨盆假体的设计[5, 6, 17]，对于标准半骨盆假体（图 9-3），修改包括三个方面：第一，修改髂骨组件轮廓以符合剩余髂骨外曲面的形状；第二，固定位置从髂骨截骨面转移到骶髂部，螺钉穿过骶髂关节；第三，假体-骨界面设计为促进骨长入的多孔结构[6]。对于椎弓根螺钉固定的半骨盆假体（图 9-4），将多孔骨长入界面假体和锯齿双轴组件安装在残余的骶骨上，便于术中调整髋臼外展角和前倾角[5, 17]，显著提高了假体的即刻和长期稳定性。

本章展示几个案例说明组配式半骨盆假体在 Ⅱ / Ⅱ + Ⅲ 型、Ⅰ + Ⅱ / Ⅰ + Ⅱ + Ⅲ 型和 Ⅰ + Ⅱ + Ⅳ / Ⅰ + Ⅱ + Ⅲ + Ⅳ 型半骨盆切除术后的应用。

一、简要病史

患者女性，21 岁，因左侧腹股沟反复疼痛 5 个月就诊。X 线片显示左侧耻骨有骨膜反应，CT 和 MRI 显示左侧耻骨病变累及髋臼（图 9-5），穿刺活检确诊为尤文肉瘤，全身检查未发现远处转移，接受 2 个周期新辅助化疗后，进行手术（图 9-6）。

二、术前临床和影像学照片

见图 9-5 和图 9-6。

三、术前问题汇总

1. 肿瘤起源于耻骨，紧邻血管和膀胱，虽然新辅助化疗有效，瘤体缩小，手术过程中依然可能会遇到肿瘤与上述结构粘连的情况。

骨肿瘤手术学：病例图解

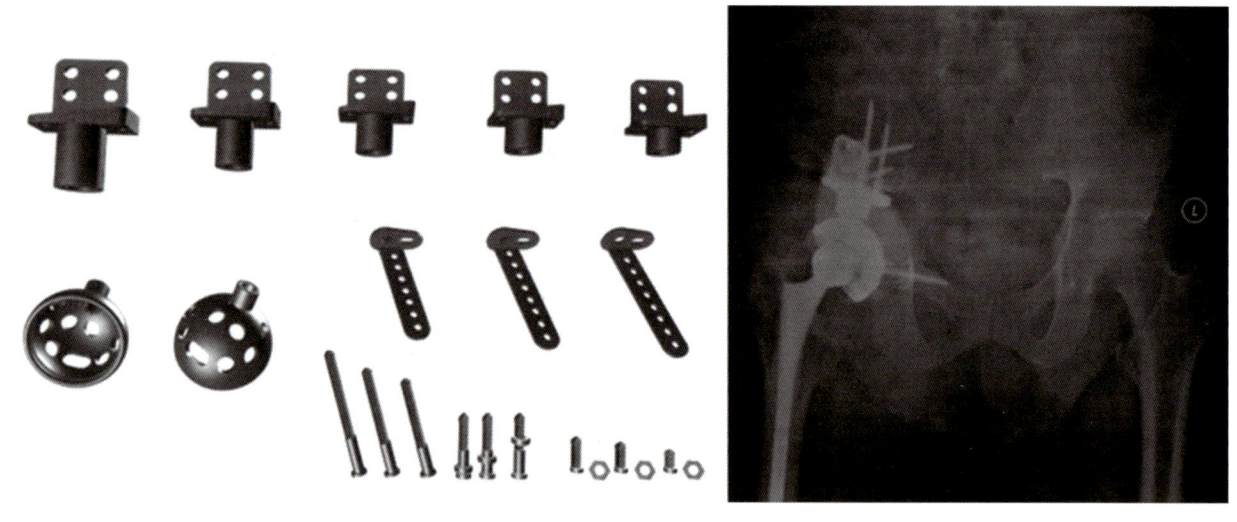

▲ 图 9-1 用于Ⅱ/Ⅱ+Ⅲ型骨盆重建的第一代标准组配式半骨盆假体（Chunli Co., China）

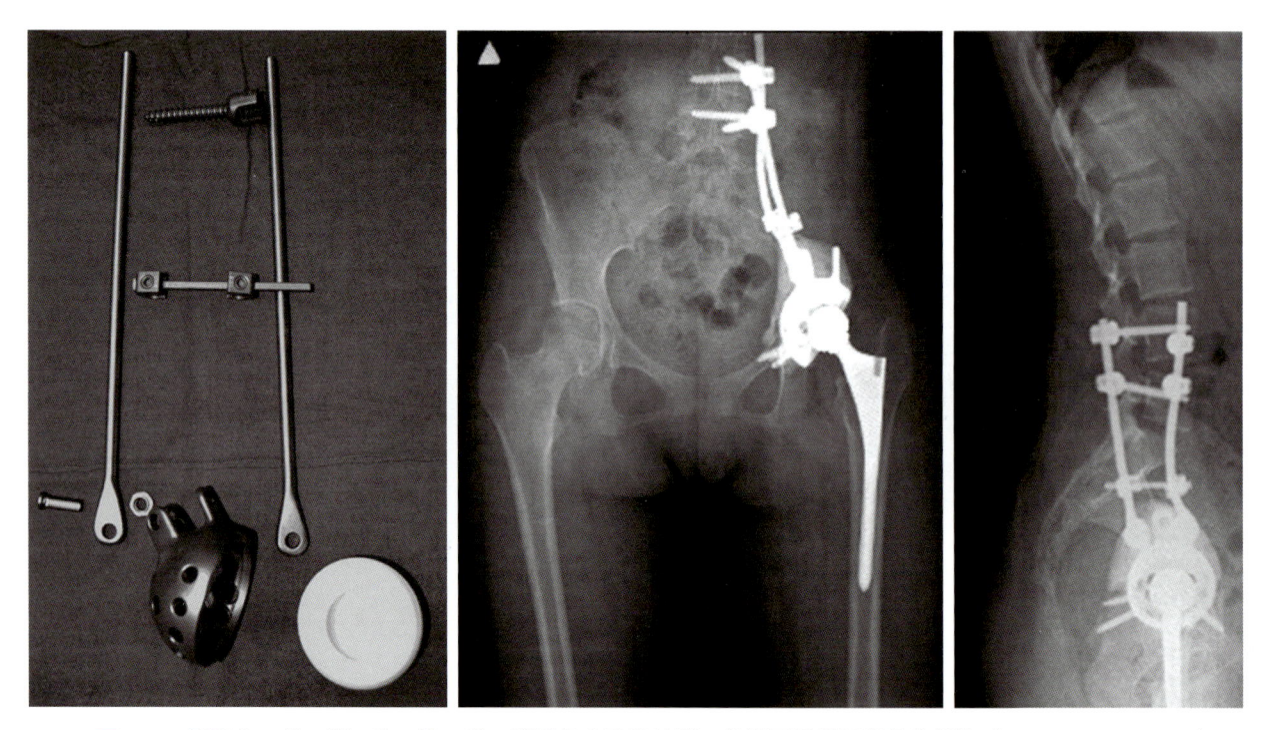

▲ 图 9-2 用于Ⅰ+Ⅱ+Ⅳ/Ⅰ+Ⅱ+Ⅲ+Ⅳ型骨盆重建的第一代椎弓根螺钉半骨盆假体（Chunli Co., China）

2. 重建骨缺损以恢复髋关节的稳定及功能。

四、治疗策略

1. 对荷瘤骨进行肿瘤学上的广泛切除需要实施Ⅱ+Ⅲ型内半盆切除术。
2. 用第二代标准组配式半骨盆假体重建（GPSⅡ型；Aikang Co., China）。

五、基本原则

1. 术前根据 MRI 确定充分的手术边界。
2. 针对部分病例，为减少术中出血，术前可进行选择性动脉栓塞或术中实施腹主动脉球囊阻断，本例患者因为肿瘤小，不需要采用上述方法。
3. 采用前方髋关节囊做成襻用于髋臼外侧软

080

第9章 骨盆假体重建（一）：组配式半骨盆假体

调整臼杯的前倾角，自下而上打入主螺钉将臼杯和髂骨组件固定到髂骨上，通过髂骨组件中的螺钉道打入穿过骶髂关节的 3 枚长松质骨螺钉（图 9-8），可额外使用 1～2 枚皮质骨螺钉同时进行加固。

5. 使用含抗生素高黏度骨水泥加固假体和固定约束内衬，在骨水泥内锚定 3 条聚乙烯不可吸收缝线，用于缝合前部关节囊以及股直肌和缝匠肌（图 9-9）。

6. 与传统全髋关节置换术一样，将压配柄插入股骨近端。

7. 重建软组织附着点并闭合伤口。

8. 患者制动 6～8 周。

六、术中照片

见图 9-7 至图 9-9。

七、技术要点

肿瘤切除过程中保留前部髋关节囊，以便之

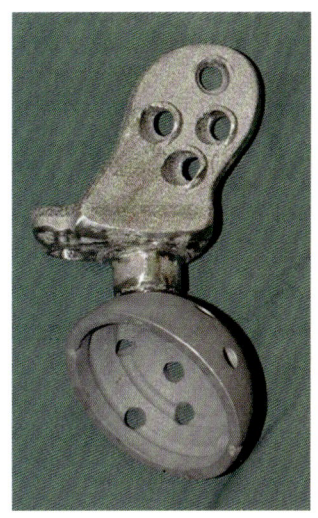

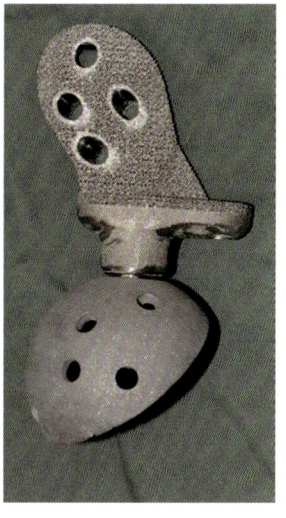

▲ 图 9-3 用于 Ⅱ / Ⅱ + Ⅲ 型骨盆切除术后重建的第二代标准组配式半骨盆假体（GPS Ⅱ 型，Aikang Co., China）

组织重建。

4. 髋臼周围截骨后（图 9-7），首先修剪髂骨截骨部位，方便髂骨组件紧密贴合，利于固定组配式假体，通过臼杯和髂骨组件之间的锥形结构

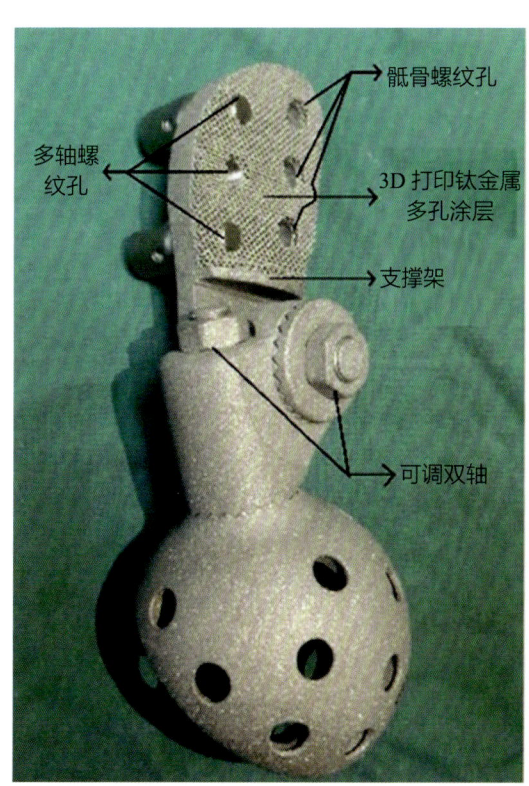

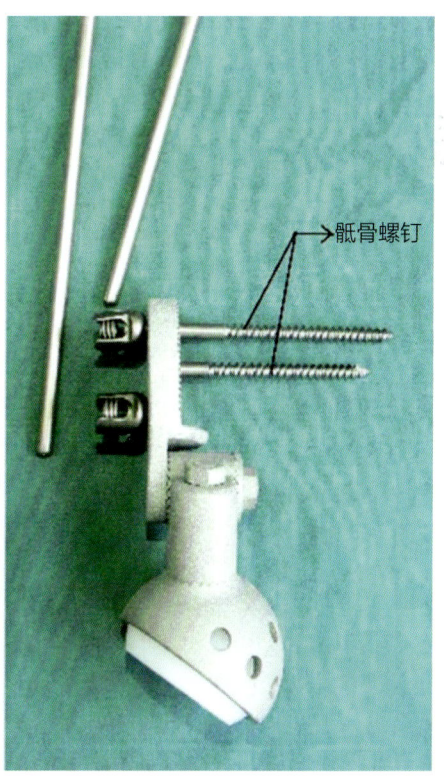

▲ 图 9-4 用于 Ⅰ + Ⅱ + Ⅳ / Ⅰ + Ⅱ + Ⅲ + Ⅳ 型骨盆切除术后重建的第二代椎弓根螺钉固定的半骨盆假体（Chunli Co., China）

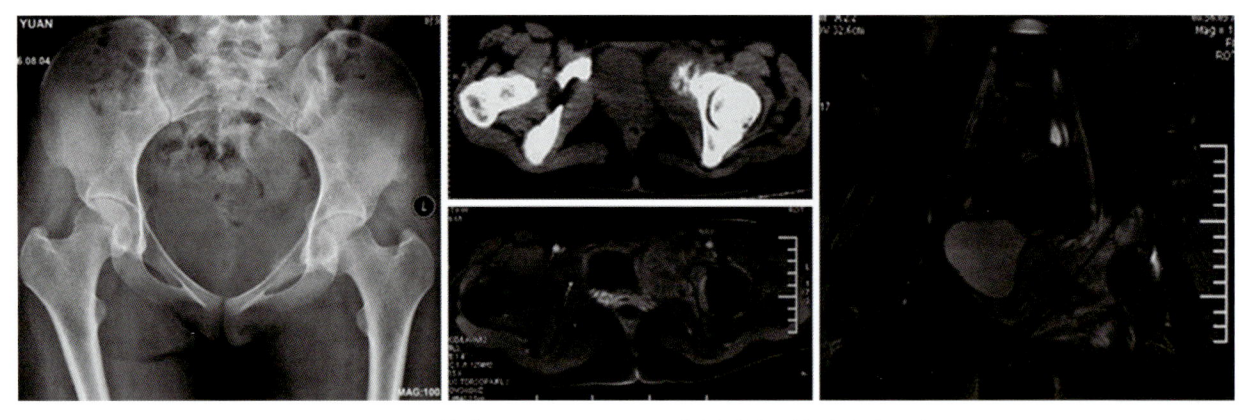

▲ 图 9-5　X 线片、CT 和 MRI 显示左侧耻骨恶性肿瘤累及髋臼

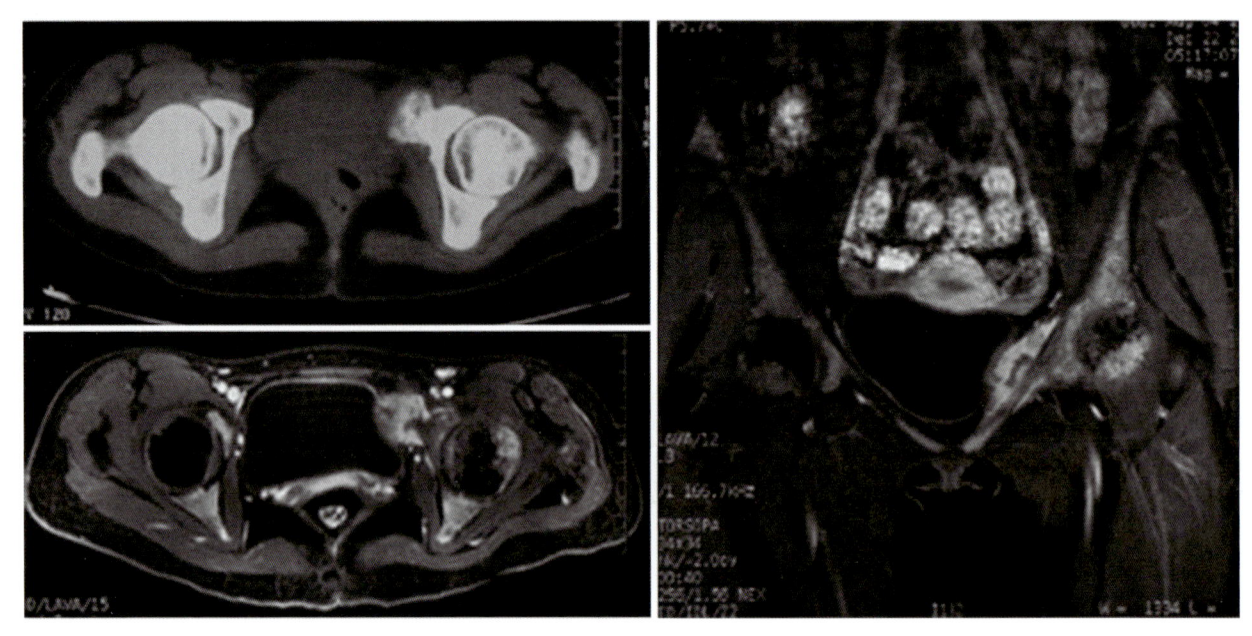

▲ 图 9-6　新辅助化疗后 CT 和 MRI 显示左侧耻骨软组织肿块消退和反应性骨化

后进行缝合，可增加髋关节稳定性，降低脱位风险，修剪髂骨截骨部位以适应髂骨组件对骨整合非常重要，耻骨联合可作为确定假体高度和前倾的参考。

八、临床随访和影像学照片

见图 9-10 至图 9-12。

九、并发症的预防和处理

1. 穿过骶髂关节的松质骨螺钉通常长 50~60mm，若螺钉太长（尤其是顶部螺钉），可能会刺激神经根。

2. 为避免髋关节脱位，可采用以下方法：第一，使用防脱衬垫；第二，我们通过精细缝合关节囊前侧关节囊瓣、股直肌和缝匠肌可以增加髋关节的稳定性；第三，指导患者术后保持髋关节中立位；第四，患者术后 6~8 周髋关节周围形成纤维瘢痕才允许下地行走。

3. 对于Ⅰ＋Ⅱ/Ⅰ＋Ⅱ＋Ⅲ型切除术，将部分髂骨与肿瘤一起切除，骶髂关节保留完整时，可使用标准组配式半骨盆假体联合自体股骨头移植进行重建（图 9-13）。

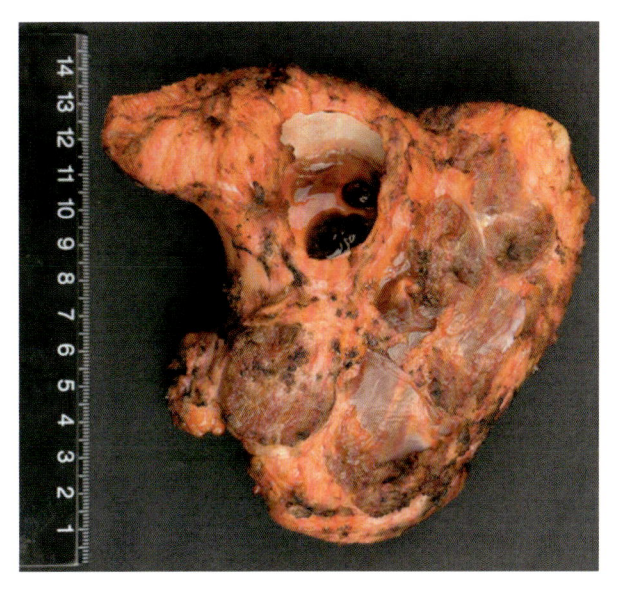

▲ 图 9-7 肿瘤大体标本照片

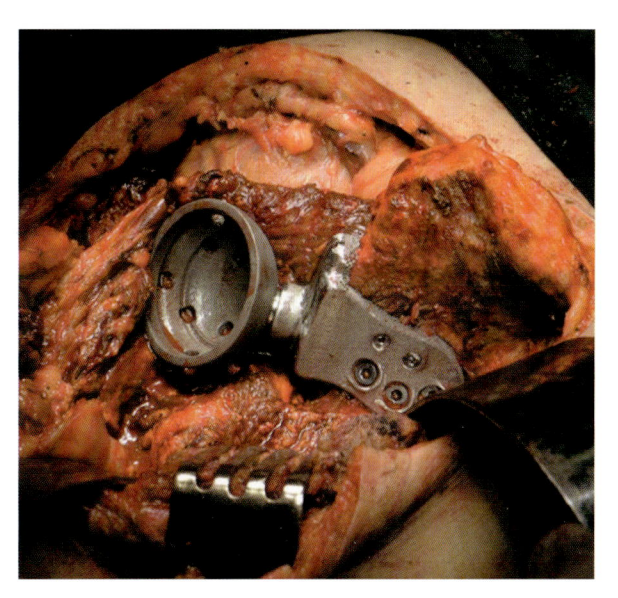

▲ 图 9-8 置入组配式半骨盆假体，髂骨组件与剩余髂骨贴合良好

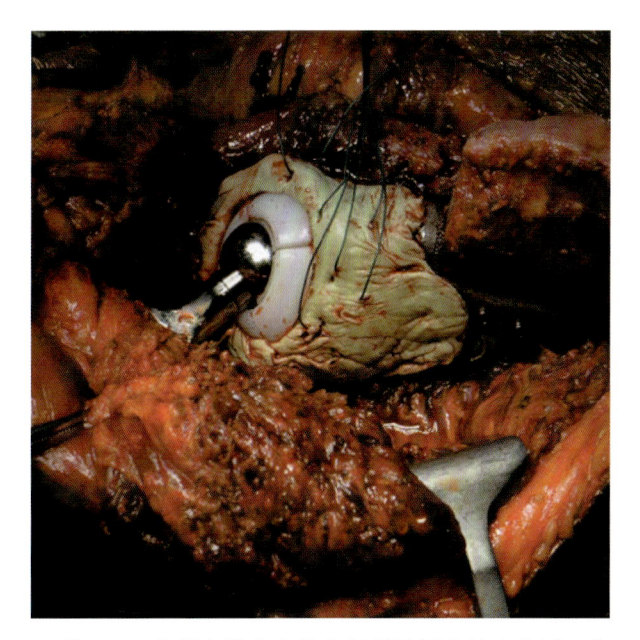

▲ 图 9-9 高黏度抗生素骨水泥用于固定约束内衬，在骨水泥内固定 3 根聚乙烯不可吸收缝线

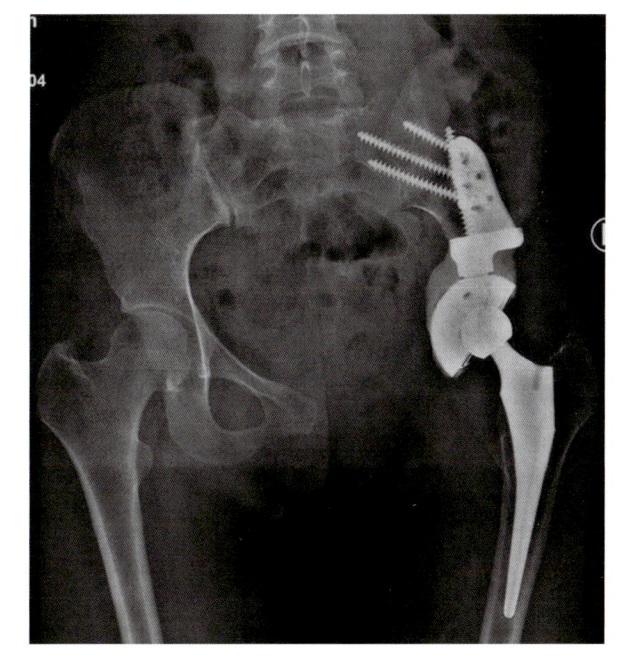

▲ 图 9-10 术后 X 线片显示半骨盆假体稳定

4. 对于切除骶髂关节的Ⅰ+Ⅱ+Ⅳ/Ⅰ+Ⅱ+Ⅲ+Ⅳ型切除，可采用第二代联合椎弓根钉固定的半骨盆假体联合自体股骨头进行重建（图 9-14）。

5. 对于Ⅰ+Ⅱ+Ⅳ/Ⅰ+Ⅱ+Ⅲ+Ⅳ型伴骶骨矢状切除，可采用另一种联合椎弓根钉固定的半骨盆假体复合自体股骨头（GPS Ⅲ型，Aikang Co., China）重建（图 9-15）。

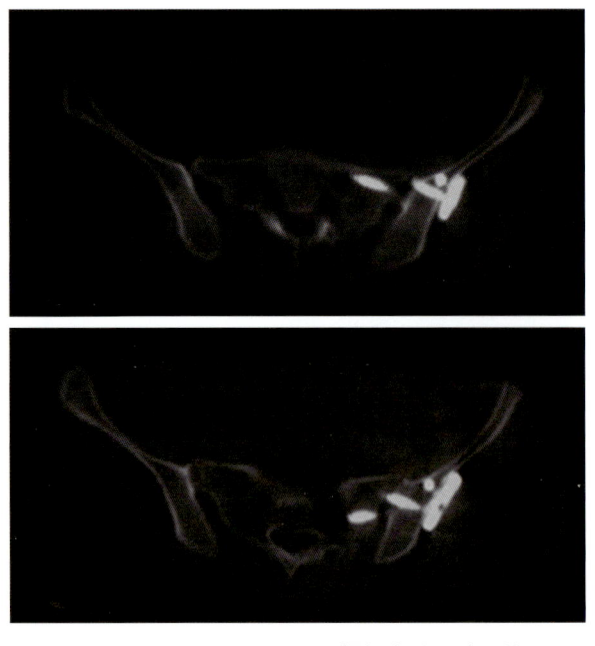

▲ 图 9-11　术后 CT 显示螺钉穿过骶髂关节

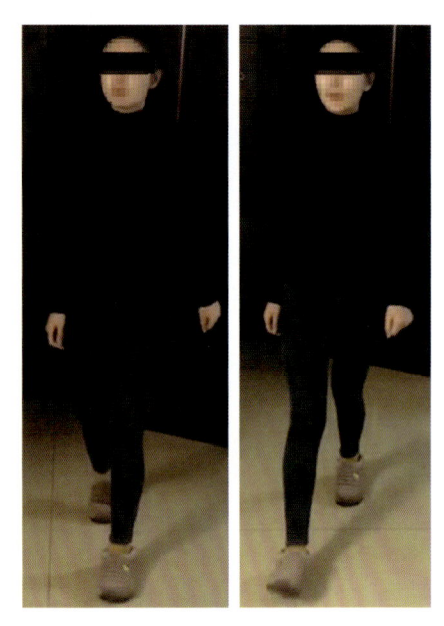

▲ 图 9-12　术后 12 个月功能状态良好，MSTS-93 评分 29 分

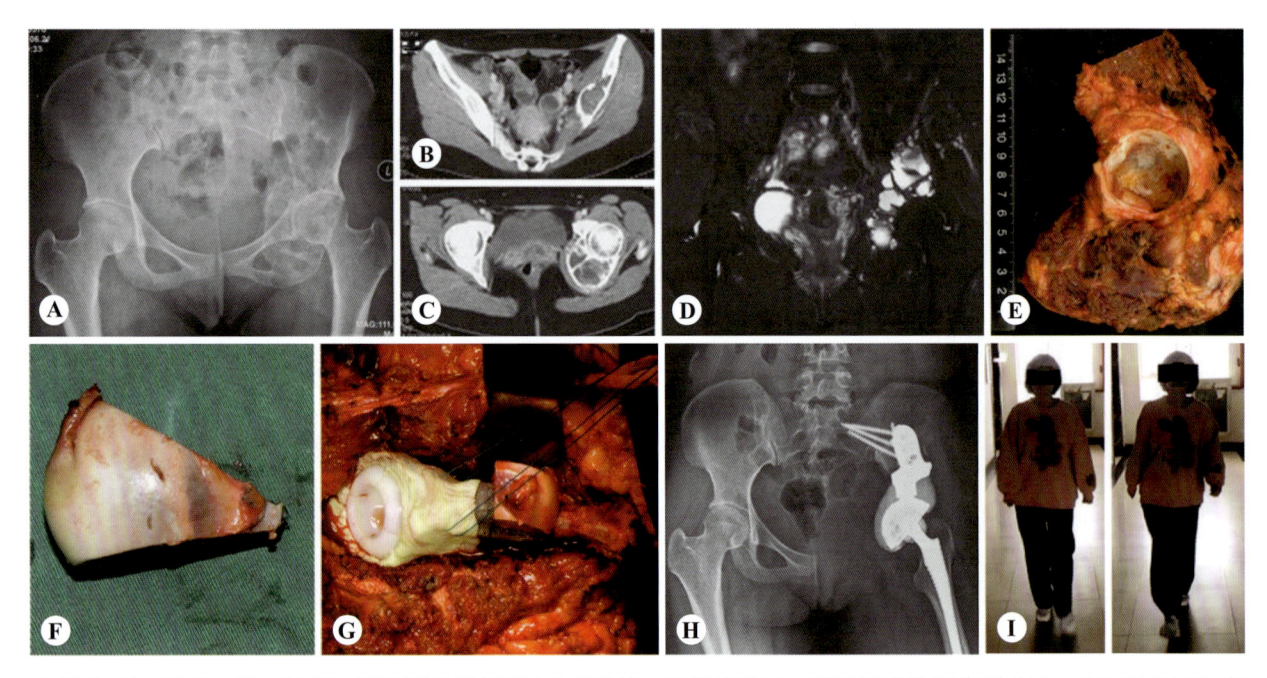

▲ 图 9-13　患者女性，26 岁。因左髋负重疼痛 6 个月就诊，X 线片显示左髋臼周围骨质破坏（A）。CT（B 和 C）和 MRI（D）显示左髂骨、髋臼和坐骨有溶骨性病变，穿刺活检诊断为动脉瘤样骨囊肿，予行Ⅰ+Ⅱ+Ⅲ型切除，保留髂骨后部（E）。为使用第二代组配式标准半骨盆假体进行重建，先将股骨头修剪成楔形（F），后将其放置在剩余的髂骨下方，安装假体时，主螺钉穿过假体、移植物和髂骨（G）。术后 X 线片显示假体固定良好（H）。术后 12 个月功能状态非常好，MSTS-93 评分 27 分（I）

第9章 骨盆假体重建（一）：组配式半骨盆假体

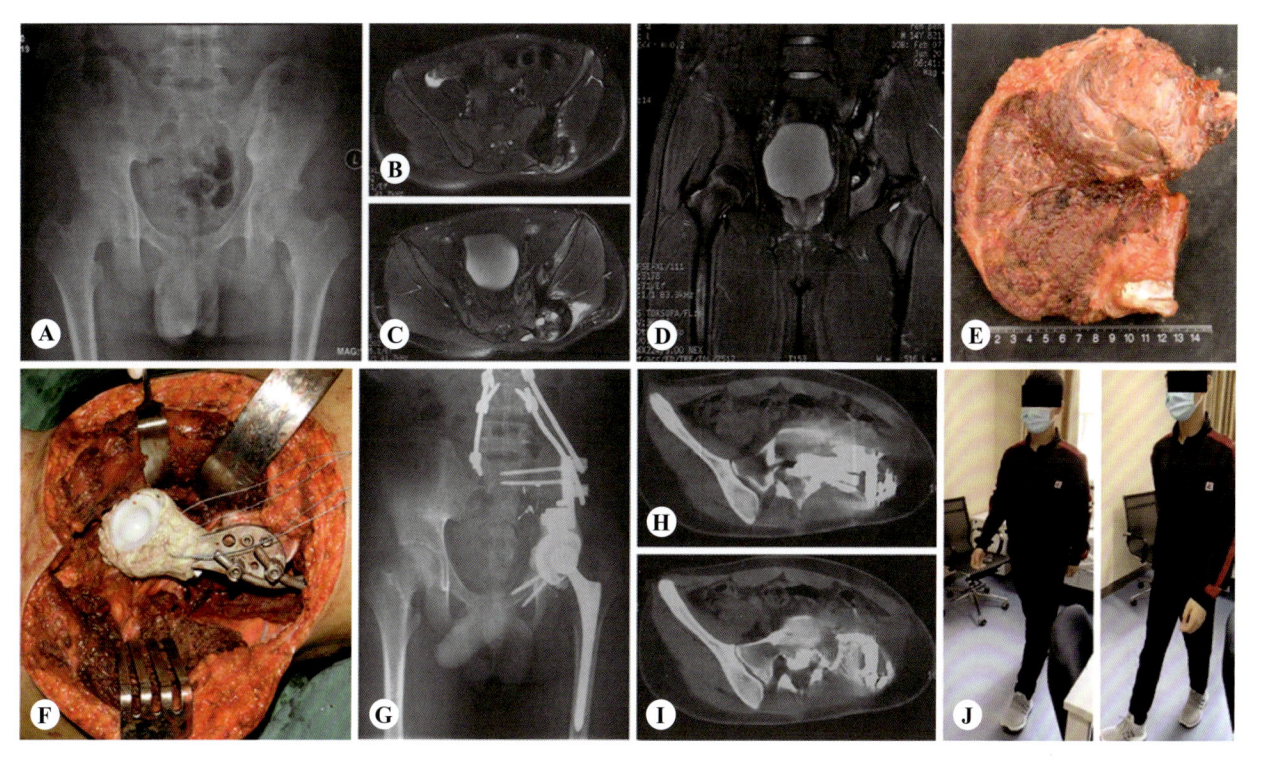

▲ 图 9-14 患者男性，14 岁。左髋部顽固性疼痛 3 个月，影像学检查显示病变累及整块髂骨和部分髋臼（A 至 D），穿刺活检确诊骨肉瘤，患者接受新辅助化疗，予行Ⅰ+Ⅱ+Ⅳ型切除（E），并用第二代联合椎弓根钉固定的半骨盆假体复合自体股骨头重建（F），术后 X 线片显示假体固定良好（G），术后 CT 显示螺钉穿过假体并固定到骶骨（H 和 I），术后 12 个月功能状态良好，MSTS-93 评分 27 分（J）

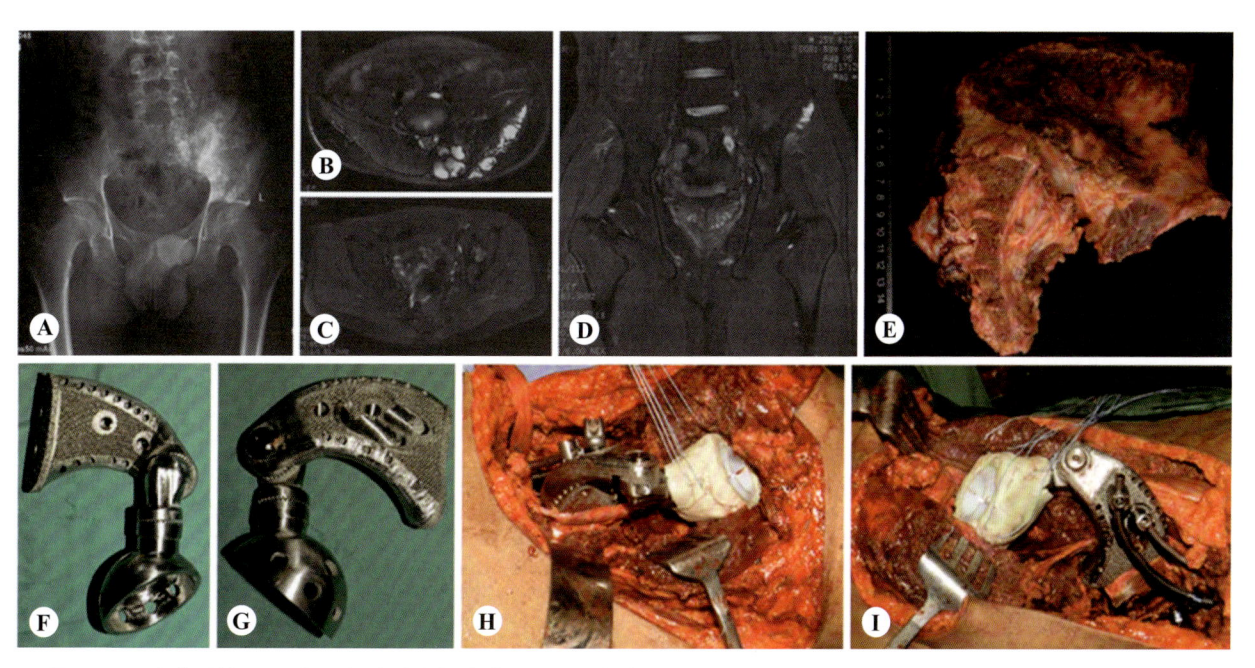

▲ 图 9-15 患者男性，25 岁。左髋难治性疼痛伴左下肢放射痛 3 个月就诊，影像学检查显示病变累及部分骶骨、整个髂骨和部分髋臼（A 至 D），穿刺活检确诊骨肉瘤，患者接受新辅助化疗，予行Ⅰ+Ⅱ+Ⅳ型骨盆切除，骶骨矢状面切除（E），使用 GPS Ⅲ型联合椎弓根钉固定的半骨盆假体复合自体股骨头重建（F 和 G），术中照片显示假体通过螺钉和钉棒固定良好（H 至 J），术后 X 线片显示假体固定良好（K），术后 4 个月功能状态一般，MSTS-93 评分 13 分（L）

085

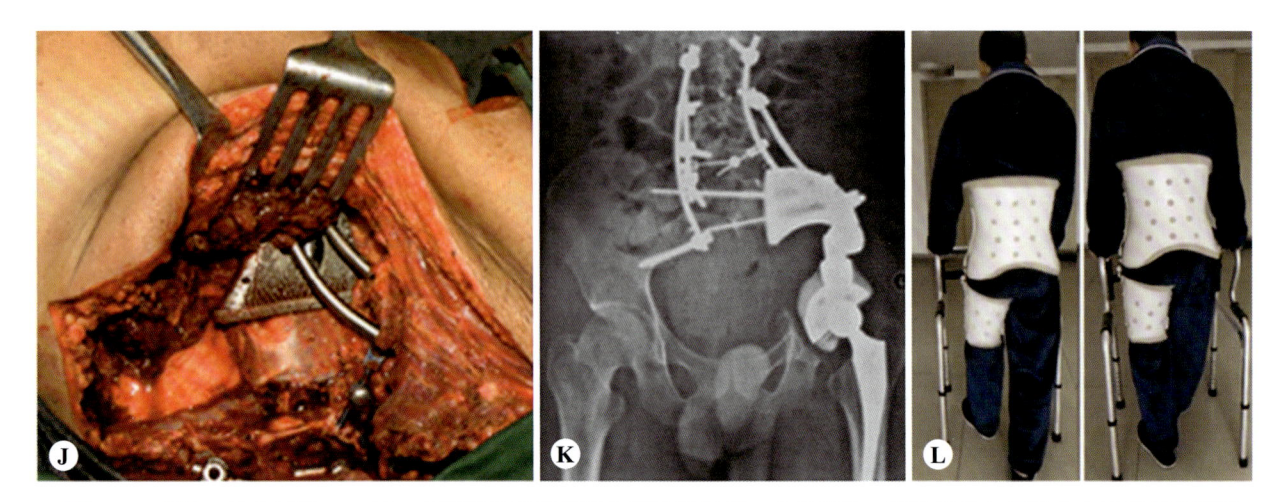

▲ 图 9-15（续） 患者男性，25 岁。左髋难治性疼痛伴左下肢放射痛 3 个月就诊，影像学检查显示病变累及部分骶骨、整个髂骨和部分髋臼（A 至 D），穿刺活检确诊骨肉瘤，患者接受新辅助化疗，予行Ⅰ+Ⅱ+Ⅳ型骨盆切除，骶骨矢状面切除（E），使用 GPS Ⅲ型联合椎弓根钉固定的半骨盆假体复合自体股骨头重建（F 和 G），术中照片显示假体通过螺钉和钉棒固定良好（H 至 J），术后 X 线片显示假体固定良好（K），术后 4 个月功能状态一般，MSTS-93 评分 13 分（L）

参考文献

[1] Enneking WF, Dunham WK. Resection and reconstruction for primary neoplasms involving the innominate bone. J Bone Joint Surg Am. 1978;60(6):731-46.

[2] Guo W, Sun X, Ji T, Tang X. Outcome of surgical treatment of pelvic osteosarcoma. J Surg Oncol. 2012;106(4):406-10.

[3] Ji T, Guo W, Yang RL, et al. Modular hemipelvic endoprosthesis reconstruction--experience in 100 patients with mid-term follow-up results. Eur J Surg Oncol. 2013;39(1):53-60.

[4] Zang J, Guo W, Yang Y, Xie L. Reconstruction of the hemipelvis with a modular prosthesis after resection of a primary malignant peri-acetabular tumour involving the sacroiliac joint. Bone Joint J. 2014;96-B(3):399-405.

[5] Liang H, Ji T, Zhang Y, et al. Reconstruction with 3D-printed pelvic endoprostheses after resection of a pelvic tumour. Bone Joint J. 2017;99-B(2):267-75.

[6] Ji T, Yang Y, Tang X, et al. 3D-printed modular Hemipelvic Endoprosthetic reconstruction following Periacetabular tumor resection: early results of 80 consecutive cases. J Bone Joint Surg Am. 2020;102(17):1530-41.

[7] O'Connor MI, Sim FH. Salvage of the limb in the treatment of malignant pelvic tumors. J Bone Joint Surg Am. 1989;71(4): 481-94.

[8] Abudu A, Grimer RJ, Cannon SR, et al. Reconstruction of the hemipelvis after the excision of malignant tumours. Complications and functional outcome of prostheses. J Bone Joint Surg. 1997;79(5):773-9.

[9] Ozaki T, Hoffmann C, Hillmann A, et al. Implantation of hemipelvic prosthesis after resection of sarcoma. Clin Orthop Relat Res. 2002;396:197-205.

[10] Guo W, Li D, Tang X, et al. Reconstruction with modular hemipelvic prostheses for periacetabular tumor. Clin Orthop Relat Res. 2007;461:180-8.

[11] Menendez LR, Ahlmann ER, Falkinstein Y, Allison DC. Periacetabular reconstruction with a new endoprosthesis. Clin Orthop Relat Res. 2009;467(11):2831-7.

[12] Gebert C, Wessling M, Hoffmann C, et al. Hip transposition as a limb salvage procedure following the resection of periacetabular tumors. J Surg Oncol. 2011;103(3):269-75.

[13] Aydinli U, Akesen B, Yalcinkaya U, et al. Iliosacral fixation after type-1 hemipelvectomy: a novel technique. Acta Orthop Belg. 2012;78(3):393-7.

[14] Traub F, Andreou D, Niethard M, et al. Biological reconstruction following the resection of malignant bone tumors of the pelvis. Sarcoma. 2013;2013:745360.

[15] Ogura K, Sakuraba M, Miyamoto S, et al. Pelvic ring reconstruction with a double-barreled free vascularized fibula graft after resection of malignant pelvic bone tumor. Arch Orthop Trauma Surg. 2015;135(5):619-25.

[16] Qu H, Li D, Tang S, et al. Pelvic reconstruction following resection of tumour involving the whole ilium and acetabulum. J Bone Oncol. 2019;16:100234.

[17] Zhang Y, Tang X, Ji T, et al. Is a modular pedicle-hemipelvic Endoprosthesis durable at short term in patients undergoing Enneking type Ⅰ+Ⅱ tumor resections with or without sacroiliac involvement? Clin Orthop Relat Res. 2018;476(9):1751-61.

第 10 章 骨盆假体重建（二）：组配式基座髋臼假体
Implant Reconstruction of the Pelvis—II: Modular Pedestal Cup Prosthesis

M. P. A. Bus　M. A. J. van de Sande　著

一、简要病史

患者女性，57 岁，无相关病史，表现为右侧髋进行性无力伴疼痛，影像学检查怀疑骨原发恶性肿瘤，活检诊断右髋臼骨肉瘤，新辅助化疗后，予行 Enneking Ⅱ～Ⅲ型内半骨盆切除术。

二、术前临床和影像学照片

术前影像和规划不仅用于评估肿瘤在骨、髋关节和周围软组织（肌肉和神经血管结构）中浸润的情况，还应作为术前手术计划和切缘评估的一部分，增加 R_0 切除可能性，以及设计切除后最佳的重建方法（图 10-1）。

三、术前问题汇总

1. 髋臼周围巨大骨肿瘤，软组织包块明显，需实施阴性切缘的手术切除肿瘤，同时尽可能不损伤股血管、股神经和坐骨神经，保留肢体功能。

2. 肿瘤切除后，大块骨缺损需要重建，髋部肌肉组织的切除会损害人工关节的稳定性，因此这类重建会带来假体不稳甚至脱位的风险，同时切除导致的大块骨缺失使得用于固定假体的残存骨量非常有限。

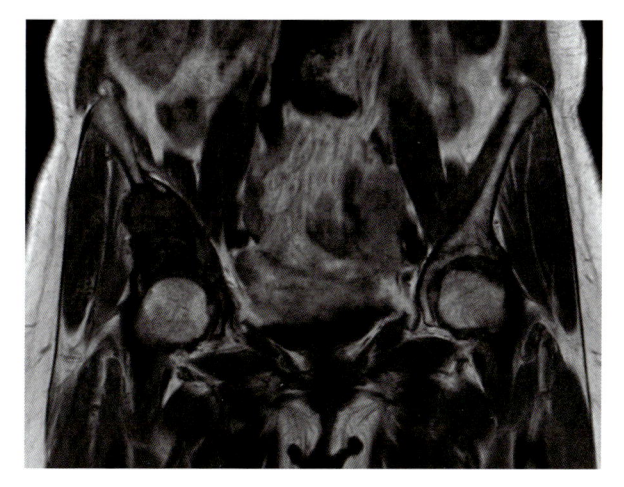

▲ 图 10-1　术前影像显示右髋臼大面积病变，皮质破坏，累及右髂骨翼和耻骨上支，髂骨翼两侧软组织肿块侵入臀小肌和髂肌，并累及股直肌直头和反折头

3. 手术范围大、复杂的三维解剖结构和大量软组织切除均会导致手术过程耗时长、失血量大、死腔大，这些因素都导致较高的感染风险。

四、治疗策略

1. 预先制订髋臼周围和耻骨上支（Enneking Ⅱ～Ⅲ型）计算机导航下整块肿瘤切除的计划，尽可能仔细地保存重要神经血管结构，保留肢体功能，由于切除闭孔管和耻骨支，闭孔神经切除和内收功能丧失难以避免。

2. 使用组配式基座髋臼杯和传统股骨假体可实现适当软组织覆盖、恢复髋臼旋转中心，重建功能性髋关节。

3. 本例需要股骨近端重建，因此进行了"关节外"切除（髋臼+股骨近端），就肿瘤学而言这并非强制性的，事实证明通过股骨颈的截骨空间进行坐骨支或耻骨下支截骨非常有用。

五、基本原则

1. CT 和 MRI 用于评估肿瘤在骨内和骨外的范围，并确定三处截骨平面（髋臼上、耻骨上支和髋臼下）。

2. 患者置于侧卧漂浮位，可旋转接近俯卧位和仰卧位。

3. 采用单切口入路，从后向前穿过髂嵴，然后沿股直肌外侧缘向远侧延伸。为防止伤口愈合并发症，应避免入路向内侧延伸，必要时，可通过前方皮下向远端延伸至耻骨联合。

4. 沿着髂骨翼进行解剖，松解臀大肌，如果可能，沿臀上血管向坐骨切迹方向松解外侧的臀中肌，前方松解缝匠肌和股直肌，保持髂腰肌内束和股神经的完整。使用 2 枚 2.5mm 螺钉将导航示踪器固定在髂翼上，保留一层肌肉袖套覆盖肿瘤，通常需要切除髂肌，股神经可以保留。根据术前 MRI，从肿瘤远端切断股直肌，当保留耻骨下支时，臀上血管、髂血管、股血管和闭孔血管都可以保留。

5. 术前影像显示肿瘤在髋臼软骨下骨内生长，关节本身未受影响，将髋关节囊与周围组织分离，在股骨颈处切开，用摆锯在股骨颈截骨，为耻骨下支在导航下截骨提供空间。

6. 使用导航凿进行三处截骨，使用超声刀（Covidien, Dublin, Ireland）将标本上残余的肌肉附着切断，防止失血，然后取出标本。

7. 重建先置入股骨假体，本例股骨近端未受影响，因此可以使用按传统髋关节置换设计的股骨柄，若必须切除部分股骨近端，则使用组配式股骨近端假体恢复股骨长度。

8. 利用计算机导航辅助，向髂后上棘方向插入髂骨柄导丝，或者在影像监视下插入导丝，或者使用为患者特制的引导板，插入导丝后，参照导丝准备髂骨。

9. 插入髂骨柄试模，髂骨柄长度由髋臼上切除高度决定，髂骨柄上有两个鳍槽，用于最终固定髂骨柄。

10. 将试模杯连接到髂骨试模柄上进行预重建，评估假体尺寸、重建长度和偏心距、软组织张力和髋臼杯前倾角，按 5° 增量进行调整，有助于降低术后不稳定风险。

11. 插入髂骨柄，避免髂翼前壁或后壁发生骨折，影响初始固定稳定性，将髂骨柄插入合适深度，连接髋臼杯。

12. 再次评估重建稳定性，可使用补片加固人工关节并重新附着软组织，以便获得最充分假体软组织覆盖，降低假体脱位风险。

13. 彻底冲洗伤口，含庆大霉素可吸收海绵用于局部抗感染治疗，分层缝合，若缺乏足够软组织覆盖，可松解股外侧肌远端增加近端假体的覆盖。

14. 术后第 3 天开始至术后 6 周内，允许使用双拐进行部分负重，之后鼓励患者单拐活动。

六、术前计划和术中照片

见图 10-2 至图 10-5。

七、技术要点

1. 三维规划软件将 CT 和 MRI 图像融合，获得术中 CT 图像，使用带有导航凿的计算机辅助手术（computer-assisted surgery, CAS）系统进行骨切除。事实证明，这种方式可以降低边界污染风险，对经验丰富的医师，CAS 可减少手术时间[1]。

2. 借助三维规划软件和数字模板，可在术前确定髂骨柄的位置和大小，在 CAS 系统指导下确定轨迹并插入导丝，有利于进行快速可靠的假体定位，在冗长手术过程中非常重要。

3. 带柄髋臼杯（LUMiC, Implantcast GmbH, Buxtehude, Germany）设计用于放置在沿着自然承重轴的髂骨内侧，该部位骨骼致密，需将髂骨柄插入到正确深度，以获得充分初始稳定，并允

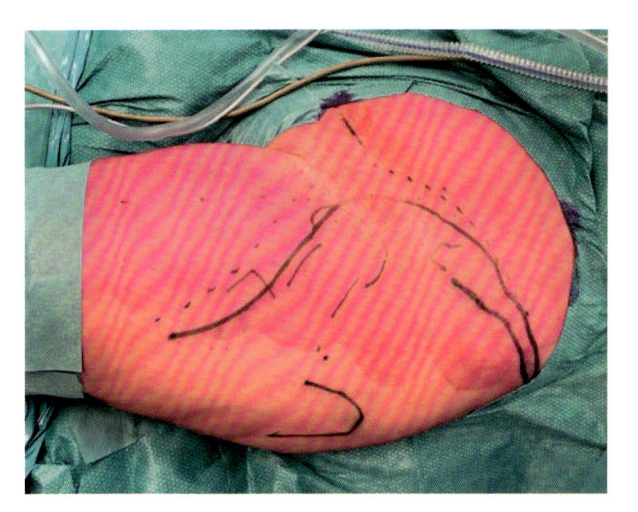

▲ 图 10-2 切口术前照片（虚线），采用单一切口入路，沿髂嵴由后向前，跨越髂前上棘后沿股动脉向远端延伸

许非骨水泥羟基磷灰石涂层柄有骨长上，使髂骨柄能长期稳定地固定[2]，柄的深度比恢复初始旋转中心更重要，此外应插入尽可能粗的柄以确保最大限度的紧密贴合。

4. 补片不应固定在髂骨柄或髋臼杯上，而应使用不可吸收缝线经骨固定至残余髂骨，进一步强化重建。

八、临床随访和影像学照片

见图 10-6。

九、并发症的预防与处理

1. 建议使用直径尽可能大的双动杯，可降低

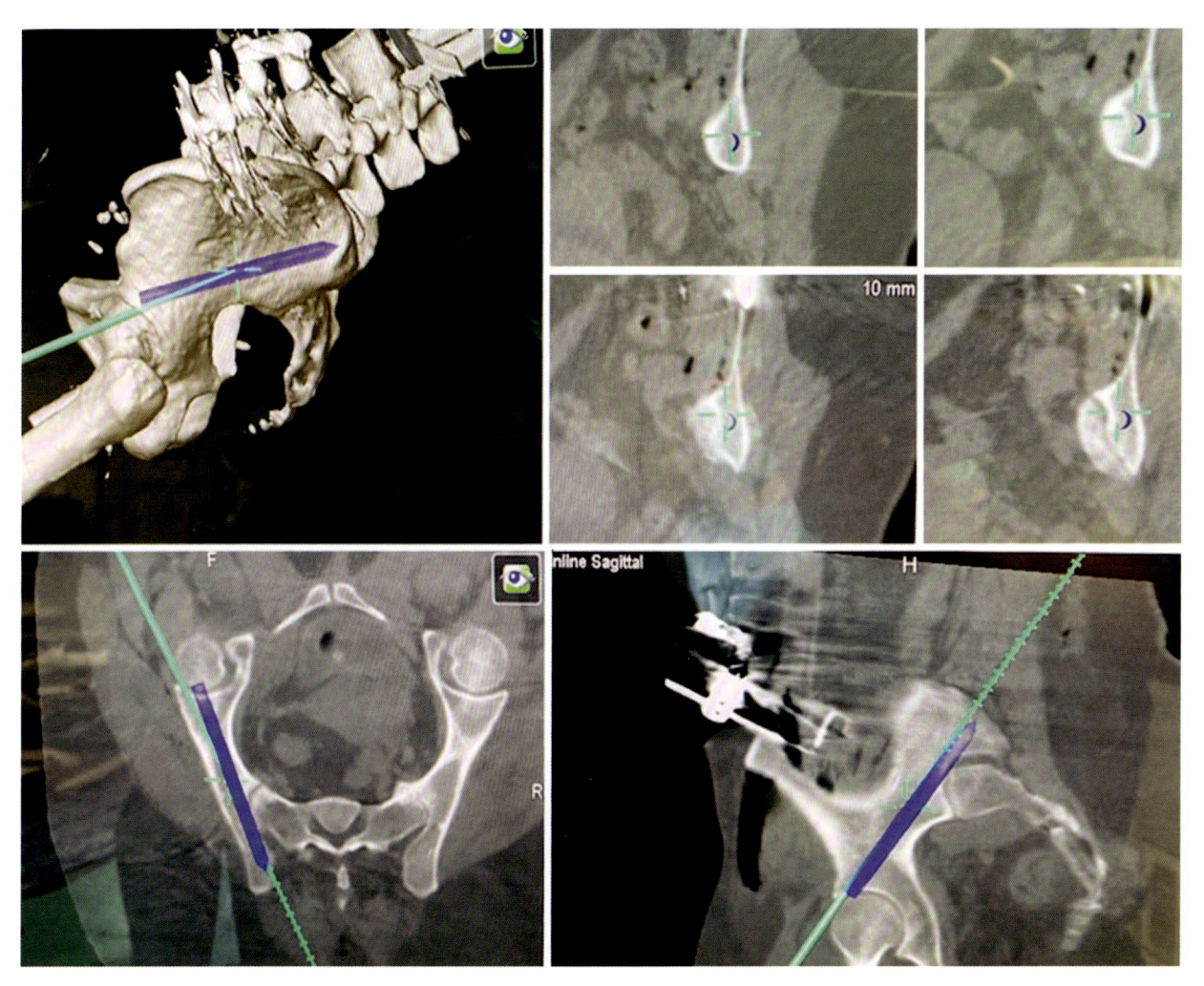

▲ 图 10-3 术中导航图像照片，蓝色显示髂骨通道计划轨迹，髂骨通道位于髂骨内侧并指向髂后上棘

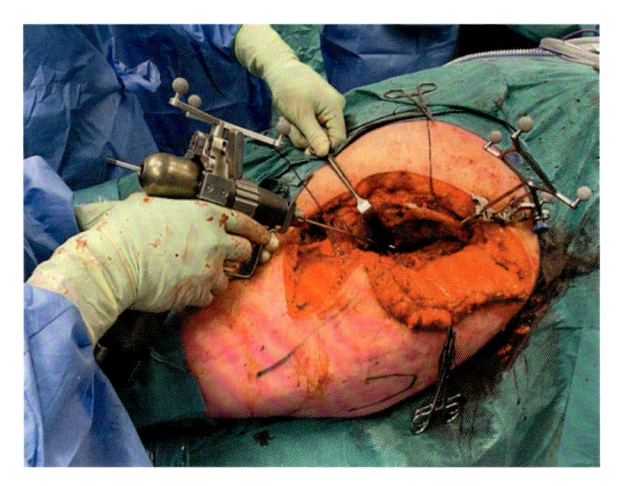

▲ 图 10-4 肿瘤切除后术中照片，残存髂骨翼上固定导航系统导向器，图中正在导航下插入髂骨柄导针

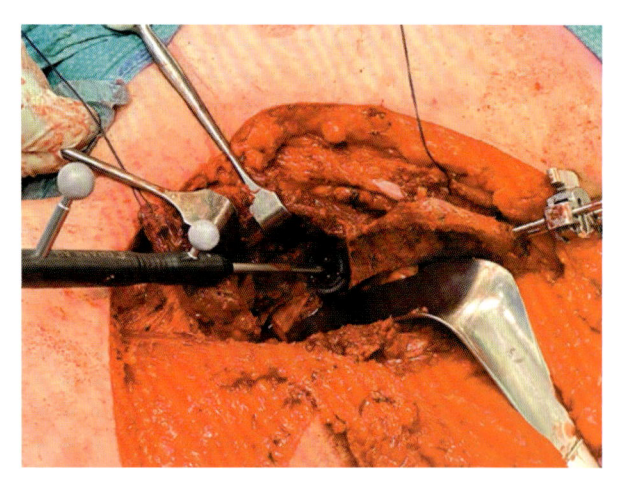

▲ 图 10-5 导航下插入 LUMiC 柄，注意要把髂骨柄完全插入髂骨翼，以获得最大限度的初始稳定

脱位风险[2]。

2. 即使行 Enneking Ⅱ～Ⅲ型切除，也应避免使用 T 形切口，这类切口有较高的伤口愈合风险。

3. 使用银涂层可能有助于降低深部感染的风险，至少可以提高假体感染的清创成功率[3]。

4. 骨盆假体感染通常是革兰阴性微生物引起的多种微生物感染，预防性抗生素方案应有针对性[4]。此外，全身性抗生素在死腔及其相关的深部感染中渗透性较差，局部使用抗生素是合理的。

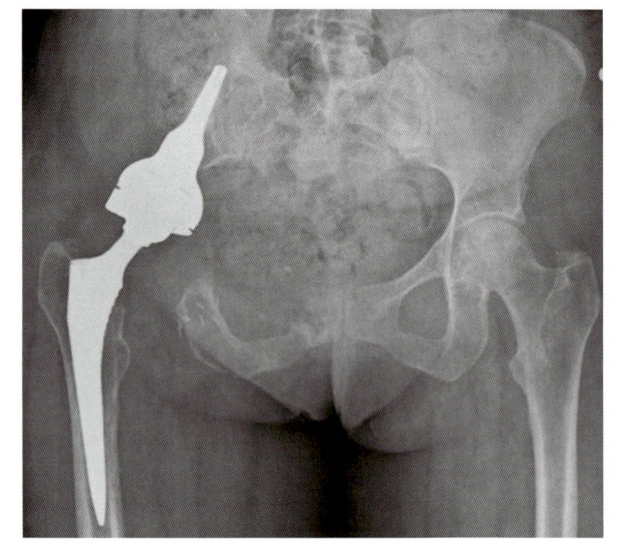

▲ 图 10-6 术后 1 年骨盆正位 X 线片，未发生术后并发症，患者可拄拐行走

参考文献

[1] Laitinen MK, Parry MC, Albergo JI, Grimer RJ, Jeys LM. Is computer navigation when used in the surgery of iliosacral pelvic bone tumours safer for the patient? Bone Joint J. 2017;99-B(2):261-6.

[2] Bus MP, Szafranski A, Sellevold S, Goryn T, Jutte PC, Bramer JA, et al. LUMiC® endoprosthetic reconstruction after periacetabular tumor resection: short-term results. Clin Orthop Relat Res. 2017;475(3):686-95.

[3] Wafa H, Grimer RJ, Reddy K, Jeys L, Abudu A, Carter SR, et al. Retrospective evaluation of the incidence of early periprosthetic infection with silver-treated endoprostheses in high-risk patients: case-control study. Bone Joint J. 2015;97-B(2):252-7.

[4] Sanders PTJ, Bus MPA, Scheper H, van der Wal RJP, van de Sande MAJ, Bramer JAM, et al. Multiflora and gram-negative microorganisms predominate in infections affecting pelvic endoprostheses following tumor resection. J Bone Joint Surg Am Vol. 2019;101(9):797-803.

第 11 章 骨盆假体重建（三）：高位髋臼和股骨加长假体

Implant Reconstruction of the Pelvis—Ⅲ：High Acetabular Placement and Prosthetic Femoral Extension

Harzem Özger　Bugra Alpan　著

　　Ⅱ型半骨盆切除术后髋臼周围重建是骨肿瘤学科面临的巨大挑战之一。大多数情况下单纯骨盆肿瘤切除对患者和外科医生来说已是一创伤应激性事件，而肿瘤切除后髋臼和髋关节功能半骨盆重建更是一项费时费力且并发症高的手术[1,2]。虽然"不重建"或关节融合可恢复部分功能，但最多达到中等程度的生活质量[3,4]。生物重建可提供稳定和功能良好的髋关节，但结果往往不可预测，因为生物重建需要较长时间愈合，常出现严重并发症，如移植骨骨折、骨不连、感染和骨吸收[5]。既往文献描述了许多不同结局的假体重建方法[6-9]，大段同种异体骨复合全髋关节重建、施氏针和骨水泥、马鞍型假体、基座型髋臼假体、组配式半骨盆假体和定制假体（近年来的3D打印）是主要的髋臼周围假体重建方法。虽然组配和定制型假体的优点是能模仿原始骨盆解剖结构，但主要缺点是需要大块的金属组件，通常与切除后的局部环境不相容，如假体周围空腔大、软组织覆盖少，以及由此增加感染风险[2,7]。模仿原始的骨盆解剖结构，会削弱机械支撑结构固定效能，在对抗通过固定髋关节假体区域应力时，容易导致假体松动，限制型臼杯失败率较高，获得稳定的髋关节仍是髋臼周围假体重建有待解决的难题[10]。

　　本章描述的假体重建技术采用一种不同的方法来解决髋臼周围骨缺损问题，将髋臼放置在不对称的高位，股骨近端向头侧延长跨越骨盆缺损区，使用聚丙烯补片重建关节囊[3,11]，虽然放射学检查结果是非解剖性的，但功能和手术并发症非常令人满意。

一、简要病史

　　患者女性，37岁，右侧髋臼复发Ⅱ级软骨肉瘤，在外院曾行不当干预，按良性骨肿瘤病理进行病灶刮除和髋臼上方骨水泥填充，术后确诊为软骨肉瘤。本次就诊时，轻微跛行伴臀部和腹股沟中度疼痛，仰卧位右下肢抬举困难，自诉目前夜间痛，影像学证实肿瘤复发（图11-1）。

二、术前临床和影像学照片

　　见图11-1。

三、术前问题汇总

　　1. 骨肿瘤累及范围需要进行Ⅰ+Ⅱ（+Ⅳ）型内半骨盆切除术，切除将导致巨大骨关节缺损，骨盆环完整性破坏。

　　2. 之前不恰当的臀外侧入路手术所污染的软组织范围很难标记，再次手术将导致外展功能受

骨肿瘤手术学：病例图解

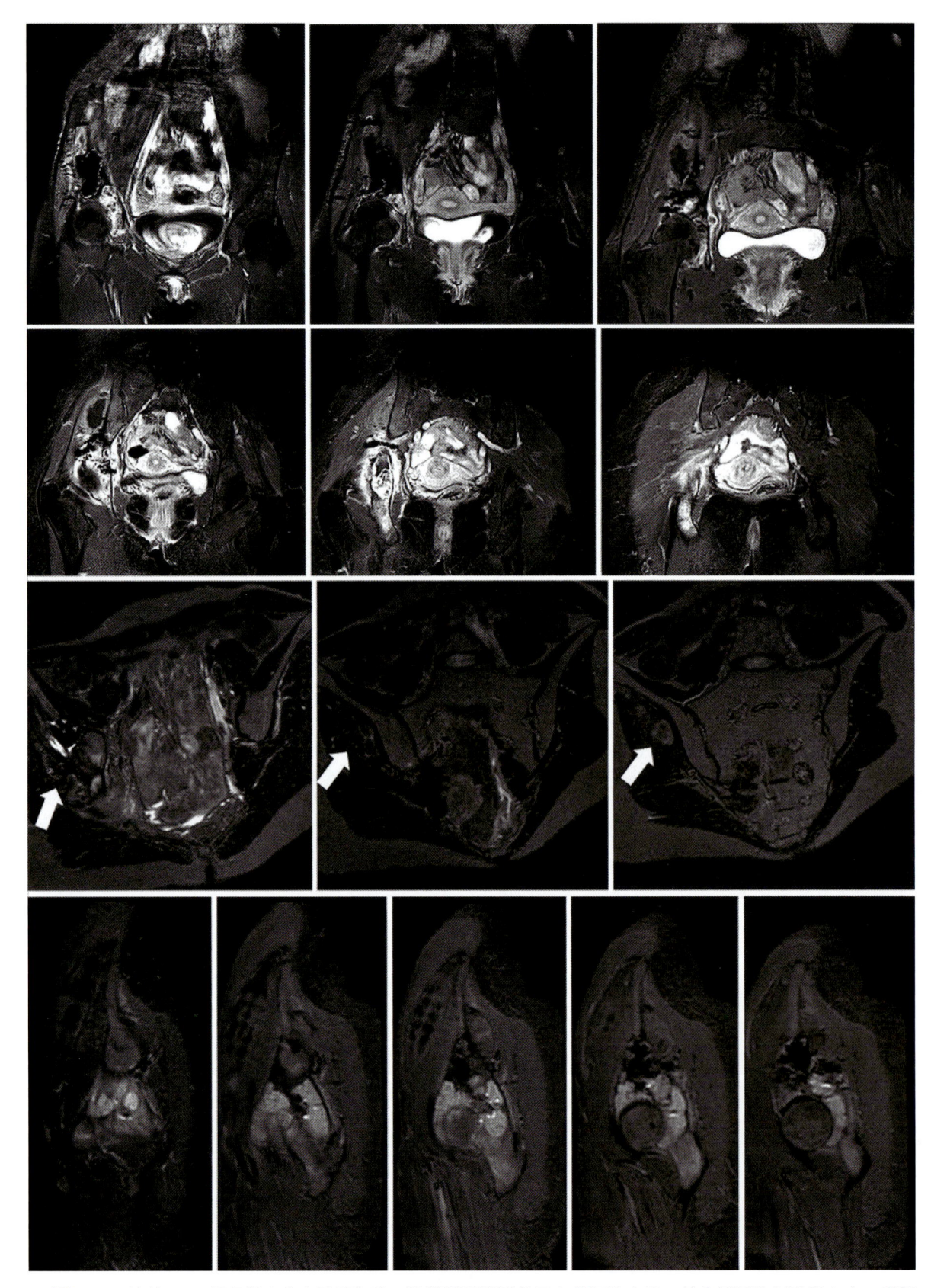

▲ 图 11-1 连续 MRI 显示髋臼上方肿瘤复发，沿髂翼近端延伸至坐骨切迹水平，前内侧延伸至耻骨上支，后侧累及坐骨，髋臼上方黑色信号区域为骨水泥

限，腹壁肌肉缺损。

3. 应保留主要的神经血管结构（髂股动静脉、股神经、坐骨神经），挽救肢体、保留功能。

4. 髋臼重建须解决以下问题：①下肢和中轴骨骼之间的连接必须具有稳定性、可活动性，并便于躯干和地面之间的力学传导；②恢复肢体长度。

四、治疗策略

1. 软骨肉瘤对化疗和放疗均不敏感，安全边界切除肿瘤是先决条件，所有肿瘤控制均依赖手术治疗。

2. 主要的神经血管结构必须小心保护，除非不能保证肿瘤安全边界。

3. 在近端切除边缘放置有一定外展和前倾角度的稳定髋臼杯。

4. 股骨近端采用组配式肿瘤假体进行加长，以平衡肢体长度。

5. 恢复髋关节稳定性。

6. 提供足够软组织覆盖。

五、基本原则

1. 骨盆肿瘤手术前，放置双 J 管可以更容易识别和保护输尿管，但术前须评估患者放置导管的必要性。

2. 术中采用漂浮侧卧位（图 11-2），配合左

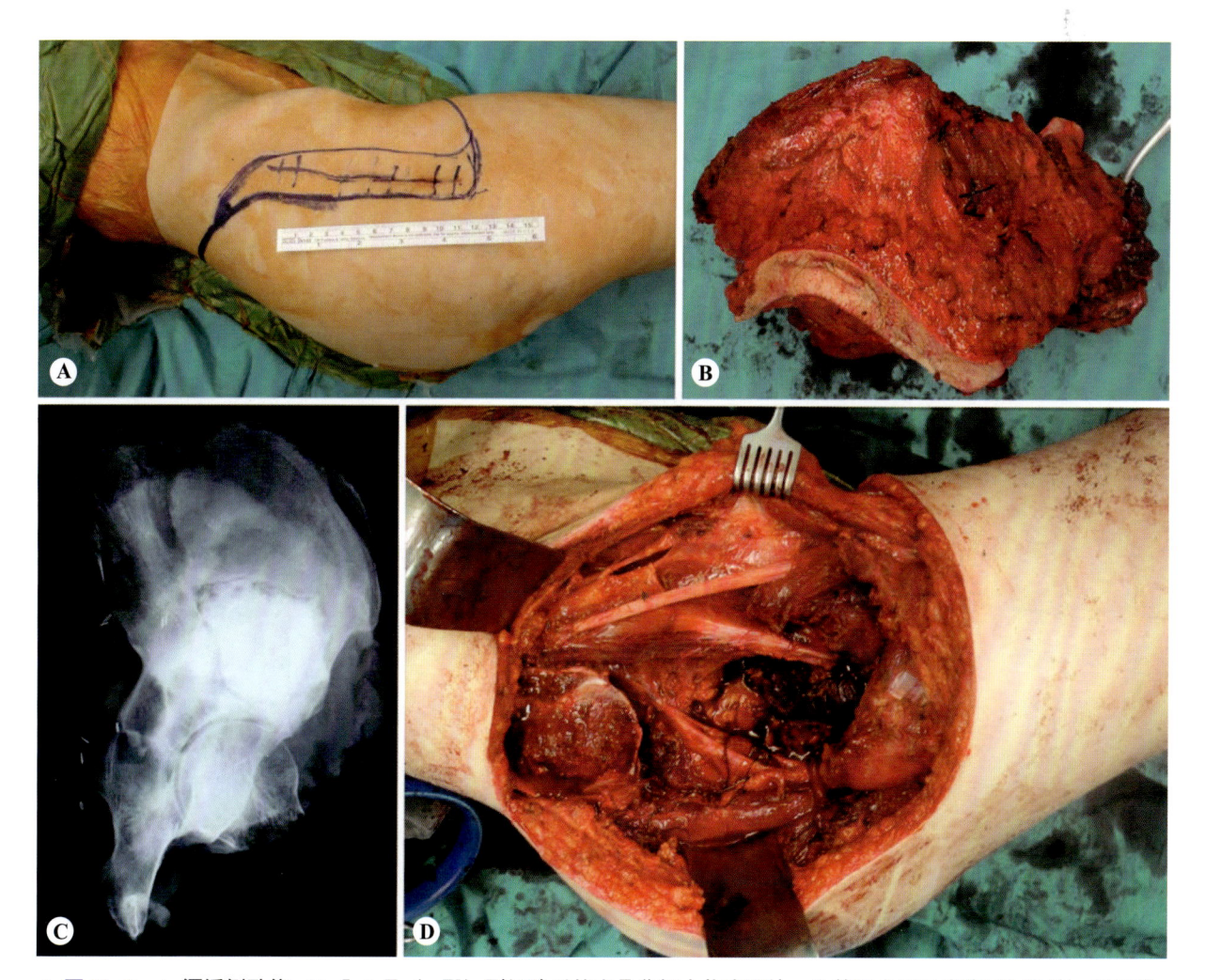

▲ 图 11-2　A. 漂浮侧卧位；B. Ⅰ + Ⅱ（+ Ⅳ）型切除后的半骨盆标本临床照片，先前手术切口瘢痕已与肿瘤一起切除；C. 半骨盆肿瘤标本 X 线片，明显可见前次手术的骨水泥和经关节外切除的股骨头；D. 切除后半骨盆缺损形态

右倾斜的手术台，可前后翻转患者为几乎完全仰卧位或俯卧位，仰卧位前入路可显露髂股血管、腰骶干、骶神经和输尿管，俯卧位后入路可分离臀肌和坐骨神经。

3. 从重建的角度来看，保护外展肌功能最重要，但所有骨骼肌肿瘤手术，应更优先考虑安全切缘。

4. 髋臼杯可在非解剖部位直接置入切除区，肢体不等长将在股骨侧进行补偿（图 11-3）。

5. 从以下四个方面预防不稳定：①软组织张力（下肢长度调整）；②假体组件类型；③关节囊重建；④髋臼假体偏心距。

六、术中照片

见图 11-2 和图 11-3。

七、技术要点（图 11-4）

1. 置入髋臼假体是重建过程中最关键的部分，通过髋臼锉造出新的髋臼窝，由于放置在非解剖位，造臼应控制好器械操作，包括内移、俯倾角和前倾角。重要的神经血管结构和内脏位于造臼部位的深处或周围，很容易损伤。松质骨很容易被磨除，通常没有足够的骨量调整安放位置。

2. 臼顶可用髂骨的剩余部分（尤其是髂嵴）或股骨头进行结构性植骨加强，如果使用自体骨，需确保自体骨无瘤（如禁止使用全关节切除术中的股骨头），若无足够的骨量，可使用同种异体骨。自体骨可在造臼前或臼杯固定后植入，具体取决于新髋臼处可用的骨量。

3. 必须备好小型号臼杯（最好是多孔，从 38mm 开始）。

4. 需要注意的是，较小的臼杯尺寸需要匹配比常规尺寸更小的（22mm）股骨头，而且这些小尺寸可能无法适用髋臼假体的偏心放置。

5. 髋臼磨锉和置入螺钉时，神经监测可能有

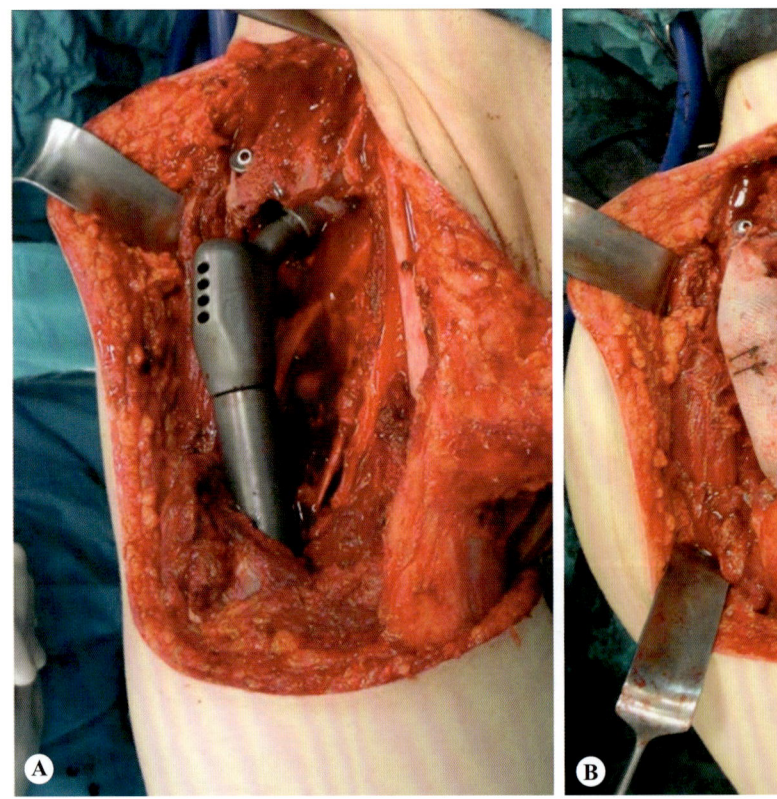

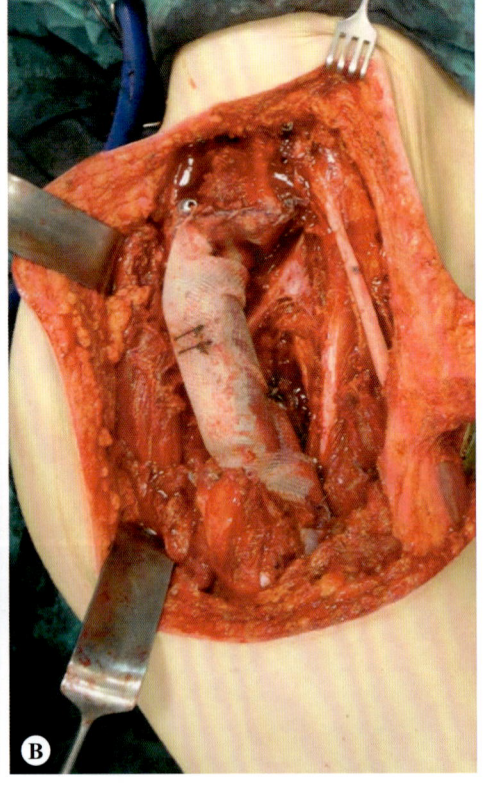

▲ 图 11-3　A. 安置髋臼于 S_2 椎体水平，用加长的组配式股骨近端肿瘤假体填补缺损，使用部分无瘤髂嵴进行结构性植骨，加强髋臼假体外上方覆盖；B. 采用聚丙烯补片重建关节囊，增强新髋关节稳定性

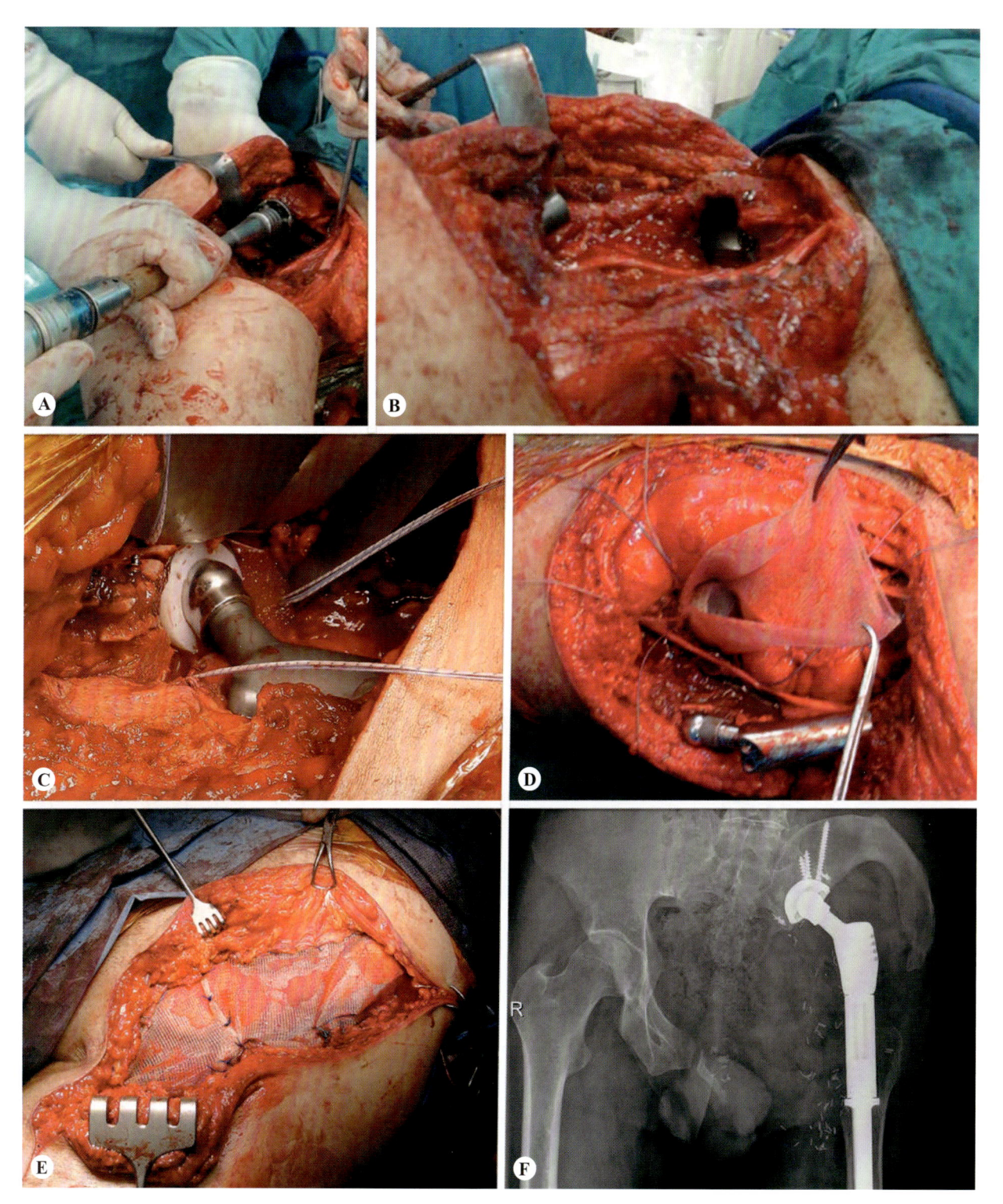

第11章 骨盆假体重建（三）：高位髋臼和股骨加长假体

▲ 图 11-4　A 和 B. 造臼和置入髋臼假体；C. 在髋臼假体周围置入缝合锚钉；D. 使用缝合锚钉固定髋周围的管状聚丙烯补片；E. 聚丙烯补片用于筋膜和腹壁修复；F. 某些情况下可保留髂骨，髂嵴近端有意折断并弯曲，避免髂前上棘凸起；C 至 F. 使用不同病例的术中照片作为演示

095

骨肿瘤手术学：病例图解

助于避免骶神经损伤，即使有神经监测，髋臼磨锉也须以可控的方式进行，不宜太深，钉孔须用测深尺仔细测量。

6. 缝合锚钉须安置于新髋臼周围可靠的固定点。

7. 聚丙烯网套补片在股骨近端缝合形成坚固的管型结构，虽然补片对于关节囊重建非常有用，但单纯依靠补片不足以稳定髋关节。组配式肿瘤假体需要很好地进行股骨前倾角、颈偏心距和股骨长度的调节，以克服重建后关节不稳定。

8. 半骨盆切除术后腹腔内容物容易疝出，聚丙烯补片也可用于筋膜和腹壁修复。

9. 在肿瘤边界安全条件下保留髂骨及臀肌附着区，该技术提供良好软组织覆盖并保留患肢外展功能，髂嵴近端部分可被有意折断或弯曲，使髂前上棘不会凸出。

八、临床随访和影像学照片

1. 髋臼和股骨假体稳定性良好，长期影像随访显示髋关节稳定（图 11-5）。

2. 末次随访，MSTS 评分 28 分，自诉仅休闲活动受限（图 11-6）。

九、并发症的预防和处理

1. 为减少术中并发症，术前必须多学科会诊（特别是泌尿外科、普通外科和血管外科）。

2. 常规使用第一代头孢菌素（头孢唑啉）预防感染，若切口靠近会阴则首选广谱抗生素预防感染，可使用舒巴坦-氨苄西林。如果涉及骶骨（Ⅳ型内半盆切除术）和脑脊液漏，首选头孢曲松（第三代头孢菌素）作为预防性抗生素。

3. 强烈建议大量生理盐水冲洗术区，并在每个阶段结束时和关闭前更换术区无菌单和手术衣。

4. 死腔管理非常重要，骨盆肿瘤切除通常需要 3～4 条引流管。即使浅层几乎没有明显的张力，也可使用负压创面治疗技术（真空辅助闭合）以便更好消除深层死腔。

5. 保留腹壁下动脉情况下，可使用腹直肌垂

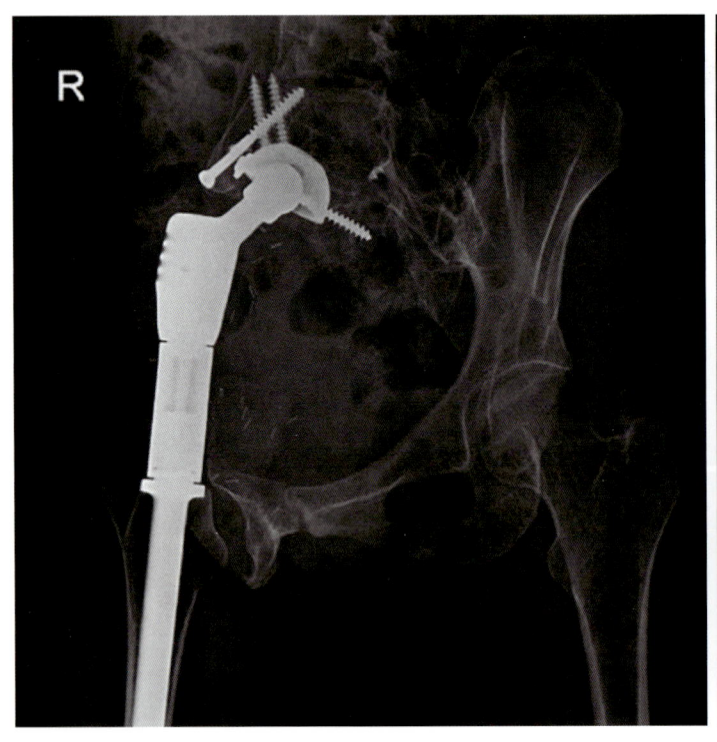

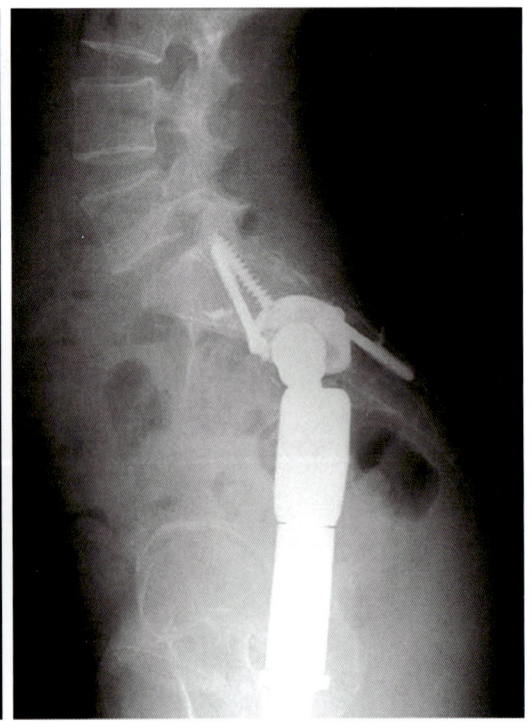

▲ 图 11-5 术后 10 年正侧位 X 线片，髋关节中置化良好，关节稳定，无松动迹象。尽管髋臼相对左侧后移，剩余左半骨盆在冠状面、矢状面呈现出平衡状态

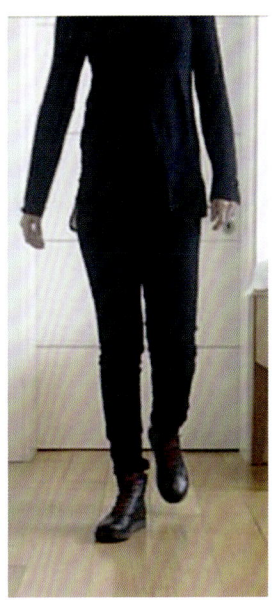

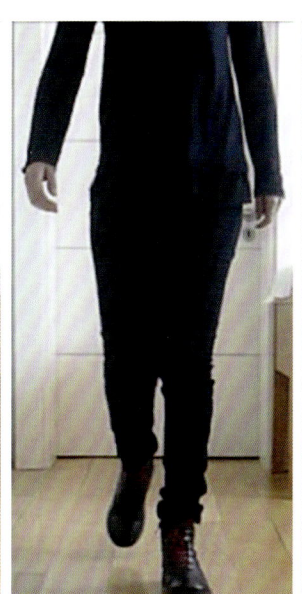

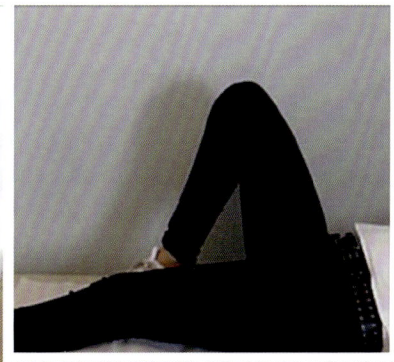

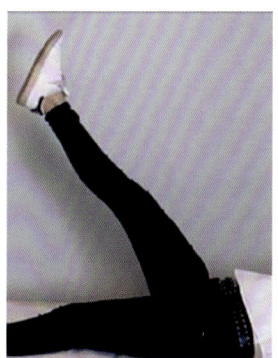

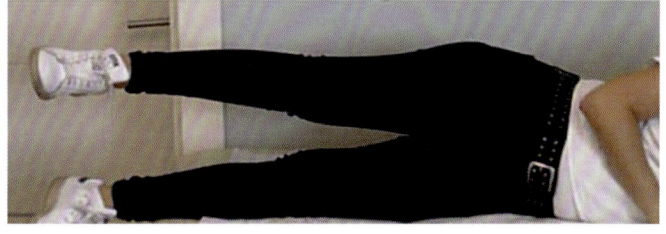

▲ 图 11-6 从拍摄视频中提取的静态图像显示，步态平衡良好。尽管髋关节高旋转中心，但屈髋功能良好，可直腿抬高和主动外展

直带蒂皮瓣重建软组织。

6. 术后常规卧床休息 6 周，髋关节应屈曲 10°～20°，外展 10°～20°，因为重建后下肢有外旋倾向，应保持旋转中立位，患者可遵照常规髋关节置换术后预防脱位的措施翻身，术后前 6 周，只允许坐至 45°。

7. 不建议常规使用抗凝药，避免术后大量出血、血肿和伤口并发症。术后应用气压泵和长腿抗血栓弹力袜，使用下肢气压泵持续到出院，鼓励患者在能够耐受的情况下从抗血栓弹力袜过渡到适度压力连裤袜。

8. 6 周后扶双拐进行部分负重行走，根据患者的外展功能和假体的影像学评估，决定是否停用拐杖。

9. 从 6 周到 3 个月，髋关节屈曲逐渐增加至 90°。

参考文献

[1] Hillmann A, Hoffmann C, Gosheger G, Rödl R, Winkelmann W, Ozaki T. Tumors of the pelvis: complications after reconstruction. Arch Orthop Trauma Surg. 2003;123(7): 340-4.

[2] Jaiswal PK, Aston WJS, Grimer RJ, Abudu A, Carter S, Blunn G, Briggs TWR, Cannon S. Peri-acetabular resection and endoprosthetic reconstruction for tumours of the acetabulum. J Bone Jt Surg Br. 2008;90(9):1222-7.

[3] Gebert C, Gosheger G, Winkelmann W. Hip transposition as a universal surgical procedure for periacetabular tumors of the pelvis. J Surg Oncol. 2009;99(3):169-72.

[4] Hoffmann C, Gosheger G, Gebert C, Jürgens H, Winkelmann W. Functional results and quality of life after treatment of pelvic sarcomas involving the acetabulum. J Bone Joint Surg. 2006;88(3):575-82.

[5] Ozaki T, Hillmann A, Bettin D, Wuisman P, Winkelmann W. High complication rates with pelvic allografts: experience of 22 sarcoma resections. Acta Orthop Scand. 1996;67(4): 333-8.

[6] Hugate R, Sim FH. Pelvic reconstruction techniques. Orthop Clin. 2006;37(1):85-97.

[7] Satcher RL, O'Donnell RJ, Johnston JO. Reconstruction of the pelvis after resection of tumors about the acetabulum. Clin Orthop Relat Res. 2003;409:209-17.

[8] Guo W, Sun X, Ji T, Tang X. Outcome of surgical treatment of pelvic osteosarcoma. J Surg Oncol. 2012;106(4):406-10.

[9] Bus MPA, Szafranski A, Sellevold S, Goryn T, Jutte PC, Bramer JAM, Fiocco M, Streitbürger A, Kotrych D, Sande MAJ, Dijkstra PDS. Endoprosthetic reconstruction after Periacetabular tumor resection: short-term results. Clin

Orthop Relat Res. 2016;475:686-95.

[10] Noble PC, Durrani SK, Usrey MM, Mathis KB, Bardakos NV. Constrained cups appear incapable of meeting the demands of revision THA. Clin Orthop Relat Res. 2011;470:1907-16.

[11] Masterson EL, Ferracini R, Griffin AM, Wunder JS, Bell RS. Capsular replacement with synthetic mesh: effectiveness in preventing postoperative dislocation after wide resection of proximal femoral tumors and prosthetic reconstruction. J Arthroplast. 1998;13:860-6.

第 12 章 骨盆假体重建（四）：3D 打印定制假体

Implant Reconstruction of the Pelvis—Ⅳ: 3D-Printed Custom-Made Prosthesis

Davide Maria Donati　Tommaso Frisoni　著

骨盆尤文肉瘤的最佳局部治疗措施和化疗方案仍存争议[1]，有些研究试图明确影响预后的风险因素，但结果存在差异，主要是由于各国治疗之间存在异质性，以及为了获得更大的样本量而延长招募时间。

局限性非骶骨骨盆尤文肉瘤，手术联合放疗似乎在局部控制和总生存率方面有积极作用[2, 3]。

3D 打印技术应用可以让接受骨盆切除患者的手术更易实施，临床研究表明，个性化导板可使骨盆切除术更为精准，包括获得阴性外科边界[4, 5]、较少的并发症，以及定制假体重建后良好功能[6]。

一、简要病史

患者男性，17 岁，左髋关节疼痛 3 个月。MRI 显示左侧髋臼及后柱溶骨性病变，并在坐骨外形成软组织肿块。透视引导下活检，诊断尤文肉瘤，肺部 CT 和 PET 提示无远处转移。

二、术前影像学照片

图 12-1 至图 12-3。

三、术前问题汇总

1. 第一个问题是年轻患者的骨盆尤文肉瘤：

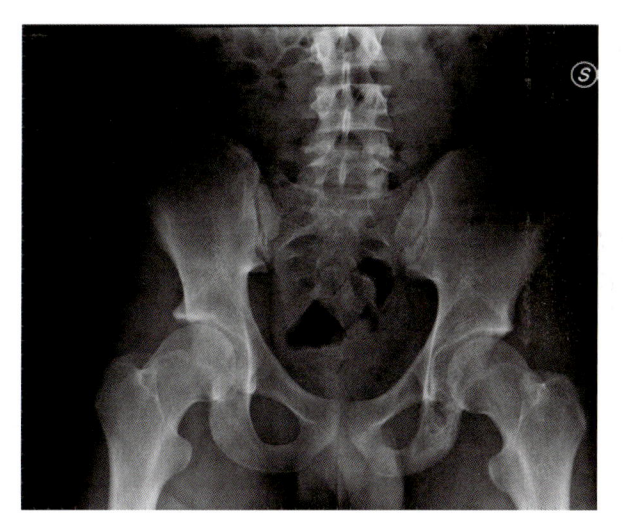

▲ 图 12-1　正位 X 线片显示溶骨性破坏累及左侧坐骨

一种对化疗和放疗敏感的侵袭性肿瘤，新辅助化疗是标准治疗，但需要制订局部治疗方案。

2. 第二个问题是明确髋臼区和坐骨的受累程度，如果手术，是选择保肢手术（切除后需要重建骨盆和髋关节），还是损毁性手术？

3. 如果进行保肢手术，需切除多少骨量以避免局部复发（清洁的手术边缘），并保留尽可能多的骨量，减少对重建和功能的损害，降低并发症风险，避免延迟化疗。

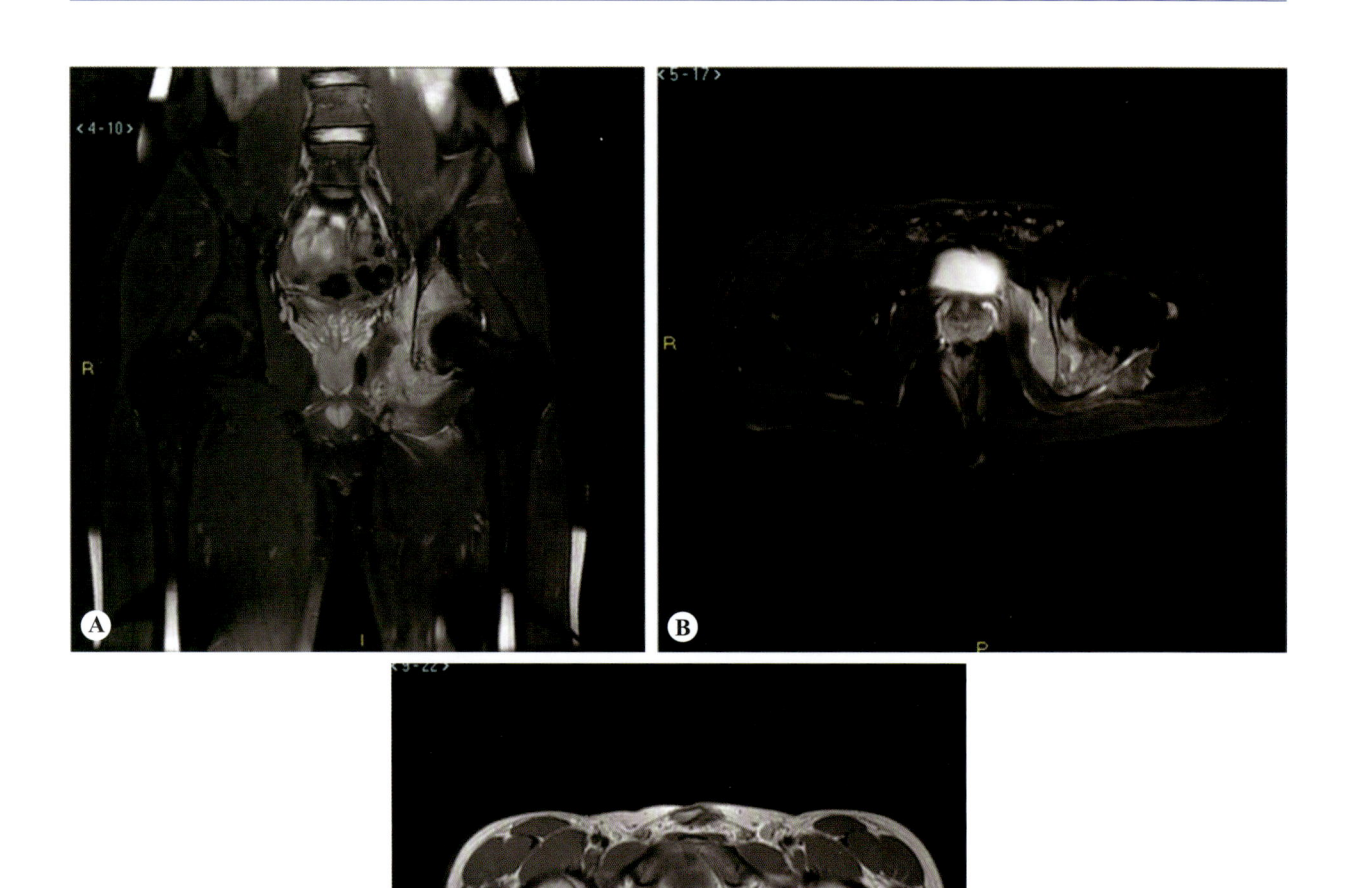

▲ 图 12-2 冠状位脂肪抑制序列（A）和轴位脂肪抑制序列（B）MRI 显示左髋臼及后柱病变，坐骨外形成软组织肿块，肿瘤内侧被闭孔内肌覆盖（C，轴位 T_1 增强图像）

四、治疗策略

1. 诱导/新辅助化疗和再分期，需进行多学科讨论。

2. 手术：Enneking Ⅱ～Ⅲ型，拟内半盆切除术（图 12-4）。化疗反应良好，远离神经血管束或坐骨神经，骨外肿瘤明显退缩，可实施保肢手术。

3. 使用个性化导板（夹具）进行切除，定制 3D 打印假体进行重建。

五、基本原则

1. 初诊时即行多学科团队（multidisciplinary team，MDT）讨论，对确定最佳治疗方案至关重要。

局限性尤文肉瘤的标准治疗方案是系统和局部治疗相结合，后者通常是一个具有挑战性的决定且有特定的时间窗。

手术必须达到无瘤边界切除，许多情况下，由于肿瘤发病部位和累及范围，实现这一目标非

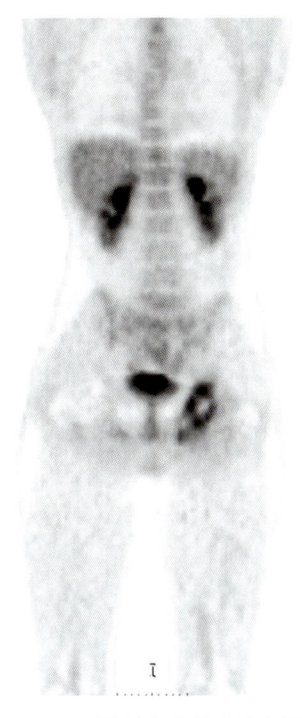

▲ 图 12-3　PET 显示左坐骨和髋臼区摄取增加

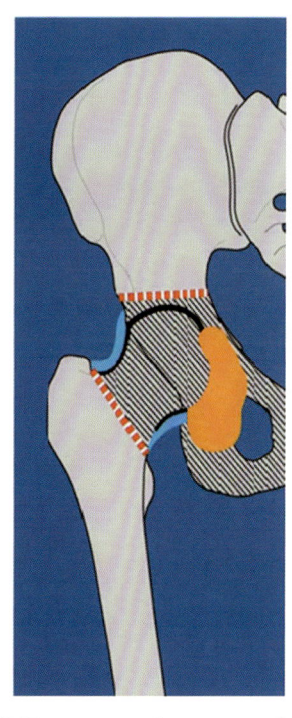

▲ 图 12-4　根据 Enneking 和 Dunham 分型，Ⅱ～Ⅲ型骨盆切除示意

常困难。手术效果可能会受到术后并发症的影响（最常见的是感染和各种重建后机械故障）。

放疗是另一种替代或补充治疗，它有潜在的致病率和并发症，如感染、内脏损伤和放射相关肉瘤。

在最后一个诱导化疗周期之前进行再分期至关重要，这一时间足够评估系统治疗的早期反应，并通过 MDT 讨论向患者提供最佳的局部治疗方案。反应良好的患者可以进行手术治疗，反应较差的患者则必须接受放疗，在整个治疗结束后再进行评估是否手术。

再分期评估包括原发病灶的 MRI、胸部 CT 和 PET，MRI 显示骨外肿瘤缩小（图 12-5），PET/CT 显示已没有明显的活性病理代谢灶（图 12-6）。相比 CT，MRI 能更清晰显示骨内肿瘤病灶（图 12-7）。

2. 经 MDT 讨论后决定手术治疗（使用个性化导板和定制假体）。由外科医生和工程师组成的团队开始绘制计算机辅助手术（computer-assisted surgery，CAS）流程图。

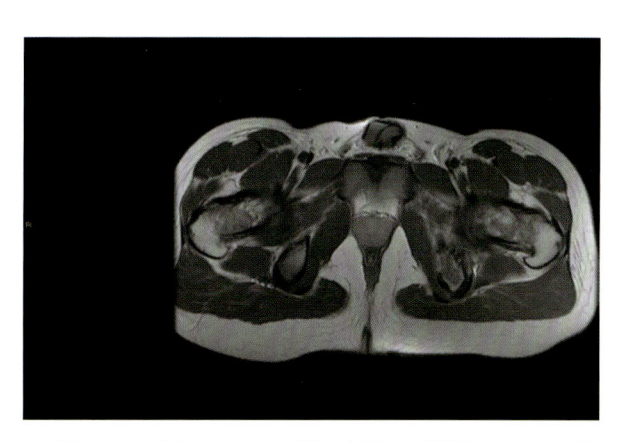

▲ 图 12-5　与图 12-2C 对比，轴位 T_1 增强 MRI 显示骨外软组织成分消失

获取 2mm 厚骨盆轴位 CT 图像，与 MRI 图像重叠，需要整合 CT 和 MRI，充分评估骨内（髓质和皮质）和周围软组织的肿瘤范围。通过 CT 联合 MRI 图像构建肿瘤的 3D 模型，外科医生模拟实施肿瘤切除并确定截骨方案，在规划截骨平面的位置和方向时，既要考虑到充分切除肿瘤（使用工具评估计划切除平面和肿瘤边界之间的距离），还要考虑宿主骨与假体之间能够获

101

骨肿瘤手术学：病例图解

得良好匹配，实现最佳整合（图 12-8）。将 STL 格式文件发送到公司，根据切除计划、骨缺损和外科医生的指示设计截骨导板和 3D 定制假体（图 12-9），假体最终方案是外科医生和公司之间持续互动讨论的结果，最终由外科医生正式确认（对于定制植入物很重要）。

3. 手术。

(1) 患者仰卧位，同侧臀部下垫枕，采用髂血管入路（图 12-10）。

(2) 从髂翼上分离臀肌和阔筋膜张肌（tensor of fascia lata，TFL），分离腹壁肌肉后，松解腹股沟韧带，识别股神经血管束与腰大肌一并进行整体保护（图 12-11）。

(3) 显露耻骨联合，松解内收肌（结扎闭孔神经血管束）、股直肌和腘绳肌。

(4) 截骨导板放置在髂翼上，用克氏针固定，骨盆内侧填塞止血垫保护后进行截骨（图 12-12）。

(5) 分离耻骨联合、松解骶棘韧带和骶结节

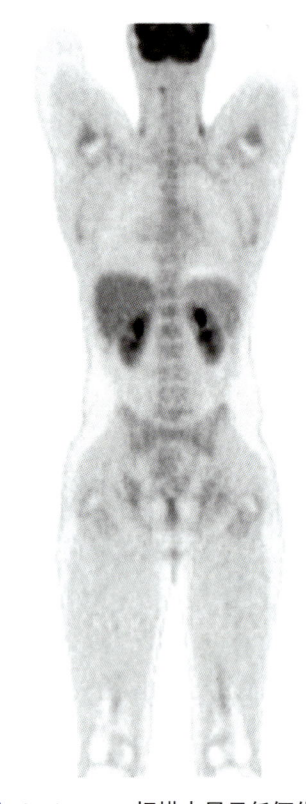

▲ 图 12-6　PET 扫描未显示任何代谢活动

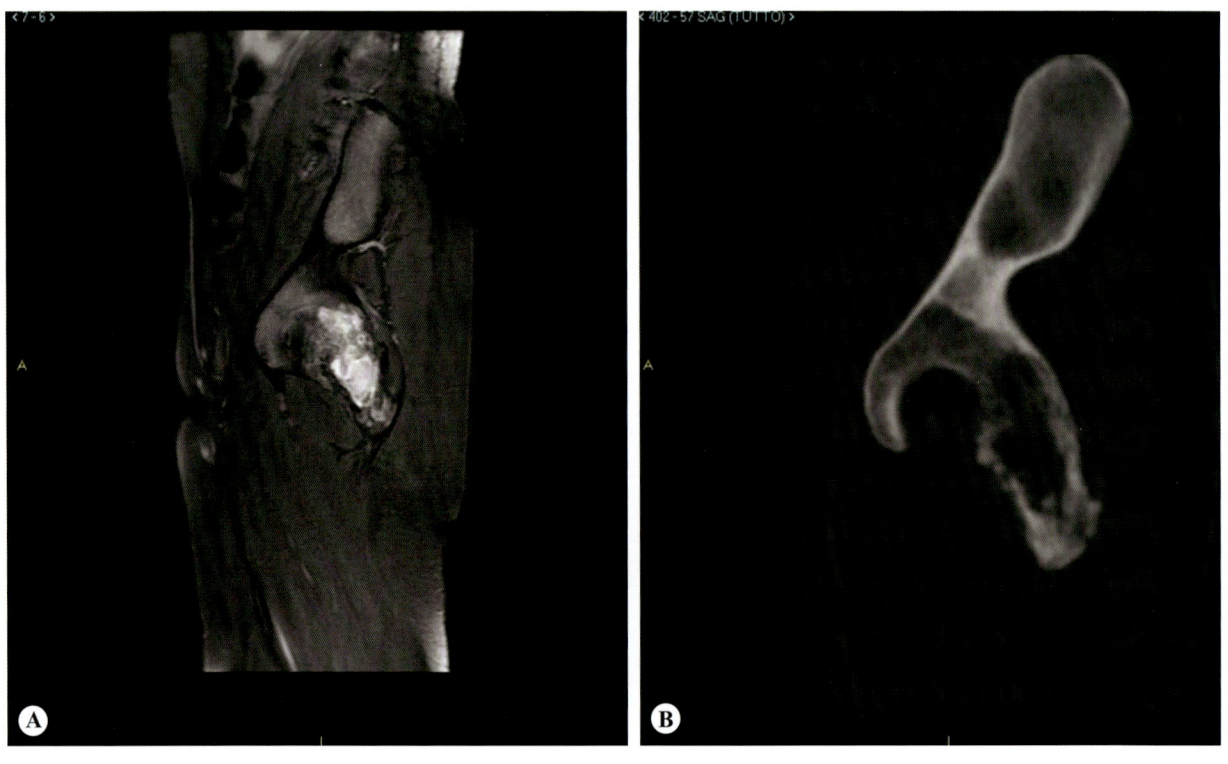

▲ 图 12-7　矢状位脂肪抑制序列 MRI（A）和 CT（B）显示肿瘤在骨内的范围

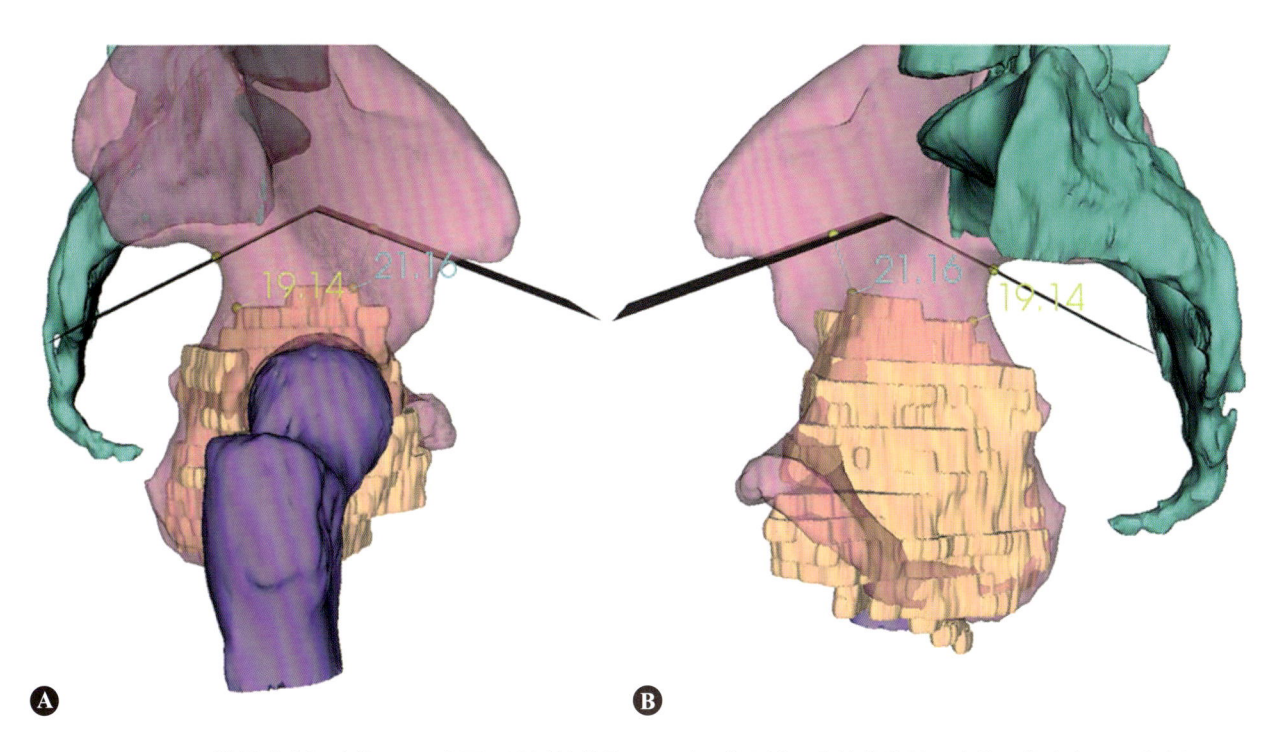

第12章 骨盆假体重建（四）：3D打印定制假体

▲ 图12-8 模拟肿瘤切除的3D示意图，计划的截骨平面*（*.由于缺乏完整的资料，这些图像来自不同患者）

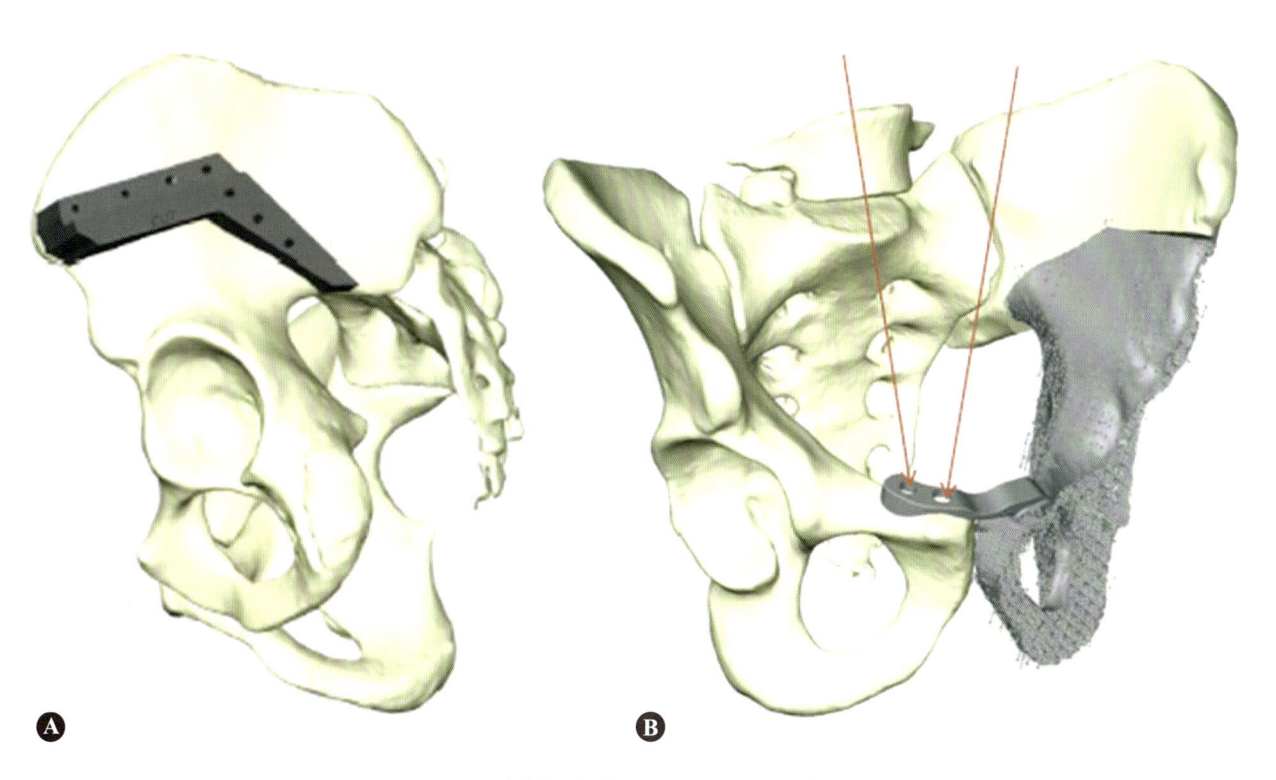

▲ 图12-9 骨盆虚拟模型，截骨导板（A）和定制假体（B）

103

骨肿瘤手术学：病例图解

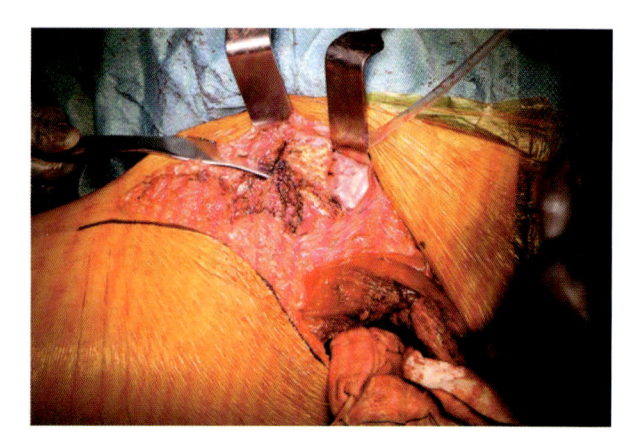

▲ 图 12-11 识别股神经血管束并用髂腰肌保护

韧带后切除标本。

(6) 3D 塑料模型用于验证截骨面和假体的适配性（图 12-13），标本和假体外形进行比较。
(7) 置入并固定 3D 打印定制假体（图 12-14）。
(8) 髋关节成形。
(9) 臀肌缝合到腹壁肌群。

六、治疗期间临床和影像学照片

见前述。

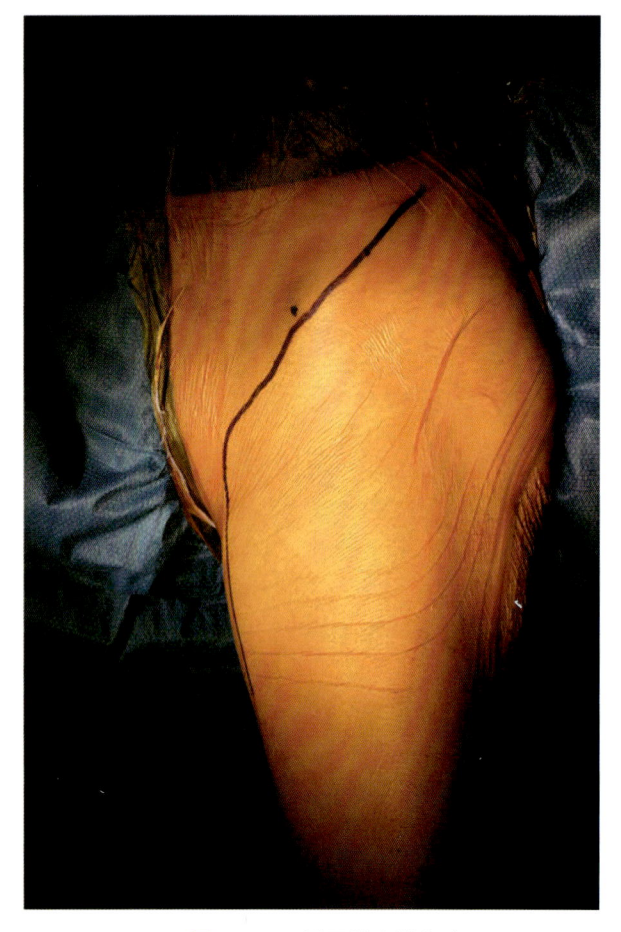

▲ 图 12-10 显示髂血管入路

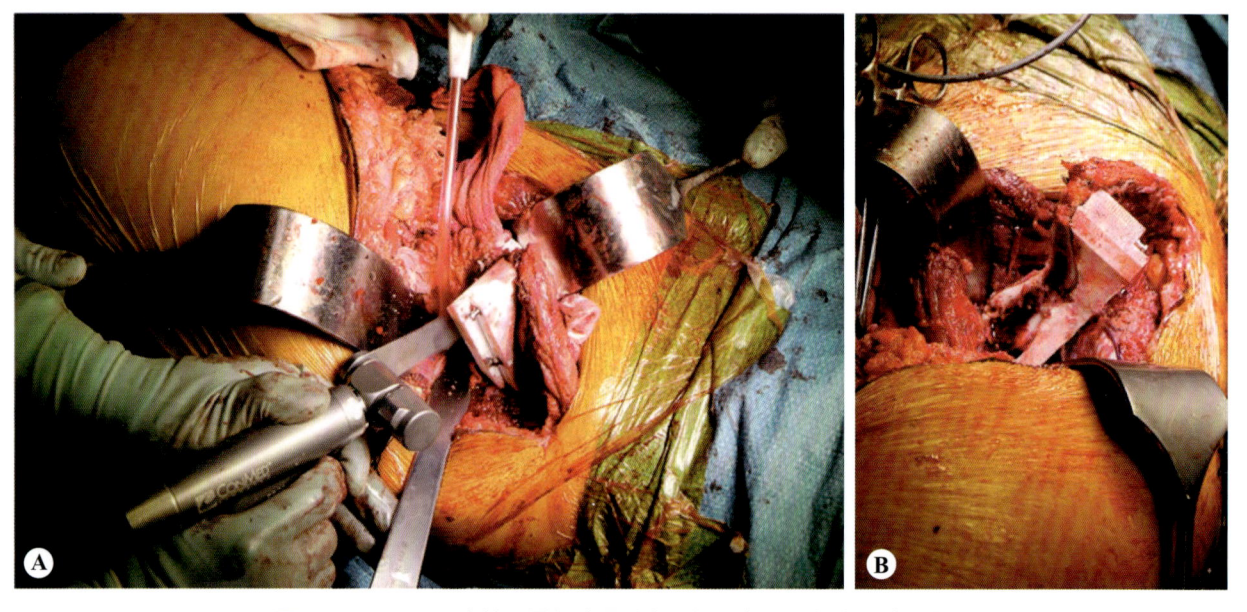

▲ 图 12-12 A. 置入个性化导板并通过克氏针固定；B. 标本切除后截骨面

104

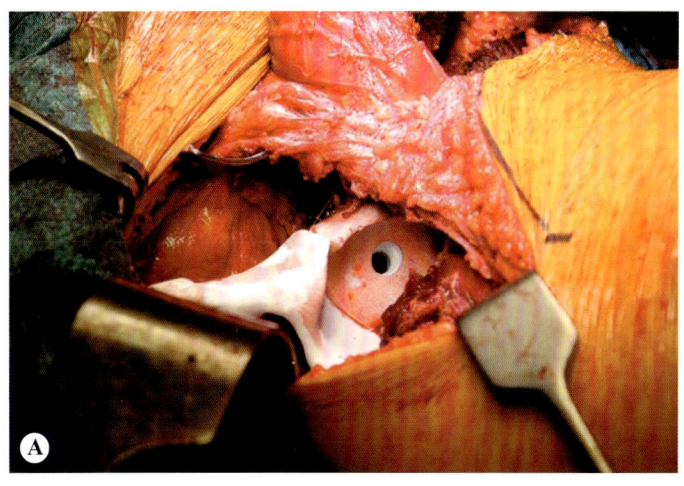

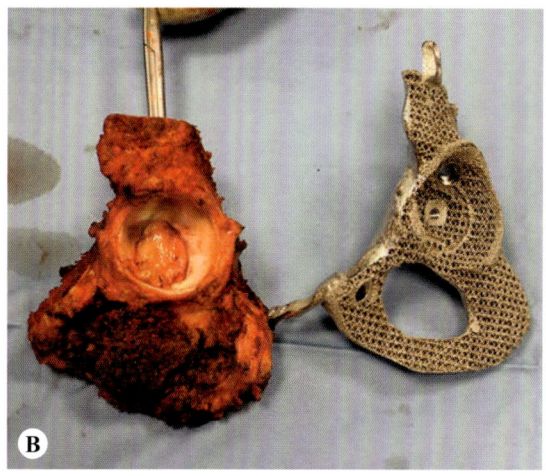

▲ 图 12-13　A. 放置 3D 模型来观察匹配度；B. 对比切除标本和假体

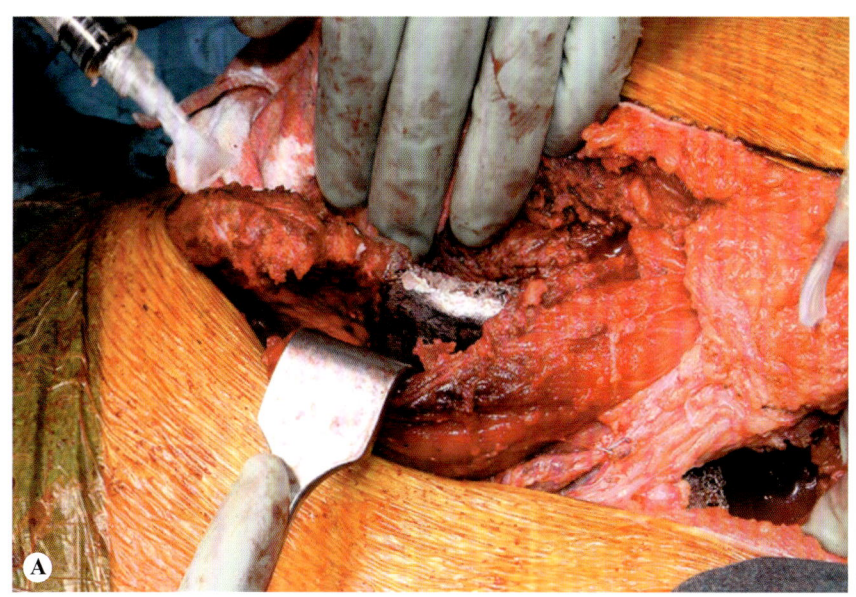

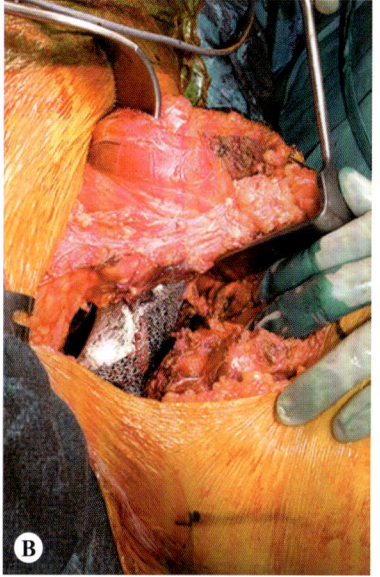

▲ 图 12-14　在髂骨（A）上固定 3D 打印假体，位于股神经血管束和髂腰肌（B）下方

七、技术要点

1. 避免髂腹股沟入路或内侧切口，减少污染和皮肤坏死风险，髂血管入路可以对股神经血管束有更好的操控和保护（与髂腰肌一起），避免在股骨近端切断髂腰肌和臀大肌。

2. 外科医生和工程师合作至关重要，个性化导板必须设计成简单形状，便于正确放置和固定（根据解剖和生物力学）。避免多平面截骨术，以确保骨和假体之间最充分接触。

3. 建议在耻骨联合处截骨，而不是在耻骨支和坐骨支；闭孔周围截骨复杂且具有挑战性，固定到对侧耻骨支更为稳定。

4. 定制 3D 打印假体中的钛小梁在特定的部分必须进行抛光，避免摩擦或黏附，而在与宿主骨连接处需要小梁结构，便于骨长入和软组织附着。

5. 首选柄状结构沿骶髂关节方向插入髂骨内固定，而不是钢板和螺钉（仅有抗旋转功能）。

6. 使用髋关节支具固定 2 个月（固定在外展和屈曲 15° 位 20 天，屈曲 60° 位 20 天，屈曲

骨肿瘤手术学：病例图解

90°）。术后 2 天内进行部分负重和等长肌肉锻炼（臀大肌和股四头肌），根据关节活动度进行适度锻炼。

八、临床随访和影像学照片

见图 12-15 至图 12-19。

九、并发症的预防和处理

1. 双动臼杯应作为髋关节重建的标配，可减少脱位等机械并发症的风险。

2. 解剖修复应同时考虑力学和软组织重建，有时需要减小尺寸，避免软组织撞击，假体在坐骨结节处必须抛光，避免骨小梁结构（图 12-20 和图 12-21）。

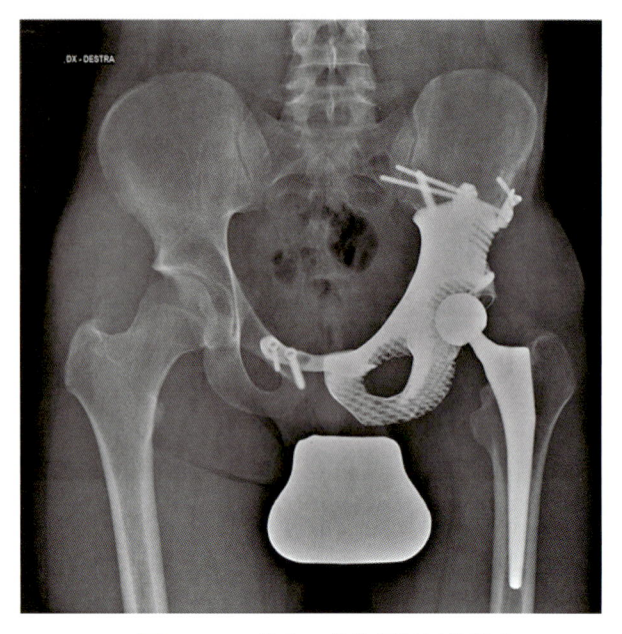

▲ 图 12-15 术后 X 线片显示原位重建

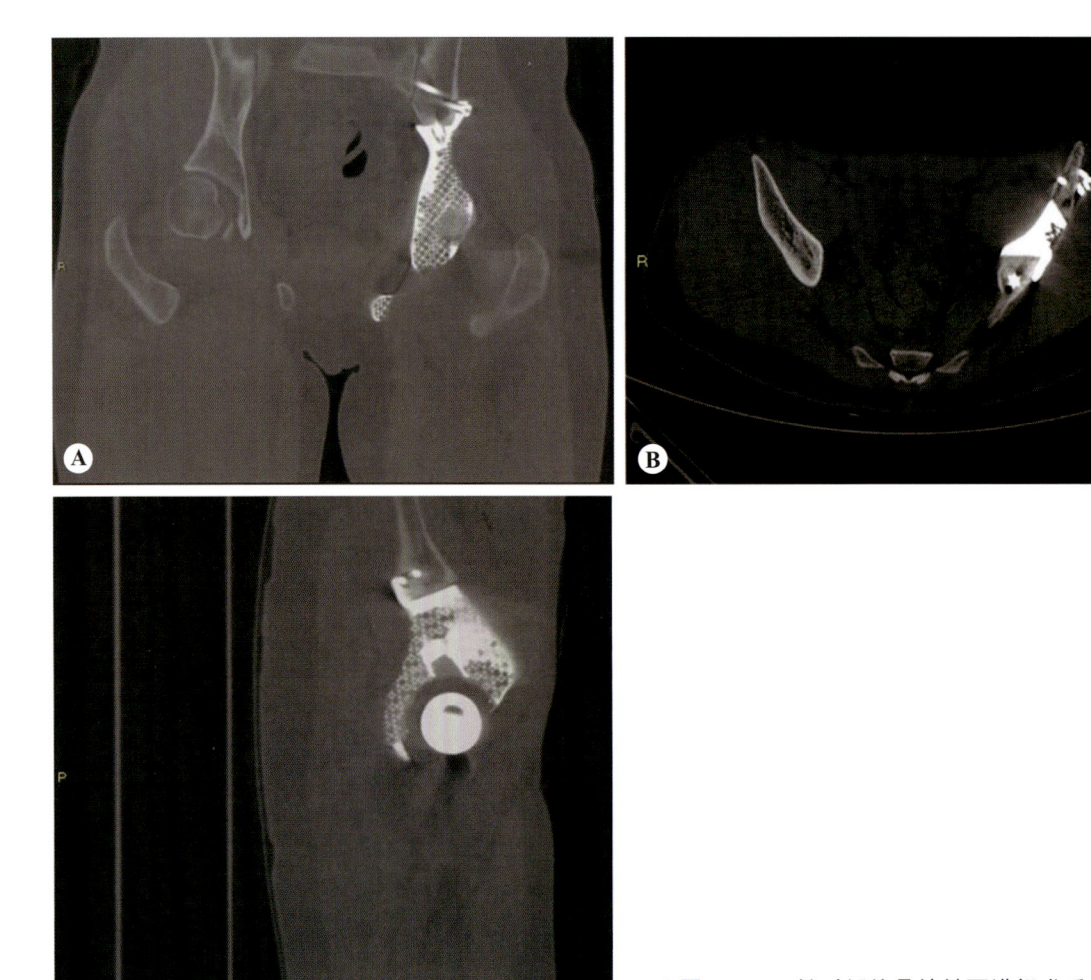

◀ 图 12-16 针对假体骨接触面进行术后 CT：冠状位（A）、轴位（B）、矢状位（C）

106

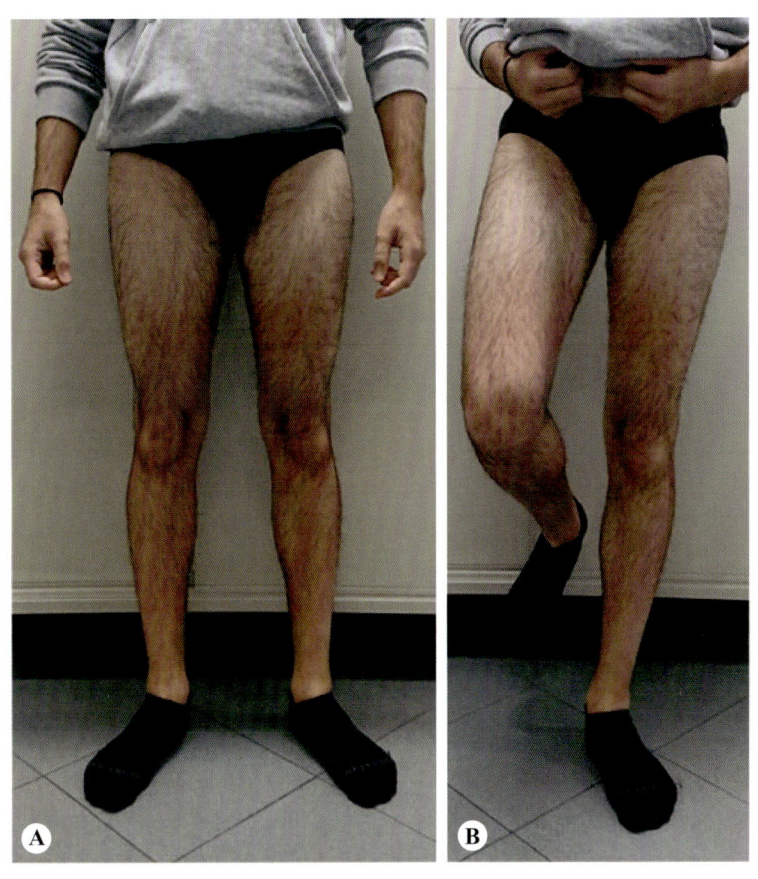

第 12 章 骨盆假体重建（四）：3D 打印定制假体

▲ 图 12-17 随访 5 年，站立（A）和患侧单腿（B）站立

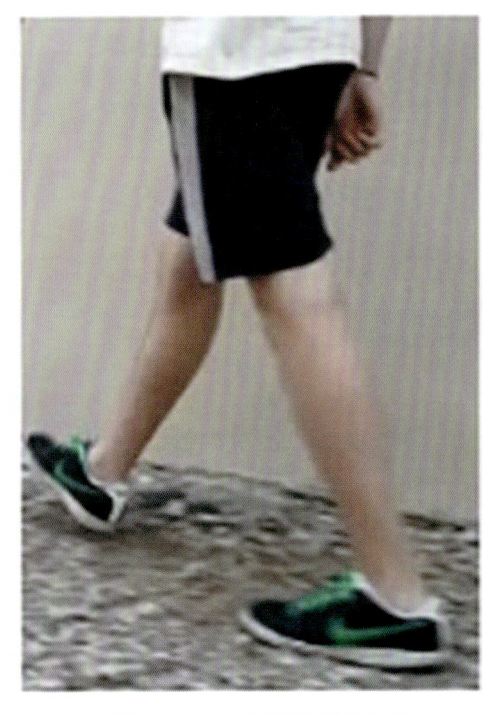

▲ 图 12-18 3 年随访时的步态

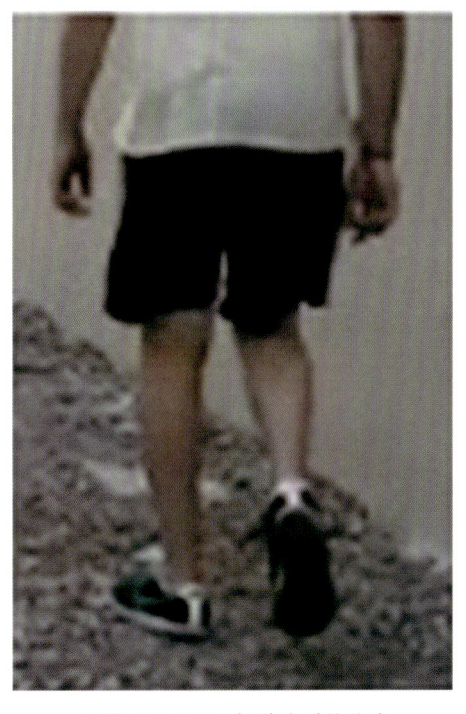

▲ 图 12-19 3 年随访时的步态

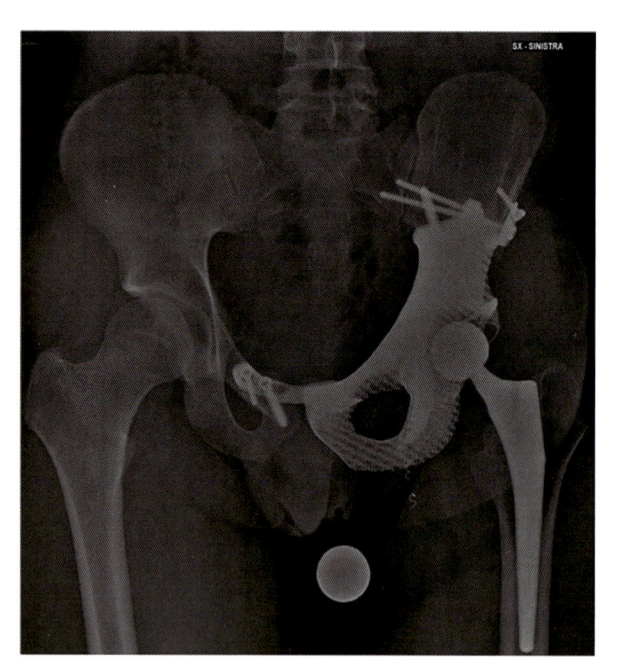

▲ 图 12-20 4 年随访时的 X 线片显示坐骨下少许金属碎片

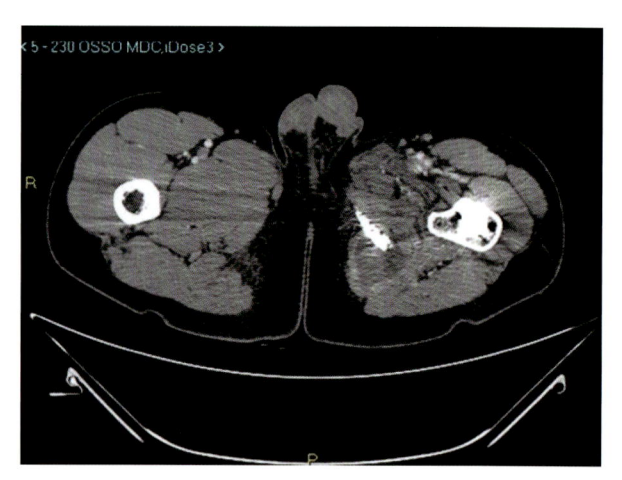

▲ 图 12-21 CT 显示坐骨周围炎症反应

参考文献

[1] Whelan J, Le Deley MC, Dirksen U, Le Teuff G, Brennan B, Gaspar N, Hawkins DS, Amler S, Bauer S, Bielack S, Blay JY, Burdach S, Castex MP, Dilloo D, Eggert A, Gelderblom H, Gentet JC, Hartmann W, HassenpflugWA HL, Jimenez M, Klingebiel T, Kontny U, Kruseova J, Ladenstein R, Laurence V, Lervat C, Marec-Berard P, Marreaud S, Michon J, Morland B, Paulussen M, Ranft A, Reichardt P, van den Berg H, Wheatley K, Judson I, Lewis I, Craft A, Juergens H, Oberlin O, Euro-E.W.I.N.G.99 and EWING-2008 Investigators. High-dose chemotherapy and blood autologous stem-cell rescue compared with standard chemotherapy in localized high-risk Ewing sarcoma: results of Euro-E.W.I.N.G.99 and Ewing-2008. J Clin Oncol. 2018;36:JCO2018782516.

[2] Donati D, Yin J, Di Bella C, Colangeli M, Bacci G, Ferrari S, Bertoni F, Barbieri E, Mercuri M. Local and distant control in non-metastatic pelvic Ewing's sarcoma patients. J Surg Oncol. 2007;96:19-25.

[3] Hesla AC, Tsagozis P, Jebsen N, Zaikova O, Bauer H, Brosjo O. Improved prognosis for patients with Ewing sarcoma in the sacrum compared with the innominate bones: the Scandinavian Sarcoma Group experience. J Bone Joint Surg Am. 2016;98:199-210.

[4] Cartiaux O, Paul L, Francq BG, Banse X, Docquier PL. Improved accuracy with 3D planning and patient-specific instruments during simulated pelvic bone tumor surgery. Ann Biomed Eng. 2014;42(1):205-13.

[5] Wong KC, Kumta SM, Sze KY, Wong CM. Use of a patient-specific CAD/CAM surgical jig in extremity bone tumor resection and custom prosthetic reconstruction. Comput Aided Surg. 2012;17(6):284-93.

[6] Ji T, Yang Y, Tang X, Liang H, Yan T, Yang R, Guo W. 3D-printed modular hemipelvic endoprosthetic reconstruction following periacetabular tumor resection. J Bone Joint Surg Am. 2020;102(17):1530-41. https://doi.org/10.2106/JBJS.19.01437.

第五篇
股骨近端

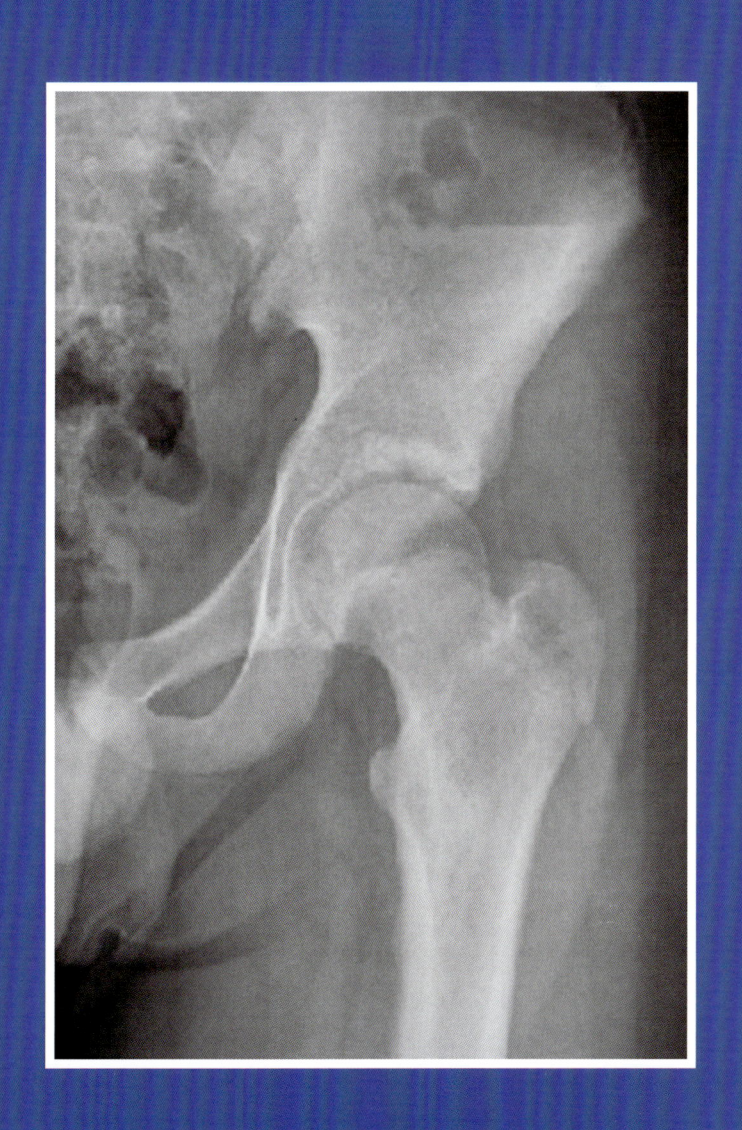

第13章 股骨近端生物重建：体外辐照自体骨回植

Biological Reconstruction of the Proximal Femur with Extracorporeally Irradiated Autograft

Dündar Sabah 著

大多数骨肉瘤位于股骨远端，其次是胫骨近端和股骨近端，扩大切除并重建是多数肉瘤患者的保肢选择。

已有异体骨软骨移植用于股骨近端重建，但异体骨复合假体重建的效果优于单纯异体骨关节移植[1]。肿瘤假体重建是另一种选择，具有手术时间短、并发症发生率低等优点[2-6]。

另外，基于改善功能、恢复骨量和增强稳定性等方面的考量，同种异体移植物复合假体重建得到广泛应用[1, 7-9]。

近 20 年来，体外辐照自体移植在世界各地得到应用[10-13]，本中心已使用该技术 20 余年，最初适应证是骨干中段重建，在观察到成功的结果后，我们扩展了体外辐照自体移植的适应证，文献也有应用其他回植骨（巴氏灭活、液氮冷冻消融）复合假体重建成功的报道[14-16]。本文报道 1 例股骨近端尤文肉瘤广泛切除后，用肿瘤假体和带臀中肌和髂腰肌附着肌腱的辐照自体骨移植重建缺损。之所以首选该技术，是因为它能够恢复骨量，重建重要肌腱，从而改善功能和增强稳定性，辐照后的移植骨在解剖学上也完美匹配。

一、简要病史

患者男性，14 岁，诊断左股骨近端尤文肉瘤，计划接受 15 周新辅助化疗后手术（EURO-EWING 99 方案）（图 13-1 和图 13-2）。

二、术前问题汇总

肿瘤累及股骨颈，不可能行中段切除。

三、治疗策略

1. 广泛切除股骨近端并保留臀中肌和髂腰肌腱锚。

2. 50cGy 体外照射。

3. 将桥接辐照骨的长柄假体通过骨水泥黏合到辐照自体移植骨中。

4. 假体柄远端插入股骨残端中，不使用骨水泥。

四、基本原则

1. 患者侧卧位（图 13-3），行股骨近端广泛切除术，骨切除长度基于 MRI（综合新辅助化疗前和化疗后的 MRI）显示的肿瘤最大髓内范围，额外加上 2cm 长度的安全边缘（图 13-4）。

2. 既往切开活检通道应与肿瘤一并切除（图 13-5）。

3. 在单独的无菌手术台上切除股骨肿瘤周围所有软组织，保留臀中肌和髂腰肌腱锚（图 13-6

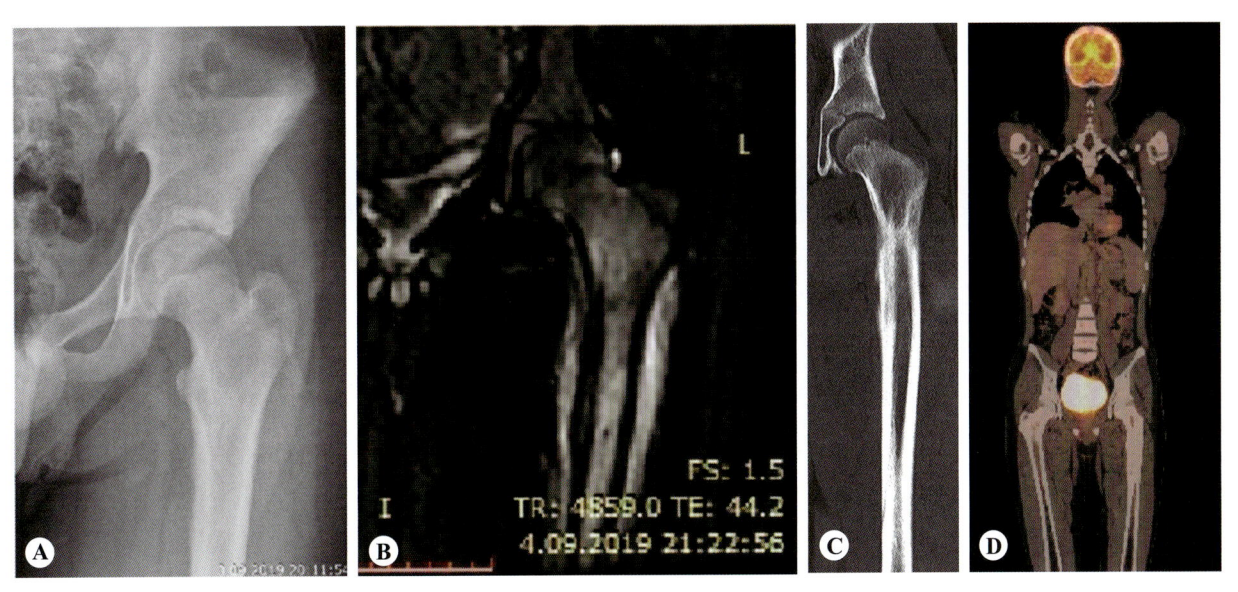

▲ 图 13-1　化疗前，X 线片见间断骨膜反应（A），MRI 显示软组织受累（B），CT 见间断骨膜反应（C），PET/CT 提示无转移（D）

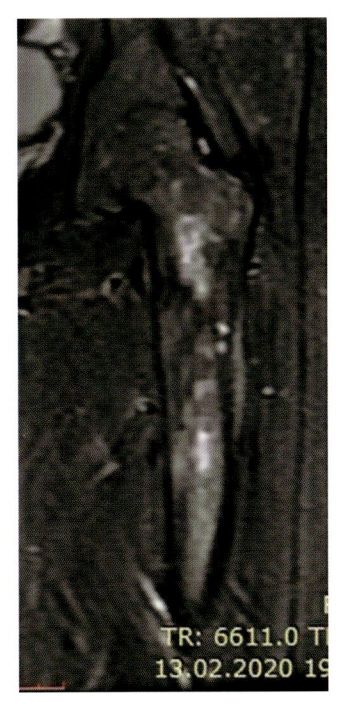

▲ 图 13-2　化疗后 MRI，软组织肿块退缩

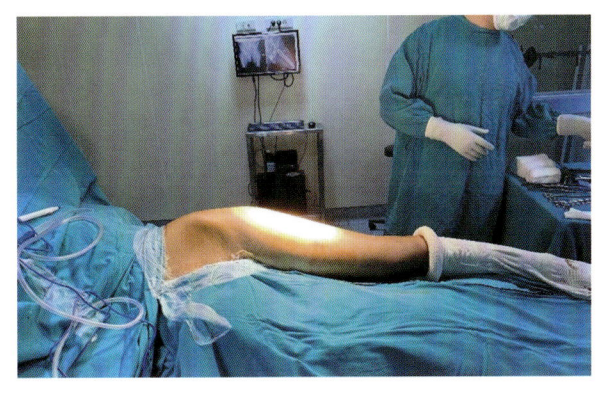

▲ 图 13-3　患者侧卧位

和图 13-7），移除的组织送病理检查，同所有回植骨手术一样，该技术的缺点是不能够准确地确定手术切缘、评估坏死率。

4. 切除的股骨用四层无菌塑料袋包裹（图 13-8）。

5. 50cGy 体外照射。

6. 将切除的股骨浸入含有庆大霉素（400mg/L）的生理盐水中浸泡 10min（图 13-9）。

7. 用抗生素骨水泥固定股骨近端假体（图 13-10）。

8. 宿主骨 – 移植骨连接处应无骨水泥，有利于愈合（图 13-10）。

9. 将自体骨复合假体插入远端股骨干，无须骨水泥，保持适当的肢体长度（图 13-11）。

10. 臀中肌和髂腰肌的肌腱缝合到移植物残留的肌腱上，使用 5 号聚酯缝合线（ticron）或 0 号合成单股（PDS）可吸收缝合线（图 13-11），

骨肿瘤手术学：病例图解

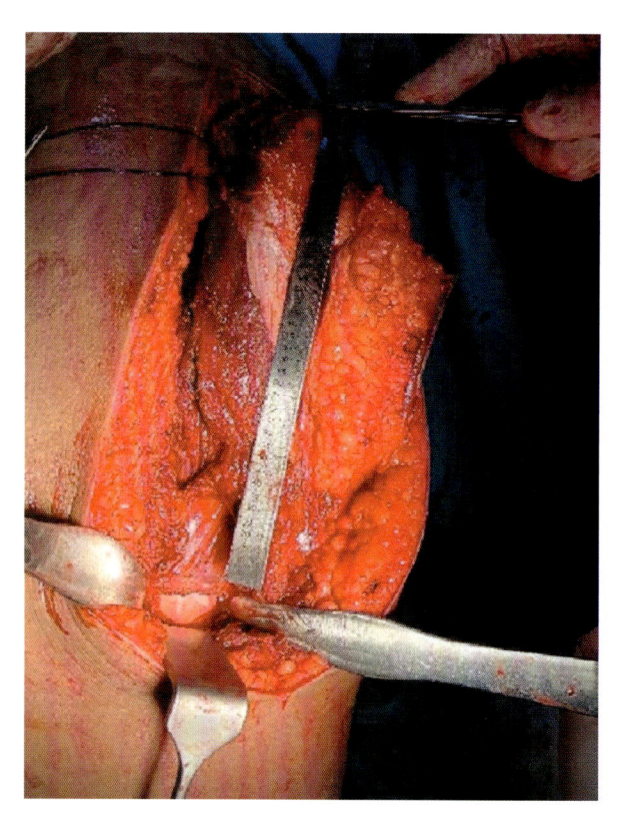

▲ 图 13-4 股骨切除长度比肿瘤髓内反应区长 2cm

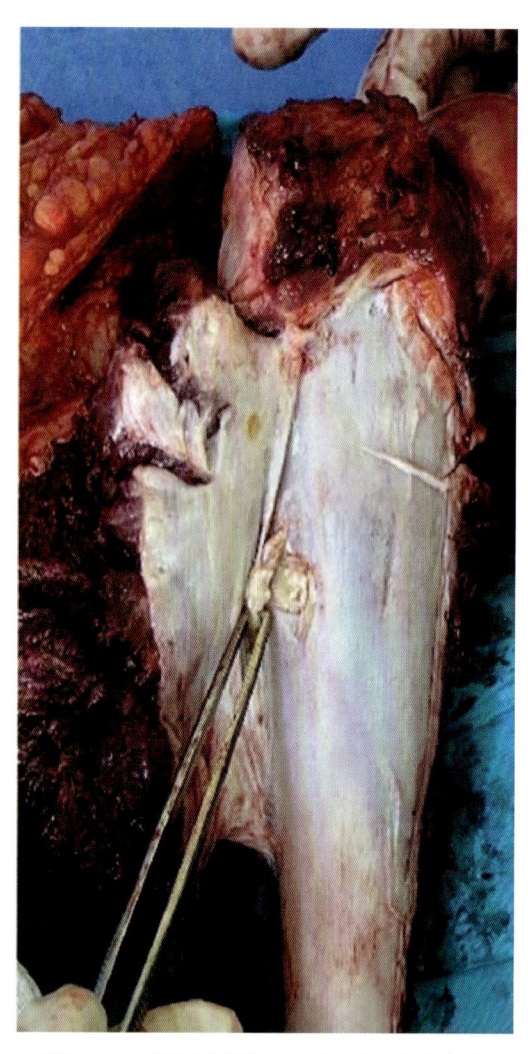

▲ 图 13-6 除肌腱附着组织外，所有软组织均从股骨近端剥离

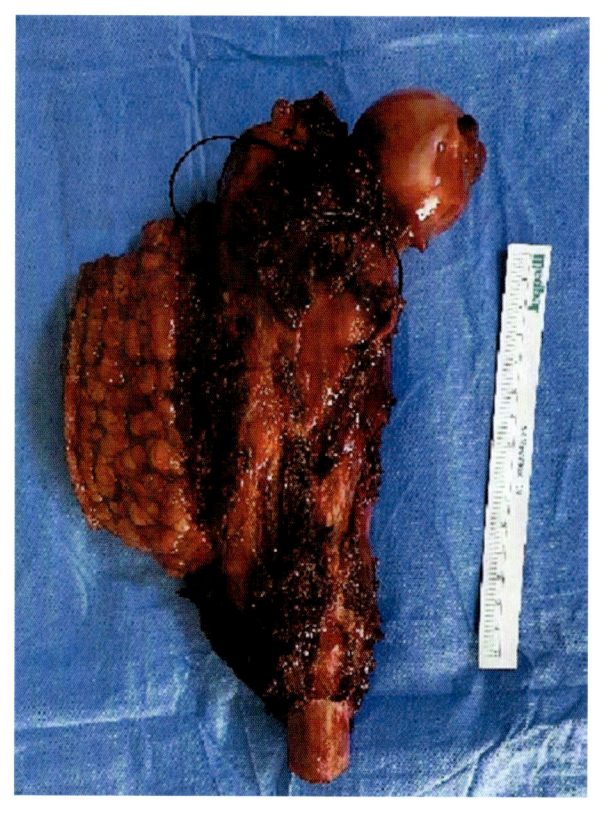

▲ 图 13-5 切除的标本

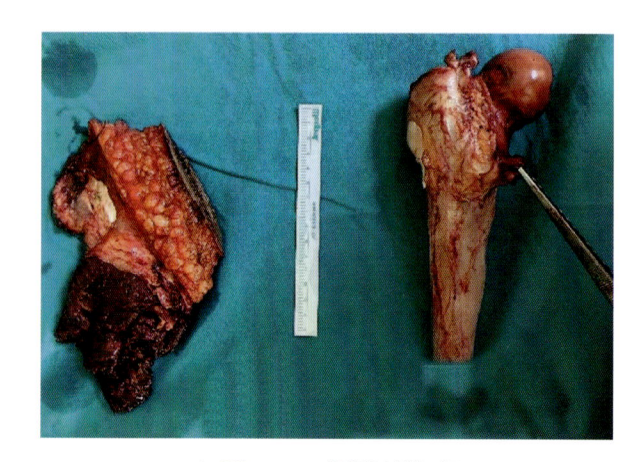

▲ 图 13-7 保留腱锚组织

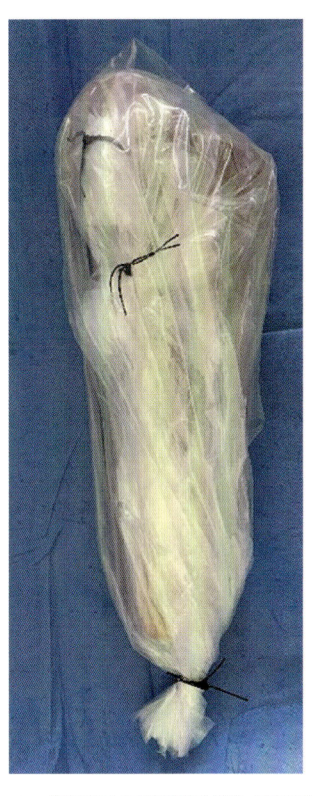

▲ 图 13-8 用四层无菌塑料袋包裹切除的股骨

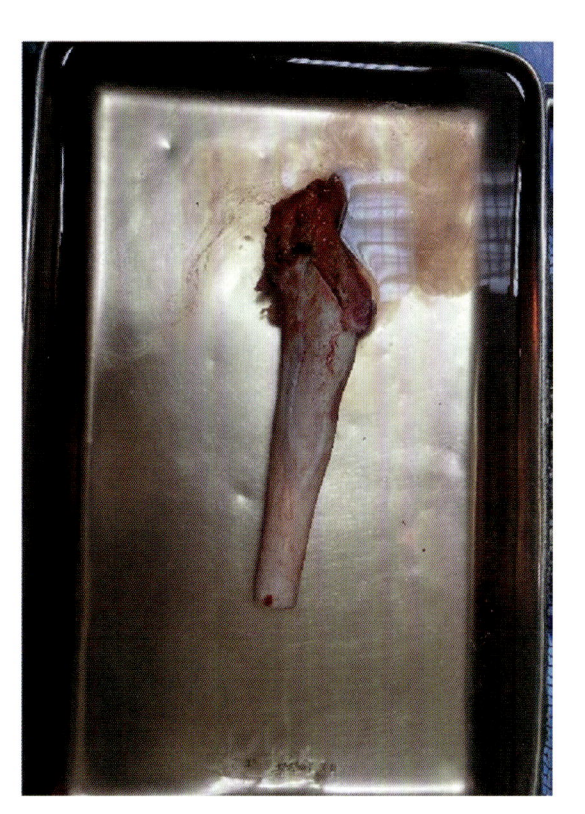

▲ 图 13-9 放疗后，将切除的骨浸入含有庆大霉素（400mg/L）的生理盐水中 10min

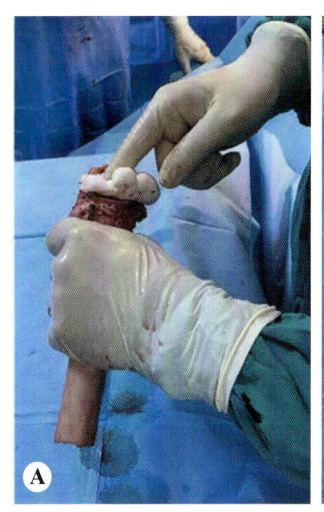

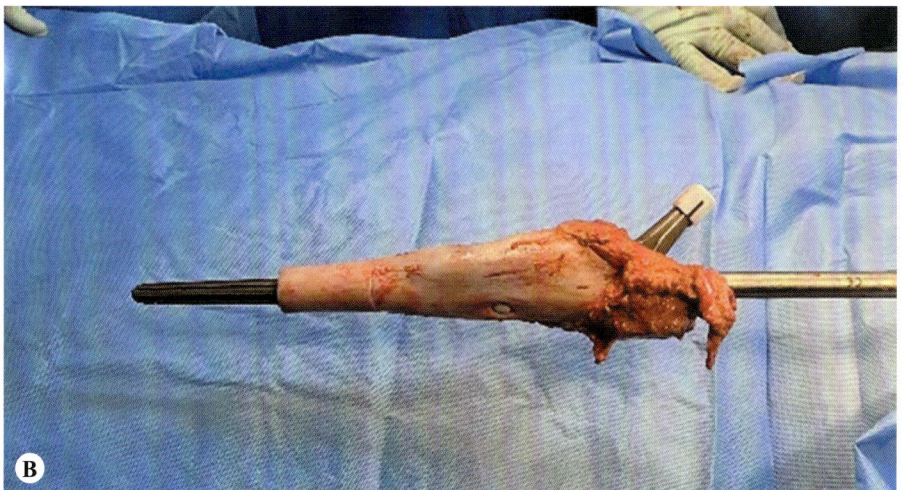

▲ 图 13-10 将假体用水泥固定到股骨近端

复合假体的周围均以剩余的软组织覆盖（图 13-12）。

11. 允许患者在外展髋关节支具保护下部分负重 6 周，根据结合处的影像学变化逐步增加负重（图 13-13），愈合后允许主动外展（图 13-14）。

五、术中照片

见前述。

六、技术要点

1. 股骨近端应足够坚强（股骨近端病理性骨

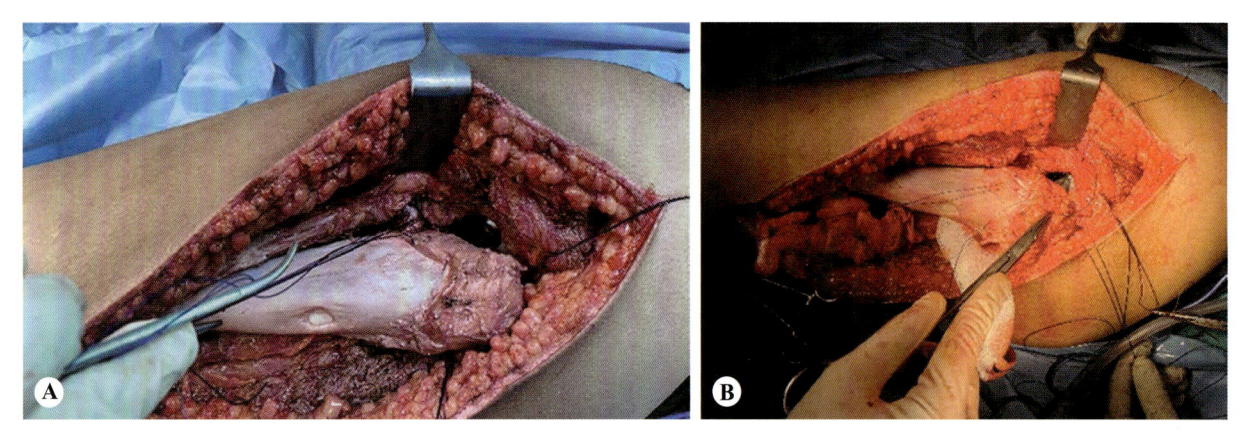

▲ 图 13-11　自体骨复合假体原位回植，不使用骨水泥，用 5 号聚酯缝合线（ticron）将臀中肌和髂腰肌肌腱缝合到移植物的剩余肌腱上，缝合残余的关节囊以增加稳定性

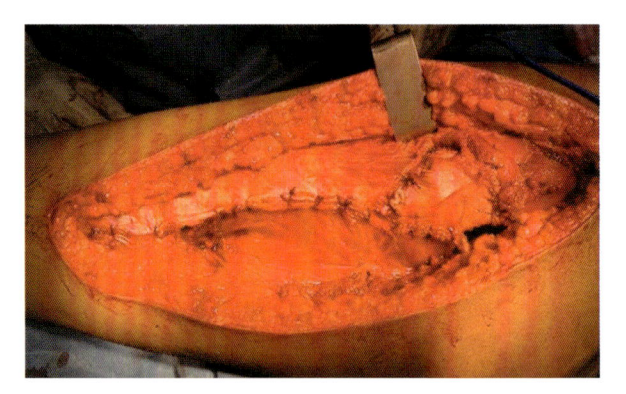

▲ 图 13-12　用残留的软组织覆盖股骨近端

折是该技术的禁忌证）。

2. 如果臀中肌和髂腰肌肌腱需要原位重建，股骨近端尤其是转子周围软组织应该没有或极少肿瘤侵袭。

3. 侧卧位有助于显露髋关节和大腿的前后两侧（图 13-3）。

4. 应首先缝合髂腰肌肌腱，如果先缝合臀中肌再缝合髂腰肌会比较困难。

七、临床随访和影像学照片

见图 13-13 和图 13-14。

八、并发症的预防和处理

1. 缝合残余的关节囊以降低脱位风险。
2. 除腱锚外所有软组织均应切除，以防感染（图 13-7）。

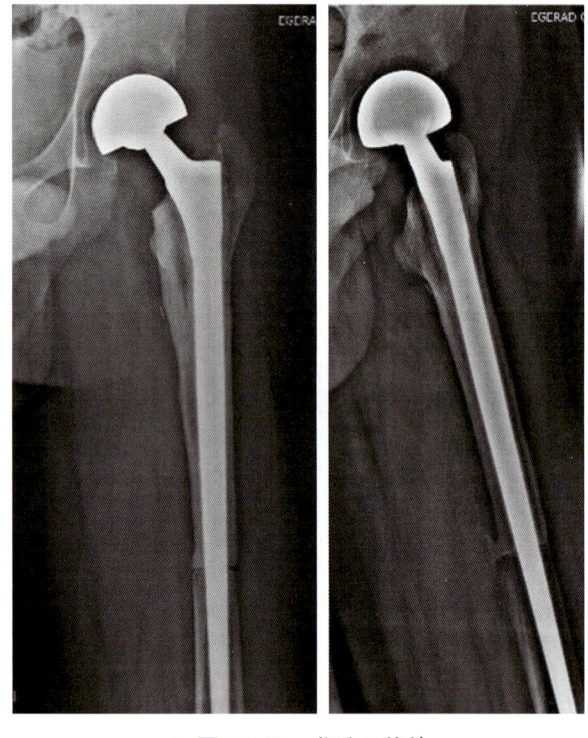

▲ 图 13-13　术后 X 线片

3. 截骨部位应行纵向标记，以防旋转不良。

4. 结合部位应无骨水泥，有利于愈合（图 13-10）。

5. 在截骨部位近端 1~2cm 处剥离骨膜，截骨后可覆盖在断端周围，可促进愈合。

6. 截骨部位周围植骨，可加速愈合。

7. 围术期使用第一代头孢菌素 2g/d，术后联合庆大霉素 160mg/d 使用 3 天。

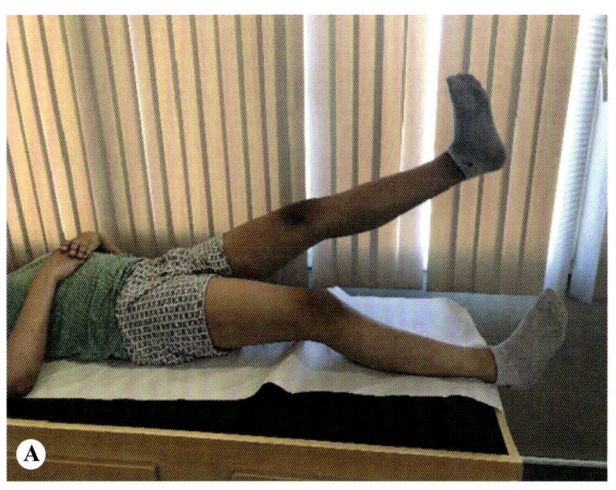

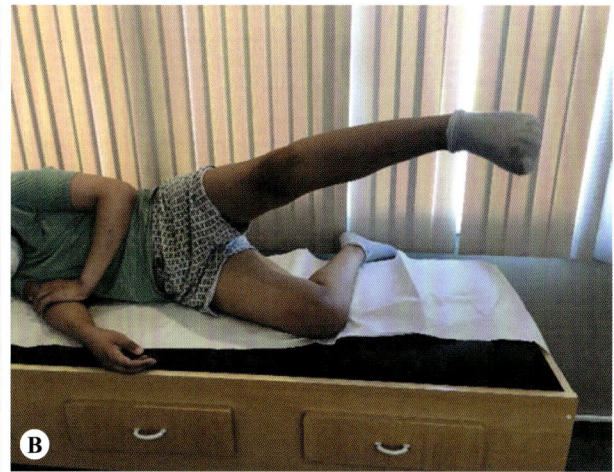

▲ 图 13-14 术后 2 个月：屈髋和外展活动

参考文献

[1] Jofe MH, Gebhardt MC, Tomford WW, Mankin HJ. Reconstruction for defects of the proximal part of the femur using allograft arthroplasty. J Bone Joint Surg Am. 1988;70(4):507-16.

[2] Abou Senna WG, Ebeid WA, Moneim MA, Saladin M, Hasan BZ, Badr IT, Karim MA. Long-term outcome of patients with primary or secondary tumors of the proximal femur treated by bipolar modular tumor prosthesis. Arch Orthop Trauma Surg. 2020. https://doi. org/10.1007/s00402-020-03581-6.

[3] Atalay IB, Öztürk R, Yapar A, Ulucakoy C, Engin EE, Güngör BS. Are daily life activities of patients with proximal femoral tumor resection prosthesis as good as those of patients undergoing total hip prosthesis for non-tumor causes? Folia Med. 62(3):497-502. https://doi.org/10.3897/folmed.62.e47150.

[4] Donati D, Zavatta M, Gozzi E, Giacomini S, Campanacci L, Mercuri M. Modular prosthetic replacement of the proximal femur after resection of a bone tumour a long-term follow-up. J Bone Joint Surg Br. 2001;83(8):1156-60.

[5] Morris HG, Capanna R, Del Ben M, Campanacci D. Prosthetic reconstruction of the proximal femur after resection for bone tumors. J Arthroplasty. 1995;10(3):293-9.

[6] Bernthal NM, Greenberg M, Heberer K, Eckardt JJ, Fowler EG. What are the functional outcomes of endoprosthetic reconstructions after tumor resection? Clin Orthop Relat Res. 2015;473(3):812-9. https://doi.org/10.1007/s11999-014-3655-1.

[7] Biau DJ, Larousserie F, Thévenin F, Piperno-Neumann S, Anract P. Results of 32 allograft-prosthesis composite reconstructions of the proximal femur. Clin Orthop Relat Res. 2010;468:834-45. https://doi.org/10.1007/s11999-009-1132-z.

[8] Donati D, Giacomini S, Gozzi E, Mercuri M. Proximal femur reconstruction by an allograft prosthesis composite. Clin Orthop Relat Res. 2002;(394):192-200.

[9] Roque PJ, Mankin HJ, Malchau H. Proximal femoral allograft: prognostic indicators. J Arthroplasty. 2010;25(7):1028-33.

[10] Oike N, Kawashima H, Ogose A, Hatano H, Ariizumi T, Kaidu M, Aoyama H, Endo N. Long-term outcomes of an extracorporeal irradiated autograft for limb salvage operations in musculoskeletal tumours: over ten years' observation. Bone Joint J. 2019;101-B(9):1151-9. https://doi.org/10.1302/0301-620X. 101B9.BJJ-2019-0090. R1. PMID: 31474143.

[11] Wafa H, Grimer RJ, Jeys L, Abudu AT, Carter SR, Tillman RM. The use of extracorporeally irradiated autografts in pelvic reconstruction following tumour resection. Bone Joint J. 2014;96-B(10):1404-10. https://doi.org/10.1302/0301-620X. 96B10.33470. PMID: 25274929.

[12] Chen WM, Chen TH, Huang CK, Chiang CC, Lo WH. Treatment of malignant bone tumours by extracorporeally irradiated autograft-prosthetic composite arthroplasty. J Bone Joint Surg Br. 2002;84(8):1156-61. https://doi.org/10.1302/0301-620x. 84b8.13508.

[13] Sys G, Uyttendaele D, Poffyn B, Verdonk R, Verstraete L. Extracorporeally irradiated autografts in pelvic reconstruction after malignant tumour resection. Int Orthop. 2002;26(3):174-8. https://doi. org/10.1007/s00264-002-0352-6. Epub 2002 Apr 30.

[14] Lee SY, Jeon DG, Cho WH, Song WS, Kong CB. Comparison of pasteurized autograft-prosthesis composite

reconstruction and resection hip arthroplasty for periacetabular tumors. Clin Orthop Surg. 2017;9(3):374-85. https://doi.org/10.4055/cios.2017.9.3.374. Epub 2017 Aug 4.

[15] Song WS, Cho WH, Jeon DG, Kong CB, Duo J, Lee SY. A comparison of tumor prosthesis implantation and pasteurized autograft-prosthesis composite for proximal tibial tumor. J Orthop Sci. 2012;17(4):457-63. https://doi.org/10.1007/s00776-012-0224-x. Epub 2012 Apr 3.

[16] Subhadrabandhu S, Takeuchi A, Yamamoto N, Shirai T, Nishida H, Hayashi K, Miwa S, Tsuchiya H. Frozen autograft-prosthesis composite reconstruction in malignant bone tumors. Orthopedics. 2015;38(10):e911-8. https://doi.org/10.3928/01477447-20151002-59.

第 14 章 股骨近端假体重建：组配式假体
Implant Reconstruction of the Proximal Femur: Modular Prosthesis

Apichat Asavamongkolkul 著

一、简要病史

患者女性，44 岁，左大腿渐进性疼痛 3 个月。夜间痛，近一个月需使用镇痛药才可轻微缓解，左腿因疼痛不能负重或行走。否认既往其他疾病或癌症史，穿刺活检病理提示甲状腺癌骨转移（图 14-1 至图 14-3），之后患处发生了病理性骨折（图 14-4）。

二、术前问题汇总

1. 股骨近端大段溶骨性病变合并病理性骨折。
2. 肿瘤血供丰富。
3. 需要保留骨病灶切除区周围的主要神经血管结构。
4. 骨肿瘤切除后需重建，恢复骨关节结构及稳定。
5. 需保留外展肌功能和髋关节的稳定性，最大限度保留功能。

三、治疗策略

1. 甲状腺癌骨转移患者应术前栓塞以减少术中出血和输血（图 14-5）。
2. 广泛切除孤立性甲状腺癌骨转移病灶可以降低肿瘤复发率，延长患者生存期。
3. 使用组配式假体进行重建。
4. 重建臀中肌恢复外展功能，缝合髋关节囊，使用管状人工韧带加强软组织附着。

四、术前临床和影像学照片

见图 14-1 至图 14-5。

五、基本原则

1. 恰当的术前规划是手术成功的关键，正确合适的股骨 X 线片和 MRI 检查能够显示肿瘤范围、骨外软组织受累情况，以及和主要神经血管结构关系，这些有助于确定截骨平面和组配式假体所需组件。

2. 患者侧卧位，自大转子近端 5cm 始至远端截骨处做一外侧长切口，若肿瘤累及股骨近端内侧软组织，可增加髂腹股沟延伸切口（图 14-6）。

3. 纵向切开髂胫束后，显露臀大肌并与股骨分离。由于臀大肌后方有返支动脉，可以结扎第一穿支动脉，找出外旋肌后方的坐骨神经并将其与股骨近端分离。

4. 识别臀中肌，该肌止于大转子上部，在腱性部分横断，令其回缩。若大转子无肿瘤受累，可行保留臀中肌附着腱锚的截骨（图 14-7）。

5. 识别股直肌、股外侧肌及其远端止点到肿瘤间的反应区，股中间肌须与肿瘤一并整块切除。

6. 识别所有的髋关节旋转肌群，并在止点处将其分离。将关节囊纵向切开，保留未被肿瘤污染的关节囊，髋关节脱位。

骨肿瘤手术学：病例图解

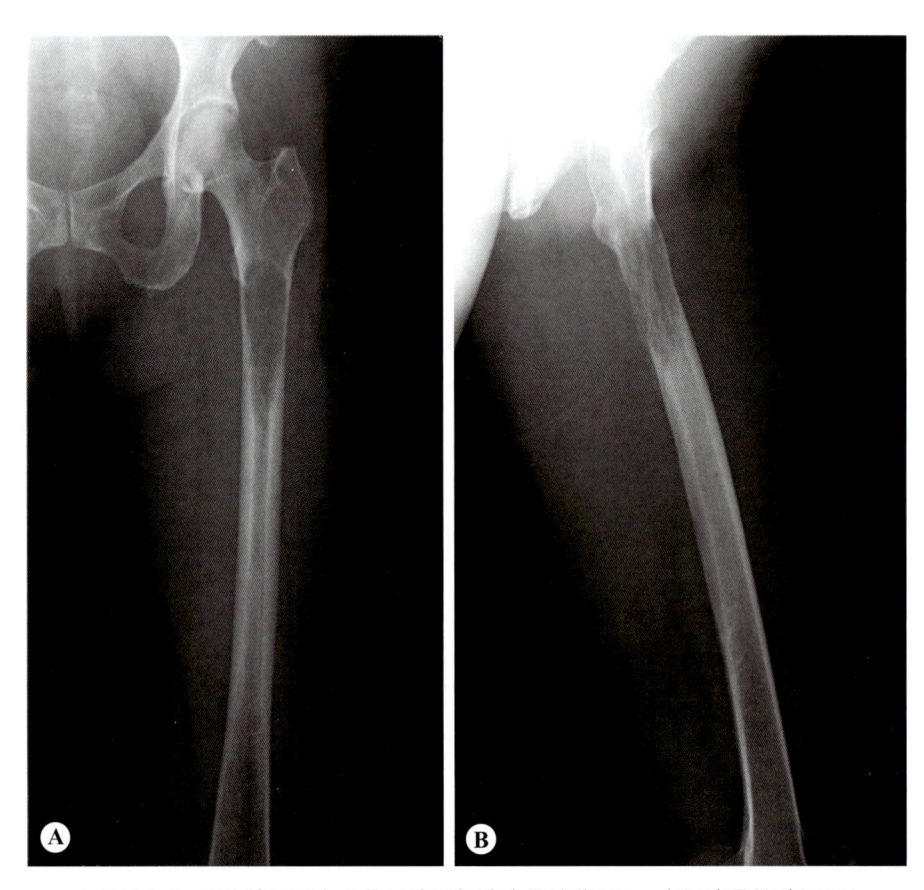

▲ 图 14-1　X 线片显示左股骨近端甲状腺癌骨转移（A），广泛溶骨性破坏（B）

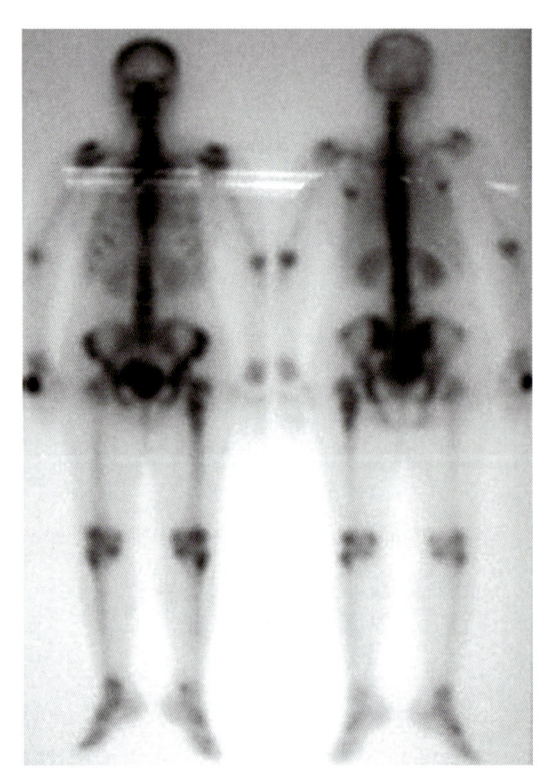

▲ 图 14-2　骨显像显示左侧股骨近端孤立性骨病灶

7. 从肿瘤远端 1~2cm 垂直于股骨干行股骨远端截骨（原发恶性骨肿瘤患者为 3~4cm），截骨过程中，需保护软组织和神经血管结构。

8. 将肿瘤向外侧牵拉，识别腰大肌和内收肌，从止点处依次切断以上肌肉。

9. 股骨近端病变切除后，应将股骨截骨部位的骨髓送病理检查，确认肿瘤边缘阴性。利用正常侧股骨 X 线片和病变侧股骨 MRI，测量肿瘤切除长度、股骨头大小和股骨远端髓腔直径，以选择合适的股骨近端组配式肿瘤假体和双动头。

10. 股骨髓腔扩髓至比所选髓针大 2mm。

11. 应先组装试模假体，对比切除标本长度（图 14-8），组件包括股骨颈、股骨柄、股骨髓针和股骨头，然后测量双下肢长度，检查髋关节屈曲、内收和内旋以确定稳定性（图 14-9）。

12. 骨水泥固定到髓腔之前组装好组配式假体，骨水泥技术包括脉冲灌洗、使用髓腔塞、离心搅拌、使用骨水泥枪、对骨水泥加压，组配式

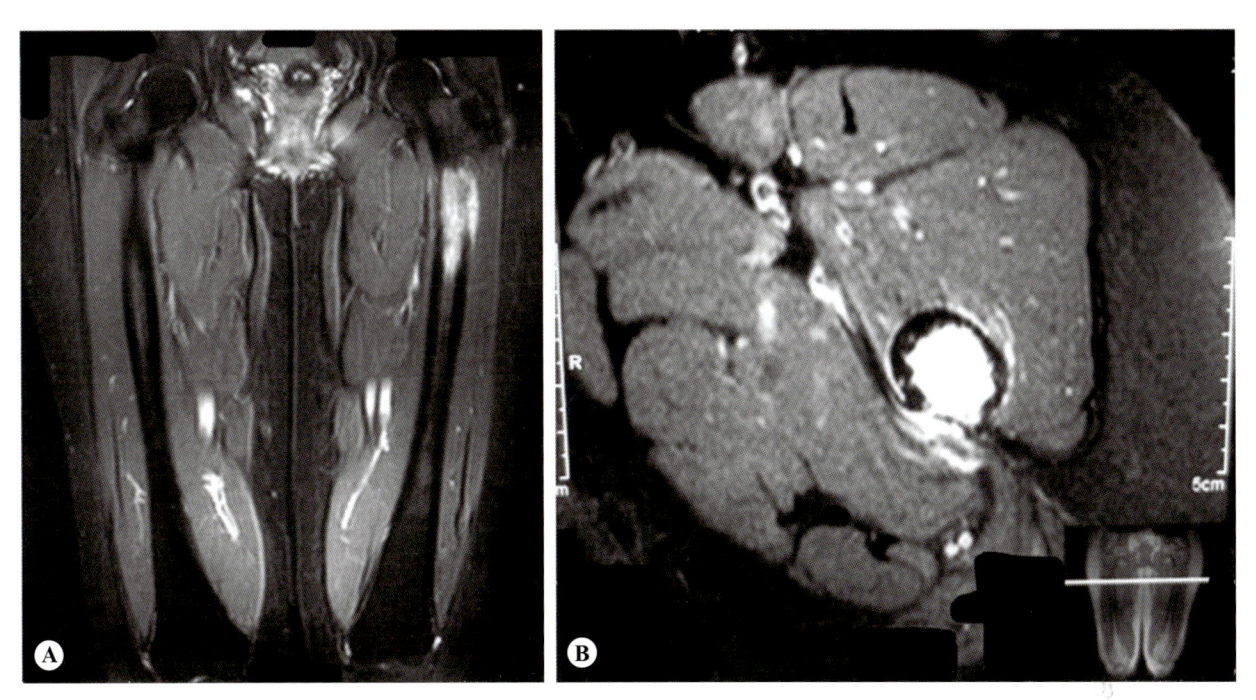

▲ 图 14-3 股骨冠状位（A）和轴位（B）T$_1$ 加权 / 钆对比剂 / 脂肪抑制的 MRI 提示左侧股骨近端肿瘤高信号、骨皮质破坏，少量软组织受累

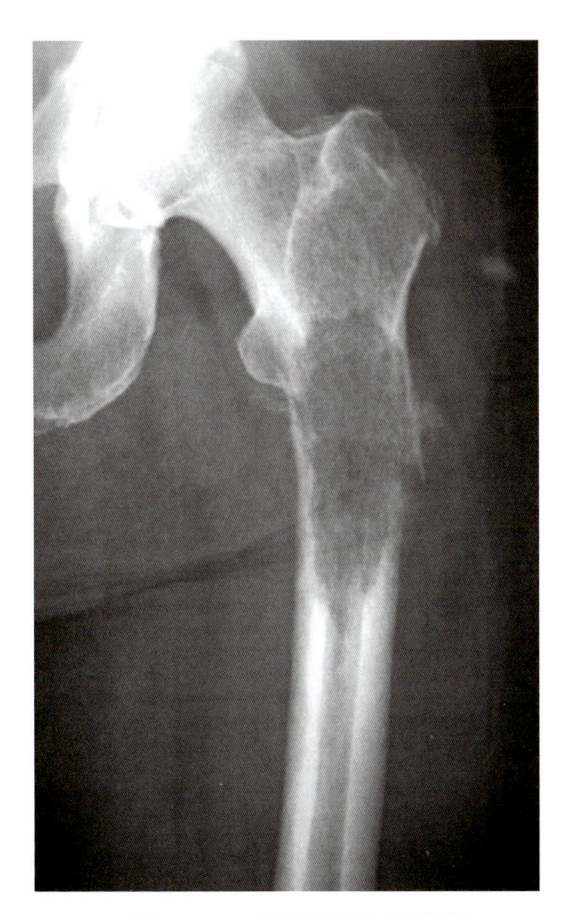

▲ 图 14-4 X 线片显示病理性骨折

假体放置于前倾 10°。

13. 爱惜邦 2-0 缝合线（涤纶缝合线；Johnson & Johnson Medical N.V., Belgium.）紧密缝合残留的髋关节囊；若髋关节囊与肿瘤一并切除，可修剪大小约 5cm×15cm 的阔筋膜张肌肌瓣，通过与盂唇缝合覆盖假体颈重建关节囊（图 14-10）。将管状人工韧带（聚对苯二甲酸酯乙二酯管；德国 Buxtehude 植入物股份有限公司）固定到假体上，用于周围肌肉和肌腱再附着（图 14-11）。外旋肌缝合到髋关节囊后外侧，重新编织腰大肌缝合到髋关节囊前侧和管状人工韧带进一步强化。

14. 剩余外展肌腱通过金属孔缝合到假体侧面，并加强管状人工韧带附着。股外侧肌、股直肌和内收肌肌腱缝合至管状人工韧带（图 14-12），剩余的肌肉前侧缝合至股外侧肌，后侧缝合至腘绳肌。

15. 充分止血，负压引流，关闭伤口。

16. 患肢术后保持中立位，膝下垫枕保持轻度弯曲。使用外展支架限制内收，屈曲不超过 10°，在可耐受范围内负重，持续 6 周。待髋关节能主动外展、屈曲和后伸时，允许完全负重。

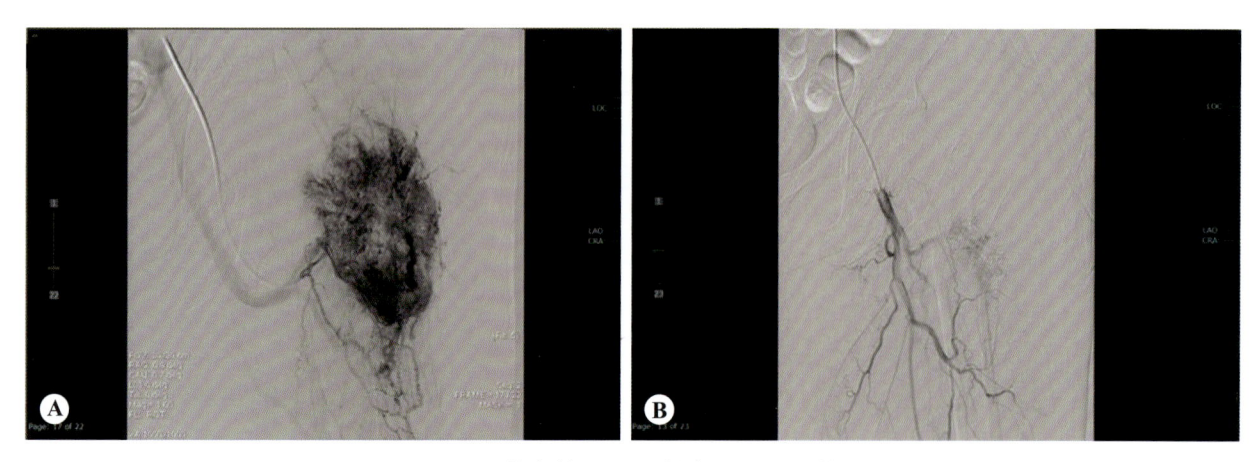

▲ 图 14-5　栓塞前（A）和栓塞后（B）血管造影

六、治疗期间临床和影像学照片

见图 14-6 至图 14-12。

七、肿瘤学和功能结果

术后即刻和术后 12 年的 X 线片显示假体位置良好，没有无菌性松动，假体 - 宿主骨连接处可见骨桥形成（图 14-13 和图 14-14）。随访 12 年，患者无瘤，无局部复发或远处转移，未发生感染或伤口并发症。髋关节恢复了外展 15° 和屈曲 15° 的活动范围，根据 MSTS 功能评分末次随访为 89%。双下肢等长，能在无任何帮助的情况下完成日常生活中大部分活动，可继续做家庭主妇工作，亦可无助行器独立行走，还可参加运动锻炼，如游泳或骑自行车（图 14-15）。

八、临床随访和影像学照片

见图 14-13 至图 14-15。

九、技术要点

1. 术前必须复查 MRI，了解肿瘤关节囊内侵袭和神经血管束受累情况，评估切除时保留大转子可能性。

2. 肿瘤较大时，应从股动脉主干处结扎股深血管，避免出血。

3. 肿瘤切除时尽可能保留关节囊，重建时可缝合固定在假体颈周围。

4. 切除股骨近端后，避免牵拉和压迫坐骨神经和股血管。

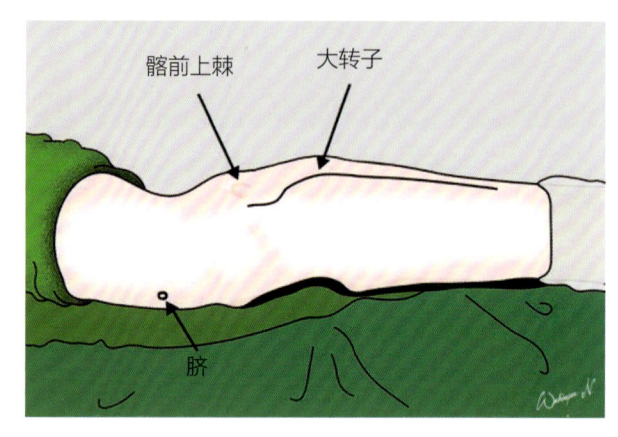

▲ 图 14-6　患者侧卧位，用于股骨近端切除外侧长切口

5. 股骨近端假体应放置前倾 10°，股骨粗线是唯一剩余解剖标志。

6. 将髋关节外展肌群、腰大肌和所有肌肉袖套重新缝合至假体和管状人工韧带。

十、并发症的预防和处理

1. 由于联合进行了髋关节囊修复和外展肌重建，极少发生假体脱位，对周围组织精心修复将增强髋关节稳定性。对于肿瘤体积较大且肿瘤侵袭到关节囊内的患者，关节囊必须与股骨近端整块切除，必须使用管状人工韧带缝合在髋臼盂唇周围，覆盖假体替代髋关节囊。将外展肌、腰大肌和髋关节周围的肌肉与管状人工韧带重新缝合，以加强髋关节稳定性，在这种状况下，患者

第14章 股骨近端假体重建：组配式假体

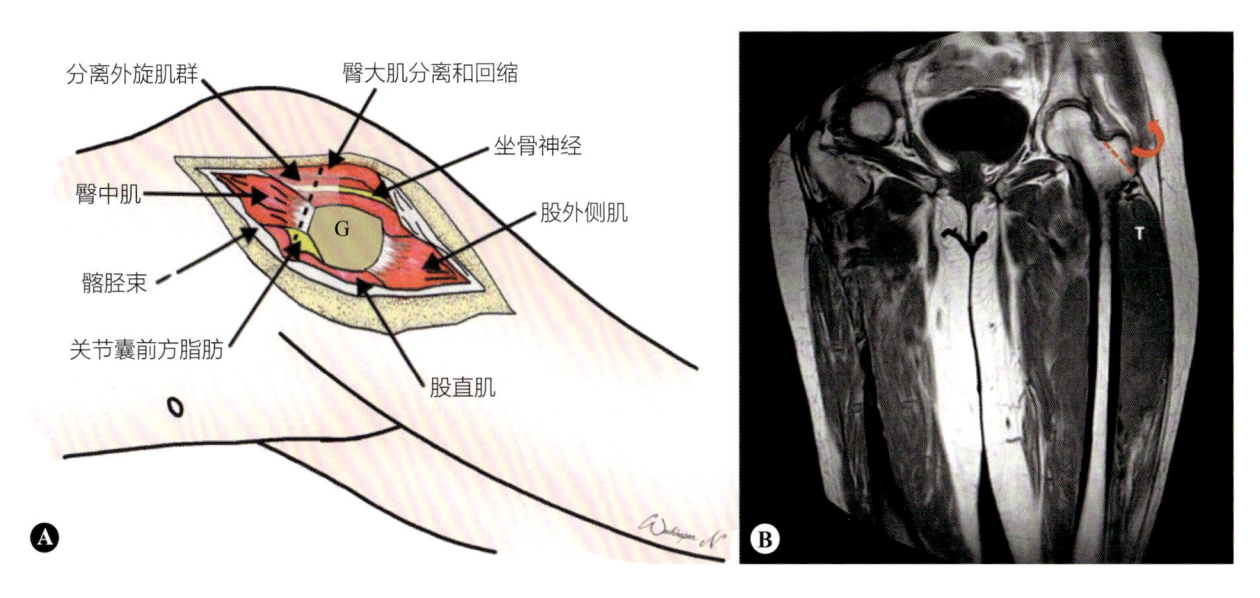

▲ 图 14-7 A. 股骨近端切除前通过臀中肌腱性部分横断（虚线）（G. 大转子）；B. 若大转子未受累，可在保留臀中肌附着部截骨（T. 肿瘤）

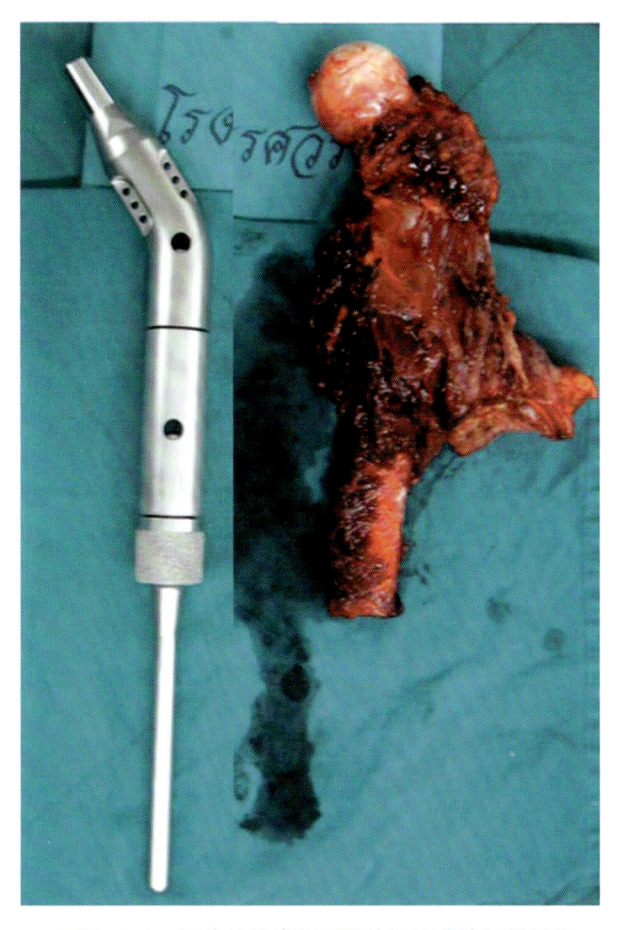

▲ 图 14-8 切除的肿瘤和匹配的股骨近端组配假体

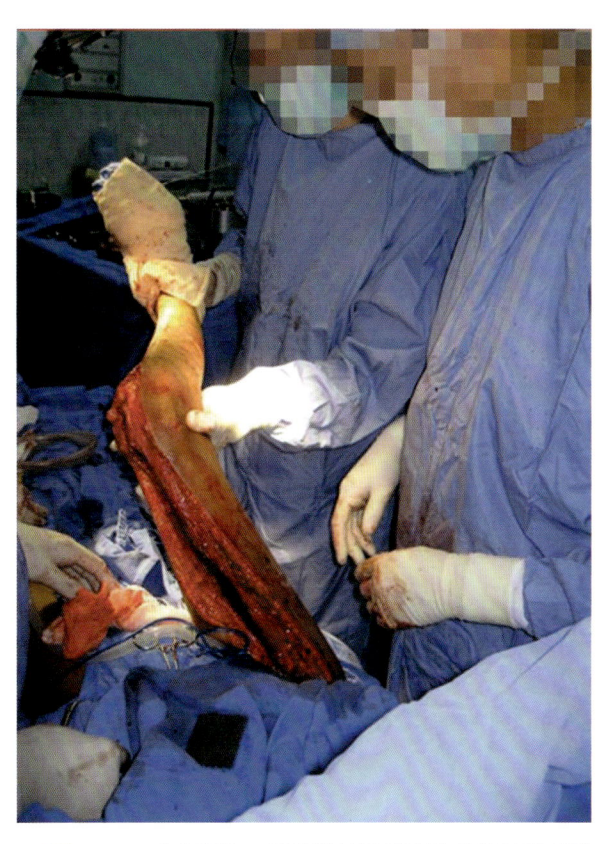

▲ 图 14-9 术中照片，测试股骨近端和髋关节重建后髋关节稳定性

121

骨肿瘤手术学：病例图解

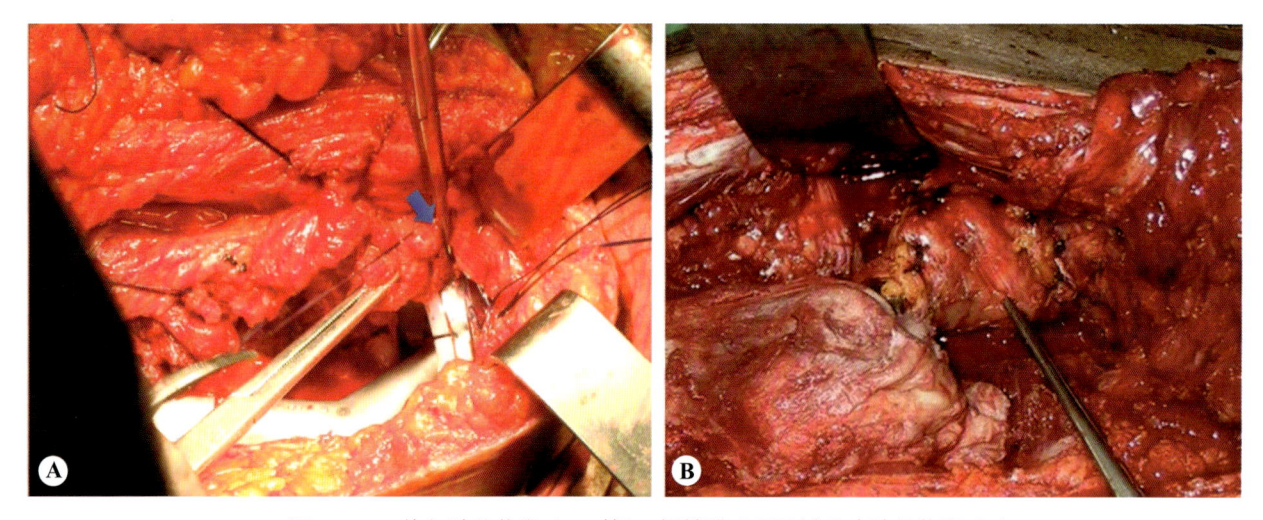

▲ 图 14-10 修复髋关节囊（A，箭），阔筋膜张肌肌瓣重建髋关节囊（B）

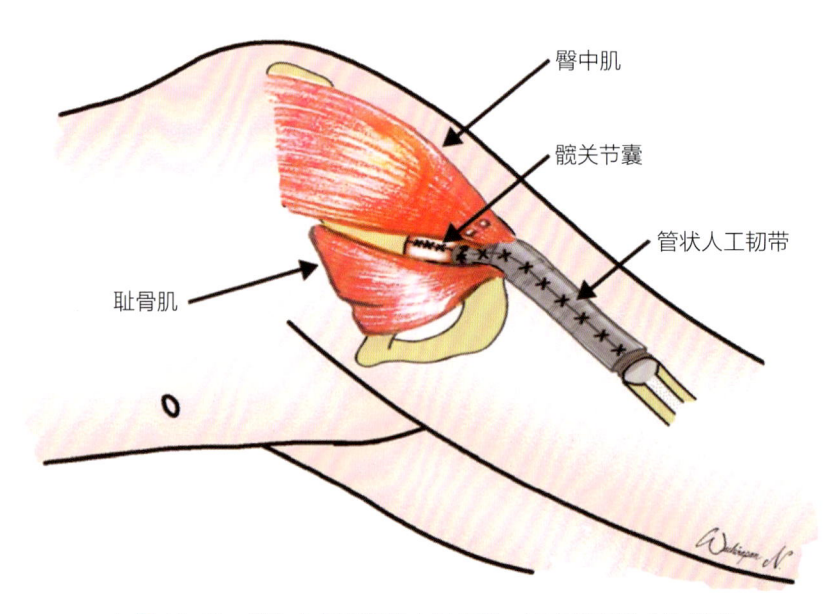

▲ 图 14-11 假体上包裹管状人工韧带，固定周围肌肉和肌腱

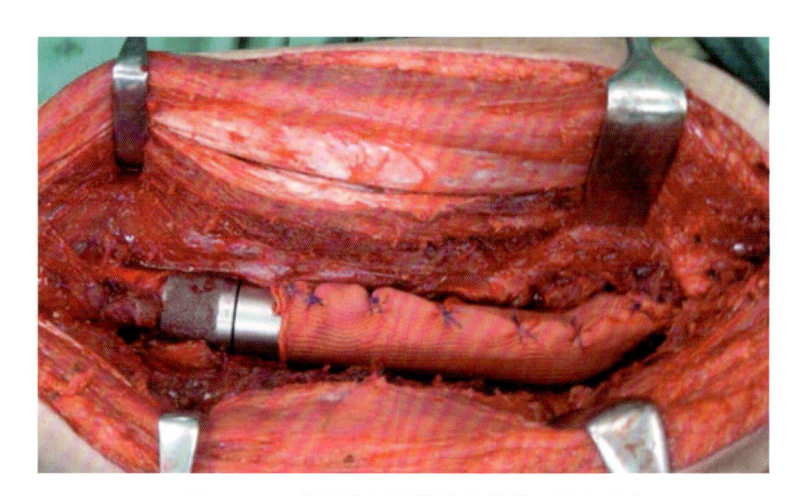

▲ 图 14-12 周围软组织附着在管状人工韧带上

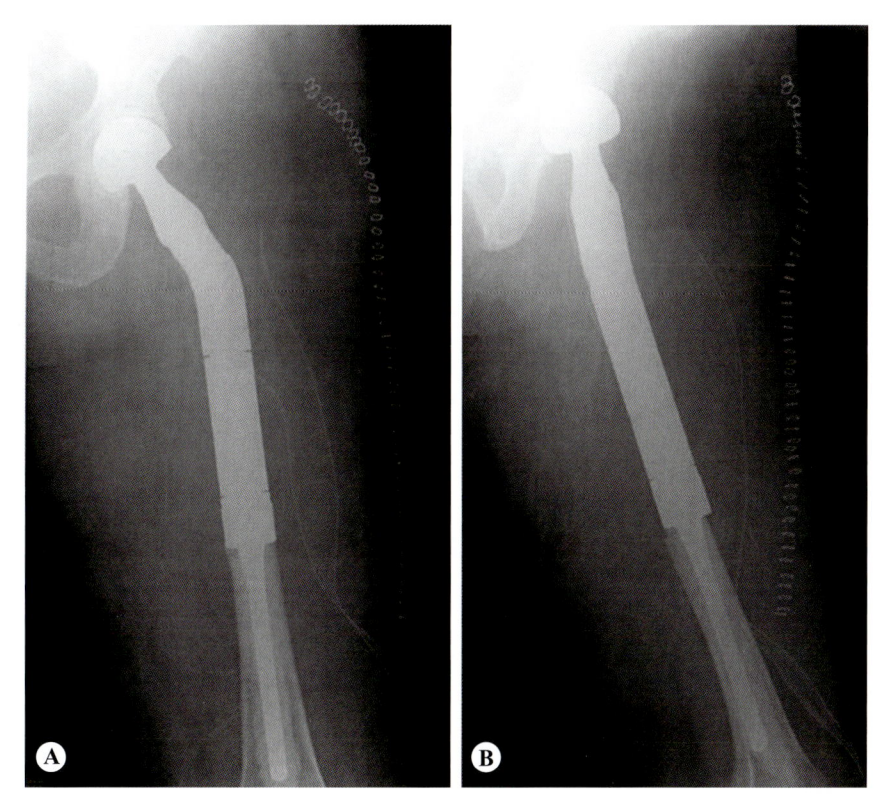

▲ 图 14-13 股骨近端假体重建术后正位（A）和侧位（B）X 线片

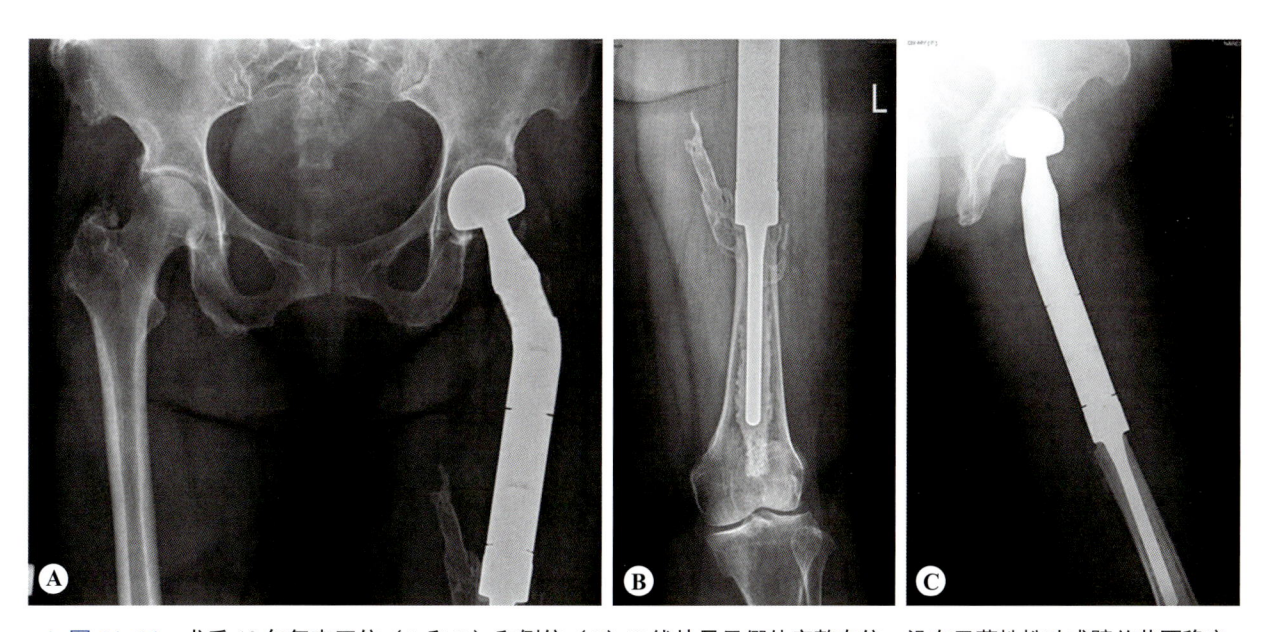

▲ 图 14-14 术后 12 年复查正位（A 和 B）和侧位（C）X 线片显示假体完整在位，没有无菌性松动或髋关节不稳定

需使用外展支具预防髋关节脱位。

2. 对于髓内肿瘤范围广泛、侵袭到股骨远端或有跳跃灶的患者，术前计划应该考虑选择合适的假体（如定制的防旋转螺钉短柄或全股骨假体）。

3. Trendelenburg 步态（臀中肌无力、鸭步）是这种特殊的骨重建后常见步态，可通过良好的外展肌锻炼和主动强化来改善。

骨肿瘤手术学：病例图解

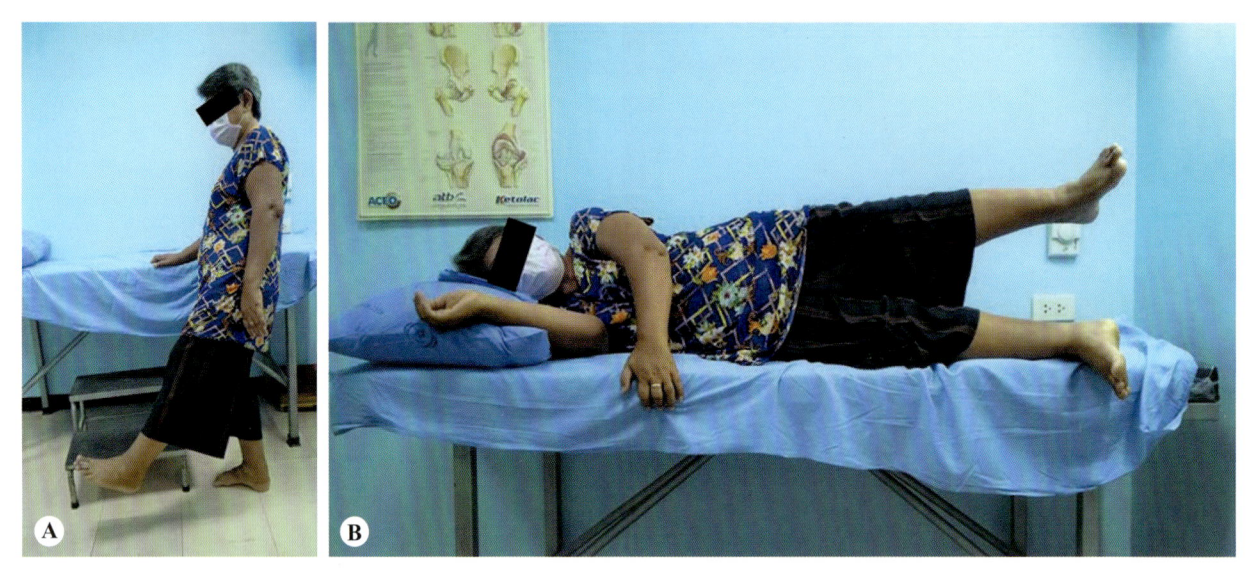

▲ 图 14-15　术后 12 年功能照片

第 15 章　软组织肉瘤累及骨的假体重建
Prosthetic Reconstruction for Soft Tissue Sarcomas with Bone Involvement

Philip D. Rowell　Jennifer L. Nevin　Rosti Novak　Kim M. Tsoi　Peter C. Ferguson　Jay S. Wunder　著

软组织肉瘤外科切除联合（新）辅助放疗可以允许获得较近的阴性边缘，并获得较好的局部控制[1-6]。Enneking 对囊内、边缘、广泛和根治性切除的定义至今仍被广泛引用[2]，基于此，未受累但涉及筋膜的边缘，其边界是足够的，相当于广泛切除[2,4]。邻近肿瘤的阴性边缘切除有助于保留关键结构，如主要神经、血管和骨骼，也有助于保护周围肌肉，可减少手术创伤和局部肿瘤复发率，改善患者功能。

关于手术切缘问题，1977 年美国癌症联合委员会（American Joint Committee for Cancer，AJCC）描述了肿瘤边界分类（R 分类），被广泛应用和报道[7]。AJCC 将 R_0 描述为切除标本的墨汁标记边缘没有恶性肿瘤细胞，R_1 为显微镜下阳性切缘，基于标本墨染边缘存在肿瘤细胞，R_2 为肉眼可见的阳性边缘。一些研究中心引入了 R+1mm 的概念，其中阴性边缘<1mm 被认为是显微镜下的阳性边缘（R_1）[3,8]。但是，我们发现，由于将 R_0 定义为墨汁标记边缘无瘤，原始的 R 分类在预测局部肿瘤复发不同风险方面更具优势[9,10]。

边界的定义很重要，因为阳性的手术切缘是肢体软组织肉瘤切除术后局部复发的最强预测因子[1,5,6]。多伦多切缘分类（Toronto Margin Context Classification，TMCC）考虑了肢体软组织肉瘤切除术后阳性切缘的临床相关性[9-11]，与 R_0 切除相比，对关键结构（如骨骼、主要神经或血管）进行有计划的邻近但镜下阳性边缘切除（R_1）联合（新）辅助放疗，10 年局部复发风险并无显著增加[9,10]。在一项研究中，与切除关键结构以获得阴性边缘相比，对邻近关键结构的有计划镜下阳性边缘切除，5 年局部无复发生存率与疾病相关特异生存率接近（分别是 85.4% vs. 91.2%，P=0.8；59.4% vs. 63.6%，P=0.9）[10]。

软组织肉瘤环形包裹或直接侵犯骨需要连同骨组织一并切除，以实现完整切除肿瘤。大约 5.5% 的肢体软组织肉瘤有直接侵犯骨组织的证据[12]，且骨侵犯影响总生存率[12,13]。如果需要切除骨组织以实现完整切除肢体软组织肉瘤时，通常需要进行假体重建，这类情况，应仔细考虑放疗的必要性和时机。与术后放疗相比，术前放疗被证实会增加早期伤口愈合并发症的风险[14-16]，文献报道大腿软组织肉瘤切除联合术前放疗伤口并发症的发生率高达 43%[17]。

进行假体重建时，更担心伤口并发症，因为肢体在放疗后，深部假体感染很难根除，最终可能导致保肢失败。一旦外科医生决定在软组织肉瘤治疗中进行骨切除和假体重建，可考虑术后放疗替代术前放疗的方案，尽量减少早期伤口并发症发生的概率，降低感染风险及最终假体失败率。需注意术后放疗很可能导致晚期软组织并发症，包括纤维化、僵硬和淋巴水肿，这些都将对患者的功能结果产生负面影响[15]，相对而言，术前放疗的功能结果更佳，但在假体重建的情况下，必须尽一切努力将可能导致假体感染和失败的早期伤口并发症风险降至最低（图15-1）。若术前放疗，应采用低张力旋转或游离软组织瓣重建，以改善局部血供，提高假体软组织覆盖率，减少死腔，促进伤口愈合[18]。皮瓣重建本身对肢体软组织肉瘤切除后的功能结果不产生负面影响[18]，即使术前放疗后，显微血管吻合的游离组织移植成功率也非常高[19]。

当软组织肉瘤紧邻周围骨组织，只要没有直接骨侵犯[10]，即可行骨膜下剥离联合放疗，保留骨组织。该技术视骨膜为一邻近但安全的边缘，可实现完整切除肿瘤，同时避免骨切除，否则会增加手术相关复杂性和并发症发病率，对患者功能结果产生负面影响。除了利用骨膜作为软组织肉瘤切除术邻近的阴性切缘一部分之外，该技术也适用于将主要神经的神经外膜或大血管的血管外膜作为边缘进行切除，有助于保留这些关键结构，不增加局部复发风险[9, 10, 20]。当邻近边缘切除以保留重要结构时，外科医生和治疗团队必须认识到，肿瘤有时可能已经侵入骨膜（虽然骨未受累）、神经外膜或血管外膜，最终病理报告很可能显示涉及骨膜的深切缘镜下阳性，这样的镜下边缘阳性不等于错误的治疗决定或手术错误，因为它不会导致患者有更糟糕的结果，事实上，这种特定情形下，R_1边界与R_0边界有类似的局部复发风险[9, 10]。

外科医生还必须意识到，对毗近骨骼的肢体软组织肉瘤行骨膜下切除，特别是位于大腿并且联合放疗时，会导致高达6.4%的放射相关病理性骨折风险[21-23]。术后放疗这种骨折风险往往最高，而术前放疗则显著降低，特别是使用调强放疗（intensity-modulated radiotherapy, IMRT）[24, 25]。一项子集分析研究发现大腿软组织肉瘤广泛骨膜下剥离的骨折风险高达32%[22]，其他危险因素包括女性、年龄增加、术后较高剂量放疗、大腿前间室和较大肿瘤尺寸[21-24]。放疗导致的股骨病理性骨折治疗非常困难，手术固定骨不连发生率高达82%[23]，因此，接受大腿软组织肉瘤切除术患者，病灶位于股骨附近且接受大剂量放疗，应被认为是晚期放疗相关股骨骨折高危患者，需考虑预防性股骨髓内钉固定。本团队之前开发了一种特异度91%、灵敏度82%的列线图，用于识别这类高危情况[21]。Dickie等描述通过仔细的适形放疗限制对骨的辐射剂量，通常可以避免这些高危骨折因素发生[26]。

本章将展示一系列大腿软组织肉瘤切除后需假体重建的病例，并讨论这些病例关键处理要点，也展示了另一类似病例，尽管有肿瘤毗邻，仍可通过骨膜下肿瘤剥离技术进行骨保留。

一、病例1

（一）简要病史

患者女性，59岁，平素体健，右大腿近端前方发现一渐进性肿块，就诊前6周内疼痛明显加重。

（二）术前影像学照片

见图15-2。

（三）术前问题汇总

1.活检证实为高级别未分化多形性肉瘤（undifferentiated pleomorphic sarcoma，UPS）伴

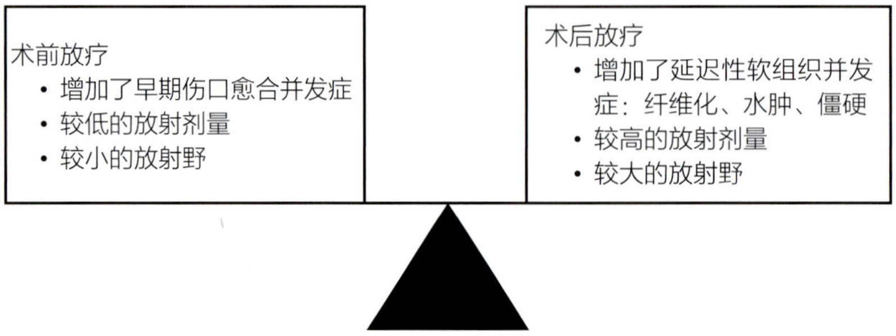

▲ 图15-1 术前放疗与术后放疗的优缺点

第15章 软组织肉瘤累及骨的假体重建

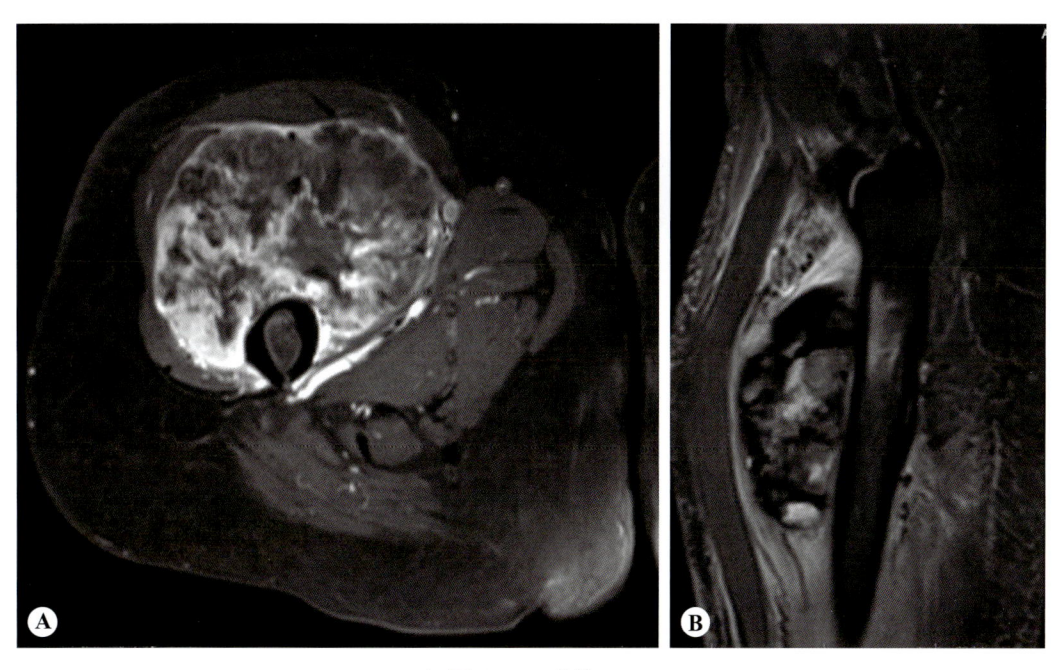

▲ 图 15-2　术前 MRI
A. 轴位 T₁ 压脂像显示软组织肉瘤累及股骨近端并侵蚀前侧骨皮质；B. 矢状位 STIR 像证实股骨近端肿瘤骨侵犯并累及髓腔

周围组织水肿。

2. 肿瘤包绕股骨近端并侵犯骨骼，需行骨段切除。

3. 放射治疗：术前还是术后（图 15-1）。

4. 除股直肌外，整个大腿前间室均需切除。

5. 肿瘤切除后软组织覆盖是否充分。

（四）治疗策略

1. 选择术前放疗，减少放疗晚期软组织并发症，有利于功能康复。

2. 肿瘤和股骨近端完整切除，获得阴性切缘。

3. 使用骨水泥型股骨近端假体重建骨缺损。

4. 在新辅助放疗基础上，切除包括大部分股四头肌的巨大软组织肉瘤，使用游离背阔肌肌皮瓣覆盖假体，最大限度减少死腔和假体感染风险。

（五）基本原则

1. 软组织肉瘤骨侵犯是骨段切除的指征。

2. 软组织肉瘤包绕骨骼阻碍骨膜下分离，是另一项骨段切除以获得阴性边缘的指征。

3. 通常，(新)辅助放疗后，使用同种异体骨移植做重建不是理想的选择。

4. 肢体软组织肉瘤切除前后的放疗时机是发生并发症的独立风险因素（图 15-1）。

5. 辐照骨使用骨水泥型肿瘤假体优于非骨水泥型。

（六）术中照片

见图 15-3。

（七）技术要点

1. 本例患者在靠近截骨部位的肿瘤远端进行一定长度骨膜下剥离，最大限度地保存骨组织，以便置入骨水泥假体。

2. 骨膜下剥离最好采用电刀烧灼和骨膜剥离子。

3. 股骨近端假体置换，若外展肌可被保留并重新附着在假体上时，用肌腱或筋膜的"生物吊带"进行增强可以确保修复牢固，避免后期撕脱。

（八）临床随访和影像学照片

见图 15-4。

（九）并发症的预防和处理

1. 优先识别主要神经和血管是手术切除的重要步骤。

2. 与常规手术相比，软组织肉瘤放疗后切除肿瘤假体重建有更高的感染风险，需要考虑软组织重建减少并发症。

骨肿瘤手术学：病例图解

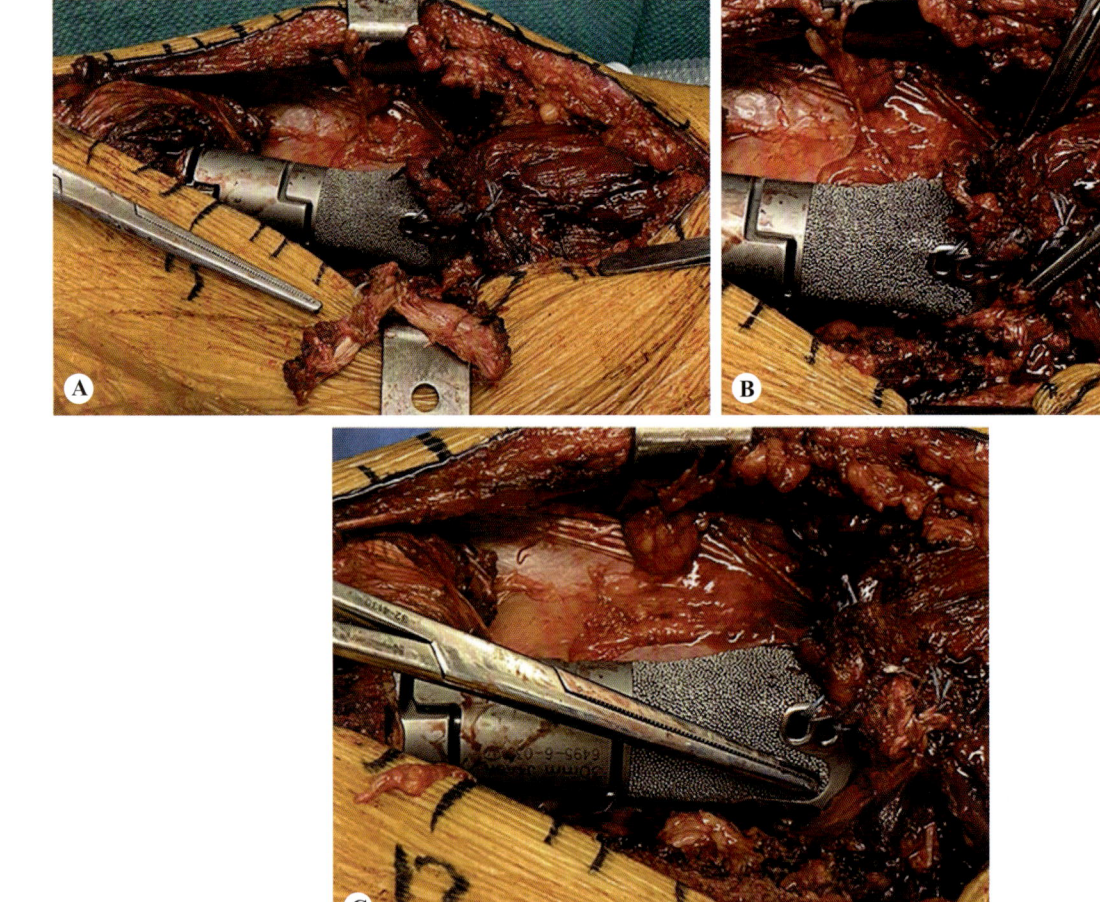

▲ 图 15-3　修复股骨近端假体外展肌肌腱，可采用超高分子量聚乙烯缝合线联合腰大肌肌腱移植形成"生物吊带"，包裹假体周围，增强软组织愈合，最大限度降低后期外展肌肌腱从假体上撕脱的风险
A. Kocher 钳所指为术中获取自体腰肌肌腱；B. 用 Kocher 钳固定腰大肌肌腱吊带环绕假体；C. 腰大肌末端与外展肌缝合，形成"生物吊带"

二、病例 2

患者女性，69 岁，平素体健，左大腿中部一迅速生长无痛肿块，累及前间室，肿块环形包裹股骨但未侵犯（图 15-5B）。活检证实为高级别 UPS，新辅助放疗后行软组织肉瘤并股骨瘤段整块切除术（图 15-6），保留股直肌和缝匠肌，使用骨水泥型瘤段假体重建并一期闭合伤口。

附加技术要点

1. 本例尽管没有直接骨侵犯，但肿瘤完全包裹股骨，不能进行骨膜下剥离。

2. 近端和远端截骨前做旋转标记，有助于保证重建过程中准确的旋转定位，尤其使用瘤段假体。

三、病例 3

患者男性，43 岁，平素体健，大腿远端一巨大疼痛软组织肿块。X 线片（图 15-7A）和 MRI（图 15-7B）证实肿瘤侵犯骨皮质，活检证实为高级别黏液性纤维肉瘤。患者按计划直接手术，术后放疗，以减少早期伤口愈合风险和假体感染的可能性。肿瘤与股骨远端整块切除，保留大部分股四头肌，采用股骨远端骨水泥型肿瘤假体行骨重建，伤口一期愈合（图 15-8）。

附加技术要点

1. 截骨前行旋转标记有助于股骨远端假体重

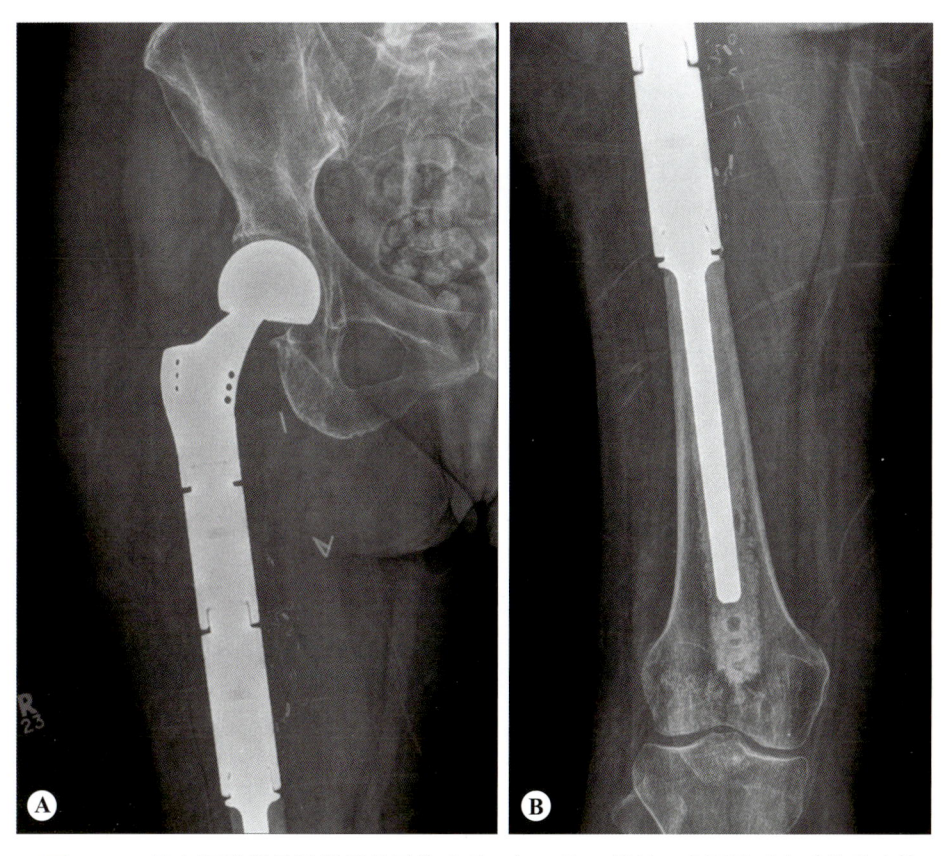

第15章 软组织肉瘤累及骨的假体重建

▲ 图 15-4 骨水泥型股骨近端假体置换术后 1 年正位 X 线片。由于缺乏主动伸膝功能，患者在户外使用防下垂膝关节支具并积极参加社区活动，患者髋膝关节活动良好，肢体没有淋巴水肿或纤维化，无须用镇痛药，无 Trendelenburg 步态

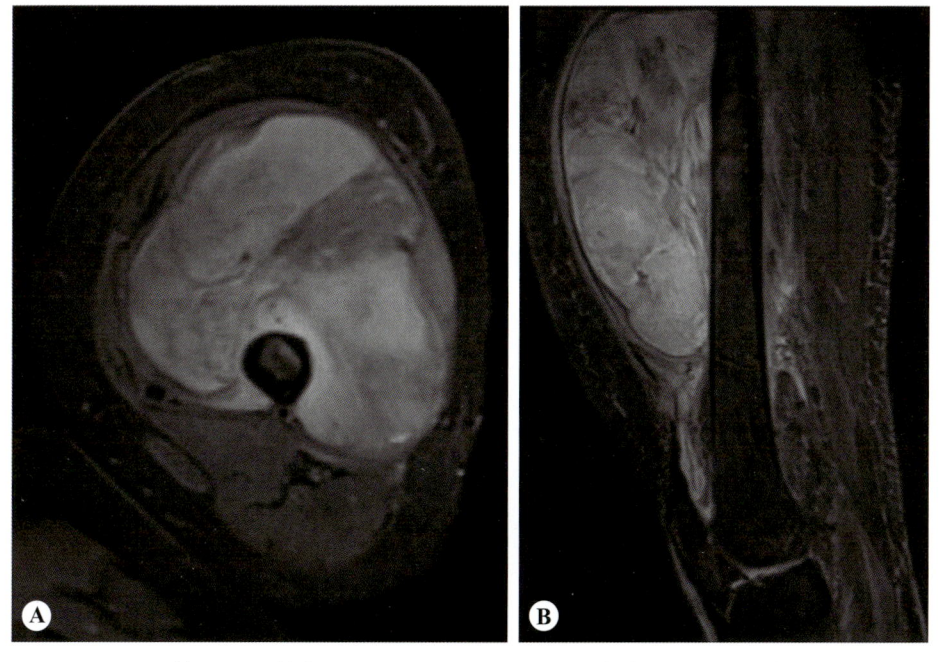

▲ 图 15-5 术前 MRI，轴位 STIR（A）显示肿块环形包裹股骨干，矢状位 STIR（B）证实骨未被侵犯

129

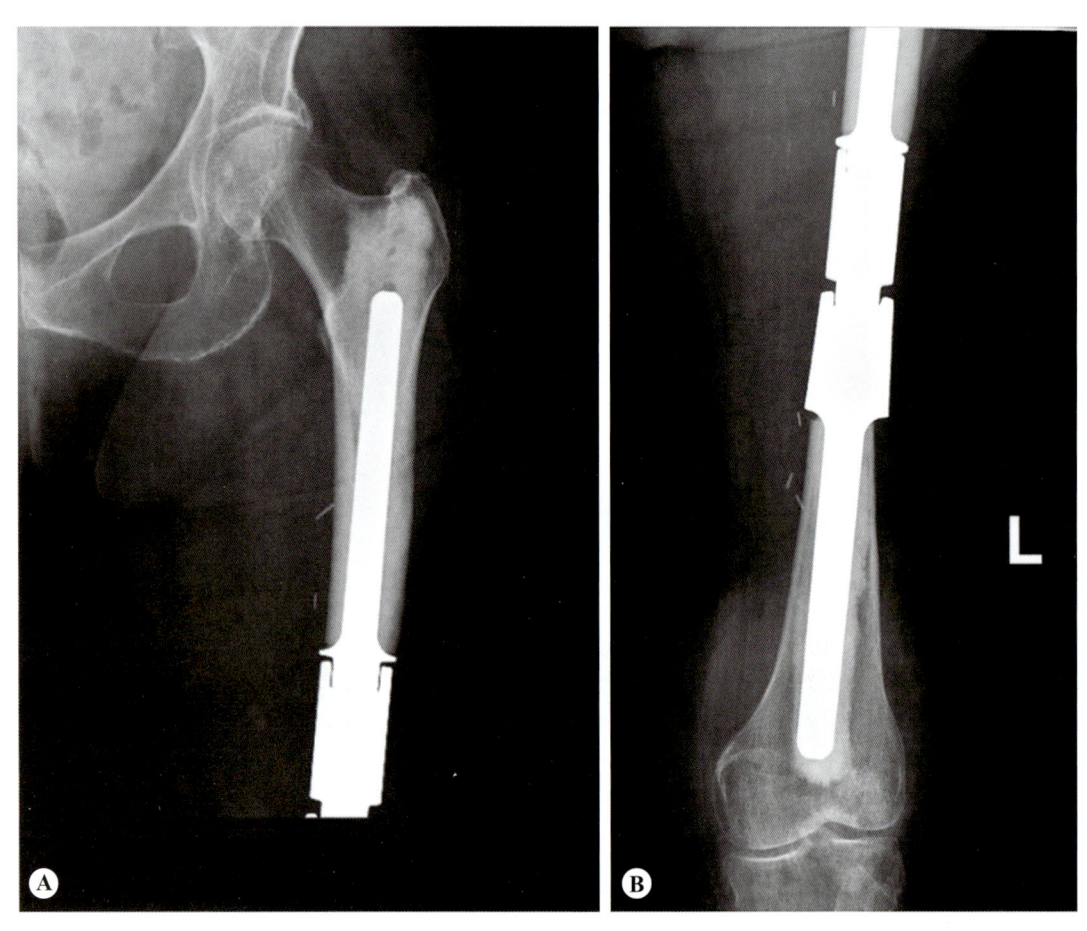

▲ 图 15-6 术后 6 个月骨水泥瘤段假体正位 X 线片

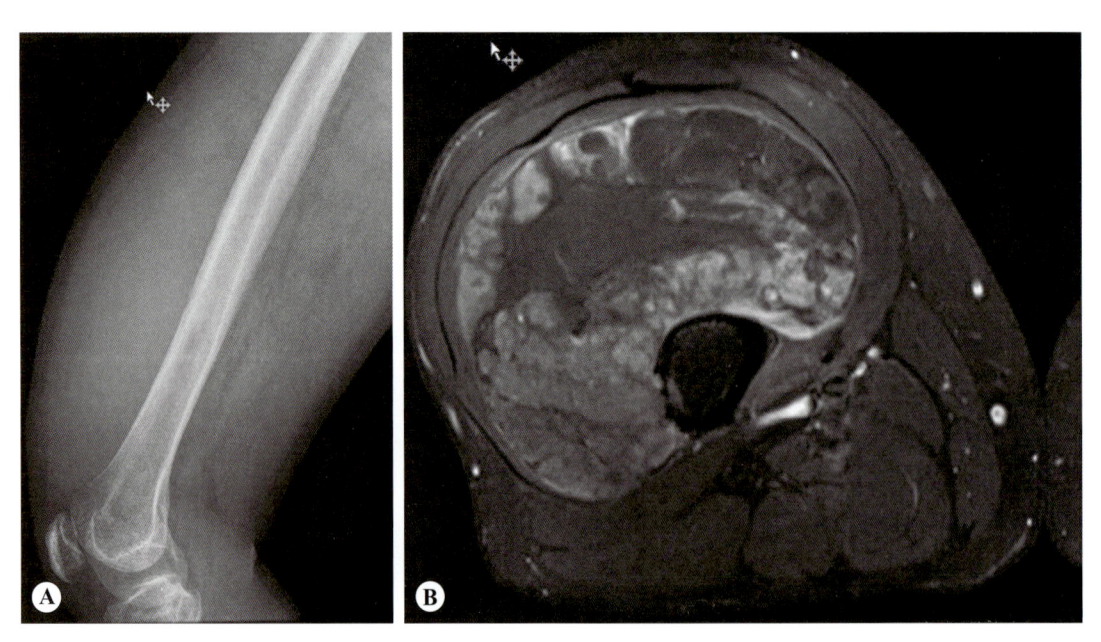

▲ 图 15-7 A. 侧位 X 线片显示大腿远端前方一巨大软组织肿块，伴骨皮质侵蚀。B. 轴位 T_1 压脂增强 MRI 显示大腿前方高级别软组织肉瘤大范围坏死伴髓内侵犯

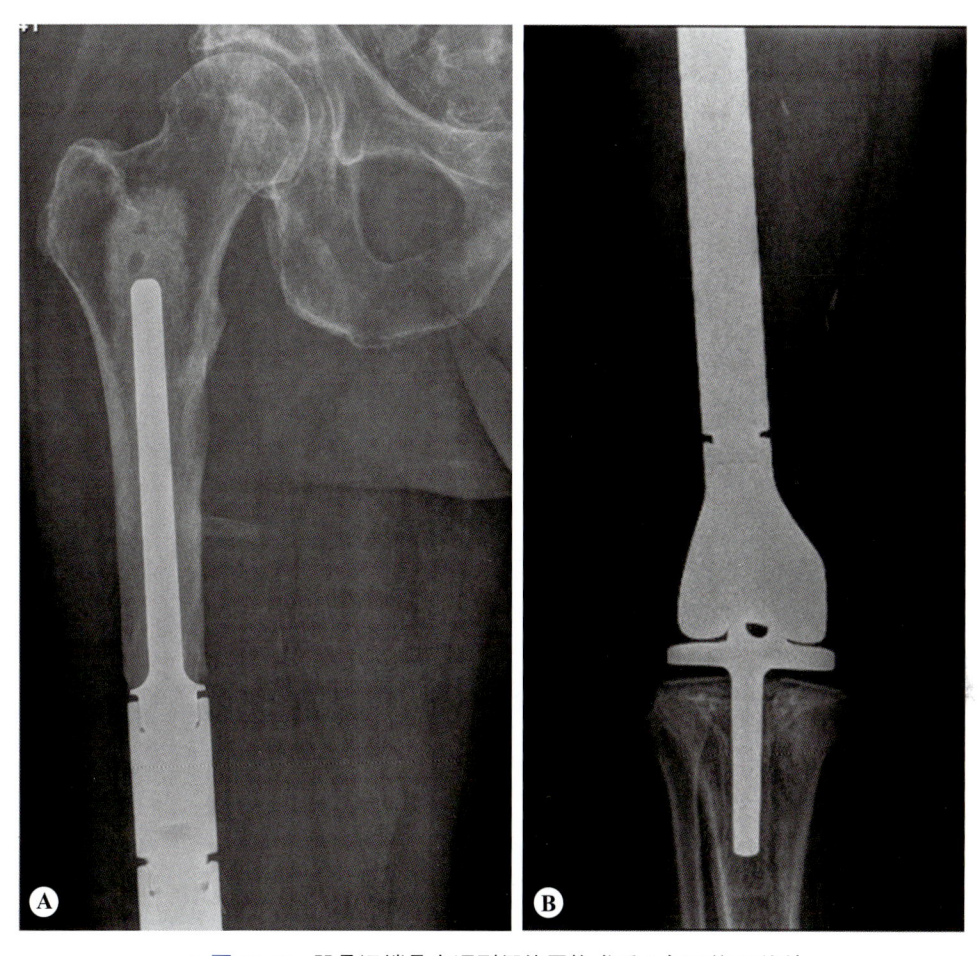

▲ 图 15-8 股骨远端骨水泥型假体置换术后 1 年正位 X 线片

建过程中获得正确的旋转定位。

2. 因为保留股四头肌浅层，可覆盖假体并减少死腔，不需要皮瓣。

3. 充分讨论术前、术后放疗的风险和获益后，决定先手术后放疗。这种方式可能增加远期纤维化、水肿和僵硬的风险，但能降低早期伤口并发症和感染的风险。

四、病例 4

患者女性，57 岁，大腿前间室发现高级别 UPS，毗邻但没有完全包绕或侵犯股骨（图 15-9）。该患者行术前放疗后使用骨膜下切除术切除肿瘤（图 15-10），同时预防性置入股骨髓内钉，伤口一期愈合（图 15-11）。

附加技术要点

1. 尽管有肿瘤毗邻，但该患者仍能避免股骨切除。术前临床体检显示肿瘤固定于股骨推之不移，但术中一旦切除肿瘤周围受累的股四头肌后，它在股骨上变得更容易推动，因此我们采用骨膜下剥离保留股骨。

2. 由于缺乏骨膜、存在夏贝氏（Sharpey）纤维及不规则骨轮廓，对股骨近端干骺端的肿瘤上缘行骨膜下剥离很困难，可能会导致计划外的阳性切缘[9, 10, 27]。

3. 伴有中心坏死或出血的高级别肿瘤进行骨膜下剥离更具挑战性，当骨膜与骨分离时，肿瘤溢出的风险更高。

4. 虽然联合（新）辅助放疗时骨膜提供了一个安全的切缘，但对毗邻骨的病例进行骨膜下肿瘤切除时应格外谨慎。如果骨膜无法从骨面掀起，则需要进行骨段切除以确保切缘阴性，并使用假体进行重建。

骨肿瘤手术学：病例图解

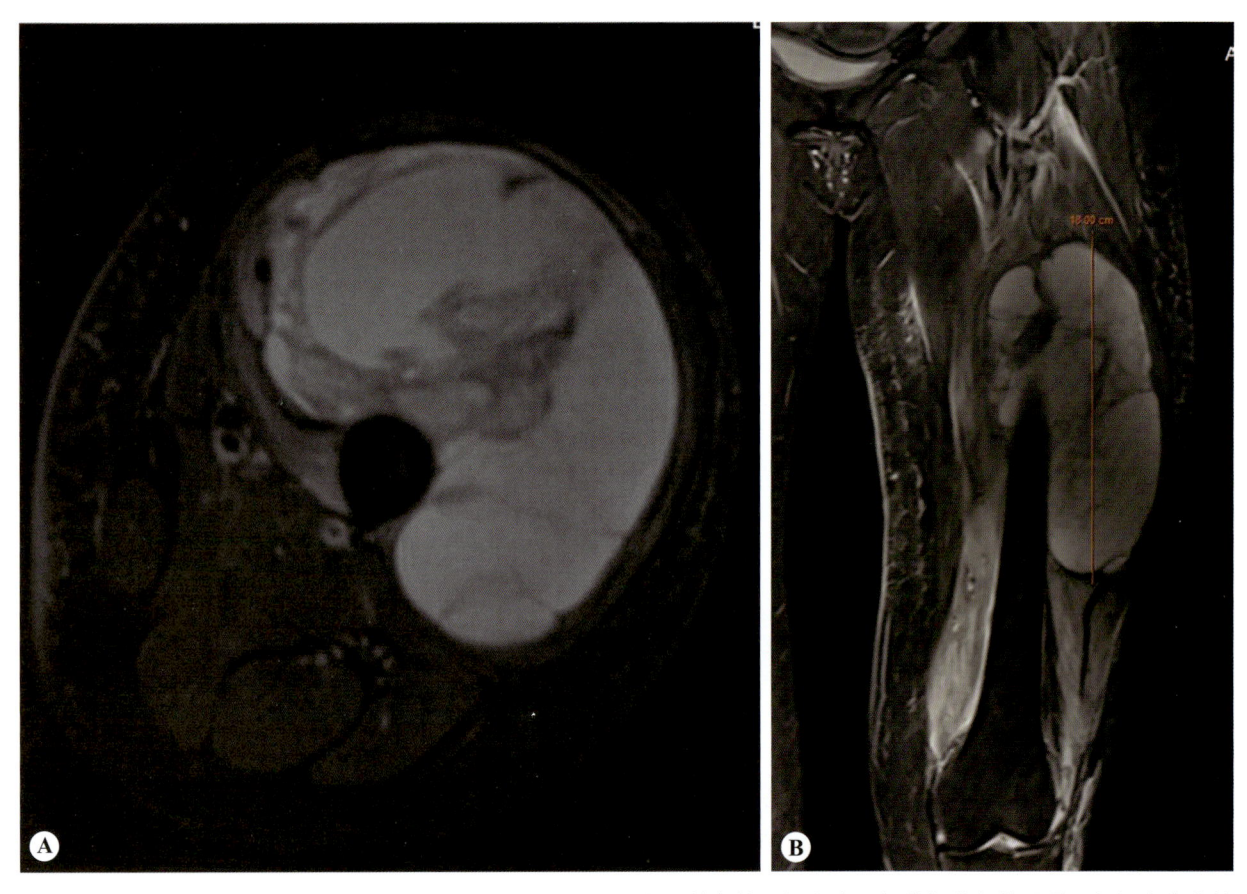

▲ 图 15-9　轴位 STIR（A）和冠状位 STIR（B）MRI 显示大腿前方软组织肉瘤毗邻并部分包绕股骨，但没有完全的骨包裹或骨侵犯

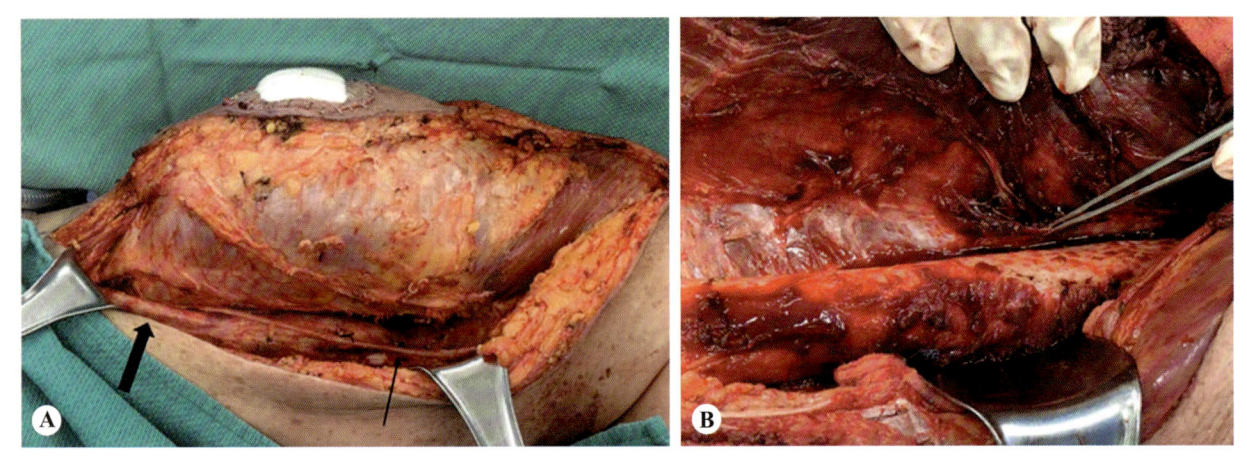

▲ 图 15-10　股骨骨膜下肿瘤切除术中图像
A. 掀开软组织皮瓣显露肿瘤，分离股血管（粗箭）和神经（细箭）；B. 此特写显示从股骨干剥离的骨膜层，如无创血管镊（Debakey）所示

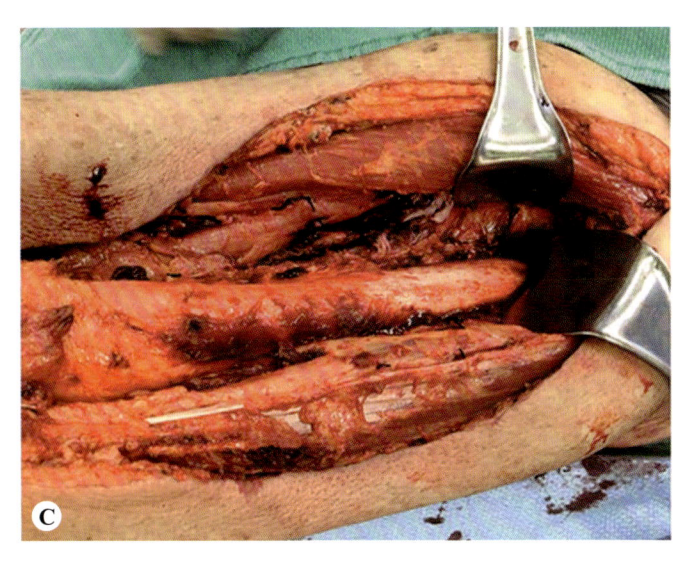

▲ 图 15-10（续） 股骨骨膜下肿瘤切除术中图像
C. 软组织肉瘤经骨膜下切除后的大腿和股骨视图

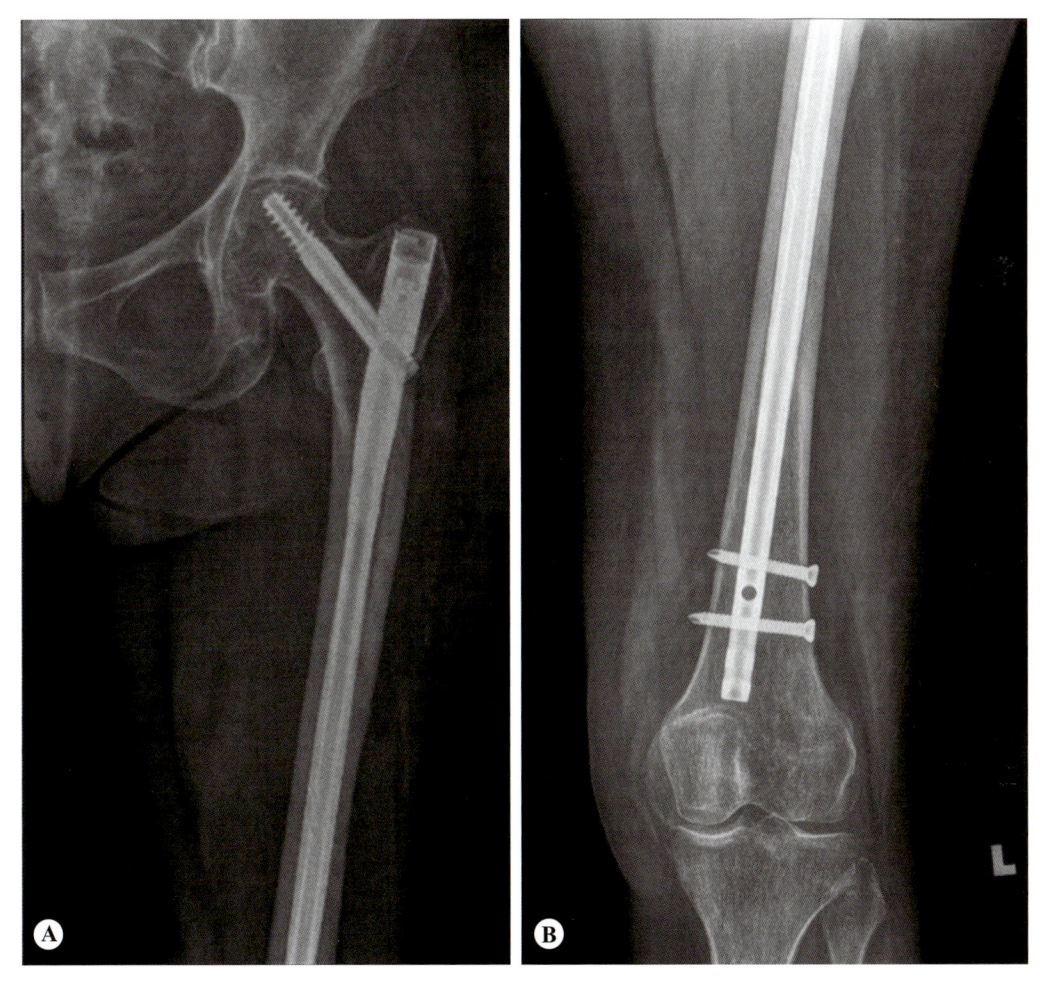

▲ 图 15-11 术后 3 个月 X 线片显示预置的股骨髓内钉

5.放疗相关股骨骨折的危险因素包括：绝经后女性、大腿前间室、肿瘤体积大、计划进行骨膜下剥离且肿瘤＞10cm。Gortzak列线图[21]预测该病例存在骨折高风险，因此术中预防性置入髓内钉。虽然术前使用IMRT[25]，但股骨的放疗剂量高于Dickie等界定的最大阈值[26]，这预示有较高的辐射相关骨折风险，支持预防放置髓内钉。

参考文献

[1] Bell RS, O'Sullivan B, Liu FF, et al. The surgical margin in soft-tissue sarcoma. J Bone Joint Surg Am. 1989;71:370-5.

[2] Enneking WF, Spanier SS, Malawer MM. The effect of the anatomic setting on the results of surgical procedures for soft parts sarcoma of the thigh. Cancer. 1981;47:1005-22.

[3] Kainhofer V, Smolle MA, Szkandera J, et al. The width of resection margins influences local recurrence in soft tissue sarcoma patients. Eur J Surg Oncol. 2016;42:899-906.

[4] Kawaguchi N, Ahmed AR, Matsumoto S, Manabe J, Matsushita Y. The concept of curative margin in surgery for bone and soft tissue sarcoma. Clin Orthop Relat Res. 2004;419:165-72.

[5] Pisters PW, Leung DH, Woodruff J, Shi W, Brennan MF. Analysis of prognostic factors in 1,041 patients with localized soft tissue sarcomas of the extremities. J Clin Oncol. 1996;14:1679-89.

[6] Stojadinovic A, Leung DH, Hoos A, et al. Analysis of the prognostic significance of microscopic margins in 2,084 localized primary adult soft tissue sarcomas. Ann Surg. 2002;235:424-34.

[7] American Joint Committee for Cancer Staging and End Results Reporting. Manual for staging of cancer 1977. Chicago: American Joint Committee on Cancer; 1977.

[8] Gronchi A, Miceli R, Fiore M, et al. Extremity soft tissue sarcoma: adding to the prognostic meaning of local failure. Ann SurgOncol. 2007;14:1583-90.

[9] Gundle KR, Kafchinski L, Gupta S, et al. Analysis of margin classification systems for assessing the risk of local recurrence after soft tissue sarcoma resection. J Clin Oncol. 2018;36(7):704-9.

[10] O'Donnell PW, Griffin AM, Eward WC, et al. The effect of the setting of a positive surgical margin in soft tissue sarcoma. Cancer. 2014;120:2866-75.

[11] Gerrand CH, Wunder JS, Kandel RA, et al. Classification of positive margins after resection of soft-tissue sarcoma of the limb predicts the risk of local recurrence. J Bone Joint Surg Br. 2001;83:1149-55.

[12] Ferguson PC, Griffin AM, O'Sullivan B, et al. Bone invasion in extremity soft-tissue sarcoma. Cancer. 2006;106(12):2692-700.

[13] Panicek DM, Go SD, Healey JH, et al. Soft-tissue sarcoma involving bone or neurovascular structures: MR imaging prognostic factors. Radiology. 1997;205:871-5.

[14] Davis AM, O'Sullivan B, Bell RS, et al. Function and health status outcomes in a randomised trial comparing preoperative and postoperative radiotherapy in extremity soft tissue sarcoma. J Clin Oncol. 2002;20(22):4472-7.

[15] Davis AM, O'Sullivan B, Turcotte R, et al. Late radiation morbidity following randomization to preoperative versus postoperative radiotherapy in extremity soft tissue. Radiother Oncol. 2005;75:48-53.

[16] O'Sullivan B, Davis AM, Turcotte R, et al. Preoperative versus postoperative radiotherapy in soft tissue sarcoma of the limbs: a randomized trial. Lancet. 2002;359:2235-41.

[17] Pisters PW, O'Sullivan B, Maki RG. Evidence-based recommendations for local therapy form soft tissue sarcomas. J Clin Oncol. 2007;25(8):1003-8.

[18] Davidge KM, Wunder J, Tomlinson G, Wong R, Lipa J, Davis AM. Function and health status outcomes following soft tissue reconstruction for limb preservation in extremity soft tissue sarcoma. Ann Surg Oncol. 2010;17(4):1052-62.

[19] Townley WA, Mah E, O'Neill AC, et al. Reconstruction of sarcoma defects following preoperative radiation: free tissue transfer is safe and reliable. JPRAS. 2013;66:1575-9.

[20] Dagan R, Indelicato DJ, McGee L, et al. The significance of a marginal excision after preoperative radiation therapy for soft tissue sarcoma of the extremity. Cancer. 2012;118:3199-207.

[21] Gortzak Y, Lockwood GA, Mahendra A, et al. Prediction of pathologic fracture risk of the femur after combined modality treatment of soft tissue sarcoma of the thigh. Cancer. 2010;116:1553-9.

[22] Helmstedter CS, Goebel M, Zlotecki R, Scarborough MT. Pathologic fractures after surgery and radiation for soft tissue tumors. Clin Orthop Relat Res. 2001;389:165-72.

[23] Sternheim A, Saidi K, Lochab J, et al. Internal fixation of radiation-induced pathological fractures of the femur has a high rate of failure. Bone Joint J. 2013;95-B:1144-8.

[24] Holt GE, Griffin AM, Pintilie M, et al. Fractures following radiotherapy and limb salvage surgery for lower extremity soft-tissue sarcomas: a comparison of high-dose and low-dose radiotherapy. J Bone Joint Surg Am. 2005;87-A:315-9.

[25] O'Sullivan B, Griffin AM, Dickie CI, et al. Phase 2 study of preoperative image-guided intensity-modulated radiation therapy to reduce wound and combined modality morbidities in lower extremity soft tissue sarcoma. Cancer. 2013;119(10):1874-84.

[26] Dickie CI, Parent AL, Griffin AM. Bone fractures following external beam radiotherapy and limb-preservation surgery for lower extremity soft tissue sarcoma: relationship to irradiated bone length volume, tumor location and dose. Int J Oncol Biol Phys. 2009;75(4):1119-24.

[27] Gundle KR, Gupta S, Kafchinski L, et al. An analysis of tumorand surgery-related factors that contribute to inadvertent positive margins following soft tissue sarcoma resection. Ann Surg Oncol. 2017;24:2137-44.

第六篇
股骨干

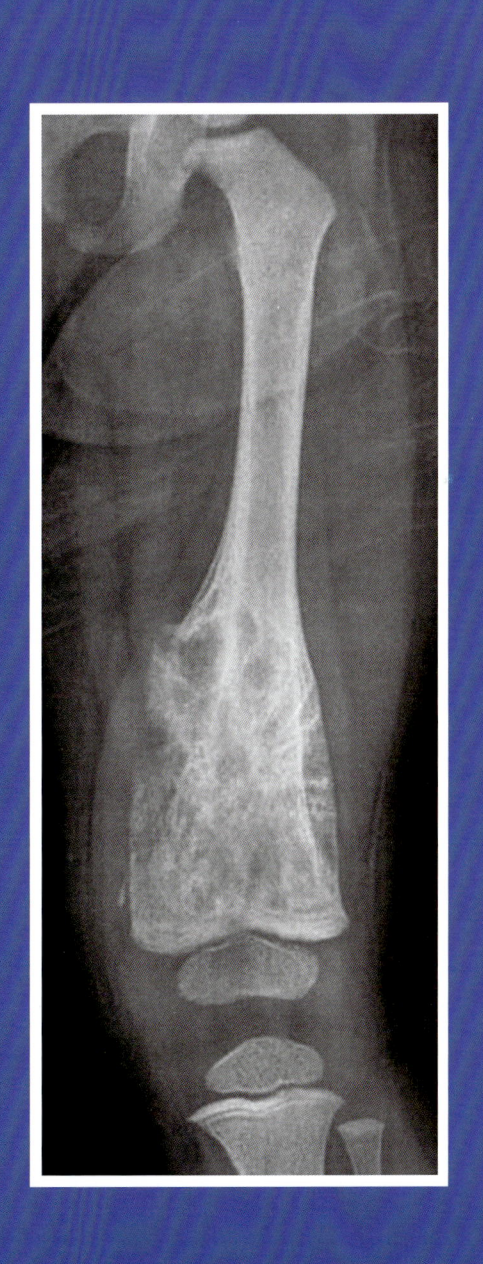

第 16 章 股骨干生物重建：Van Nes 旋转成形术

Biological Reconstruction of the Femoral Diaphysis: Van Nes Rotationplasty

Ajay Puri 著

旋转成形术是将肢体短缩并旋转 180° 后，踝关节转为膝关节的一种手术，在肌骨系统肿瘤术式中被广泛认为优于截肢的一种疗法。该方法由 Borggreve 在 1930 年首次描述，Van Nes 推广应用于先天性股骨近端局灶性缺损，Salzer 和 Knahr 按相同的原则来重建膝关节骨肉瘤切除术后骨缺损，这也是现今该手术最常见的适应证之一。

患者接受包括皮肤及周围软组织在内的股骨远端病灶整块切除，同时保留神经血管束的连续性，肢体旋转 180°，将胫骨融合至股骨近侧残端，重建肢体骨骼连续性，血管可分离或切断后再吻合，但必须仔细保护并保留坐骨神经。当肢体发生旋转，踝关节会变为膝关节，足部可用于安放膝下假肢（图 16-12）。患者使用踝关节运动模拟膝关节运动，肢体功能相当于膝下截肢，而不是膝上截肢[2]。

当还有生长潜能的儿童使用可延长假体受限时，旋转成形术是一种有效的治疗方案[3, 4]。考虑到儿童对侧肢体的后续生长，需保留更长患侧残肢，这样在骨骼发育成熟时，手术侧踝关节和健侧膝关节将处于同一水平。当成年患者肿瘤巨大需要广泛切除皮肤及周围软组织，无法进行传统保肢时，也适用旋转成形术。由于可以牺牲皮肤、股四头肌和血管提供更广泛的边界，该手术对于广泛累及股四头肌或皮肤已接受放疗的患者是有效的方法，还可用于挽救假体保肢术后感染难以控制的患者[5]。

一、简要病史

患者男性，7 岁，股骨远端肿胀、疼痛，诊断为骨肉瘤（图 16-1），曾住院接受新辅助化疗，建议行手术治疗。术前患者家属进行了多种相关手术方案的咨询，他们观看了接受旋转成形术治疗患者的术后功能视频，并与一位患者进行了交流，在获得知情同意后，该患者接受了旋转成形术。

二、术前临床和影像学照片

见图 16-1。

三、术前问题汇总

1. 股骨远端肿瘤，伴软组织肿块。

2. 需行骨关节切除，包括正在生长的股骨远端骨骺，传统的假体重建将导致骨骼发育成熟时显著的继发性肢体不等长。

3. 可延长假体重建资源成本消耗大，因为单个可延长假体不能充分代偿预期的肢体不等长，

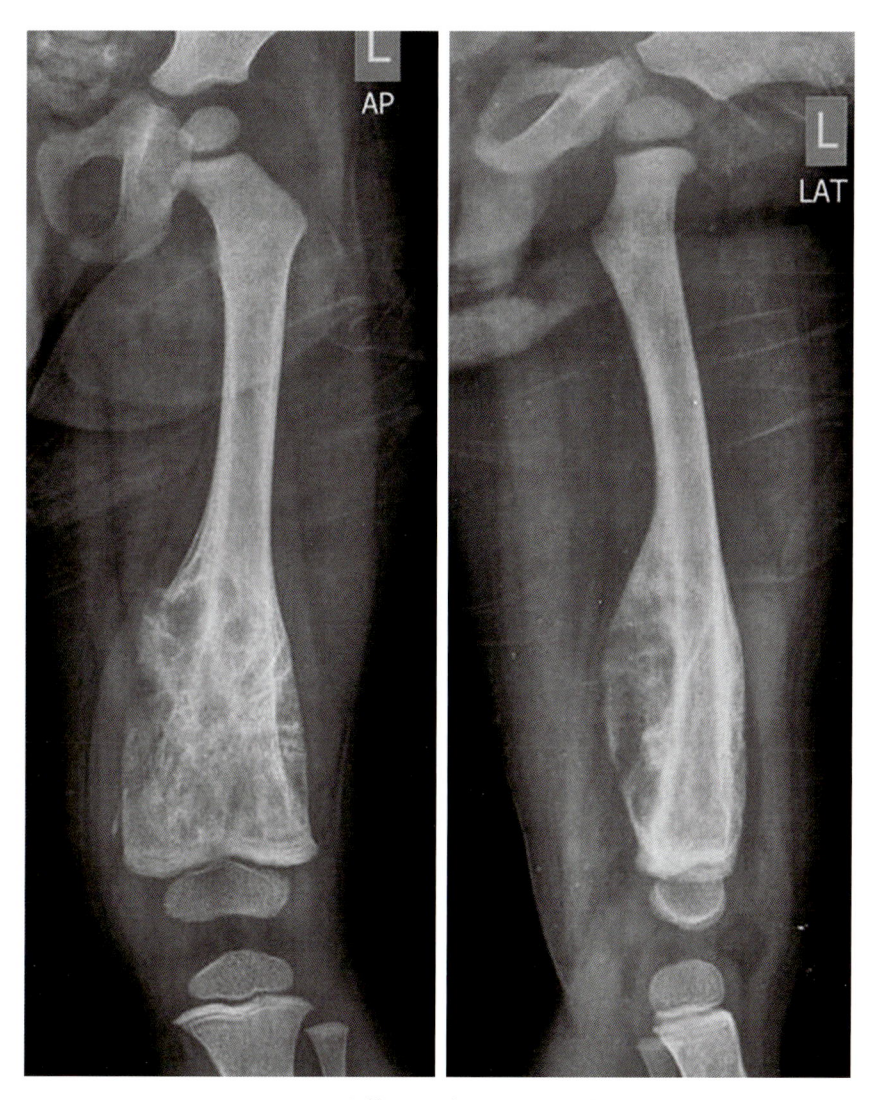

▲ 图 16-1　术前 X 线片显示股骨远端骨肉瘤

后续可能需要假体翻修。

四、治疗策略

1. 从肿瘤学角度充分切除荷瘤骨。
2. 仔细分离和保留股血管和坐骨神经。
3. 在切除、短缩和旋转后，仔细地对神经血管结构进行螺旋盘绕。
4. 牢靠固定残余股骨与胫骨近端。

五、基本原则

1. 术前规划至关重要，依据股骨 X 线片和 MRI 等影像学检查，确定合适的肿瘤广泛切除边界。MRI 有助于评估病变范围、骨外成分、软组织受累情况及与神经血管束的关系。截骨平面保证无瘤，同时术前应计划骨骼成熟时足跟（一些作者推荐踝关节旋转中心）与对侧膝关节处于相同水平。因此，旋转后的肢体初始长度较健侧膝关节水平更长，以代偿健侧肢体剩余的生长潜力。术前规划股骨截骨平面，需考虑旋转成形肢体生长潜能［包括股骨近端骨骺、胫骨远端骨骺（胫骨近端骨骺构成切除标本的一部分）及跟骨 – 距骨］和正常股骨生长潜能（股骨近端和股骨远端骨骺）的差异。

2. 患者仰卧位。

3. 在股骨和胫骨截骨平面设计皮肤切口，股骨截骨平面如前所述，胫骨截骨平面经胫骨近端干骺端。若患者骨骼接近成熟，健侧股骨生长潜能有限，需切除更长的胫骨节段。

4. 切口：最初，近端为圆环形切口，远端椭圆形环形切口，以补偿下肢近端和远端周径的差异。然而，由于股骨近端较宽和胫骨远端较窄的皮肤面积不匹配，该切口技术可能会导致皮肤闭合困难。因此，Ossendorf 的切口入路更受青睐[6]（图 16-2 至图 16-4），无菌亚麻线放置在规划的远端（胫骨）切口的周缘，用于测量远端切口的长度，然后将亚麻线切成两半，放置在规划的近端（股骨）切口的前方和后方周缘，在内侧和外侧留下两个相同长度的间隙，以间隙为基底徒手画一对称等腰三角形连接起来。在胫骨近端截骨部位相当于三角形高度的内外侧做直切口（最好在皮肤闭合时做切口），这样近端皮肤切口能够与远端扩展切口相吻合，适应近端和远端切口周长的差异（图 16-5）。

5. 近端和远端切口由通过股骨收肌管表面的垂直切口连接，便于分离股血管。

6. 在近端和远端切口之间的按无瘤原则分离股动脉、股静脉和坐骨神经（远端为胫后神经和外侧的腓神经）（图 16-6）。

7. 近端在规划的股骨截骨平面横断股四头肌、腘绳肌和内收肌，远端在胫骨截骨平面近侧分离腓肠肌。

8. 垂直股骨截骨平面近端股骨干置入一枚克氏针。

9. 胫骨截骨平面远端水平置入一枚克氏针，需同时垂直于上述股骨近端的克氏针（图 16-7）。当旋转的胫骨与股骨固定时，这两枚克氏针有助于确定适当的旋转对线。

10. 两处截骨面均垂直于长骨。

11. 完成股骨和胫骨截骨后，切除残留肌肉附着点，然后切除荷瘤骨段（包括股骨中远段、膝关节、胫骨近段）及周围软组织和皮肤。

12. 此阶段注意避免牵拉神经血管束，因为神经血管束是下肢近端和远端之间唯一的连续（图 16-8）。

13. 远侧残端向外旋转，使足背朝后。

14. 胫骨近端干骺端对应股骨残端。

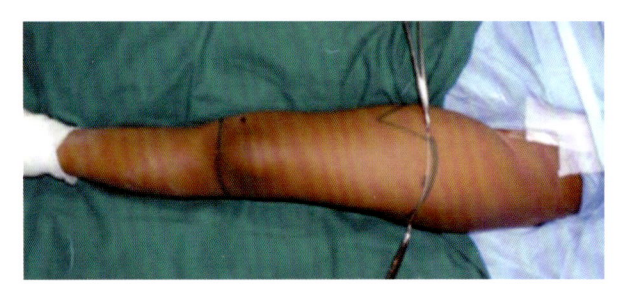

▲ 图 16-2 将无菌亚麻线切成两半，放置在规划的近端切口前侧

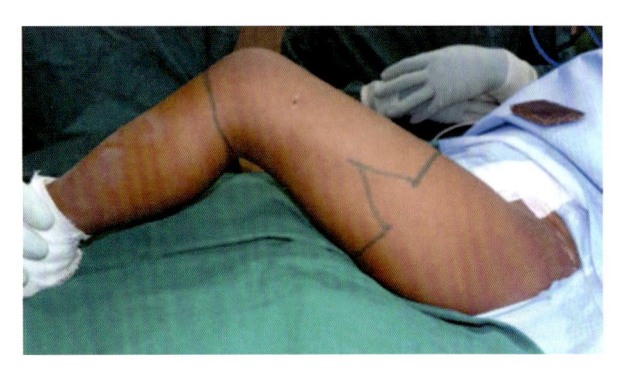

▲ 图 16-3 外侧观，前后两部分的间隙由一对称等腰三角形手绘切口连接起来

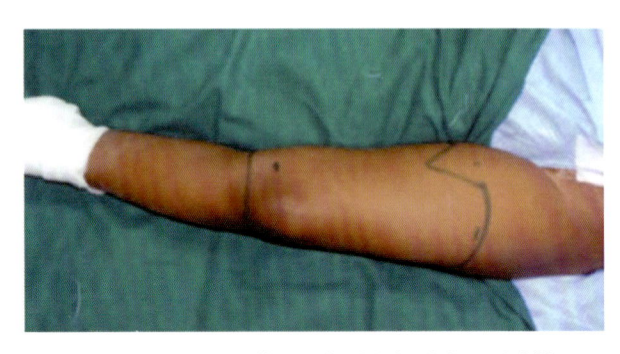

▲ 图 16-4 内侧观，前后两部分的间隙由一对称等腰三角形手绘切口连接起来

15. 保持两枚克氏针垂直来确定适当的对线，确保足跟处于中立位，避免内旋或外旋（错误的足跟定位将影响后期假肢的理想匹配）。

16. 使用加压钢板固定股骨和胫骨（每侧至少有 6 个皮质固定点），确保坚强固定（图 16-9）。

17. 通常不需要切除腓骨近端（除非切除过多的胫骨近端），但幼童建议切除腓骨近端骨骺。

18. 通过轻柔且没有任何弯折的缠绕来顺应松弛的血管和神经结构（图 16-10）。

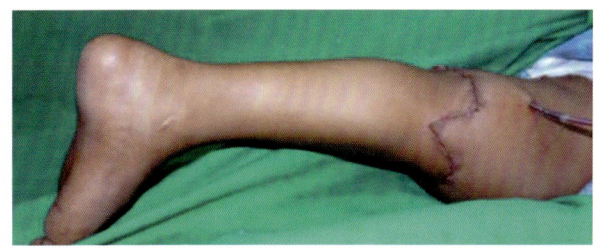

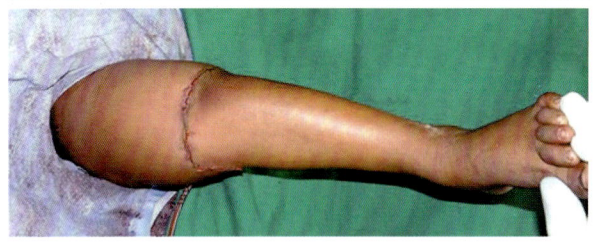

第16章 股骨干生物重建：Van Nes旋转成形术

▲ 图 16-5 最终皮肤闭合可适应近端和远端切口部位周径的差异

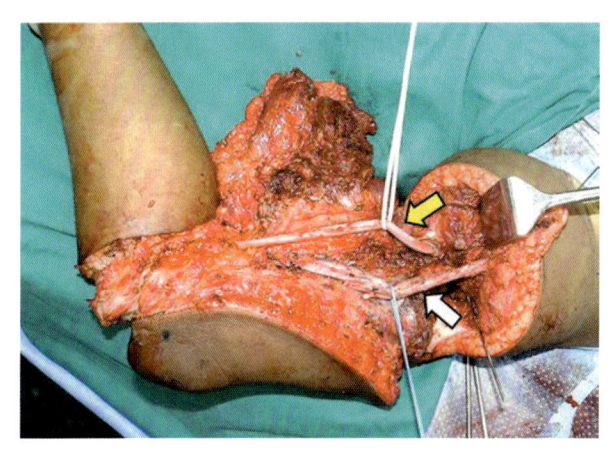

▲ 图 16-6 在近端和远端切口之间分离股动静脉（白箭）和坐骨神经（黄箭）

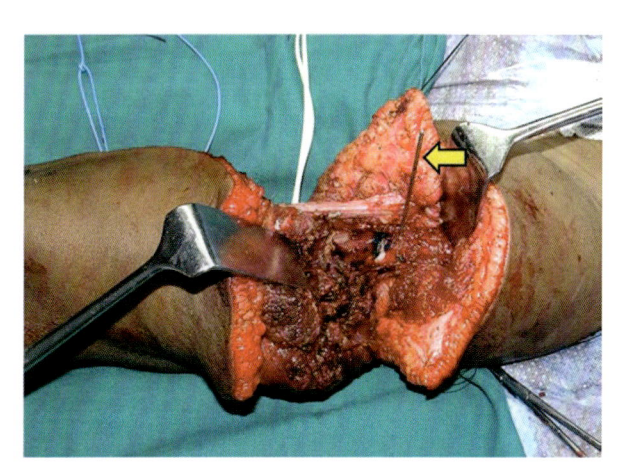

▲ 图 16-7 垂直于股骨干的克氏针（黄箭）穿过规划的股骨截骨平面近端

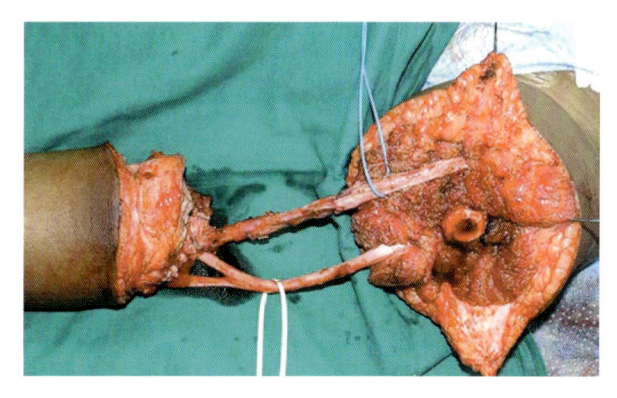

▲ 图 16-8 神经血管束是下肢近端和远端之间唯一连接

19. 股四头肌近端与腓肠肌缝合，腘绳肌和内收肌与下肢前侧和外侧间室筋膜重新连接，确保肌肉缝合不压迫血管。

20. 放置负压引流管，逐层缝合皮下组织和皮肤。近端皮肤切口的对称三角区域嵌入肢体远端切开的内外侧切口，从而适应近端和远端切口周径的差异（图 16-5）。

21. 皮肤闭合后要确认肢体血供和远端动脉搏动状况。

22. 术后轻度抬高肢体可促进伤口愈合，建议定时监测血供情况。

23. 术后即可开始足踝运动。

24. 患者早期使用临时假肢行走；术后 8~10 周伤口完全愈合、水肿消退后，使用定制假肢（图 16-11 和图 16-12）。

六、术中照片

为便于技术展示，图片来自不同患者，见图 16-2 至图 16-10。

七、技术要点

1. 手术中尽早行股骨截骨，可使远端肢体自由旋转，将腘窝及其远端部分旋转朝向前方，更易进入腘窝后方区域[7]，若未进行股骨截骨、肢体旋转，外科医生需采用蜷伏难受的姿势分离后方神经血管结构。作为一种挽救性手术，旋转成形术尤其适用于保肢失败的病例，这些病例通常伴有感染，经历多次手术，肿瘤膝关节纤维化、僵硬，限制了膝关节屈曲，增加血管分离时肢体

骨肿瘤手术学：病例图解

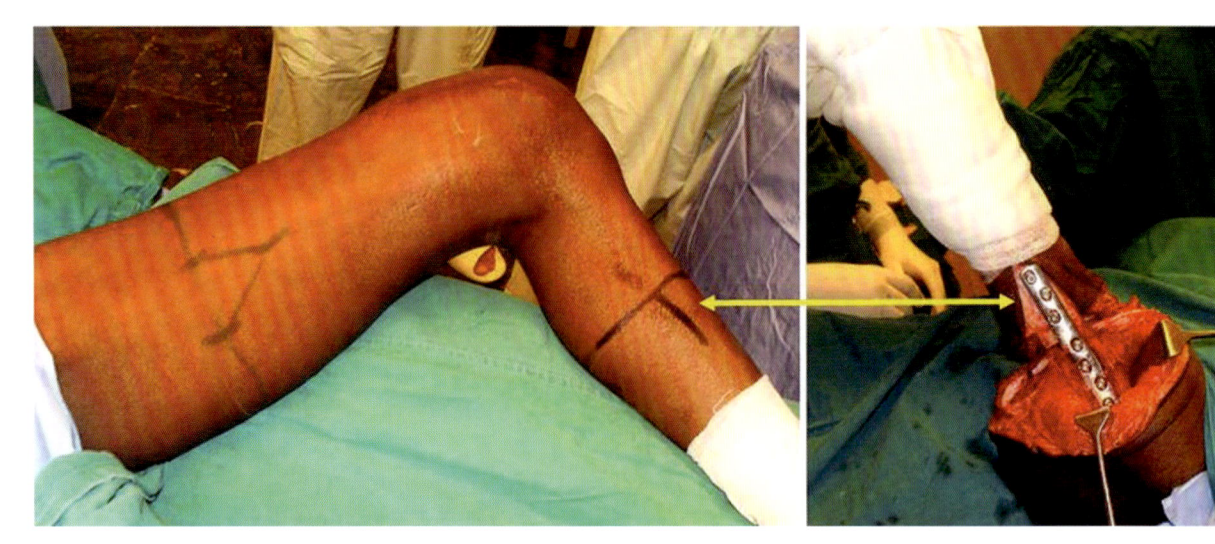

▲ 图 16-9　钢板放置于胫骨内侧表面，胫骨内侧垂直切口可延长以适应钢板长度

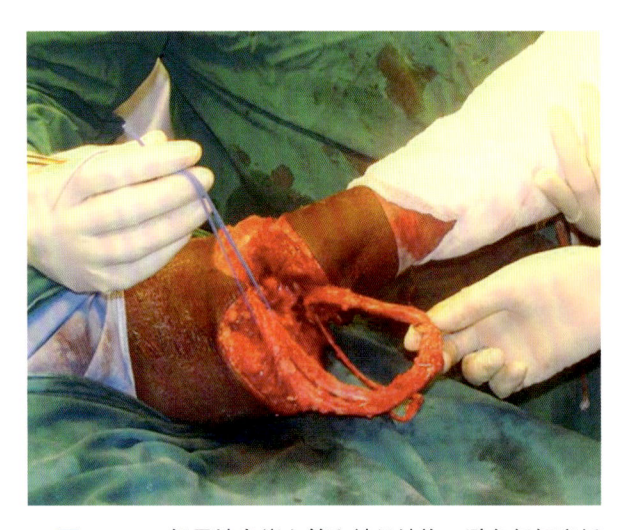

▲ 图 16-10　轻柔地盘绕血管和神经结构，避免任何弯折

摆放的难度。术中尽早股骨截骨，旋转肢体，为组织分离提供最佳体位。

2. 若术前评估分离血管会影响肿瘤切除，建议切除受累血管并重新吻合[8]。

3. 内固定之前，修整胫骨近端内侧干骺端，确保钢板与股骨外侧面、胫骨内侧面贴合。

4. 钢板远端置于胫骨内侧面（图 16-9），为确保足跟处于中立位，钢板近端部分需置于股骨后外侧（传统创伤后钢板通常外侧固定），先将钢板固定到远端的胫骨有助于整体固定，与三角形的胫骨相比，钢板在圆柱形股骨上旋转调整更灵活。

5. 肿瘤累及整段股骨，需全段切除，可将胫骨外侧平台嵌入髋关节，形成一个带有假关节的旋转成形肢体[9]（图 16-13 至图 16-16），在幼儿中，该术式可重塑一个良好的髋关节。该技术同样适用于中老年人，与幼儿不同，胫骨平台不与髋臼形成关节连接，而是将骨水泥型人工双动头假体插入胫骨近端，胫骨近端与髋臼形成一个"新的髋关节"。

八、临床随访和影像学照片

见图 16-11 至图 16-16。

九、并发症的预防和处理

1. 切除荷瘤骨后，神经血管束是下肢近端和远端之间唯一的连续。在任何组织分离和内固定过程中，避免使用单极电凝，防止神经功能障碍。

2. 术后短期使用抗血栓药物，有助于减少旋转成形术后盘绕血管引起的血管并发症。

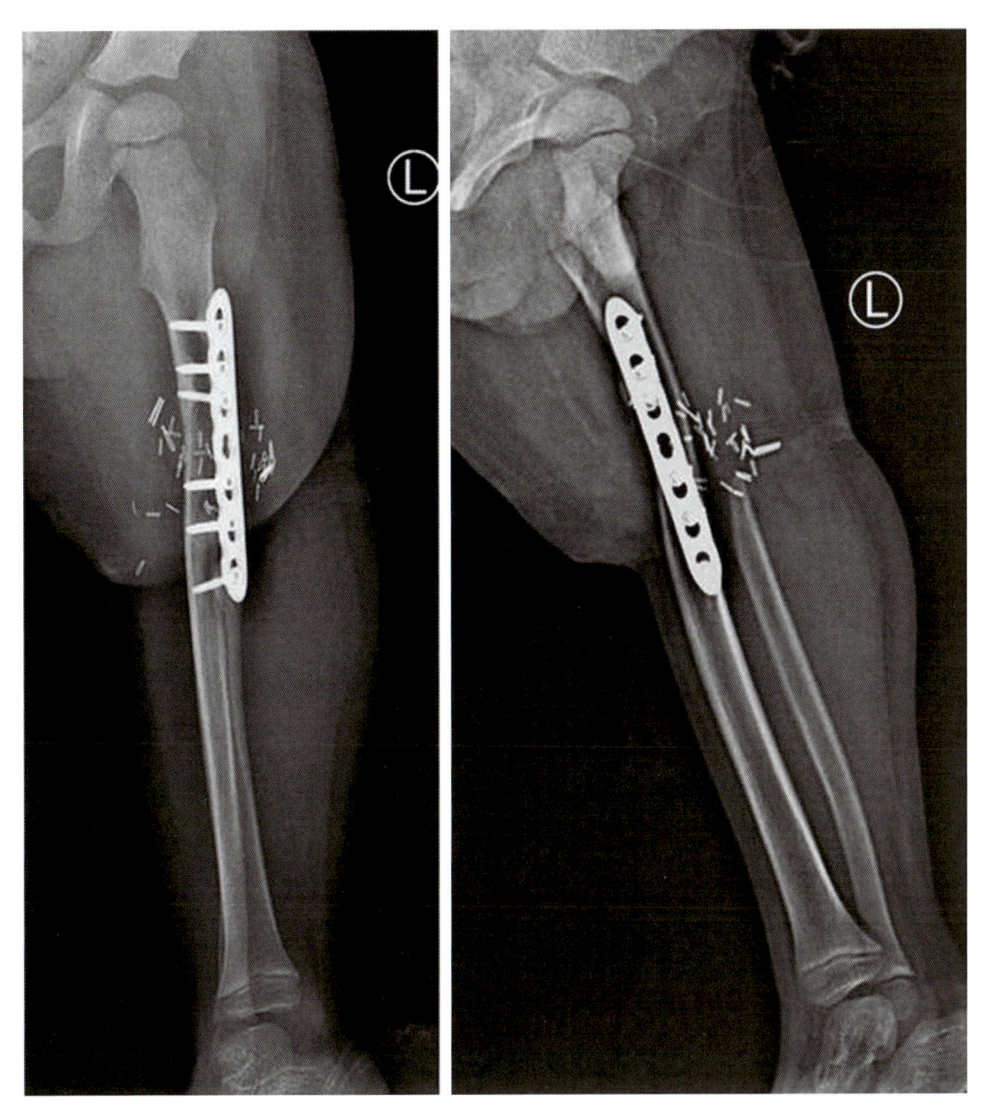

第16章 股骨干生物重建：Van Nes旋转成形术

▲ 图 16-11 随访 18 个月时的 X 线片

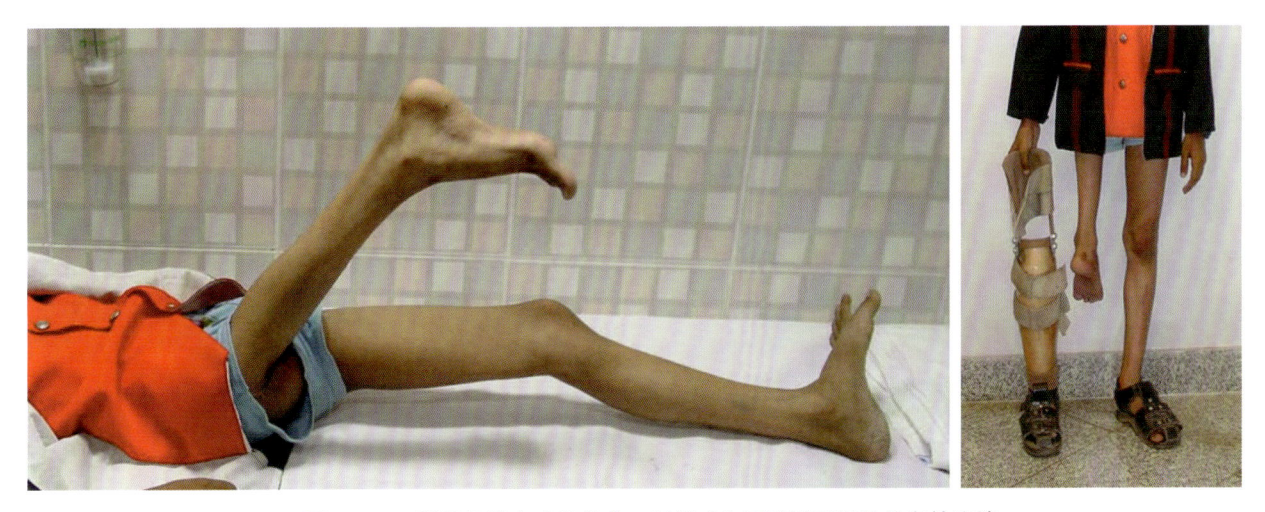

▲ 图 16-12 踝关节转变成膝关节，足部成为匹配膝下假肢的有效连接

141

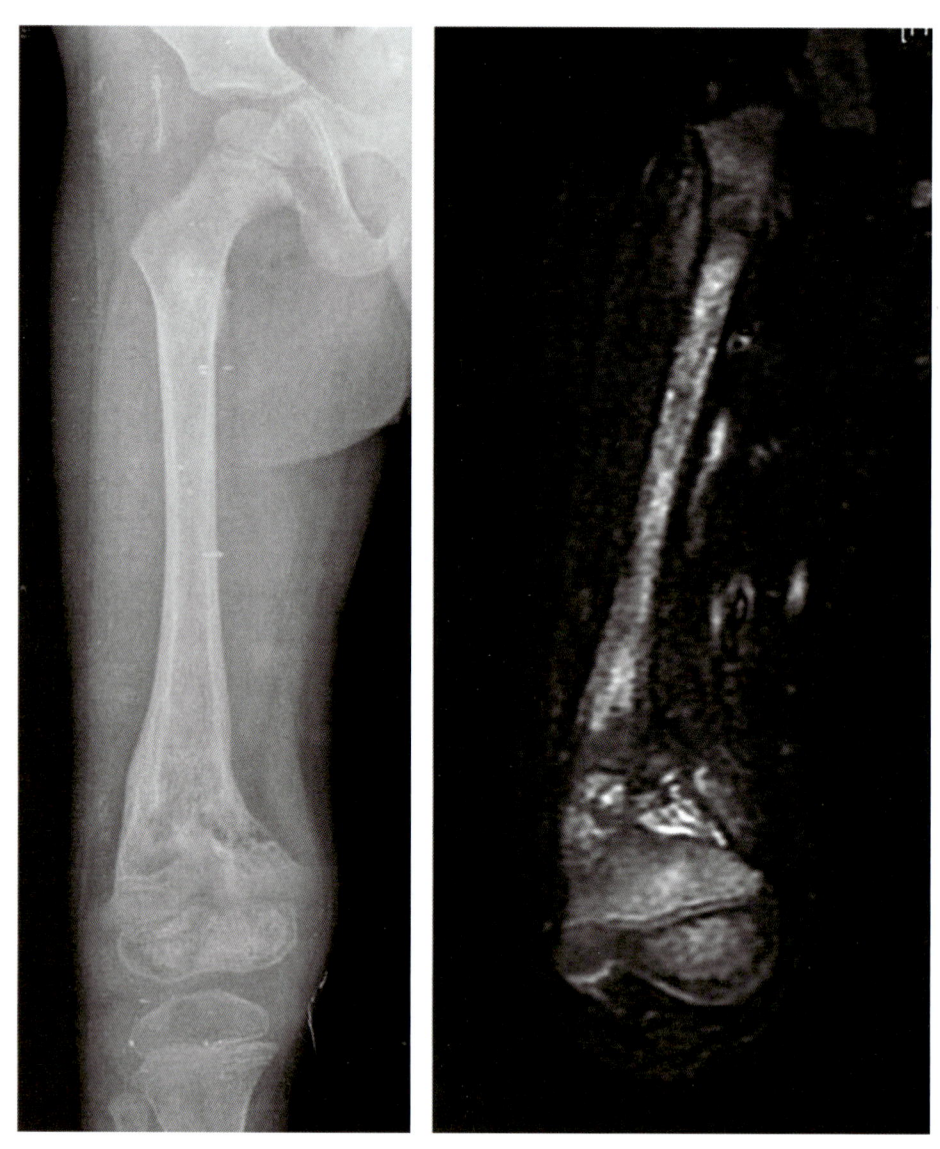

▲ 图 16-13　5 岁儿童术前 X 线片和 MRI 显示尤文肉瘤累及全段股骨

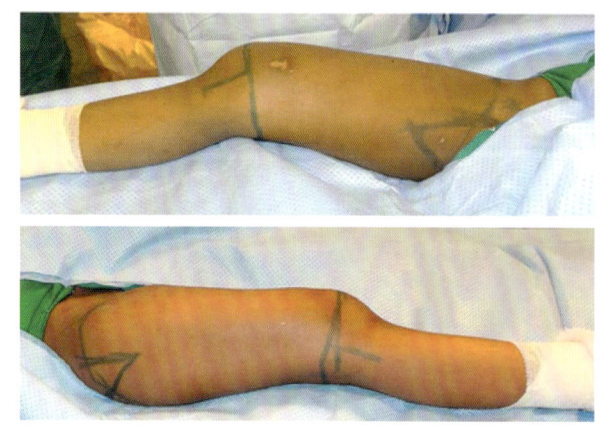

▲ 图 16-14　带有手绘三角形的环形切口（如前文所述），用于切除整段股骨

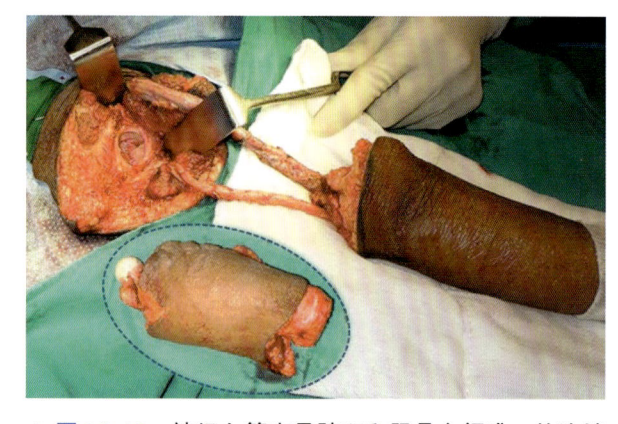

▲ 图 16-15　神经血管束是髋臼和胫骨之间唯一的连续（插图显示被切除的股骨）

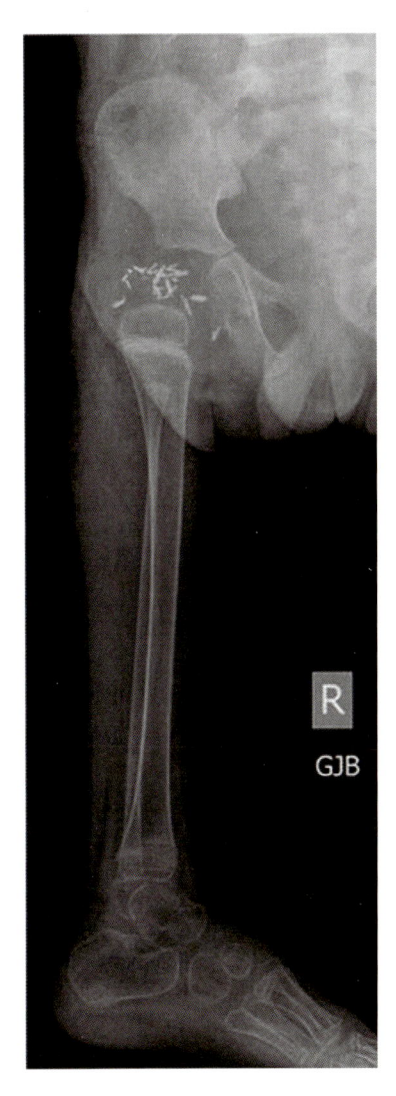

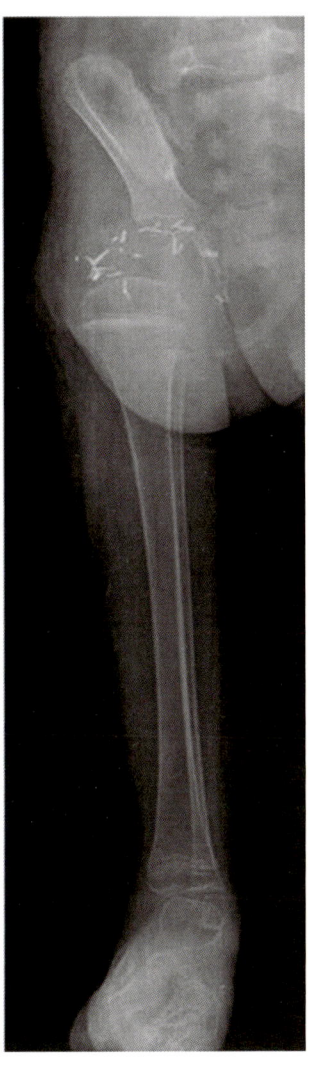

◀ 图 16-16 随访 12 个月时的 X 线片

参考文献

[1] Salzer M, Knahr K, Kotz R, Kristen H. Treatment of osteosarcomata of the distal femur by rotationplasty. Arch Orthop Trauma Surg. 1981;99(2):131-6.

[2] Cammisa FP Jr, Glasser DB, Otis JC, Kroll MA, Lane JM, Healey JH. The Van Nes tibial rotationplasty. A functionally viable reconstructive procedure in children who have a tumor of the distal end of the femur. J Bone Joint Surg Am. 1990;72(10): 1541-7.

[3] Agarwal M, Puri A, Anchan C, Shah M, Jambhekar N. Rotationplasty for bone tumors: is there still a role? Clin Orthop Relat Res. 2007;459:76-81.

[4] Winkelmann WW. Rotationplasty. Orthop Clin North Am. 1996;27(3):503-23.

[5] Hillmann A, Gosheger G, Hoffmann C, Ozaki T, Winkelmann W. Rotationplasty—surgical treatment modality after failed limb salvage procedure. Arch Orthop Trauma Surg. 2000;120(10): 555-8.

[6] Ossendorf C, Exner GU, Fuchs B. A new incision technique to reduce tibiofemoral mismatch in rotationplasty. Clin Orthop Relat Res. 2010;468(5):1264-8.

[7] Puri A, Agarwal M. Facilitating rotationplasty. J Surg Oncol. 2007;95(4):351-4.

[8] Mahoney CR, Hartman CW, Simon PJ, Baxter BT, Neff JR. Vascular management in rotationplasty. Clin Orthop Relat Res. 2008;466(5):1210-6.

[9] Winkelmann WW. Type-B-Ⅲa hip rotationplasty: an alternative operation for the treatment of malignant tumors of the femur in early childhood. J Bone Joint Surg Am. 2000;82(6): 814-28.

第 17 章 股骨干假体重建（一）：股骨中段假体
Implant Reconstruction of the Femoral Diaphysis—Ⅰ: Intercalary Femur Prosthesis

Joseph Benevenia　Zachary Cavanaugh　Joseph Ippolito　Jennifer Thomson　Luis Guinand　著

随着术前影像学、早期诊断和辅助治疗技术的进步，位于长骨骨干区域的原发性和转移性肿瘤均可使用中段假体进行保留关节的手术。本章重点讨论股骨干转移瘤继发病理性骨折并移位，采用中段假体重建的方法。转移性肿瘤患者接受过辅助治疗，骨愈合能力差，生存期有限，切除病变后如何重建骨干缺损是骨肿瘤专家面临的挑战，需要权衡生物和非生物重建方案技术的优缺点再进行选择。

假体（非生物重建）的常见适应证包括病理性骨折、濒临骨折、骨转移瘤，或者骨髓瘤、淋巴瘤等伴有剧烈疼痛的患者[1]，确保有足够的皮质骨安装内固定或置入假体以便进行保留关节的手术。使用中段假体还能提供更接近正常的肢体功能、初始稳定、更早期的负重[2, 3]。尽管有这些优势，但肿瘤患者发生无菌性松动等并发症的概率高达 33%，其他可能的并发症还包括感染和假体周围骨折[3-5]。中段假体适用于生存期有限、转移瘤或生物重建受限的患者，建议使用骨水泥提供初始稳定和功能。

一、简要病史

患者男性，66 岁，无外伤史，临床表现为左大腿疼痛和行走障碍。该患者曾诊断为肺腺癌转移并且接受过化疗，6 周前在外院发现左股骨溶骨性病变，接受外照射放疗，如 Mirels 评分系统预测[6]，患者经历急性骨折，经适当咨询和知情同意后，决定接受手术治疗（图 17-1）。

二、术前临床和影像学照片

见图 17-1。

三、术前问题汇总

1. 股骨干骨折并移位：需手术固定才能活动。
2. 病理性骨折：溶骨性破坏伴骨量丢失；愈合潜力差（肺腺癌）。
3. 术前放疗：降低愈合潜能；可能增加术后伤口并发症风险。
4. 预计生存期：转移性肺腺癌伴病理性骨折总生存期短；干预措施尽量保证患者在有限生存期内无痛活动。

四、治疗策略

外科医生使用中段假体重建可实现以下目标：①切除病变骨段；②即刻结构稳定，允许术后完全承重；③延长患者预计生存期。

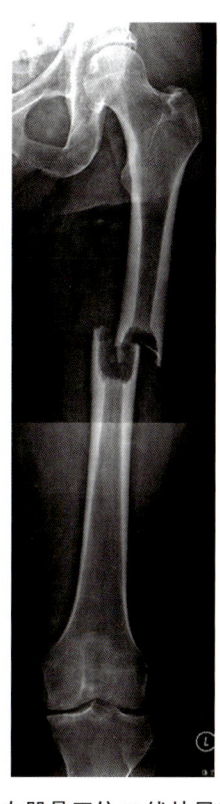

▲ 图 17-1 急诊左股骨正位 X 线片显示：股骨中段 5cm 溶骨破坏并骨折移位

五、基本原则

1. 中段假体重建，无须考虑肺癌患者放疗后对骨愈合的需求。

2. 大腿外侧正中纵切口可实现切口延长和显露目的。

3. 髓内钉置入虽然是微创，但逆行和顺行钉分别穿过关节和髋关节外展肌，均可造成功能受损，并限制使用骨水泥，而中段假体外侧入路需要切开髂胫束筋膜并掀起股外侧肌。

4. 切除骨干转移灶，解决了受累骨和主要疼痛源，并能对骨缺损进行重建。

5. 测量骨缺损长度，试模匹配骨干缺损。

6. 近端和远端扩髓至适当大小。

7. 骨水泥固定假体柄，在近端和远端骨段用骨水泥固定可提供即刻稳定，并允许术后完全承重。

8. 骨水泥硬化后，持骨钳分别固定近端柄及远端柄，保持下肢中立位，用锁定钉锁定连接固定。

9. 使用扭矩限制螺丝刀将锁定钉完全锁定。

10. 逐层关闭伤口，放置负压引流，术后允许患者在可承受范围内完全负重行走。

11. 该技术可以保留病变部位上下自身关节，改善术后即刻活动能力（图 17-2）。

六、临床随访和影像学照片

见图 17-2 和图 17-3。

七、技术要点

1. 截骨前，标记旋转和对线：使用标准 2.5mm 钻头在同一平面标记；记录钻头之间的距离，用假体试模确认长度。

2. 提示：尽量将钻头标记放在不会干扰试模柄的位置。

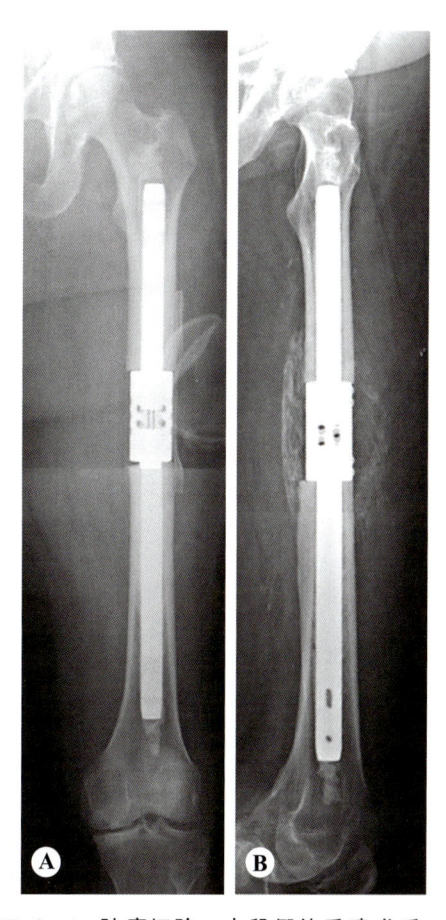

▲ 图 17-2　A. 肿瘤切除＋中段假体重建术后 X 线片，注意大直径柄可同时提供骨水泥和压配混合固定；B. 术后随访 2 个月 X 线片，中段假体周围形成坚强骨痂，额外提供生物固定和假体长期稳定

骨肿瘤手术学：病例图解

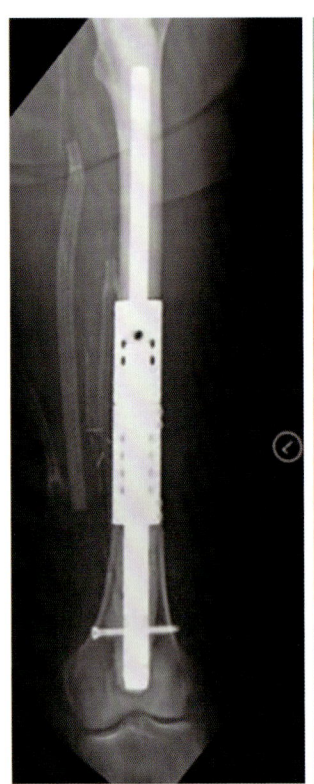

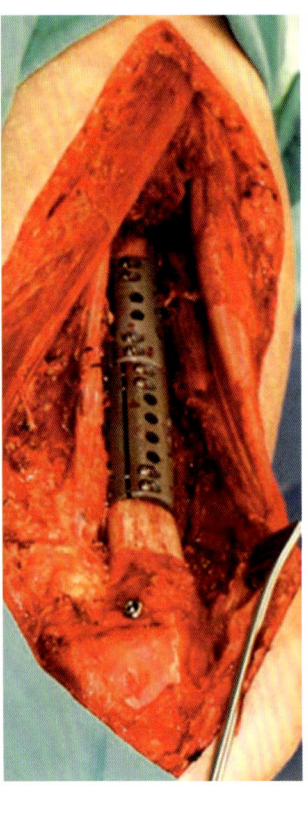

◀ 图 17-3 使用多节段组装假体重建较大范围骨干缺损的 X 线片和术中照片（照片来自不同患者，可更好地描述该技术）

3. 使用最大直径柄，允许假体柄近端压配，远端 2/3 区域骨水泥固定。

4. 对于更大范围骨干缺损，可使用两或多节段假体（图 17-3）。

八、并发症的预防和处理

可能发生无菌性松动或假体周围骨折等并发症，仍可通过额外骨板或关节假体置换术（股骨近端或远端置换）进行保肢。

参考文献

[1] Fuchs B, Ossendorf C, Leerapun T, Sim FH. Intercalary segmental reconstruction after bone tumor resection. Eur J Surg Oncol. 2008;34(12):1271-6. https://doi.org/10.1016/j.ejso.2007.11.010.

[2] Panagopoulos GN, Mavrogenis AF, Mauffrey C, Lesensky J, Angelini A, Megaloikonomos PD, et al. Intercalary reconstructions after bone tumor resections: a review of treatments. Eur J Orthop Surg Traumatol. 2017;27(6):737-46. https://doi.org/10.1007/s00590-017-1985-x.

[3] Zekry KM, Yamamoto N, Hayashi K, Takeuchi A, Alkhooly AZA, Abd-Elfattah AS, et al. Reconstruction of intercalary bone defect after resection of malignant bone tumor. J Orthop Surg (Hong Kong). 2019;27(1):2309499019832970. https://doi.org/10.1177/2309499019832970.

[4] Benevenia J, Kirchner R, Patterson F, Beebe K, Wirtz DC, Rivero S, et al. Outcomes of a modular intercalary endoprosthesis as treatment for segmental defects of the femur, tibia, and humerus. Clin Orthop Relat Res. 2016;474(2):539-48. https://doi.org/10.1007/s11999-015-4588-z.

[5] Ruggieri P, Mavrogenis AF, Bianchi G, Sakellariou VI, Mercuri M, Papagelopoulos PJ. Outcome of the intramedullary diaphyseal segmental defect fixation system for bone tumors. J Surg Oncol. 2011;104(1):83-90. https://doi.org/10.1002/jso.21893.

[6] Mirels H. Metastatic disease in long bones. A proposed scoring system for diagnosing impending pathologic fractures. Clin Orthop Relat Res. 1989;(249):256-64.

第18章 股骨干假体重建（二）：短节段动力加压柄

Implant Reconstruction of the Femoral Diaphysis—II: Short-Segment Dynamic Compression Stem

Lee Jae Morse　Andrew S. Fang　James O. Johnston　著

单纯股骨干肿瘤罕见，如能行肿瘤节段切除并保留邻近骨关节，患者将获得更多功能和长期使用的优势，目前有众多生物和假体重建方法可供选择。生物重建如带血管游离腓骨移植、大段骨移植、牵张成骨和骨搬运等[3-6]，这些方法可以提供长久稳定，但需要更长恢复时间及更高超手术技术，且可能发生骨愈合不良及骨折的情况，通常需要患者术后长时间保护性负重。髓内固定节段假体有早期稳定和承重方面的优势，更适用于骨转移瘤或预期寿命较短的患者。长期研究表明，传统股骨远端带柄假体的无菌性松动和失败率很高[7,8]，另一缺点是需要长节段骨进行坚强固定，若切除范围延及骨干两端或干骺端，不宜使用此类假体[1]。

本章介绍一种定制型中段加压假体，为股骨中段缺损提供稳定重建，适用于干骺端仅保留短节段骨干病例。这种保留骨量设计适用于骨骼发育未成熟患者保存生长板或未来需要肢体延长患者保留骨量，加压假体利用Wolff定律诱导骨整合，假体固定后可减少无菌性松动的风险。将带有牵张杆的锚栓插入骨髓腔，并用交锁钉固定，主轴在牵张杆上滑动，直到接触到股骨皮质，然后使用Belleville垫圈将主轴加压固定至骨骼上，在骨骼和主轴之间提供每平方英寸800磅、600磅或400磅的力量，可实现骨/植入物接触面处的骨整合和骨肥大[1,2,8,9]。

为展示该技术，本章将介绍1例骨肉瘤接受股骨中段节段切除并使用中段加压假体重建的病例。

一、简要病史

患者男性，21岁，因左大腿进行性疼痛、肿胀就诊。原始X线片和MRI显示左股骨干远端巨大软组织肿块（图18-1和图18-2）。穿刺活检诊断软骨母细胞型骨肉瘤，予标准新辅助化疗后进行局部治疗，充分沟通截肢和保肢的方案，包括保留膝关节的节段切除。新辅助化疗后影像学再评估显示肿瘤远端未累及的部分较短，但仍有足够骨量进行安全的中段重建，股骨远端残余骨量过少限制使用传统假体柄进行固定。曾考虑使用异体骨移植在内的多种生物重建方法，但作者认为带有加压柄的中段假体重建可为肢体提供最佳的固定，保留更多功能，提高肢体存活率。

二、术前临床和影像学照片

见图18-1和图18-2。

骨肿瘤手术学：病例图解

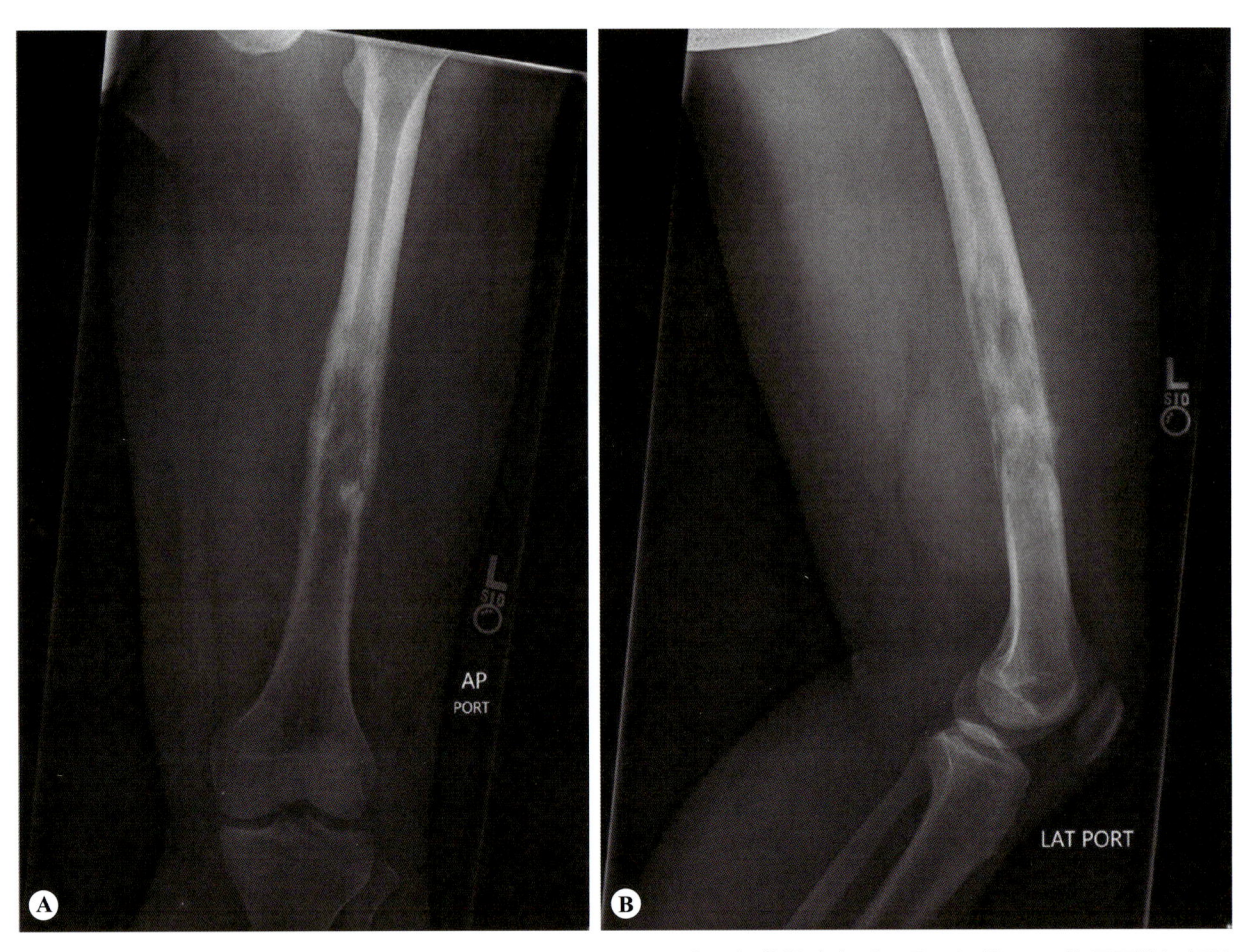

▲ 图 18-1 术前正位（A）和侧位（B）X 线片显示，左侧股骨中段侵袭性病变延及骨干远端 1/3，伴周围软组织肿块影

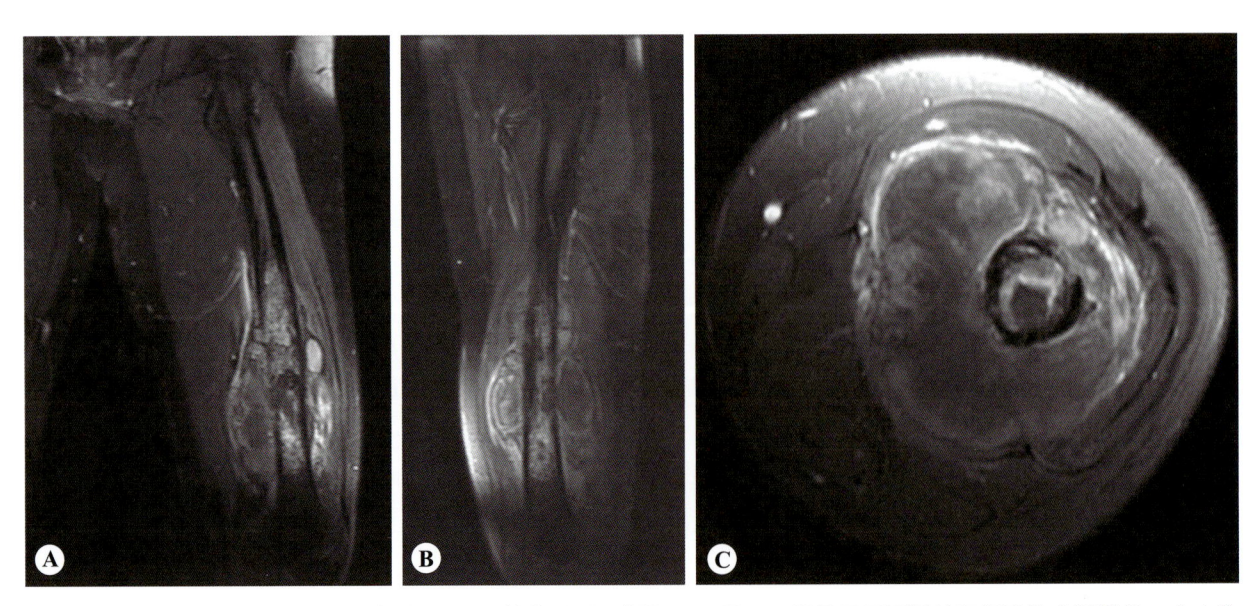

▲ 图 18-2 术前冠状位（A）、矢状位（B）和轴位（C）增强 MRI 显示：股骨干及周围软组织肿块广泛强化，大小约 15.6cm（头－尾）×8.2cm（前－后）×7.3cm（内－外侧）

三、术前问题汇总

1. 左侧股骨干骨肉瘤伴巨大软组织肿块，累及骨干/干骺端交界处。
2. 目标是保留髋、膝关节，同时确保肿瘤边界安全。
3. 使用短节段的股骨远端行中段假体重建。
4. 保肢手术需要提供长期稳定、存活和良好的功能。

四、治疗策略

1. 广泛切除高级别骨肉瘤需要充分的骨和软组织边界。
2. 术中冰冻切片确保髓腔和软组织边界阴性，并且术中评估大体标本所有边界均为阴性。
3. 使用定制的加压短柄假体重建节段缺损，确保合适的长度和旋转对线。

五、基本原则

1. 术前规划切除总长度并确保有足够骨量进行坚强固定，了解定制假体完成所需时间至关重要。
2. 中段假体长度术中改变有限，必须考虑术前化疗或放疗对最终重建可能的影响。
3. 应考虑切除后残留软组织状况，如组织覆盖有限或存在血供问题，术前需整形外科会诊。
4. 加压假体依赖骨长入固定，应根据假体骨界面的皮质厚度和骨质量选择适当的加压载荷（400磅、600磅或800磅）。

六、术中照片

见图 18-3 至图 18-9。

七、技术要点

1. 切除时细致处理软组织非常重要，截骨面环形切断骨膜，避免骨膜剥离，影响加压主轴骨长入。
2. 术前确保骨皮质厚度足够支撑加压主轴，尤其是骨皮质较薄的儿童和老年患者。目前最小骨皮质厚度为 2.5mm，可支撑 400 磅载荷主轴；4mm 骨皮质厚度可支撑 600 磅载荷主轴；>5.5mm

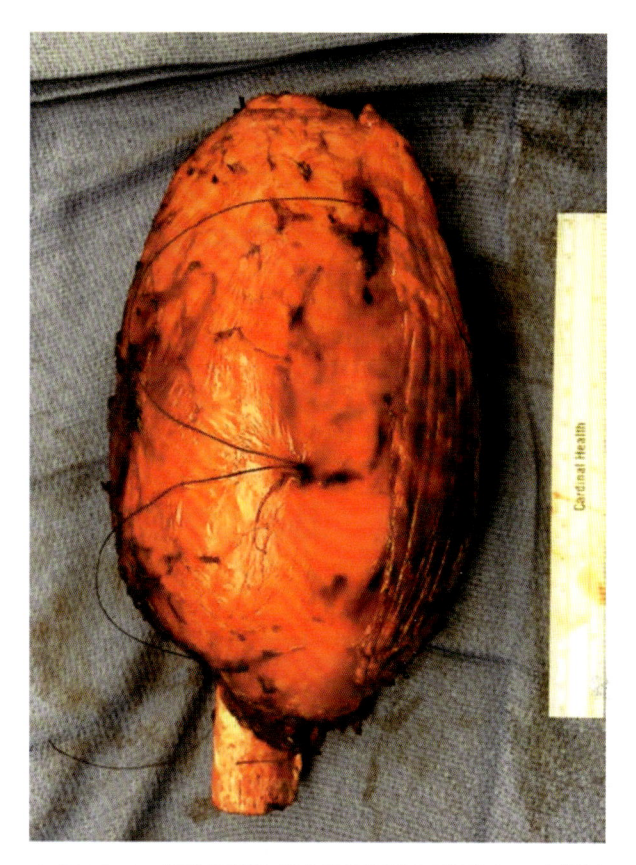

▲ 图 18-3 切除股骨和软组织及周围正常肌肉，确保肿瘤边界安全

骨皮质厚度可支撑 800 磅载荷主轴。建议使用最大可载荷主轴，提高稳定性和促进假体界面骨长入。

3. 内翻或外翻安装锚栓会导致骨和假体界面应力不均匀，假体早期失效，肢体机械轴错位。
4. 选择紧领的加压主轴，轴领过小会导致骨和假体界面应力不均匀，早期假体失效。
5. 如果骨质足够坚硬，可使用防旋钉防止假体旋转失效。
6. 由于骨皮质较薄且固定钉应力较大，必须精确计划干骺端骨段固定。锚栓不需要与骨皮质接触，使用适当尺寸的主轴环可确保固定安全。

八、临床随访和影像学照片

患者术后顺利康复，左下肢限制负重 6 周，然后每周增加 25% 负重，直到术后 10 周完全负重。术后立即开始膝关节功能和股四头肌等长训练，2 周后拔除引流管，开始辅助化疗

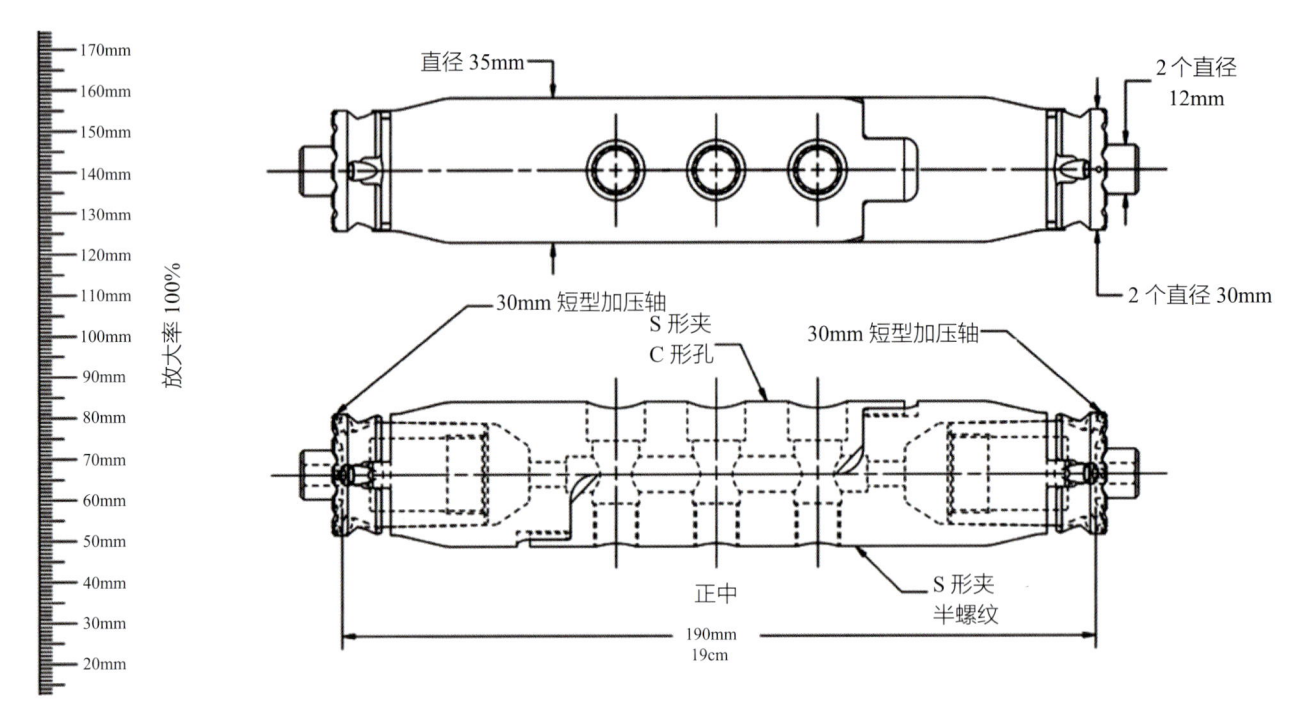

▲ 图 18-4 加压短柄中段假体示意，远端主轴载荷 600 磅和近端主轴载荷 800 磅

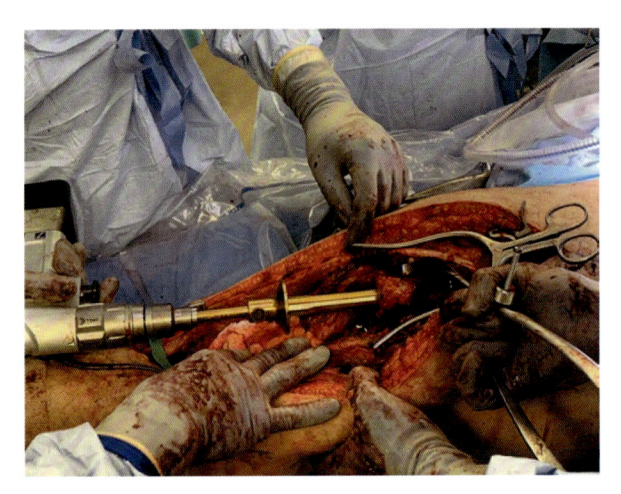

▲ 图 18-5 股骨近端髓腔使用三楞铰刀扩髓以便插入锚栓和主轴

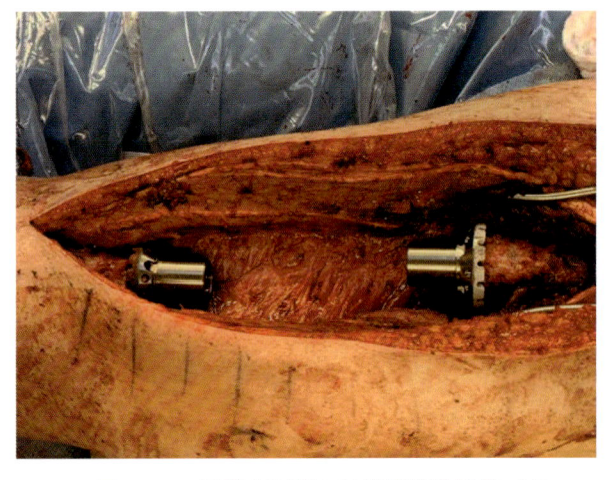

▲ 图 18-6 近端和远端主轴锥形接头轴线对齐

（图 18-10 和图 18-11）。

患者切口愈合良好无任何并发症，术后 4 个月，可在无辅助情况下独立行走。膝关节最终活动度可完全伸直，屈曲 115°，股四头肌力量为原来 4/5。

九、并发症处理及预防

1. 精确的术前计划是关键。重要的是要考虑定制假体制造可能需要的任何交付周期。

2. 确保近端或远端有足够的骨量，以便安全固定加压锚栓。

3. 由于组配式中段假体有一定局限性，需要充分理解对其长度的选择。

4. 患者在假体有骨长入之前，应避免负重及扭转活动。

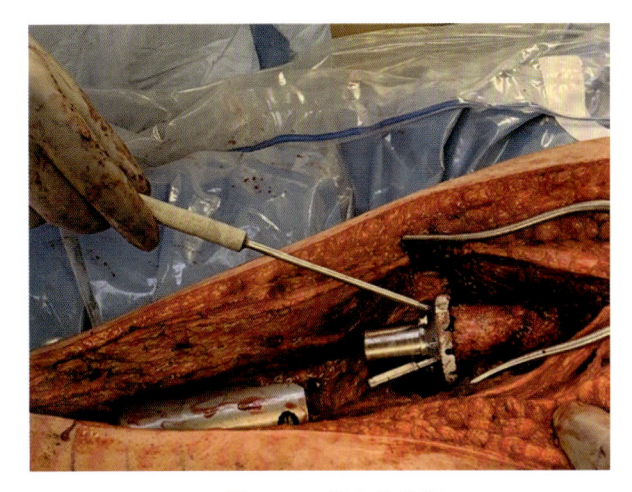

第18章 股骨干假体重建（二）：短节段动力加压柄

▲ 图 18-7 置入防旋钉

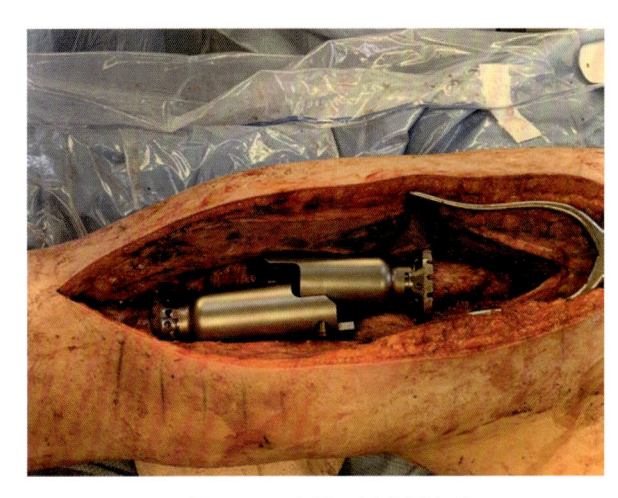

▲ 图 18-8 安装 S 形交锁主件

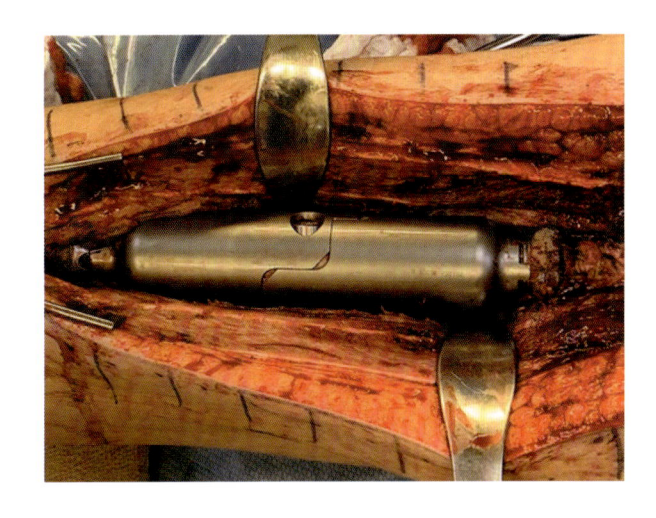

◀ 图 18-9 完成股骨中段加压假体组装，确认旋转对线和长度

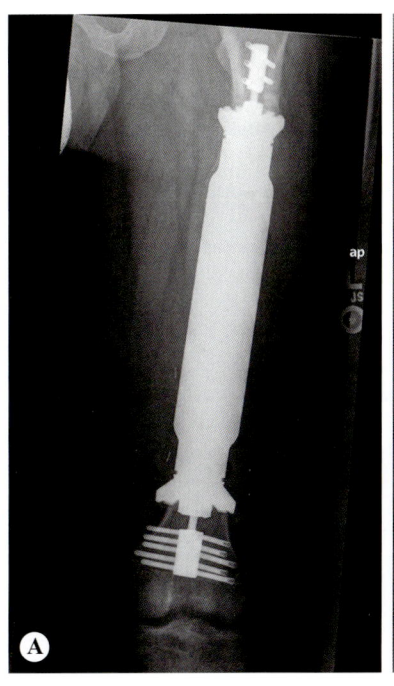

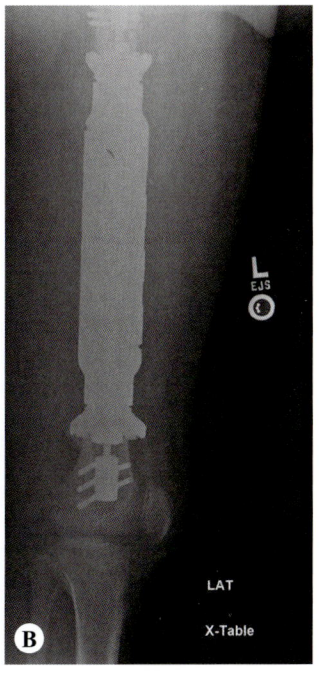

◀ 图 18-10 术后 1 个月左股骨中段假体的正位（A）和侧位（B）X 线片

151

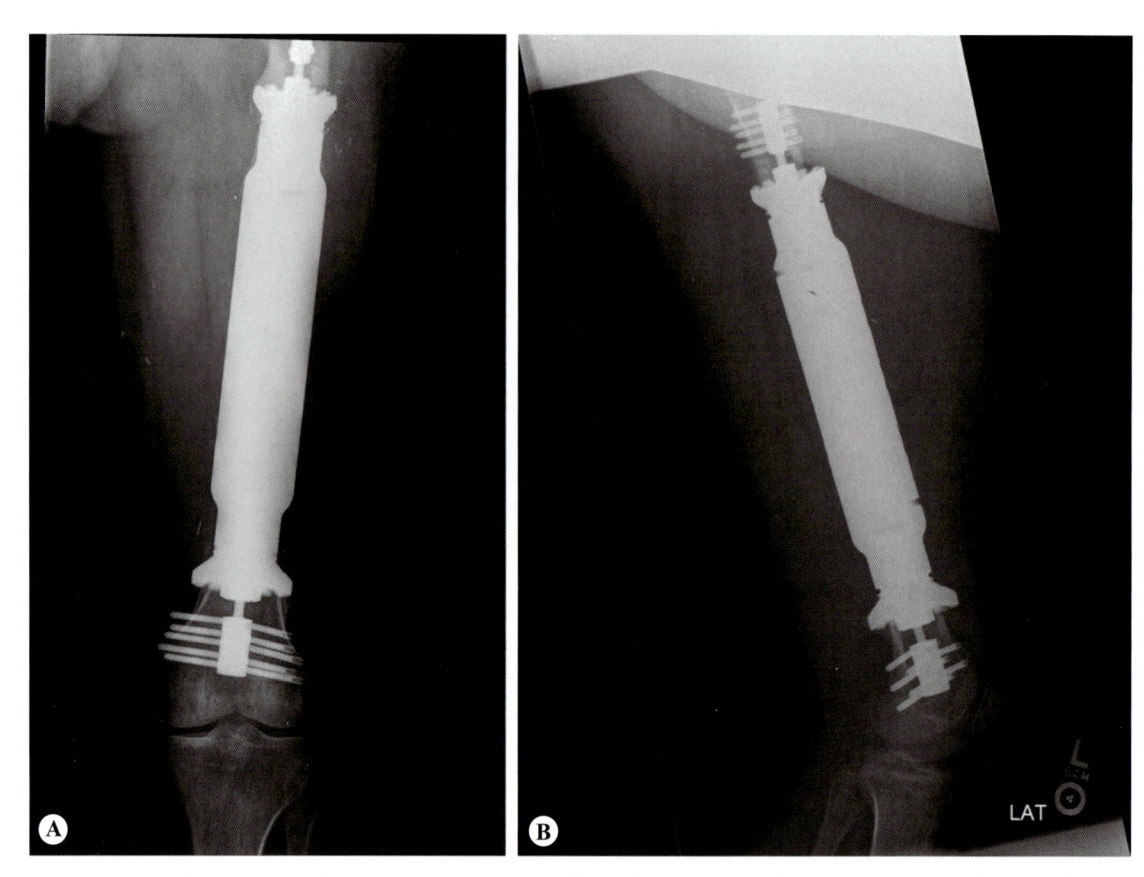

▲ 图 18-11 术后 14 个月时左股骨中段 Compress® 假体正位（A）和侧位（B）X 线片。假体与骨近端和远端交界处骨肥大提示骨整合

参考文献

[1] Monument MJ, Bernthal NM, Bowles AJ, Jones KB, Randall RL. What are the 5-year survivorship outcomes of compressive endoprosthetic osseointegration fixation of the femur? Clin Orthop Relat Res. 2015;473(3):883-90.

[2] Tyler WK, Healey JH, Morris CD, Boland PJ, O'Donnell RJ. Compress periprosthetic fractures: interface stability and ease of revision. Clin Orthop Relat Res. 2009;467(11):2800-6.

[3] Campanacci DA, Totti F, Puccini S, Beltrami G, Scoccianti G, Delcroix L, Innocenti M, Capanna R. Intercalary reconstruction of femur after tumour resection: is a vascularized fibular autograft plus allograft a long-lasting solution? Bone Joint J. 2018;100-B(3):378-86.

[4] Dormans JP, Ofluoglu O, Erol B, Moroz L, Davidson RS. Case report: reconstruction of an intercalary defect with bone transport after resection of Ewing's sarcoma. Clin Orthop Relat Res. 2005;434:258-64.

[5] Ortiz-Cruz E, Gebhardt MC, Jennings LC, Springfield DS, Mankin HJ. The results of transplantation of intercalary allografts after resection of tumors. A long-term follow-up study. J Bone Joint Surg Am. 1997;79(1):97-106.

[6] Benevenia J, Kirchner R, Patterson F, Beebe K, Wirtz DC, Rivero S, Palma M, Friedrich MJ. Outcomes of a modular intercalary endoprosthesis as treatment for segmental defects of the femur, tibia, and humerus. Clin Orthop Relat Res. 2016;474(2):539-48.

[7] Unwin PS, Cannon SR, Grimer RJ, Kemp HB, Sneath RS, Walker PS. Aseptic loosening in cemented custom-made prosthetic replacements for bone tumours of the lower limb. J Bone Joint Surg Br. 1996;78(1):5-13.

[8] Pedtke AC, Wustrack RL, Fang AS, Grimer RJ, O'Donnell RJ. Aseptic failure: how does the Compress(®) implant compare to cemented stems? Clin Orthop Relat Res. 2012;470(3):735-42.

[9] Goldman LH, Morse LJ, O'Donnell RJ, Wustrack RL. How often does spindle failure occur in compressive osseointegration endoprostheses for oncologic reconstruction? Clin Orthop Relat Res. 2016;474(7):1714-23.

第七篇
股骨远端

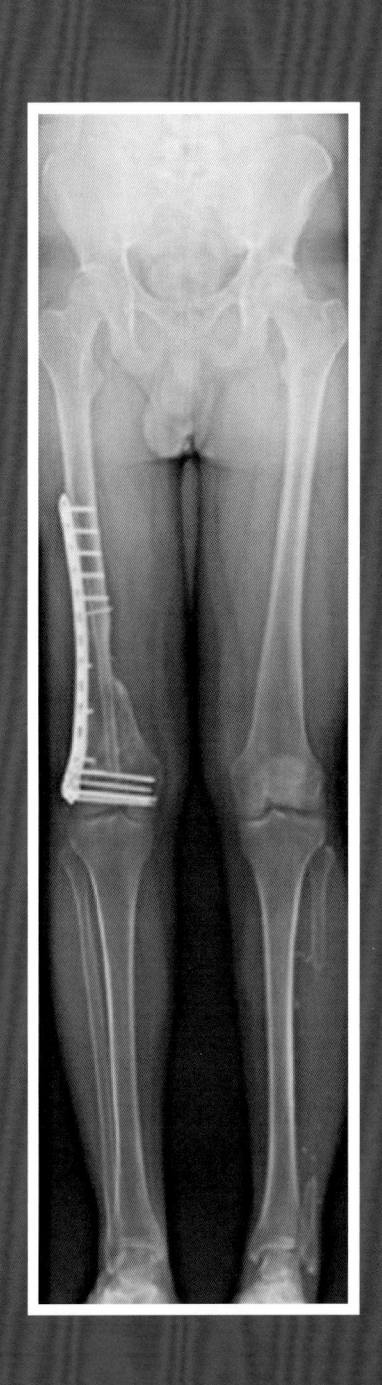

第 19 章 股骨远端生物重建（一）：大段同种异体骨复合带血管腓骨

Biological Reconstruction of the Distal Femur—Ⅰ: Massive Allograft and Inlaid Free Vascular Fibula

Antonio D'Arienzo　Simone Colangeli　Lorenzo Andreani　Olimpia Mani　Rodolfo Capanna　著

　　青少年患者膝关节肿瘤手术治疗的主要问题之一是该部位存在两个最重要的生长板，生长板的切除或损伤可导致显著的下肢不等长。不同性别患者骨的生长潜力存在较大差异，下肢不等长可能随年龄增长而越发明显。股骨远端关节内肿瘤切除术后的重建通常采用异体骨关节移植或可延长假体。

　　骨关节移植有相应的优点（如不损伤胫骨生长板、保留膝关节运动功能、移植骨可正常生长、对宿主骨无损伤等），也存在一些问题（如儿童与从成人供体处获得的同种异体骨之间可能出现关节不匹配；需要坚固的固定，这可能阻碍骨的进一步生长；存在一些并发症，如骨不连、骨吸收、骨折和关节不稳）。因此，在骨骺闭合之前，异体骨关节移植通常被认为只是一种临时的解决方案，最终仍需假体重建或畸形矫正。

　　可延长假体是中短期内出色的解决方案，但也有相应问题：反复手术操作（即使使用磁力控制假体的创伤较小）、假体达到可延长极限时需反复更换假体、骨生长结束后替换为成人假体、假体柄松动、损伤宿主骨发育及高额成本等。

　　目前，引入了一种更保守的方法试图保留儿童干骺端肿瘤的骨骺及尽可能保留生长板。虽然为长期持久的生物重建开辟了道路，但手术从关节内切除改为瘤段切除，可能会牺牲手术边缘，因此这种方法受到了质疑。

　　该手术的理想候选患者必须是肿瘤下缘距生长板上方至少 1.5cm，且没有与骺板接触的水肿，没有骺板受累迹象，并对术前化疗反应良好。

　　骺板已被证明是有效的屏障，这些特定的病例，局部复发的风险很小。

一、简要病史

　　患者男性，9 岁，2 周前左膝关节受伤后出现疼痛，X 线片和 MRI 显示左股骨远端有一个溶骨性病变，切开活检提示肿瘤为高级别成骨细胞骨肉瘤。患者新辅助化疗后进行手术，手术采用膝关节前外侧入路，切除先前的手术瘢痕。按照化疗前 MRI 制订计划，肿瘤近端边缘以上 2.5cm 处行近端截骨，股骨远端截骨通过生长板，距肿瘤远端边缘约 2cm。术中对股骨近端残端的骨髓样本送快速冰冻切片评估，结果显示没有肿瘤浸润。采用同种异体股骨移植复合带血管蒂腓骨（取自对侧腿）进行重建，将腓骨固定到髓腔和股骨远端骨骺内，使用外侧长钢板（近端骨干截骨）和交叉螺钉（远端干骺端截骨）固定移植物，移植骨上钻交通孔允许腓骨血管与股骨股深动脉和静脉的终支相吻合。术后组织学分析提示 Huvos Ⅳ 级，化疗反应良好，继续按照预定方案化疗，3 个月后带血管蒂腓骨愈合，同种异体骨在干骺端愈合较快，而骨干端愈合较慢（约 1 年），可观察到腓骨进行性肥大，未见骨吸收和异体骨骨折等。

4 年后，患者出现了近 4cm 的左下肢短缩，对健侧股骨施行了股骨远端骨骺阻滞术。患者 19 岁时再次出现左下肢 4cm 短缩，使用磁性股骨髓内延长钉进行肢体延长术。8 个月后，骨延长完全愈合，左下肢仅短缩 1cm，临床损伤最小。经过 17 年随访，患者处于无病状态（no evidence of disease，NED），生活质量良好（根据 MSTS 评分）。

二、术前影像学照片

见图 19-1。

三、术前问题汇总

1. 保留股骨生长板和（或）关节软骨，避免增加局部肿瘤复发的风险。
2. 获得持久耐用的生物重建，同时减少单独使用大段同种异体骨或带血管腓骨时观察到的并发症。
3. 预防感染促进软组织愈合。
4. 减少骨不连风险。
5. 促进移植骨快速骨整合，避免发生机械性失效。
6. 具有较高生长潜力患者（9 岁）在骨骼发育期间有较高的下肢长度差异风险，应严密随访和监测以及时纠正下肢不等长。

四、治疗策略

1. 术前行新辅助化疗减少肿瘤体积。
2. 根据 MRI、PET/CT 和 X 线片制订精确的术前计划，规划足够的肿瘤安全边界，并排除任何有与生长板接触的水肿和累及骨骺病变的迹象。
3. 通过 CT 血管造影准确评估双下肢血供，确定患肢的最佳受体血管位置和大小并排除对侧肢体腓骨血管异常等问题。

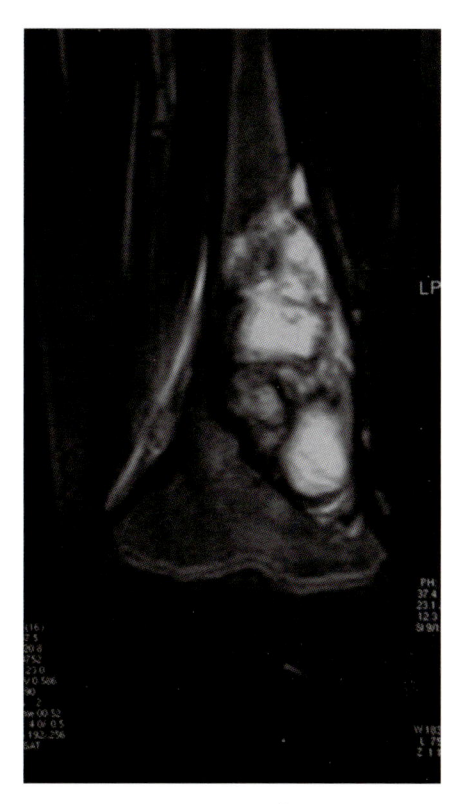

▲ 图 19-1　术前 MRI

4. 对于骨干区肿瘤（靠近但不接触生长板），股骨远端截骨水平必须在或通过钙化区进行"医源性骨骺分离"截骨，如果肿瘤与生长板接触，则必须经过骨骺进行截骨。
5. 使用钢板和螺钉以确保移植骨稳定，移植骨必须坚强固定并避免过早活动，同时，必须避免损伤游离腓骨的血管化，以免骨延迟愈合。
6. 推迟患肢负重训练。推荐使用支撑式关节支具 3 个月（或在任何情况下直到带血管移植腓骨愈合），然后，开始进行为期 6 个月的渐进性负重训练（或直到异体骨愈合）。
7. 为纠正下肢不等长，可制订一期或分期手术。需定期复查下肢负重全长 X 线片，分析肢体长度差异。

五、基本原则

带血管蒂自体游离腓骨与同种异体移植骨相互结合在肿瘤切除重建中有明显的优点，该策略建立在同种异体移植骨和自体腓骨在不同时间给予彼此相互支撑的基础上。

骨肿瘤手术学：病例图解

（一）大段同种异体骨移植

1. 首先，同种异体骨提供强有力的支撑作用，在腓骨生长所需的时间内为它提供保护，最大限度减少应力性骨折或移位性骨折等并发症。

2. 其次，同种异体移植物的机械支撑能力会因爬行替代而下降，肥大增粗的腓骨将保证复合体的机械效力。此外，成人的爬行替代过程非常缓慢且通常无效，儿童却很快，并因移植腓骨提供的血供得到加强。

3. 最后，由很少或没有血管化的大段同种异体骨提供材料和基质，与带血管腓骨迅速结合。

（二）自体带血管腓骨

1. 首先，作为生物棒可在其截骨的两侧快速愈合。

2. 其次，增加截骨交界区血液供应，由于其骨膜的成骨特性，腓骨加速了同种异体移植骨的愈合（非常缓慢）。

3. 最后，机械应力作用使最初脆弱的腓骨肥大增粗，近端迅速肥大，短时间内与同种异体移植骨的内表面接触，当两个结构相互接触时，可以观察到快速的骨融合，进而形成一坚强骨段。

六、治疗期间临床和影像学照片

见图 19-2 至图 19-4。

七、技术要点

1. 手术采用外侧入路。

2. 手术切除肿瘤时必须特别注意寻找、分离和保护血管造影中预先确定的受体血管（通常是股深动脉的末端分支）。

3. 为了在正确平面上进行精确的截骨，可以在影像学引导下于髌板内插入多枚克氏针，骨刀（或摆锯）在其上的滑动可形成清晰而完整的切面，避免出现骨性突起。如果外科医生担心破坏关节表面，则可使用骨刀经克氏针上方截骨，如果有进入肿瘤的风险（干骺端切除术），则将骨

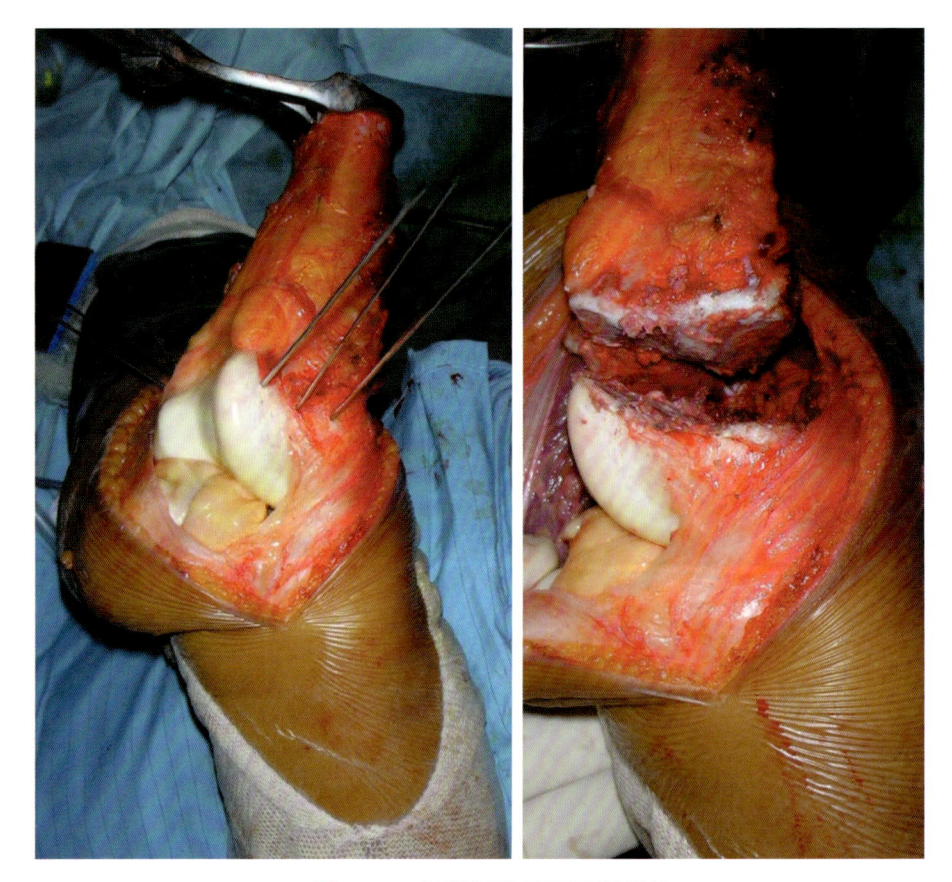

▲ 图 19-2 克氏针穿过髌板引导截骨

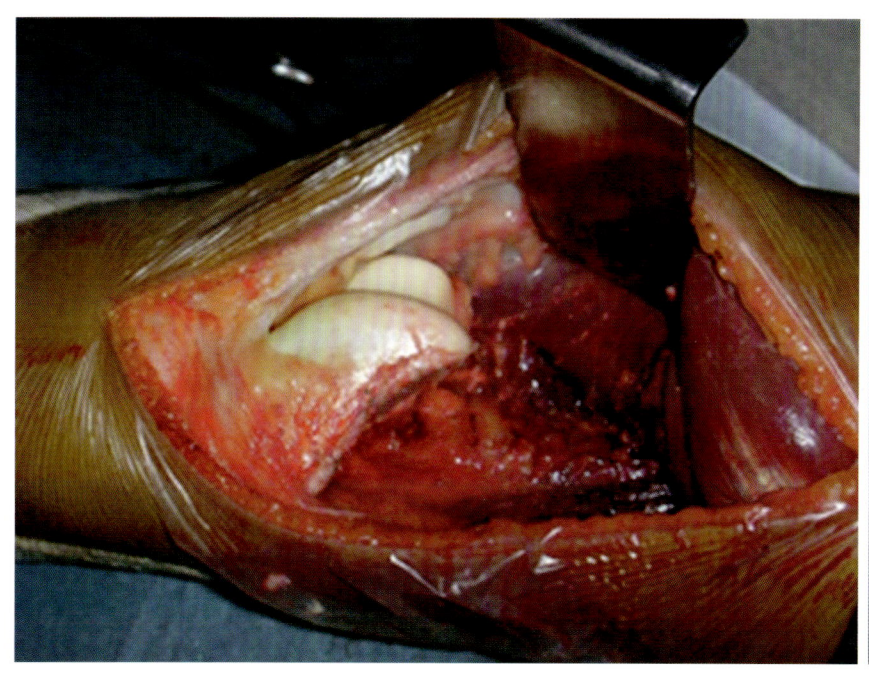

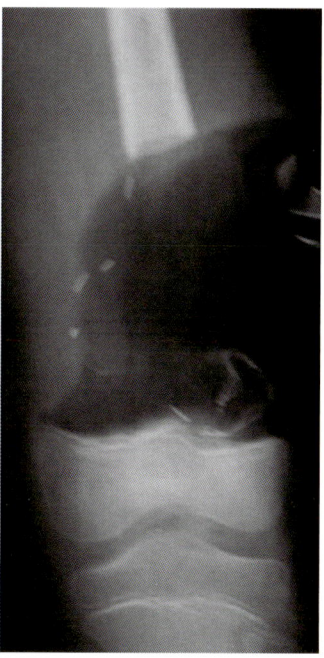

第19章 股骨远端生物重建（一）：大段同种异体骨复合带血管腓骨

▲ 图 19-3　通过生长板截骨后剩余的关节残骨

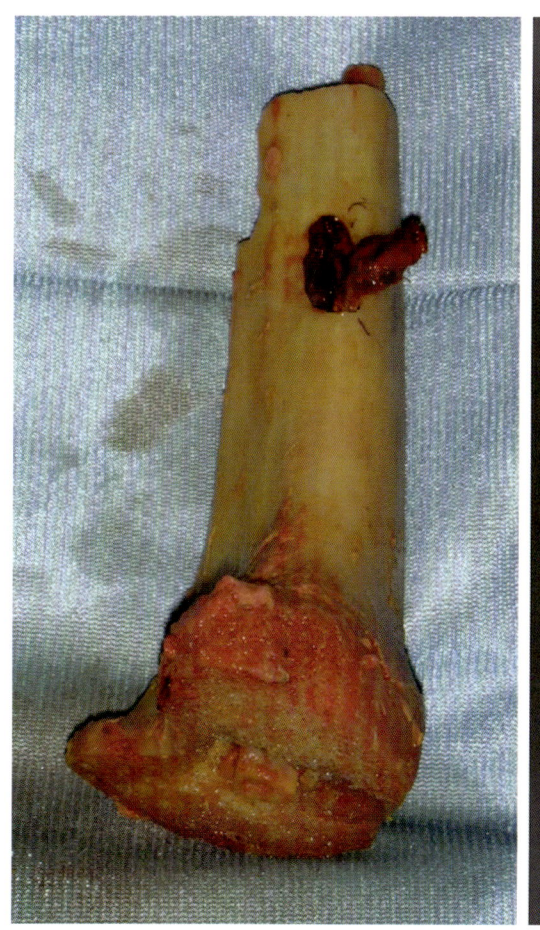

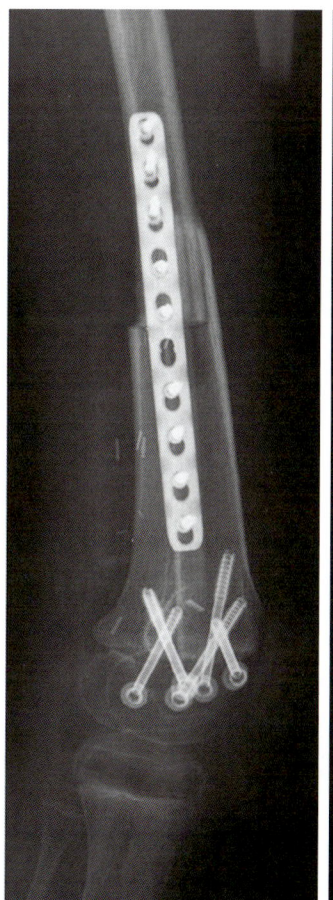

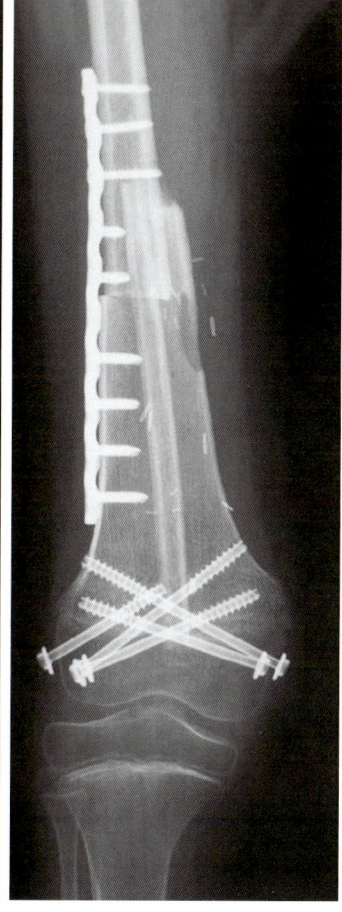

▲ 图 19-4　带血管腓骨插入同种异体骨组装的移植骨，术后 X 线片

157

刀经克氏针下方截骨，3D 截骨导板也可用于同样的目的。

4. 游离腓骨长度应大于切除肿瘤长度 5cm 才能分别插入股骨骨骺 2.5cm 和股骨近端髓腔内 2.5cm。

5. 取出腓骨时，两侧应该保留丰富的骨膜套以覆盖截骨区促进愈合。

6. 为了促进腓骨增粗，应沿着机械轴插入腓骨。由于股骨远端解剖轴和机械轴水平重合，腓骨沿着同种异体骨内的髓腔插入即可。相反，重建股骨近端时，腓骨沿机械轴平行于同种异体骨的内侧和外侧放置。

7. 必须选择相同或超过切除节段尺寸的同种异体骨，仔细准备以使接触面完美匹配。一些外科医生不使用同种异体骨移植，而是灭活（酒精、辐照、高压灭活和液氮浸泡）后回收切除的瘤段进行再植。这种情况下灭活骨段与截骨区域完美接触，除了肿瘤复发风险和无法确定的化疗引起坏死外，回植骨还会失去机械效能。此时，如果有溶骨性区域，则必须使用骨水泥填充。

8. 通常同种异体骨中央开一长的纵向槽方便腓骨插入，也可以像髓内钉一样将腓骨插入移植骨髓腔中，通过移植骨上开的小孔将腓骨血管牵出，这技术有利于维持同种异体骨的机械完整性和强度。第一种技术可降低腓骨骨膜脱套、腓骨血管损伤的风险，改善生物重塑能力，纵向打开的异体骨外壳结构显露两个表面（内部和外部皮层）同时进行爬行替代，使骨再生和新骨形成的机会和速度加倍。

9. 采用最低限度的骨固定（远端截骨交叉螺钉固定，近端钢板固定）。交叉螺钉必须锁紧异体骨，但不得穿过或损伤腓骨中央。如果使用桥接钢板，应使用单皮质螺钉固定同种异体骨以免损伤腓骨，现在已引入滑动钢板，螺钉固定在骨骺上，但这种钢板不会阻碍保留生长板的生长，最低限度使用内固定可降低感染风险，不会损害移植腓骨的血液供应，也不会妨碍未来可能进行的骨延长手术。

八、临床随访和影像学照片

见图 19-5 至图 19-9。

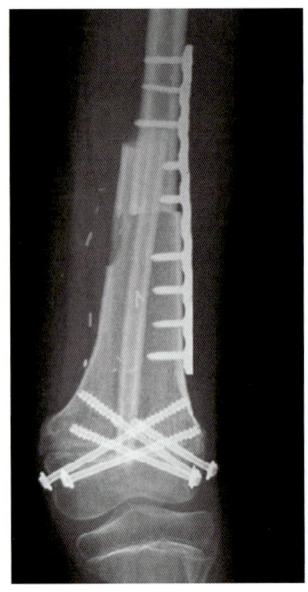

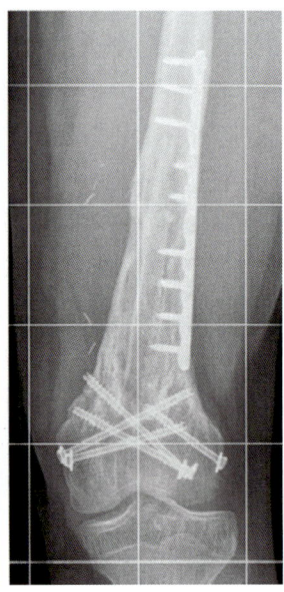

▲ 图 19-5 同一患者在之后 8 年的随访中，X 线片显示腓骨增粗并与同种异体骨融合

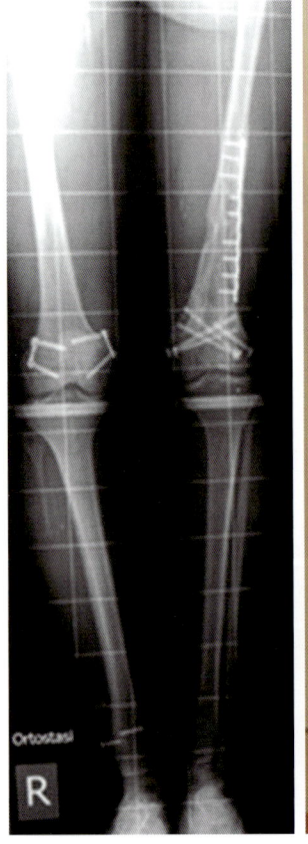

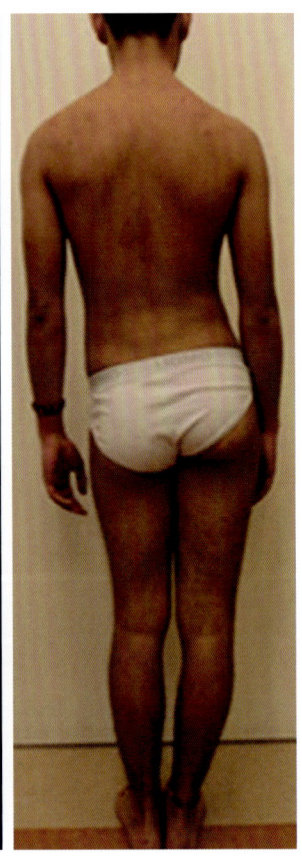

▲ 图 19-6 尽管行对侧股骨远端骨骺阻滞，患者仍表现出持续的下肢不等长

九、并发症的预防和处理

最近的文献 Meta 分析认为这种方式的重建是中段骨切除重建的金标准。

主要并发症如下。

1. 感染和伤口溃疡。在临床实践中，单纯带血管蒂腓骨移植感染风险并没有超过游离腓骨复合同种异体骨移植的风险，即使技术上更为复杂。当皮肤缺损时，为了防止感染，带血管蒂腓骨可以联合一较大皮瓣或肌皮瓣联合移植，制作骨 - 皮瓣或骨 - 肌 - 皮瓣移植物，可以从外部监测其存活情况，最重要的是在此基础上皮肤无张力缝合，并可使肌肉更好覆盖移植骨，该方法对创伤或感染后重建也是非常有效。

2. 显微吻合失败。这种情况很少发生，它可表现为局部血肿形成，需要立即进行显微外科手术探查，腓骨段的存活情况可通过皮瓣（骨 - 皮瓣）的情况或术后骨扫描来评估。

3. 延迟或不愈合。作为具有优势血供的带血管蒂腓骨移植，这种情况很少发生，如果发生，可采用传统的植骨术治疗。

4. 骨折。带血管蒂腓骨很少发生典型应力性骨折，往往会看到腓骨段呈现出整体的增粗和生长，而非传统影像学上"串珠样"改变，同种异体骨骨折也很罕见，如果发生骨折可因腓骨成骨作用和血液供应而愈合。

5. 肢体长度差异。在进行股骨远端肿瘤切除时，应尽可能保留干骺端生长板，最低程度的生长板损伤，可在之后骨骼生长过程中有效减少肢体长度差。即使有精确的术前计划，正确的截骨平面，在儿童期，涉及股骨远端肿瘤手术切除后还是会出现双下肢不等长。这类患者必须定期复查双下肢全长 X 线片，关注患者双下肢长度差，然后计划进行一期或多期延长手术。我们的患者肢体不等长通过二期手术得到了纠正，第一期针对健侧股骨行微创骨骺阻滞术；第二期，由于存

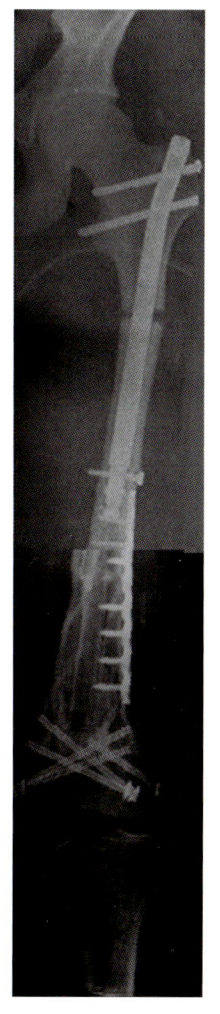

▲ 图 19-7 在原始重建上方的股骨近端置入磁控髓内延长钉，这是磁控髓内钉延长后的 X 线片

在持续性肢体不对称，我们在同侧股骨近端原有重建上方，采用更具侵入性磁控髓内钉延长手术，获得了良好的影像学和临床结果。

十、相互参照：其他类似病例合集

可参见"股骨远端骨肿瘤切除和手术重建""股骨远端原发性恶性肿瘤的手术治疗：重建策略""儿童肿瘤切除术后股骨远端的手术重建""儿童股骨远端骨肿瘤"。

骨肿瘤手术学：病例图解

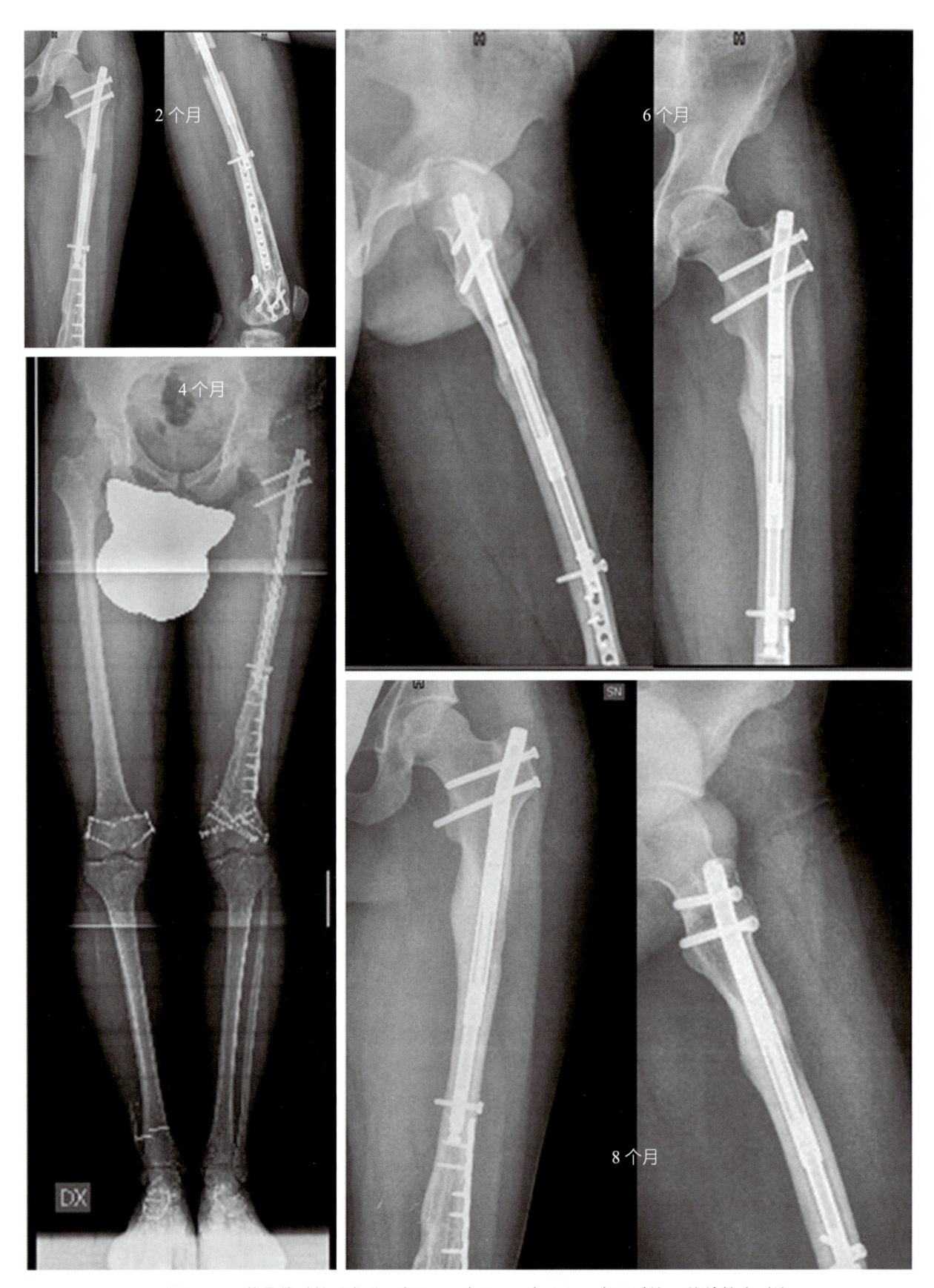

▲ 图 19-8 截骨并延长手术后 2 个月、4 个月、6 个月和 8 个月时的 X 线片检查对比

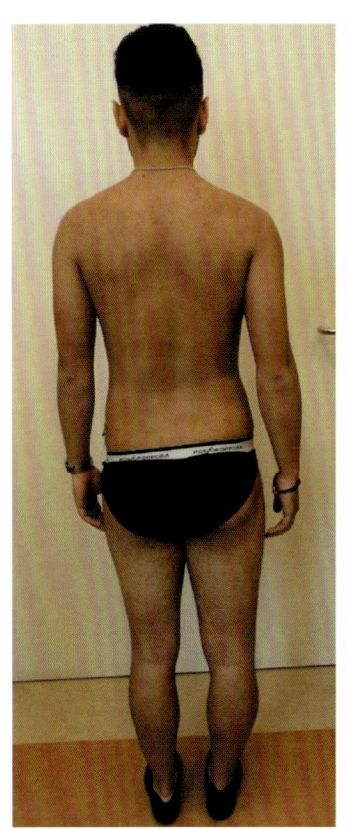

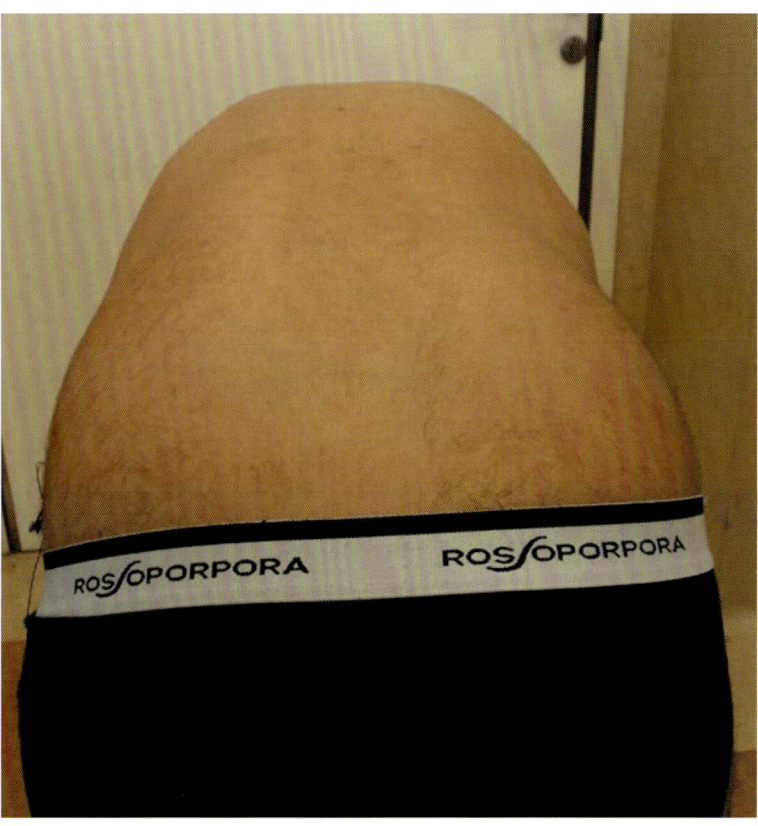

▲ 图 19-9　最终临床结局良好，可观察到肢体长度差异得到解决，脊柱侧弯畸形消失

参考文献

[1] Abed YY, Beltrami G, Campanacci DA, Innocenti M, Scoccianti G, Capanna R. Biological reconstruction after resection of bone tumours around the knee: long-term follow-up. J Bone Joint Surg Br. 2009;91(10):1366-72. https://doi.org/10.1302/0301-620X. 91B10.22212.

[2] Capanna R, Campanacci DA, Belot N, Beltrami G, Manfrini M, Innocenti M, Ceruso M. A new reconstructive technique for intercalary defects of long bones: the association of massive allograft with vascularized fibular autograft. Long term results and comparison with alternative techniques. Orthop Clin North Am. 2007;38:51-60.

[3] Ozger H, Bulbul M, Eralp L. Complications of limb salvage surgery in childhood tumors and recommened solutions. Strategies Trauma Limb Reconstr. 2010;5(1):11-5. https://doi.org/10.1007/s11751-009-0075-y. Epub 2009 Dec 2.

[4] Nasto LA, Coppa V, Riganti S, Ruzzini L, Manfrini M, Campanacci L, Palmacci O, Boero S. Clinical results and complication rates of lower limb lengthening in paediatric patients using the PRECICE 2 intramedullary magnetic nail: a multicentre study. J Pediatr Orthop B. 2020;29(6):611-7. https://doi.org/10.1097/BPB.0000000000000651.

[5] Paley D. PRECICE intramedullary limb lengthening system. Expert Rev Med Devices. 2015;12(3):231-49. https://doi.org/10.1586/17434440.2015.1005604. Epub 2015 Feb 18.

[6] Muratori F, Scoccianti G, Beltrami G, Matera D, Capanna R, Campanacci DA. Is an intramedullary nail a valid treatment for limb-length discrepancy after bone tumor resection? Case descriptions. Surg Technol Int. 2018;33:281-8.

[7] Kang S, Lee JS, Park J, Park SS. Staged lengthening and reconstruction for children with a leg-length discrepancy after excision of an osteosarcoma around the knee. Bone Joint J. 2017;99-B(3):401-8.

[8] Aponte-Tinao LA, Albergo JI, Ayerza MA, Muscolo DL, Ing FM, Farfalli GL. What are the complications of allograft reconstructions for sarcoma resection in children younger than 10 years at long-term followup? Clin Orthop Relat Res. 2018;476(3):548-55.

[9] Yuan BJ, Stans AA, Larson DR, Peterson HA. Excision of physeal bars of the distal femur, proximal and distal tibia followed to maturity. J Pediatr Orthop. 2019;39(6):e422-e9.

[10] Jager T, Journeau P, Dautel G, Barbary S, Haumont T, Lascombes P. Is combining massive bone allograft with free vascularized fibular flap the children's reconstruction answer to lower limb defects following bone tumour resection? Orthop Traumatol Surg Res. 2010;96(4):340-7. https://doi.org/10.1016/j.otsr.2010.02.003. Epub 2010 May 13.

[11] Ruiz-Moya A, Lagares-Borrego A, Sicilia-Castro D, Barrera-Pulido FJ, Gallo-Ayala JM, Santos-Rodas A, Hernandez-Beneit JM, Carvajo-Perez F, Gomez-Ciriza G, Gomez-Cia TJ. Pediatric extremity bone sarcoma reconstruction with the vascularized fibula flap: observational study assessing long-term functional outcomes, complications, and survival. Plast Reconstr Aesthet Surg. 2019;72(12):1887-99. https://doi.org/10.1016/j.bjps.2019.08.009. Epub 2019 Sep 10.

[12] Venkatramani H, Sabapathy SR, Dheenadayalan J, Devendra A, Rajasekaran S. Reconstruction of post-traumatic long segment bone defects of the lower end of the femur by free vascularized fibula combined with allograft (modified Capanna's technique). Eur J Trauma Emerg Surg. 2015;41(1):17-24.

[13] Lu Y, Zhu H, Huang M, Zhang C, Chen G, Ji C, Wang Z, Li J. Is frozen tumour-bearing autograft with concurrent vascularized fibula an alternative to the Capanna technique for the intercalary reconstruction after resection of osteosarcoma in the lower limb? Bone Joint J. 2020;102-B(5):646-52.

[14] Rajasekaran RB, Jayaramaraju D, Venkataramani H, Agraharam D, Shanmuganathan RS, Shanmuganathan R. Successful reconstruction of a post-traumatic defect of 16 cm of the distal femur by modified Capanna's technique (vascularised free fibula combined with allograft)—A case report and technical note. Trauma Case Rep. 2018;17:29-32.

[15] Bakri K, Stans AA, Mardini S, Moran SL. Combined massive allograft and intramedullary vascularized fibula transfer: the Capanna technique for lower-limb reconstruction. Semin Plast Surg. 2008;22(3):234-41.

[16] Houdek MT, Wagner ER, Stans AA, Shin AY, Bishop AT, Sim FH, Moran SL. What is the outcome of allograft and intramedullary free fibula (Capanna technique) in pediatric and adolescent patients with bone tumors? Clin Orthop Relat Res. 2016;474(3):660-8.

[17] Jayaramaraju D, Venkataramani H, Rajasekaran RB, Agraharam D, Sabapathy SR, Rajasekaran S. Modified Capanna's technique (vascularized free fibula combined with allograft) as a single-stage procedure in post-traumatic long-segment defects of the lower end of the femur: outcome analysis of a series of 19 patients with an average gap of 14 cm. Indian J Plast Surg. 2019;52(3):296-303.

[18] Momeni A, Weber KL, Kovach SJ. A modification of an established method of intercalary extremity bone defect reconstruction: the "hemi-Capanna" technique. Ann Plast Surg. 2018;81(2):240-3.

[19] Li J, Chen G, Lu Y, Zhu H, Ji C, Wang Z. Factors influencing osseous union following surgical treatment of bone tumors with use of the Capanna technique. Bone Joint Surg Am. 2019;101(22):2036-43.

第 20 章 股骨远端生物重建（二）：同种异体骨复合人工假体表面置换

Biological Reconstruction of the Distal Femur—Ⅱ: Resurfacing Allograft-Prosthesis Composite

Domenico Andrea Campanacci　Roberto Scanferla　Francesco Muratori　著

儿童股骨远端骨肿瘤切除后重建是外科医生需要面对的挑战，最主要问题是股骨远端生长潜力丧失，它贡献了 70% 股骨生长能力和 40% 下肢生长能力。目前对于生长期儿童最流行的股骨远端重建技术是可延长假体[1]。现代无创和微创延长假体需要在超过肿瘤边界的同时尽可能少牺牲骨长度，特别是年幼的儿童，应用这些假体会破坏大量的健康骨，还需要考虑到在股骨骨干和胫骨近端未成熟骨上安装内固定组件。

同种异体骨关节移植已广泛应用于儿童股骨远端重建，其优点是为后续翻修保留骨量，保持胫骨近端生长板不受破坏[2,4]。然而，该技术受骨不连、骨折等并发症的影响，且由于供体与宿主解剖结构不匹配，很难应用于幼儿。

同种异体移骨复合人工假体表面置换是生长中儿童股骨远端置换的重建替代方法[5,6]。

我们报道一例 5 岁股骨远端骨肉瘤行肿瘤切除应用同种异体骨移植复合人工假体表面置换病例。

一、简要病史

患者女性，5 岁，主诉左膝疼痛和肿胀，膝关节 X 线片显示股骨远端干骺端有侵袭性溶骨 – 骨硬化混合性骨质破坏，增强 MRI 显示病变部位穿过生长板累及骨骺，肿胀的软组织肿块侵犯腘窝间隙和神经血管束，切开活检诊断为高级别成骨肉瘤，其他影像学检查（胸部 CT 和骨扫描）未发现转移病灶。

二、术前临床和影像学照片

见图 20-1 至图 20-3。

三、术前问题汇总

1. 完全切除股骨远端生长板后，丧失约 70% 股骨和 40% 下肢生长潜能。

2. 旋转成形术是针对幼儿有效的治疗选择，但对患者和家庭来说在情感和伦理上都是一个挑战。

3. 肿瘤浸润股骨远端髓腔距离关节面 10cm，计划切除 12cm，保障安全手术边缘。

4. 该特殊病例，使用无创可延长假体至少需要切除 170～180mm 长度骨段，随后对健康骨进行扩髓，还会损耗一定骨量。

5. 微创可延长假体的最小切除长度为 140mm，反复开放微创手术会大大增加感染并发症风险。

6. BioXpand 假体（Implantcast，Germany）允许更短的切除长度（最小 90mm），需要在术后化疗后，通过额外的手术用可延长钉替换股

骨肿瘤手术学：病例图解

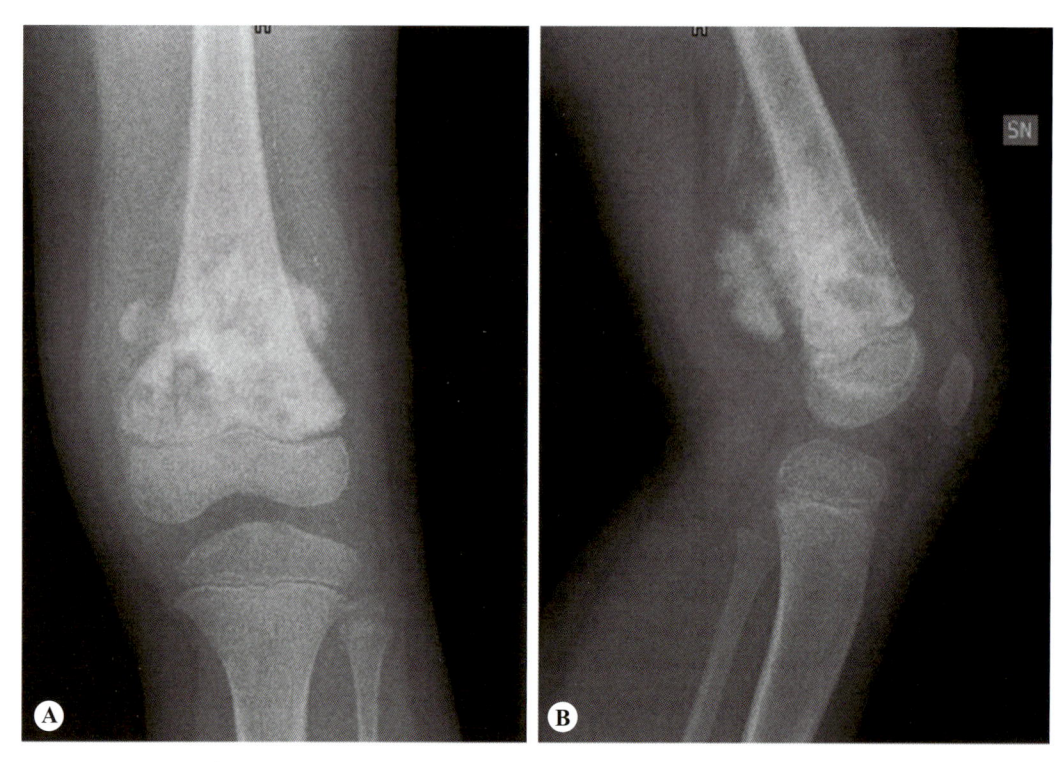

▲ 图 20-1　患者女性，5 岁，左膝关节正位、侧位 X 线片显示股骨远端干骺端侵袭性病变

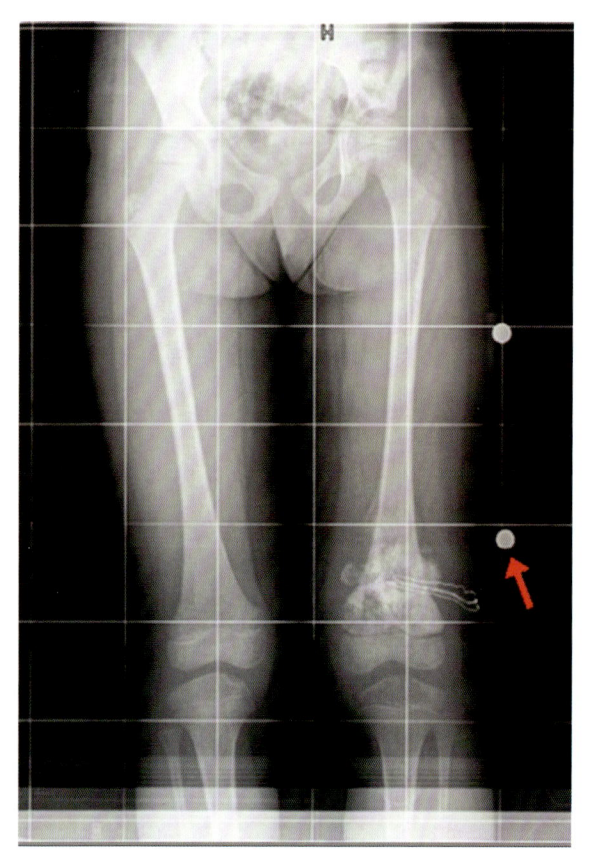

▲ 图 20-2　站立位正位 X 线片和 10cm 长度标尺（箭）

骨柄。

7. 幼儿假体柄可能导致对未成熟皮质骨的应力遮挡，并损伤胫骨近端生长板。

四、治疗策略

1. 新辅助化疗后进行新的影像学分期，并行胸部 CT 和左下肢 MRI 检查。

2. 行左股骨远端肿瘤经关节切除术，在距关节面 12cm 处行股骨截骨术。

3. 使用同种异体骨复合人工假体进行股骨远端重建。

4. 股骨重建采用股骨解剖钢板，并将副韧带、后交叉韧带、关节囊缝合至同种异体骨上。

五、基本原则

1. 针对股骨远端骨肉瘤，术前必须行完整骨段和胫骨近端 MRI 增强影像学检查，明确有无跳跃灶。

2. 术前仔细研究 MRI 影像，评估软组织与神经血管束受累程度，以及肿瘤在髓腔内扩展的

164

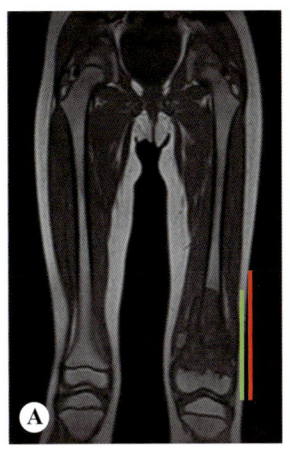

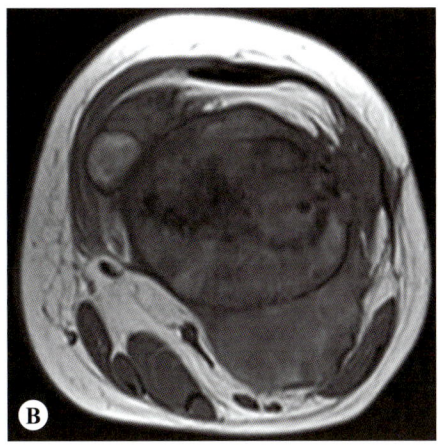

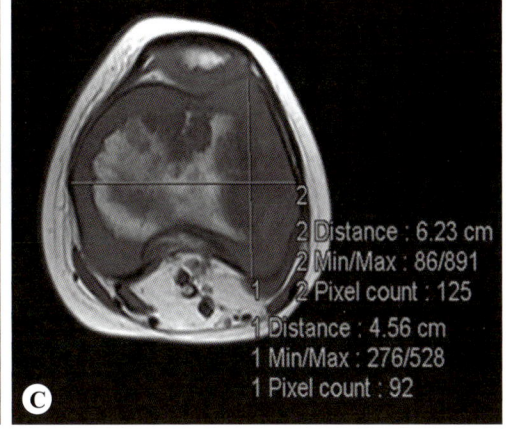

▲ 图 20-3　A. 冠状位增强 MRI 图像显示病变组织扩展通过骺板，侵犯骨骺，肿瘤从关节面向上延伸 10cm（绿线），切除计划 12cm（红线）；B. 轴位图像显示隆起的软组织肿块侵犯腘窝间隙和神经血管束；C. 骨骺直径在横断面为 6.23cm，矢状面为 4.56cm

长度。

3. 骨肉瘤充分边界切除范围应自肿瘤髓内侵犯边缘起至少 2cm 的健康骨干。

4. 切除过程中通常使用止血带，放置止血带过程中注意避免压迫肿瘤。

5. 首选外侧手术入路，从大腿中 1/3 延伸到远端 1/3 及膝关节，一直延伸至 Gerdy 结节。使用这种入路，更容易放置固定外侧解剖钢板，侧方入路还有利于进行后续翻修手术，如更长的假体置入或全股骨置换术。

6. 切开筋膜后，将外侧肌间隔分开，显露腘窝，结扎侧支后仔细解剖和向后分离腘血管，将坐骨神经及其远端分支胫神经和腓神经小心地向后分离，该特殊病例，由于腘窝外侧肿瘤侵犯，通过外侧入路方便腓神经分离。

7. 本例股骨截骨部位距髓内肿瘤边缘至少 2cm 处，距离关节面 12cm。

8. 股四头肌深层纤维与股骨远端一并切除，目的是获得广泛手术边界。

9. 内侧肌间隔分离后，在距离肿瘤安全距离处分离腓肠肌外侧、内侧肌腱和大收肌。

10. 切开关节将关节囊、外侧和内侧副韧带以及后交叉韧带分开，尽可能保留其长度，目的是将复合假体的同种异体骨与关节囊和韧带缝合联结重建关节稳定性。

11. 肿瘤切除后，从股骨近端残端取一份骨髓样本送冰冻切片，评估截骨平面手术切缘的安全性。

12. 拭子检测是否细菌污染后，将新鲜冷冻股骨远端骨关节移植物放置在含抗生素的热盐水中解冻。当用于幼儿的重建时，同种异体移植骨和宿主骨之间总是存在大小不匹配。

13. 在另一张无菌台上，清除同种异体骨移植物上的骨膜并清除骨髓，然后，使用假体器械装置来修整缩小同种异体骨骨骺。

14. 将最小的保留十字韧带假体（Smith & Nephew, England, UK）固定到同种异体骨上，组装成为同种异体骨复合人工假体置入材料。

15. 由于骨干严重不匹配，将宿主股骨近端残端插入同种异体移植物的髓腔，采用 3.5mm 皮质螺钉的解剖钛板进行固定。

16. 准确重建后交叉、内侧和外侧副韧带和关节囊，注意要在不损害膝关节完全伸展的情况下提供稳定性。

17. 放置负压引流管，闭合伤口，长腿石膏夹板固定膝关节屈曲 20°，拔除引流管后用长腿石膏固定 4 周。

六、治疗期间临床和影像学照片

见图 20-4 至图 20-6。

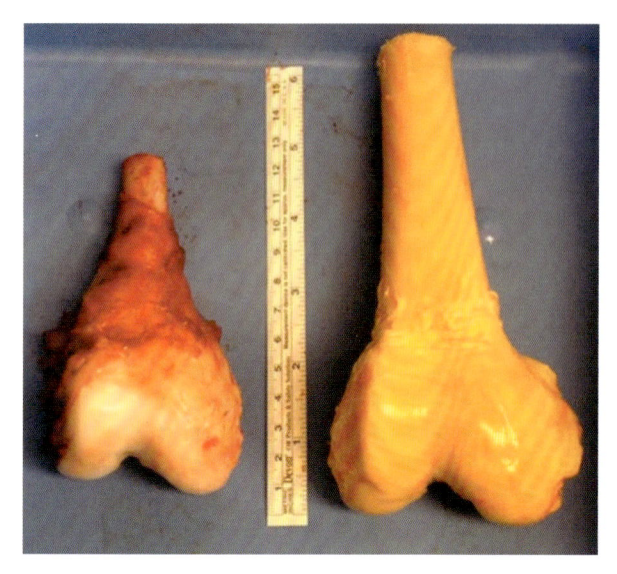

▲ 图 20-4　左股骨远端切除标本与最小新鲜冷冻同种异体骨进行比较。骨干和骨骺大小存在明显的不匹配

七、技术要点

1. 生物重建过程中可以适当延长肢体，目的是可以预测性地减少由于骺板的丢失而造成的肢体长度差异。这个年龄的手术，安全的延长是不超过 10～15mm，如果超过这个长度会导致神经血管束过度牵拉，可能导致肢体缺血或神经麻痹。

2. 可将宿主股骨残端骨膜分离、掀起并形成套筒，与同种异体骨皮质残端重叠，促进截骨部位愈合，改善同种异体骨皮质骨的内部修复。

3. 从同种异体骨中去除骨髓可以减少宿主的免疫反应。一直提倡使用的骨水泥填充可以增强同种异体移植物机械强度，但不建议在儿童患者中使用，因为骨水泥填充会干扰同种异体移植内部修复，这种情况在儿童中更明显和突出。

4. 同种异体移植物准备过程中，对骨骺塑形以减少同种异体骨与受体匹配的差异，从而更适应人工假体配件，手术过程中必须注意保留侧副韧带、后交叉韧带和关节囊后部。

八、临床随访和影像学照片

见图 20-7 和图 20-8。

九、并发症的预防和处理

1. 幼龄儿童肿瘤切除后股骨远端重建应该被视为一种临时解决方案，因为生长过程中或骨骺

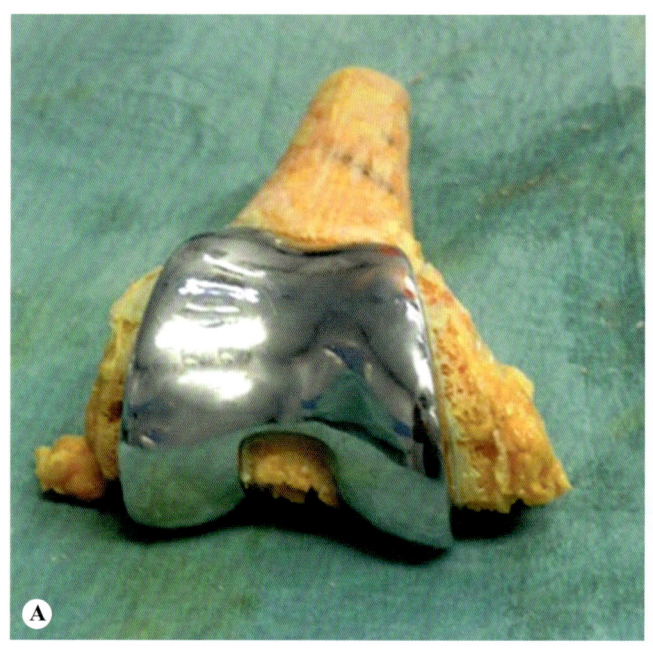

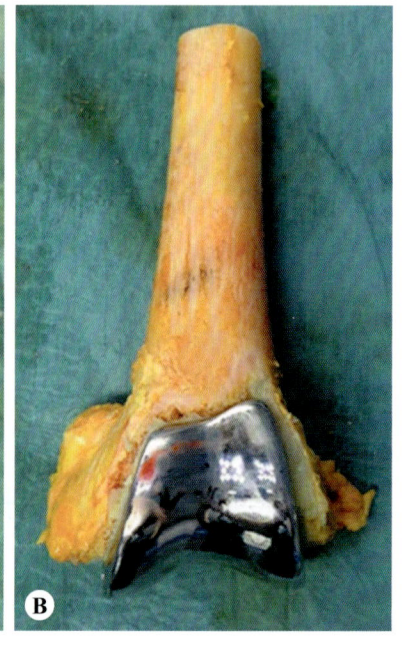

▲ 图 20-5　将保留交叉韧带的表面膝假体部件贴合安装到同种异体骨上。依照假体对同种异体移植物进行适当塑形，缩小骨骺端以适应受体，塑形可能需切除部分关节后囊和后交叉韧带附着点，同种异体骨移植物上的侧副韧带附着点应予以保留

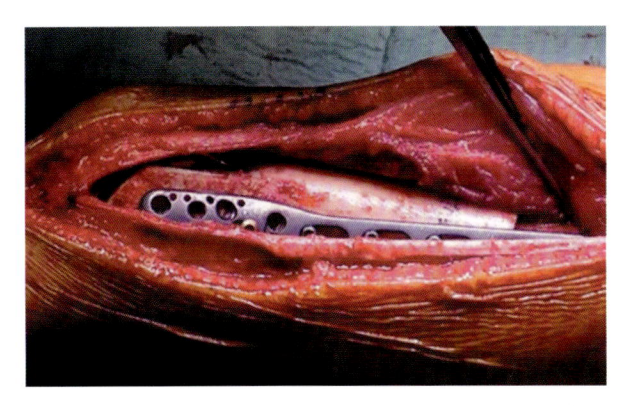

▲ 图 20-6 外侧 3.5mm 解剖钢板用于股骨复位固定

生长闭合时，往往需要进行后续手术翻修以解决肢体长度差异。对于非常幼小的患儿，只有旋转成形术是成熟、明确的重建手术。

2. 可延长假体需要数次后续无创或微创手术，当假体达到最大限度延伸长度时，必须用新的假体替换原假体，这样才能保持股骨和胫骨在位良好。BioXpand（Implantcast，Germany）通过使用可延长钉替换临时股骨柄进行手术翻修，其优势是可延长患者骨骼长度，增加额外的骨量，手术延长后还需置入一合适的假体柄。

3. 股骨远端同种异体骨复合人工假体可应用在非常幼小的儿童中，保留骨量和重建功能。同种异体骨的选择至关重要，新鲜冷冻同种异体骨移植物必须尽可能小，其选择应参考国内外组织库网络，需要选择成年供体的同种异体骨（因为儿童开放骨骺不牢固），供体通常是女性。

4. 同种异体骨的骨骺塑形时应注意，尽量避免其前侧皮质缺损，否则会导致移植骨骨折。

5. 术后肢体长度差异可以通过在生长过程中

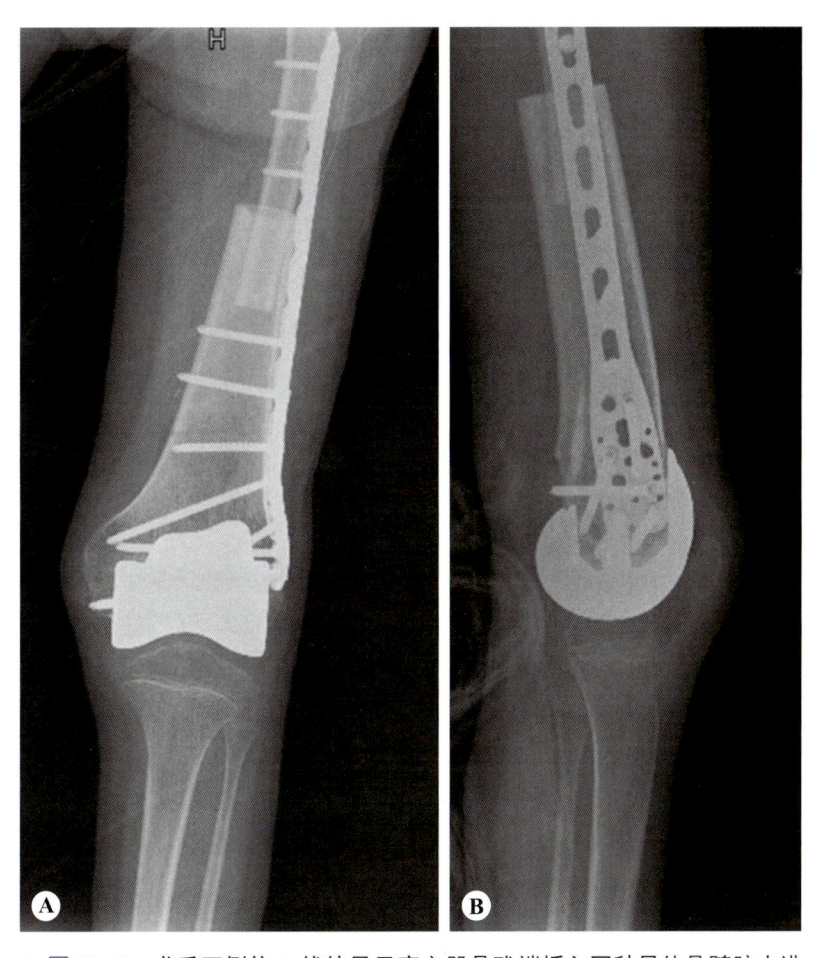

▲ 图 20-7 术后正侧位 X 线片显示宿主股骨残端插入同种异体骨髓腔内进行最后重建。股骨远端的表面膝关节假体允许适当地缩小同种异体骨的骨骺部分，尽量与胫骨近端解剖一致

167

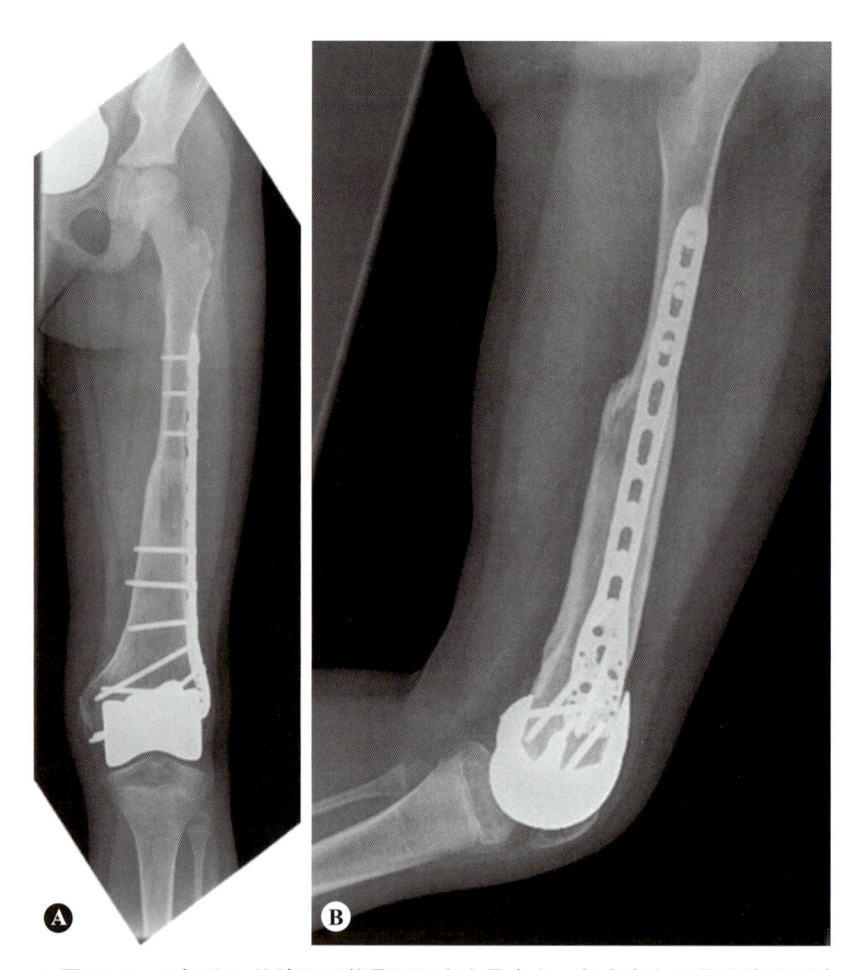

▲ 图 20-8 5 年后 X 线片显示截骨平面完全骨愈合，包含宿主股骨残端及同种异体骨内的广泛修复。假体稳定，胫骨近端没有退行性变，关节面平整。末次随访患者身高 134cm，体重 33kg，患者无疼痛，关节稳定，活动自如。肢体长度差异明显，患肢缩短 3cm，差距可通过穿鞋时加厚鞋垫得到很好的改善

使用鞋垫得到很好改善，最后可以进行顺行髓内钉置入延长术。

6. 如果术后发生关节退变和（或）不稳定或同种异体骨骨折，需要考虑患者年龄和骨骼生长并计划进行翻修手术。生长过程中，植入物可以被延长装置或新的表面置换复合同种异体骨人工假体（allograft-prosthesis composite，APC）取代。骨骼生长发育成熟时，可使用常规铰链式假体翻修并可保留部分异体移植骨，而在异体骨不足的情况下，可使用股骨远端组配式人工关节假体进行翻修。

参考文献

[1] Staals EL, Sambri A, Campanacci DA, Muratori F, Leithner A, Gilg MM, Gortzak Y, Van De Sande M, Dierselhuis E, Mascard E, Windhager R, Funovics P, Schinhan M, Vyrva O, Sys G, Bolshakov N, Aston W, Gikas P, Schubert T, Jeys L, Abudu A, Manfrini M, Donati DM. Expandable distal femur megaprosthesis: a European Musculoskeletal Oncology Society study on 299 cases. J Surg Oncol. 2020;122(4): 760-5.

[2] Campanacci L, Manfrini M, Colangeli M, Alì N, Mercuri M. Long-term results in children with massive bone

osteoarticular allografts of the knee for high- grade osteosarcoma. J Pediatr Orthop. 2010;30(8):919-27.

[3] Campanacci DA, Dursky S, Totti F, Frenos F, Scoccianti G, Beltrami G, Capanna R. Osteoarticular allografts in paediatric bone tumor reconstruction of the knee. J Biol Regul Homeost Agents. 2015;29(4 Suppl):111-9.

[4] Aponte-Tinao L, Albergo JI, Ayerza MA, Muscolo DL, Milano F, Farfalli GL. What are the complications of allograft reconstructions for sarcoma resection in children younger than 10 years at long-term followup? Clin Orthop Relat Res. 2018;476: 548-55.

[5] Campanacci L, Alì N, Casanova JM, Kreshak J, Manfrini M. Resurfaced allograft-prosthetic composite for proximal tibial reconstruction in children: intermediate-term results of an original technique. J Bone Joint Surg Am. 2015;97(3): 241-50.

[6] Manfrini M, Donati D, Colangeli M, Campanacci L. Resurfaced allograft-prosthetic composite for proximal Tibial reconstruction in children. JBJS Essent Surg Tech. 2016;6(1):e4.

第21章 股骨远端生物重建（三）："冷冻热狗"技术

Biological Reconstruction of the Distal Femur—Ⅲ: Liquid Nitrogen Treated Autograft and Inlaid Free Vascular Fibula (the "Frozen Hotdog")

Harzem Özger　Bugra Alpan　Şükrü Yazar　著

股骨远端是原发性恶性骨肿瘤最常见的发病部位之一，特别是儿童青少年多见，保肢手术已成为首选治疗方法，已有研究表明与截肢手术相比，保肢手术生存率不受影响，而生活质量比截肢手术更好[1-2]。尽管使用股骨远端假体非生物重建可以提供相对快速功能恢复和良好结果，但生物重建（biological reconstruction，BR）也是一种可选择的重建方法，生物重建可提供更持久（如果不是永久性）的骨骼缺损解决方案，有良好预后，保证肿瘤安全边界下进行保留关节的中段切除是进行生物重建的先决条件。除此以外，保留膝关节相对于非生物重建（non-BR）来说也是一个关键性优势，对骨骼发育不成熟的患者尤为重要，因为保留胫骨近端骺板可以降低对生长潜力的损害。大段同种异体骨移植（massive allografts，MA）、自体灭活骨移植和游离带血管腓骨移植（FVFG）仍然是生物重建的主要工具，自体灭活骨移植可通过体外辐照灭活、液氮冷冻灭活、巴氏灭活或高压蒸汽灭活获得[3-7]，每种方法在生物活性、机械强度、经济成本和可用性方面各有优缺点。生物重建的选择可能因骨骼病损的大小和位置、外科医生的偏好和创造力、医院的经验以及社会文化、社会经济因素而不同。上述方法可以单独用于简单骨缺损重建，也可以作为复杂或大段骨缺损重建的复合技术，复合技术最初是使用大段同种异体骨在其内插入或外侧嵌入带血管游离腓骨进行移植[8]，带血管游离腓骨也可以与自体灭活骨进行复合移植[9-10]。带血管游离腓骨具有良好的成骨潜力，但对于下肢来说其机械强度较弱[11]。另外，自体骨液氮冷冻灭活处理后具有较强机械强度，并具有骨传导和骨诱导潜力，但其活性较低[12]，带血管游离腓骨和冷冻处理的大段自体骨都可以最低经济成本获得，应用液氮灭活自体骨没有病毒传播风险，可提供完美的解剖匹配。与其他自体骨回植方法相比较，液氮灭活骨回植还能诱导抗肿瘤免疫原性的激活[7]，其外观类似于热狗三明治[13]，因此将嵌入带血管游离腓骨和冷冻处理的大段自体移植骨外壳结合使用称为"冷冻热狗"技术。

一、简要病史

患者男性，18岁，右膝疼痛肿胀，影像学检查显示股骨远端干骺端病变，符合恶性骨肿瘤，病理活检确诊为骨肉瘤，就诊时无转移，

Enneking ⅡB 期。随后，患者接受了 3 个周期的新辅助化疗，新辅助治疗结束后的影像学随访显示反应良好，可以保留股骨远端骨骺（图 21-1），采用大段自体骨（液氮冷冻灭活自体骨）与带血管游离腓骨联合回植进行生物重建，修复股骨缺损，保留膝关节。

二、术前临床和影像学照片

见图 21-1。

三、术前问题汇总

1. 化疗后 MRI 结果显示新辅助治疗反应良好，软组织病灶局限于干骺端，后外侧干骺端的骨膜反应范围主要考虑与软组织（骨膜、关节囊滑膜皱襞）和骨（骨骺内 / 骨内）边缘有关。

2. 切除过程中需要较大的软组织切缘，可能不得不牺牲股骨外侧副韧带起点，如果不进行修复，可能会导致膝关节内翻不稳。

3. 患者骨骼生长发育成熟意味着股骨远端骨骺已闭合，这显然是有利的，因为不必考虑术后双下肢的肢体长度差异，唯一值得关注的是，开放骺板中的软骨或闭合后的骺板线是不是最好的肿瘤屏障。

4. 患者体重已达到正常成年男性的身体比例，理论上任何年龄和体型都可以进行生物重建，但术后护理方面，生物重建比非生物重建需要更加精细的护理方法。大多数情况下近关节部位的中段缺损重建，骨骺部分平均只需 3 枚螺钉即有牢靠的骨把持力，由于骨愈合较晚，在很长时间内所有作用在膝关节周围的生物应力都会被内植物遮挡，过早运动可能会导致内固定失败，从某种意义上来说，骨骼发育不成熟、身体比例较小的年轻患者术后更容易管理。

5. 延续上述问题，延迟康复又可能会导致关节挛缩和肌肉萎缩。

6. 虽然肿瘤不压迫神经，但由于靠近股骨远端后外侧，腓神经在分离过程中存在损伤危险。

四、治疗策略

1. 切除肿瘤的主要目标是有足够的肿瘤外科边界。

2. 行保留股骨远端关节的肿瘤切除手术。

3. 在保障安全的肿瘤外科边界前提下，分离并保留腘窝血管束、胫神经和腓神经。

4. 切除瘤段采用液氮冷冻灭活处理用作回植骨，将自体灭活骨与带血管游离腓骨一起重新植入。

5. 患者需要继续辅助化疗，术后必须密切监测和护理，及时发现和处理并发症（如血肿和伤口开裂）。

6. 必须提前告知患者需长时间部分承重步行训练。

五、基本原则

1. 活检必须由骨肿瘤医生或在其监督下进行，关键结构的污染将损害肢体修复的努力，尤其是进行生物重建的机会。

2. 术前必须进行详细术前规划，根据新辅助化疗后的高质量 MRI 图像决定手术边界。

3. 建议行 CT 或 MRI 血管造影，为任何可能存在的血管变异做准备。

4. 在长骨进行生物重建传统方法是进行中段骨切除重建。

5. 患者平卧于可透视手术台上，行标准股骨远端内侧 - 前内侧入路。如果行外侧、前外侧入路，可在同侧臀部下方放置凝胶体位垫。

6. 因为切口通常从大腿近端开始，无法使用止血带。

7. 手术过程中，活检部位及手术入路取决于肿瘤在轴位平面上的位置（如间室外肿瘤向内侧 / 外侧生长的软组织成分），切口位置选择非常重要。不同入路有各自优势，如内侧入路能够更好地处理股骨腘血管束，外侧入路行股骨远端锁定钢板更容易固定。

8. 根据股骨远端肿瘤大小和解剖结构，股内侧肌、股中间肌和股外侧肌可在解剖过程中部分或大部用作阻挡肿瘤屏障。另外，股骨远端后方结构主要由腘窝脂肪组织保护，来自股四头肌前半部分的股直肌可以被保留，就不会破坏伸膝装置。

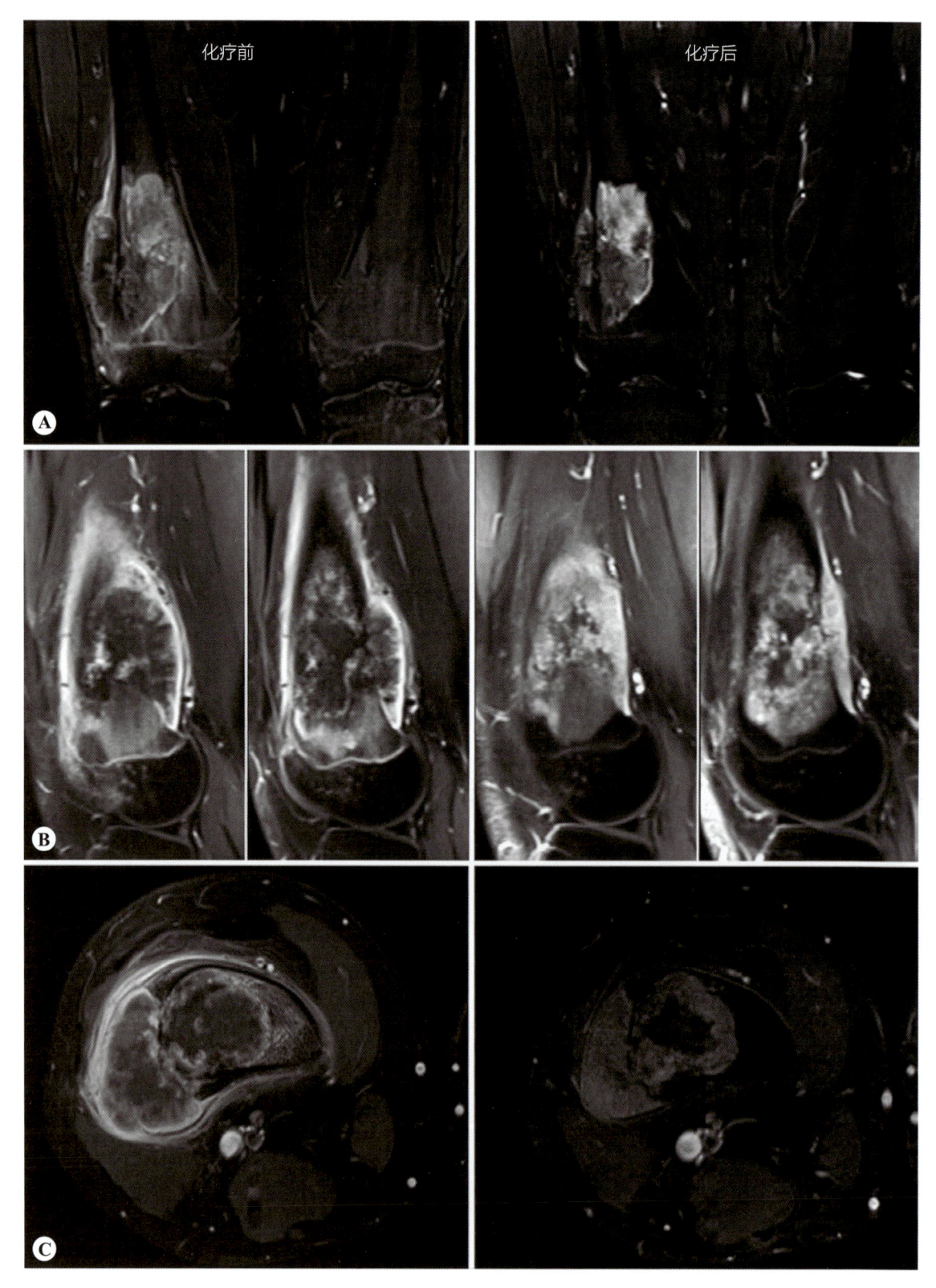

▲ 图 21-1 冠状位（A）、矢状位（B）和轴位（C）MRI 显示新辅助化疗后股骨远端骨肉瘤治疗效果良好。肿瘤外侧有明显的软组织肿块，干骺端区域肿瘤周围有明显的骨髓水肿，其外侧骨膜反应可疑延伸至骺板远端。化疗后 MRI 显示病灶界线清晰，骨髓水肿和软组织成分退缩，骨膜反应完全消退，骨骺内无病理信号，骺板外侧仍有狭窄高信号带

9. 尽管 MRI 显示膝关节内无肿瘤，但仍应谨慎切开关节，检查关节液的颜色是否有出血表现（图 21-2）。在解剖股骨远端关节内部分时，必须注意保护滑膜和髌上脂肪垫作为肿瘤屏障。

10. 腘窝血管束和胫、腓神经应被分离和保留。对神经血管结构单独分离可能必要，也可能不必要，主要根据肿瘤侵犯内收肌裂孔和（或）腘窝的情况而定。

11. 股骨远端中段骨肿瘤切除术需要进行近端（骨干）和远端（干骺端内、骺端内或骨骺内）截骨。

12. 股骨远端骨骺通过侧副韧带、交叉韧带和滑膜连接有良好的血液供应，只要轻柔处理骨骺残端，保存这些结构，缺血性坏死就不是大问题（图 21-3）。

13. 一旦切除完成，显微外科医生就可在切除部位寻找受体血管。腘动脉端-侧吻合术是动脉吻合术较为方便的选择，而静脉需端-端吻合，往往需要进一步探查才能找到最合适的静脉。

14. 一旦切除完成，将正常软组织包膜和间室外肿瘤从荷瘤股骨远端节段上切除，对髓腔进行扩髓，完成自体移植物再回植的准备。

15. 自体瘤骨灭活技术因缺乏常规组织学检查而备受批评，因为荷瘤骨段需要被重新植入体内。然而，使用自体灭活骨技术时，只要外科医生正确地取样并予标记，方便病理学家了解如何检测这些样本，病理学家就能进行可靠的病理检查。

16. 将大块自体移植物浸泡在液氮中冷冻灭活 20min，再将自体移植物在室温下解冻 15min，然后在等渗盐水中解冻 10min，从而完成重新使用过程（图 21-4）。

17. 手术台外处理回收自体骨过程的同时，显微外科医生根据腓血管（一条动脉和两条静脉）制备带血管游离腓骨。

18. 然后将液氮处理后的再生骨与放置在髓腔内的带血管游离腓骨一起重新植入（图 21-5），联合使用这些生物学方法旨在加速和增强移植物愈合过程，防止移植物骨折、再吸收和不愈合。

19. 自体灭活骨在局部解剖学上完全契合，因此不需要调整肢体长度。

20. 完成联合移植固定后，通过显微手术将带血管腓骨与受体血管吻合（图 21-5）。

21. 缝合前需要对原发手术部位和腓骨供区进行仔细止血。

22. 应用长腿夹板保护患肢，短腿夹板保护腓骨供体侧肢体。在出院前，长腿夹板换成可调节膝关节活动范围的长腿支具，拆除短腿夹板。

23. 在患者耐受后尽快开始膝关节运动，这也取决于内固定的稳定性，无拐杖的完全负重约需要 12 个月。

六、治疗期间临床和影像学照片

见图 21-2 至图 21-5。

七、技术要点

1. 先行近端（股骨干）截骨术，以利于剥离腘窝内神经和血管结构，安全进入膝关节后侧。

2. 行骨干截骨时，保留股骨远端至截骨水平的骨膜袖套，可促进骨愈合（图 21-6）。然而，该技术必须谨慎地选择性操作，如果在骨膜反应区内横切骨膜，可能会损害手术切缘。

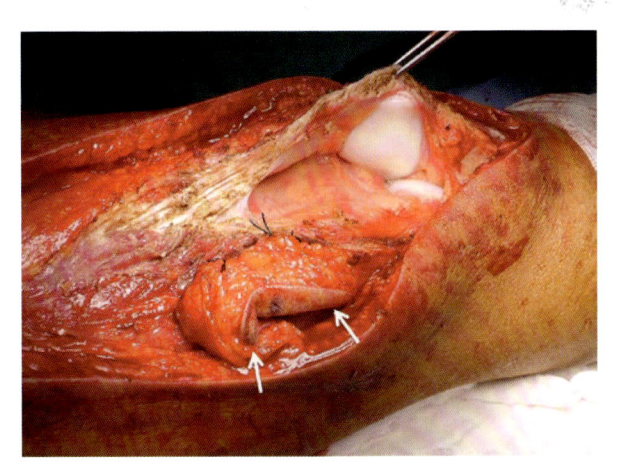

▲ 图 21-2 经髌旁外侧入路显露膝关节时，股四头肌肌腱的前半部分与髌骨一起被剥离和掀起，必须指出的是，这并不是所有股骨远端肿瘤切除的标准入路，本例切除的手术入路由肿瘤所在的股外侧位置决定。活检通道在股外侧肌（白箭）上保持完整，没有宏观证据表明关节内肿瘤侵犯，如出血性关节积液。髌上脂肪垫和滑膜完好无损，覆盖在远端股骨干骺端前表面

骨肿瘤手术学：病例图解

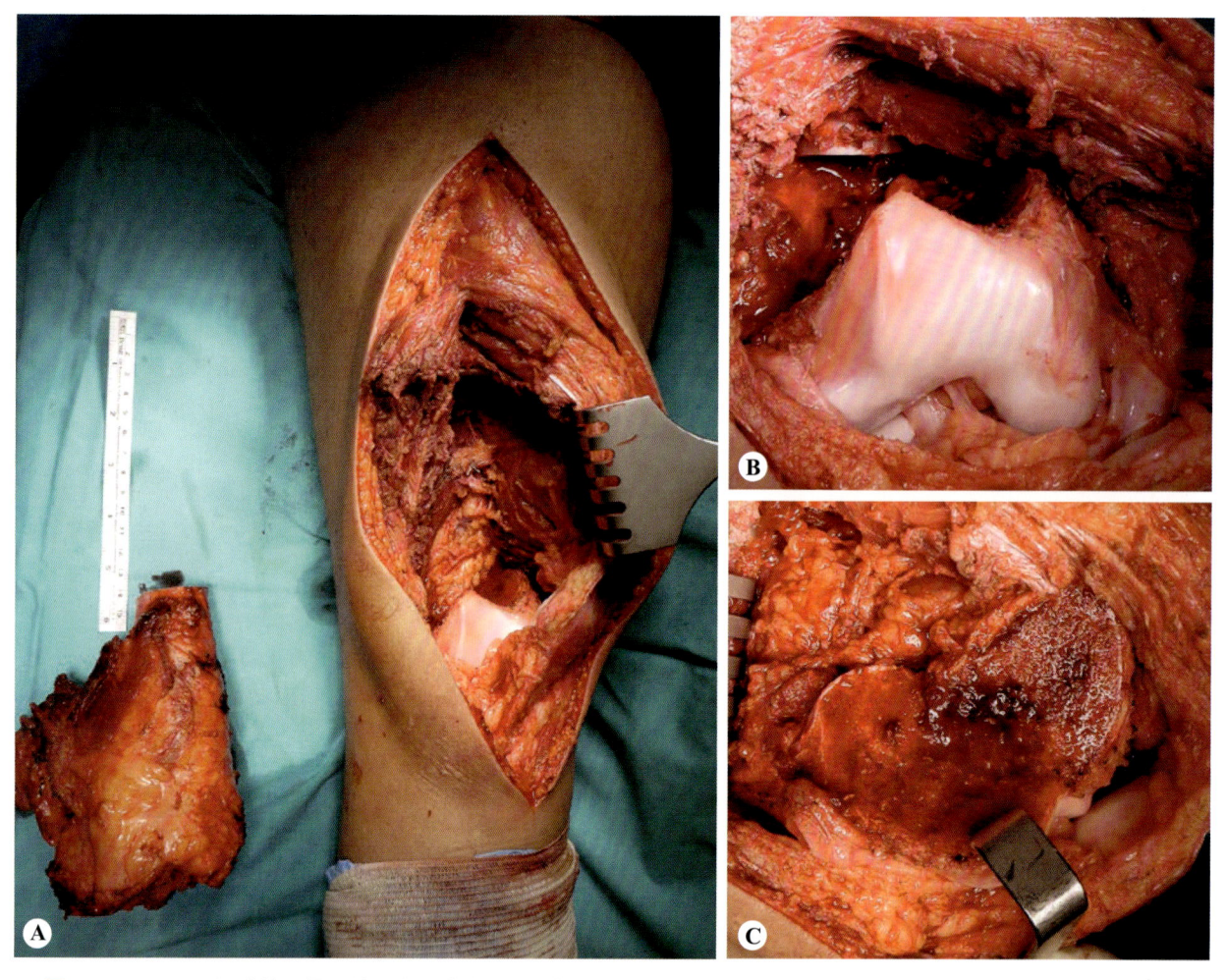

▲ 图 21-3　A. 可见切除的股骨远端和由此产生的骨缺损。B. 展示被保留下的股骨远端骨骺关节面和相连的软组织。C. 松质骨渗血表明骨骺血供未受损害

3. 股骨干截骨方式可采用台阶式截骨，有利于骨的旋转对齐。

4. 从内收肌裂孔到腘窝内缓慢分离血管时使用血管夹止血而不是电凝止血，因为这些血管可作为游离带血管腓骨段血管蒂的受体血管。

5. 在松解了股骨远端后侧的神经血管束后，将内、外侧腓肠肌肌腱的起点与股骨后髁及后方关节囊分离。

6. 将注射器针头沿四周放置于股骨远端关节内，以标记截骨线的路径点，是用于远端截骨的简单而有效的导航技术（图 21-6）。应在透视下放置针头，需要考虑 MRI 影像下确定的截骨边缘，为避免意外贯穿肿瘤，针头只能浅层插入（如只进入关节软骨，而不深入至软骨下的骨质），可用电灼法通过连接标记点勾勒出截骨线，使用小刀片精密往复锯沿着标记线环绕切开股骨骨皮质。最后，在透视下，通过骨皮质切开处置入骨刀，完成截骨。

7. 一些极端病例，肿瘤对累及骨的范围很长，最大可用带血管游离腓骨的长度等于或略短于被切除的骨段长度，此时需要考虑术中即刻肢体长度问题，术者可能会选择将灭活的自体骨段缩短 1～2cm，使带血管游离腓骨能跨越整个重建骨段，从而导致肢体短缩。

8. 冷冻处理前，为制备自体移植物，必须逐层剥离附着在切除瘤骨周围软组织，将剥离后的骨段浸泡于液氮中进行冷冻灭活，将剥离下的组织送病理检查（图 21-7），必须把周围的软组织

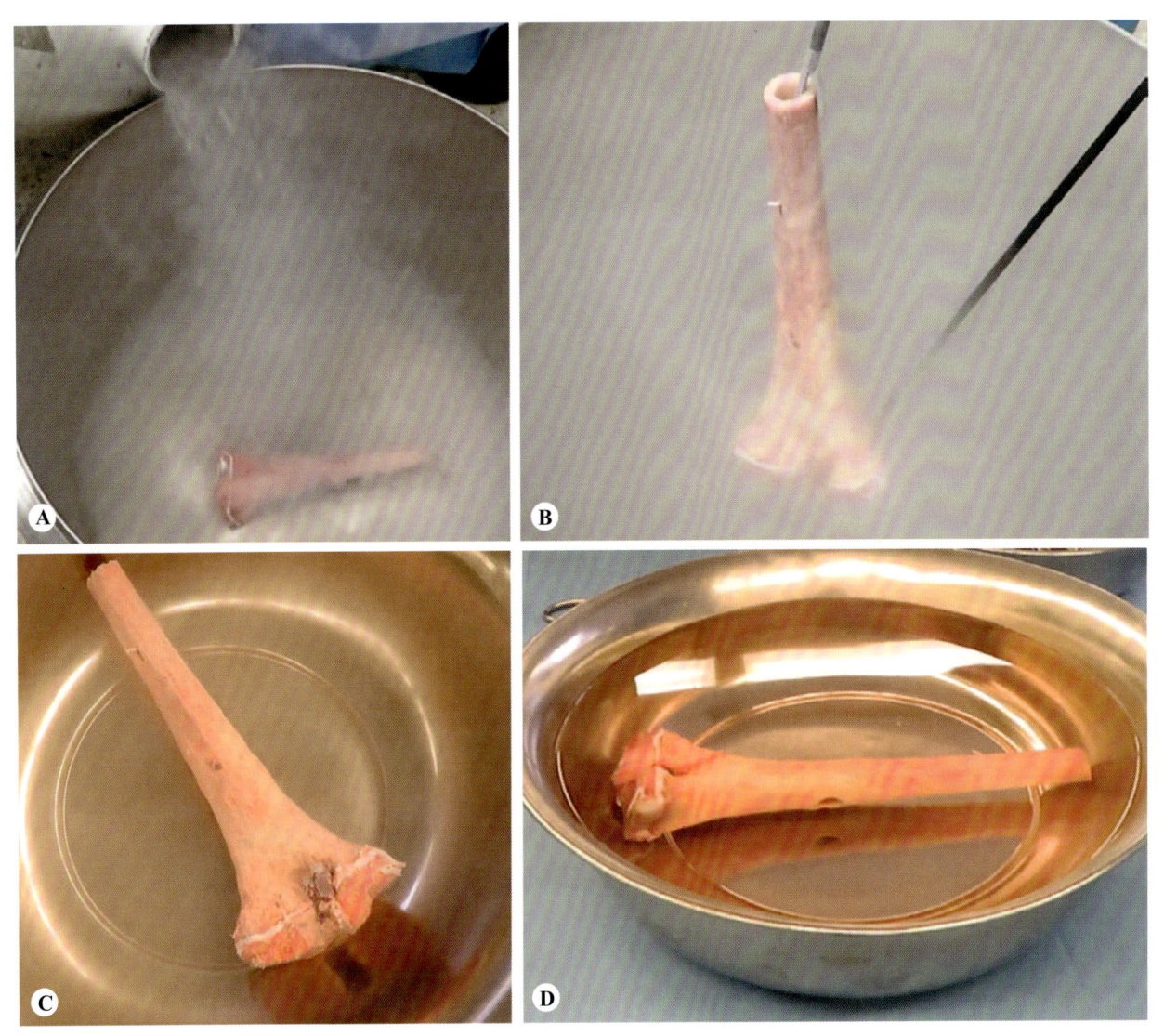

第21章 股骨远端生物重建（三）："冷冻热狗"技术

▲ 图 21-4　A. 展示了液氮灭活骨的制备过程（为了演示目的，术中照片取自另一个病例），整段自体骨放入装有液氮的专用容器中浸泡 20min；B. 用无菌钳取出骨段；C. 室温下解冻 15min；D. 再放入生理盐水中浸泡 10min

全部切除并做标识，以便病理科医生评估外科手术边缘。软组织中的硬化成分也须从标本中取出一同送病理检查，这些突起部分常干扰骨的愈合，对这些标本行病理检查可计算出肿瘤坏死率。标本内部的液化部分也必须切除，该部分可能含有坏死或活肿瘤组织，会影响病理评估。重建骨的机械强度和完整性方面也很重要，冷冻处理过程中遗留在自体骨内部肉眼可见的软组织或液化物质会导致移植物在冷冻和解冻过程中自发断裂。移植物的灭活准备工作应在单独的手术室操作车台上进行，手术台上所有的手术器械应放置在另一侧，以防肿瘤污染。冷冻处理能够对大段移植骨进行微生物消毒和肿瘤灭活。

9. 将带血管游离腓骨安置于冷冻处理回植骨髓腔内时，必须十分小心，以防因挤压、撕裂或剥离而损伤腓骨骨膜。皮质开窗可以像槽一样纵向延伸，方便带血管游离腓骨顺利植入髓腔（图 21-8）。此外，皮质窗或槽的边缘应使用高速磨钻打磨，避免锋利边缘损伤骨膜或血管蒂。一旦灭活骨段和带血管游离腓骨组合成"冷冻热狗"复合移植物，适当地调整腓骨旋转位置，FVFG 的位置还应在灭活骨段的两端分别露出约 1cm，

175

骨肿瘤手术学：病例图解

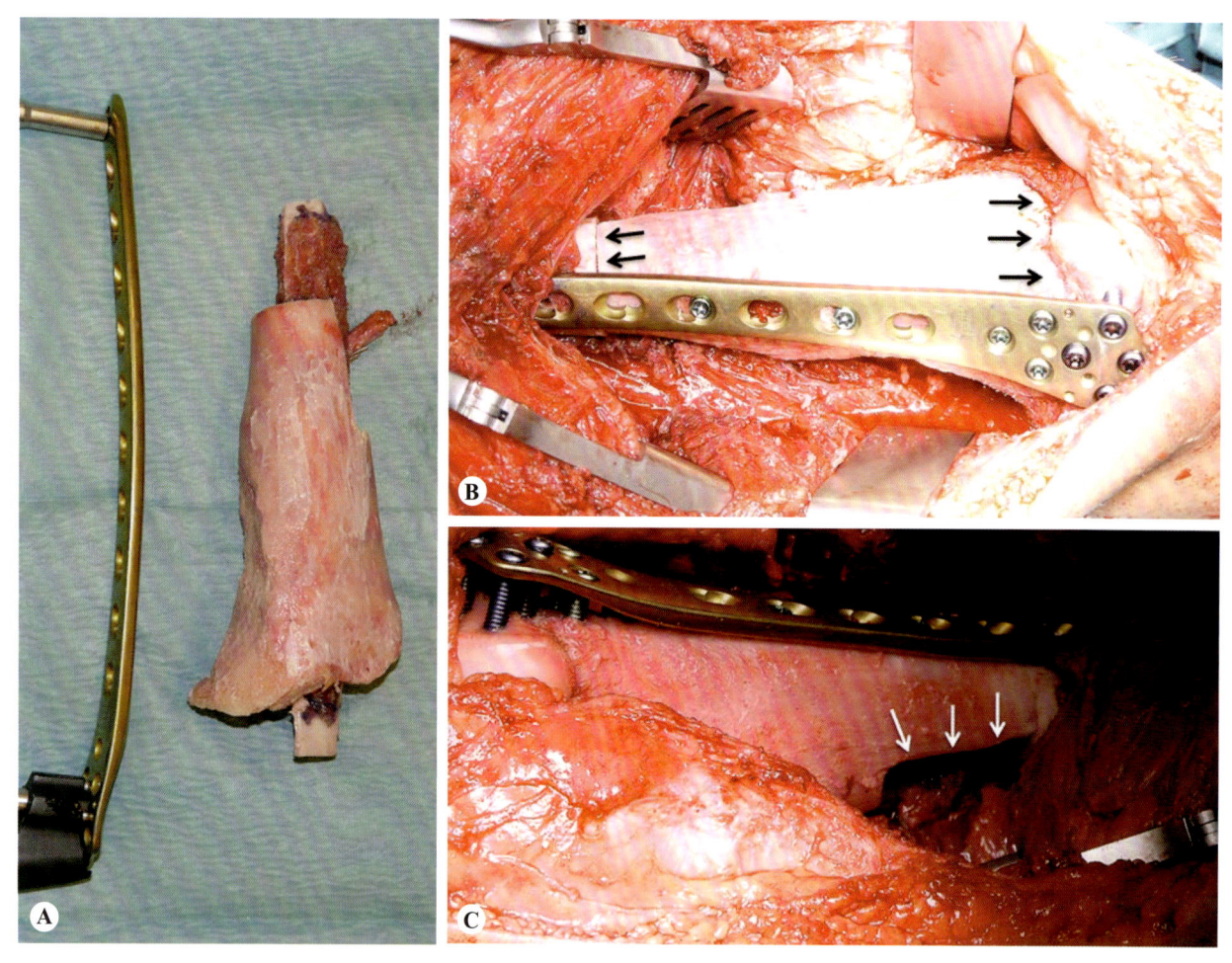

▲ 图 21-5　A. 体外制备完成的"冷冻热狗"复合移植物；B. 对液氮灭活自体骨壳进行轮廓修整、钻孔，为腓骨血管提供皮质窗，将游离带血管腓骨安置在髓腔内，截骨部位良好的贴合和加压对骨壳愈合至关重要（黑箭）；C. 术中侧前方视图显示复合移植物中腓骨血管蒂通过皮质窗与股血管相吻合（白箭）

并在"热狗"的两端用细克氏针固定腓骨以防止旋转。

八、临床随访和影像学照片

1. 术后 12 个月时观察到复合移植骨已经完全融合，允许患者在没有任何辅助情况下完全负重，自体移植骨外壳存活，没有任何吸收，供体部位长期随访中未出现并发症（图 21-9）。

2. 患者术后 7 年未见肿瘤复发征象，在最近一次随访时，MSTS 评分为 30 分（满分 30 分）（图 21-10）。

九、并发症的预防和处理

1. 骨质破坏严重的骨肿瘤是进行瘤骨灭活回植的相对禁忌证之一，如毛细血管扩张型骨肉瘤，如果骨质破坏严重，灭活再植骨段可能无法提供任何机械强度来辅助带血管游离腓骨，这种情况下，可以考虑联合大段同种异体骨进行移植。

2. 常规使用头孢唑啉（第一代头孢菌素）抗生素预防感染。

3. 灭活骨准备好后，复位至骨间缺损处并进行临时固定，由于相同的螺钉孔最终将被用于固定"热狗"移植骨，对灭活骨段良好复位和加压至关重要。固定的质量对骨壳愈合尤为重要。

4. 可临时固定以明确腓骨血管蒂皮质窗的确切位置，窗口的位置主要取决于可用受体动脉和静脉的位置，同时保护带血管游离腓骨不受缺血

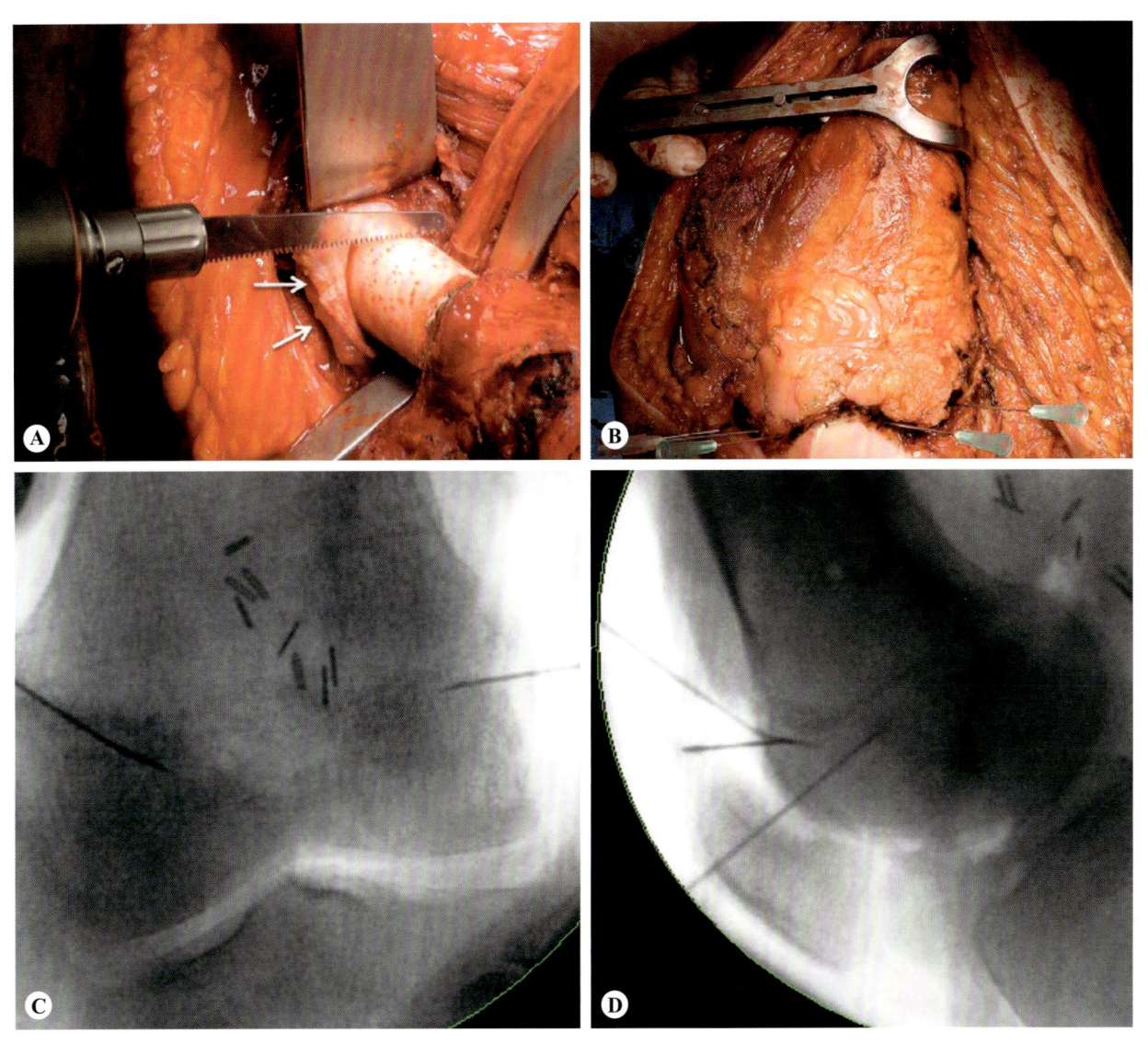

第21章 股骨远端生物重建（三）："冷冻热狗"技术

▲ 图 21-6 A. 将骨膜掀起并向近端牵开，所以骨干截骨水平实际上比骨膜切开的位置更靠近股骨近端（术中照片取自另一案例，以供演示）；B. 该技术可以保留一段骨膜袖套，将其覆盖于骨干固定部位，以促进近端骨愈合；C 和 D. 在浅表放置注射器针头标记远端截骨线是一种简单有效的导航技术，然后用电灼法连接这些标记点来确定截骨线，应在透视下放置定位针

的影响，在完成结扎和切断腓骨血管蒂后，准备"冷冻热狗"并将其植入股骨远端缺损区。

5. 应尽量避免腓骨供体部位出现踝关节外翻畸形，若残留的远端腓骨短于 6cm，可将螺钉经腓骨置入胫骨内进行固定，对于腓骨近端节段剩余 < 4cm 者也需要使用穿透螺钉固定。腓骨段缺损范围特别大的情况下，腓骨头也可与带血管游离腓骨一起切除，之后侧副韧带和股二头肌肌腱必须转移到胫骨平台的外侧髁。

6. 肿瘤切除部位放置 2 条引流管，移植骨供区放置 1 条引流管，引流管不能放置于显微血管吻合口附近。

7. 强烈建议在每阶段操作结束前和缝合前对术野进行充分的冲洗，并及时更换手术铺巾和手术团队的手术衣。

8. 为了防止肿瘤对供体部位的污染，肿瘤切除和移植物切取制备时必须分别使用不同的手术台和手术器械。

骨肿瘤手术学：病例图解

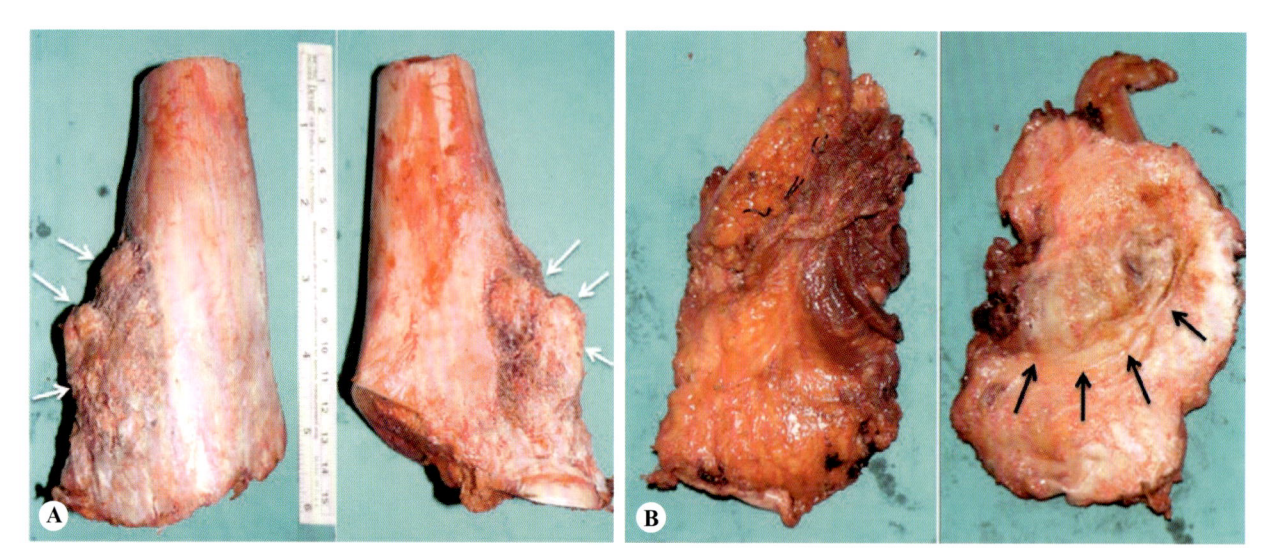

▲ 图 21-7　**A.** 切除的股骨远端荷瘤骨段，其上被覆的软组织已剥离，为液氮冷冻处理做好准备，外侧皮质上不规则肿块由肿瘤软组织部分骨化（白箭）而成。**B.** 清除病变部位皮质表面的赘生物直至与正常骨皮质表面齐平，方便正确放置解剖钢板，这点非常关键，切除的骨块对于病理评估肿瘤坏死率也非常重要。需注意整块切除软组织有助于病理检查，特别是评估手术边缘，软组织包膜内表面通常有黏附肿瘤组织（黑箭）

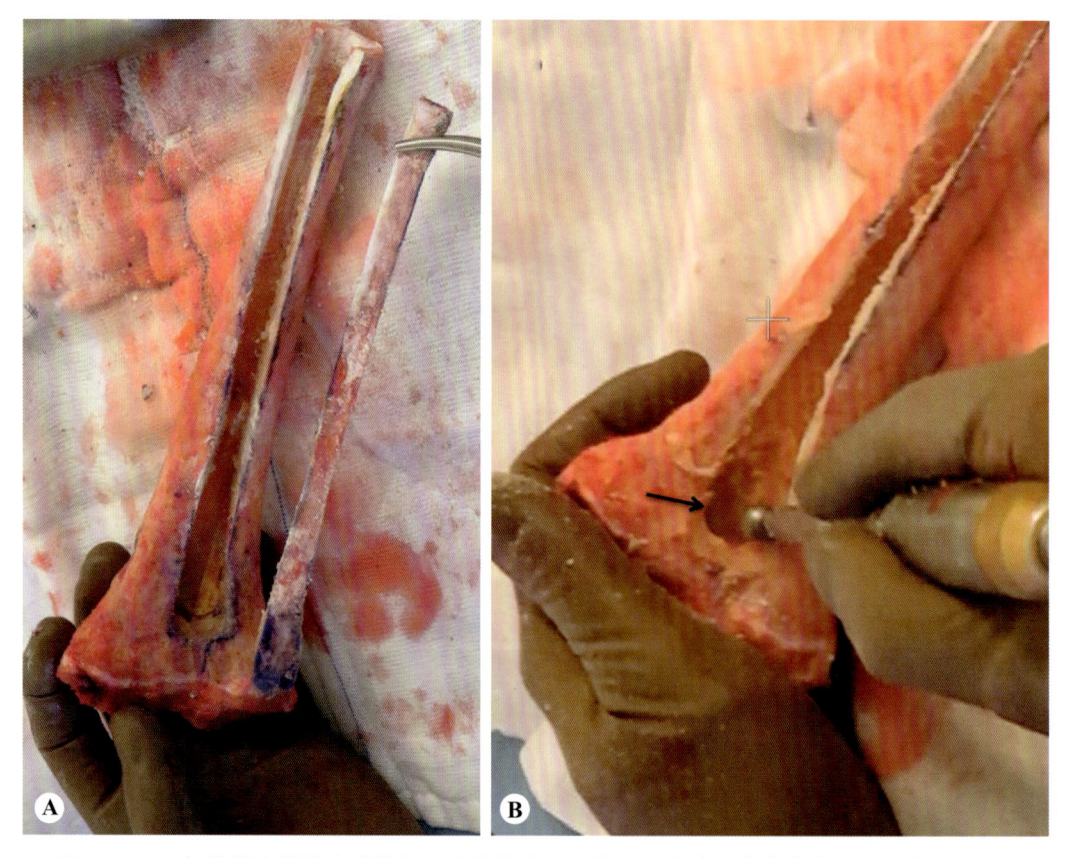

▲ 图 21-8　**A.** 如果带血管游离腓骨与回植骨髓腔不匹配，可去除一定宽度皮质骨，亦可将回植骨全长纵向开槽。**B.** 皮质窗锋利的边缘可以用高速磨钻打磨成斜面，以免损伤腓骨移植物的蒂或骨膜。只要对移植物和工具进行合理操作，经过冷冻处理后的外壳能安全承受电动工具的任何剪裁（术中照片来自另一病例，仅供演示）

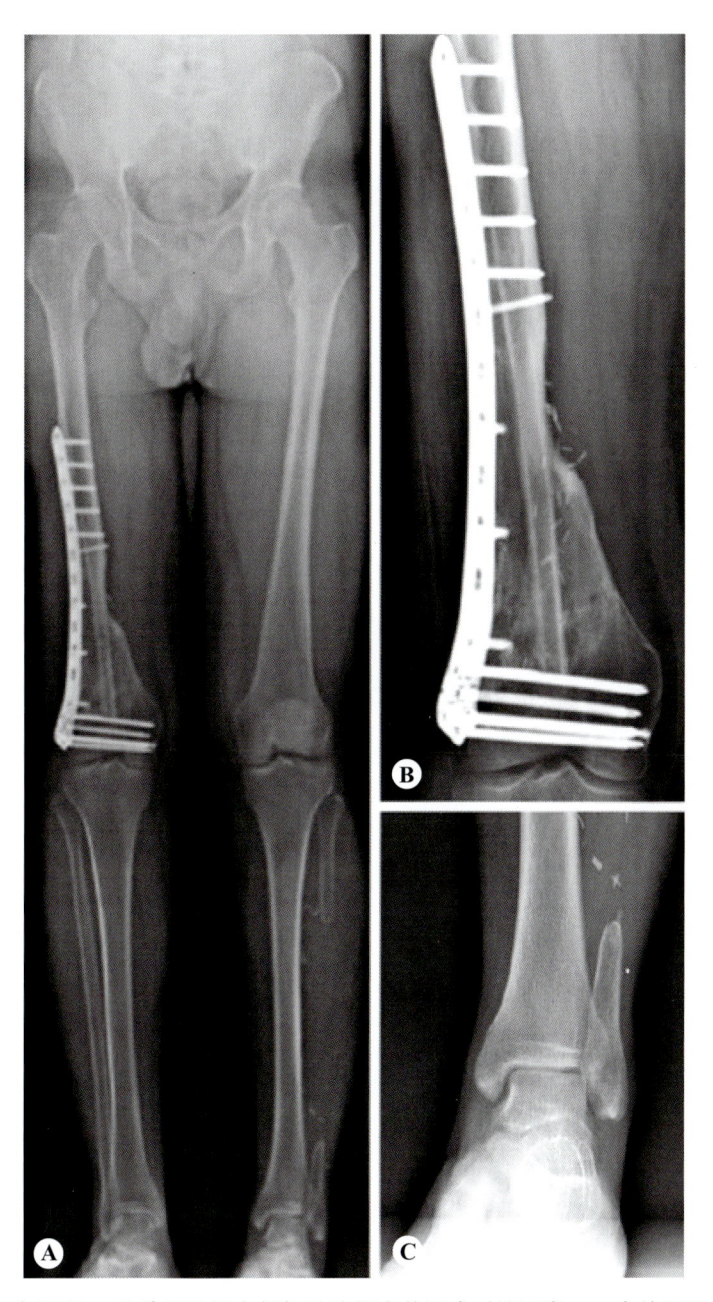

▲ 图 21-9　A. 术后 7 年正位 X 线片显示没有任何肢体长度差异或对线不齐；B. 自体灭活骨与带蒂腓骨复合移植表现出良好的稳定性，且膝关节无退行性改变；C. 获取带血管游离腓骨时，保留至少 6cm 长的远端腓骨段，以确保足够的踝关节稳定性并防止足外翻畸形

9. 因为存在形成巨大血肿风险，不推荐常规使用抗凝药。无论如何，抗凝药的使用指征必须根据患者个人具体情况与显微外科医生协商后决定。另外，所有患者需在术后前 5 天静脉输注右旋糖酐。

10. 建议至少住院 7 天，以密切观察血肿形成和伤口情况，在进行血肿清除或术区清创时，应配备好显微外科医生和显微外科器械。

11. 只要带血管游离腓骨能维持血管的通畅，移植物骨折和骨不连通常可采用类似创伤患者的治疗方式，否则，骨愈合过程将完全依赖于缓慢的爬行替代，并将需要数年时间，期间可能需要多次翻修和植骨。

12. 从长期角度看，解决下肢长度差异的

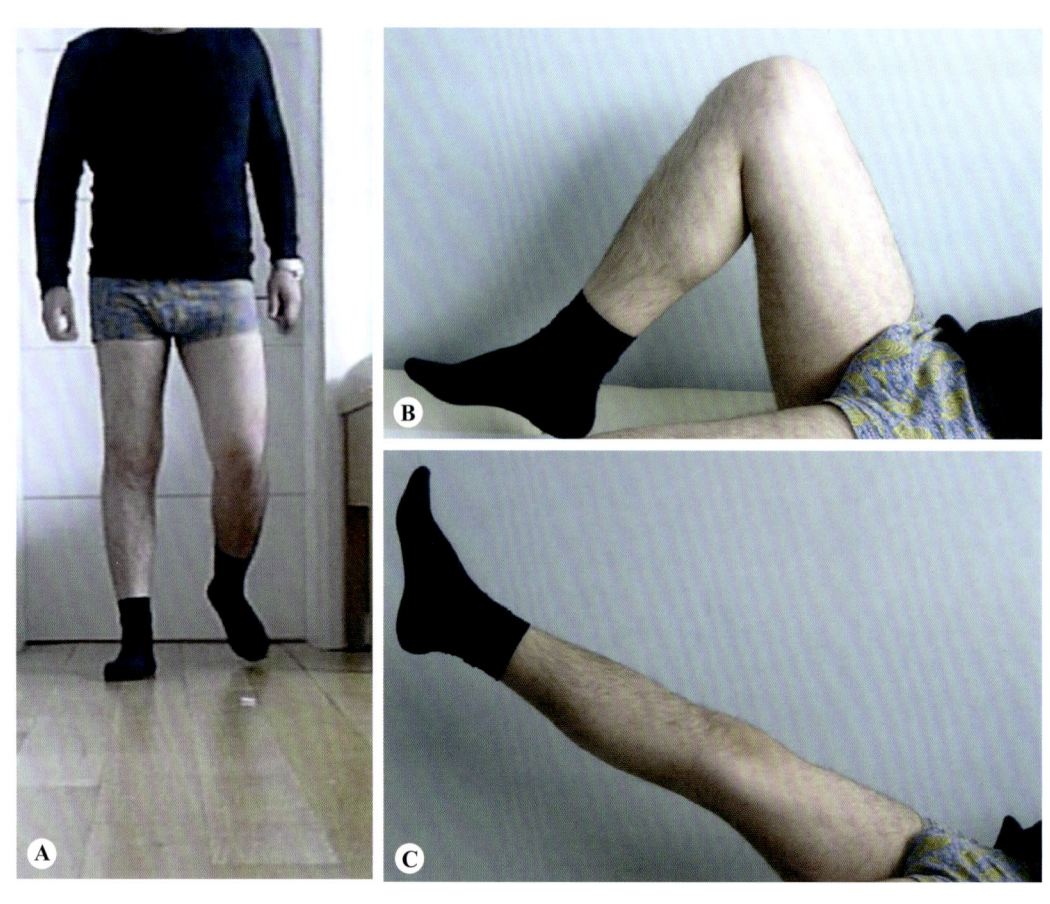

▲ 图 21-10　A. 从患者术后第 7 年的步行视频中截取的图像，显示可正常负重和行走；B 和 C. 膝关节的活动度已达正常范围

基本方法是增厚鞋垫，如果下肢长度相差超过 3cm，常规可以使用外固定支架延长，或者更先进的植入物如磁控可延长髓内钉。

13. 尽管液氮对灭活骨肿瘤的安全性已被广泛的体外和体内研究证实，但与所有其他生物或非生物重建方法相似，手术边缘仍可能发生肿瘤局部复发。肿瘤切除过程中必须首先保证安全边界，而不是顾虑重建问题。

14. 根据肿瘤大小和位置，对于局部复发肿瘤最可能的治疗方式是非生物重建或经股骨截肢治疗。

15. 感染后可采取清创术、创面负压引流治疗和静脉输注抗生素治疗等措施。带血管游离腓骨失活的情况下，深度和慢性感染会导致骨髓炎、移植骨骨折、骨吸收，最终不得不取出移植骨。幸运的是，自体灭活骨与带血管腓骨复合移植手术成功后很少出现感染并发症。

参考文献

[1] Gorlick R. Quality of life following amputation or limb preservation in patients with lower extremity bone sarcoma. Front Oncol. 2013;3:1-6.

[2] Rougraff BT, Simon MA, Kneisl JS, et al. Limb salvage compared with amputation for osteosarcoma of the distal end of the femur. A long-term oncological, functional, and quality-of-life study. J Bone Joint Surg Am. 1994;76(5): 649-56.

[3] Hong A, Stevens G, Stalley P, Pendlebury S, Ahern V, Ralston A, et al. Extracorporeal irradiation for malignant bone tumors. Radiat Oncol Biol. 2001;50(2):441-7.

[4] Manabe J, Ahmed AR, Kawaguchi N, Matsumoto S, Kuroda H. Pasteurized autologous bone graft in surgery for bone and soft tissue sarcoma. Clin Orthop Relat Res. 2004;419:258-66.

[5] Yamamoto N, Tsuchiya H, Tomita K. Effects of liquid nitrogen treatment on the proliferation of osteosarcoma and the biomechanical properties of normal bone. J Orthop Sci. 2003;8(3): 374-80.

[6] Asada N, Tsuchiya H, Kitaoka K, Mori Y, Tomita K. Massive autoclaved allografts and autografts for limb salvage surgery A1-8 year follow-up of 23 patients. Acta Orthop Scand. 1997;68(4): 392-5.

[7] Nishida H, Tsuchiya H, Tomita K. Re-implantation of tumour tissue treated by cryotreatment with liquid nitrogen induces anti-tumour activity against murine osteosarcoma. J Bone Joint Surg Br Vol. 2008;90(9):1249.

[8] Capanna R, Campanacci DA, Belot N, Beltrami G, Manfrini M, Innocenti M, Ceruso M. A new reconstructive technique for intercalary defects of long bones: the association of massive allograft with vascularized fibular autograft. Long-term results and comparison with alternative techniques. Orthop Clin North Am. 2007;38(1):51-60.

[9] Muramatsu K, Ihara K, Hashimoto T, Seto S, Taguchi T. Combined use of free vascularised bone graft and extracorporeally-irradiated autograft for the reconstruction of massive bone defects after resection of malignant tumour. J Plast Reconstr Aesthet Surg. 2007;60(9):1013-8.

[10] Sugiura H, Takahashi M, Nakanishi K, Nishida Y, Kamei Y. Pasteurized intercalary autogenous bone graft combined with vascularized fibula. Clin Orthop Relat Res. 2007;456:196-202.

[11] Hariri A, Mascard E, Atlan F, Germain MA, Heming N, Dubousset JF, Wicart P. Free vascularised fibular graft for reconstruction of defects of the lower limb after resection of tumour. J Bone Joint Surg Br Vol. 2010;92(11):1574-9.

[12] Tsuchiya H, Wan SL, Sakayama K, Yamamoto N, Nishida H, Tomita K. Reconstruction using an autograft containing tumour treated by liquid nitrogen. J Bone Joint Surg Br Vol. 2005;87(2):218-25.

[13] Ozger H, Sungur M, Alpan B, Kochai A, Toker B, Eralp L. 4.P.14 The combined use of recycled bone and vascularised fibula in limb-salvage surgery for musculoskeletal malignancies - the bone in the bun technique (hot dog technique). Orthop Proc. 2018;92-B(Suppl_Ⅲ):454-5.

第 22 章 股骨远端假体重建（一）：组配式假体

Implant Reconstruction of the Distal Femur—Ⅰ:
Modular Prosthesis

Giulia Trovarelli　Jim Georgoulis　Elisa Pala　Andreas F. Mavrogenis　Pietro Ruggieri　著

一、简要病史

患者女性，17 岁，左股骨远端疼痛和肿胀 2 个月，行 X 线片和 MRI 检查，显示成骨性病灶边界不清，皮质破坏，后内侧软组织受累，穿刺活检诊断为高级别成骨肉瘤，需要进行化疗和广泛手术切除。她接受了甲氨蝶呤 + 顺铂 + 多柔比星（MTX+CDP+ADM）的新辅助化疗，在适当咨询和同意后，按计划进行股骨远端切除术和组配式假体重建。

二、术前临床和影像学照片

见图 22-1。

三、术前问题汇总

1. 股骨远端后内侧软组织肿块形成并靠近股血管束，但血管不受累（可行保肢手术且无须进行血管侧支重建）。
2. 术中可用股骨远端组配式假体。
3. 会诊：可能需要血管外科医生协助，他们应该了解该病例，并随时待命。
4. 不延误辅助治疗的实施，并提供坚强且具功能的重建，避免手术并发症。
5. 了解患者的期望。

四、治疗策略

1. 大多数情况下不使用止血带。
2. 目的是广泛切除使其复发或转移的风险不高于截肢手术。
3. 手术时切除活检通道。
4. 保留股四头肌和伸膝装置。
5. 依据 MRI 影像观察，计划距肿瘤近端边缘 1.5～2cm 处行近端截骨。
6. 肿瘤整体切除包括周围软组织。
7. 准备股骨远端组配式假体重建股骨远端。

五、基本原则

1. 术前分期和计划至关重要。需要通过影像学研究，包括大腿的 X 线片或 CT 和 MRI，确保充分的肿瘤切除和适当的边缘。MRI 有助于评估肿瘤的髓腔范围、软组织成分及受累程度、与神经血管束的关系，并确定近端截骨的水平。
2. 股骨远端肿瘤切除和重建的手术技术包括肿瘤切除、假体重建和软组织重建三部分。
3. 单一切口可充分显露肿瘤的背侧和腹侧表面，并能安全切除，同时识别和保留神经血管结构。进行股骨远端切除术的入路可以是内侧或外侧，入路的选择主要取决于肿瘤所在的位置（内

第 22 章 股骨远端假体重建（一）：组配式假体

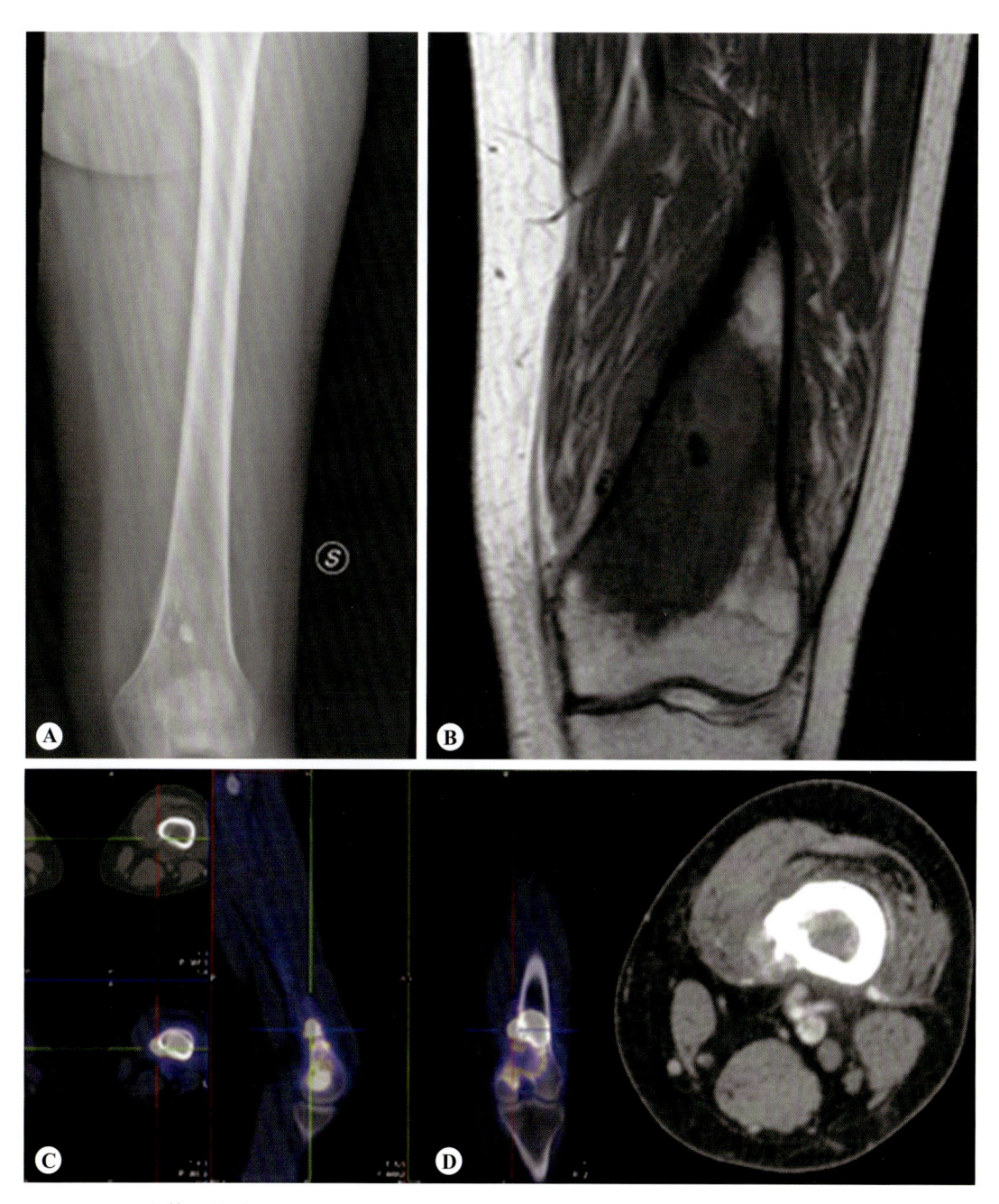

▲ 图 22-1 术前 X 线片、CT、MRI 和 PET/CT 显示股骨远端高级别成骨肉瘤，边界不清，皮质破坏，后内侧软组织受累

侧或外侧）。入路的选择也与外科医生的个人经验有关，一些外科医生总是喜欢内侧入路，而另一些医生则喜欢外侧入路。Mario Campanacci 教授和他的继任者 Mario Mercuri 教授（P.R 教授的老师）来自博洛尼亚大学的 Istituto Irtopedico Rizzoli，过去总是推荐外侧入路，除非肿瘤侵犯内侧或前内侧需要内侧入路。

选择和建议的原因是，在他们的经验中，与内侧入路相比，通过外侧入路可获得更好的伸肌腱和髌骨间平衡，防止髌骨轨迹改变（Campanacci M，Mercuri M 和 Pietro Ruggieri 的个人意见）。实际上，关于这个问题，关键是在决定切除时采用什么入路（内侧或外侧）后可以决定采取怎样的活检切口。通常，内侧入路可以

183

更好地显露视野和隔离血管。总之，内侧或外侧入路由肿瘤所在位置决定，但如果不考虑肿瘤因素，外科医生根据个人偏好选择。

六、治疗期间临床和影像学照片

见图 22-2 至图 22-8。

七、技术要点

1. 手术需要可透视手术台，当扩髓出现骨折时，需要 X 线透视辅助。

2. 单一切口入路至关重要，可充分显露大部分肿瘤和周围的软组织。

3. 根据 MRI 影像揭示的病灶范围制订计划，为获得广泛边界（显微镜阴性）外切除，需要有充分的骨切除边界。股骨近端截骨线应在距离骨肿瘤最近端 2~3cm 处进行，近端髓腔组织取样送术中冰冻活检；若发现肿瘤细胞，应增加股骨切除范围。

4. 术中肿瘤污染组织以及活检部位应与肿瘤标本整体切除。

5. 股骨远端周围保持完整的软组织包膜。

6. 标记股骨前皮质的中线，可在重建过程中适当旋转假体组件。

7. 在进行股骨和胫骨截骨术中应识别和保护股神经、血管结构，主要血管有动脉和静脉分支进入髁间切迹，并在这一水平结扎血管。

8. 恶性骨肿瘤切除后，假体重建前应进行充分止血，用生理盐水彻底冲洗伤口，更换手套、器械和手术衣以避免污染。取样髓腔组织送冰冻切片活检；如果骨切除边缘被肿瘤污染，需要进一步增加切除股骨近端范围。

9. 使用铰刀按适当顺序对髓腔锉进行扩髓，以获得最佳大小的压配柄。

10. 准备好胫骨平台，方便置入标准胫骨假体。作者通常先徒手截下 17mm 厚胫骨平台，然后扩髓，截骨时可以水平截，或者使外侧平台多截 1mm，以避免膝关节内翻畸形。

11. 根据术前计划和股骨远端切除长度，测试大小匹配的股骨远端假体。

12. 置入最终尺寸的试模假体，单手握住股

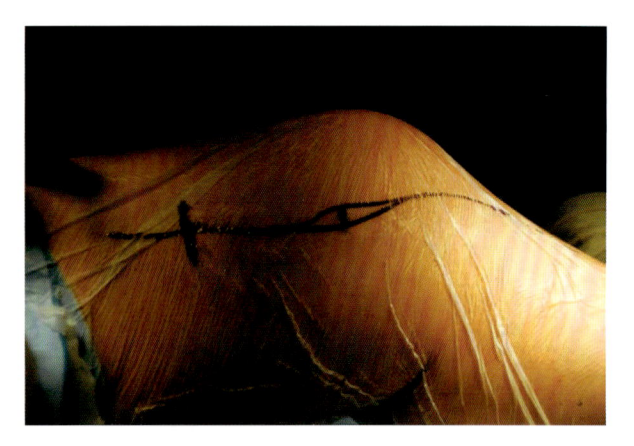

▲ 图 22-2　包括活检通道的手术切口

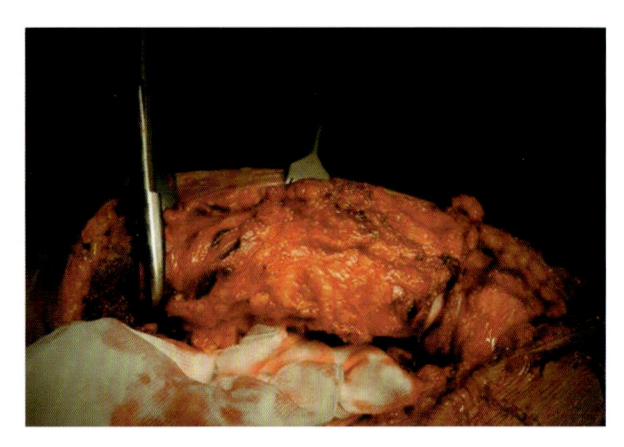

▲ 图 22-3　进行股骨截骨术和关节显露；在切除过程中，必须在股骨远端周围保持软组织包膜完整

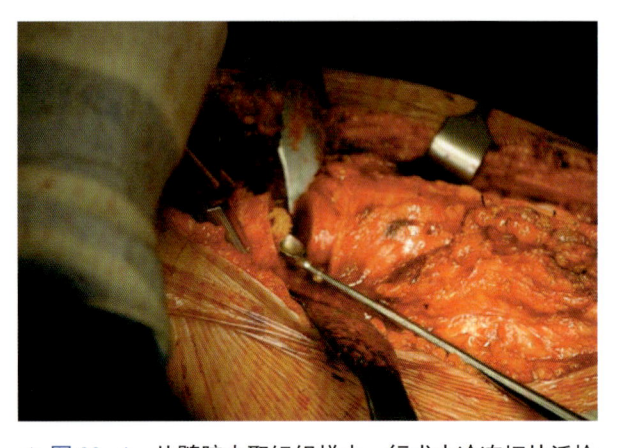

▲ 图 22-4　从髓腔内取组织样本，行术中冷冻切片活检

骨假体以防止旋转，检查膝关节运动和伸展的活动范围和内外翻的稳定性，髌骨复位后测试膝关节活动，应获得全方位的活动范围。

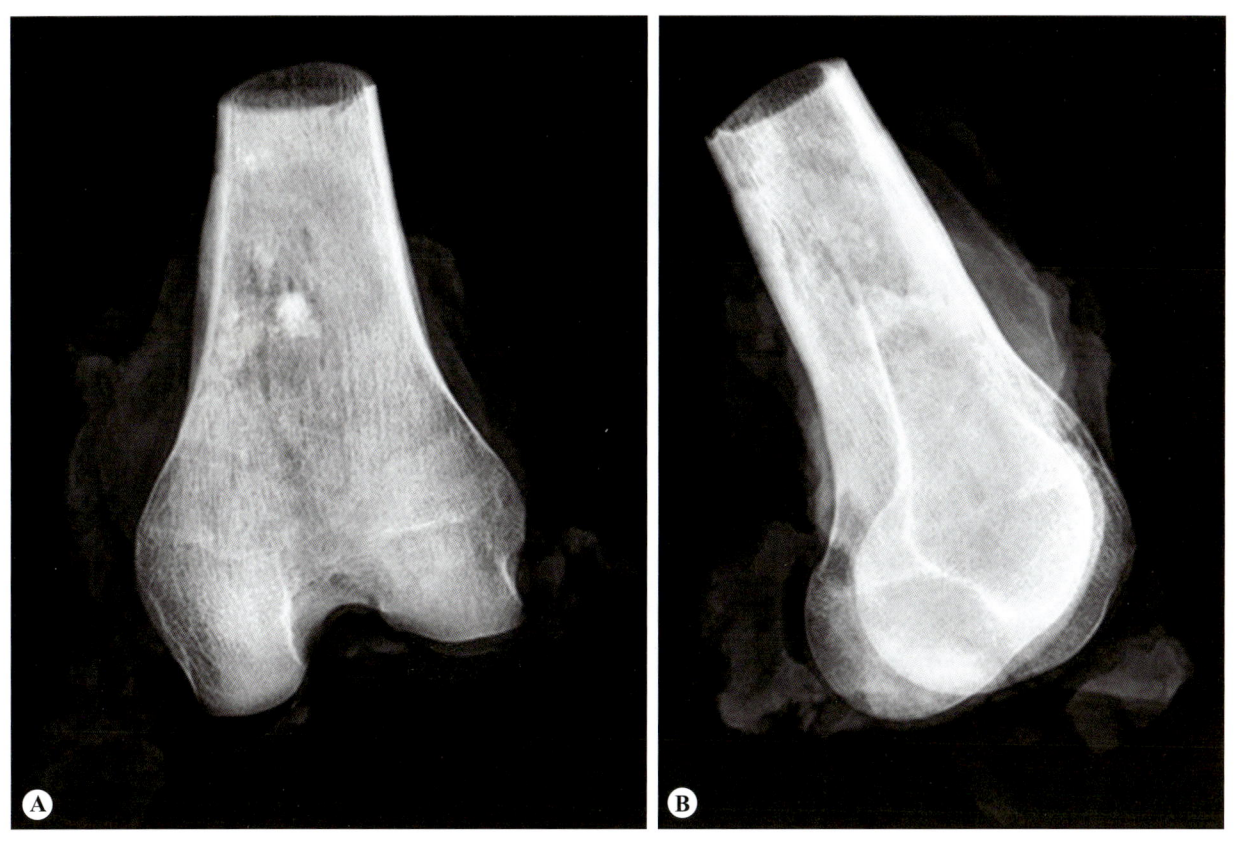

▲ 图 22-5　手术标本正位（A）和侧位（B）X 线片

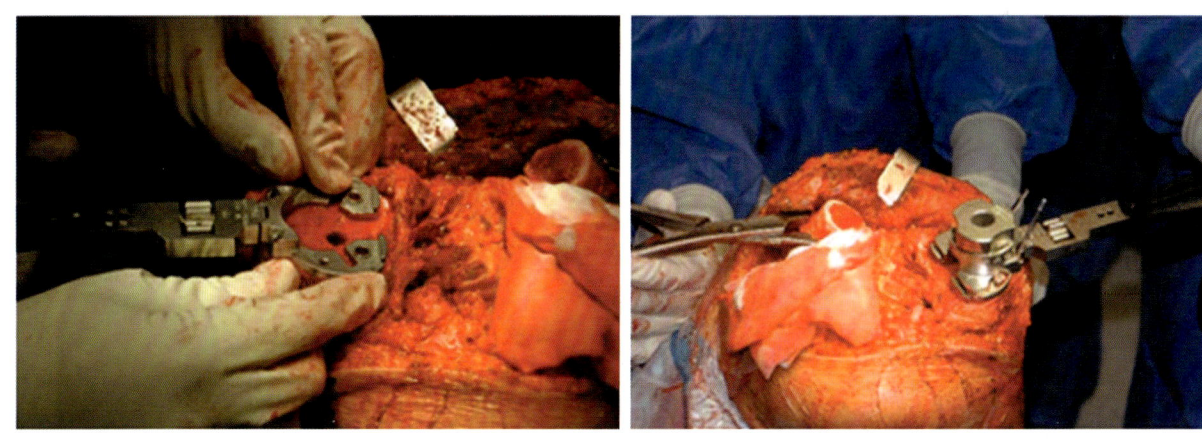

▲ 图 22-6　胫骨平台截骨及髓腔扩髓的准备

13. 触诊股血管确定搏动的状态，若搏动减弱，应屈曲膝关节以确定搏动是否改善增强，这表明需要修改假体长度或从股骨近侧残端额外增加截骨。如有必要，应进行血管手术会诊和重建。

14. 接受化疗的患者对腓神经拉伸很敏感，因此，如果肢体过度延长，可能会诱发腓神经麻痹。

15. 按照测量尺寸置入股骨柄，如果选择骨水泥型股骨柄，应分别进行胫骨假体和股骨柄的骨水泥固定，以便形成1～2mm连续的骨水泥套。

16. 通常没有必要行髌骨表面置换，为了获

骨肿瘤手术学：病例图解

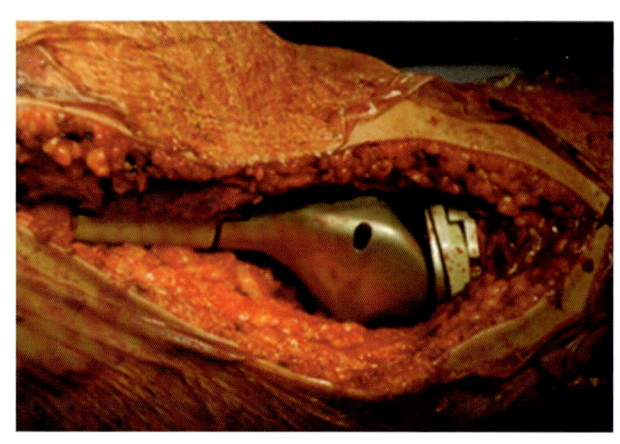

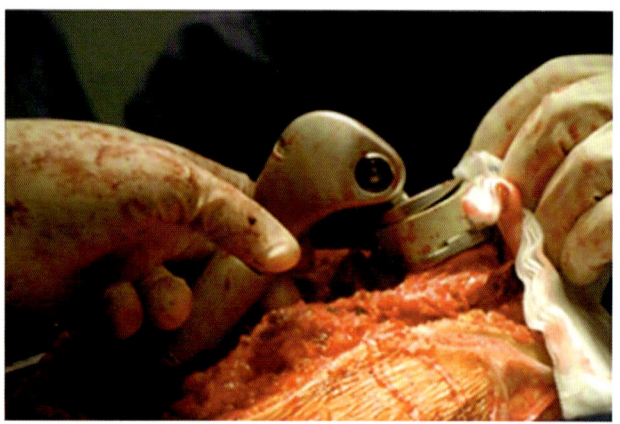

▲ 图 22-7　置入铰链式假体试模，检查关节活动范围和稳定性

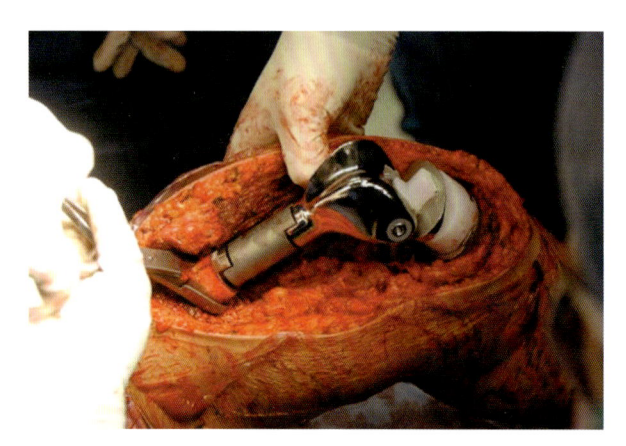

▲ 图 22-8　最终置入假体

得最佳的髌骨轨迹，有必要松解外侧髌韧带。

17. 根据切除的范围，将一个直径 16mm 或两个 14mm 的负压引流管插入筋膜深处。引流管的出口与皮肤切口保持一致。

18. 根据切除的范围，剩余的股四头肌通过股四头肌成形术重新附着；腓肠肌和内收肌从股骨远端松解后不需要重新附着。

19. 闭合深部伤口时，髌骨周围应进行髌韧带和筋膜修复；在皮下伤口闭合前，将膝关节屈曲 90°，重新评估髌骨软组织修复。

20. 根据切除的范围，需要足够的软组织覆盖，以减少皮肤脂肪坏死和继发感染的风险，腓肠肌内侧头肌瓣转位可提供良好的假体覆盖。如有必要，术中应进行整形外科手术会诊和重建。

21. 仔细闭合伤口很有必要，以避免伤口愈合不良，特别是接受辅助治疗的患者。

22. 术后常规使用抗生素预防感染，万古霉素（优先）2g，持续 2 天，使用低分子肝素（优先）预防血栓和弹力袜。

23. 非常有必要密切监测血红蛋白和红细胞压积值，术前交叉配血并备用，应考虑补充钙或镁。

24. 术后第二天开始康复训练，进行股四头肌等长收缩增强训练，患者接受为期 4 周的助行器或拐杖辅助下部分负重行走，如能耐受，可以完全负重行走。

八、临床随访和影像学照片

见图 22-9 和图 22-10。

九、并发症的预防和处理

1. 尽管过去几十年在材料和假体设计方面取得了进展，但与传统的普通关节置换术相比，肿瘤假体重建的并发症和失败率仍然很高。有许多因素导致这些大型假体重建容易失败，包括软组织切除和剥离、肌肉和骨骼的大段切除、支撑解剖结构的改变和使用细胞毒性药物辅助治疗。

2. 股骨远端肿瘤切除和重建的并发症可以是机械性或非机械性的。

3. 机械性并发症包括无菌性松动、胫骨疲劳骨折、轴衬失败、股四头肌伸膝障碍、假体周围骨折，以及软组织与假体再附着失败。

4. 非机械性并发症包括感染、伤口愈合问题（裂开和坏死）、神经血管损伤和肿瘤复发。

5. 现代肿瘤假体能提供即时可用、术中组配、早期负重和维持关节活动能力，机械并发症特别是无菌性松动，似乎随着旋转铰链膝关节的引入而有所减少，这有助于减少骨-植入物界面的机械应力和并发症。

6. 最佳的手术技术、外科医生的操作技巧和多学科外科治疗可以保证较低的并发症发生率。

十、相互参照：其他类似病例合集

可参见"早期股骨远端假体成活率：骨水泥柄与生物柄""骨和软组织肿瘤""股四头肌切除对骨肿瘤远端切除和假体置换术后功能的影响""股骨远端肿瘤切除术后的非骨水泥组配式假体重建术""股骨远端假体置换治疗骨肿瘤：长期随访结果""嵌合的旋转铰链式假体用于股骨远端肿瘤的保肢术""复杂膝关节置换术中的旋转铰链式假体""股骨远端肿瘤切除与肿瘤型假体重建：一项长期的随访研究""铰链式假体在恶性肿瘤保肢术中的长期结果"。

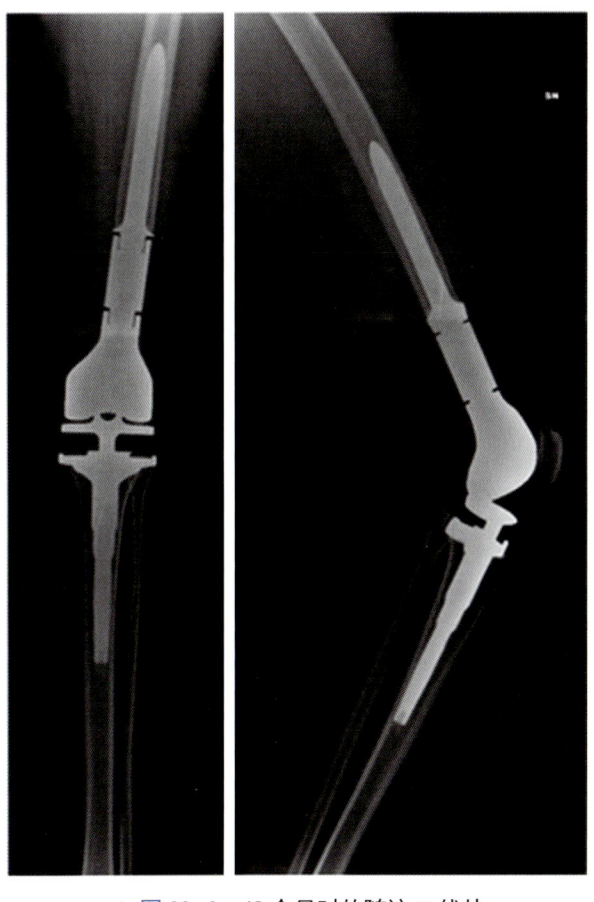

▲ 图 22-9　48 个月时的随访 X 线片

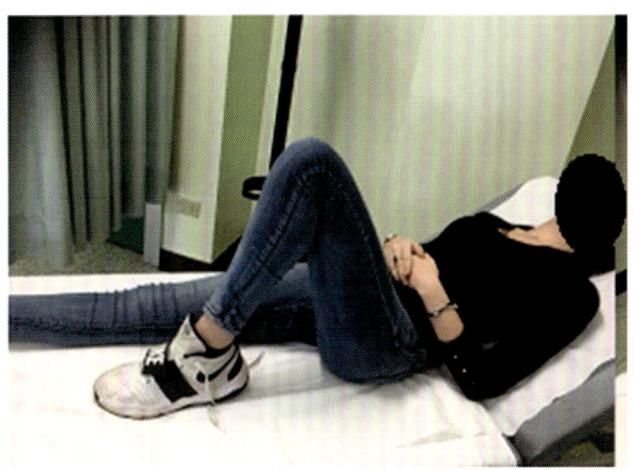

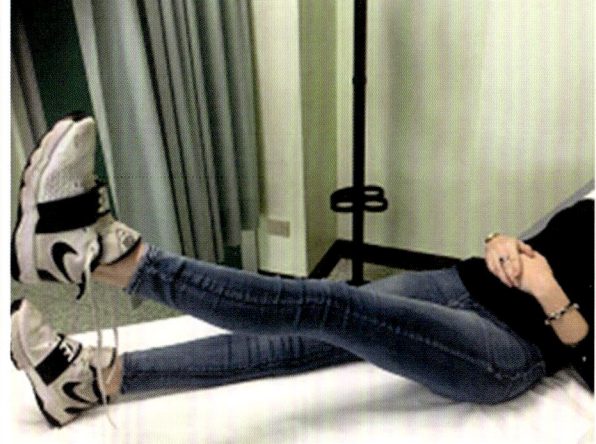

▲ 图 22-10　临床照片显示术后 4 年膝关节的活动范围

参考文献

[1] Bruns J, Raabe K, Deuretzbacher G. Gait analysis in tumor patients after distal femoral resection and implantation of a megaprosthesis. Acta Orthop Belg. 2016;82(2):287-97.

[2] Staals EL, Sambri A, Campanacci DA, Muratori F, Leithner A, Gilg MM, Gortzak Y, Van De Sande M, Dierselhuis E, Mascard E, Windhager R, Funovics P, Schinhan M, Vyrva O, Sys G, Bolshakov N, Aston W, Gikas P, Schubert T, Jeys L, Abudu A, Manfrini M, Donati DM. Expandable distal femur megaprosthesis: A European Musculoskeletal Oncology Society study on 299 cases. J Surg Oncol. 2020;7.

[3] Bischel OE, Nadorf J, Klein SB, Gantz S, Jakubowitz E, Kretzer JP, Arnholdt J, Seeger JB. Modular tumor prostheses: are current stem designs suitable for distal femoral reconstruction? A biomechanical implant stability analysis in Sawbones. Arch Orthop Trauma Surg. 2019;139(6):843-9.

[4] Zeegen EN, Aponte-Tinao LA, Hornicek FJ, Gebhardt MC, Mankin HJ. Survivorship analysis of 141 modular metallic endoprostheses at early followup. Clin Orthop Relat Res. 2004;420:239-50.

[5] Mittermayer F, Windhager R, Dominkus M, Krepler P, Schwameis E, Sluga M, Kotz R, Strasser G. Revision of the Kotz type of tumour endoprosthesis for the lower limb. J Bone Joint Surg Br. 2002;84(3):401-6.

[6] Bhangu AA, Kramer MJ, Grimer RJ, O'Donnell RJ. Early distal femoral endoprosthetic survival: cemented stems versus the compress implant. Int Orthop. 2006;30:465-72.

[7] Biau D, Faure F, Katsahian S, Jeanrot C, Tomeno B, Anract P. Survival of total knee replacement with a megaprosthesis after bone tumor resection. J Bone Joint Surg Am. 2006;88:1285-93.

[8] Campanacci M. Bone and soft tissue tumors. New York, NY, USA: Springer-Verlag; 1999. p. 1-70.

[9] Grimer RJ, Carter SR, Pynsent PB. The cost-effectiveness of limb salvage for bone tumours. J Bone Joint Surg. 1997;79B:558-61.

[10] Ahlmann ER, Menendez LR, Kermani C, Gotha H. Survivorship and clinical outcome of modular endoprosthetic reconstruction for neoplastic disease of the lower limb. J Bone Joint Surg Br. 2006;88:790-5.

[11] Bacci G, Ferrari S, Bertoni F, Ruggieri P, Picci P, Longhi A, Casadei R, Fabbri N, Forni C, Versari M, Campanacci M. Longterm outcome for patients with nonmetastatic osteosarcoma of the extremity treated at the Istituto Ortopedico Rizzoli according to the Istituto Ortopedico Rizzoli/osteosarcoma-2 protocol: an updated report. J Clin Oncol. 2000;18:4016-27.

[12] Capanna R, Morris HG, Campanacci D, Del Ben M, Campanacci M. Modular uncemented prosthetic reconstruction after resection of tumor of the distal femur. J Bone Joint Surg Br. 1994;76:178-86.

[13] Capanna R, Ruggieri P, Biagini R, Ferraro A, DeCristofaro R, McDonald D, Campanacci M. The effect of quadriceps excision on functional results after distal femoral resection and prosthetic replacement of bone tumors. Clin Orthop Relat Res. 1991;267:186-96.

[14] Myers GJ, Abudu AT, Carter SR, et al. Endoprosthetic replacement of the distal femur for bone tumours: long-term results. J Bone Joint Surg Br. 2007;89:521-6.

[15] Hsu RW, Sim FH, Chao EY. Reoperation results after segmental prosthetic replacement of bone and joint for limb salvage. J Arthro. 1999;14:519-26.

[16] Schwartz AJ, Kabo M, Eilber FC, et al. Cemented distal femoral endoprostheses for musculoskeletal tumor: improved survival of modular versus custom implants. Clin Orthop Relat Res. 2010;468:2198-210.

[17] Sharma S, Turcotte RE, Isler MH, et al. Cemented rotating-hinge endoprosthesis for limb salvage of distal femur tumors. Clin Orthop Relat Res. 2006;450:28-32.

[18] Springer BD, Hanssen AD, Sim FH, et al. The kinematic rotating hinge prosthesis for complex knee arthroplasty. Clin Orthop Relat Res. 2001;392:283-91.

[19] Malo M, Davis AM, Wunder J, et al. Functional evaluation in distal femoral endoprosthetic replacement for bone sarcoma. Clin Orthop Relat Res. 2001;389:173-80.

[20] Farfalli GL, Boland PJ, Morris CD, et al. Early equivalence of uncemented press-fit and Compress femoral fixation. Clin Orthop Relat Res. 2009;467:2792-9.

[21] Bickels J, Wittig JC, Kollender Y, et al. Distal femur resection with endoprosthetic reconstruction: a long-term follow-up study. Clin Orthop Relat Res. 2002;400:225-35.

[22] Griffin AM, Parsons JA, Davis AM, et al. Uncemented tumor endoprostheses at the knee: root causes of failure. Clin Orthop Relat Res. 2005;438:71-9.

[23] Frink SJ, Rutledge J, Lewis VO, et al. Favorable long-term results of prosthetic arthroplasty of the knee for distal femur neoplasms. Clin Orthop Relat Res. 2005;438:65-70.

[24] Pala E, Trovarelli G, Angelini A, Ruggieri P. Distal femur reconstruction with modular tumour prostheses: a single Institution analysis of implant survival comparing fixed versus rotating hinge knee prostheses. Int Orthop. 2016 Oct;40(10):2171-80.

[25] Ruggieri P, Mavrogenis AF, Pala E, Abdel-Mota'al M, Mercuri M. Long term results of fixed-hinge megaprostheses in limb salvage for malignancy. Knee. 2012;19(5):543-9.

[26] Angelini A, Trovarelli G, Berizzi A, Pala E, Breda A, Maraldi M, Ruggieri P. Treatment of pathologic fractures of the proximal femur. Injury. 2018;49(Suppl 3):S77-83.

[27] Pala E, Trovarelli G, Angelini A, Maraldi M, Berizzi A, Ruggieri P. Megaprosthesis of the knee in tumor and revision surgery. Acta Biomed. 2017;88(2S):129-38.

[28] Calabrò T, Van Rooyen R, Piraino I, Pala E, Trovarelli G, Panagopoulos GN, Megaloikonomos PD, Angelini A, Mavrogenis AF, Ruggieri P. Reconstruction of the proximal femur with a modular resection prosthesis. Eur J Orthop Surg Traumatol. 2016;26(4):415-21.

[29] Pala E, Trovarelli G, Calabrò T, Angelini A, Abati CN, Ruggieri P. Survival of modern knee tumor megaprostheses: failures, functional results, and a comparative statistical analysis. Clin Orthop Relat Res. 2015;473(3):891-9.

[30] Pala E, Henderson ER, Calabrò T, Angelini A, Abati CN,

Trovarelli G, Ruggieri P. Survival of current production tumor endoprostheses: complications, functional results, and a comparative statistical analysis. J Surg Oncol. 2013;108(6):403-8.

[31] Piakong P, Kiatisevi P, Yau R, Trovarelli G, Lam YL, Joyce D, Ruggieri P, Temple HT, Letson D, Binitie O. What Is the 10-year survivorship of cemented distal femoral endoprostheses for tumor reconstructions and what radiographic features are associated with survival? Clin Orthop Relat Res. 2020; https://doi.org/10.1097/CORR.0000000000001336.

[32] Pala E, Mavrogenis AF, Angelini A, Henderson ER, Douglas Letson G, Ruggieri P. Cemented versus cementless endoprostheses for lower limb salvage surgery. J Buon. 2013;18(2):496-503.

第 23 章 股骨远端假体重建（二）：导航引导下保留关节的切除与重建

Implant Reconstruction of the Distal Femur—Ⅱ: Joint-Preserving Resection and Reconstruction with Image-Guided Computer Navigation

Kwok Chuen Wong　Shekhar Madhukar Kumta　著

随着有效的新辅助化疗、医学影像、外科技术的出现，一些经选择的膝关节干骺端骨肉瘤患者可行保留关节切除与重建技术 [1-5]，中期研究提示，与传统的牺牲关节肿瘤切除术相比，该术式局部复发率没有增加 [3-5]，保留自体关节和韧带提供了更好的关节功能。

然而，如果在保留关节手术中必须获得邻近和阴性的切除边缘，则很难将术前图像上的肿瘤区域转化为手术野。由于手术切缘阳性的局部复发风险较高 [6-8]，外科医生可能倾向于切除比单纯切肿瘤所需的更多健康组织，以尽量减少因骨组织切除不准确而导致的手术切缘不足。

计算机辅助下肿瘤切除手术（computer-assisted tumor surgery，CATS）已经广泛应用于辅助保留关节的肿瘤切除与重建手术 [9-11]。计算机导航技术使复杂手术计划和精确假体置入成为可能。一系列病例报道提示骨盆和骶骨的肉瘤切除术中，尽管解剖复杂，在计算机导航辅助入路下，也能提高获得无瘤边界的可能性 [12, 13]。肿瘤切除术中解剖学和复杂手术精确性的提高，将提供肿瘤学方面的获益。

我们将逐一展示股骨远端经典型骨肉瘤儿童患者，如何在影像引导计算机导航下，完成保留关节的切除与重建手术。

一、简要病史

患者女性，7 岁，主诉左大腿远端疼痛和肿胀 2 个月，左膝关节屈曲活动度减少，需扶拐行走，MRI 提示左股骨远端干骺端一溶骨性病灶，胸部 CT 和骨扫描提示无远处转移。CT 引导下活检经左大腿远端前内侧完成，病理检查结果确诊为经典型高级别骨肉瘤。

经新辅助化疗后，疼痛缓解，大腿肿胀减轻。复查 X 线片和 MRI 提示，左股骨病灶对化疗反应良好，骨化增加，周围软组织水肿减少，神经血管束未受累。计划行保留关节的切除与重建保肢手术，使用定制的可延长假体。

二、术前临床和影像学照片

见图 23-1 和图 23-2。

三、术前问题汇总

1. 保留关节的骨肿瘤手术必须考虑：①获得阴性切缘；②保留剩余小段股骨远侧骨骺端血液供应的血管；③定制肿瘤假体需要提供正确和精准的规划。

2. 切除肿瘤后的重建方法应该考虑：①修复骨结构，最大限度地保留膝关节功能；②获得

第23章　股骨远端假体重建（二）：导航引导下保留关节的切除与重建

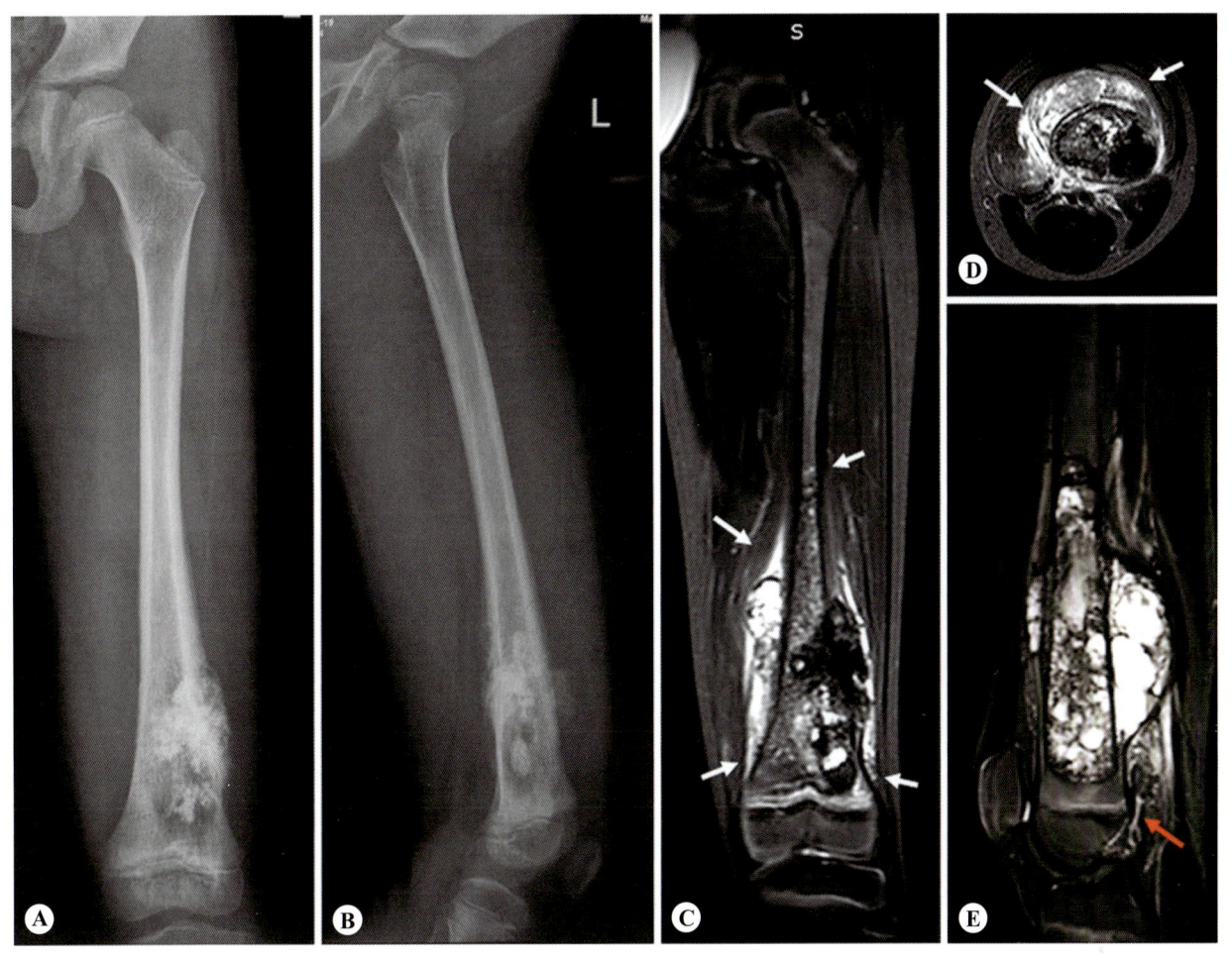

▲ 图 23-1　左股骨正位（A）和侧位（B）X 线片显示成骨溶骨混合性病灶，累及股骨远侧干骺端。冠状位（C）、轴位（D）和矢状位（E）MRI 显示左股骨远侧干骺端骨肉瘤髓腔内和皮质外的病变范围（白箭），腘动脉（红箭）供应股骨远侧骺端的血流，矢状位（E）MRI 影像上没有受累，股骨远端骨肉瘤保留关节手术中，保留这种血液供应至关重要

对小段残留骨骺端的初始稳定，以利早期活动；③骨 – 假体接合处能进行骨整合，有利于长期使用假体；④允许之后进行骨延长术，以纠正股骨远端骺端导致肢体短缩的可能。

四、治疗策略

保留关节手术取得成功的关键是精确实施经骨骺的肿瘤切除术，确保肿瘤骨切除的外科边界至少超过 1cm。

计算机导航规划和术中导航，能精确制订术前肿瘤切除计划和定制假体的设计，并使外科医生在术中能重复术前计划。

肿瘤切除术后选择定制型假体的原因如下。

1. 现成的肿瘤假体不能满足手术的需要，包括在大小、长度、后续肢体生长能力、固定，以及与股骨远侧短节段骨骺端、股骨近端骨整合等方面（图 23-3）。

2. 假体重建允许术后能早期立即负重行走和活动。

3. 选择微创可延长假体，而不是无创磁控可延长假体。为达到与可延长假体相同的最大延伸范围，如果选择磁控可延长假体，需要切除更多正常骨质，用于固定骨骺的股骨远端骨质将保留得更少。

4. 与自体灭活骨重建方法相比，肿瘤切除后整块标本病理检查，能够提示化疗后肿瘤坏死率，这是主要的预后指标。

191

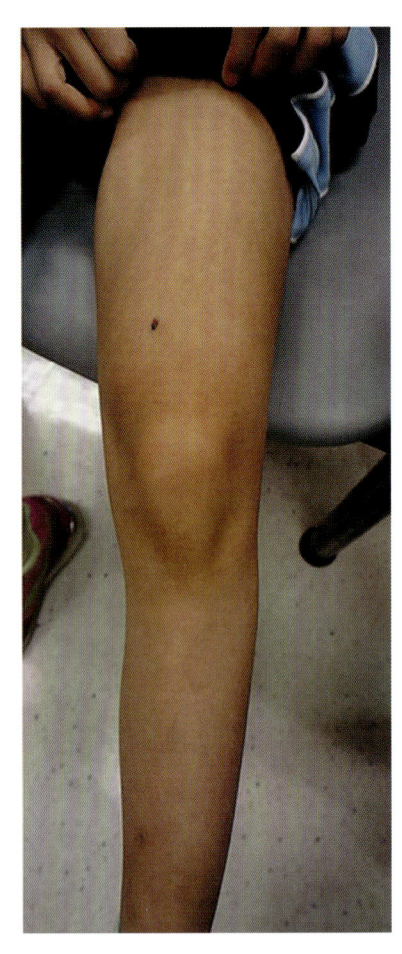

▲ 图 23-2　7 岁女孩股骨远端骨肉瘤的左大腿照片

五、基本原则

（一）术前计划

1. 术前计算机导航计划对于成功实施保留关节和假体重建至关重要。

2. 左侧股骨 CT 影像是按照 CT 引导组织穿刺活检的同样要求获取的。将左股骨的 CT 和 MR 图像导入导航软件 [Stryker Navigation System，OrthoMap 3D 模块，2.0 版（Stryker，Mahwah，NJ）]，融合 CT 和 MR 图像，在 MR 图像上绘制肿瘤的边界（图 23-4）。

3. 利用处理后的 2D 图像生成 3D 骨肿瘤模型进行研究，外科医生通过导航软件中的虚拟切割平面来定义和标记骨切除的位置和方向（图 23-4B 至 D）。

4. 假体工程师设计定制性假体，匹配骨切除长度和剩余远端股骨骨骺的几何形状（图 23-5）。

5. 术前 CT 图像中，在股骨手术显露过程中的骨表面定义点，用于术中导航过程中图像到患者的配准（配对点匹配）（图 23-6）。

（二）手术路径

1. 患者仰卧位，显露左股骨近端动脉并在左腹股沟处使用止血带。

2. 采用前内侧纵向皮肤切口，显露左股骨远端 2/3，髌骨与股四头肌向外侧脱位（图 23-7），仔细辨认并保护股浅血管和腘静脉血管。

3. 尽量减少膝关节后方关节囊或韧带的剥离，保护股骨远端骨骺血液供应，保留股骨远端内侧和外侧侧副韧带附着点。

4. 在股骨近端计划截骨水平，保留至少 1cm 骨膜袖套，用于覆盖羟基磷灰石（hydroxyapatite，HA）假体环，促进骨与假体连接处骨整合。

（三）术中导航过程

1. 示踪器附着在距肿瘤髓腔内边界近端 2cm 以近的股骨干上，避免肿瘤污染手术野。

2. 进行图像 - 患者注册，匹配术前虚拟图像与患者的手术解剖，先采用点对点匹配，然后通过表面匹配提高配准精度（图 23-8）。

3. 通过导航指针跟踪显露的骨或软骨表面来保证信息采集的准确性（图 23-9）。

4. 确定好计划截骨的平面，用电刀或小的骨凿在导航点标记（图 23-10）。

5. 先做股骨近端截骨，从股骨近端髓腔内取组织送病检。

6. 分离股骨粗线上内收肌和股外侧肌间的附着点，结扎从股深血管发出的穿支血管，进一步向股骨远端分离肿瘤。

7. 摆锯在拟行股骨远端骺内切除的位置进行标记定位，导航探针引导截骨方向。在股骨后髁处进行精细截骨完成瘤骨段切除，以避免误伤供应剩余股骨远端骨骺的膝中动脉（图 23-11）。

（四）假体置入

1. 使用工程师提供的定制器械对股骨进行扩髓准备后，将近端具有翅突翼部件的非骨水泥股骨柄按正确的旋转方向插入（图 23-12）。

2. 远端假体组件和近端组件组装在一起，在剩余股骨远端骨骺处使用定制的横截面模板制备

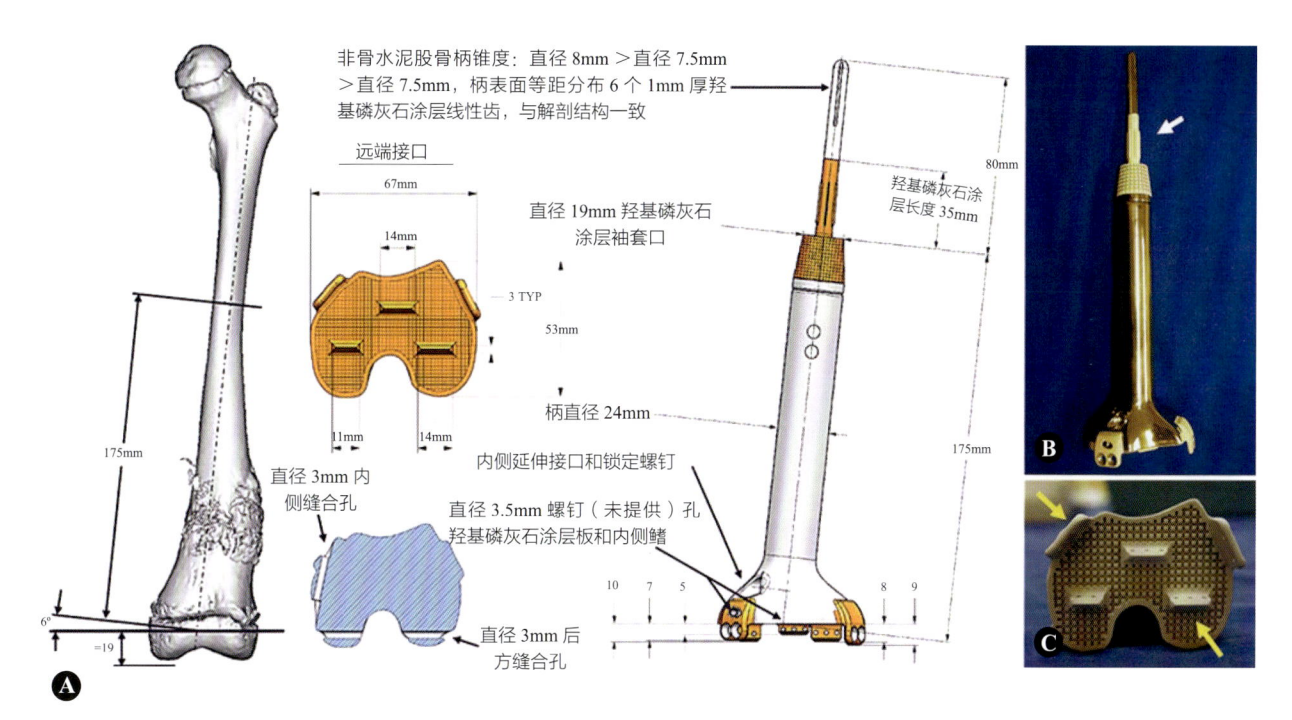

▲ 图 23-3　A. 定制型保留关节面的可延长假体设计图；B. 外科医生和假体工程师紧密合作设计针对股骨远端骨肉瘤的（Stanmore-Stryker，Elsee，UK）假体；C. 术中在股骨远端经骺部截骨水平，假体远端结合部要与剩余的骺部相匹配（骨和软骨的几何形状都要匹配）。假体初始固定包括：非骨水泥型伴弧度股骨柄，柄周围有翅突翼（B，白箭），用于控制假体柄在髓腔内的旋转；鳍状突和皮质外钢板（C，黄箭），在剩余的股骨远端骨骺部前内侧和前外侧用螺钉固定。所有骨－假体界面使用羟基磷灰石涂层，促进骨长入，延长假体使用寿命。由于相同的 175mm 骨切除长度，无创可延长假体只能延长 50mm，而选用微创可延长假体，最大延长范围可达 97mm，如欲获得相同长度的延长，无创可延长假体则需要额外牺牲正常骨质，这将导致股骨近端更短，对将来的翻修手术不利

骨槽，在假体远端界面设计了鳍状突，股骨远端骨骺通过额外的皮质外钢板和螺钉进一步固定（图 23-13）。

3. 腓肠肌头重新附着在股骨远端组件的后侧髁的缝合孔上，防止膝关节过伸。

4. 测试膝关节的活动度和韧带的稳定性。

（五）闭合伤口

1. 定制假体重建后软组织张力良好，伤口逐层缝合。

2. 留置两条引流管，以防止血肿。

（六）术后护理

1. 当引流管拆除，且伤口愈合良好，患者即可开始膝关节活动。

2. 手术后使用抗生素 1 周。

3. 3 个月内，患者佩戴膝－踝－足矫形器，在膝关节运动及行走过程中保护下肢，前 4 周内建议部分负重行走，之后允许完全负重行走。

4. 术后 2 周伤口愈合后，患者继续接受辅助化疗。

5. 术后第 1 周、第 4 周、3 个月、前两年内每 6 个月、之后的每年都需复查股骨 X 线片，观察自体骨－假体界面骨长入的情况，当小腿短缩超过 2cm，可以进行微创延长手术。

六、治疗期间临床和影像学照片

（一）术前导航计划

见图 23-4 至图 23-6。

（二）术中显露

见图 23-7。

（三）术中导航过程

见图 23-8 至图 23-11。

（四）假体置入

见图 23-12 和图 23-13。

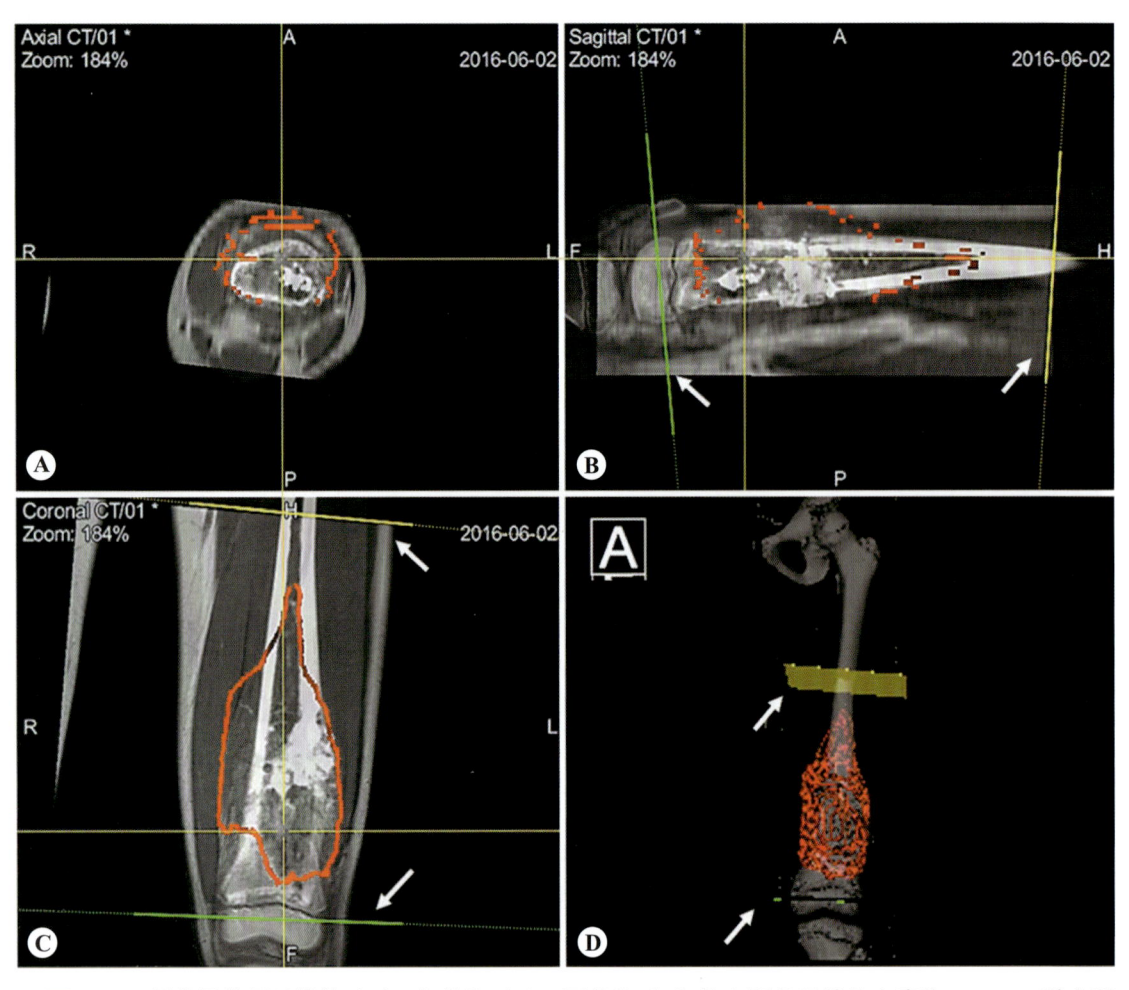

▲ 图 23-4　导航屏幕显示轴位（A）、矢状位（B）、冠状位（C）片上股骨远端骨肉瘤的 CT-MRI 融合影像，在 MRI 影像基础上勾画肿瘤（红色区域），并生成骨肿瘤 3D 模型（D），外科医生通过研究所有融合后的 2D 图像和 3D 模型，确定截骨水平（白箭）

七、技术要点

1. 导航计划的准确性取决于原始图像资料精细度，推荐使用 CT 层厚 0.625mm，MRI 层厚最少 2mm，可获得更好的图像质量，保证外科手术计划的准确性。

2. CT-MRI 融合影像和 MRI 的肿瘤影像绘图呈现出骨肿瘤的 3D 解剖位置和病理表现，冠状位 MRI 能更好地描述肿瘤在髓腔内纵向累及范围，它能提供更准确的股骨干近端和股骨远端骨骺的截骨计划。需要理想的股骨远端髁部轴位 MRI 图像测量髁部的软骨厚度，以匹配个体化保留关节假体的远端界面。

3. 只有术中图像 – 患者的标识准确，术前虚拟导航规划对术中导航下截骨才可靠，配准后，应通过触摸解剖标志或骨表面的示踪点来验证配准的准确性，只有在计算机屏幕上的虚拟位置和患者解剖结构的真实位置相匹配时，才接受注册。

4. 考虑到儿童患者股骨远端呈相对的圆柱形，没有明确的骨表面轮廓，而且股骨远端髁部被软骨覆盖，骨表面点可能不是准确定位的最佳选择。如果手工方法不能获得精确配准，术中可以通过置入示踪器，来获得股骨远端 3D 影像。术中获取的图像可以与术前导航规划的图像进行配准，系统允许对术前图像数据集的间接配准，用于后续的导航程序。

5. 首先在计划的位置行股骨近端截骨，通过

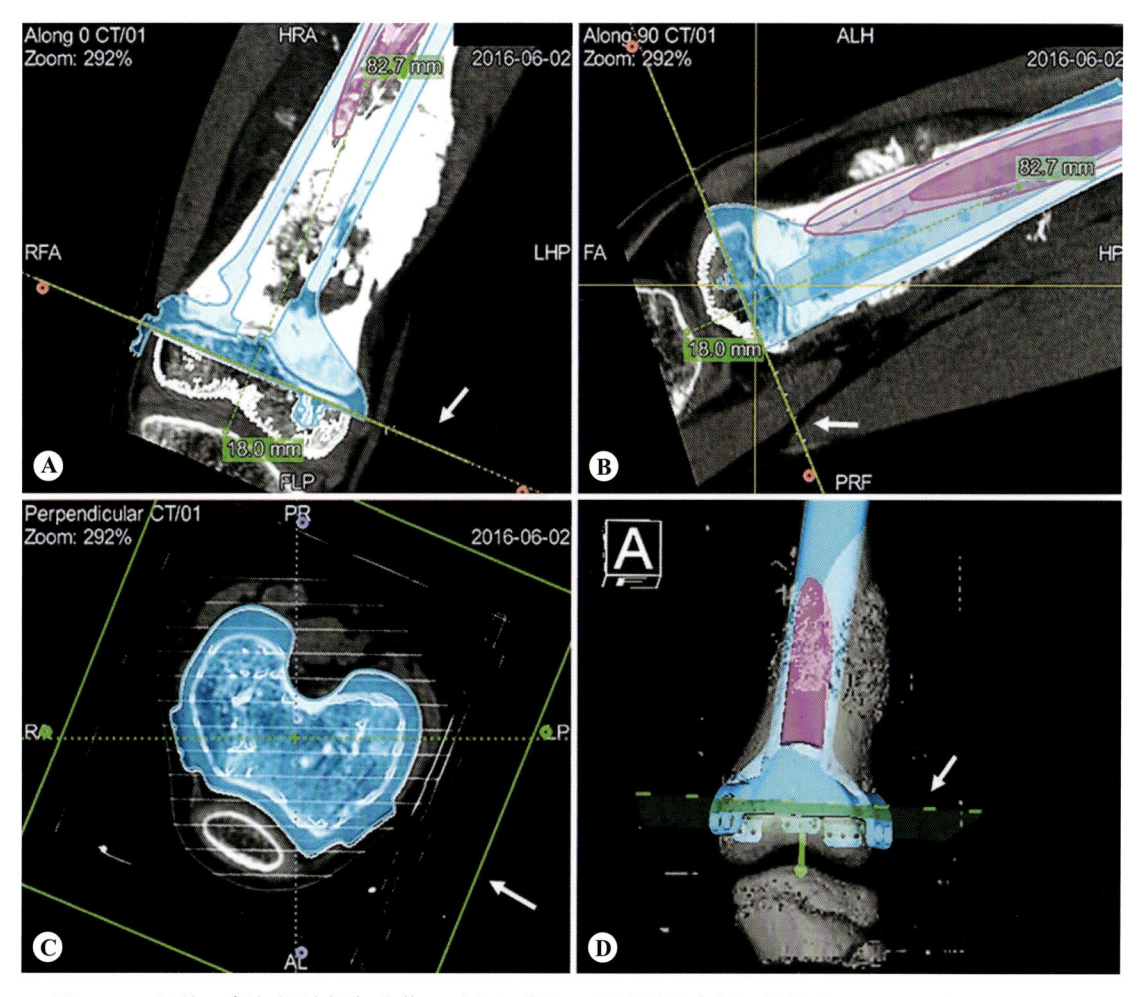

▲ 图 23-5 假体工程师设计保留关节可延长假体来匹配外科医生制订的截骨平面。导航屏幕显示冠状位（**A**）、矢状位（**B**）、轴位（**C**）及将计算机辅助设计（CAD）假体（浅蓝色）导入导航系统后的 **3D** 模型（**D**），轴位（**C**）显示了假体远端连接处的形状与股骨远端截骨水平的软骨轮廓相匹配

掀起截断后股骨远端段，可充分显露并游离股骨干后侧软组织，股骨远端段也可以更好地操作以显露股骨远端拟骨骺内截骨的位置，使导航更容易定位股骨远端骨骺内截骨位置。

6. 导航指引下，先使用摆锯截断股骨远端髁部，股骨后髁用精细骨刀完成截骨，避免损伤后侧膝中动脉的血液供应。

7. 最佳的定制型假体设计需要外科医生和工程师之间的紧密协作，其显著要点包括易于通过手术入路放置假体，股骨远端骨骺界面解剖匹配，假体通过钢板和螺钉初始固定，以及与 HA 涂层的骨整合延长假体寿命。

八、临床随访和影像学照片

见图 23-14 和图 23-15。

九、并发症的预防和处理

1. 由于从加工、设计保留关节面的可延长假体需要一段时间，肿瘤可能会在定制申请到产品生产出来之间发生进展，该流程只适用于骨肉瘤患者，特别是经过新辅助化疗，临床和影像检查，肿瘤没有明显进展的患者。建议在新辅助化疗后第 4 周对肿瘤进行 MRI 随访，评估放射学反应，然后再要求定制假体，这样的顺序可避免假体设计加工期间肿瘤进展导致肿瘤范围的差异。

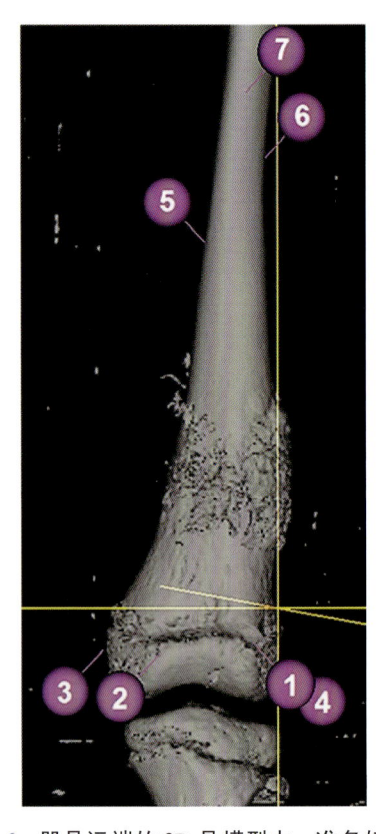

▲ 图 23-6 股骨远端的 3D 骨模型中，准备好配对点注册，术前 CT 影像上 7 个紧邻计划截骨平面的骨表面点被标记出来

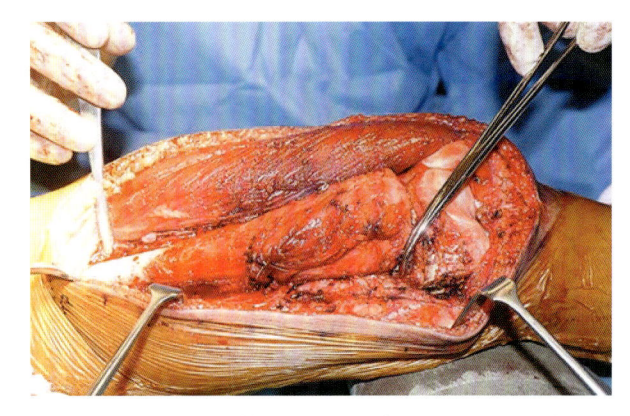

▲ 图 23-7 膝关节前内侧切口，牵开股四头肌，将髌骨向外侧脱位，至少保留 1cm 的骨膜袖套，显露股骨近端和远端截骨水平

2. 小心置入非骨水泥型股骨柄假体，股骨髓腔的稍过度扩髓以避免剩余股骨干近端纵行骨折，如果出现骨折，可用钛环固定，儿童患者骨折愈合很快。

3. 术中导航注意事项：避免错误安放示踪器位置；外科医生对导航信息的视觉误差；手动摆锯或骨刀导致的截骨不准确。

致谢：感谢假体设计高级工程师 Michael

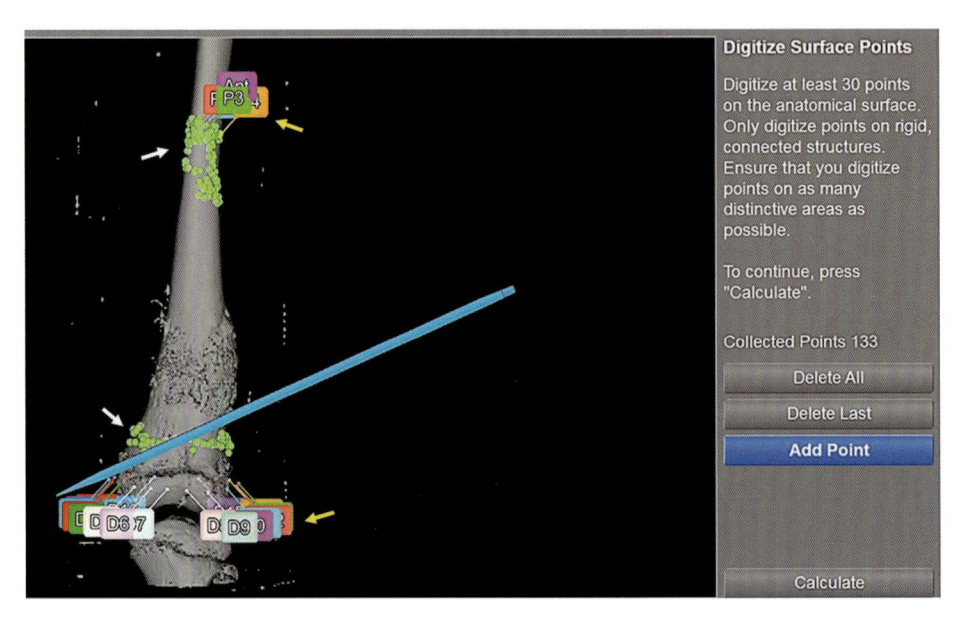

▲ 图 23-8 示踪器放置在患者髓内肿瘤累及范围的近端约 2cm 处，利用导航指针（浅蓝色）采集配准后的 133 个点（绿色圆点，白箭）进行表面匹配，提高配准精度，计算机生成的平均配准精度为 0.5mm。在术前导航计划中，预定截骨平面的配准以注释的方式被标记出来（黄箭）

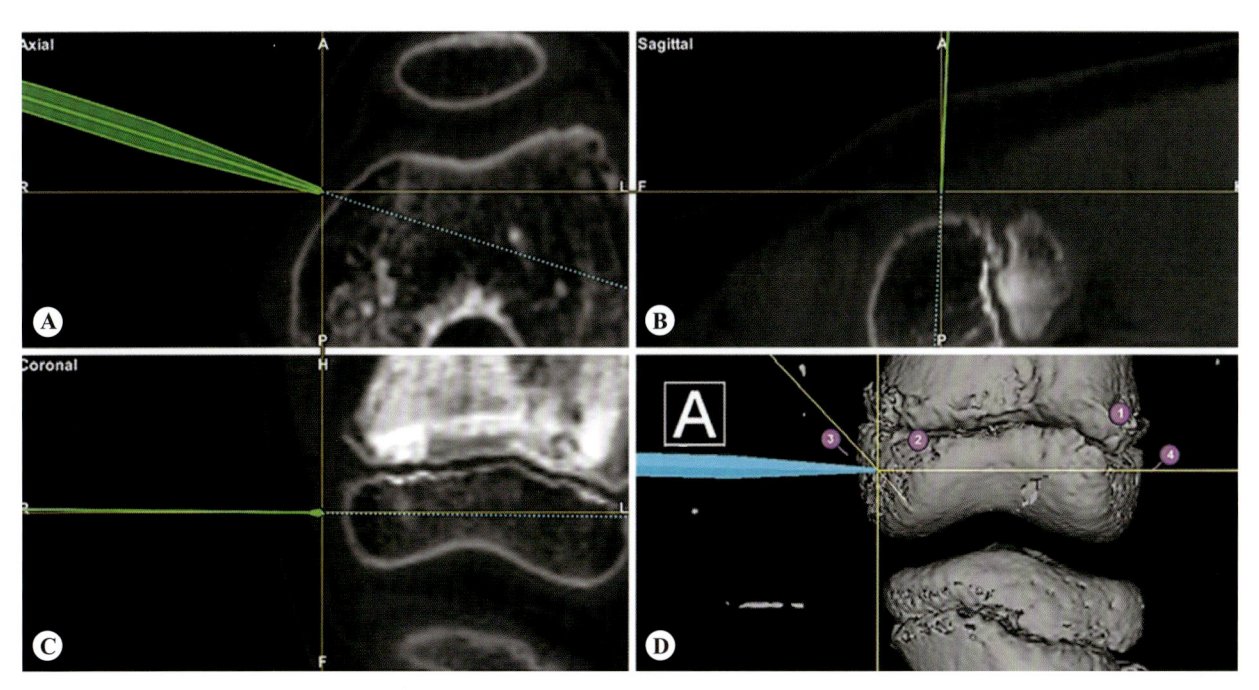

第23章 股骨远端假体重建（二）：导航引导下保留关节的切除与重建

▲ 图23-9 因为导航点的尖端（绿色）与轴位（A）、矢状位（B）、冠状位（C）视图和3D模型（D）上的软骨表面匹配，导航屏幕确认精确的实时图像 – 患者配准，结果验证了配准的准确性后可实施导航计划

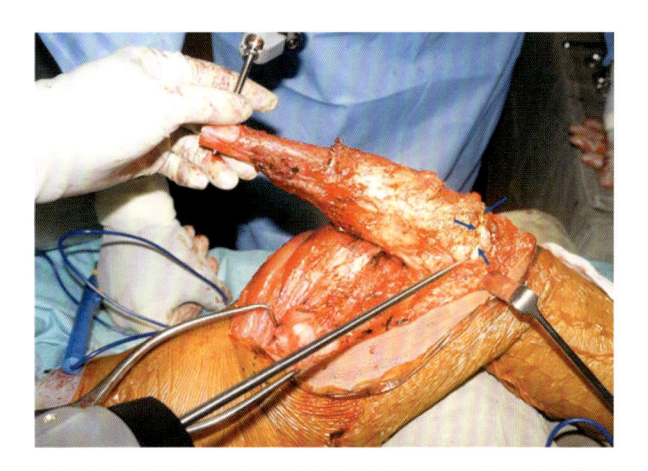

▲ 图23-10 在导航引导下，用电刀标识经股骨远端骨骺截骨线（蓝箭）

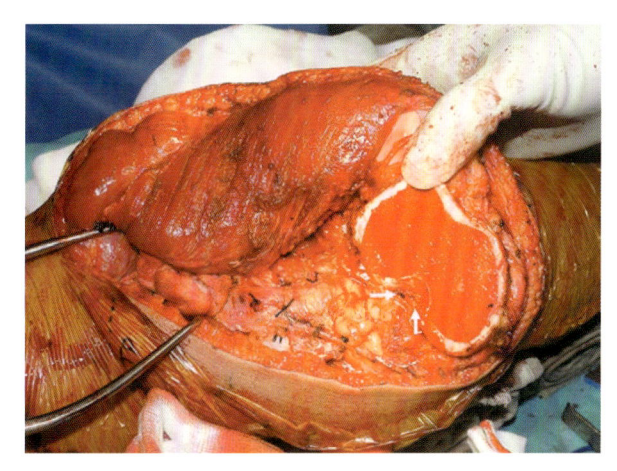

▲ 图23-11 残留股骨远端骨骺横切面，松质骨出血证实后髁间切迹处膝中动脉保存良好（白箭）和残留骨具有活性

Stockdale先生（高级工程师，产品研发部）和设计团队Stryker Elstree公司、Stanmore假体公司，以及本研究中设计和制造个性化假体的英国公司。感谢Brian HW Yeung先生（史赛克中国公司，职业经理）在术中使用计算机导航系统提供的技术支持。

骨肿瘤手术学：病例图解

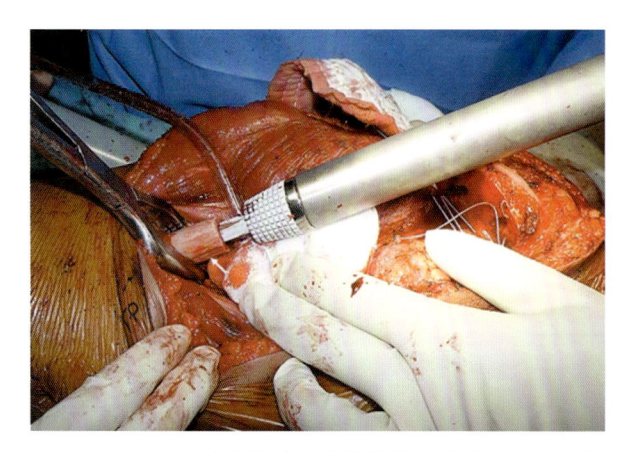

▲ 图 23-12　在髓腔扩髓和个体化的假体准备好后，将非骨水泥型的股骨柄假体插入髓腔中，股骨柄假体置入时，出现了纵行骨折（白箭），用钛环钢丝环扎固定骨折

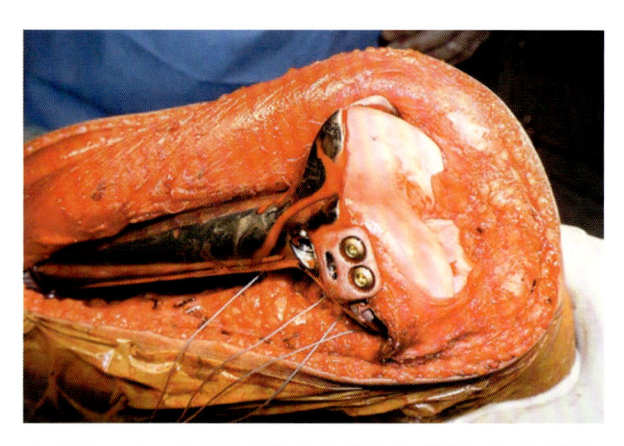

▲ 图 23-13　股骨远端软骨和假体远端界面完美匹配，通过皮质外钢板，3.5mm 钛螺钉进一步固定股骨远端骨骺，腓肠肌内、外侧头重新附着在假体后髁的缝合孔上

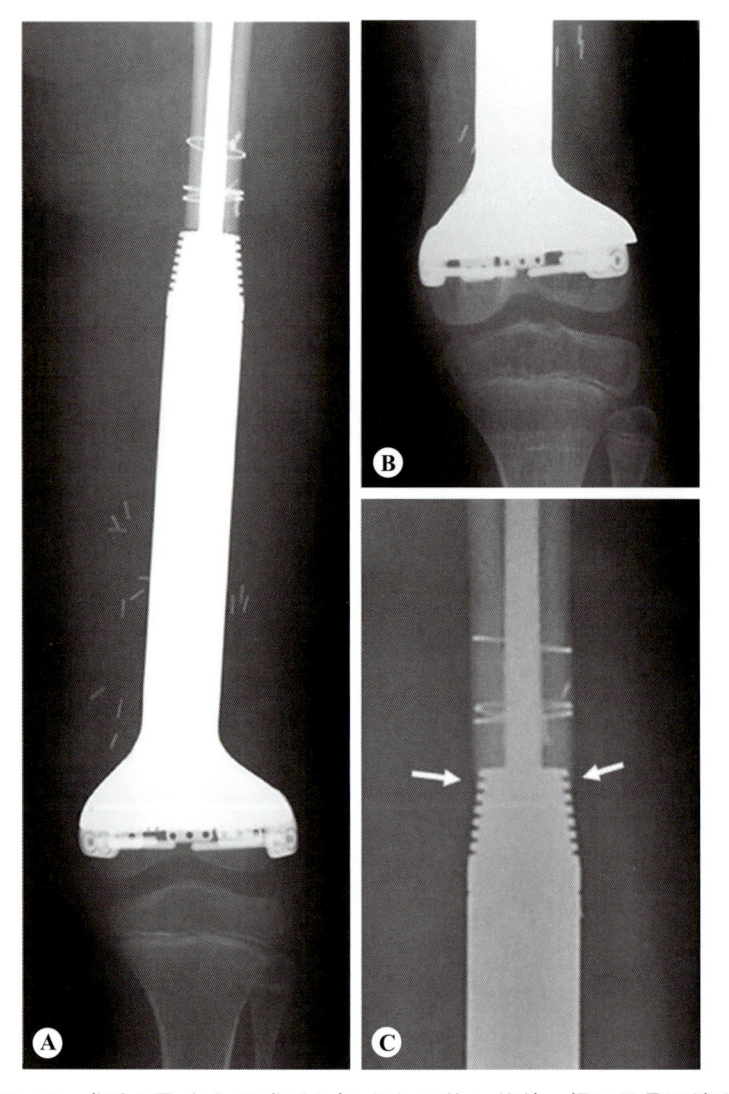

▲ 图 23-14　术后 1 周（A）和术后 2 年（B）正位 X 线片，提示股骨远端剩余骨骺有生长，皮质外有骨桥长入羟基磷灰石涂层中（C，箭）

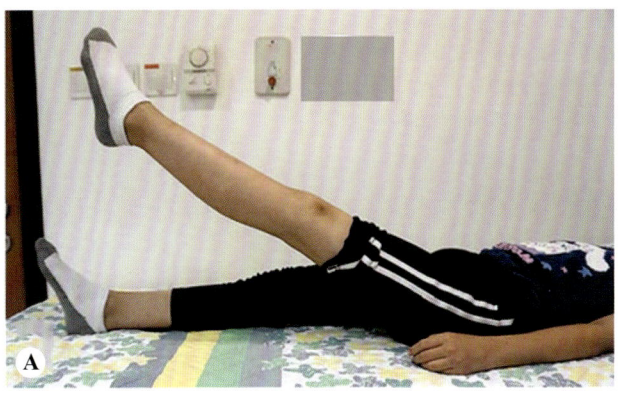

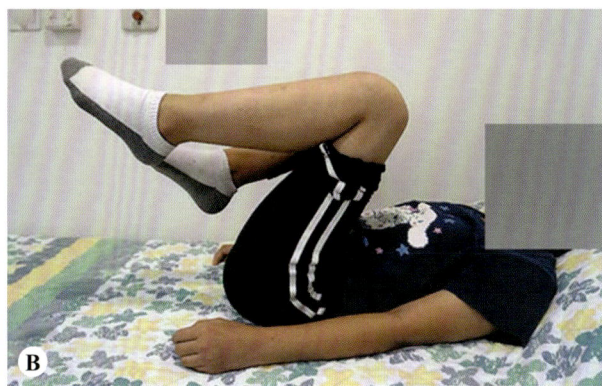

▲ 图 23-15　术后 2 年，定制型保留关节面可延长假体出色的临床效果

参考文献

[1] Agarwal M, Puri A, Gulia A, Reddy K. Joint-sparing or physeal sparing diaphyseal resections: the challenge of holding small fragments. Clin Orthop Relat Res. 2010;468:2924-32.

[2] Gupta A, Pollock R, Cannon SR, Briggs TW, Skinner J, Blunn G. A knee-sparing distal femoral endoprosthesis using hydroxyapatite-coated extracortical plates: preliminary results. J Bone Joint Surg Br. 2006;88:1367-72.

[3] Kumta SM, Chow TC, Griffith J, Li CK, Kew J, Leung PC. Classifying the location of osteosarcoma with reference to the epiphyseal plate helps determine the optimal skeletal resection in limb salvage procedures. Arch Orthop Trauma Surg. 1999;119:327-31.

[4] Muscolo DL, Ayerza MA, Aponte-Tinao LA, Ranalletta M. Partial epiphyseal preservation and intercalary allograft reconstruction in high-grade metaphyseal osteosarcoma of the knee. J Bone Joint Surg Am. 2005;87(Suppl 1 Pt 2): 226-36.

[5] Tsuchiya H, Abdel-Wanis ME, Sakurakichi K, Yamashiro T, Tomita K. Osteosarcoma around the knee: intraepiphyseal excision and biological reconstruction with distraction osteogenesis. J Bone Joint Surg Br. 2002;84:1162-6.

[6] Wirbel RJ, Schulte M, Mutschler WE. Surgical treatment of pelvic sarcomas: oncologic and functional outcome. Clin Orthop Relat Res. 2001;390:190-205.

[7] Pring ME, Weber KL, Unni KK, Sim FH. Chondrosarcoma of the pelvis; a review of sixty-four cases. J Bone Joint Surg Am. 2001;83-A:1630-42.

[8] Fuchs B, Hoekzema N, Larson DR, Inwards CY, Sim FH. Osteosarcoma of the pelvis: outcome analysis of surgical treatment. Clin Orthop Relat Res. 2009;467:510-8.

[9] Cho HS, Oh JH, Han I, Kim HS. Joint-preserving limb salvage surgery under navigation guidance. J Surg Oncol. 2009;100:227-32.

[10] Wong KC, Kumta SM. Joint-preserving tumor resection and reconstruction using image-guided computer navigation. Clin Orthop Relat Res. 2013;471(3):762-73.

[11] Li J, Shi L, Chen GJ. Image navigation assisted joint-saving surgery for treatment of bone sarcoma around knee in skeletally immature patients. Surg Oncol. 2014;23(3):132-9.

[12] Laitinen MK, Parry MC, Albergo JI, Grimer RJ, Jeys LM. Is computer navigation when used in the surgery of iliosacral pelvic bone tumours safer for the patient? Bone Joint J. 2017;99-B(2):261-6.

[13] Bosma SE, Cleven AHG, Dijkstra PDS. Can navigation improve the ability to achieve tumor-free margins in pelvic and sacral primary bone sarcoma resections? A historically controlled study. Clin Orthop Relat Res. 2019;477(7):1548-59.

第 24 章 股骨远端假体重建（三）：可延长假体

Implant Reconstruction of the Distal Femur—Ⅲ: Expandable Prosthesis

Gerhard M. Hobusch　Martina Schinhan　Reinhard Windhager　著

儿童和青少年患者的肿瘤假体重建依然非常有挑战性，因为切除骨和关节肿瘤过程中至少会失去一侧生长骺板，这势必会导致双下肢不等长。可延长假体通过适当的微创手术、自主操作，或者使用无创机制获得双下肢等长[1,2]。

可延长假体广泛应用于下肢，特别是膝关节周围肿瘤。儿童下肢最大的生长潜能（52%）在股骨，而最主要的 37% 来源于股骨远端骺板，因此，可延长假体最常用于股骨远端就不足为奇了，因为经计算该部位缺损至少 3～4cm，这是该假体可达到的最小长度。

鉴于这种情况，该手术的理想儿童年龄段是 7—8 岁。可延长假体为儿童肉瘤需要行毁损手术如截肢或旋转成形患者，提供一种成熟有效的替代方法，但必须充分告知患者和其父母，术后数年存在较高风险感染发生率[3,4]。

一、简要病史

患者男性，11 岁，外伤后行膝关节 X 线检查，患者自诉膝关节已疼痛 5 个月，X 线片怀疑左股骨远侧干骺端骨肉瘤（图 24-1），膝关节 MRI 和胸部、腹部的 CT 未发现远处转移（图 24-2），穿刺活检确诊为毛细血管扩张型合并部分骨母细胞型骨肉瘤。根据推荐化疗方案（如 EURAMOS 或 COSS）接受新辅助化疗，术前化疗后，患者转介到我们医院，计划行肿瘤切除和可延长假体置换术（图 24-3）。

患者拍下肢全长 X 线片，根据 Paley 等提出乘数方法计算，预计患肢生长潜力为 67mm[5]。

二、术前临床和影像学照片

见图 24-1 和图 24-2。

三、术前问题汇总

1. 术前计划中必须考虑到患肢还有 67mm 的生长潜能。

2. 需要保留或重建重要的神经血管结构和功能性肌腱，以期术后能最大限度保留功能。

3. 重建切除后的缺损，以恢复结构和骨骼的稳定性（图 24-4）。

4. 计划下一步延长的长度，以达到双下肢等长，补偿生长停滞（图 24-5）。

四、治疗策略

1. 穿刺活检明确诊断。

2. 新辅助化疗。

3. 肿瘤广泛切除，用可延长假体重建股骨远端和膝关节。

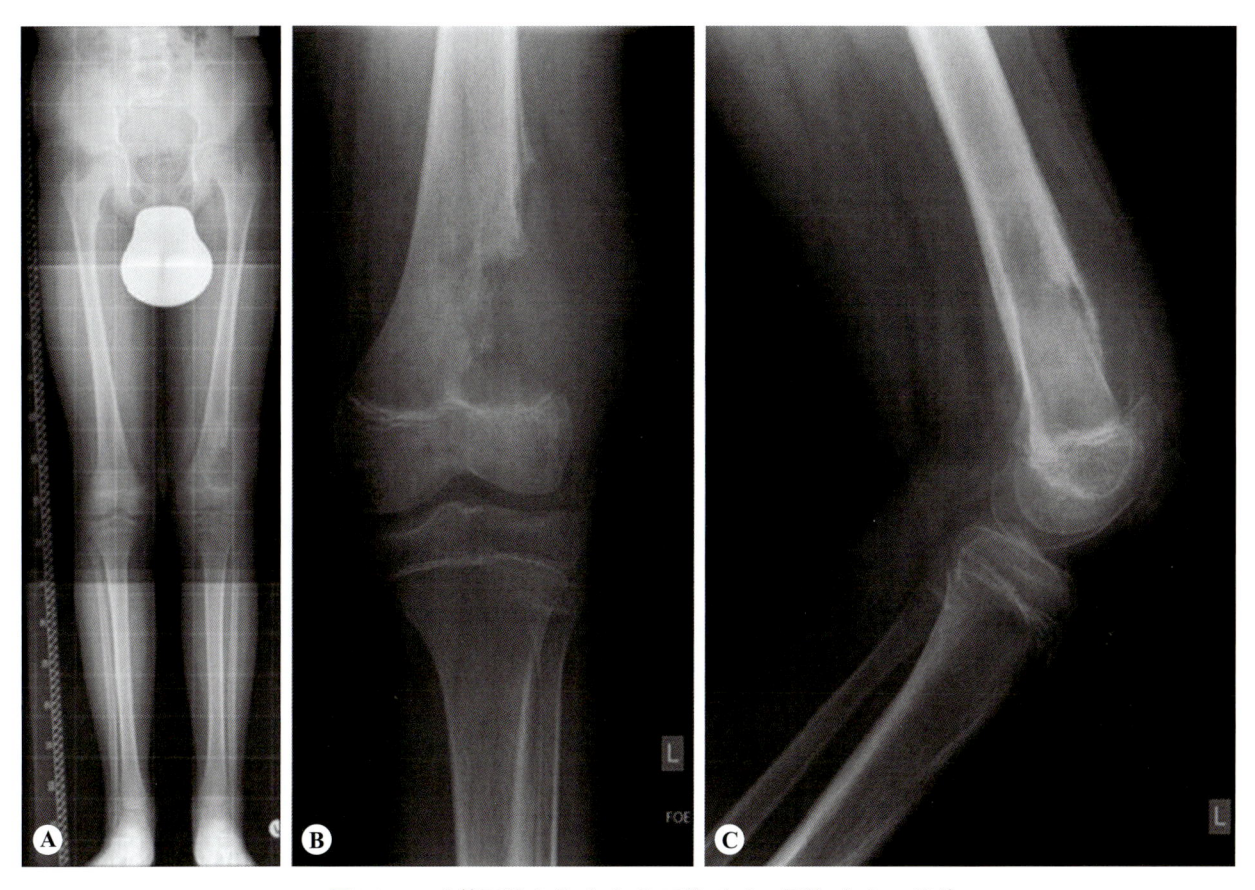

第24章 股骨远端假体重建（三）：可延长假体

▲ 图 24-1 术前下肢全长（A）和正位（B）、侧位（C）X 线片

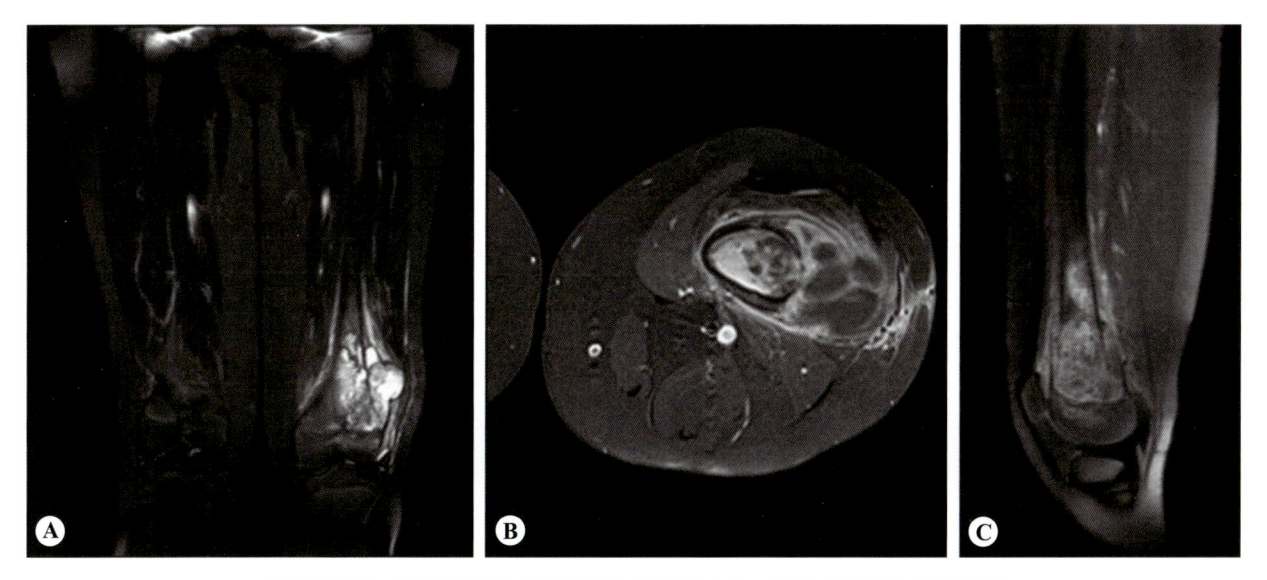

▲ 图 24-2 不同平面的术前 MRI，冠状位（A）、轴位（B）和矢状位（C）

4. 术后辅助化疗。

5. 根据生长情况，选择无创可延长假体。

五、基本原则

1. 根据生长潜能和预期的双下肢不等长，制订肿瘤切除后可延长假体置入计划。

2. 患者取仰卧位。

3. 使用止血带。

4. 股骨远端内侧或外侧皮肤切口，沿穿刺路径周围呈梭形，分离皮下组织和髂胫束，然后显露股外侧肌。

5. 从外侧支持带切开膝关节囊，分离髌上囊，解剖出外侧副韧带。

6. 分离股二头肌，显露坐骨神经和腘动静脉，通过分离后侧关节囊显露膝关节后侧。

7. 切断交叉韧带和内侧副韧带，膝关节脱位，分离近端血管，结扎、切断肿瘤滋养血管。

8. 经过充分的肌肉和血管神经束游离后，在侧方关节间隙上方再次确定术前计划的截骨范围，在股骨上标记出来。

9. 实施截骨。

10. 建议做股骨近端髓腔组织的术中冰冻检查，期望获得阴性结果。

11. 先从胫骨平台侧开始置入可延长假体，检查关节力线，从髓腔中央开孔，髓腔远端扩至 x 号，髓腔近端需要锚定聚乙烯衬垫，扩髓至 xmm。

12. 骨水泥只放置在胫骨聚乙烯衬垫表面的区域，防止骨水泥渗入生长骺板，接下来顺利地插入胫骨侧假体。

13. 调整股骨，扩髓至 xmm 号，通过特殊器械准备远端固定凹槽，并使远端圆整。准备好股骨髁间，置入可延长假体，凹槽的理想压配是非常重要的。

14. 松开止血带，反复冲洗伤口，精细止血，分层缝合覆盖假体侧方。

15. 通过测量髌骨轨迹，确保髌骨处于中线位置。

16. 放置引流管。

17. 部分负重（10kg）6 周后，开始全负重锻炼。

六、治疗期间临床和影像学照片

见图 24-3。

七、技术要点

1. 为减少术后双下肢不等长，可考虑在初始置入时适当加长可延长假体，其长度是当假体置入后膝关节可以正常屈/伸活动，通常不超过 3cm。

2. 推荐将 Hoffa 脂肪垫切片摊薄从外到内缝合以便关闭深层组织覆盖假体，以促进伤口的愈合。另外，选择性使用股二头肌肌腱及深筋膜覆盖部分假体。

八、临床随访和影像学照片

见图 24-4 至图 24-6。

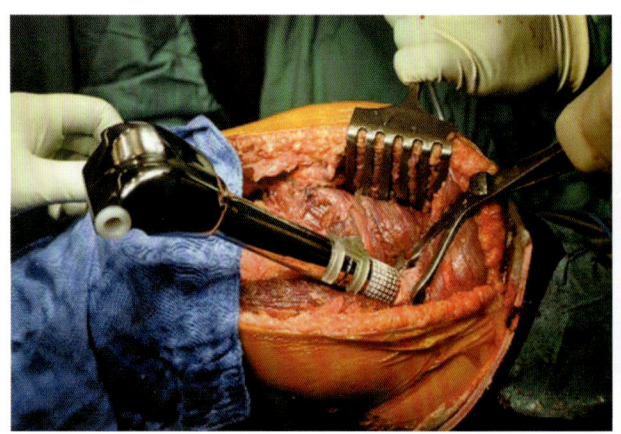

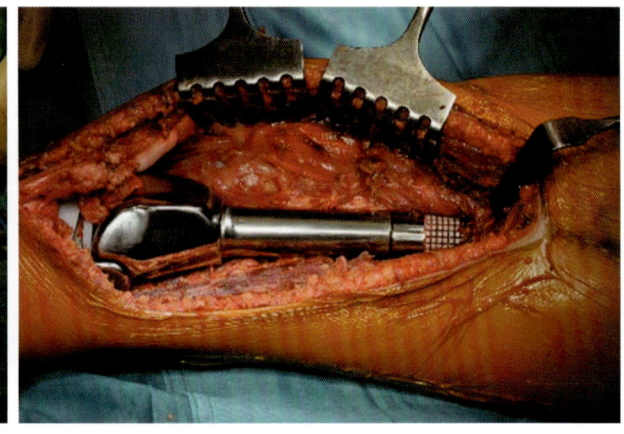

▲ 图 24-3 置入可延长股骨假体

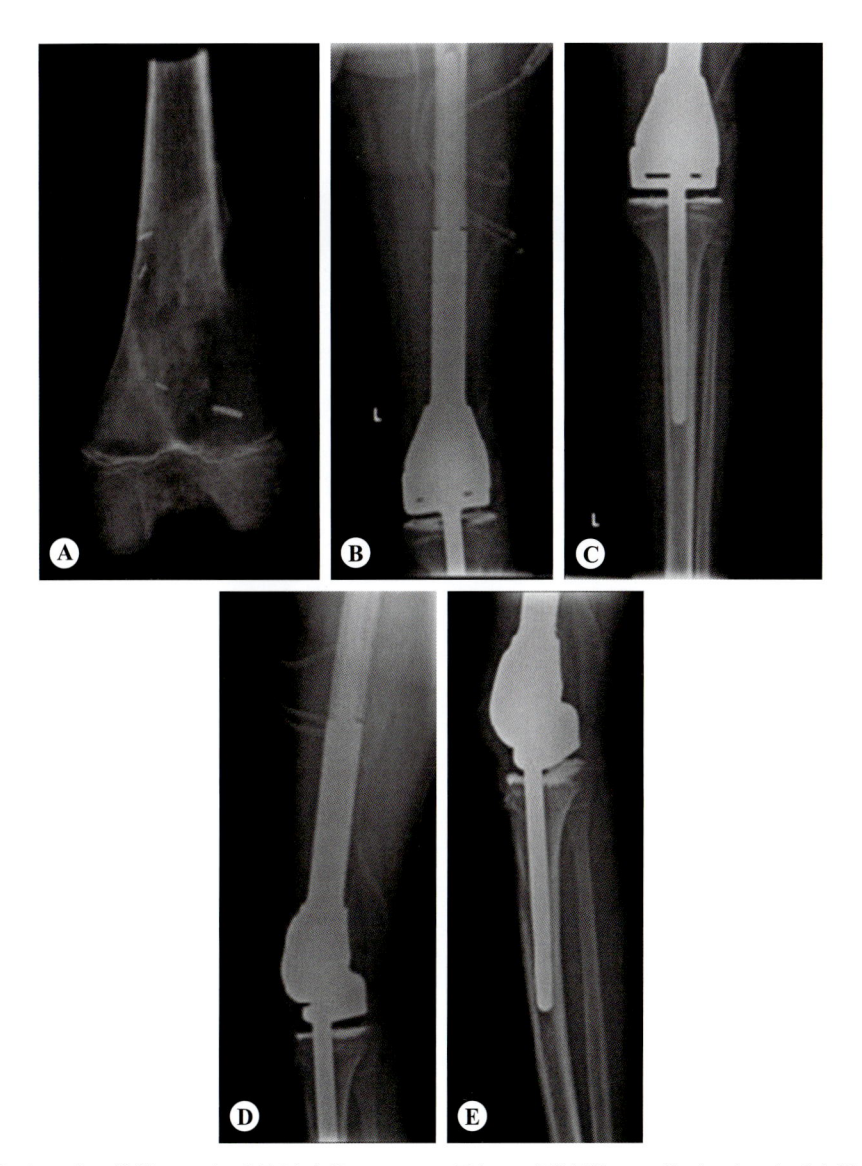

▲ 图 24-4 术后即时 X 线片：A. 切除骨肿瘤段；B 至 E. 置入可延长假体，正位（B 和 C）和侧位（D 和 E）片

九、并发症的预防和处理

1. 为判断是否存在跳跃病灶，术前需行大腿全长 MRI 检查。

2. 穿刺点要设计在将来的切口之上。

3. 术前切除计划和假体长度至关重要。及时规划多学科团队（显微外科医生、整形外科医生）对包括血管和软组织缺损在内的肿瘤扩大切除有帮助。

4. 需关注假体置入后即刻活动范围，如果伸膝受限，应该立即增加截骨，避免后期神经血管问题（图 24-6）。

5. 辅助化疗需要在伤口愈合后开始。

6. 使用磁控可延长假体过程，需仔细选择正确的驱动模式（外部驱动单元的正确使用方法）。

7. 在骨骼生长期间需要适时延长假体，因此，随访观察计划常规每 3 个月一次，或者对于依从性好的患者可以自己记录生长高峰。

8. 假体延长之前 / 之后应检查屈曲 / 伸直活动度，单次假体延长不要超过 4mm，当需要延长 8mm 时，中途需中断一次，包括需要做的活动度检查，以避免屈曲受限和组织僵硬。

当患者骨骼发育成熟时，可延长假体需要更换成特制假体，该患者使用无创假体无须更换。

骨肿瘤手术学：病例图解

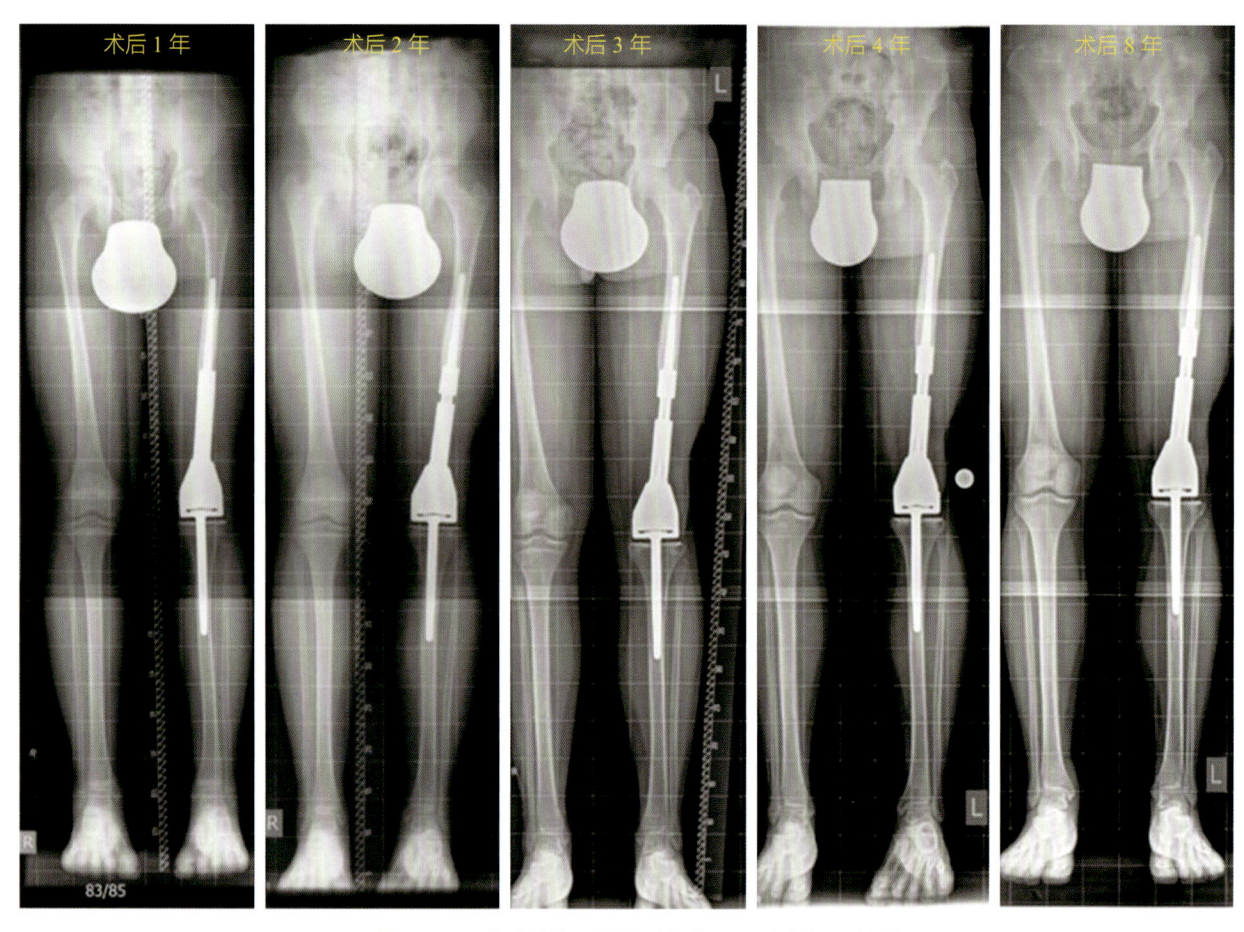

▲ 图 24-5　术后随访，不同时间段双下肢全长 X 线片

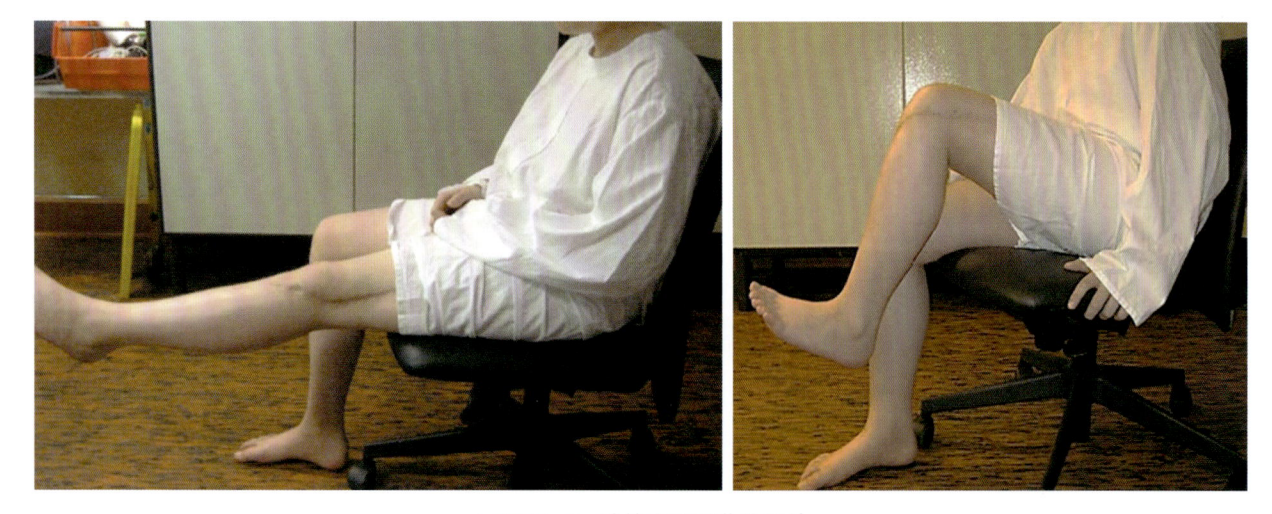

▲ 图 24-6　膝伸直和屈曲的照片

参考文献

[1] Jones KB, Griffin AM, Chandrasekar CR, et al. Patient-oriented functional results of total femoral endoprosthetic reconstruction following oncologic resection. J Surg Oncol. 2011;104:561-5. https:// doi.org/10.1002/jso.22003.

[2] Gupta A, Meswania J, Pollock R, et al. Non-invasive distal femoral expandable endoprosthesis for limb-salvage surgery in paediatric tumours. J Bone Joint Surg Br. 2006;88:649-54. https://doi. org/10.1302/0301-620X. 88B5.17098.

[3] Windhager R, Funovics P, Panotopoulos J, et al. Growing prostheses after sarcoma resection in children and adolescents. Orthopade. 2019;48:563-71. https://doi.org/10.1007/s00132-019-03753-2.

[4] Schinhan M, Tiefenboeck T, Funovics P, et al. Extendible prostheses for children after resection of primary malignant bone tumor: twenty-seven years of experience. J Bone Joint Surg Am. 2015;97:1585-91. https://doi.org/10.2106/JBJS.N.00892.

[5] Paley D, Bhave A, Herzenberg JE, et al. Multiplier method for predicting limb-length discrepancy. J Bone Joint Surg Am. 2000;82:1432-46. https://doi.org/10.2106/00004623-200010000-00010.

第25章 股骨远端假体重建（四）：假体翻修

Implant Reconstruction of the Distal Femur—Ⅳ : Prosthesis Revision

Jendrik Hardes　Arne Streitbürger　Markus Nottrott　Lars Erik Podleska　Wiebke K. Guder　著

一、简要病史

患者女性，31岁，8年前接受了股骨远端经关节切除术（范围31cm）并用组配式股骨远端假体（MUTARS, Implantcast, Buxtehude, Germany）进行重建，后出现了植入物低毒感染。前几年，由于患者血液C反应蛋白（C-reactive protein, CRP）水平间歇性轻度升高，曾怀疑低毒性感染，因为缺乏临床症状，仅对患者临床监测，直到假体周围感染明显，大腿远端内侧软组织出现脓性窦道。

二、术前临床和影像学照片

见图25-1和图25-2。

三、术前问题汇总

1. 人工假体周围慢性低毒感染加重，假体周围广泛瘢痕组织形成。

2. 假体周围感染瘢痕组织累及股血管和坐骨神经。

3. 窦道远离之前外侧入路的解剖部位，假体仅由一层薄薄的肌肉覆盖。

4. 移除非骨水泥股骨和胫骨假体将导致骨丢失。

5. 股骨近端的剩余骨量有限，这可能导致低毒性感染，经过两期治疗后需要全股骨置换。

6. 在缺乏稳定状态下，由于肌肉组织回缩和瘢痕形成，下肢存在显著不等长的风险。

四、治疗策略

1. 术前检查，包括患者病史、临床检查、X线片、血常规（白细胞计数、C反应蛋白）、血培养和抽吸关节积液。

2. 取出假体、胫骨平台及假体柄。

3. 检查股骨骨–假体柄界面并决定移除或保留股骨柄。

4. 切除窦道和周围感染组织。

5. 广泛清除假体周围的瘢痕组织，同时保留股血管和坐骨神经。

6. 收集组织样本进行微生物检查。

7. 脉冲冲洗贯穿整个手术过程。

8. 置入含抗生素的骨水泥间隔器，中央钛棒保持稳定性。

9. 窦道切除术后需要改善大腿内侧和远端软组织覆盖条件（使用局部肌瓣或腓肠肌瓣）。

10. 术后2周静脉注射抗生素，根据微生物抗菌谱结果调整。

11. 额外口服抗生素治疗4周（可根据微生物抗菌谱结果进行调整）。

12. 定期血液检查，包括白细胞计数和C反应蛋白，以监测手术和抗生素治疗的效果。

13. 二期手术，取出间隔器并置入假体。

五、基本原则

1. 患者病史、临床检查、血液检查（白细胞计数、C反应蛋白）、血培养和植入物的影像学

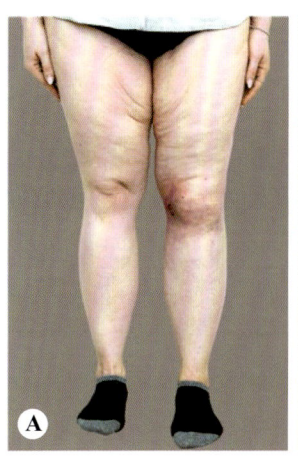

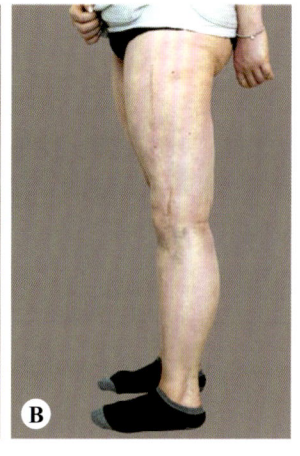

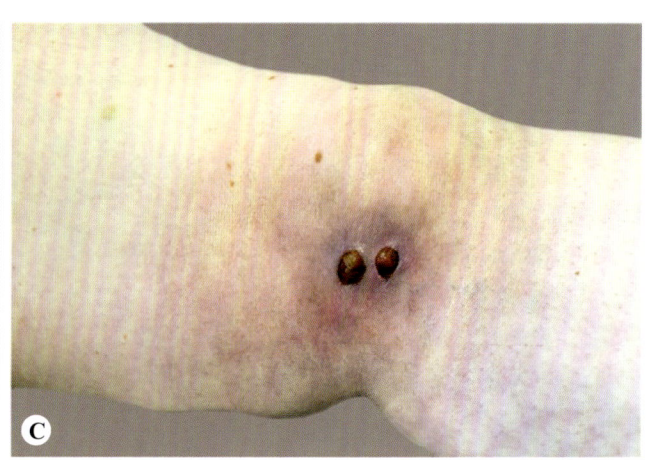

▲ 图 25-1　患者术前临床照片
A. 正位视图；B. 手术瘢痕的侧视图；C. 出现化脓性窦道的外观视图

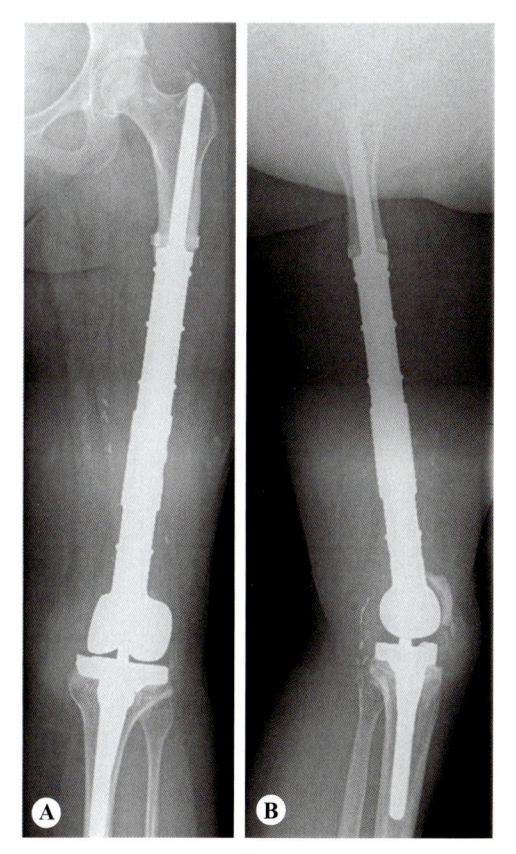

▲ 图 25-2　术前 X 线片显示左侧股骨远端置换术假体无菌性松动
A. 正位片；B. 侧位片（MUTARS, Implantcast, Buxtehude, Germany）

检查是诊断疑似假体周围关节感染的必要条件。对于个别病例进行额外检查，如 PET、铟-111 氧喹啉标记白细胞骨扫描或 CTA，可有助于术前计划。

2. 手术前抽取滑膜液，包括白细胞、白细胞介素-6 和微生物样本检测，以验证假体周围感染，并可能确定引起感染的潜在细菌。对于窦道，也建议进行微生物样本检测，但样本污染和混合感染的可能性更大。

3. 对于长期慢性感染，建议分两期治疗，彻底取出植入物（包括假体柄），然而实际工作中需根据患者具体情况，考虑到预期骨丢失和假体长度/表面积增加以及随之而来的永久性功能损伤，在骨-假体界面没有间隙的情况下，可以保留假体柄，与较大的接触面（如胫骨平台）相比，较小的相邻骨干表面（即股骨柄）更有可能在骨和假体之间无可见界面。骨水泥柄更容易受到骨-植入物界面间隙的影响，如果是骨水泥型假体，残余的骨水泥应该从髓腔和任何其他受影响的骨表面完全清除。

4. 需要切除窦道直至有生物活性和血管化的组织中，确保剩余组织中有足够的抗生素浓度，并降低持续感染风险。

5. 在假体周围形成的管状瘢痕组织也需要机械清创，直到有血管等重要组织，同时保留被瘢痕组织包裹的神经血管束。

6. 从不同手术部位收集被感染的组织样本，并放置在 5~6 个单独容器中进行微生物检查，尽量减少样本污染风险，增加辨识潜在致病菌的机会。建议小心处理此类样品，取样后应立即转移到容器中，尽量减少操作过程中交叉污染的风险。

7. 应用脉冲灌洗，用 3～5L 生理盐水进行冲洗伤口。

8. 清创术和脉冲灌洗完成后，需更换手术无菌单、器械，以及外科医生手套和防护服，降低污染物质或表面物质重新植入伤口的风险。

9. 根据假体周围感染可疑或确认的细菌，使用添加抗生素的骨水泥间隔器。该病例，4/4 的样本中均检出表皮葡萄球菌，间隔器中分别加入万古霉素（2g/40g 骨水泥）和庆大霉素（1g/40g 骨水泥），对于非葡萄球菌感染，可根据微生物学检查结果在间隔器中加入其他抗生素[1]。

10. 间隔器的形状应与假体的长度和体积保持一致，确保将来置入假体时有良好的匹配和肢体长度。此外，用于髓腔内固定的钛棒还应包裹抗生素骨水泥，尽量降低细菌在植入后期钛棒表面构建生物膜的风险。

11. 应评估局部肌瓣或旋转腓肠肌瓣重建窦道切除部位，以增加未来植入物周围的软组织覆盖。

12. 根据微生物结果，予静脉注射抗生素 2 周和口服抗生素 4 周，文献中关于抗生素治疗持续时间和如何选择的建议各不相同，上述方案代表了我们目前日常临床护理的治疗方法，并取得了令人满意的结果。

13. 在使用抗生素间隔器制作的临时关节融合期间，患肢应用免负重矫形支具进行保护。

14. 监测伤口临床表现及白细胞计数和 C 反应蛋白水平，以评估疗效。

15. 抗生素治疗完成后，当手术区域和血液检查正常时，行第二期手术重新植入假体。

16. 当临床和实验室检查结果未显示有持续性感染时，不建议在二期术前常规进行滑液抽吸检测[2]，其他中心可能有不同的标准流程。

17. 取出骨水泥间隔器并清除髓内反应性组织，即使手术野没有显示持续性感染迹象，也应对这些组织进行微生物学复查，再植术中应反复使用大量脉冲灌洗。

18. 按常规方式进行人工假体植入前准备，如果骨和软组织条件允许，最佳选择是非骨水泥股骨柄（胫骨平台除外）。

19. 为改善假体性能，最大限度地降低人工关节感染（prosthetic joint infection，PJI）风险，本例引入了银涂层假体。我们常规使用银涂层假体用于肿瘤切除后骨缺损的一期重建及 PJI 后的翻修手术，虽然一些研究表明，银涂层假体可能在降低 PJI 发病率方面具有优势[3, 4]，但银涂层假体的功效仍未得到证实，目前该研究项目仍在进行中[5]。

20. 术中和术后应充分松解软组织，保证膝关节有足够的活动范围。

21. 如果微生物样本呈阴性，术后静脉注射抗生素治疗 5 天。

22. 植入非骨水泥假体后，每周以 10kg 的承重速度恢复直至完全负重，而在骨水泥假体植入后，可以立即完全负重。

23. 根据术中情况增加关节活动度，一般术后第 1 周为 0°～0°～45°，术后第 2 周关节活动度可不受限制。

六、治疗期间临床和影像学照片

见图 25-3 至图 25-18。

七、技术要点

见图 25-19 至图 25-22。

八、临床随访和影像学照片

见图 25-23。

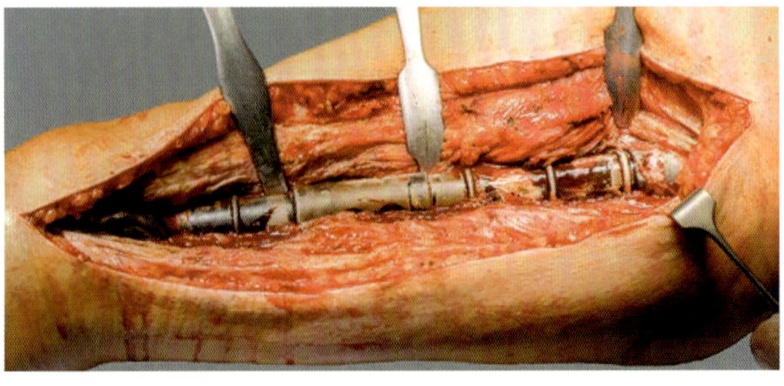

▲ 图 25-3 显露植入物的侧位视图，银涂层植入物已变色，提示慢性感染

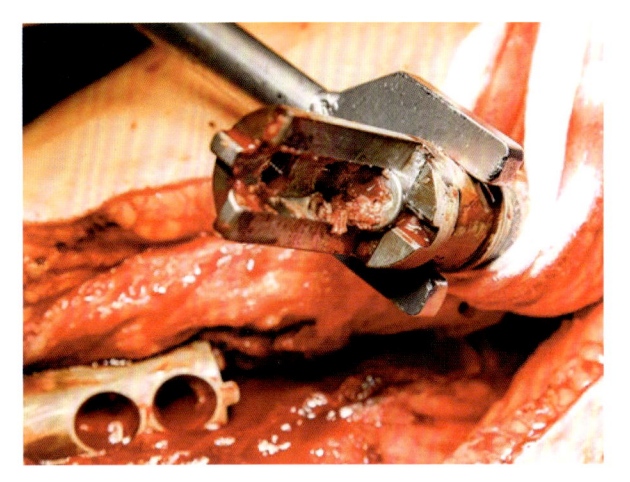

第 25 章 股骨远端假体重建（四）：假体翻修

▲ 图 25-4 分离植入物组件后的侧位视图，未显露的植入物表面甚至覆盖了生物膜和沙砾

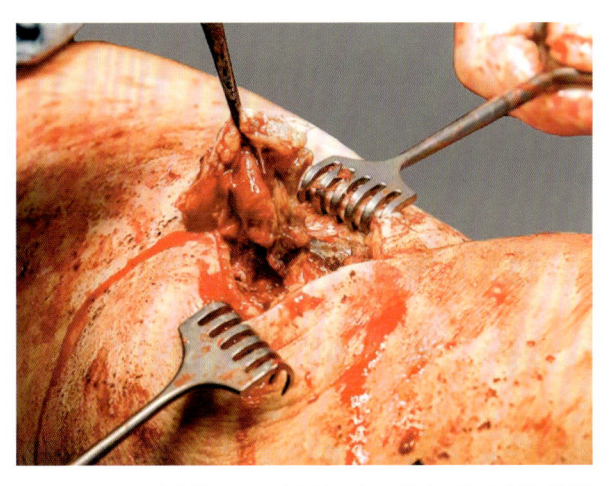

▲ 图 25-7 内侧视图，广泛切除窦道和周围感染的软组织

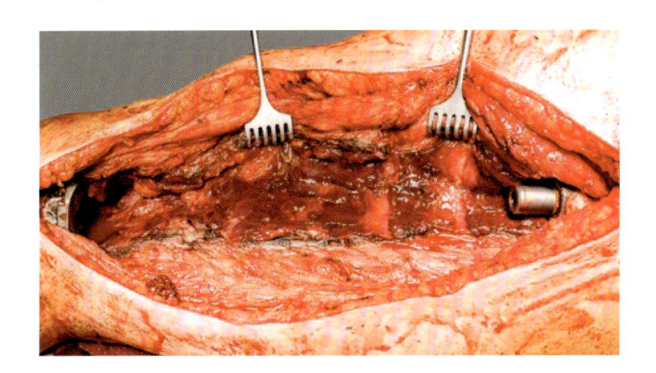

▲ 图 25-5 侧位视图，移除假体后感染的瘢痕组织膜，此时可观察到感染的瘢痕组织和健康的肌肉之间有明显界线

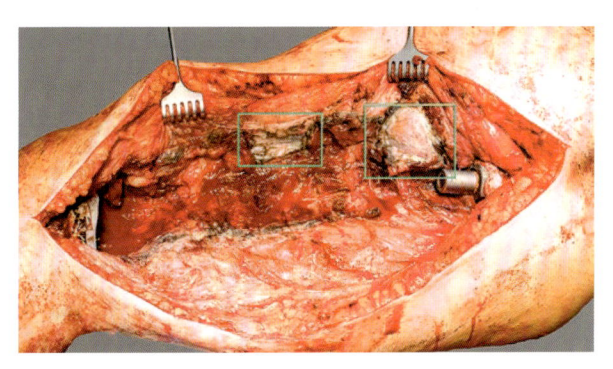

▲ 图 25-8 侧位视图，使用电刀切除瘢痕组织，两个绿色方块表示在感染的瘢痕组织清创术中必要的切除深度，并显露出下方的健康组织

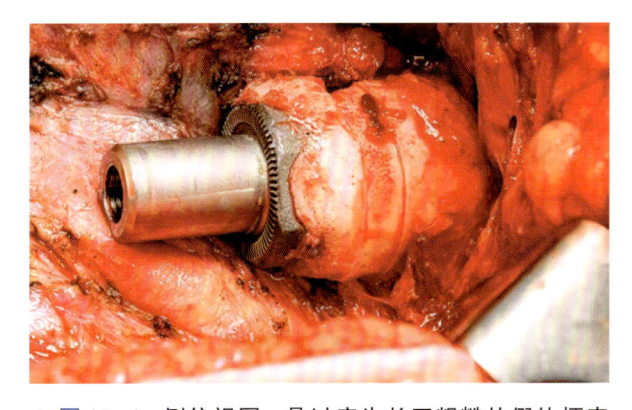

▲ 图 25-6 侧位视图，骨过度生长至粗糙的假体柄表面，没有间隙界面

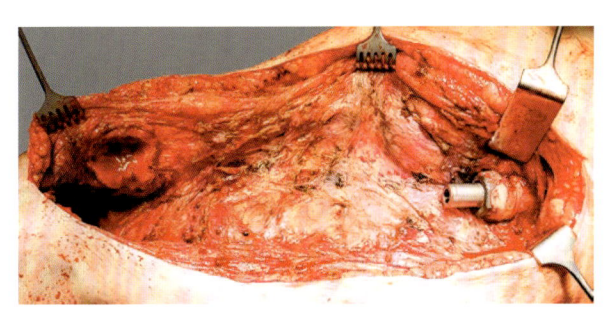

▲ 图 25-9 侧位视图，感染的瘢痕组织切除后的下层健康肌肉组织

209

骨肿瘤手术学：病例图解

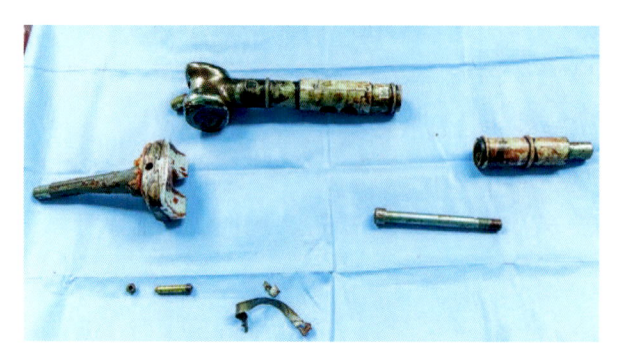

▲ 图 25-10　可延长假体的组件

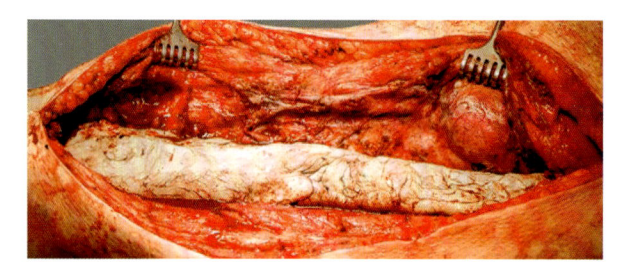

▲ 图 25-11　置入载有抗生素间隔器后的侧位视图

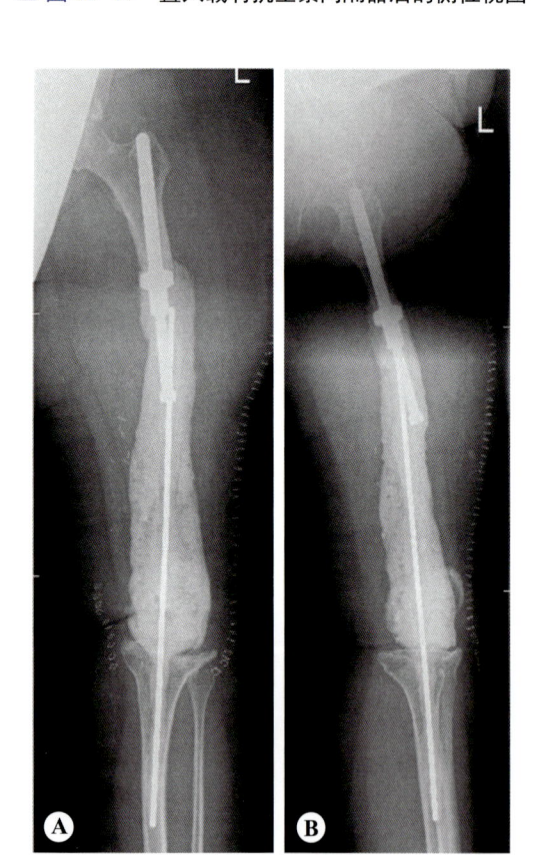

▲ 图 25-12　间隔器重建后正位（A）和侧位（B）X 线片，使用螺纹杆螺钉插入股骨柄增加了稳定性，并降低了骨干内骨水泥错位的风险。注意，胫骨骨髓腔中央钛棒周围采用抗生素骨水泥包裹

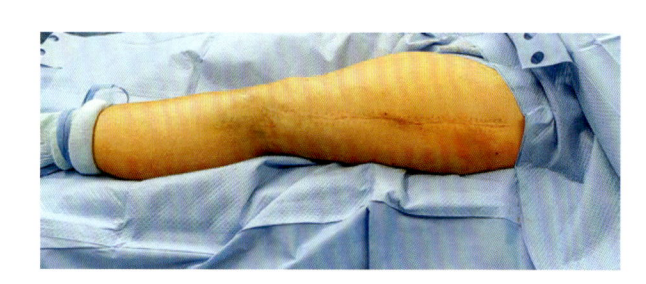

▲ 图 25-13　完成抗生素治疗，在取出间隔器并置入假体之前肢体侧位视图，大腿远端瘢痕周围的皮肤灰色变，由浅层组织中的银颗粒导致，称为"银沉着"

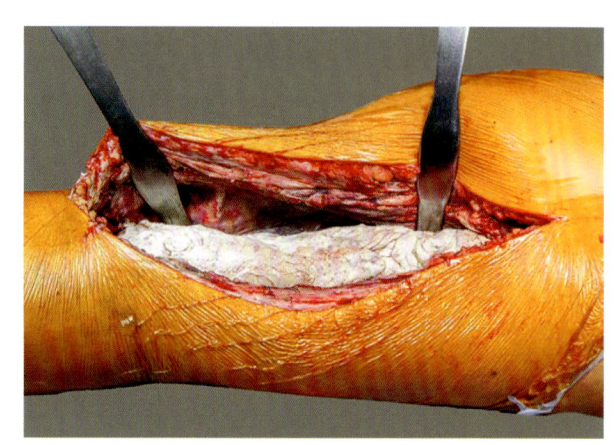

▲ 图 25-14　侧位视图，间隔器显露和移除

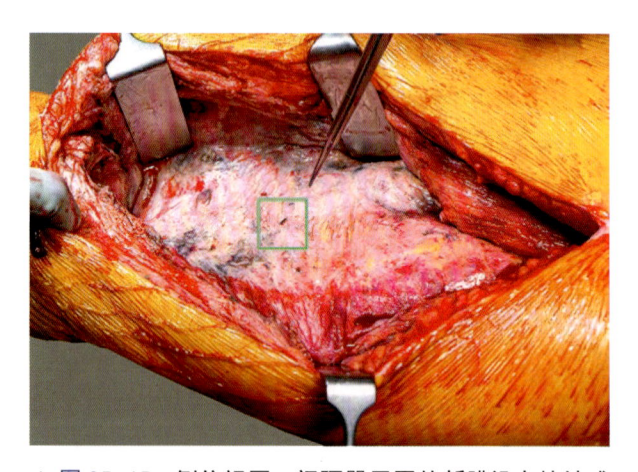

▲ 图 25-15　侧位视图，间隔器周围的新膜没有持续感染的迹象，夹钳所指处（绿色正方形）接近血管

九、并发症的预防和处理

1. 由于髓腔开放，股骨远端次全置换术导致的大手术野存在术中出血和术后血肿的风险，术中精心止血、使用抗生素骨水泥封闭开放的髓

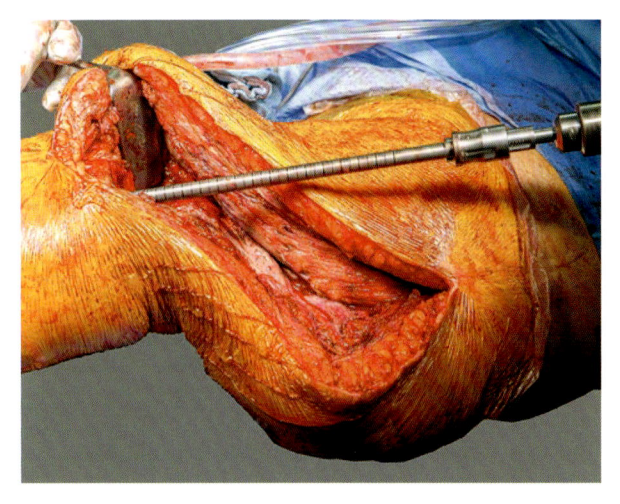

第25章 股骨远端假体重建（四）：假体翻修

▲ 图 25-16 侧位视图，使用髓腔锉制备胫骨髓腔

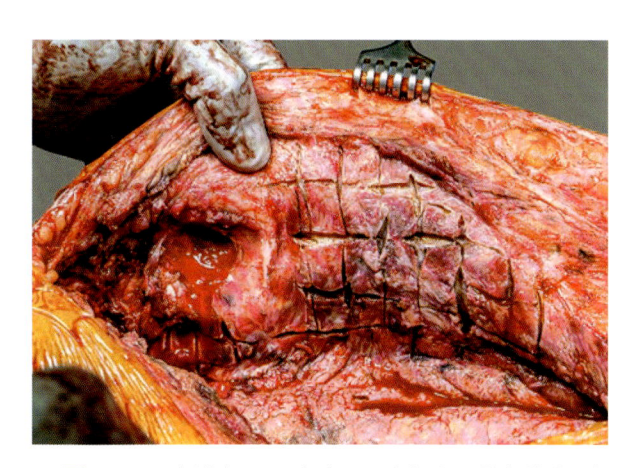

▲ 图 25-19 侧位视图，瘢痕组织清创术沿棋盘模式"方格－方格"进行，有助于防止切除深度不足，并避免股血管或坐骨神经的损伤

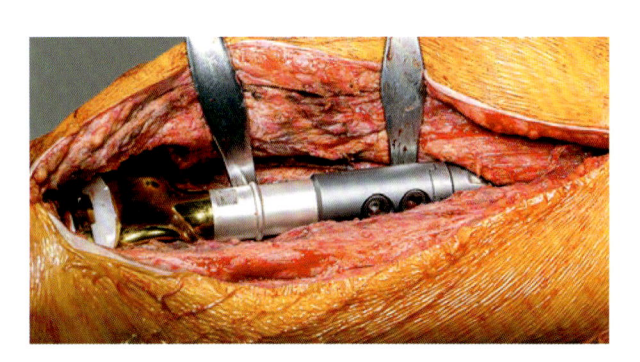

▲ 图 25-17 侧位视图，胫骨平台和假体再植后

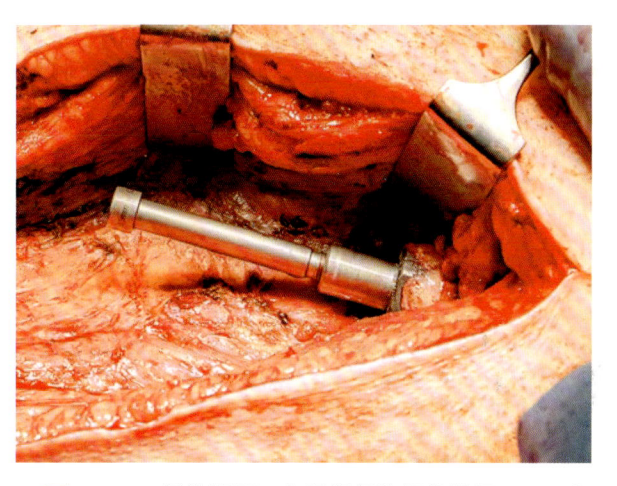

▲ 图 25-20 侧位视图，在保留假体柄的情况下，可以使用假体柄螺纹杆螺钉来保护假体柄螺纹，防止骨水泥错位，并提高间隔器的稳定性。参见图 25-12

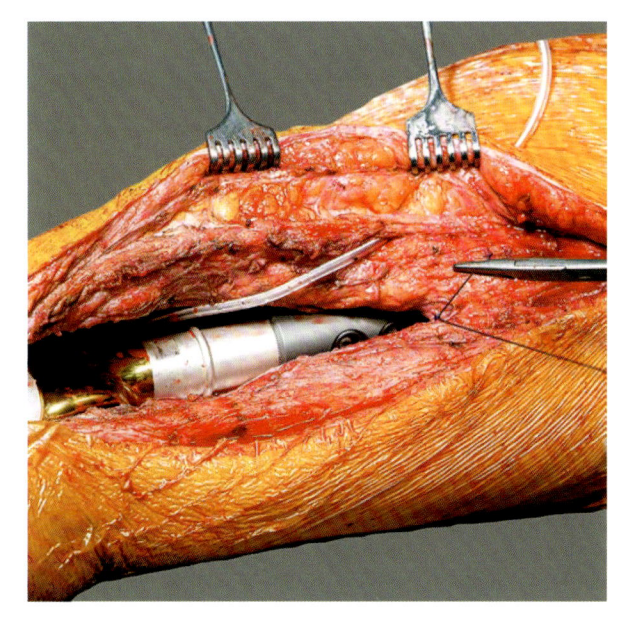

▲ 图 25-18 侧位视图，逐层缝合伤口（深、浅肌层、皮下、皮肤），负压引流，减少死腔和术后血肿

腔、负压吸引引流和多层闭合伤口减少死腔是减少术中和围术期失血的可行选择。伤口愈合不良通常由术后血肿引起，因此也可以通过这些措施使风险最小化。

2. 置入间隔器后的临时膝关节融合术可能导致受影响关节僵硬，为确保功能恢复良好，再植假体前应进行肌肉松解，术中应记录膝关节在不影响缝合情况下可能的活动范围，并据此制订术后康复建议。

3. 本例中观察到胫骨弯曲（图 25-24C 和 D）的解剖变异，可能导致皮质骨骨折或部分不稳

211

骨肿瘤手术学：病例图解

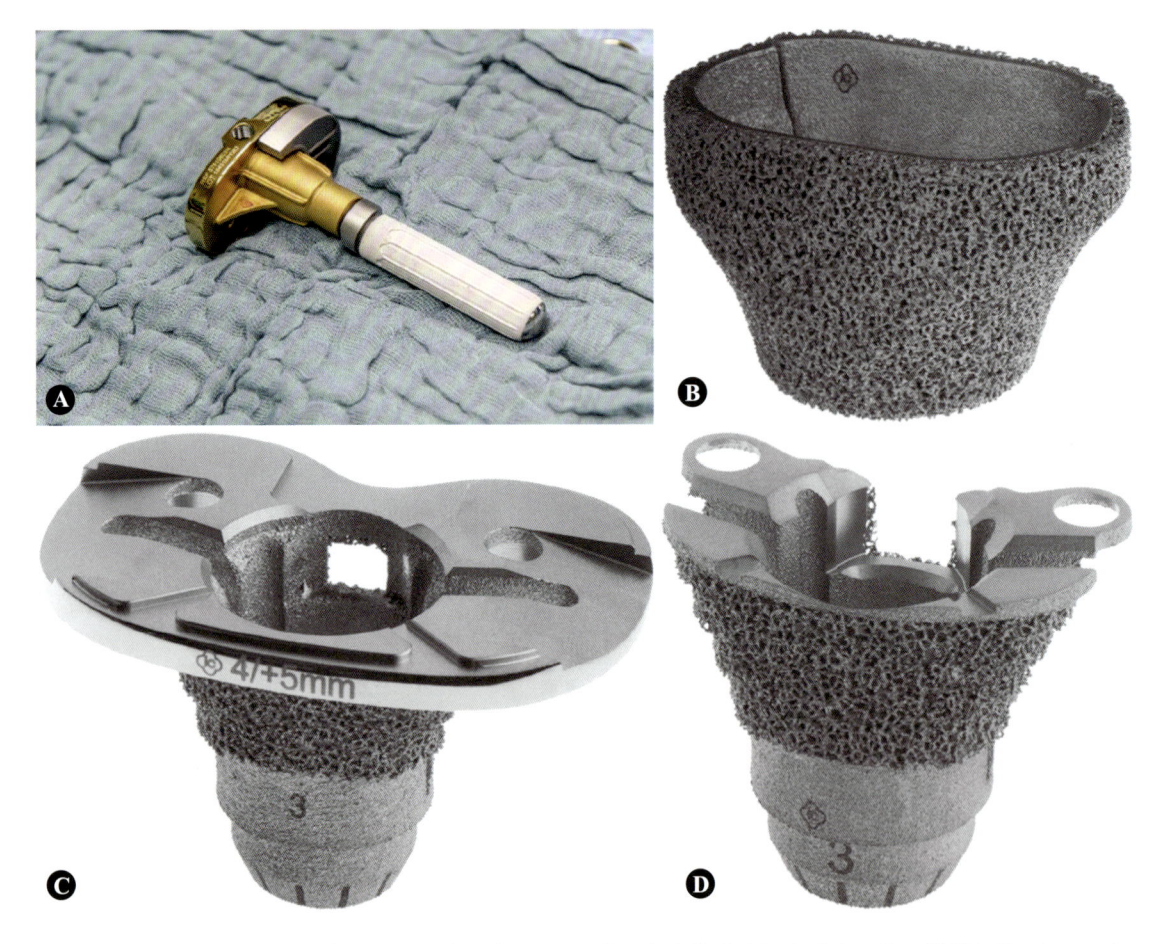

▲ 图 25-21 根据骨量丢失情况，可以使用垫块（A）或具有高仿骨小梁多孔表面的干骺端假体（B 至 D），可提高植入物的稳定性和使用寿命，并减少骨水泥的使用量，不同设计的应用取决于骨丢失量

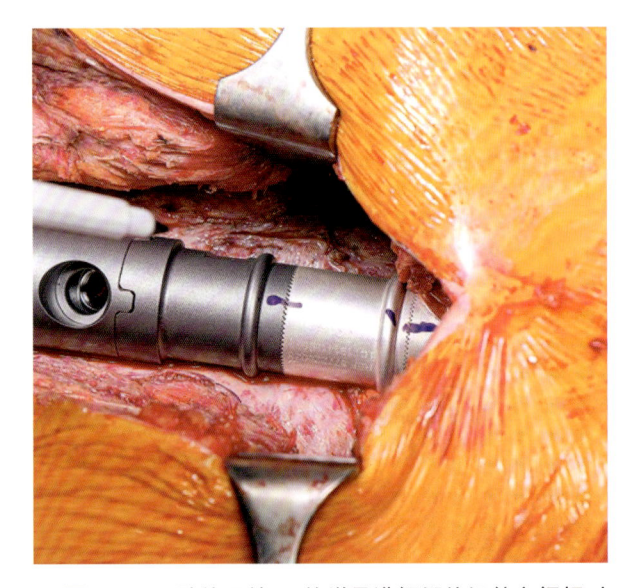

▲ 图 25-22 肢体可按 5° 的增量进行假体组件之间相对旋转，使用无菌标记笔标记相邻移动植入物组件的连接区域，有助于更精确地进行假体对齐，并降低旋转不良风险

定。术前应行包括整个肢体的影像学检查，以了解此类异常，在骨质缺损的情况下，可通过调整柄的长度桥接不稳定骨骼区域，此外，钢丝环扎可能提高稳定性。

4. 翻修手术中，原本用于初次假体置入的标准解剖标志通常已经发生改变，充分显露这些区域，与更远的解剖标志进行反复交叉对比，以防止重建时成角或旋转对线不良。

致谢：感谢 Detlef "Dave" Kittel（德国埃森大学医院媒体中心）为本章提供照片和图像的后期处理。

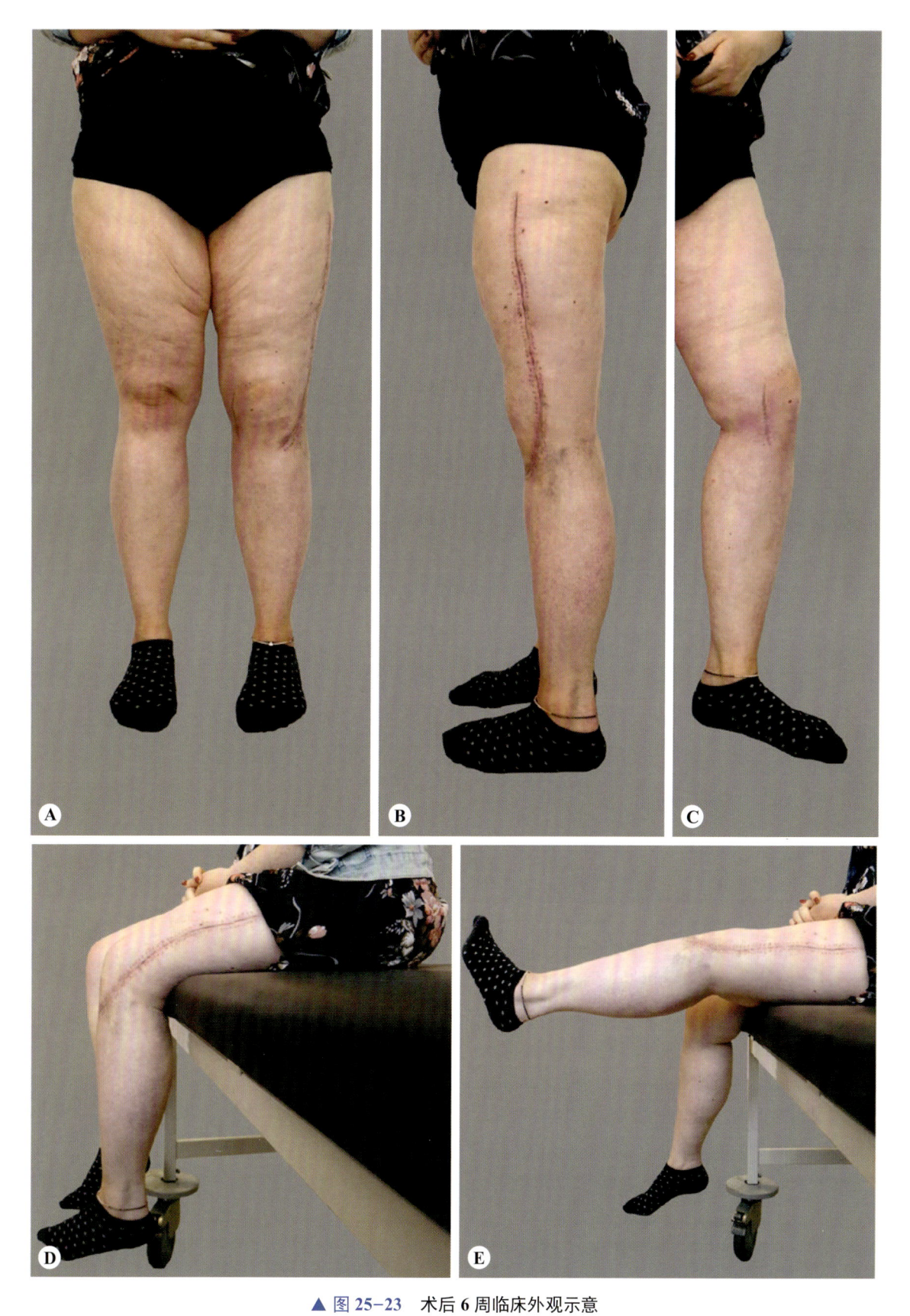

第25章 股骨远端假体重建（四）：假体翻修

▲ 图 25-23 术后 6 周临床外观示意
A. 正位视图；B. 侧位视图；C. 前内侧视图；D. 主动 / 被动 90° 屈曲；E. 主动 / 被动活动时膝关节完全伸展

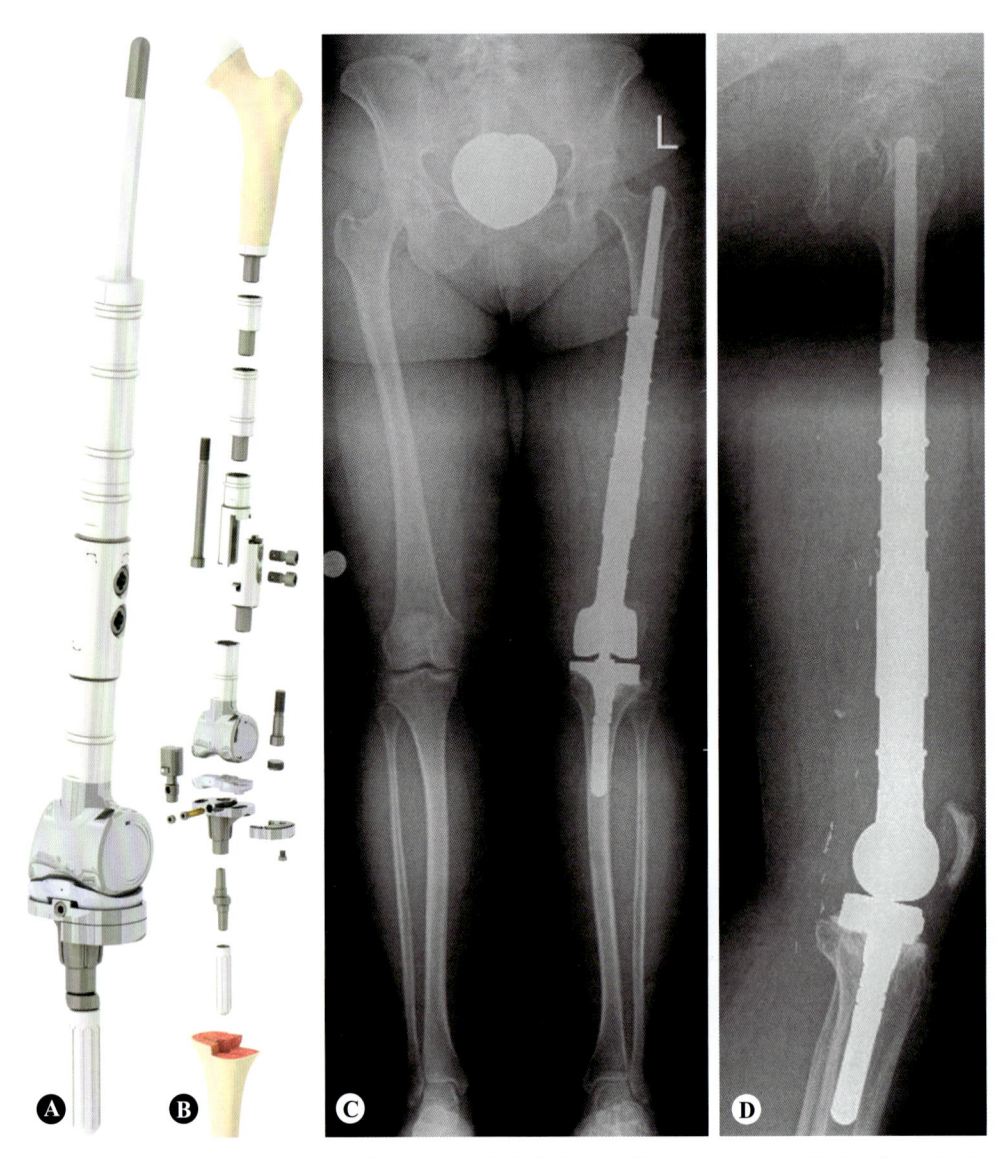

▲ 图 25-24　A. 肿瘤假体完整结构示意；B. 假体各独立部件示意；C 和 D. 术后正位（C）和侧位（D）X 线片，重建后恢复了下肢机械轴和长度。在计划重建时，需要考虑胫骨弯曲（如本例中观察到的）和其他解剖变异，以防止植入物对合不良

参考文献

[1] Kuehn KD, Renz N, Trampuz A. Local antibiotic therapy. Unfallchirurg. 2017;120(7):561-72.

[2] Hoell S, Moeller A, Gosheger G, Hardes J, Dieckmann R, Schulz D. Two-stage revision arthroplasty for periprosthetic joint infections: what is the value of cultures and white blood cell count in synovial fluid and CRP in serum before second stage reimplantation? Arch Orthop Trauma Surg. 2016;136(4): 447-52.

[3] Hardes J, von Eiff C, Streitbuerger A, Balke M, Budny T, Henrichs MP, Hauschild G, Ahrens H. Reduction of periprosthetic infection with silver-coated megaprostheses in patients with bone sarcoma. J Surg Oncol. 2010;101(5):389-95.

[4] Wafa H, Grimer RJ, Reddy K, Jeys L, Abudu A, Carter SR, Tillman RM. Retrospective evaluation of the incidence of early periprosthetic infection with silver-treated endoprostheses in high-risk patients: case-control study. Bone Joint J. 2015;97-B(2): 252-7.

[5] Schmidt-Braekling T, Streitbuerger A, Gosheger G, Boettner F, Nottrott M, Ahrens H, Dieckmann R, Guder W, Andreou D, Hauschild G, Moellenbeck B, Waldstein W, Hardes J. Silver-coated megaprostheses: review of the literature. Eur J Orthop Surg Traumatol. 2017;27(4):483-9.

推荐阅读

[1] Gellert M, Hardt S, Köder K, Renz N, Perka C, Trampuz A. Biofilm-active antibiotic treatment improves the outcome of knee periprosthetic joint infection: results from a 6-year prospective cohort study. Int J Antimicrob Agents. 2020;55(4):105904.

[2] Holzer G, Windhager R, Kotz R. One-stage revision surgery for infected megaendoprostheses. J Bone Joint Surg Br. 1997;79(1): 31-5.

[3] Izakovicova P, Borens O, Trampuz A. Periprosthetic joint infection: current concepts and outlook. EFFORT Open Rev. 2019;4(7): 482-94.

[4] Jeys LM, Grimer RJ, Carter SR, Tillman RM. Periprosthetic infection in patients treated for an orthopaedic oncological condition. J Bone Joint Surg Am. 2005;87(4):842-9.

[5] Li C, Renz N, Trampuz A. Management of periprosthetic joint infection. Hip Pelvis. 2018;30(3):138-46.

[6] Siegmund IK, Winkler T, Önder N, Perka C, Renz N, Trampuz A. Complications of resection arthroplasty in two-stage revision for the treatment of periprosthetic hip joint infection. J Clin Med. 2019;8(12):2224.

[7] Strony J, Brown S, Choong P, Ghert M, Jeys L, O'Donnell RJ. Muscoloskeletal infection in orthopaedic oncology: assessment of the 2018 international consensus meeting on musculoskeletal infection. J Bone Joint Surg Am. 2019;101(20): e107.

[8] Winkler T, Stuhlert MGW, Lieb E, et al. Outcome of short versus long interval in two-stage exchange of periprosthetic joint infection: a prospective cohort study. Arch Orthop Trauma Surg. 2019;139(3):295-303.

第 26 章 经皮肤骨整合假肢
Percutaneous Osseointegration Prosthesis

Taylor J. Reif　Austin T. Fragomen　S. Robert Rozbruch　著

膝上截肢并不是下肢骨与软组织肉瘤的标准治疗方法，现代研究表明，广泛手术切缘与根治性切缘具有相同的肿瘤预后，大多数情况下可保肢。尽管在可能的情况下，患者意愿强烈倾向于保留肢体[1]，同时医生也注意到大多数患者在膝以上截肢后会遇到功能不良和使用接受腔式假肢困难[2]。然而，骨内锚定骨整合假体技术的出现为该类患者提供了另一种可在术前进行比较和衡量的截肢重建方案。尽管对骨整合假体的感染风险依旧存疑，但是多项中期随访研究中[3, 4]，该重建术已显示出优秀的临床结果和患者满意度，最新一项 15 年随访研究显示假体在位成功率为 72%[5]。基于这些结果，越来越多的外科医生开始将"骨整合假体"纳入其医疗设备和手术决策当中，尤其是当医生发现计划的肿瘤切除在技术上获得安全切缘困难时，或者该手术会导致患者肢体运动功能全面受损或出现严重感觉障碍时。在特定患者中，治疗的钟摆可能从将截肢视为"放弃"，转化为另一种可为其带来身体上、功能上和情感上最佳结局的方案。

一、简要病史

患者男性，50 岁，单侧下肢多处开放性骨折，接受了 40 次手术，并持续感染，1 年前行经股骨截肢术。截肢术后残端有过多的软组织，伴有水肿，在使用球窝假肢时经常出现电灼样神经痛和皮肤水疱，截肢后未见明显感染。

二、术前临床和影像学照片

见图 26-1。

三、术前问题汇总

1. 经股骨截肢。
2. MRI 显示股骨残端存在骨髓炎。
3. 软组织过多，存在多处残余瘢痕和裂口。
4. 使用接受腔式假肢时皮肤水疱形成。
5. 使用接受腔式假肢时出现神经痛。
6. 活动能力严重受限。
7. 患有因为绝望导致抑郁 / 精神疾病的病史。

四、治疗策略

1. MRI 检查结果显示，患者股骨远侧残端骨髓炎，与其严重持续性感染病史吻合，感染部分需要切除，保留其正常骨干。
2. 将抗生素骨水泥与特定抗生素（基于微生物培养证据）混合置入股骨髓腔内，用于治疗残端感染。
3. 初次手术中将行软组织重建 / 残端上移，去除多余软组织，并对残端进行塑形，为下一阶段经皮骨整合假体置入做好准备。
4. 切除所有坐骨神经瘤，并进行靶向肌肉神经再支配，以治疗残留神经症状（由整形外科医生执行）。

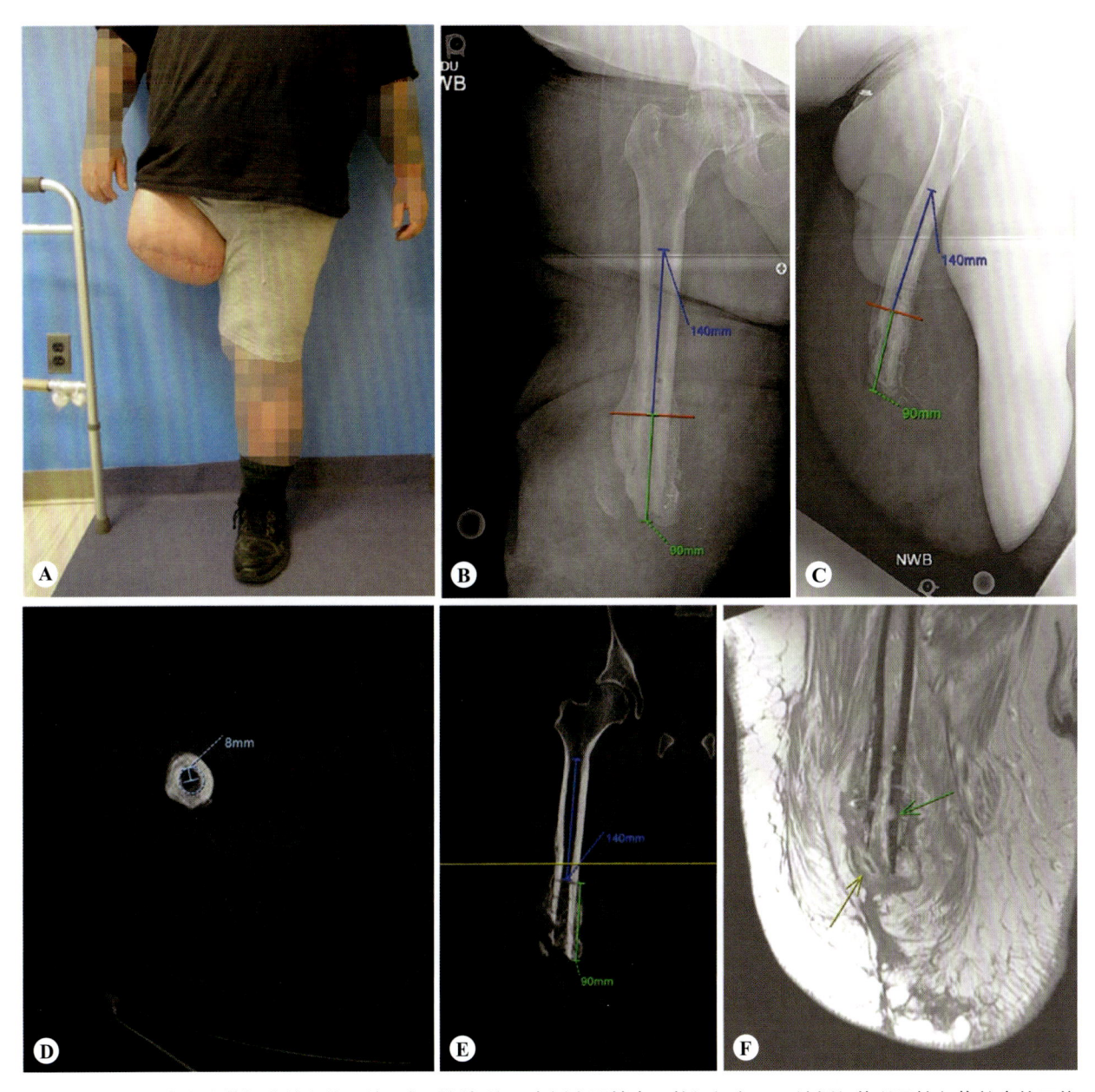

▲ 图 26-1　**A**. 患者术前标准站立位照片，与对侧相比，患侧大腿较宽，软组织多；**B**. 计划切缘以及植入物长度的正位 X 线片；**C**. 计划切缘及植入物长度的侧位 X 线片；**D**. 术前 CT 规划植入物直径；**E**. 术前 CT 计划切除和置入长度；**F**. 矢状位 T_1 MRI 显示骨破坏（绿箭）和少量积液（黄箭），与股骨远侧残端骨髓炎一致

五、基本原则

1. 采用表面涂层的骨整合假体，具有促进骨生长或骨长入功能，以利于稳定骨假体界面，类似于髋关节置换中的股骨柄假体。在实现整合后，该界面具有抗深部感染和高度耐用性，能够承受患者正常行走时产生的负荷。虽然股骨干需要更长的界面（14cm 的长度较为理想），但成功的骨整合植入物通常只需要较短的界面（5~6cm），骨水泥假体在骨内会阻碍骨整合，不能使用[6]。

2. 为实现理想的骨整合，骨组织应处于无菌状态，因此，在置入永久种植体之前，任何已知或可疑的残余感染都应使用抗生素骨水泥间隔器进行治疗。需要指出的是，尽管彻底清创和使用可吸收型抗菌陶瓷使得未来一期置入手术成为可能，但是目前尚不能将其作为一种标准方法。

3. 在彻底处理感染后，有两种治疗选择：第一种方案是将假体柄置入骨组织内，在封闭的软组织腔内，给予6～12周的骨长入时间（"传统"方法）；第二种方案则是置入假体柄，直接造口，并允许立即渐进承重，促进骨整合，这两种方案都取得了成功[3,7]。

4. 需要改变传统以肌肉作为骨末端缓冲的"接受腔"式软组织重建方式，目标是骨整合过程中，尽量减少并包裹骨植入物界面周围的肌肉、脂肪，收紧并稳定造口处皮肤，在骨端进行荷包成形术，皮下脂肪变薄，使皮肤在假体周围形成密封。多余的软组织会导致皮肤渗出和开裂增加，这两者都被认为是浅表感染的原因。

5. 标准的术前X线片可以帮助医生确定需要切除多长骨段才能形成环绕假体的骨干环，以及假体髓内部分可用长度（图26-1B和C）。

6. 术前CT检查是计划定制假体的必要条件，通过测量骨内直径确定假体直径，假体必须达到即刻压配，这样规划的假体骨长入部分才能与骨皮质内表面充分贴合（图26-1D和E）。

7. 如果怀疑局部有活动性或残留感染，术前应行MRI检查（图26-1F）。如结果阳性，则置入抗生素骨水泥间隔器，然后分阶段重建。MRI也可用来评估是否有充分的软组织用于假体覆盖。

六、治疗期间临床和影像学照片

见图26-2。

七、技术要点

1. 与髓内钉固定术非常相似，在手术初期，正确置入导针非常重要。首先需要将导针定位在骨干中央位置，然后逐渐将导针向前推，使其超过假体的预期长度，然后沿导针中央按顺序进行扩髓处理，偏心扩髓破坏皮质会有骨折危险。

2. 在股骨骨干部位，大多数假体均应具有与股骨前弓相匹配的弓形结构，用于扩髓的工具应具有相似的弧度（图26-3）。

3. 在将假体向骨内推进时，如果髓腔准备得当，轻至中度的锤击就足够了，应通过X线透视

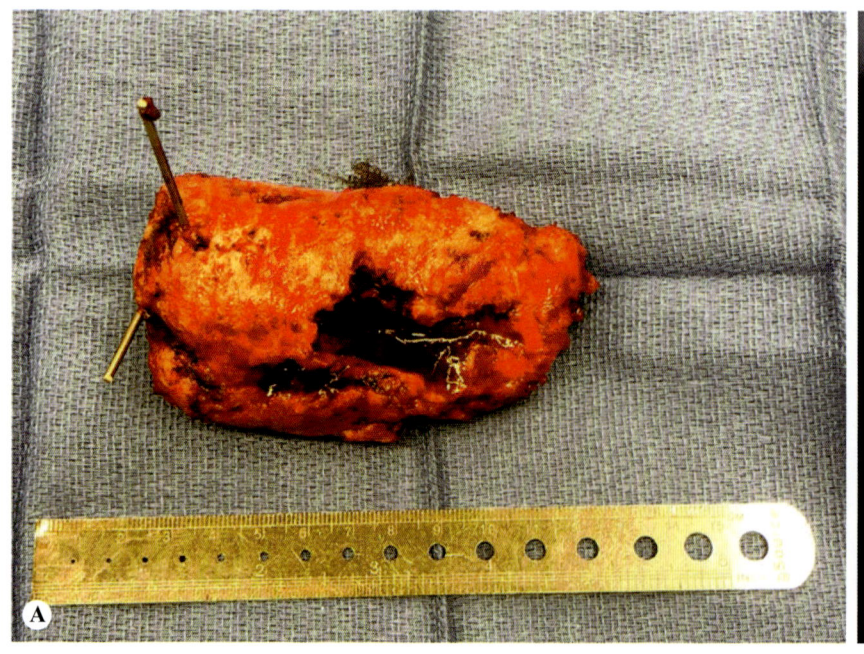

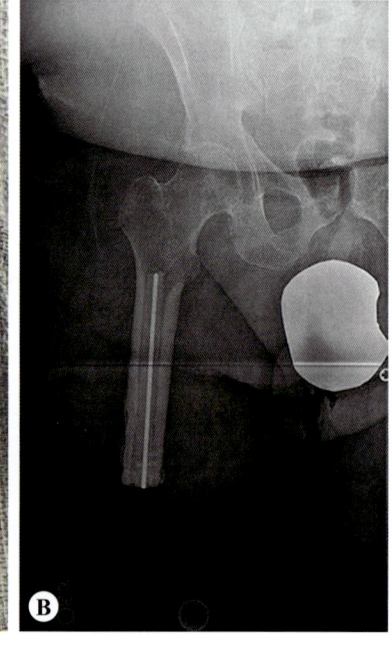

▲ 图26-2 A. 切除的股骨远侧残端照片，导针用于标记骨干横断位置；B. 股骨正位X线片，髓内使用负载抗生素骨水泥（40g聚甲基丙烯酸甲酯骨水泥、2g万古霉素和3.4g妥布霉素）

评估阻力，防止骨折。假体的压配和股骨自然弯曲提供了初始旋转稳定性。

4. 利用深部软组织荷包缝合技术将邻近肌肉连接到骨植入物界面。

5. 假体的表面造口是通过在假体上推进软组织瓣，在皮肤上切一足够宽的孔洞允许假体植入，一期同步完成的。

八、临床随访和影像学照片

见图 26-4 和图 26-5。

九、并发症的预防和处理

1. 鉴于接受该类手术的患者相对年轻，且需要基于患者自身情况定制假体，因此进行术前详细周全的计划，对于确保手术成功必不可少。需要指出的是，与能够进行简单塑形的同种异体骨不同，金属假体必须与骨界面之间形成有效压配，这是骨整合成功的必要条件。未来，该手术可能会像全髋关节置换术（THA）一样，有一系列不同尺寸的假体供使用，但是在术前仍然需要通过 CT 确定置入假体的大小。

2. 截至目前，术后假体安装尚无确定的标准。手术过程中，外科医生应根据患者骨骼质量和外观选择合适的方法，如果置入部位骨骼粗壮结实，且髓内假体柄较长，则患者术后可立即行渐进负重，可在 6 周后连接义肢；如果置入部位骨骼较薄易脆，或者使用的假体柄较短，患者术后首先需要经历一个非负重阶段，或者采用缓慢的渐进负重策略，并且计划术后 10~12 周连接义肢。就本机构而言，典型的负重方案是在基座上使用橡胶鞋，初始载荷 20 磅，维持 10~15min，每天 4~6 次，每天或间隔一天增加 5 磅。

3. 热心的义肢专家作为团队的一部分，在骨整合假体治疗患者过程中发挥非常重要的作用，假体可能需要在植入物界面进行精细的定制化处理和修整。

4. 浅表感染是常见的术后短期和长期并发症，及时给予抗生素可防止大多数感染进展为需要取出植入物的真正假体周围感染。我们认为，骨长入和纤维组织在骨植入物界面形成的密封环境可防止深部感染。

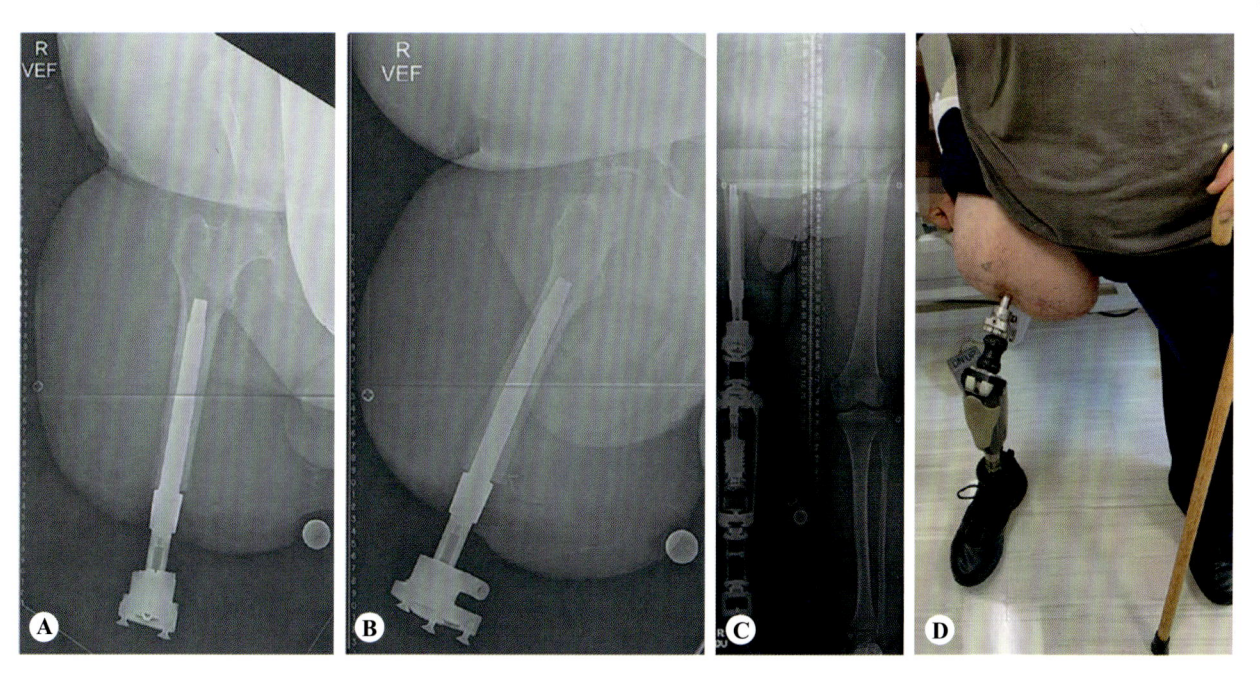

▲ 图 26-3　A. 术后原始正位 X 线片，安装有体外承重装置；B. 术后原始侧位 X 线片；C. 安装义肢后站立位 X 线片，下肢的机械力线良好，1cm 的下肢长度差异可通过义肢进行调整；D. 患者使用义肢的照片

骨肿瘤手术学：病例图解

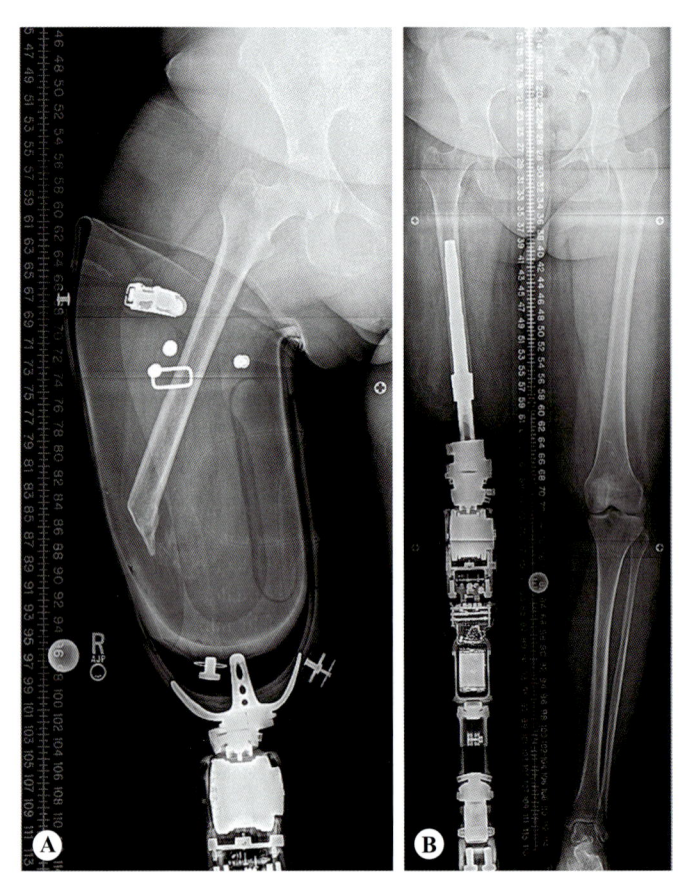

▲ 图 26-4　A. 另一患者术前穿戴接受腔式假肢正位 X 线片，从中可以看出，患者下地行走期间，股骨在承受载荷时位置不良；B. 同一患者接受骨整合假体术后正位 X 线片

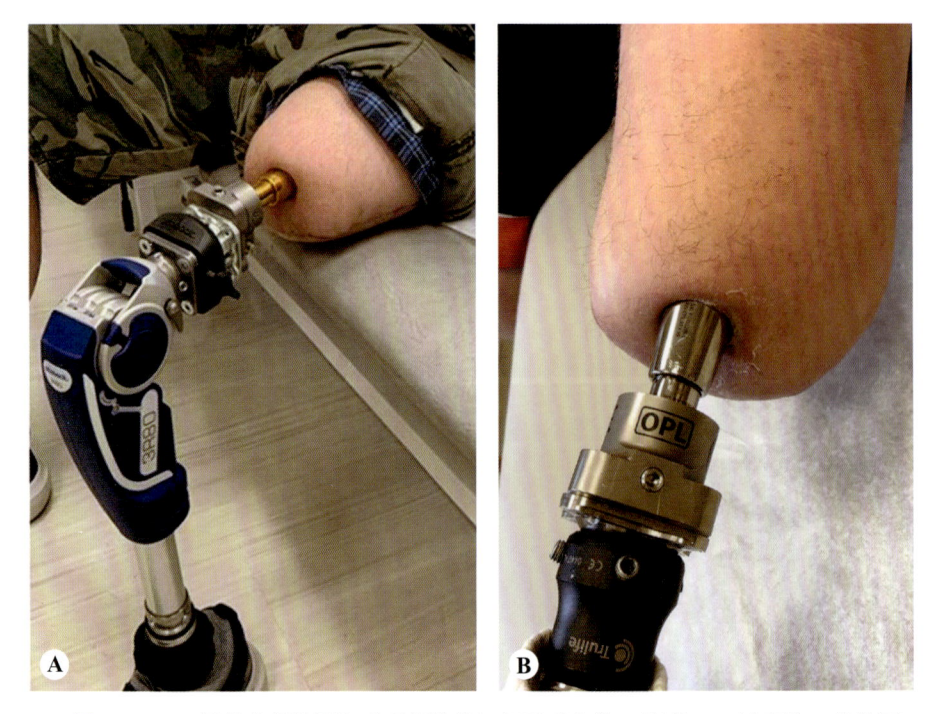

▲ 图 26-5　A. 骨整合假体置入后理想的软组织重建和造口外观；B. 健康造口的特写

220

参考文献

[1] Novais EN, Demiralp B, Alderete J, Larson MC, Rose PS, Sim FH. Do surgical margin and local recurrence influence survival in soft tissue sarcomas? Clin Orthop Relat Res. 2010;468(11):3003-11.

[2] Hagberg K, Brånemark R. Consequences of non-vascular trans-femoral amputation: a survey of quality of life, prosthetic use and problems. Prosthetics Orthot Int. 2001;25(3):186-94.

[3] Hebert JS, Rehani M, Stiegelmar R. Osseointegration for lower-limb amputation: a systematic review of clinical outcomes. JBJS Rev. 2017;5(10):e10.

[4] Brånemark RP, Hagberg K, Kulbacka-Ortiz K, Berlin Ö, Rydevik B. Osseointegrated percutaneous prosthetic system for the treatment of patients with Transfemoral amputation: a prospective five-year follow-up of patient-reported outcomes and complications. J Am Acad Orthop Surg. 2019;27(16):e743-51.

[5] Hagberg K, Ghassemi Jahani S-A, Kulbacka-Ortiz K, Thomsen P, Malchau H, Reinholdt C. A 15-year follow-up of transfemoral amputees with bone-anchored transcutaneous prostheses: mechanical complications and patient-reported outcomes. Bone Joint J. 2020;102-B(1):55-63.

[6] Hoellwarth JS, Al Muderis M, Rozbruch SR. Cementing osseointegration implants results in loosening: case report and review of literature. Cureus. 2020;12(2):e7066.

[7] Hoellwarth JS, Tetsworth K, Rozbruch SR, Handal MB, Coughlan A, Al Muderis M. Osseointegration for amputees: current implants, techniques, and future directions. JBJS Rev. 2020;8(3):e0043.

读书笔记

第八篇
胫骨近端

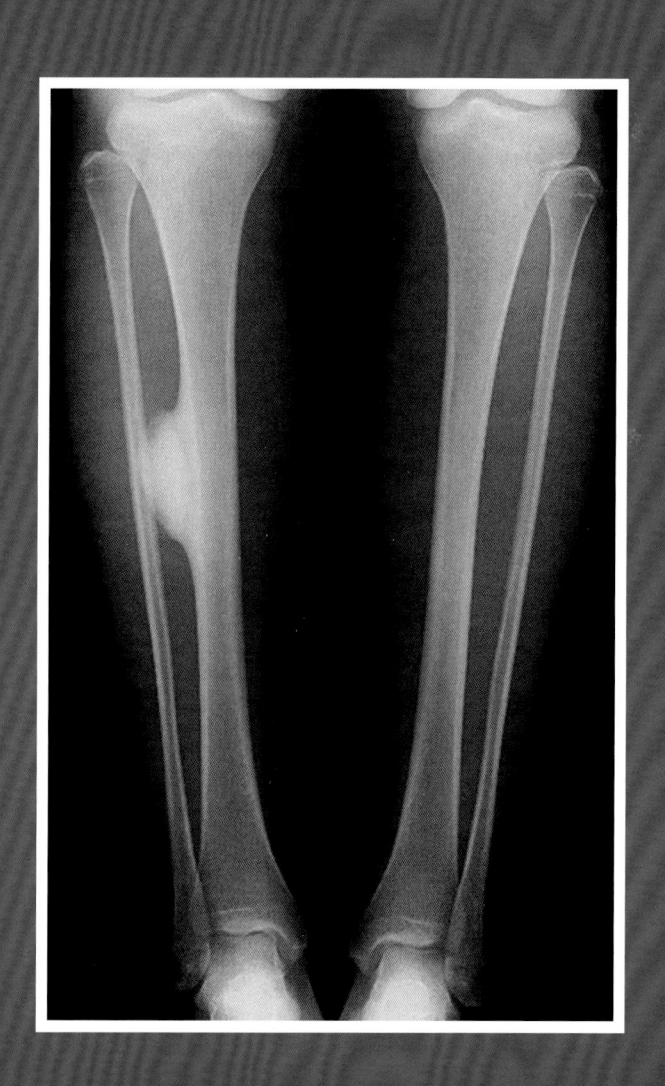

第 27 章 胫骨近端生物重建（一）：在体冷冻自体骨

Biological Reconstruction of the Proximal Shaft of Tibia—I:
Pedicle Frozen Autograft

Norio Yamamoto　Hiroyuki Tsuchiya　著

在一些国家，对于骨缺损患者而言，使用同种异体骨移植进行骨重建并不是一件难事。但是在日本和其他一些国家，出于社会和宗教原因，同种异体移植并没有获得人们的广泛接受。因此，这些地区，主要用于生物骨重建的材料是经过预处理的自体荷瘤骨（而不是同种异体骨）。自体荷瘤骨处理方面，目前人们已经开发了多种可用于杀灭肿瘤细胞的方法，其中包括冷冻、辐照、高压或巴氏灭活技术等。

灭活回植骨是患者自己的骨，因此提供了最好的形态学匹配。我们已经在应用冷冻灭活的方法处理自体荷瘤骨，并且液氮处理的自体骨随着时间的推移可恢复活力[1-3]。与关节置换术相比，包括韧带在内的软组织修复实施起来也更为容易。尽管在接受该类治疗后，患者可以获得长期的稳定结果，但是他们依旧面临早期并发症发生率相对较高的风险。在确认手术安全性和治疗后骨强度之后[4,5]，本团队开始应用经液氮低温处理的荷瘤骨对肿瘤切除后骨缺损进行骨重建[6]，迄今为止取得了良好的临床效果[7]。

肿瘤骨的低温冷冻处理方法可分为两种，分别为离体冷冻和在体冷冻。其中，在离体冷冻时，肿瘤骨先被完全切断，待使用液氮对其处理后，再将其置入原来位置。而在体冷冻时，先分离关节或切断肿瘤近端的骨段，在保持其远端与身体之间连续的同时，将断开的肢体倒置并置于液氮中进行处理[6,8]。需要注意的是，具体的冷冻方法选择需要依据手术部位而定，但是如果两种方法均具有可行性，那么更倾向于采用在体冷冻方法，这样可以简化截骨，并可以实现更早的骨愈合[9]。

液氮处理所需的唯一设备是灭菌的热水瓶（杜瓦瓶）。液氮具有极低的温度（-196℃），采用液氮处理，无须严格的温度控制。需要指出的是，无论是使用离体冷冻，还是在体冷冻，都需要将肿瘤骨在液氮中浸泡 20min，然后在室温下解冻 15min，最后在 30℃的蒸馏水中加热 15min[10]。

这个过程很简单，可以在大多数中心进行，但是处理过程需要保持足够谨慎，因为骨组织在超低温下会变得很脆，很容易发生骨折。除此之外，这种骨折风险也会因骨、肿瘤、血液和其他组织的膨胀系数的不同而加剧。因此，要想防止骨折，仔细刮除附着在荷瘤骨上的肿瘤组织，并在冷冻前使用克氏针在皮质上钻多个小孔非常重要。准备好一个应急方案也十分重要，比如环绕钢丝捆绑或肿瘤假体置换术。

一、简要病史

患者女性，14岁，主诉右小腿前侧肿胀，在一家骨科医院接受检查（图27-1），X线片显示该患者右侧胫骨近端外侧皮质存在一骨硬化性病变（图27-2），随后该患者被转诊至本院。CT检查证实胫骨外侧存在骨硬化性病变，并且存在外侧骨皮质部分破坏（图27-3）。MRI结果显示该病变的 T_1 和 T_2 信号均属于低信号，但髓内信号正常（图27-4）。

骨显像检查结果显示，该病灶处存在明显的摄取（图27-5）；而相应的铊（TI）骨显像结果显示，该区域摄取并不明显（图27-6）。实验室检测结果显示，该患者所有血液学指标（包括碱性磷酸酶）均在正常范围内。基于综合检查结果，医生怀疑该病灶属于低度恶性硬化性骨肿瘤。随后，对其进行切开活检以进一步明确诊断，病理学检查结果显示为骨旁骨肉瘤（图27-7）。医生计划对该患者进行生物重建，由于患者胫骨直径较小，因此本团队决定采用在体冷冻技术对荷瘤骨进行处理（图27-8）。

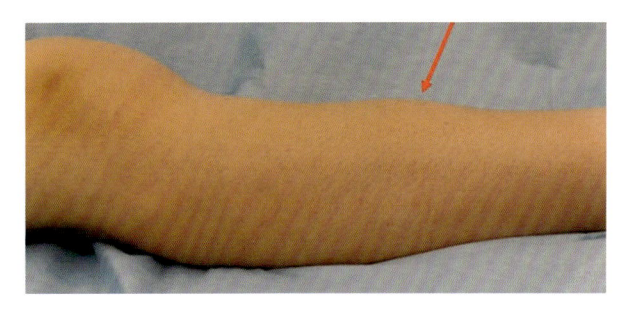

▲ 图27-1 外观照，患者右小腿前侧肿胀

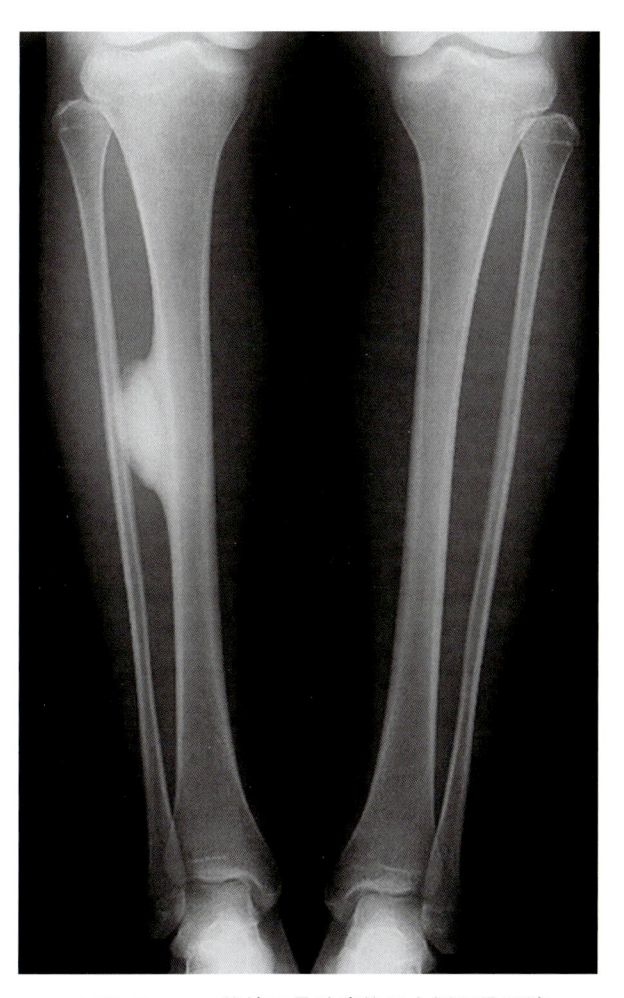

▲ 图27-2 X线片示骨肿瘤位于右侧胫骨近端

二、术前临床和影像学照片

见图27-1至图27-8。

三、术前问题汇总

1. 骨旁骨肉瘤是一种低级别骨肉瘤，与典型高级别骨肉瘤不同的是，骨旁骨肉瘤对化疗耐药，因此广泛切除是治疗该患者的唯一选择。

2. 尽管接受半侧骨皮质切除治疗的部位更容易进行骨重建，但是该手术也存在更高的局部复发风险。节段性切除可以更有效控制局部复发，但缺损部位骨重建将变得更难。

3. 如果计划瘤段切除后进行生物重建作为保肢的首选方法，那么愈合所需时间可能会较长。

4. 任何保肢手术都必须能够在合理的时间内促进负重，并能够有助于恢复肢体长度及对线方面的解剖完整性。

5. 分离肿瘤时，注意不要引起主要神经血管结构发生严重损伤。

四、治疗策略

1. 采用在体冷冻自体骨移植技术进行肿瘤切除和重建。

2. 首先，在骨切缘足够的情况下，对患者行胫骨近端截骨。

3. 随后，在软组织边缘足够的情况下，对荷

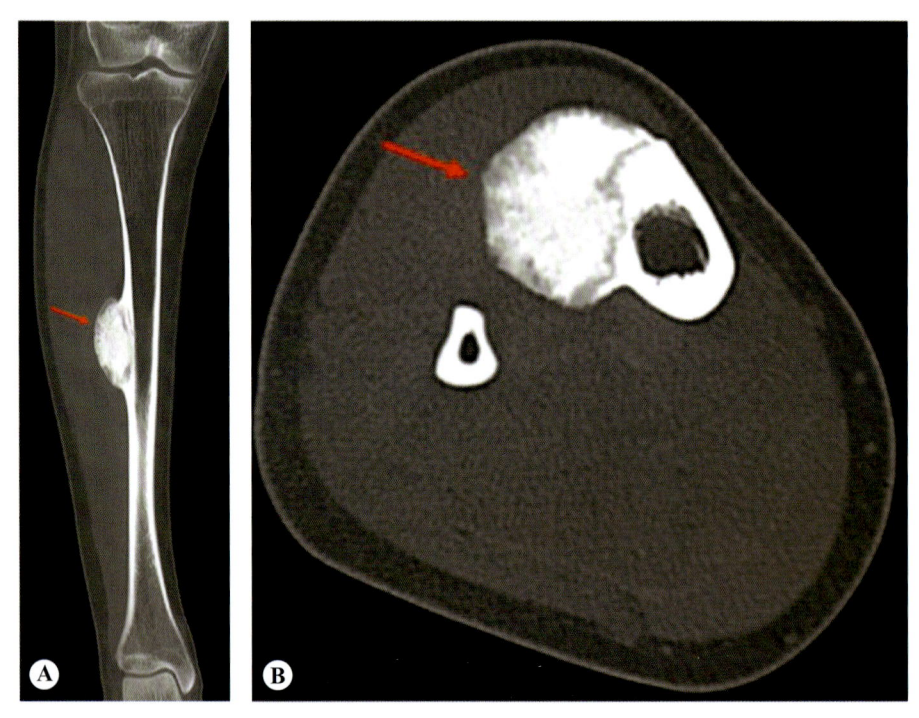

▲ 图 27-3　A. CT 多平面重建（MPR）；B. CT 显示骨肿瘤位于皮质表面

瘤胫骨节段进行环周广泛分离，并将其浸入液氮中，然后作为在体自体胫骨远端移植物回植。

4. 通过对自体骨回植进行复位和固定来完成骨缺损部位骨重建。

5. 由于没有新辅助治疗来帮助改善局控。应确保手术切缘充分（阴性切缘），以应对所有重建后挑战。

6. 这种生物重建方法将确保安全、经济地保留肢体，具有完美的解剖复位和合理的移植物愈合时间。

7. 患者还将受益于液氮处理所产生的其他效用，如低温免疫效应。

五、基本原则

1. 患者仰卧位，患侧靠近手术台一侧，以便在接受液氮处理时，患肢可以很容易地浸入液氮中。此外，患者使用了胸部束缚装置，以确保在患肢因在体冷冻而处于扭曲时，身体不会从手术台上摔下。将上肢置于远离身体的位置，以便于在手术过程中，助手可轻松握住手术单（图 27-9）。

2. 在胫前肌上方沿胫骨轴线做皮肤切口，以避免手术创口愈合问题。切口的设计是为了将活检通道与肿瘤一起切除，并且该切口需要确保可以通过一期皮肤缝合（图 27-10）。

3. 在被浸泡液氮中的区域远端约 10cm 处进行腓骨截骨，腓骨截骨在腓骨韧带近端（距腓骨尖端 5cm 以上）水平进行，以防止将来发生腓骨脱位问题，腓骨截骨术使用一个小切口就可以（图 27-11）。

4. 使用高温蒸汽对用于液氮处理的杜瓦瓶进行灭菌处理，并将其置于远离手术场地的无菌工作台。液氮首先剧烈蒸发，需要小心地分批倒入，直至容器中的液位保持稳定（图 27-12）。活检道与肿瘤一起切除，活检道上切除的皮肤可能很容易剥离，需要缝合到下层筋膜上（图 27-13A）。

5. 通过广泛的肿瘤切除边缘进行手术显露。计划在液氮中进行低温处理的区域上的骨膜应保持完好，但显露在外面的正常胫骨上的骨膜使用骨膜剥离器小心地剥离并保存（图 27-13B 和 C）。

6. 肿瘤近端水平行胫骨截骨术（图 27-14），V 形截骨术更容易防止重建后旋转错位，也增加了骨融合的接触面积。

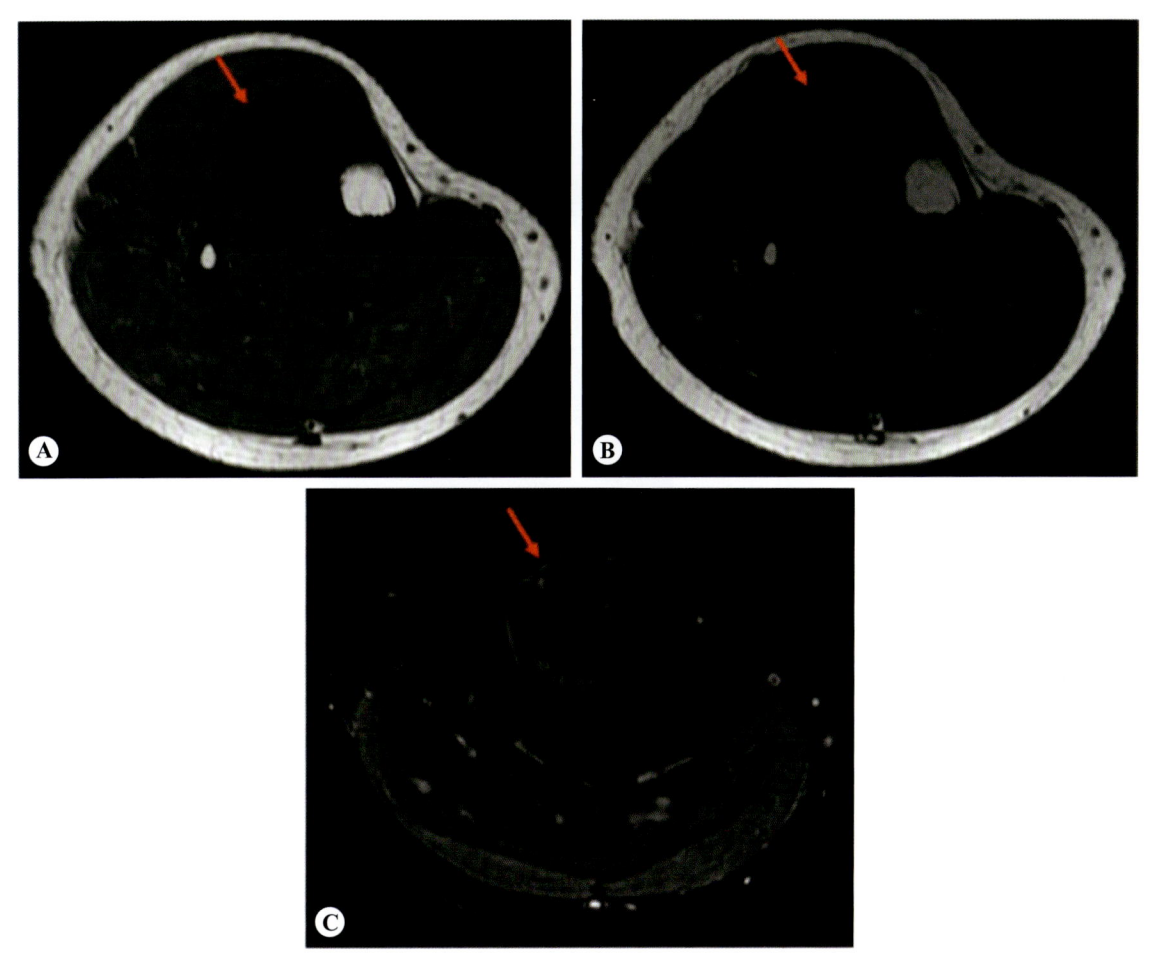

▲ 图 27-4 A. T₁WI MRI；B. T₂WI MRI；C. T₂WI 脂肪抑制 MRI 图像。骨髓信号正常

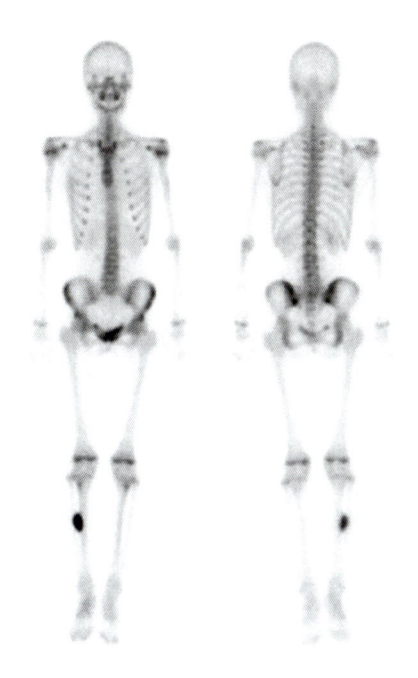

▲ 图 27-5 骨扫描，右胫骨近端可见高摄取

7. 分离截骨区周围软组织，使用牵开器以保护后方神经血管组织。

8. 行胫骨截骨术后，抬高胫骨，行后方软组织剥离（图 27-15A）。抬高荷瘤骨，瘤段周围保留一层薄的正常组织袖套一起进行广泛切除（图 27-15B）。

9. 如后述（图 27-16 至图 27-20）中详细描述的那样，对荷瘤骨段实施在体冷冻。

10. 完全解冻该段自体移植物，对胫骨近端和回收得到的经处理荷瘤骨段进行坚强固定。

六、治疗期间照片

见图 27-9 至图 27-23。

七、技术要点

1. 可以使用摆锯实施截骨术，但本机构选择

骨肿瘤手术学：病例图解

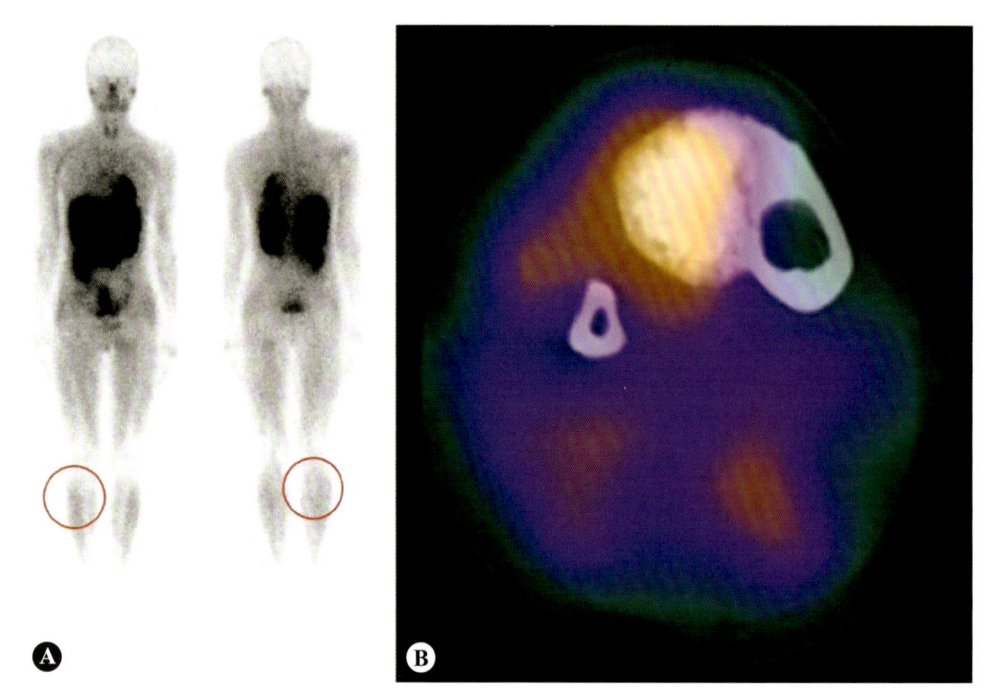

▲ 图 27-6　铊显像图
A. 完整图像；B. SPECT-CT 显示右侧胫骨近端皮质观察到少量摄取

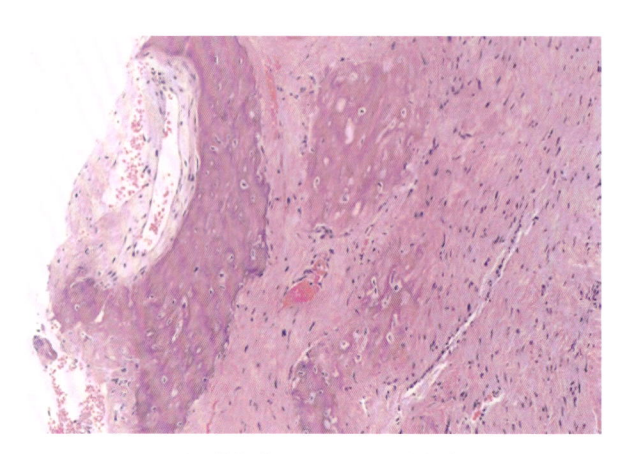

▲ 图 27-7　组织学检查，通过活检样本诊断为骨旁骨肉瘤（低度恶性骨肿瘤）

使用 T 形线锯。首先使用 1.2～1.4mm 克氏针沿 V 形（图 27-14A）的顶端做一骨孔，通过该孔插入 T 形线锯（图 27-14B）。如果已经在胫骨上标示出了截骨线，那么按照计划"路线"进行截骨最佳（图 27-14C），并且使用 T 形线锯还可以有效降低骨丢失量（图 27-14D）。

2. 进行在体冷冻时，需要极其小心以防止导致软组织冻伤。首先，所有用于冲洗液氮浸泡骨段的水要马上清除，在条件允许的情况，胫骨远端可以使用吸水棉进行处理（图 27-16A），然后对软组织使用 Esmarch 橡胶带进行完全包裹，以防发生软组织冻伤（图 27-16B）。除此之外，在肿瘤刮除或液氮处理期间，应在同侧大腿使用止血带以防止潜在转移。另外，还要使用数层带孔的大型医用手术布单对其进行覆盖，并且这些孔需要使用无菌胶带仔细封住底部（图 27-16）。

3. 进行肿瘤刮除和在体冷冻前，没有被污染（非肿瘤）侧的助手（图 27-16D，红星号）必须小心地握住患肢，以防止荷瘤骨接触手术单表面。在图 27-16D 中，左侧（肿瘤侧）为污染侧，右侧（非肿瘤侧）为非污染侧。有必要用大型医用手术布单将两侧工作的外科医生严格分开（图 27-16D）。站在受污染侧的助手需要防止手术床单接触到荷瘤骨，并覆盖手术区域，以防止肿瘤组织发生散落。

4. 必须使用止血带。并且在肿瘤刮除期间，外科医生应轻轻地对髓腔进行刮除，务必始终保持谨慎，以确保刮匙插入深度没有超出术前计划深度（图 27-17A），在此过程中，于非污染侧握

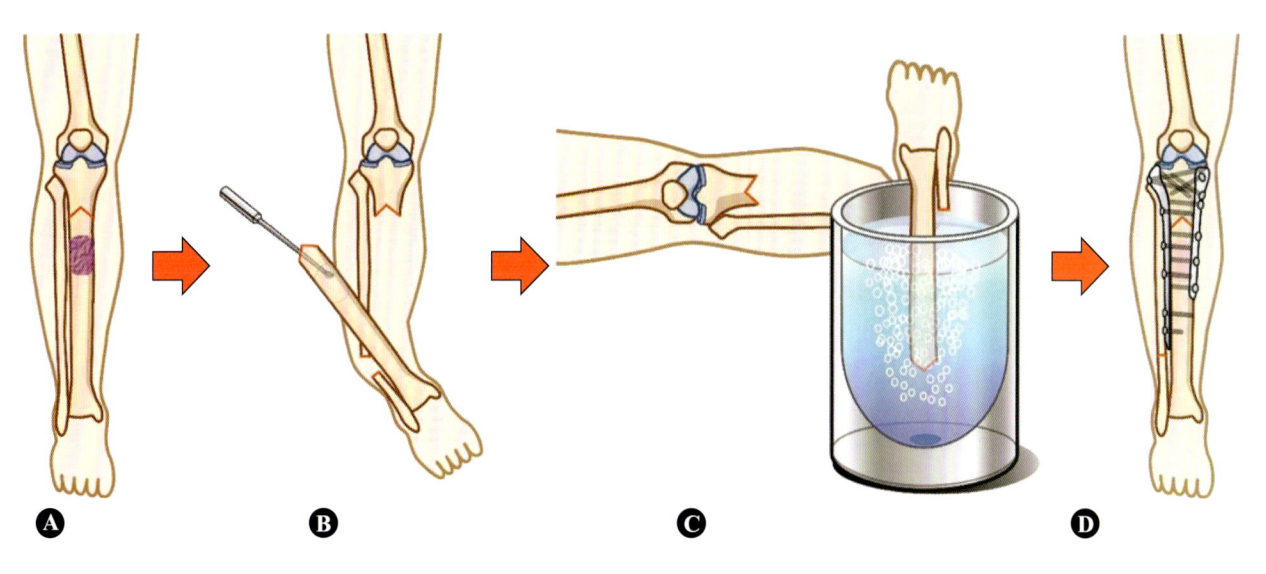

第27章 胫骨近端生物重建（一）：在体冷冻自体骨

▲ 图 27-8 胫骨近端在体冷冻示意

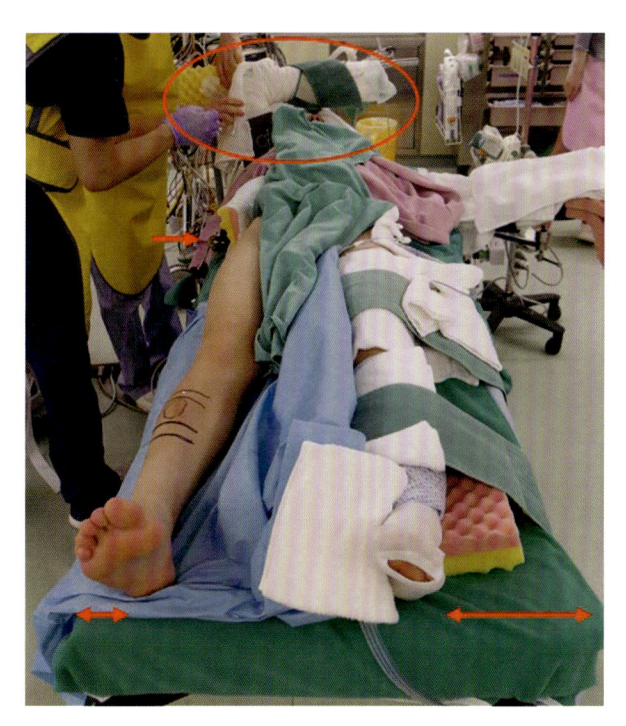

▲ 图 27-9 患者仰卧位，患者身体固定在手术台上，向患侧倾斜

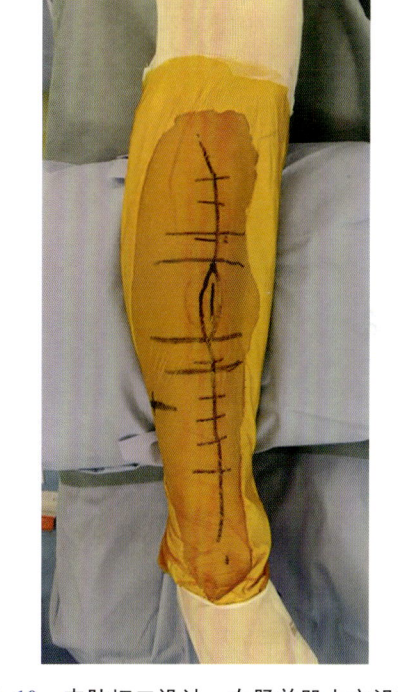

▲ 图 27-10 皮肤切口设计，在胫前肌上方沿胫骨轴线做皮肤切口，设计可以便于切除活检通道

住患肢的助手必须谨慎确保腿部与地面平行（图27-17A）。

5. 液氮处理前，使用克氏针钻一些小孔，以防止骨折（图 27-17B）。如果发现肿瘤存在软组织侵犯，则使用摆锯或骨凿切除多余肿瘤组织。在处理过程中，外科医生助手必须确保手术单不

会与抬起的骨发生接触，以避免散落肿瘤组织对手术视野造成污染（图 27-17C）。

6. 使用无菌剪刀去除负责将受污染区域与未受污染区域隔开的大型医用手术布单。由右侧助手（图 27-18）铺一块新的大型医用手术布单，以防止发生污染（图 27-18）。

229

骨肿瘤手术学：病例图解

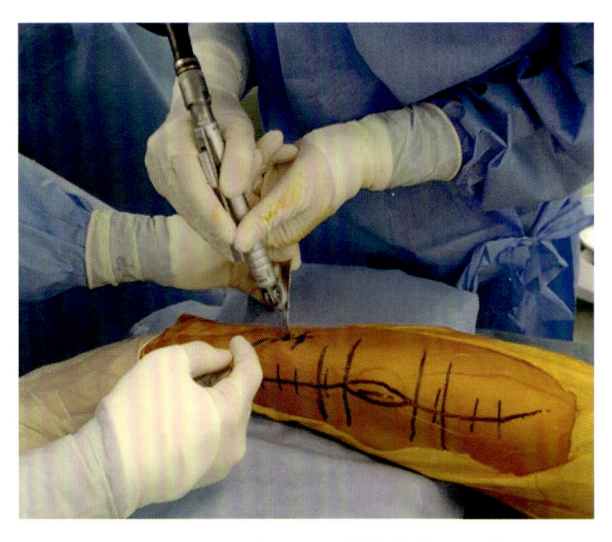

▲ 图 27-11 腓骨截骨，腓骨截骨术采用小切口

7. 需要指出的是，污染侧（肿瘤侧）外科医生在每次拆除医用手术布单后，都需要更换手术手套。在在体冷冻过程中，需要升高手术台，助手从未受污染的一侧握住患肢，扭转并缓慢放下腿部，然后将荷瘤骨段浸入液氮中。一开始，液氮会剧烈沸腾，因此应防止其散落在手术单上造成冻伤。必须始终提醒非污染侧负责支撑患肢的助手和站在污染侧的助手防止被抬起的骨组织接触到医用手术布单（图 27-19A）。

8. 液氮冷冻过程中，向杜瓦瓶中添加一些液氮，以确保冷冻充分，即确保浸入深度与计划深度相一致。正常情况下，液氮可以冻结骨表面以下 3cm 厚的骨组织。需要偶尔将手指放在手术床

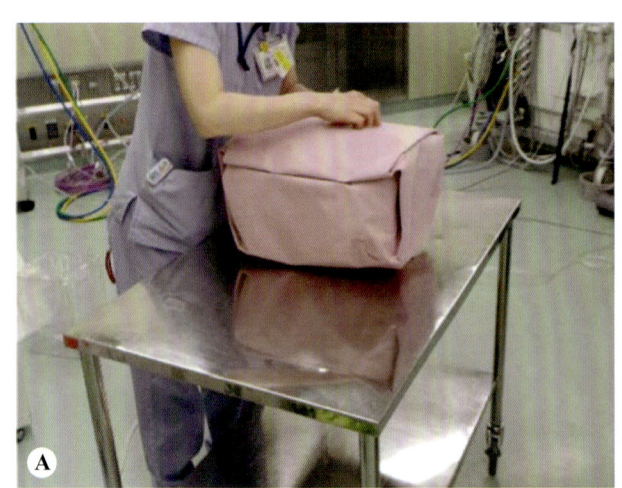

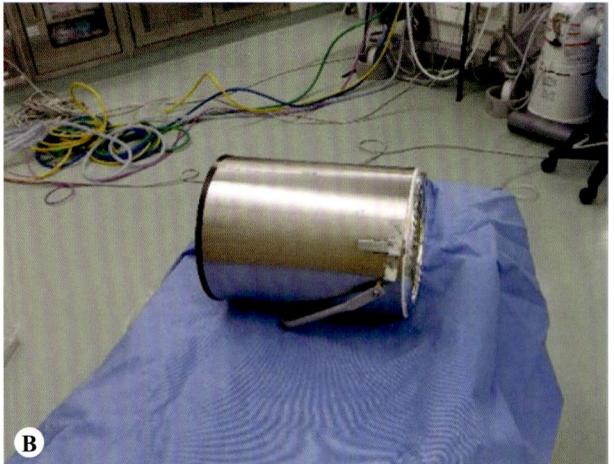

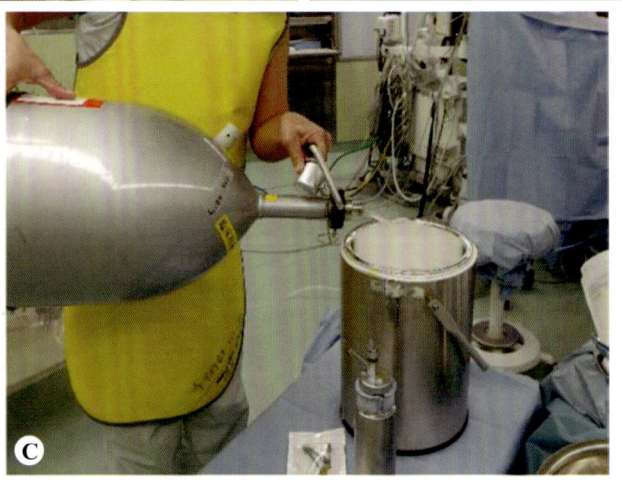

▲ 图 27-12 杜瓦瓶准备
A. 使用高温蒸汽对杜瓦瓶进行灭菌处理；B. 准备另一张消毒工作台；C. 在向杜瓦瓶中倾倒液氮时，要小心液氮沸腾，应分批缓慢倒入，直至容器中的液位保持稳定

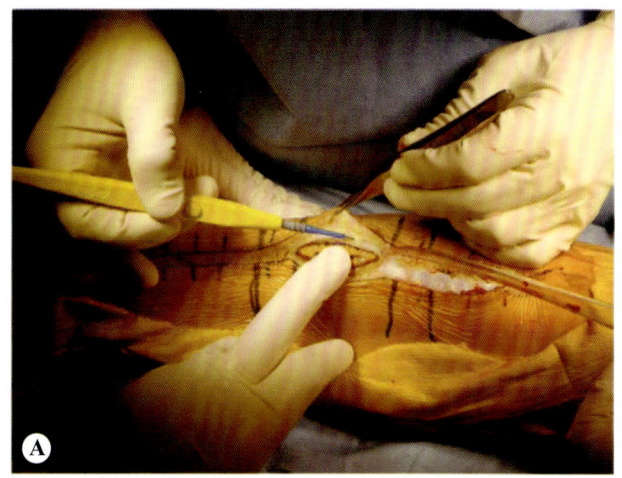

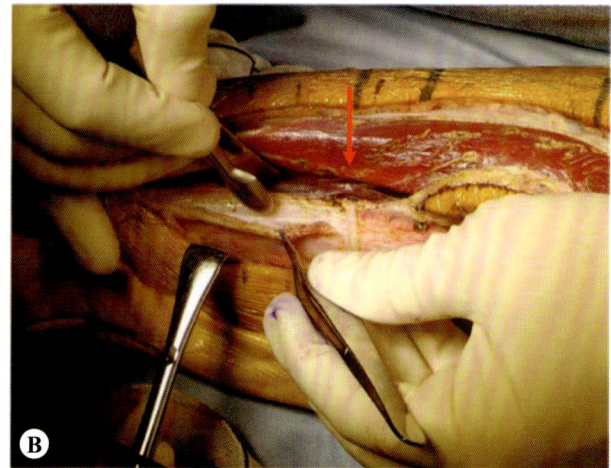

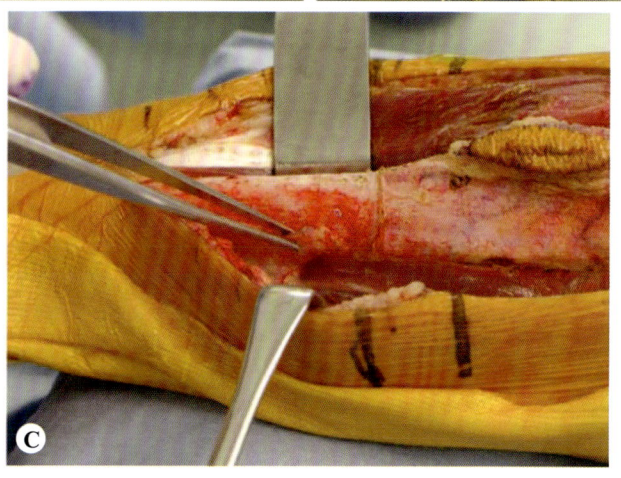

第27章 胫骨近端生物重建（一）：在体冷冻自体骨

▲ 图 27-13 手术显露
A. 仔细手术显露属于一个必要环节，不能剥离活检入路部位的皮肤；B. 使用剥离子小心地剥离保留远端骨膜，红箭示液氮处理的边界；C. 液氮治疗区域上方的骨膜残留在骨上

单和隔热容器的边缘之间，以防止发生冻伤（图27-19B）。在经过液氮处理 20min 后，将手术台恢复到水平位置，并将处理后的胫骨段从杜瓦瓶中小心取出。

9. 完成这一步骤后，必须防止经过处理的胫骨段被肿瘤组织污染。由位于非污染区且负责支撑患肢的助手（图 27-19C，1 个红星号）对处理后的胫骨段进行再处理，使其与地板保持平行，而位于污染区域的助手（图 27-19C，2 个红星号）负责确保手术单表面不会与经过处理的胫骨段相接触（图 27-19C）。然后由外科医生使用新剪刀剪下大型医用手术布单，之后逐层取下。在此期间，位于污染侧的外科医生必须防止外科手术单与已经经过处理过的胫骨段发生接触（图27-

19D）。

10. 取出所有大型手术布单后，将经过液氮处理的胫骨段在室温下解冻 15min。在此期间，污染（肿瘤）侧外科医生必须再次洗手（图 27-20）。然后将经过预解冻的胫骨段使用温蒸馏水进一步解冻 15min（图 27-21A）。最近，本团队使用聚维酮碘（0.35%）+ 蒸馏水混合体系来进行进一步解冻，由于蒸馏水温度会随时间推移而降低，因此在复温过程中需要更换 2~3 次水（图27-21B），使用蒸馏水处理后，得到的胫骨段的情况与正常胫骨之间无差异（图 27-22A）。

11. 通常采用双钢板固定技术进行最终内固定。经液氮处理后的骨组织的活力可以随着时间的推移慢慢恢复，整个恢复可能需要长达几年的

231

骨肿瘤手术学：病例图解

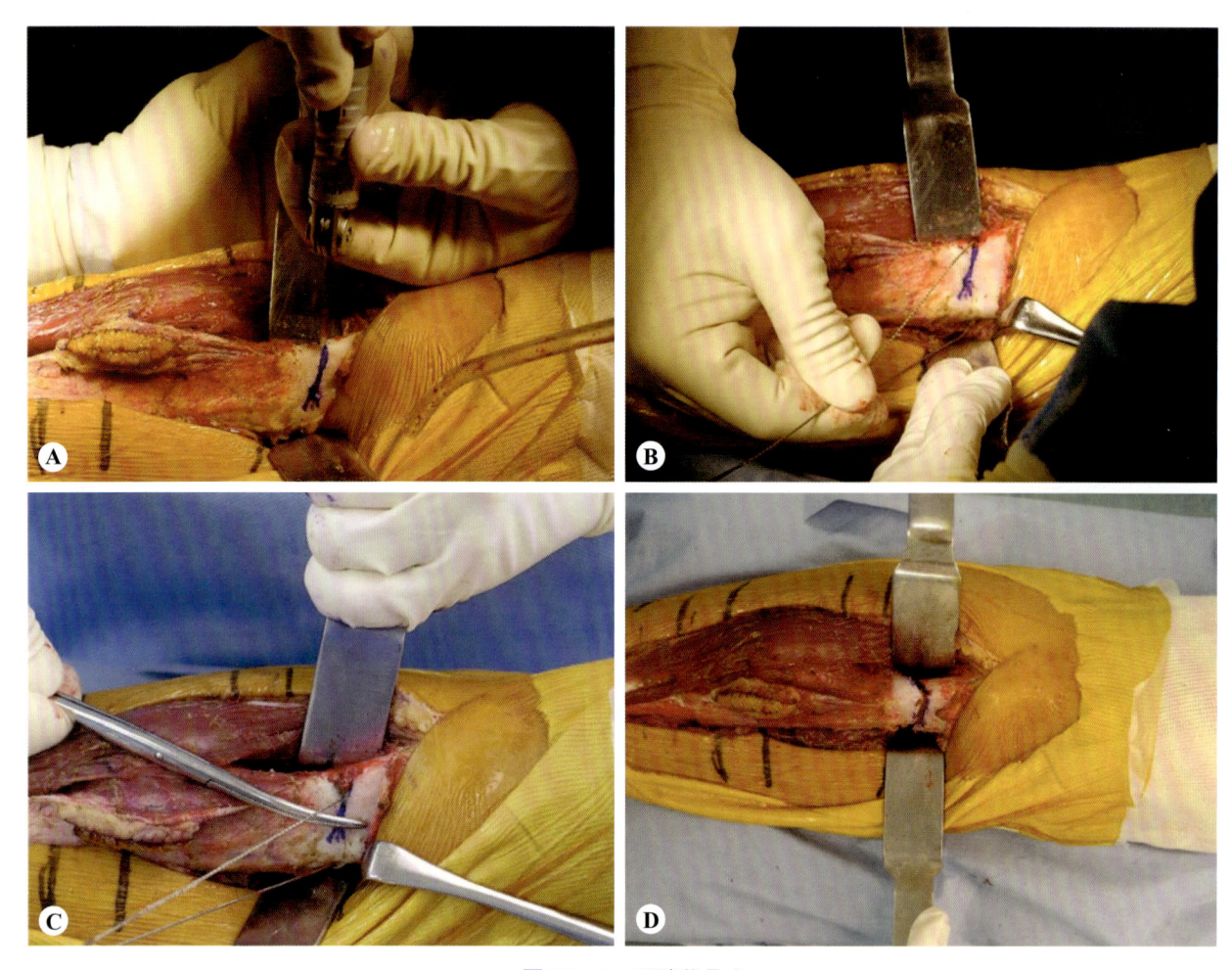

▲ 图 27-14 近端截骨术
A. 对于近端截骨术，克氏针在顶端做骨隧道，通过该孔插入 T 形线锯；B. 推荐使用 V 形截骨术；C. 截骨时不能损伤皮肤；D. 截骨后

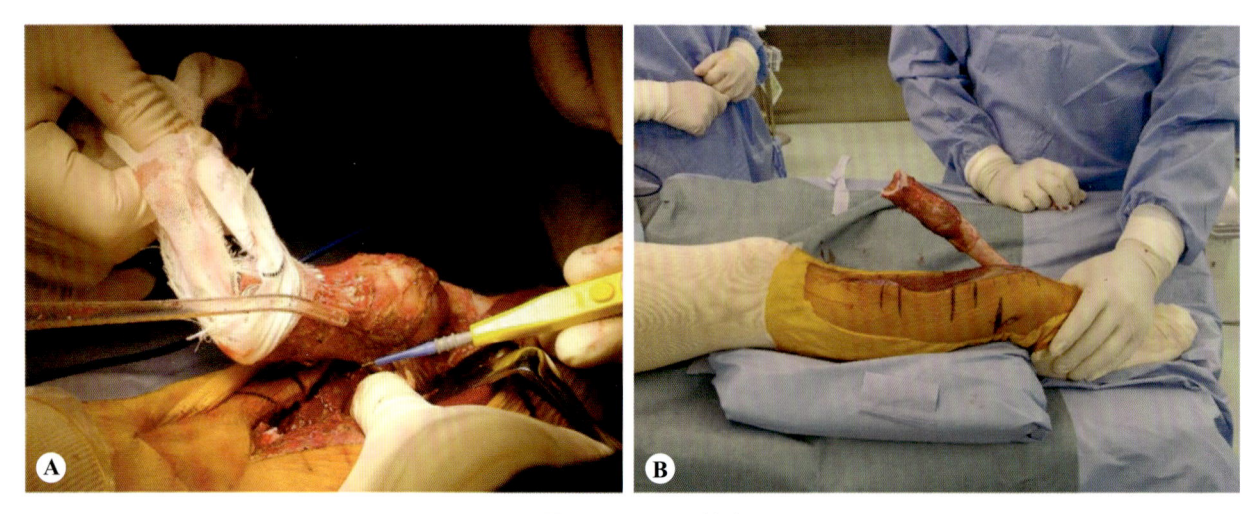

▲ 图 27-15 胫骨抬高
A. 近端截骨后，仔细切开肌肉的后部，以抬高胫骨；B. 在体胫骨瘤段制备完成后，肿瘤上覆盖着薄层正常组织

232

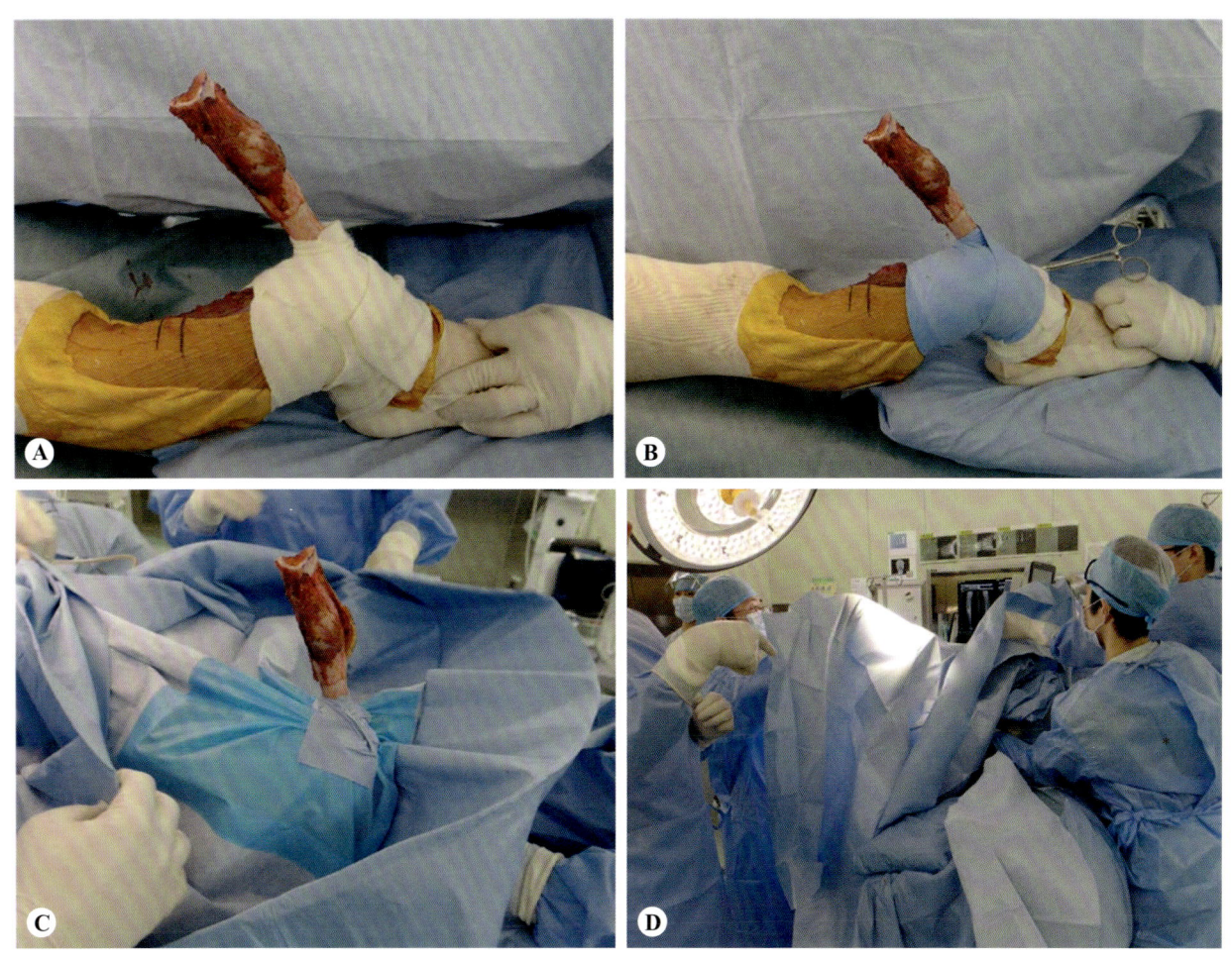

第27章 胫骨近端生物重建（一）：在体冷冻自体骨

▲ 图 27-16 在体冷冻准备

A. 在进行液氮浸泡前，必须清除胫骨上存在的任何用于清洗的水；如果条件允许胫骨远端可以使用吸水性材料进行处理；B. 然后对软组织使用 Esmarch 橡胶带进行完全包裹，以防发生软组织冻伤；C. 使用几个带孔的大型医用手术布单对其进行覆盖；D. 左侧为肿瘤侧（受污染），右侧为手术侧（未受污染），保持腿部水平很重要（红星号）

时间。因此，经过液氮处理的胫骨段必须使用双钢板固定，为避免发生应力集中和断裂，一般需要对钢板尖端位置进行调整（图 27-22B）。

12. 实施接骨术后，置入引流管，并闭合伤口（图 27-23）。一些患者术后 2~3 周也可持续观察到坏死组织渗出物，不过随着时间的推移，这种情况会逐渐得到改善，因此没有必要长时间留置引流管，如果留置引流管过长，那么可能会导致局部感染出现。

八、临床随访和影像学照片

该患者于手术后几天开始主动膝关节活动训练和部分负重锻炼，术后 5 个月允许完全负重（图 27-24）。

九、并发症的预防和处理

1. 使用 T 形线锯行截骨术以尽可能减少骨量丢失，可确保自体移植界面完美的解剖学匹配，良好的复位质量对于避免骨愈合问题极其重要。

2. 避免软组织因液氮冻伤，必须格外小心地对患者进行覆盖保护。

3. 在使用在体冷冻技术对自体瘤骨进行处理的过程中，一定要注意防止手术野被残留肿瘤组织污染，因为这种污染可能会导致局部复发，在刮除和切除肿瘤组织时，应谨慎处理和遮盖肢体。

233

骨肿瘤手术学：病例图解

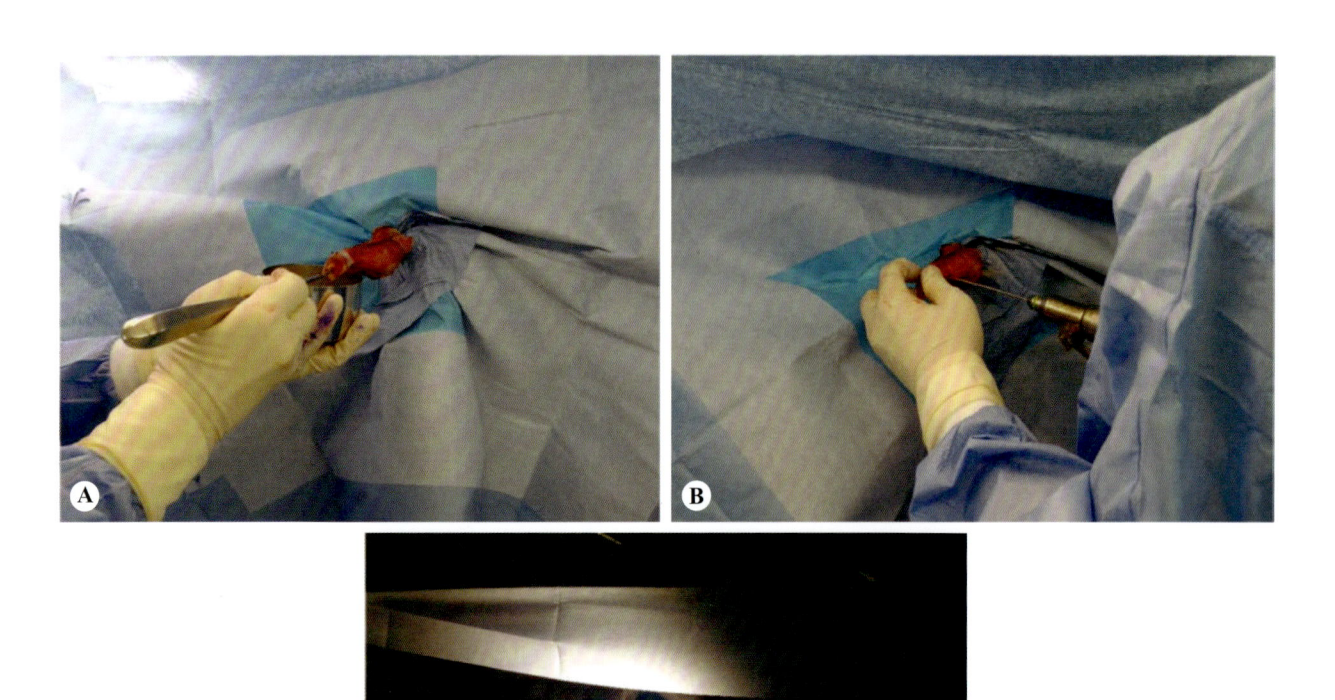

▲ 图 27-17　肿瘤切除
A. 在同侧大腿使用止血带以防止潜在转移，小心切除髓内肿瘤组织；B. 为了防止骨折，可以使用克氏针钻出 2 个或 3 个小孔；C. 使用骨凿去除皮质外肿块

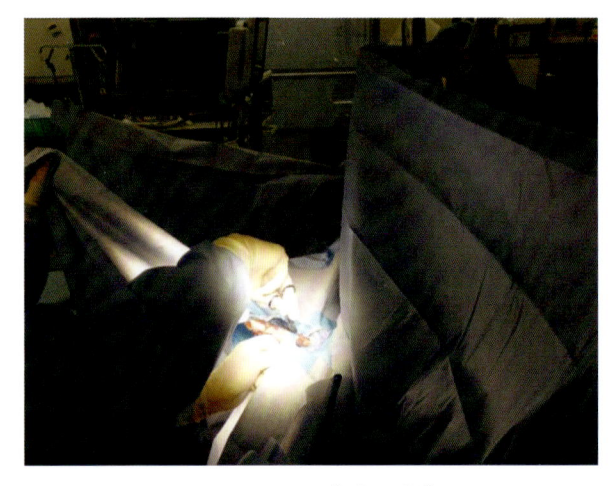

▲ 图 27-18　移除手术单
小心取下最上面的外科手术单，外科医生需要小心防止蒂部接触到第二层手术单表面

4. 同侧大腿使用止血带，在对髓腔进行刮除时，医生务必始终保持谨慎，以确保刮匙插入深度没有超出术前计划深度，这对于避免全身转移或跳跃性转移而言十分重要。

5. 液氮处理前，使用克氏针钻出一些骨孔，以防止骨折。

6. 必须非常小心，以确保冷冻范围与计划相一致，以避免残留肿瘤活细胞，同时也可以避免发生不必要的骨损伤。

7. 解冻时蒸馏水中可以添加聚维酮碘，有助于预防感染相关并发症。

8. 强烈建议采用双钢板进行坚强固定，以有效避免移植物发生断裂。

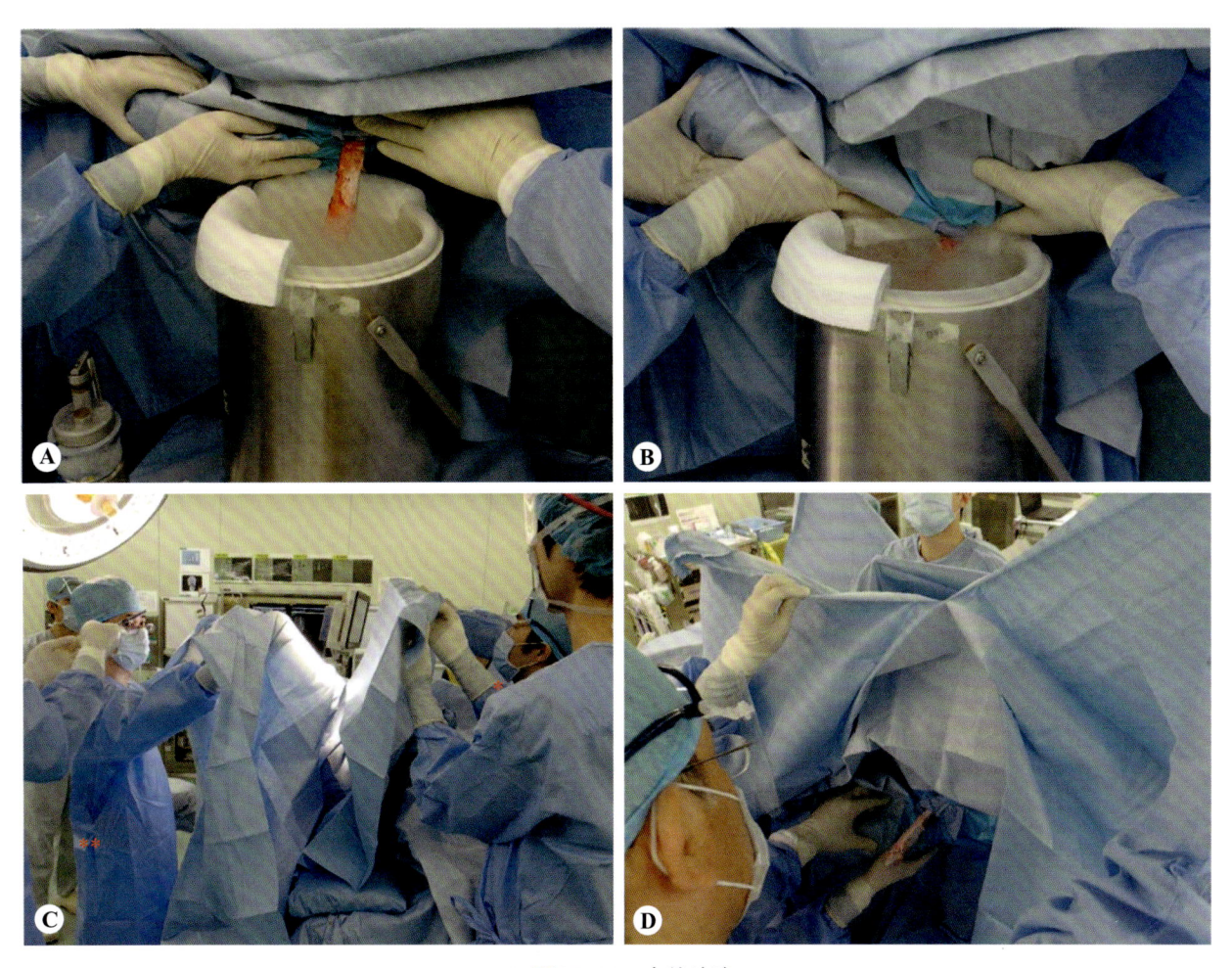

第27章 胫骨近端生物重建（一）：在体冷冻自体骨

▲ 图 27-19 在体冷冻

A. 将胫骨段缓慢浸入液氮中；B. 需要偶尔将手指放在手术单和隔热容器的边缘之间，以防止发生冷损伤；C. 冷冻后，应小心地取下外科手术单。由位于非污染区且负责支撑患肢的助手（1 个红星号）对处理过的胫骨段进行处理，使其与地板保持平行，而位于污染区域的助手（2 个红星号）负责确保手术单表面不会与处理后的胫骨段接触；D. 外科医生需要确保手术单表面不会与经过处理的胫骨段接触

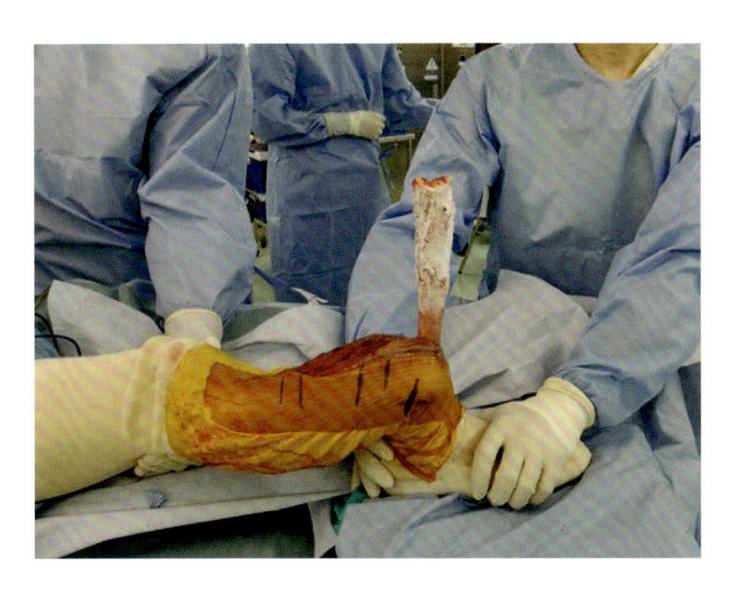

◀ 图 27-20 室温下解冻，将经过液氮处理的胫骨段在室温下解冻 15min

235

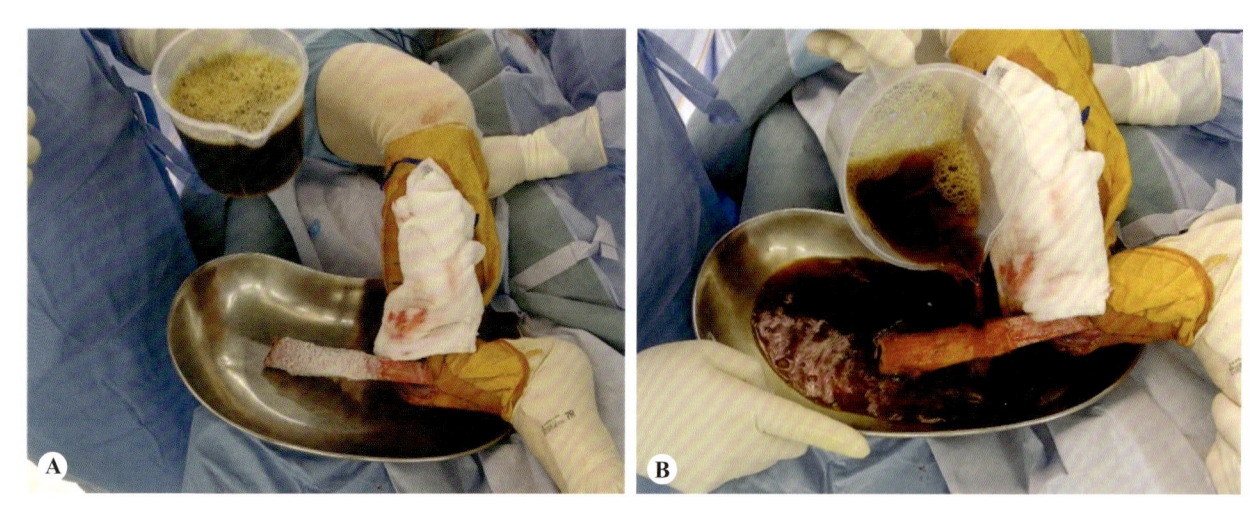

▲ 图 27-21 蒸馏水中解冻
A. 胫骨段在温蒸馏水中解冻，有时会向其中加入聚维酮碘；B. 复温过程中需要更换 2~3 次水

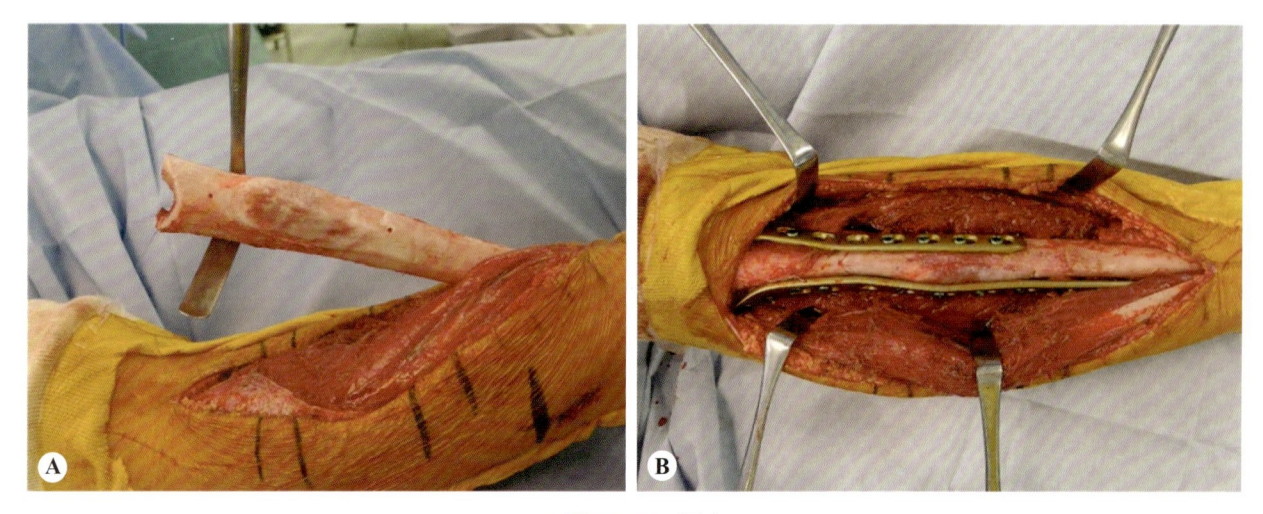

▲ 图 27-22 固定
A. 解冻后的胫骨段；B. 使用双钢板固定技术进行坚强固定

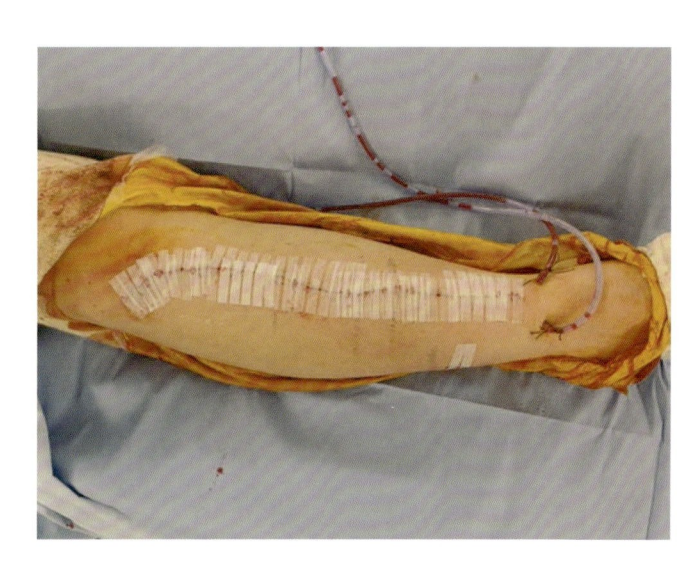

◀ 图 27-23 皮肤缝合，留置引流管并进行皮肤缝合

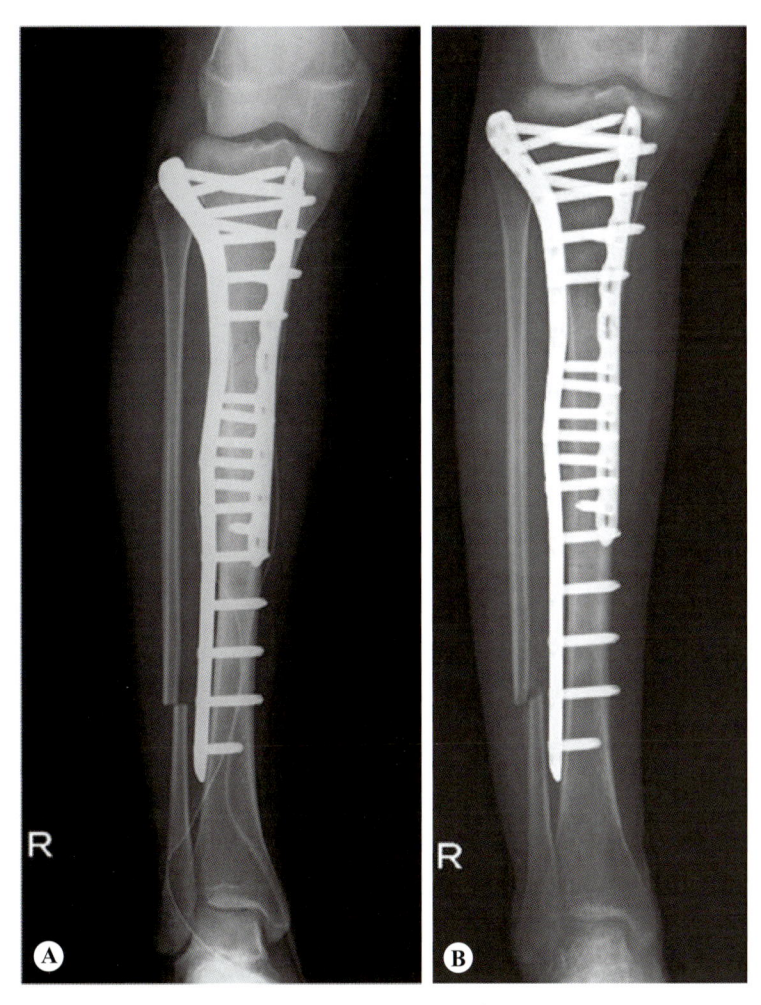

▲ 图 27-24　X 线片
A. 手术后即刻见截骨线；B. 手术后 5 个月，截骨线逐渐模糊，逐渐实现骨愈合

参考文献

[1] Sakayama K, Tsuchiya H, Fujibuchi T, et al. Pathological findings of an autograft containing osteosarcoma treated by liquid nitrogen retrieved 2 years after implantation. J Orthop Sci. 2006;11: 655-6.

[2] Tanzawa Y, Tsuchiya H, Shirai T, et al. Histological examination of frozen autograft treated by liquid nitrogen removed after implantation. J Orthop Sci. 2009;14:761-8.

[3] Yamamoto N, Inatani H, Shirai T, et al. Histological study on liquid nitrogen-treated tumor-bearing bone of the proximal femur excised eight years after transplantation. Low Temp Med. 2012;38:5-8.

[4] Yamamoto N. Experimental study for reconstruction using liquid nitrogen treated tumor bearing bone. Juzen Gakkaishi. 2000;109:193-202.

[5] Yamamoto N, Tsuchiya H, Tomita K. Effects of liquid nitrogen treatment on the proliferation of osteosarcoma and the biomechanical properties of normal bone. J Orthop Sci. 2003;8:374-80.

[6] Tsuchiya H, Wan SL, Sakayama K, et al. Reconstruction using an autograft containing tumour treated by liquid nitrogen. J Bone Joint Surg Br. 2005;87:218-25.

[7] Igarashi K, Yamamoto N, Shirai T, et al. The long-term outcome following the use of frozen autograft treated with liquid nitrogen in the management of bone and soft-tissue sarcomas. Bone Joint J. 2014;96-B:555-61.

[8] Tsuchiya H, Nishida H, Srisawat P, et al. Pedicle frozen autograft reconstruction in malignant bone tumors. J Orthop Sci. 2010;15:340-9.

[9] Shimozaki S, Yamamoto N, Shirai T, et al. Pedicle versus free frozen autograft for reconstruction in malignant bone and soft tissue tumors of the lower extremities. J Orthop Sci. 2014;19: 156-63.

[10] Yamamoto N, Hayashi K, Tsuchiya H. Progress in biological reconstruction and enhanced bone revitalization for bone defects. J Orthop Sci. 2019;24:387-92.

第 28 章 胫骨近端生物重建（二）：骨骺牵张术

Biological Reconstruction of the Proximal Tibia — II :Distraction-Epiphysiolysis Before Resectioning of the Tumor

Blanca Vázquez-García Mikel San-Julián 著

一、简要病史

2003 年，一名 4 岁的女孩因左膝关节持续疼痛和肿胀，被诊断为左胫骨近端尤文肉瘤来我科就诊。此前，外院曾建议截肢，在我们这里她接受了标准化疗方案的治疗，反应良好。X 线片显示胫骨近端的干骺端有硬化区伴骨膜反应，无转移灶。MRI 显示干骺端病变伴软组织肿块形成，但骨骺并未受累，这使得该患者适合使用 Cañadell 技术[1,2]。经过新辅助化疗，软组织肿块消失。

二、术前影像

见图 28-1。

三、术前问题汇总

需要确定以下内容：①关节是否受累？②骨骺是否无肿瘤累及？③伸膝装置有没有受累？④骺板在术后还能继续生长吗？⑤考虑到术后可能的并发症，保留该侧肢体是否值得？

四、治疗策略

1. 第一阶段：放置单侧外固定支架牵引骨骺，以每天 1mm 的速度牵引，直到骺板分离（通常 8～10 天），这一阶段无须住院。我们通常会告知家长患者会有疼痛，并在放置外固定支架后 10～15 天安排随访 X 线片检查和手术。

2. 第二阶段：切除和生物重建。经骨干截骨完成整块的瘤段切除，并用对侧的非带血管蒂的自体胫、腓骨移植完成重建。保留关节、伸膝装置和骺板，用原外固定支架固定移植骨。

五、基本原则

1. 某些情况下，骺板可以成为肿瘤扩散的屏障。

2. 术前 MRI 检查对于制订术前计划至关重要。影像学检查对于评估骨骺和骺板是否受累是非常可靠的方法。

3. 由于骺板位于胫骨结节的下方，髌腱的附丽点被保留。

4. 外固定支架的护理需要患者家庭的配合。

5. 48h 内开始康复锻炼。

六、治疗期间临床和影像学照片

见图 28-2 至图 28-5。

七、技术要点

（一）外固定[3]

1. 根据骨骼大小选择克氏针及外固定支架。

第28章 胫骨近端生物重建（二）：骨骺牵张术

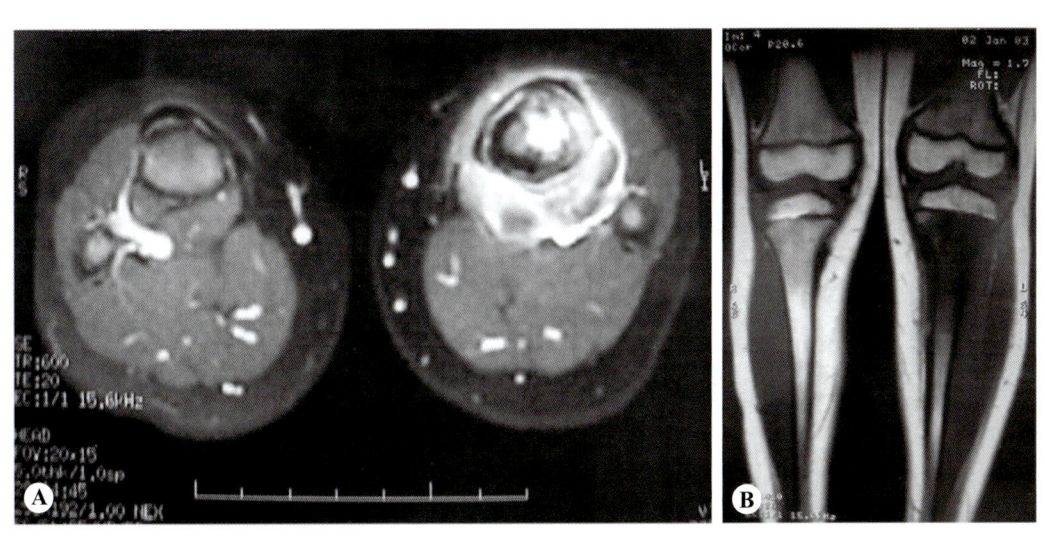

▲ 图 28-1　A. MRI 显示左侧近端干骺端尤文肉瘤，伴巨大软组织肿块形成；B. 肿瘤与骺板接触但未穿过骺板，新辅助化疗后软组织肿块消失

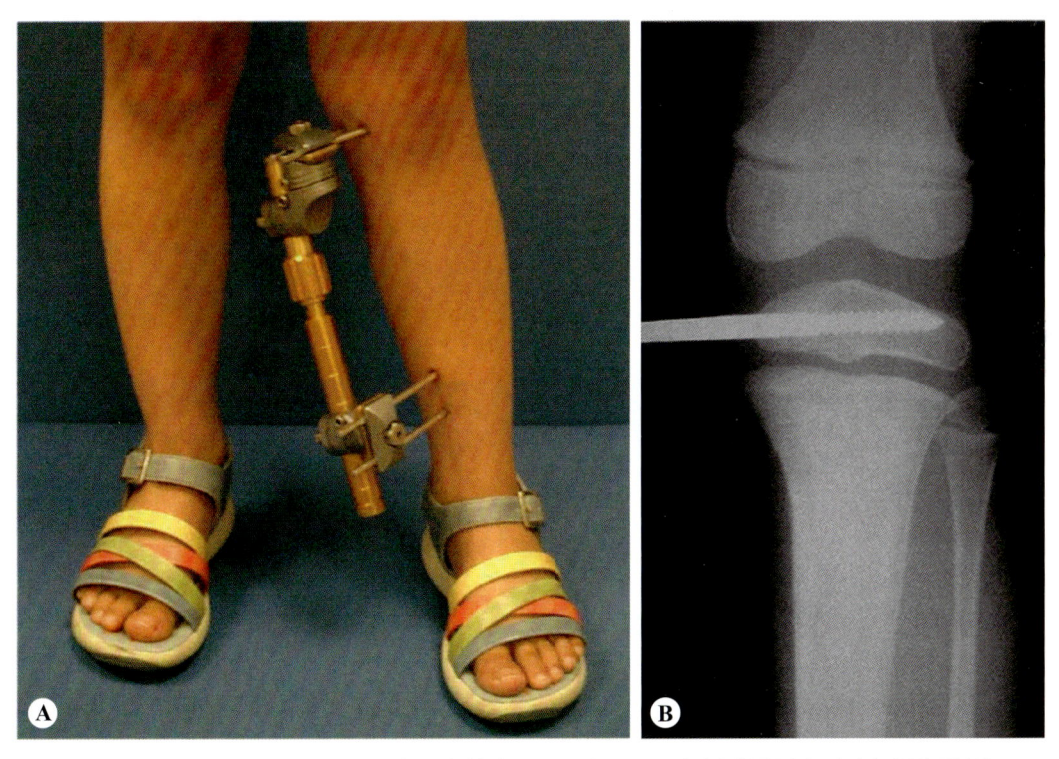

▲ 图 28-2　外固定支架固定，在切除肿瘤前将骨骺分离，两颗钉插进骨骺内（避免损伤骺板），另外两颗插在骨干（应远离肿瘤）。以每天 1mm 的速度牵引，8～10 天后即可实现骨骺分离

2. 外固定支架常规放置在胫骨内侧：必须在透视下打入骨骺针，避开骺板和肿瘤，骨干的针应放在远离肿瘤的地方，我们常规使用的是施氏针。在这一病例中，术后未进行化疗。大多数使用 Cañadell 技术的病例需要固定 10～15 天。

3. 由于牵引距离通常为 1cm，因此没必要对近端胫腓关节进行额外的手术。

4. 根据 Salter 和 Harris 的分类，牵引速率（每天 1mm）是实现 I 型骨骺分离的关键[4, 5]。

239

骨肿瘤手术学：病例图解

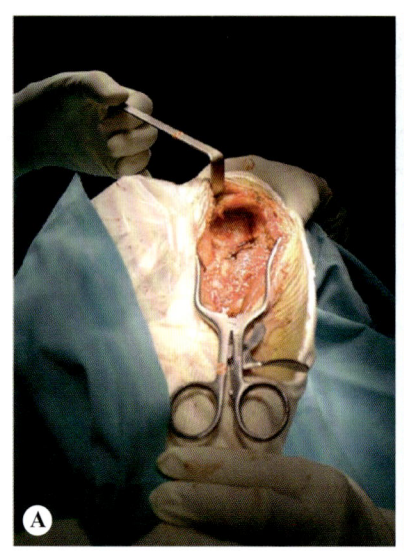

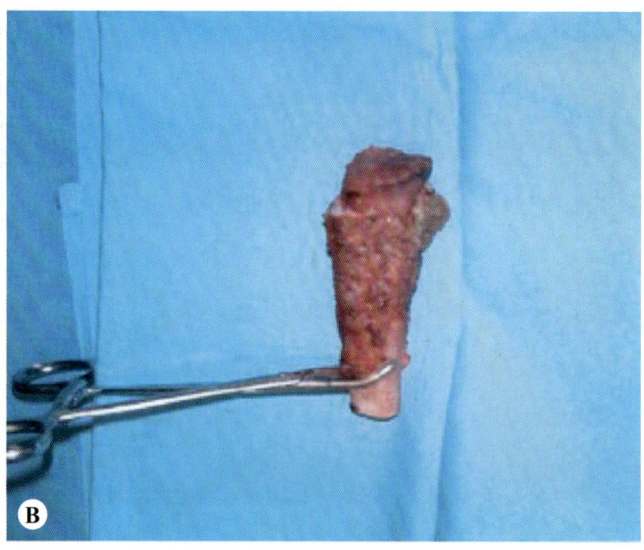

▲ 图 28-3　术中肿瘤切除照片，骨干截骨将瘤段完整切除，只需用刀切开软骨膜。干骺端的一薄层骺板是切除的安全边界，大多数骨骺仍与患者体内的骨骺连在一起，随后的组织病理学分析显示肿瘤组织 100% 坏死，术前未接受放疗

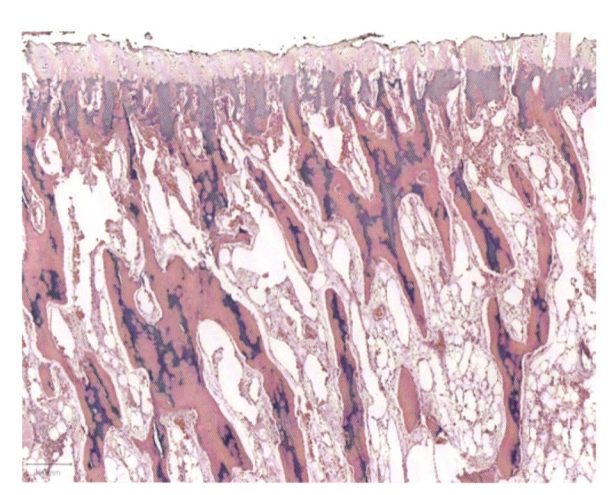

▲ 图 28-4　近端切除边缘的组织学分析。从上到下依次为印第安墨汁、覆盖在干骺端的薄层骺板（边缘宽）、钙化区、典型的疏松纤维组织，这些都是尤文肉瘤对新辅助化疗反应良好的特征性表现

（二）切除

近端"截骨"已经通过牵拉完成，只需要进行骨干截骨。大部分骺板与骨骺保留了下来。根据定义，覆盖干骺端的薄层骺板（健康组织）是安全边界。

（三）重建

1. 在长期随访中，对于像这样的小体积肿

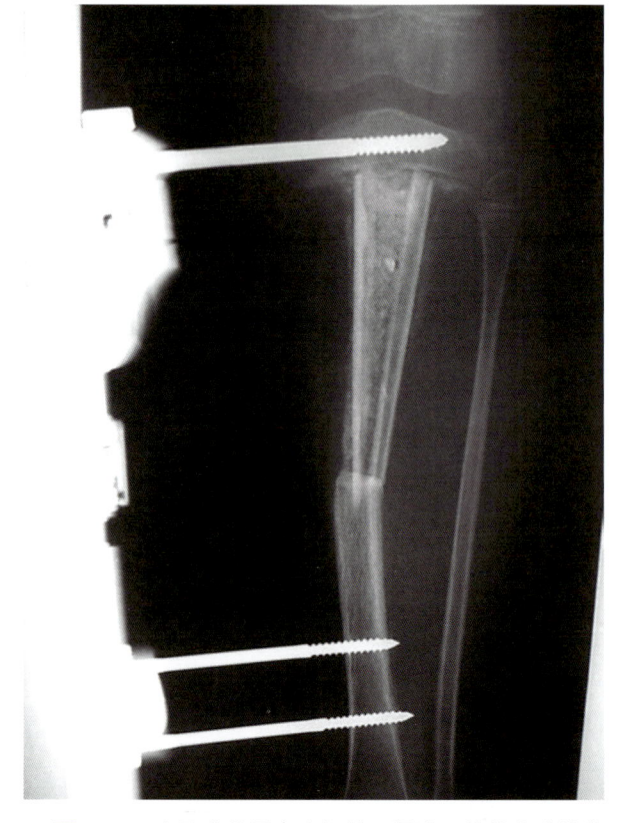

▲ 图 28-5　在取出外固定支架前，通过 X 线检查确认移植骨愈合。用对侧下肢的自体胫腓骨进行重建，并使用相同的外固定支架临时固定。患者继续使用外固定支架 4 个月，直到移植骨愈合。在这短短的时间内可以看到在保留的骺板和供骨区形成了新生骨痂

240

瘤，自体骨移植是最好的选择。儿童的供区可以自行重塑。

2. 单一的前外侧切口即可获得移植骨。轻柔操作以保持骨膜的完整可帮助供区再生。腓骨内侧 1/3 的截骨和胫骨外 1/3 的骨窗切除完成后，两处的骨头都将自行重建而无须干预，不需要石膏固定并可以局部负重练习。

3. 使用相同的固定装置，既用于牵引骺板，也用于稳定重建直至移植物愈合，从而避免了骨性融合导致的生长板损伤[6]。在这个病例中，手术是在化疗结束时进行的，从而减少针道感染的可能性。在许多其他病例中，用 2 枚克氏针固定骨骺，在骨愈合后（3～4 个月）取出。

4. 这种技术可以保留大部分的骺板。但是，如果进行了放疗，这个部位就不会再生长。

八、临床随访和影像学照片

见图 28-6 至图 28-8。

九、并发症的预防和处理

1. 术前计划对该技术至关重要，必须进行 MRI 检查以确认骺板无肿瘤，并准确确定截骨水平，肿瘤跨越骨骺是该技术的禁忌证。

2. 病理性骨折是骨骺牵张的禁忌证，除非在新辅助化疗期间骨折愈合。

3. 使用 Cañadell 技术时，针道感染并不常见，因为外固定支架通常只需放置 10～15 天。在这一特殊的病例中，减少外固定支架的使用时间非常重要，因此该支架不仅用于撑开，还用于固定移植骨。该患者化疗一结束就接受了手术，因此感染风险较低，无须考虑针道感染[7]。

4. 自体骨移植后出现的骨折通常经保守治疗后会愈合，但在本病例中，需要进行植骨融合才能愈合。

5. 对侧骨骺阻滞术是治疗轻度肢体不等长的有效方法。该患者的骺板在肿瘤切除后仍可继续

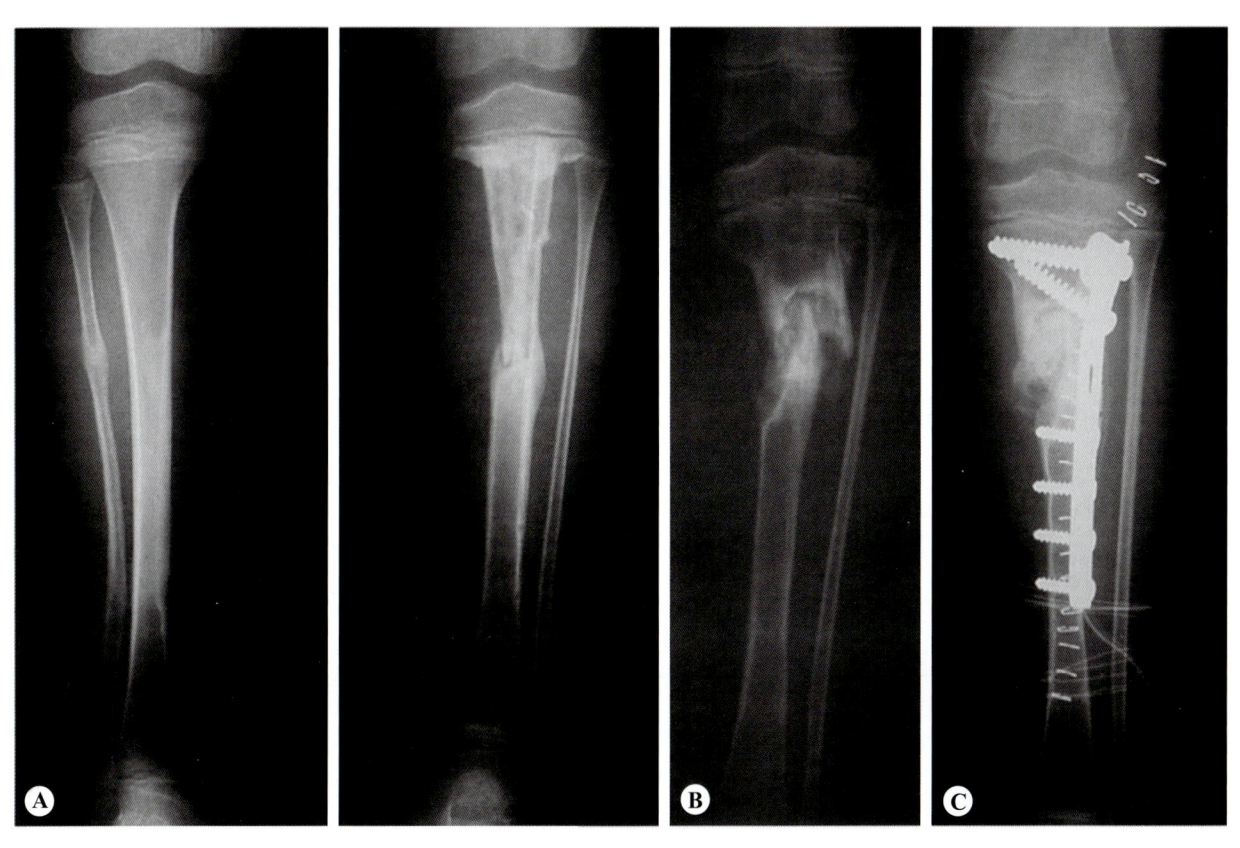

▲ 图 28-6　A. 可见到供区自行重建，术后 1 年移植骨骨折；B. 初始的保守治疗不成功；C. 必须钢板内固定

骨肿瘤手术学：病例图解

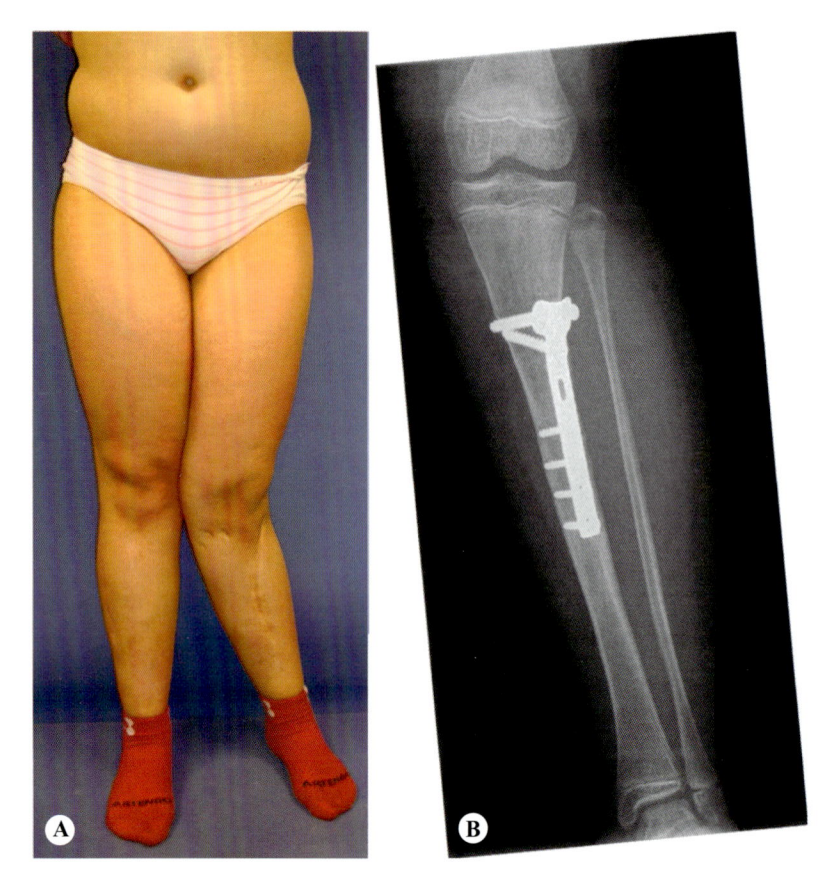

▲ 图 28-7 患者于 2011 年（初次手术后 8 年，此时她 12 岁）出现外翻畸形，与之前的 X 线片相比，可见生长板仍在生长

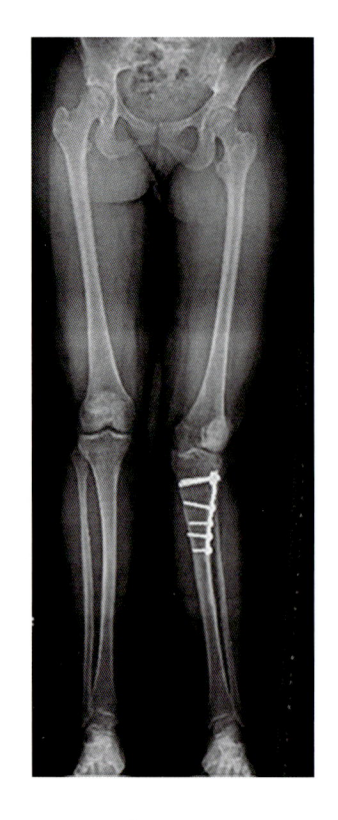

◀ 图 28-8 21 岁时做了最近一次 X 线片检查，12 岁时做了截骨矫形、重新更换钢板，骨骺阻滞术。尽管确诊时年龄很小（4 岁），并且肿瘤与骨骺之间有接触，但因为保留了她的生长板，该患者后期不需要再做任何骨延长手术

生长，所以无须再做任何治疗来纠正不等长。

6.骨折发生前，患者的生长情况与预期一致，外翻畸形是在骨折之后发生的。我们猜测该病例的外翻畸形可能与Cozen现象有关[8]（幼儿胫骨近端骨折后易于发展为后期的外翻畸形），因为我们在其他"年长"的胫骨近端骨骺牵张的病例中没有遇到过这种并发症。其后的截骨矫形纠正了这种畸形。

十、相互参照：其他类似病例合集

可参见"第1章　如何选择生物或假体重建""第17章　股骨干假体重建（一）：股骨中段假体""第25章　股骨远端假体重建（四）：假体翻修""第27章　胫骨近端生物重建（一）：在体冷冻自体骨""第29章　胫骨近端假体重建：组配式假体和腓肠肌瓣转位"。

参考文献

[1] Cañadell J, Forriol F, Cara JA. Removal of metaphyseal bone tumours with preservation of the epiphysis. Physeal distraction before excision. J Bone Joint Surg Br. 1994;76(1):127-32.

[2] San-Julian M, editor. Cañadell's pediatric bone sarcomas. Heidelberg, New York, London: Springer; 2016.

[3] de Pablos J, Canadell J. Experimental physeal distraction in immature sheep. Clin Orthop Relat Res. 1990;250:73-80.

[4] Salter RB, Harris WR. Injuries involving the epiphyseal plate. J Bone Joint Surg Am. 1963;45:587-622.

[5] Cañadell J, San-Julian M, Cara J, Forriol F. External fixation in tumour pathology. Int Orthop. 1998;22(2):126-30. https://doi.org/10.1007/s002640050223.

[6] Arriola F, Forriol F, Cañadell J. Histomorphometric study of growth plate subjected to different mechanical conditions (compression, tension and neutralization): an experimental study in lambs. J Pediatr Orthop. 2001;10B:334-8.

[7] Brown HK, Schiavone K, Gouin F, Heymann MF, Heymann D. Biology of bone sarcomas and new therapeutic developments. Calcif Tissue Int. 2018;102(2):174-95. https://doi.org/10.1007/s00223-017-0372-2.

[8] Dorman S, Jariwala A, Campbell D. Cozen's phenomenon: a reminder. Scott Med J. 2013;58(3):e10-3. https://doi.org/10.1177/0036933013496922.

第29章 胫骨近端假体重建：组配式假体和腓肠肌瓣转位
Implant Reconstruction of the Proximal Tibia: Modular Prosthesis and Rotational Gastrocnemius Flap

Philipp T. Funovics 著

一、简要病史

本章涉及胫骨近端肿瘤的两种情况，以便在使用组配式假体时展现略有不同的治疗方法。

病例 1 患者男性，61 岁，左膝疼痛超过 3 个月，既往体健。检查显示左胫骨近端外侧高度硬化性病变，并有恶性肿瘤的征象。经皮穿刺活检确诊为高级别成骨细胞型骨肉瘤；胸腹部 CT 及全小腿 MRI 检查未见肿瘤向软组织内侵犯，未见跳跃性病灶及转移性病灶（图 29-1）。根据 EURO-B.O.S.S 方案[1] 予以新辅助化疗后，该患者接受了包括近端胫腓关节的肿瘤广泛切除及非骨水泥组配式假体的重建。通过使用管状补片和腓肠肌内侧头肌瓣转位修复伸膝装置（图 29-3）。因化疗疗效不佳，患者分别于术后第 2 年和第 7 年出现异时性肺转移，并成功进行了多次肺转移切除术。术后 8 年，患者显示无疾病进展或并发症，步态正常，左膝关节主动活动度为 0°～10°～110°（图 29-5）。

病例 2 患者男性，60 岁，合并有多种代谢和心脏疾病，右胫骨近端内侧有一快速进展的肿瘤，超声引导下穿刺活检提示为高级别表面骨肉瘤。通过胸、腹部 CT 和骨扫描检查证实为孤立性病变（图 29-2）。预期患者无法耐受新辅助化疗，并且生物重建情况下的功能障碍需要长期康复，因此该患者适合进行原发肿瘤的广泛切除，并使用腓肠肌内侧头肌瓣转位和植皮进行非骨水泥型组配假体重建术，使用不可吸收缝线将髌腱与假体及肌瓣筋膜直接缝合（图 29-4）。术后早期行辅助化疗，软组织缺损修复效果满意，腓总神经功能正常（图 29-6）。

这些病例旨在展示手术的多样性，在使用腓肠肌内侧头肌瓣转位联合组配式胫骨近端假体置换重建，既恢复了伸膝机制，又提供了重要的软组织覆盖，以充分关闭创面和预防深部感染。

二、术前临床和影像学照片

见图 29-1 和图 29-2。

三、术前问题汇总

1. 术前计划和诊断性检查、替代治疗方案的适应证和评估（如生物重建）。
2. 肿瘤广泛切除，评估有无神经血管受累，腓骨近端和（或）胫腓关节受累需要关节外切除的情况。
3. 关节功能保留和伸膝机制修复。
4. 维持下肢长度、关节平面和旋转功能。
5. 假体固定（骨水泥与非骨水泥）。

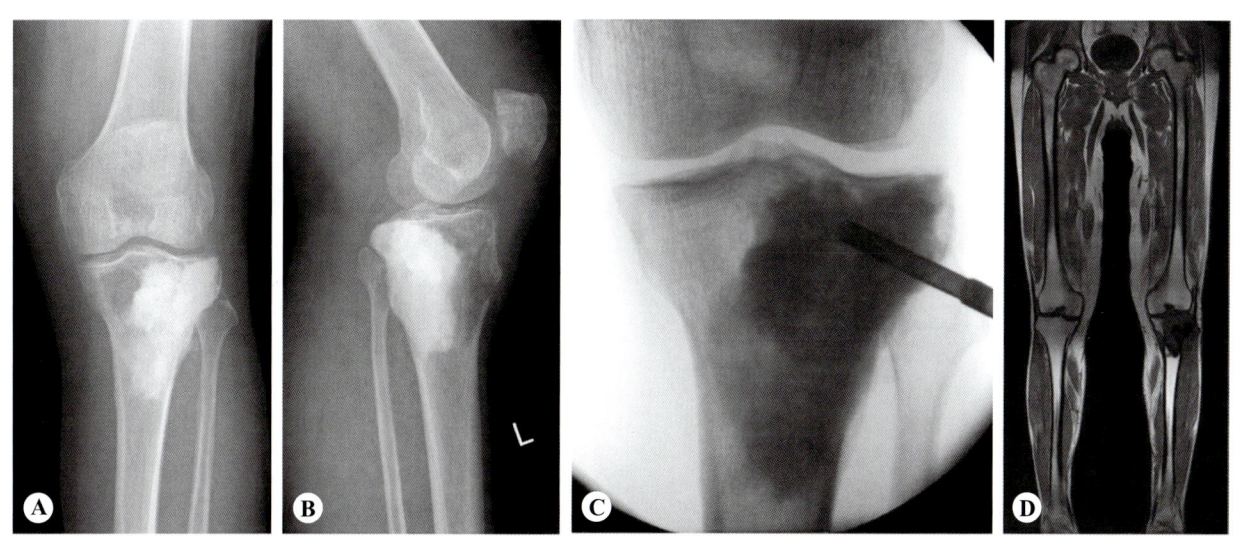

▲ 图 29-1 病例 1 术前影像学检查。A 和 B. 患者男性，61 岁，左胫骨近端外侧高级别成骨细胞骨肉瘤的正侧位 X 线片。C. 经皮骨组织活检明确诊断，留下微创活检通道，后期一并切除。D. 冠状位 T_1 加权 MRI 显示胫骨间室内病灶，没有明显的软组织肿块或跳跃性病变，可以充分规划切除范围

6. 软组织缺损、假体覆盖、皮肤闭合。
7. 骨骼处于生长期的治疗选择，包括使用可延长假体。
8. 术后护理和运动。
9. 辅助治疗的时机。

四、治疗策略

1. 术前计划应包括充分的诊断和包括分子病理学在内的精确的组织学检查。胫骨近端组配式假体的适应证应考虑到患者的一般状况，术后康复和（新）辅助治疗的能力，疾病分期，肿瘤大小和部位。对于胫骨近端关节面可以保留、正在生长的儿童，或者适合半皮质切除的肿瘤，替代治疗方案可能包括生物重建的方法。对于体积巨大的肿瘤可能需要破坏性更大的治疗，如旋转成形术、膝关节离断术或膝上截肢术。当需要使用组配式胫骨近端假体时，应使用腓肠肌内侧头肌瓣转位作为标准治疗，以降低感染风险和改善伸膝功能。

2. 胫骨近端肿瘤广泛切除的目的是为了获得足够的肿瘤学安全边界，以避免肿瘤复发。因此，当怀疑肿瘤侵犯到神经血管结构时，可能需要进一步的术前检查，如血管造影或 MRI 神经

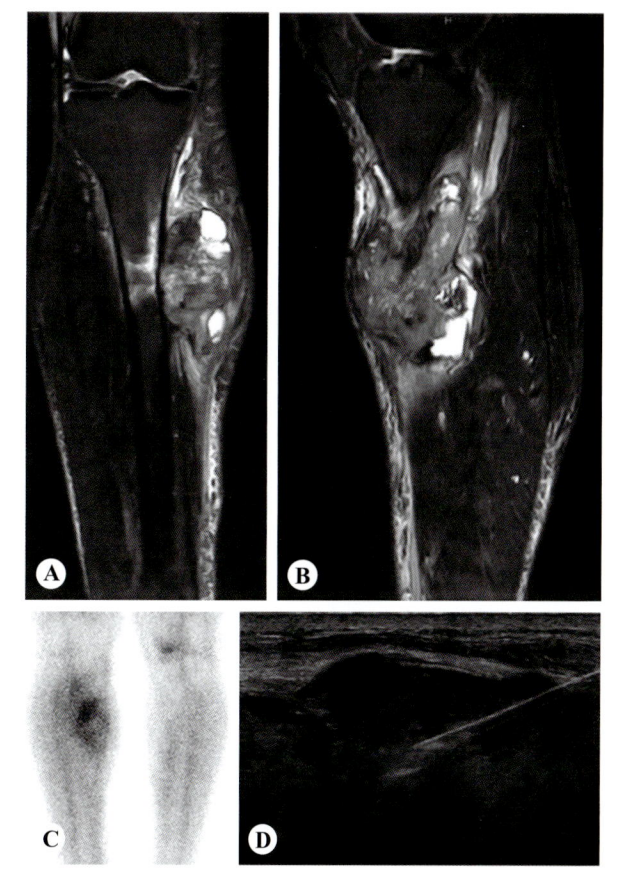

▲ 图 29-2 病例 2 术前影像学检查。患者男性，60 岁，右胫骨近端内侧高级别表面骨肉瘤，冠状位、矢状位 STIR 加权 MRI（A 和 B）。骨扫描（C）显示无跳跃性病变或远处骨转移，经超声引导下穿刺活检组织学确诊（D）

显像。当神经血管受累时，特别是累及腓总神经周围，在征得患者同意后，术中可选择行节段血管和（或）神经的修复，如腓肠神经移植术。当胫骨外侧肿瘤侵犯或接近上胫腓关节时，需要在腓骨近端行关节外整块切除（见病例1）。很少会出现因肿瘤性渗出进入膝关节腔内从而需要行关节外切除的情况，这种关节外切除由于关节囊的可延展性，股骨远端和胫骨近端都需要做切除重建。在大多数肿瘤靠近关节间隙的病例中，可以发现肿瘤有足够的滑膜覆盖，从而避免了做关节外切除，而不影响肿瘤学结果[2]。

3. 手术切除了胫骨近端髌腱止点。为了恢复关节功能和修复伸膝机制，肌腱稳定复位是必要的。长期以来，这主要是通过使用腓肠肌内侧头肌瓣转位在伸肌和小腿肌肉组织之间形成筋膜连续性来实现。另外，多种网状修复材料（见病例1）也已被用于加强金属植入物与软组织之间的连接[3, 4]。但当有感染史时，考虑到脓毒症复发的高风险性，应谨慎使用这些材料[4]。或者通过提供缝线孔的新型假体设计、用于固定软组织的挂钩或将假体近端设计为粗糙的表面，使用不可吸收缝线直接将附丽点缝合在假体上也可以获得良好的功能。老年患者，还可选择髌骨表面置换。

4. 股四头肌肌腱剥离后胫骨近端解剖标志的丢失以及浮动的髌骨会影响下肢长度的测量、关节平面的维持和旋转功能的恢复。若腓骨近端可以保留，它可以像踝关节和足部一样，作为一个有用的体表触诊标志点。术中可以连同对侧肢体一起透视从而获得更佳的定位，以及用钳子临时固定住髌腱以测试髌骨的运动。此外，也可以使用术前辅助规划软件或术中导航。

5. 选择骨水泥型或非骨水泥型假体固定主要取决于术者的个人偏好，但也应综合考虑患者的年龄、合并症、假体设计、骨质量和系统治疗的影响。胫骨病灶截骨后，常因远端干骺端呈锥形需要放置骨水泥型假体柄。治疗骨转移瘤时也建议使用骨水泥型假体，羟基磷灰石环可以进一步增加骨水泥型假体的骨长入和稳定性[5]。一些需要行长节段骨干切除的病例，术前规划必须确定柄的长度以适应残余的骨量。长柄可以切割缩短几厘米，不会影响稳定性，极端情况下可能需要使用带皮质外钢板的短柄假体[6]。

6. 由于小腿骨性结构周围的软组织覆盖条件差，胫骨近端组配式假体的感染率高于许多其他部位[7]，特别是在软组织肿块较大的情况下（见病例2）。使用腓肠肌内侧头肌瓣转位可大大降低感染风险，并改善功能[8, 9]，因此被视为施行这类手术的金标准。术前的活检通道连同肿瘤一起切除后的皮肤缺损常需要使用额外的游离皮片移植（大部分取自同侧大腿外侧），以实现皮肤无张力闭合（见病例2）。

7. 当对儿童进行治疗时，术前计划还需要评估儿童的生长情况。考虑到残余骨生长将会受限的情况下，可通过一期手术时适当延长假体的组配件1~2cm来纠正可能出现的双下肢不等长。过度延长可能会带来腓神经麻痹和屈曲受限的风险，以及有可能撕裂附着的髌腱，这些情况下，应使用可延长假体。

8. 术后护理和活动主要注重伸膝的修复和软组织重建后的愈合，以及假体骨长入的情况。根据所使用的置换技术，建议术后患肢在保持伸直的矫形器中固定6周，并可适当部分负重。此后，建议每两周进行一次完全负重和逐渐增加膝关节活动度，使得膝关节屈曲能够分别达到20°、60°和90°，12周后实现无限制活动，功能受限患者最好采用石膏固定。最终功能性评分可达到MSTS 82%[9]。远期功能结果可能取决于日常的运动，也高度依赖于术前的活动水平[10]。

9. 新辅助治疗一般基于多学科诊疗决策，在不影响总生存期的情况下，对于胫骨近端组配式假体，其适应证和手术时机应考虑是否会增加感染风险。

五、基本原则

1. 术前计划至关重要，应该包括上述所有的考虑。

2. 诊断性检查应包括所有必要的检查，以便为术中肿瘤充分的广泛切除和重建做准备。小腿全段 T_1 加权 MRI 或 PET/CT 有助于判断是否存在骨干跳跃性病变或肿瘤沿交叉韧带扩散到股骨远端的情况。切除方案要明确是经膝关节内切除还是经关节外切除，上胫腓关节及神经血管结构是否切除。

3. 假体的大小应与骨缺损的重建和剩余骨量相匹配，必要时应使用可延长假体，神经血管的重建最好在跨学科背景下进行。

4. 手术在仰卧位下进行。给患者做术前准备和铺巾范围应包括整个下肢，以便对手术解剖入路进行定位、延长手术切口范围及处理术中并发症，并在必要时能够获得足够的皮片移植供区。可根据个人喜好使用止血带，但在使用骨水泥期间必须使用止血带。

5. 切口和入路主要取决于肿瘤部位和范围，包括活检时的切口。在这种情况下，术前使用经皮穿刺活检有助于减少手术切除过程中的软组织丢失，提倡以活检点为中心进行切除。通常，获取腓肠肌内侧头肌瓣不需要额外切口，因为在切除期间的充分显露已经能够完成这一操作。

6. 从前内侧或前外侧入路离断胫骨近端。开始切除肿瘤前，可先进入腘窝处理主要的神经血管结构，滋养肿瘤的较大分支会使主干血管靠近骨，阻碍分离，儿童患者或血管出现痉挛期间准确识别主要血管分支至关重要。有必要提前对腓总神经进行松解，在腓骨颈远端进行操作小心谨慎，可以避免医源性神经损伤。在保证肿瘤切除安全范围的情况下，可以通过电刀或骨凿分离上胫腓关节来保留腓骨上段，这样可以作为一个机械稳定的结构来保护腓总神经。若腓总神经受到刺激的情况下，可以将腓骨上段切除以进行充分的减压。可以根据手术入路从内侧或外侧打开关节囊，很少需要做膝关节外切除。依次切断关节囊、侧副韧带和交叉韧带，使胫骨脱位，以便于进一步探查远端的神经血管结构。胫骨髁间嵴受累时，建议从股骨髁间切迹处薄薄地凿掉部分股骨及交叉韧带止点。一般来说，牺牲胫前动脉不会影响远端的血液循环。就算肿瘤未形成较大的软组织肿块，小腿的骨间膜也不能保留。术前计划的截骨平面应从胫骨关节面开始测量，在准确的截骨后，可以使其轻微旋转，以便更好地探查胫骨远端后方的神经血管。截骨标本切除离体后，取胫骨远端髓腔内组织行快速冰冻组织病理学检查以证实达到广泛切除。

7. 腓肠肌内侧头肌瓣转位可以通过该手术入路获得，仔细探查、保留近端的血管分支以作为滋养血管非常重要，一定要避免操作过程中将其撕裂。远端的分支需要认真止血，肌肉在远端切断时应保留少量腱性部分，以便后面更好地进行再固定。当遇到严重的软组织缺损的病例时，可增加部分腓肠肌外侧头进行覆盖。

8. 根据选定的假体处理股骨远端和胫骨骨干。胫骨骨干处的骨膜可能有助于更好的骨长入，特别是在使用有羟基磷灰石涂层环的套圈组配件的情况下。使用假体试模有利于评估下肢的长度、旋转和力线的恢复情况，更好地评估软组织和皮肤的缺损，相应地调整腓肠肌内侧头的位置。假体根据解剖要求和制造商的说明置入，如有需要可进行髌骨表面关节置换。

9. 假体置入完成后，由于失去了原本的张力，髌腱与假体的连接通过直接缝合或使用（非）可吸收补片在完全伸直状态下完成。如果存在感染等其他危险因素，则不能使用不可吸收性植入物。将腓肠肌内侧头肌瓣转位覆盖在假体上，近端与髌腱相连，远端和外侧与小腿深筋膜相连。如果肌瓣太厚、太粗而无法很好地覆盖缺损，可在其肌筋膜上作小切口，这样可让肌瓣进一步压平和增宽，充分地将肌瓣完整地覆盖到假体表面。引流管应放置在关节间隙和腓肠肌内侧头的原始位置，皮肤应做到无张力缝合，可在转位的腓肠肌内侧头肌瓣上行皮片植皮，同时，为了增加植皮的成活率，可用真空辅助团合固定植皮区域5天（见病例2）。

10. 术后康复建议按照上述增加关节活动度的方案进行，同时进行预防血栓和使用抗生素预防感染。

六、治疗期间临床和影像学照片

见图 29-3 和图 29-4。

骨肿瘤手术学：病例图解

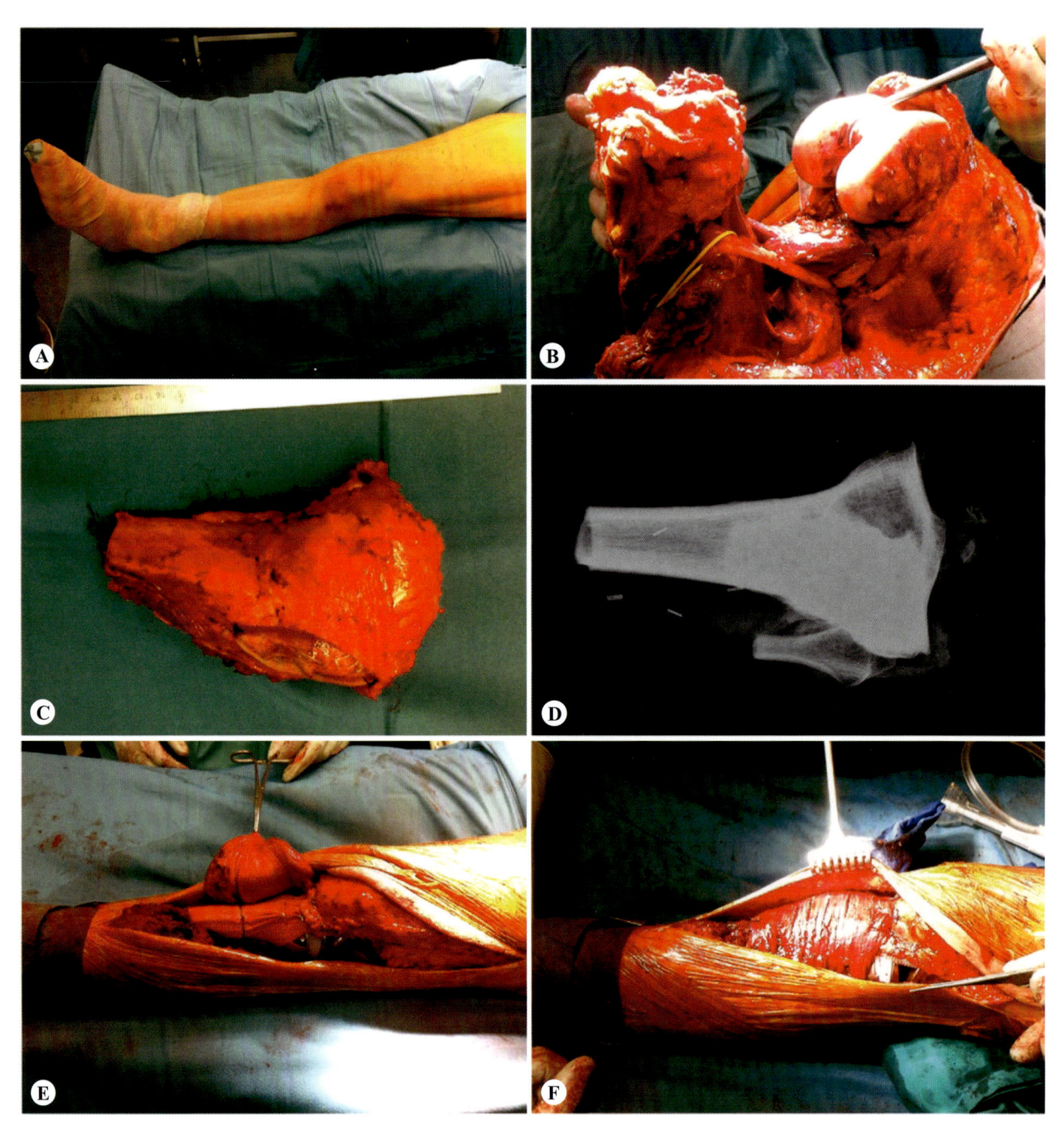

▲ 图 29-3 病例 1 的术中照片。为了广泛切除胫骨近端外侧的骨肉瘤，我们采用了胫骨近端前外侧入路，包括切除了其活检通道（A），将腓总神经松解并处理完腘血管后，切断髌腱使膝关节脱位（B），包括上胫腓关节关节外切除的胫骨近端标本的图像和术中 X 线片（C 和 D），利用管型网状补片和切取的腓肠肌内侧头肌瓣（E）转位重建伸膝装置，并通过将肌瓣附着于髌腱和下前方的肌筋膜来覆盖植入物（F）

七、技术要点

1. 肿瘤学方面：要注意术中的肿瘤污染，特别是在术前影像学检查未检测到的受肿瘤侵犯的血管或肿瘤囊性成分，在术中存在破裂和泄漏的风险。

2. 神经血管：需警惕胫骨后方神经血管结构病变、出血、小儿血管直径小、血管痉挛、腓肠肌近端的血管病变、血栓栓塞，以及医源性创伤导致腓总神经麻痹、过度牵拉、神经松解不足、

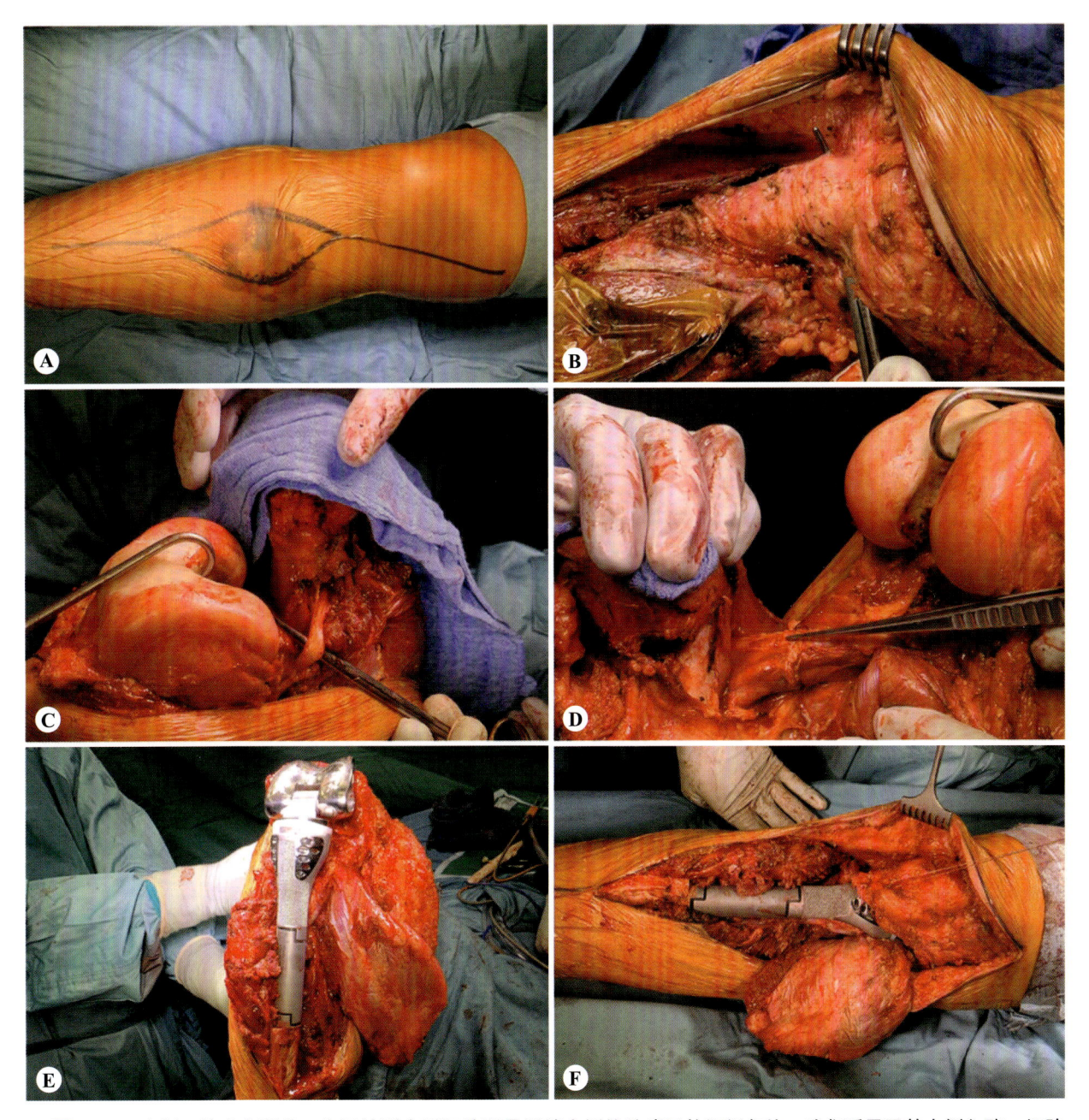

第29章 胫骨近端假体重建：组配式假体和腓肠肌瓣转位

▲ 图 29-4 病例 2 的术中照片。为了达到广泛切除胫骨近端内侧的肿瘤及软组织包块，我们采用了前内侧入路，切除包括活检通道和患者入院前自行外用药后引起的皮肤反应区（A）。切断髌腱（B），从内侧打开膝关节囊，使关节脱位。腓总神经（C）和胭血管（D）的处理；保留腓骨近端，通过分离上胫腓关节和剥离骨间膜来保留胫前动脉。假体置入前切取旋转腓肠肌内侧头，以腾出更大的解剖空间（E）。使用假体上预留的缝线孔和不可吸收缝线将髌腱直接连接到假体上（F）

血肿延迟性压迫、骨筋膜间室综合征等情况，特别是在使用镇痛泵的情况下，还要注意由于绷带压迫导致的神经综合征、石膏压迫或术后患者压疮等情况的出现。

3. 外科操作：避免发生假体置入时医源性骨折、扩髓时穿透胫骨远端关节面、膝关节旋转不良、下肢力线错位、双下肢不等长、假体松动、附着点缝合不牢靠导致伸膝功能不全、长时间固定导致局部骨质疏松和疼痛综合征等情况。

4. 脓毒症：可能由于术中污染、软组织覆

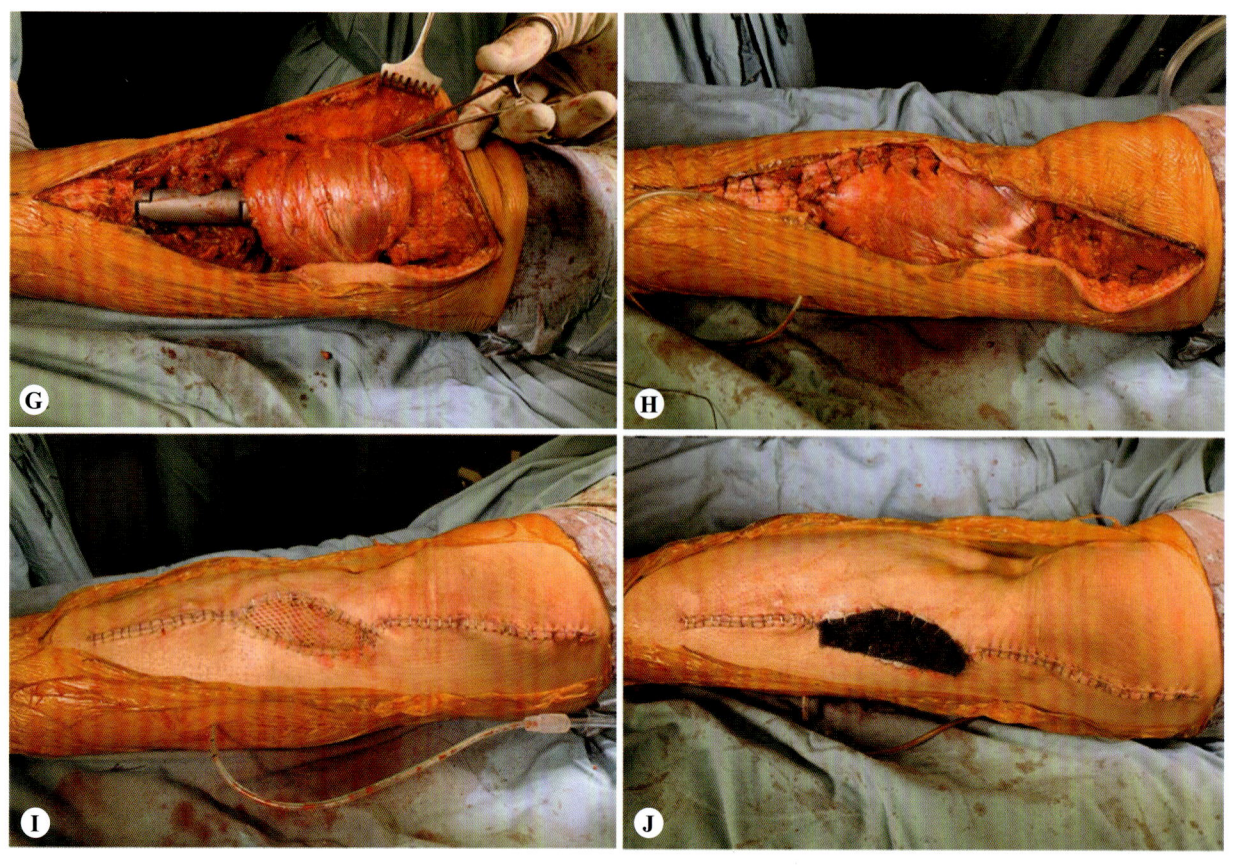

▲ 图 29-4（续） 然后将肌瓣与髌腱（G）和周围的胫前肌缝合以重建肌筋膜连续性（H）。通过在腓肠肌肌腹上使用游离皮片植皮实现无张力皮肤闭合（I），并用真空辅助闭合固定 5 天（J）

盖不足、皮肤闭合不充分、皮瓣或皮片坏死等引起。

5. 皮肤：注意供区取皮相关并发症。

八、临床随访和影像学照片

见图 29-5 和图 29-6。

九、并发症的预防和处理

1. 术中并发症：与股骨端相比，胫骨近端的切除和重建更具有挑战性，因为术中并发症的风险相对较高。因此，术前的计划和准备至关重要。对于儿童患者，由于神经血管等结构细小、脆弱，必须谨慎地处理神经血管。充分、仔细地进行腓总神经松解可降低术后神经麻痹的风险。甚至在必要时，寻求跨学科手术团队的帮助。术中应保持整个下肢的显露，以保证能够处理各种术中并发症。术前精确测量、术中准确适配骨和植入物，可以避免解剖不匹配或医源性并发症的发生。

2. 远期并发症：除切除和重建的术中并发症外，组配式假体还存在多种远期并发症的风险。根据国际保肢学会分型[7]，包括软组织并发症（1型）、无菌性松动（2型）、结构失效（3型）、感染（4型）和肿瘤复发（5型），1型、2型和3型可描述为机械性失败。在一项大型研究中，组配式胫骨近端假体的总体失败率为34%。迄今为止，感染是失败的主要原因（15%），其次是结构失效（6%）、肿瘤进展（5%）、无菌性松动（5%）和软组织失败（2%）[7]。

3. 机械性失败：充分重建伸膝机制和使用腓肠肌内侧头肌瓣转位对于组配式胫骨近端假体获得良好的远期效果至关重要，这样可避免软组织

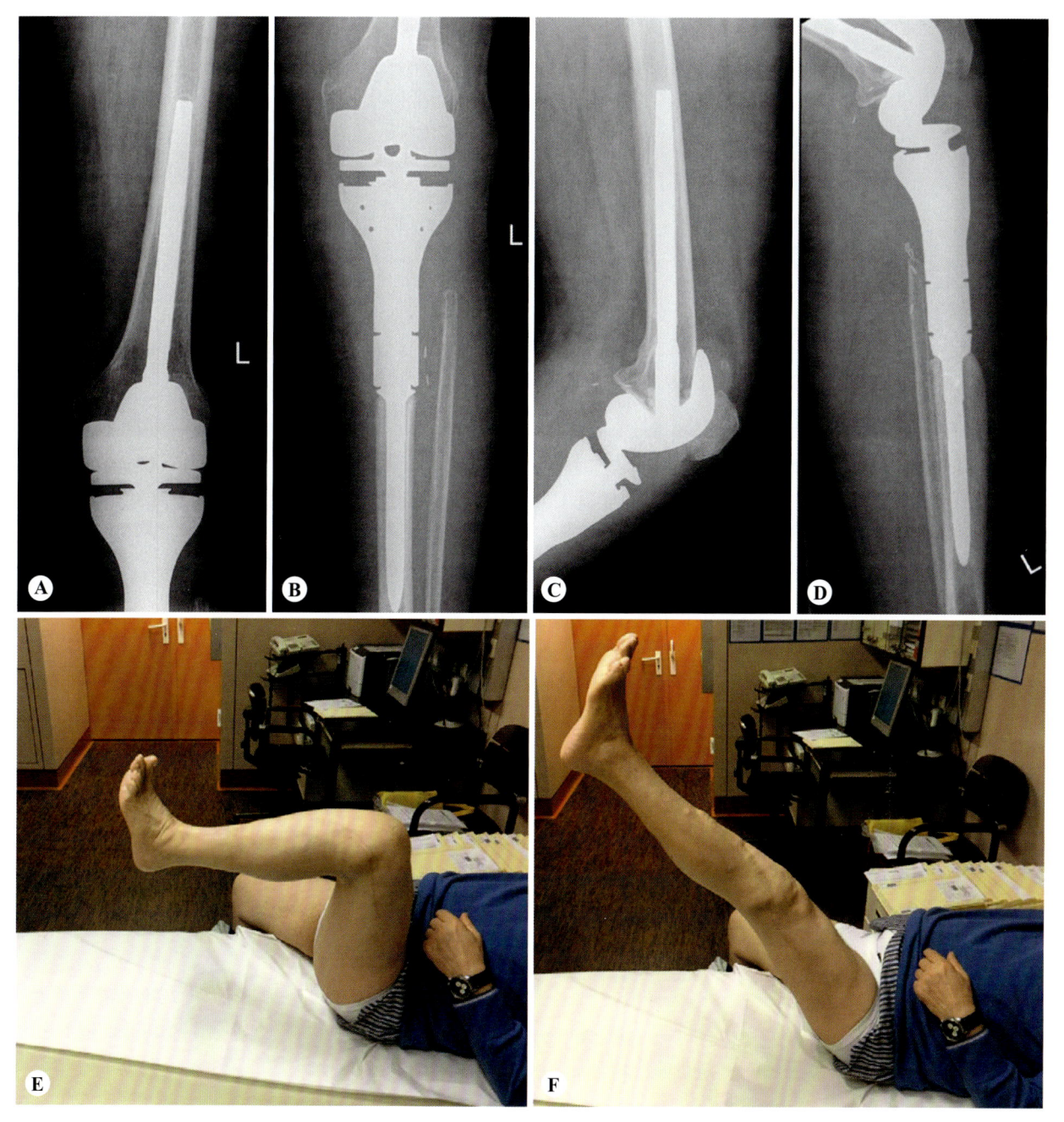

第 29 章 胫骨近端假体重建：组配式假体和腓肠肌瓣转位

▲ 图 29-5 病例 1 术后影像学检查。使用非骨水泥型组配式胫骨近端假体后，左膝关节正侧位 X 线片（A 至 D）。术后 8 年，患者左膝（E 和 F）活动范围接近生理范围

失败。可旋转铰链式假体的使用进一步改善了这些患者的伸肌修复的功能，不需考虑伸肌重建机制的类型[11]。新的假体设计也大大降低了胫骨近端组配假体的初始无菌性松动和结构失效率[5, 8, 9]。对于可延长型假体或大面积软组织缺损的病例，完全限制性铰链式假体仍具有较高的屈曲稳定性。当怀疑假体出现无菌性松动时，应通过血液检查、细胞计数、培养和广谱 PCR 等方法排除亚临床深部假体感染和脓毒性假体松动。

4. 感染：感染仍然是最常见的并发症，即使在假体表面镀银或镀碘，在降低总体感染率方面

251

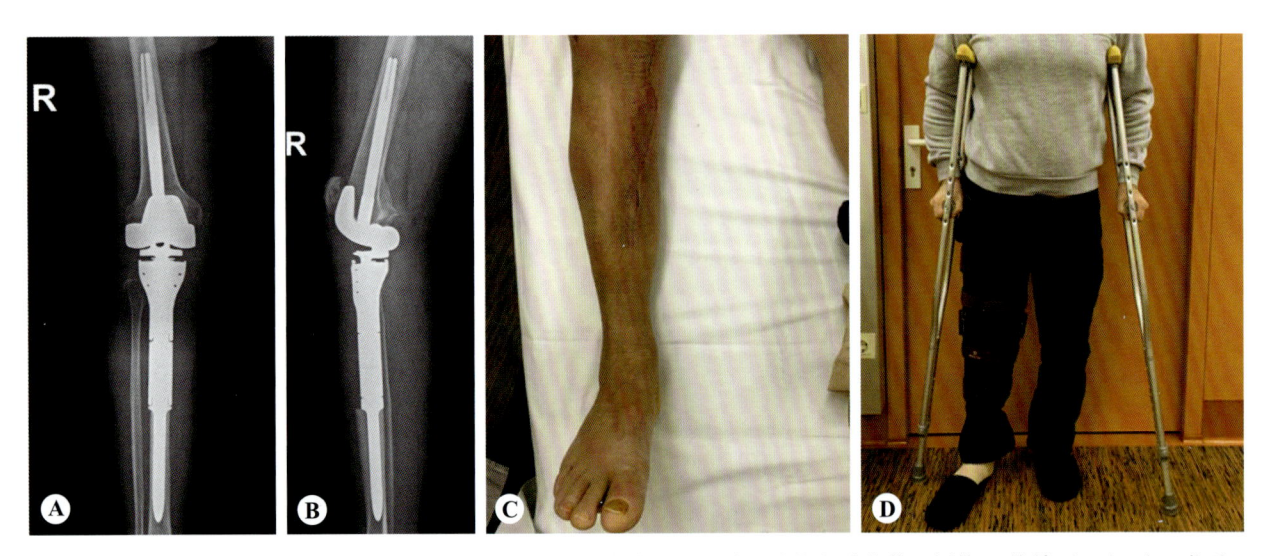

▲ 图 29-6　病例 2 术后影像学检查。使用非骨水泥型组配式胫骨近端假体的右膝关节正侧位 X 线片（A 和 B）。术后 6 周植皮区完全愈合，腓肠肌内侧头缩小至小腿正常轮廓（C）。术后，患者部分负重并在完全伸直的矫形器中固定 6 周（D）之后，允许完全负重并每 2 周增加 1 次膝关节屈曲活动度，分别达到 20°、60° 和 90°，在 12 周后实现无限制的活动

效果仍然有限，但似乎降低了二次手术截肢的风险[12]。对某些原发性肿瘤的病例可长期使用抗生素，大多数出现了胫骨近端感染的病例需要二期翻修以获得最有利的结果。

5. 肿瘤复发：局部复发严重影响总体预后。术前诊断明确是否有跳跃性病变、术中充分切除至关重要。此外，传统的或基于 CT 的术中导航已被证明可以提高手术切除的精确性，应提倡在膝关节周围复杂肿瘤的病例中使用[13]。

十、相互参照：其他类似病例合集

可参见"第 1 章　如何选择生物或假体重建""第 22 章　股骨远端假体重建（一）：组配式假体""第 24 章　股骨远端假体重建（三）：可延长假体""第 25 章　股骨远端假体重建（四）：假体翻修""第 27 章　胫骨近端生物重建（一）：在体冷冻自体骨""第 28 章　胫骨近端生物重建（二）：骨骺牵张术"。

参考文献

[1] Ferrari S, Bielack SS, Smeland S, Longhi A, Egerer G, Sundby Hall K, Donati D, Kevric M, Brosjö O, Comandone A, Werner M, Monge O, Palmerini E, Berdel WE, Bjerkehagen B, Paioli A, Lorenzen S, Eriksson M, Gambarotti M, Tunn PU, Jebsen NL, Cesari M, von Kalle T, Ferraresi V, Schwarz R, Bertulli R, Kasparek AK, Grignani G, Krasniqi F, Sorg B, Hecker-Nolting S, Picci P, Reichardt P. EURO-B.O.S.S.: A European study on chemotherapy in bone-sarcoma patients aged over 40: outcome in primary high-grade osteosarcoma. Tumori. 2018;104(1):30-6. https://doi. org/10.5301/tj.5000696.

[2] Shahid M, Albergo N, Purvis T, Heron K, Gaston L, Carter S, Grimer R, Jeys L. Management of sarcomas possibly involving the knee joint when to perform extra-articular resection of the knee joint and is it safe? Eur J Surg Oncol. 2017;43(1):175-80. https://doi.org/10.1016/j.ejso.2016.05.018.

[3] Hardes J, Henrichs MP, Gosheger G, Gebert C, Höll S, Dieckmann R, Hauschild G, Streitbürger A. Endoprosthetic replacement after extra-articular resection of bone and soft-tissue tumours around the knee. Bone Joint J. 2013;95-B(10):1425-31. https://doi.org/10.1302/0301-620X.95B10.31740.

[4] Hobusch GM, Funovics PT, Hourscht C, Domayer SE, Puchner SE, Dominkus M, Windhager R. LARS band and tube for extensor mechanism reconstructions in proximal tibial modular endoprostheses after bone tumors. Knee. 2016;23(5):905-10. https://doi.org/10.1016/j.knee.2016.04.002.

[5] Myers GJ, Abudu AT, Carter SR, Tillman RM, Grimer RJ. The long-term results of endoprosthetic replacement

[6] Stevenson JD, Wigley C, Burton H, Ghezelayagh S, Morris G, Evans S, Parry M, Jeys L. Minimising aseptic loosening in extreme bone resections: custom-made tumour endoprostheses with short medullary stems and extra-cortical plates. Bone Joint J. 2017;99-B(12):1689-95. https://doi.org/10.1302/0301-620X. 99B12.BJJ-2017-0213. R1.

[7] Henderson ER, Groundland JS, Pala E, Dennis JA, Wooten R, Cheong D, Windhager R, Kotz RI, Mercuri M, Funovics PT, Hornicek FJ, Temple HT, Ruggieri P, Letson GD. Failure mode classification for tumor endoprostheses: retrospective review of five institutions and a literature review. J Bone Joint Surg Am. 2011;93(5):418-29. https://doi.org/10.2106/JBJS.J.00834.

[8] Grimer RJ, Carter SR, Tillman RM, Sneath RS, Walker PS, Unwin PS, Shewell PC. Endoprosthetic replacement of the proximal tibia. J Bone Joint Surg Br. 1999;81(3):488-94. https://doi. org/10.1302/0301-620x. 81b3.9234.

[9] Puchner SE, Kutscha-Lissberg P, Kaider A, Panotopoulos J, Puchner R, Böhler C, Hobusch G, Windhager R, Funovics PT. Outcome after reconstruction of the proximal tibia—complications and competing risk analysis. PLoS One. 2015;10(8):e0135736. https://doi. org/10.1371/journal.pone.0135736. eCollection 2015.

[10] Lang NW, Hobusch GM, Funovics PT, Windhager R, Hofstaetter JG. What sports activity levels are achieved in patients with modular tumor endoprostheses of osteosarcoma about the knee? Clin Orthop Relat Res. 2015;473(3):847-54. https://doi.org/10.1007/s11999-014-3788-2.

[11] Mavrogenis AF, Pala E, Angelini A, Ferraro A, Ruggieri P. Proximal tibial resections and reconstructions: clinical outcome of 225 patients. J Surg Oncol. 2013;107(4):335-42. https://doi. org/10.1002/jso.23216.

[12] Hardes J, Henrichs MP, Hauschild G, Nottrott M, Guder W, Streitbuerger A. Silver-coated megaprosthesis of the proximal tibia in patients with sarcoma. J Arthroplast. 2017;32(7):2208-13. https://doi.org/10.1016/j.arth.2017.02.054.

[13] Li J, Shi L, Chen GJ. Image navigation assisted joint-saving surgery for treatment of bone sarcoma around knee in skeletally immature patients. Surg Oncol. 2014;23(3):132-9. https://doi.org/10.1016/j. suronc.2014.04.004.

读书笔记

第九篇
胫骨干与踝关节

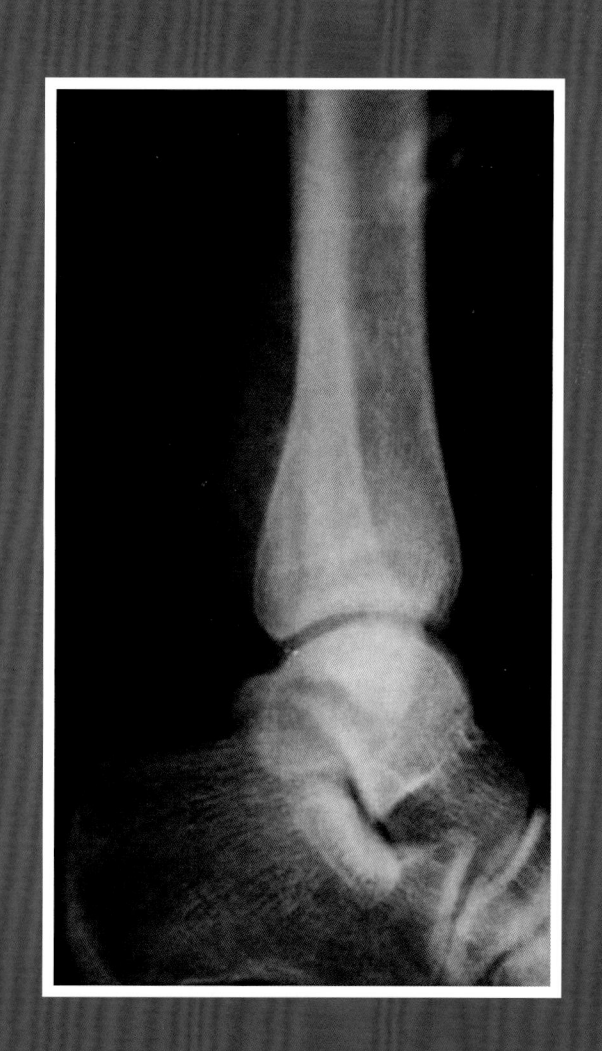

第 30 章 胫骨干和踝关节生物重建（一）：Ilizarov 技术

Biological Reconstruction of the Tibial Diaphysis and Ankle — Ⅰ: Ilizarov Technique

Hidenori Matsubara　Hiroyuki Tsuchiya　著

肿瘤切除后重建所使用的材料包括假体、同种异体移植物及经高温高压或辐照灭活处理自体骨，这些方式能够重建骨结构，但对肢体功能帮助却很有限，并随时间推移，肢体功能可能越来越差。当出现远期并发症如深部感染、骨折、假体松动等情况后，往往需要通过截肢或关节离断来彻底解决问题。在手术指征有限的情况下，采用牵张成骨生物重建可以获得更好的肢体功能，减少骨肿瘤重建并发症。基于这一理念，我们首先并且一直将牵张成骨术用于肿瘤术后生物重建[1]。

为方便肿瘤术后骨重建，我们使用自创的骨缺损部位分类方法。根据该分类系统，适用牵张成骨术的肿瘤属于Ⅰ～Ⅳ类，包括肿瘤切除后缺损＜15cm（经术后治疗 1 年内），化疗反应好的恶性肿瘤[2]。侵袭性良性骨肿瘤、肿瘤样病变和感染满足上述条件时同样适用于该技术[3-5]。

本章将介绍我们原创的牵张成骨技术，对骨纤维结构不良病灶切除后骨缺损采用骨搬运技术进行生物重建。

一、简要病史

患者女性，6 岁，小腿中段肿胀、疼痛，被确诊为胫骨骨纤维结构不良后接受了保守治疗，但症状无明显改善，在局部肿胀加重、出现畸形后来我院寻求进一步诊治。

二、术前临床和影像学照片

见图 30-1 至图 30-3。

三、术前问题汇总

1. 肿瘤位于右胫骨中段至干骺端。
2. 胫骨中段轻度畸形。
3. 多次手术刮除病灶可增加复发和畸形风险。
4. 需要 10cm 切除，使用传统假体重建将导致患者远期双下肢不等长。
5. 使用同种异体骨进行重建将是困难的，并可能伴有不良的结果，需要经过很长时间才能转变为有活力的正常骨质。

四、治疗策略

1. 牢固的胫骨外固定。
2. 病灶整体边缘切除。
3. 截骨以备后续骨搬运。
4. 接触面填充同种异体松质骨。
5. 术后 1 周开始进行骨搬运。
6. 骨缺损最终通过牵张成骨技术即骨搬运进行填补重建。

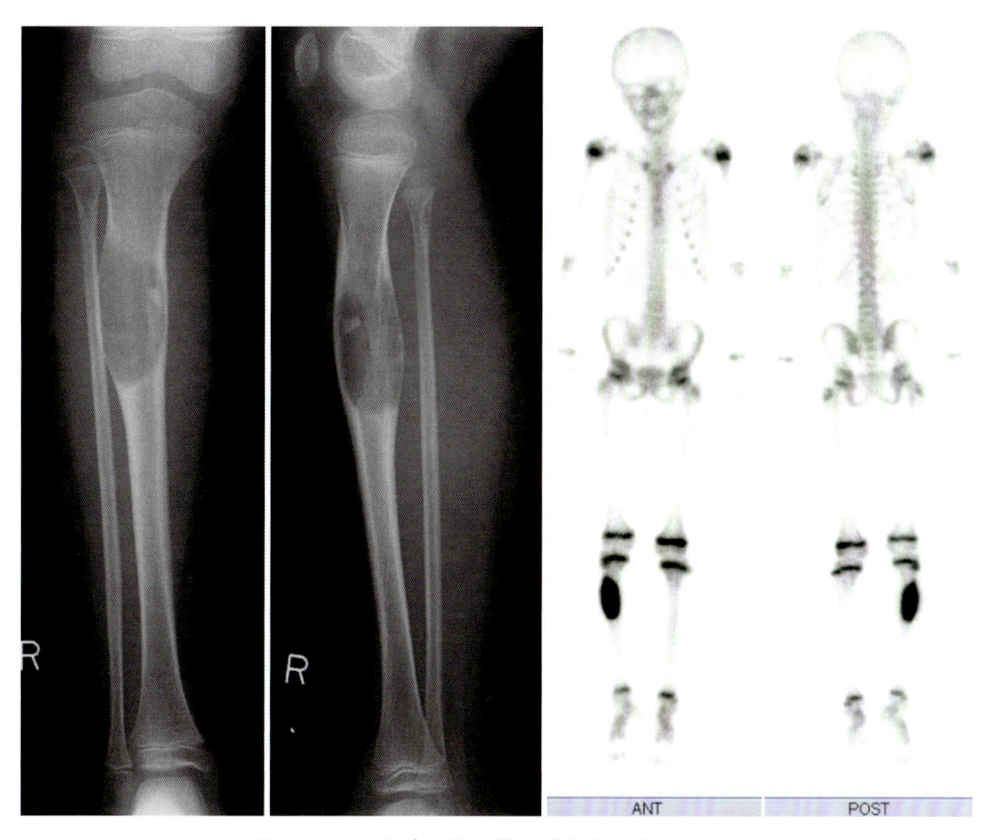

第30章 胫骨干和踝关节生物重建（一）：Ilizarov技术

▲ 图 30-1 X 线片和骨显像都诊断为骨纤维结构不良

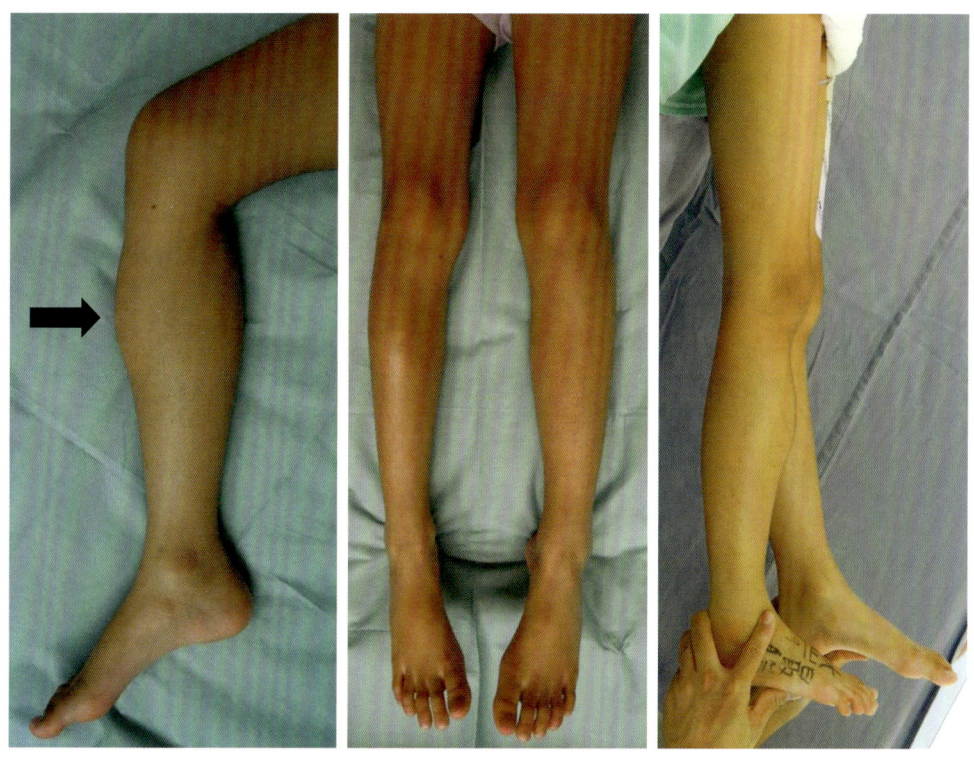

▲ 图 30-2 小腿可见肿胀、畸形

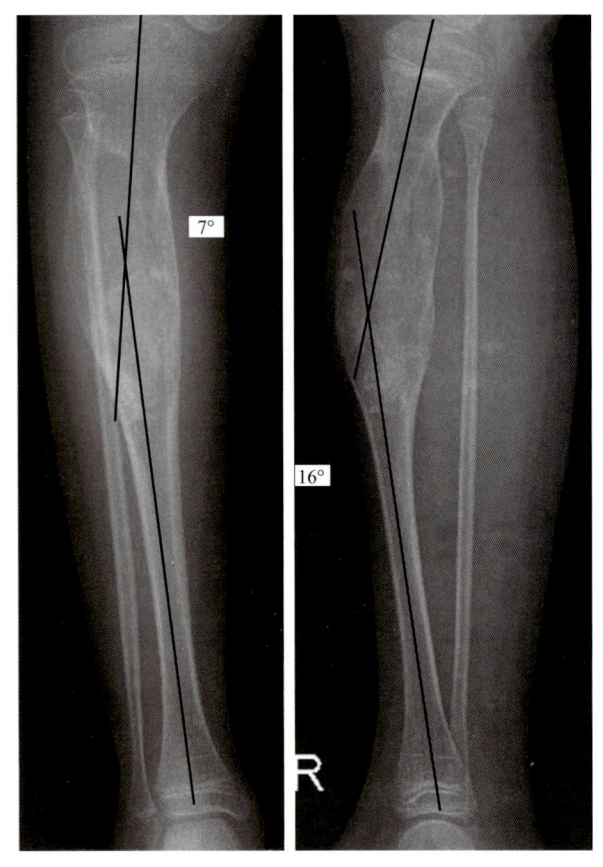

▲ 图 30-3 术前 X 线片显示右胫骨中段近干骺端骨纤维结构不良，胫骨干有 7° 内翻和 16° 前弓形成

五、基本原则

1. 术前准备很重要。术前影像学检查包括胫骨 X 线片和 MRI，为肿瘤的充分切除范围提供参考。MRI 有助于评估病变的范围、病变周围的情况、软组织的累及情况，以及与血管神经的关系，并确定截骨平面。术前还需根据畸形情况准备外固定支架，以避免外固定支架对骨搬运操作造成干扰。

2. 患者采取仰卧位。

3. 皮肤切口设计在胫骨病灶和拟截骨部位上以便进行骨搬运，并在影像辅助下确定术前设计的截骨水平。

4. 切开皮肤前，使用钢针和单皮质固定胫骨环形外固定支架。

5. 术中使用止血带。

6. 取小腿前外侧切口，深达骨膜。

7. 病变瘤段切除后，胫骨远端截骨行骨搬运。

8. 为防止骨搬运最后对合端骨不连，可在对合端填充同种异体松质骨。

9. 1 周后根据新骨形成的情况，调整骨搬运速度 0.5～1.0mm/d。

10. 骨搬运结束后，可选择其他手术。

11. 只要骨强化完成，即可拆除外固定支架。

六、治疗期间临床和影像学照片

见图 30-4 至图 30-7。

七、技术要点

1. 应用环形外固定支架时需注意固定支架的位置不会对骨搬运过程及最后的骨对合造成干扰。应使用外固定环进行骨搬运，理想的外固定环位置应位于骨对接处，以避免对骨段的干扰。

2. 环形外固定支架使用单皮质固定可减少移动时对软组织的切割损伤。

八、临床随访和影像学照片

见图 30-8 至图 30-12。

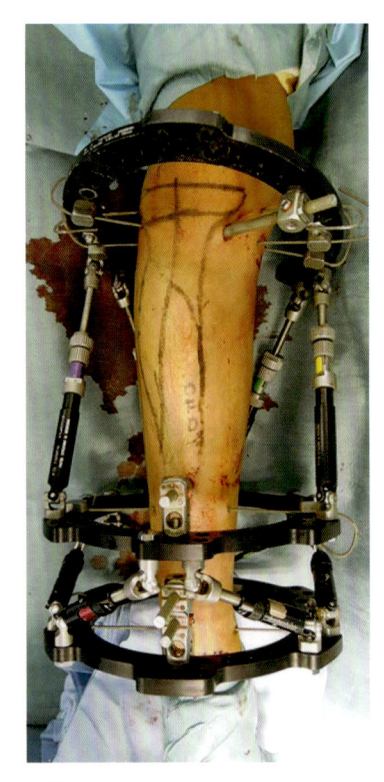

▲ 图 30-4 预制外固定支架的应用

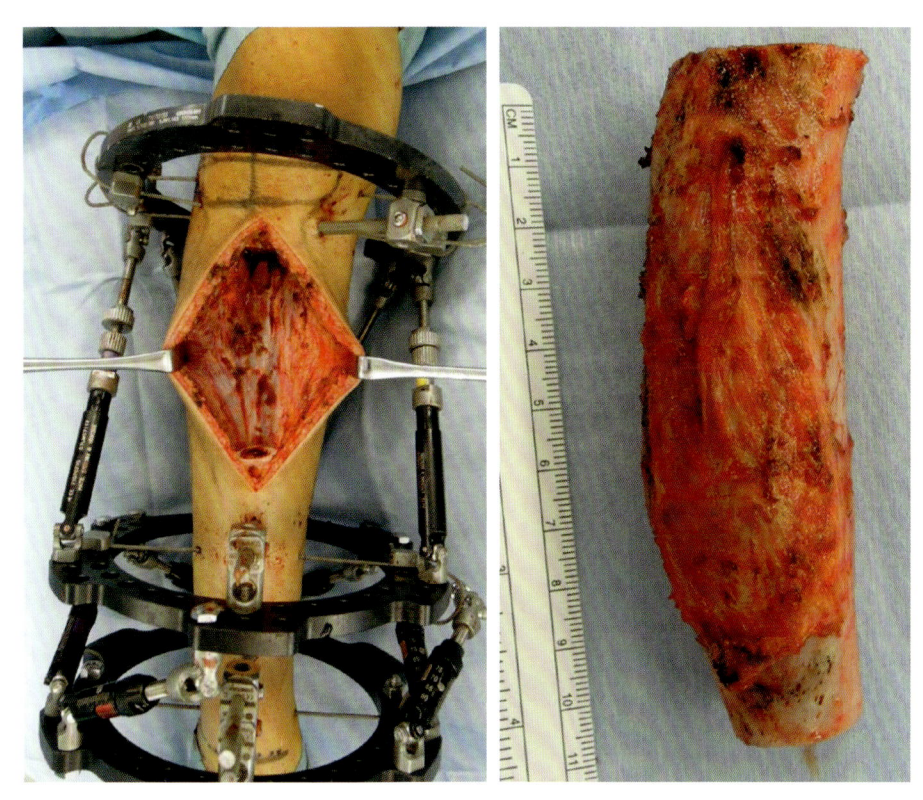

▲ 图 30-5　10cm 的瘤段切除和切除后的骨间隙

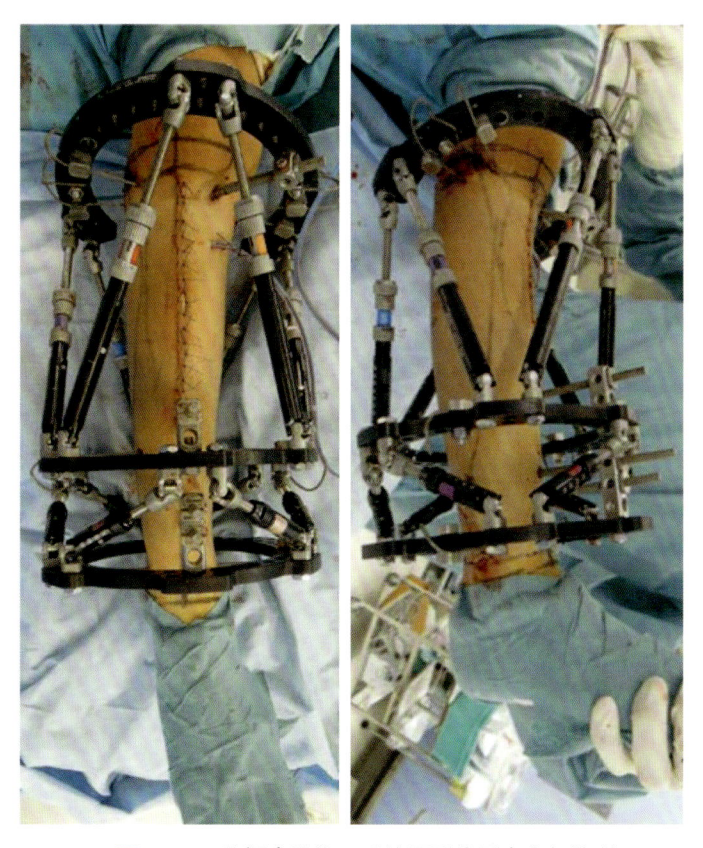

▲ 图 30-6　关闭皮肤伤口后的环形外固定支架外观

骨肿瘤手术学：病例图解

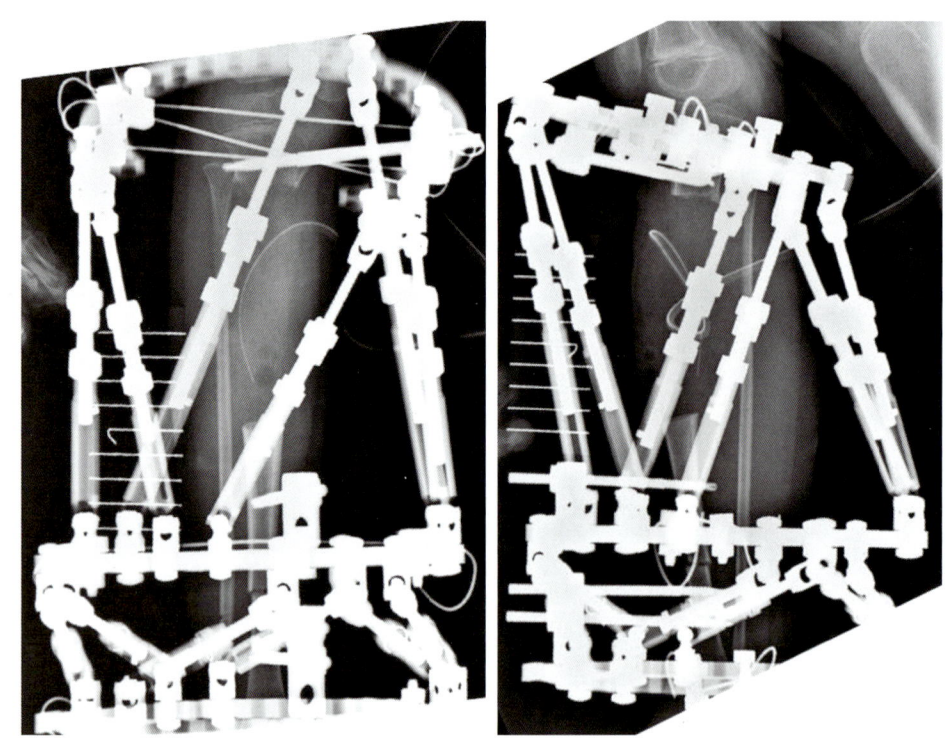

▲ 图 30-7 术后 X 线片

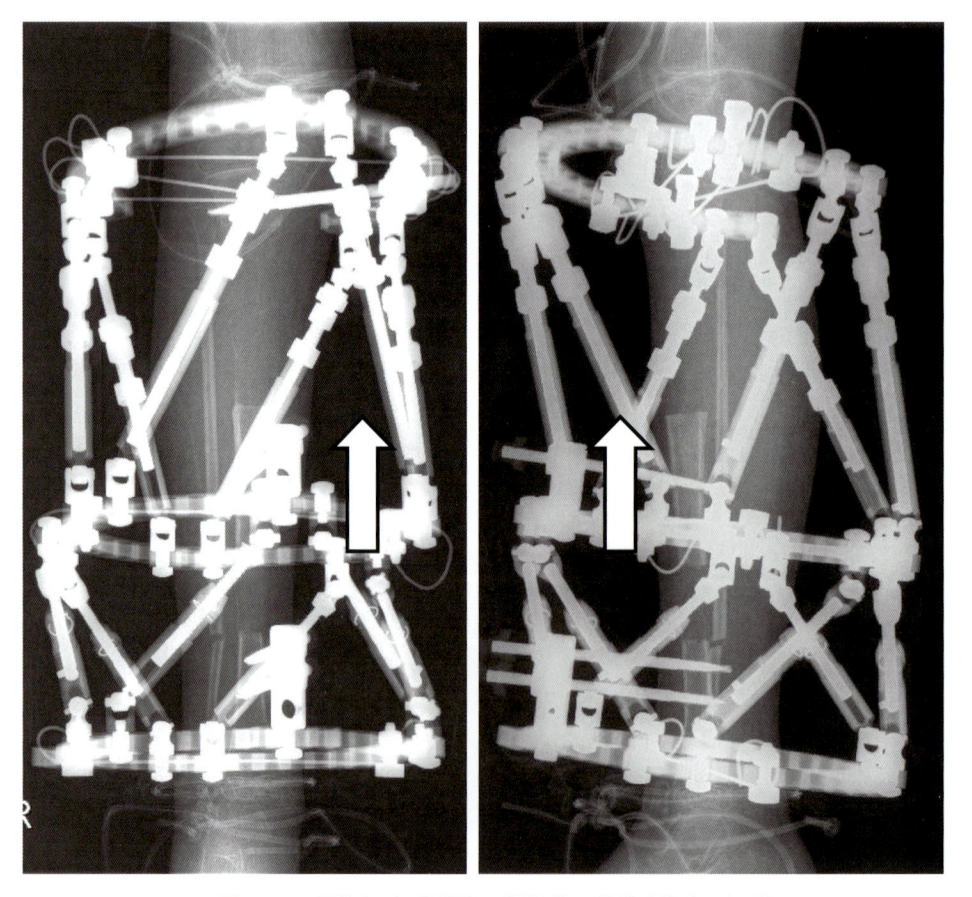

▲ 图 30-8 骨搬运和畸形矫正期间的 X 线片（术后 2 个月）

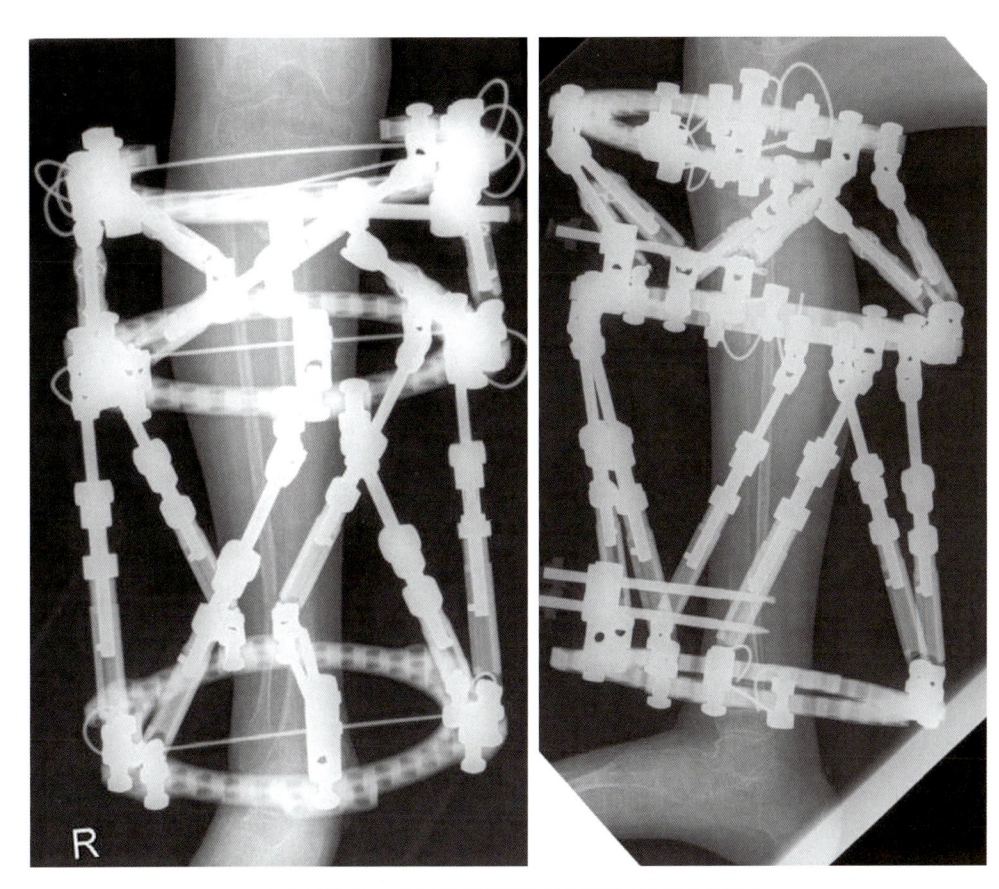

第30章 胫骨干和踝关节生物重建（一）：Ilizarov技术

▲ 图30-9 骨对合后复查的X线片（术后4个月）

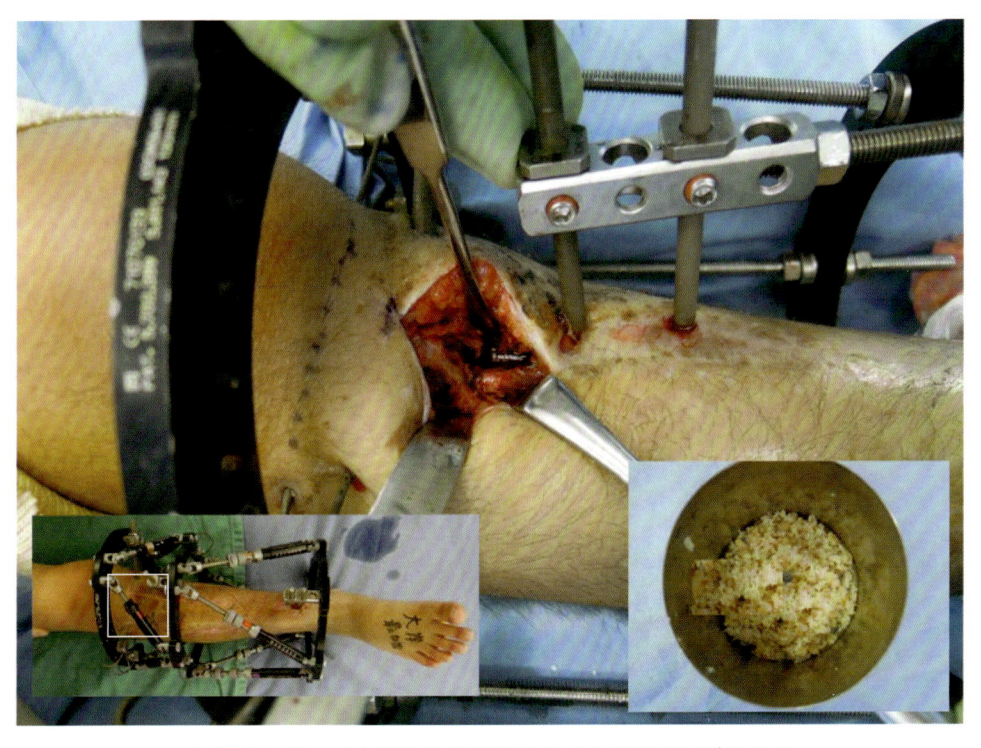

▲ 图30-10 对合端发生骨不连可在对合端填充同种异体骨

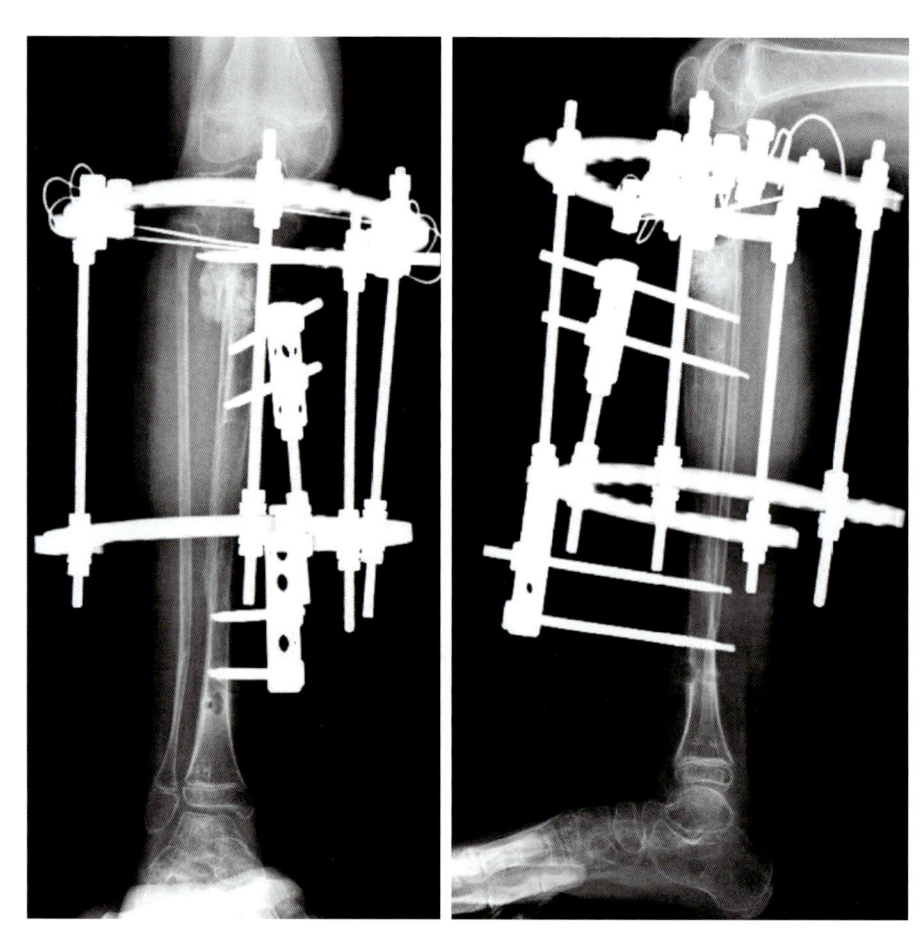

▲ 图 30-11 二次手术后的 X 线片

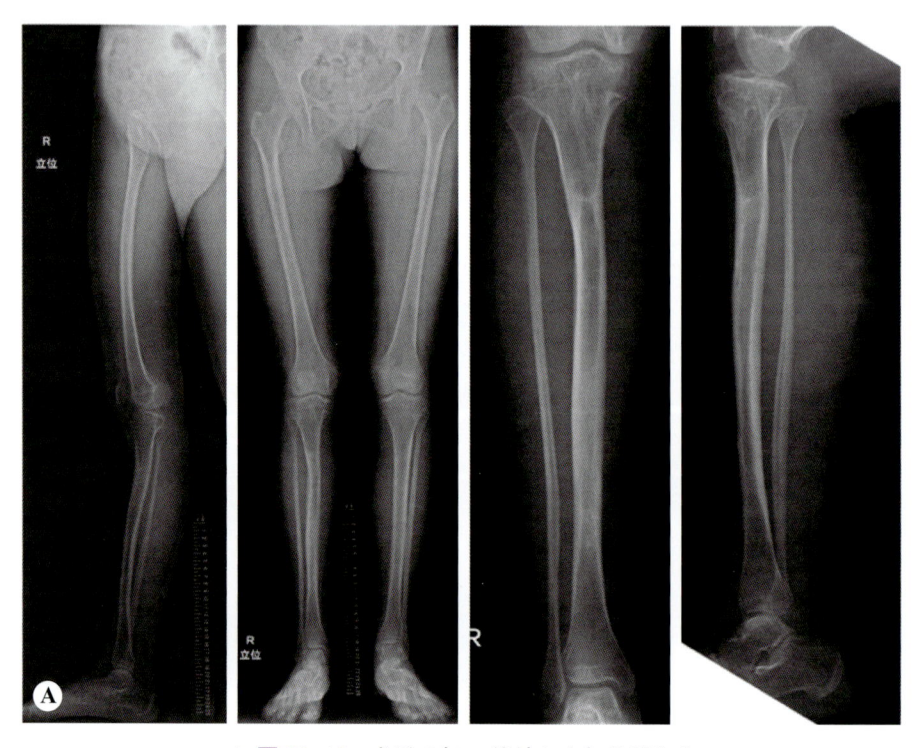

▲ 图 30-12 术后 6 年 X 线片（A）与外观（B）

▲ 图 30-12（续） 术后 6 年 X 线片（A）与外观（B）

九、并发症的预防和处理

1. 在骨对合时，有时会发生皮肤内陷，可使用线提起皮肤以避免这种情况。

2. 首次手术时植骨难以获得对合部位的骨愈合，当对合部位看到不愈合的迹象时，应尽快进行第二次骨移植。

3. 针道感染在一定程度上不可避免，可通过口服或静脉注射抗生素来控制。

参考文献

[1] Tsuchiya H, Abdel-Wanis M, Kitano S, Sakurakichi K, Yamashiro T, Tomita K. The natural limb is best: joint preservation and reconstruction by distraction osteogenesis for high-grade juxta-articular osteosarcomas. Anticancer Res. 2002;22(4):2373-6.

[2] Tsuchiya H, Abdel-Wanis ME, Tomita K. Biological reconstruction after excision of juxta-articular osteosarcoma around the knee: a new classification system. Anticancer Res. 2006;26(1B):447-53.

[3] Eralp İL, Kocaoğlu M, Dikmen G, Azam ME, Balcı Hİ, Bilen FE. Treatment of infected nonunion of the juxta-articular region of the distal tibia. Acta Orthop Traumatol Turc. 2016;50(2):139-46.

[4] Karita M, Tsuchiya H, Sakurakichi K, Tomita K. Osteofibrous dysplasia treated with distraction osteogenesis: a report of two cases. J Orthop Sci. 2004;9(5):516-20.

[5] Matsubara H, Tsuchiya H. Treatment of bone tumor using external fixator. J Orthop Sci. 2019;24(1):1-8.

第 31 章 胫骨干和踝关节生物重建（二）：腓骨中置术

Biological Reconstruction of the Tibial Diaphysis and Ankle —Ⅱ: Fibular Centralization Technique

Ajay Puri 著

已有多种方法用于累及胫骨骨干和远端干骺端肿瘤切除后节段性骨缺损重建。创伤或感染造成的胫骨骨缺损中有许多文献都证实单独使用腓骨中置是有效的重建方法[1, 2]，肿瘤术后造成的骨缺损，腓骨中置或"腓骨-代-胫骨"手术已与异体移植物或再灭活的肿瘤骨联合使用[3-5]。

腓骨中置术可单独使用作为胫骨干骺端和胫骨远端干骺端肿瘤切除后的一期重建技术[6]（图 31-1）。中段腓骨是带血管蒂的长骨（早期愈合和增粗），同时可避免复杂的微血管吻合操作以及腓骨供体部位的并发症。

骨肿瘤的治疗目标是彻底切除肿瘤，重建骨的结构及其稳定性，并保留最大的肢体功能。根据病变范围，可以做胫骨中段切除（病变限于胫骨骨干时），此时可以保留胫骨远端的胫距关节，病变累及胫骨远端甚至胫骨关节面时需要进行中置的腓骨和距骨融合。

下面我们介绍一例胫骨干骨肉瘤病例，在保留胫距关节的前提下，切除胫骨瘤段，仅采用腓骨中置进行胫骨重建。

一、简要病史

患者男性，27 岁，小腿肿胀、疼痛，最终被确诊为胫骨骨肉瘤（图 31-2）。根据医院方案，他接受了新辅助化疗，随后在经适当咨询和知情同意后安排手术。

二、术前临床和影像学照片

见图 31-2。

三、术前问题汇总

1. 该例胫骨干骨肉瘤伴周围软组织肿块形成。
2. 需要保留重要的血管、神经和功能性肌肉，以便肿瘤切除后能最大限度保留肢体功能。
3. 重建切除后的缺损以恢复结构和骨骼的稳定性。

四、治疗策略

1. 从肿瘤学角度充分切除荷瘤骨。
2. 采用邻近的附着正常组织和带血管蒂的腓骨中置填充胫骨缺损。
3. 保留胫距关节同时要保证移植物稳定牢靠固定。
4. 直至移植腓骨和胫骨融合前都需要对患肢进行保护性负重。

五、基本原则

1. 术前计划至关重要。影像学检查包括胫骨

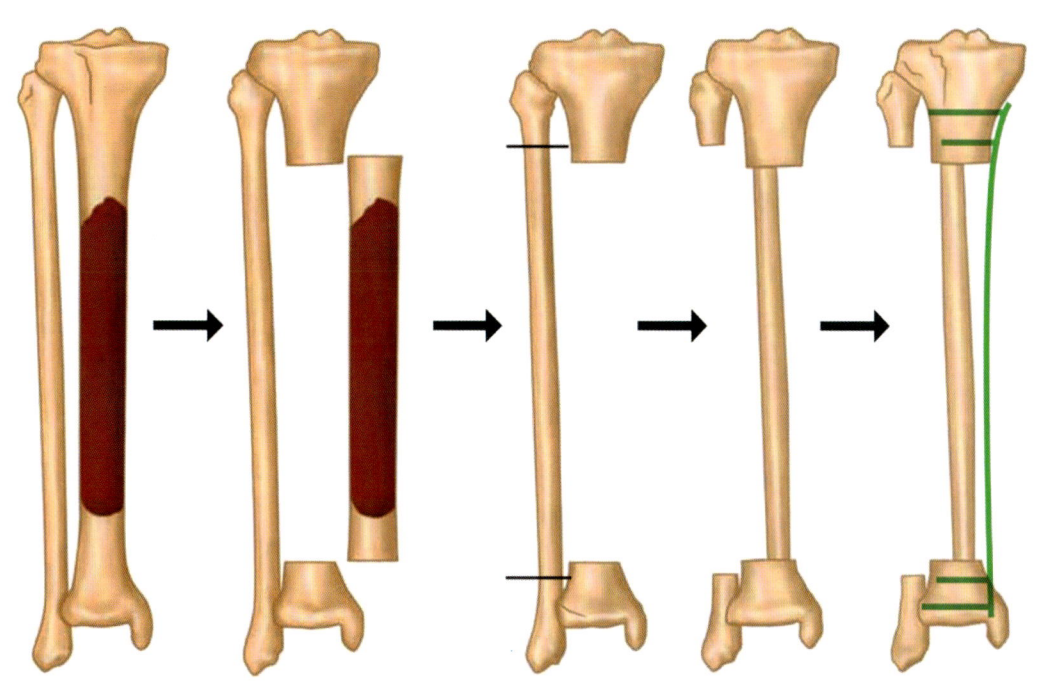

第31章 胫骨干和踝关节生物重建（二）：腓骨中置术

▲ 图 31-1 手术示意

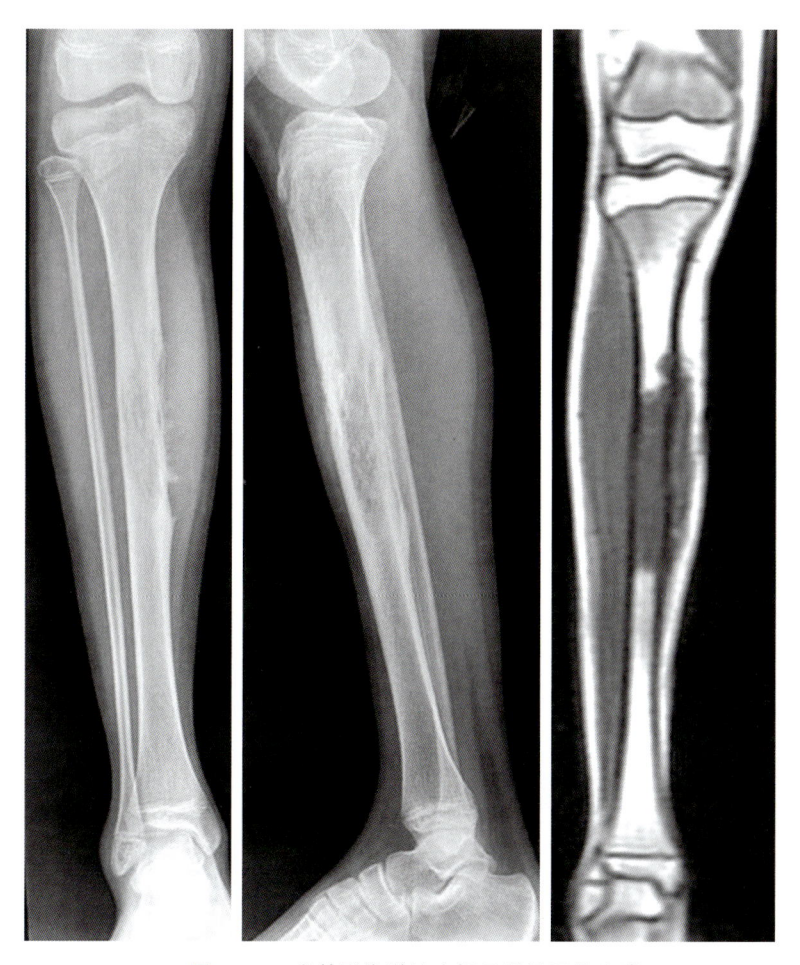

▲ 图 31-2 术前影像学检查提示胫骨干骨肉瘤

265

（包括上下关节）的 X 线片和 MRI 检查，以确保足够的肿瘤切除和适当的边缘。MRI 有助于评估病变范围、骨外受累情况、软组织受累情况，以及与周围血管、神经的关系，便于确定截骨平面。

2. 术中使用止血带。

3. 切口（包括活检留下的瘢痕）位于胫骨内侧靠近胫骨嵴处，术口远端呈 C 形延伸至内踝（图 31-3）。

4. 谨慎解剖胫骨病变，以保护胫后神经血管束，如果可能，最好也保留胫前血管。

5. 在术前计划的截骨平面行胫骨近端截骨，沿骨间膜腓骨缘进行分离，有助于游离胫骨荷瘤节段。

6. 近端截骨也有利于进行下胫腓联合周围的分离，后者通常非常有挑战性。

7. 根据术前计划在胫骨远端进行截骨（图 31-4）。

8. 荷瘤骨取出后，同侧腓骨可通过同一切口进行截骨。截取的腓骨需比胫骨缺损长 2cm，以便在腓骨转位时可将两端插入胫骨断端的髓腔内。

9. 腓骨适当位置进行近端和远端截骨后，腓骨及其表面的肌肉附着可转移至胫骨缺损处。

10. 腓骨转位前，应确保腓骨两端的骨膜沿圆周横向分开。

11. 当肿瘤切除范围包括胫骨远端干骺端和胫骨关节面时，需在腓骨转位后行腓骨距骨融合，可在距骨关节面做出皮质缺口，将腓骨远端插入该缺口。

12. 需要行关节融合时，在外踝尖近端截骨可方便腓骨移位，因为腓骨远端韧带坚韧，会阻碍腓骨移位操作。

13. 确保转位的腓骨旋转角度和长度适当后使用可折弯（预先折弯）锁定钢板固定腓骨（图 31-5）。

14. 钢板需跨越中置腓骨，在胫骨远端与近端固定。

15. 当需要进行关节融合术时，市售的预成形胫骨远端锁定钢板可以很好地固定距骨。

16. 中置的腓骨内置入不超过一颗螺钉以保持位置（一般不需要螺钉）。

17. 腓骨两端伸入胫骨或距骨后可用 1.5mm 克氏针进行固定。

18. 没必要在截骨连接处进行植骨，因为带血管蒂腓骨移植很少出现不愈合问题（图 31-6 和图 31-7）。

19. 放松止血带后术区进行充分止血，并在术区留置负压引流管，引流管置于移植物和切口之间。

20. 术后使用膝下石膏夹板固定并抬高患肢可促进术口愈合。

21. 建议患者进行 10~12 周非负重下的患肢功能锻炼。

22. 基于连续的放射学评估，患者逐渐增加负重活动量。在移除术后夹板后，重建肢体依然需要可拆卸支具保护长达 10~12 个月。

六、治疗期间临床和影像学照片

为了更好地展示重建技术，图片来自不同患者（图 31-3 至图 31-5）。

七、技术要点

1. 当胫骨瘤段切除后，腓骨截骨移位前固定钢板可帮助维持肢体长度。虽然在骨的结合处没有螺钉固定，但通过在近端和远端置入螺钉可对钢板最终位置做出标记，以确保最终钢板固定时没有移位（图 31-5）。

2. 在腓骨游离截骨前需将腓骨表面的骨膜连同腓骨一并游离下来，腓骨骨膜可为移植的腓骨提供血供，缩短骨愈合时间。

3. 截骨后的腓骨末端可能需要切成斜面，使其能延伸至胫骨髓腔内。

八、临床随访和影像学照片

见图 31-6 至图 31-10。

九、并发症的预防和处理

1. 由于将腓骨内侧移位后小腿体积缩小，有助于肿瘤切除后闭合皮肤，即使在真菌感染或软组织肿瘤所致术中软组织和皮肤切除过多时同样

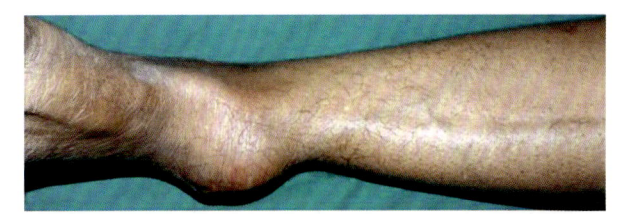

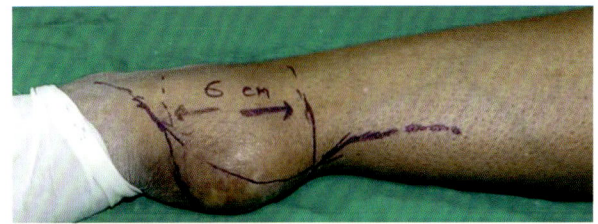

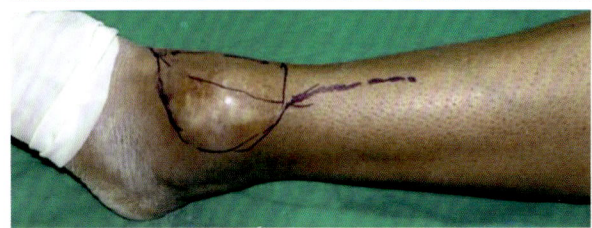

第31章 胫骨干和踝关节生物重建（二）：腓骨中置术

▲ 图 31-3 皮肤切口（包括活检通道）选择在胫骨内侧靠近胫骨嵴，呈 C 形弯曲，远端延至内踝以远

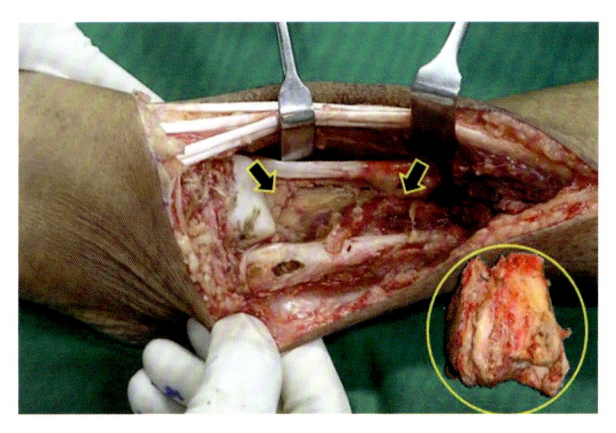

▲ 图 31-4 与图 31-3 为同一患者，在切除胫骨远端后需要进行关节融合术（黑箭示切除后的缺损），黄色圆圈内展示为切除的胫骨远端

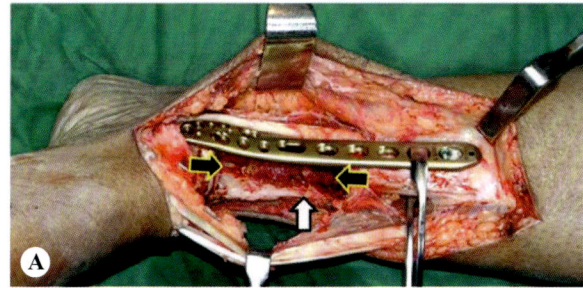

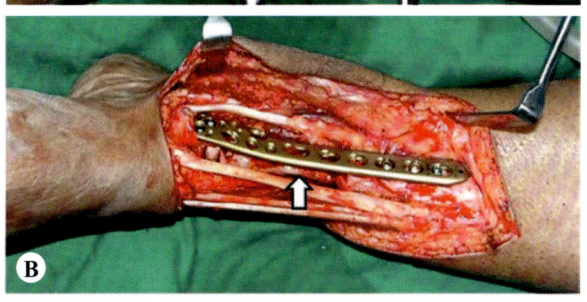

▲ 图 31-5 A. 黑箭示切除后的骨缺损，在腓骨截骨前（白箭）放置胫骨内侧钢板，在钢板近端和远端各置入一枚螺钉作为标记，确保腓骨转位时肢体长度不变；B. 腓骨下端（白箭）向内侧移位桥接缺损，钢板固定就位，调整钢板在近远端固定时跨越中置的腓骨

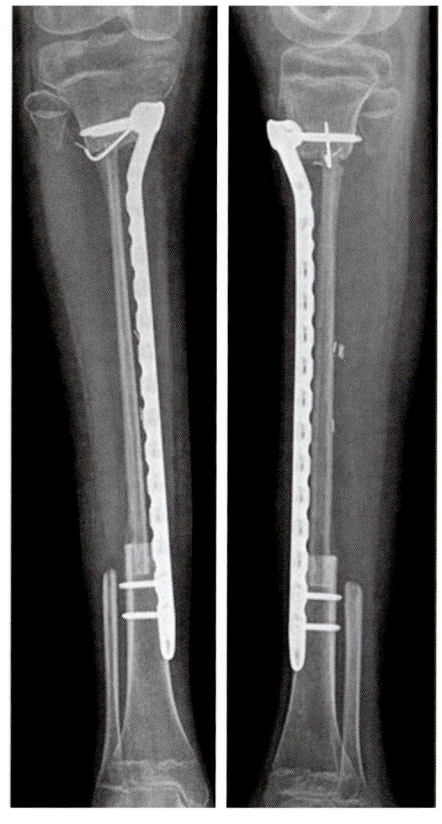

▲ 图 31-6 与图 31-2 为同一患者，术后早期 X 线片见转位的腓骨重建胫骨缺损

适用。因此，可以避免在这样的病变中进行额外手术达到足够的软组织覆盖。

2. 先行胫骨近端截骨，在对胫骨瘤段及下胫腓联合周围进行手术操作时要小心，避免发生腓骨远端骨折。

3. 将钢板与胫骨近端对齐时可能无意中造成踝关节内、外翻或足背伸、跖屈，进行踝关节融合时要保持足位于中立位（图 31-8 至图 31-10）。

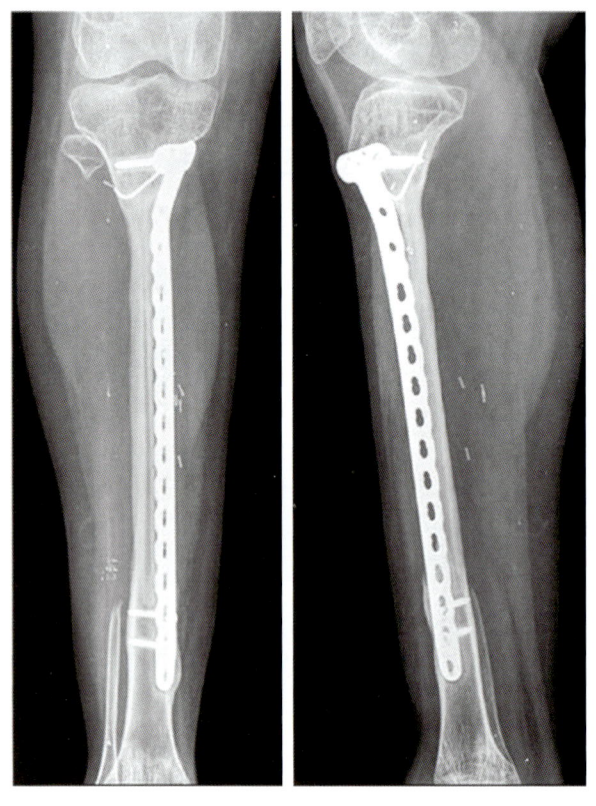

▲ 图 31-7　术后 24 个月复查 X 线片

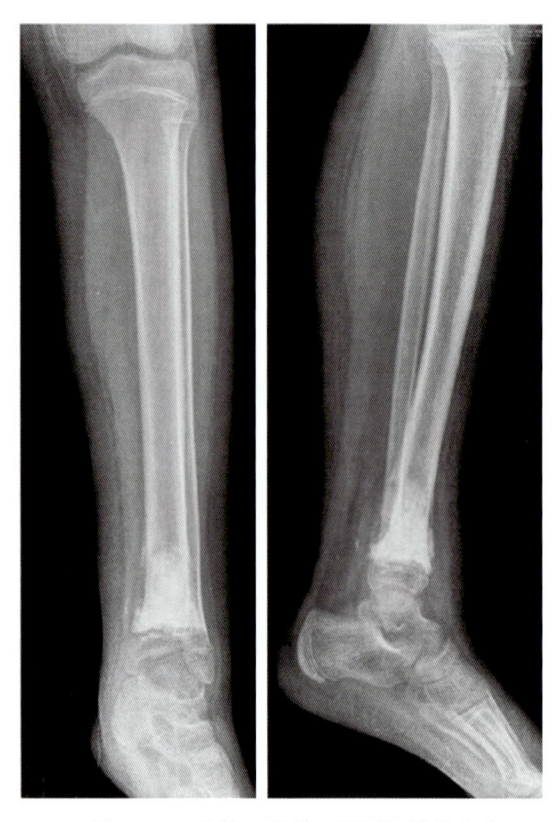

▲ 图 31-8　术前 X 线片示胫骨远端骨肉瘤

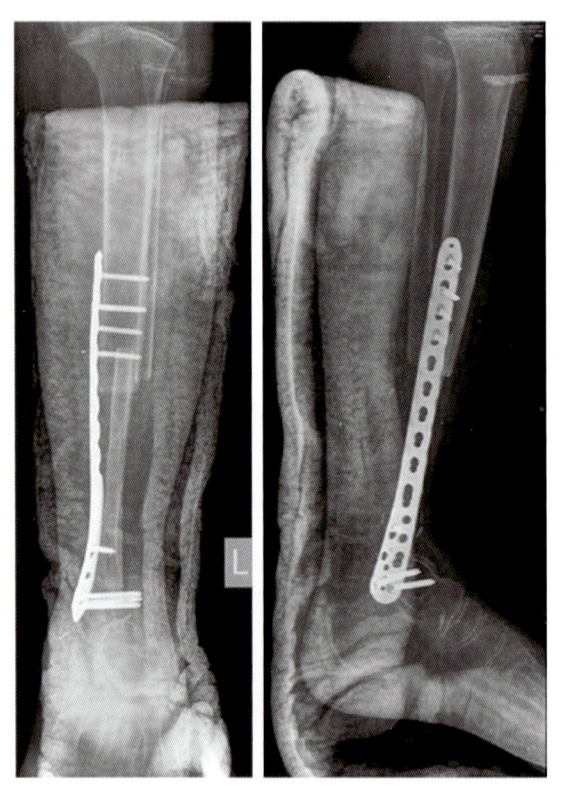

▲ 图 31-9　术后 X 线片示踝关节融合（尝试距骨和移位腓骨融合）

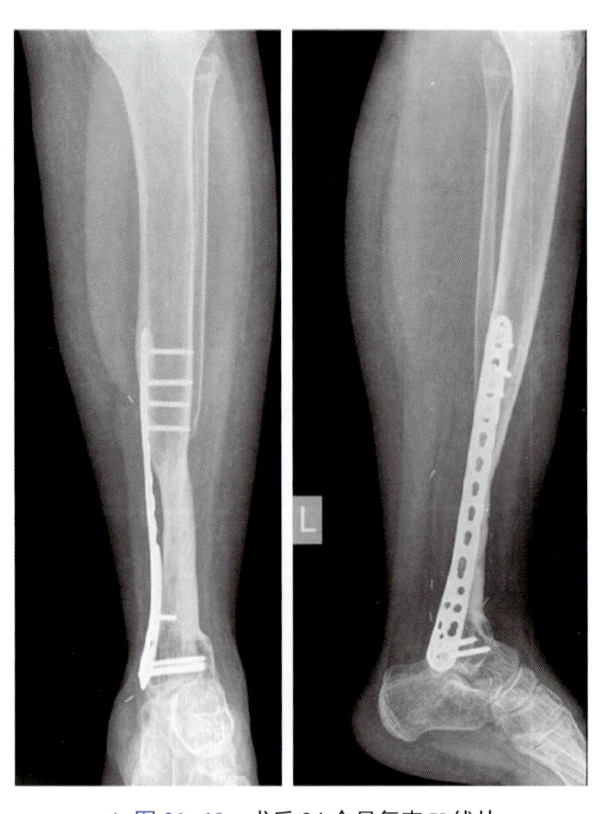

▲ 图 31-10　术后 24 个月复查 X 线片

4.需要长时间的保护性负重，直到放射学评估确认中置腓骨充分愈合为止。若中置腓骨发生骨折可不行内固定处理，通过复位后长腿石膏固定可达到骨折愈合[7]。

5.单纯腓骨中置重建能获得良好的治疗效果[6]；也有研究者认为移位的腓骨不能承受这个位置的应力，他们建议在腓骨外套上同种异体骨段或瘤骨灭活自体骨的壳来加强移位的腓骨[3-5]。

参考文献

[1] Atkins RM, Madhavan P, Sudhakar J, Whitwell D. Ipsilateral vascularised fibular transport for massive defects of the tibia. J Bone Joint Surg Br. 1999;81(6):1035-40.

[2] Keenan AJ, Keenan OJ, Tubb C, Wood AM, Rowlands T, Christensen SE. Ipsilateral fibular transfer as a salvage procedure for large traumatic tibial defects in children in an austere environment. J R Army Med Corps. 2016;162(6):476-8.

[3] Ozaki T, Fujiwara K, Kunisada T, Ito T, Kawai A, Inoue H. Reconstruction with ipsilateral fibula transfer with pasteurized bone after excision of bone sarcoma of the tibia. Sarcoma. 2004;8(2-3):97-102.

[4] Ozaki T, Hillmann A, Wuisman P, Winkelmann W. Reconstruction of tibia by ipsilateral vascularized fibula and allograft. 12 cases with malignant bone tumors. Acta Orthop Scand. 1997;68(3):298-301.

[5] Mottard S, Grimer RJ, Abudu A, et al. Biological reconstruction after excision, irradiation and reimplantation of diaphyseal tibial tumours using an ipsilateral vascularised fibular graft. J Bone Joint Surg Br. 2012;94(9):1282-7.

[6] Puri A, Subin BS, Agarwal MG. Fibular centralisation for the reconstruction of defects of the tibial diaphysis and distal metaphysis after excision of bone tumours. J Bone Joint Surg Br. 2009;91(2):234-9.

[7] Hatori M, Ayoub KS, Grimer RJ, Carter SR, Tillman RM. The two-stage ipsilateral fibular transfer for tibial defect following tumour excision. Sarcoma. 2000;4(1-2):27-30.

第32章 胫骨干和踝关节生物重建（三）：大段同种异体骨关节融合术

Biological Reconstruction of the Tibial Diaphysis and Ankle—Ⅲ: Arthrodesis with Massive Allograft

Simone Colangeli　Lorenzo Andreani　Antonio D'Arienzo　Olimpia Mani
Giuseppe Restuccia　Rodolfo Capanna　著

一、简要病史

患者女性，4岁，此前曾因疑诊为左侧胫骨远端动脉瘤样骨囊肿于另一家医院行病灶刮除、骨水泥填充术。在进行病灶刮除时，污染了骨骺及腓骨远端，术后病检结果为高级别骨肉瘤（Enneking ⅡA期）。患者至我们中心就诊时，左侧胫骨远端疼痛和软组织肿块形成。予以甲氨蝶呤、多柔比星、异环磷酰胺和顺铂的新辅助化疗。

手术采用踝关节前方入路，并将先前的手术瘢痕一并切除，参考术前MRI资料，在胫骨近端、肿瘤边缘外2cm处截骨，将受累的胫骨和腓骨远端切除，术中冰冻切片提示切缘阴性。手术标本分析显示化疗后Huvos Ⅳ级反应。

取对侧小腿的自体带血管蒂腓骨，并用大段同种异体骨壳加固。将带血管蒂腓骨插入胫骨近端髓腔，远端插入距骨内，在胫骨近端及距骨周围植入同种异体骨，最后使用交叉螺钉进行固定，并将植入的腓动脉与受区胫前动脉吻合。术后使用长腿石膏固定3个月，当观察到植入的带蒂腓骨两端骨愈合时（3个月后），开始佩戴支具固定，并允许适当负重，术后化疗8个月。6年后，对患肢行骨搬运（Ilizarov技术）手术，以延长患肢长度。在患者12岁时进行健侧胫骨近端骨骺阻滞，14岁时进行健侧股骨远端骨骺阻滞。最终，患者双下肢长度差异为2cm。

在骨骼生长结束时，患者出现了左足外翻内旋畸形，考虑为Ilizarov手术的并发症。22岁时，患者在另一家医院接受了距下关节融合术，以纠正足部畸形。患者8年后（30岁）因持续的足部疼痛再次入院。X线片显示，距下关节骨融合失败形成假关节。患者要求新的手术：取出挫伤距下关节的破损螺钉，进行自体髂骨移植和加压螺钉固定术。术后，石膏固定患肢8周，并在前4周禁止负重。

31岁时（随访26年），复查无肿瘤局部复发及远处转移，MSTS评分良好，左足使用垫高鞋垫代偿良好，两侧肢体长度差异<2cm。

二、术前临床和影像学照片

见图32-1。

三、术前问题汇总

1. 在保证切缘阴性的情况下，应尽可能保留足够的软组织覆盖和血液供应。
2. 胫骨远端切除后，采用同种异体骨移植或

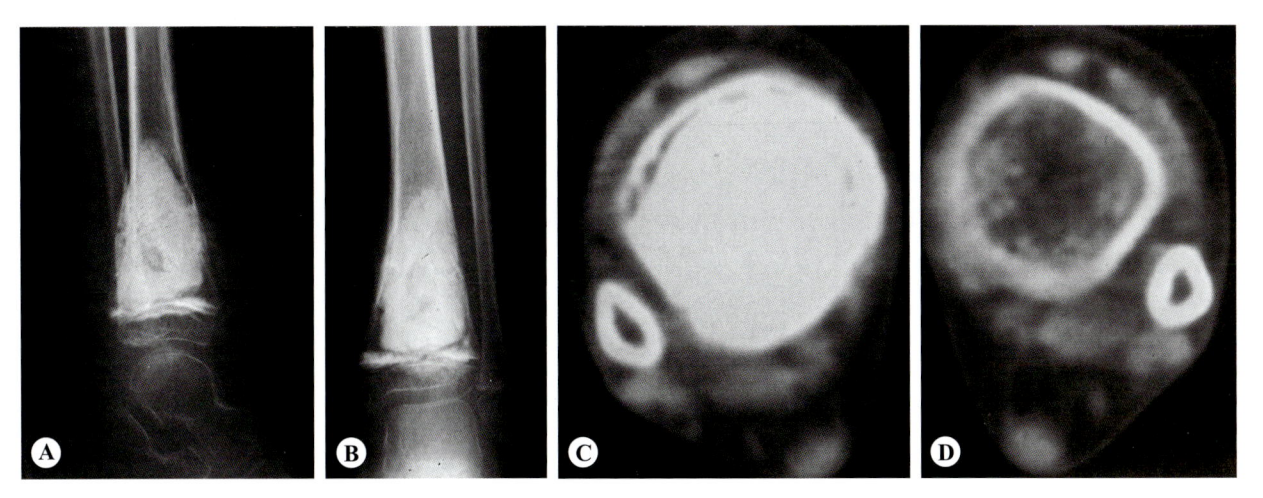

▲ 图 32-1 在另一家医院因诊断为动脉瘤样骨囊肿进行病灶刮除和骨水泥填充术后的正位片（A）、侧位片（B）与轴位 CT（C 和 D）

自体带蒂腓骨移植踝关节融合术是最常见的重建方法。文献报道中，其他技术（如同种异体骨关节移植或 3D 打印假体）的报道非常罕见，并且都只涉及成年患者，而且随访时间很短。对于儿童来说，由于胫骨直径太小只能行关节融合术。

3. 大段同种异体骨植入后能立即获得良好的机械强度。然而，随着时间的推移，它走向缓慢的爬行替代和非常有限的骨整合，特别是在没有强大的骨融合支撑的情况下，发生延迟愈合、骨折、骨吸收或假关节的风险很高。相反，自体带血管蒂腓骨移植的优点是可以实现植骨两端早期愈合（一般在 3 个月内），并可逐渐生长达到原始胫骨的大小。然而，植入的腓骨最初太薄弱，可能会承受巨大压力或可发生移位骨折，从而导致并发症。

4. 由于儿童患者胫骨近端存在骨骺、髓腔直径小，以及需要进一步的手术来纠正肢体长度差异（由于胫骨远端生长板切除），因此无法使用髓内钉或长钢板。此外，为了尽可能保证后足生长，在整个骨骼发育的年龄段内，使用螺钉或钢板固定不应损伤距下关节或跟骨；与成人患者不同，幼儿往往只需要少量的骨融合。

5. 切口不愈合和感染的发生与术区的软组织覆盖和血液供应有关。此外，原有活检通道周围的皮肤必须切除，植入物会导致皮肤隆突或形成团块，影响伤口闭合。

6. 考虑到患者年龄较小，预期会出现肢体不等长，应制订一个不同时间点的矫形计划。最后，保持足部的正常生长也很重要。

四、治疗策略

1. 在下列几种情况下，可使用带血管蒂腓骨和同种异体骨壳重建骨段缺损。用于成人仅限于少见情况如：它可用于临关节切除，剩余骨量＜1cm，且无法有效支撑融合。此外，还可用于成人长骨次全切除后要求较高的重建。而在儿童病例，此方法应用较广，可用于：①骨骺周围切除（保留生长板）；②经骨骺切除（仅保留关节软骨）；③经关节切除术需要进行小骨关节融合（如距骨）及小范围的骨融合。本章中的病例即为最后一种应用，针对该病例我们尝试进行部分的踝关节融合，不影响足的发育。

2. 带血管蒂腓骨与同种异体骨的结合有几个优点：带血管的腓骨可以使两侧截骨端更快的愈合，并加速同种异体骨的愈合（通常很慢）。同时，同种异体骨能在腓骨肥大增粗的过程中为腓骨提供保护，从而最大限度地减少应力性骨折。而在同种异体骨的血供重建过程中力学性能降低时，增粗肥厚的腓骨将保证系统的机械效能。该策略是基于两个系统（同种异体移植物和腓骨）在不同时间给予彼此的相互支持。

3. 腓骨肥大增粗过程很快，增粗的腓骨很快与同种异体移植物的内表面接触。当两个系统相互接触时，通常会观察到快速的骨整合，从而形成一个整合的粗大骨段。同种异体骨壳被纵向打开，使两个表面（内皮层和外皮层）都能爬行替代，这使骨骼恢复活力的机会和速度加倍。此外，儿童的爬行替代过程比成人更快，并因移植的腓骨提供的血液供应而加强。

4. 带血管蒂腓骨可以和皮瓣（骨-皮瓣）或肌皮瓣（骨-肌-皮瓣）一起获得，这样可以从外观上监测其存活情况，最重要的是，它使皮肤闭合无张力和创面有更好的肌肉覆盖。此外，当需要时，腓动脉可用作胫骨前动脉残端和足动脉之间的旁路。

5. 要制订外科治疗计划，如 Ilizarov 方法或对侧胫骨近端和（或）股骨远端骨骺阻滞术，以减少因切除胫骨远端生长板而导致的肢体不等长。关节融合术只能在距骨处进行，不涉及跟骨，以保持足部生长。有限的骨量只允许使用交叉螺钉等进行最低程度的骨融合固定，如最终还有足部畸形科可考虑用其他的手术来矫正。

五、基本原则、外科技术和技术要点

1. 有条件的情况下，建议术前行新辅助化疗，使肿瘤缩小。

2. 术前新辅助化疗前后必须进行精确的影像学检查（X线片、CT、MRI、骨扫描和PET/CT），以判断新辅助化疗的效果，并计划切除长度和手术切缘。根据术前 MRI 确定截骨位置，胫骨截骨至少在肿瘤侵犯近端 2cm 处进行。

3. 应使用 CTA 或血管超声对患肢的血液供应进行判断，以确定哪条动脉是足的主要供血动脉（胫前动脉或胫后动脉），这两条动脉在足底水平是否存在吻合，以及哪条是腓骨移植的最佳受区血管。

4. 对健侧肢体进行类似的相关检查，以确定腓骨的血管是否有解剖变异，并评估单独获取腓骨（仅骨膜覆盖），或者骨皮瓣（游离骨-皮瓣）或皮肤和比目鱼肌(游离骨-肌-皮瓣)的可能性。

5. 移植的腓骨段应比切除的胫骨长 5cm，以便将其远端插入距骨 2.5cm、近端插入胫骨髓腔 2.5cm。另外，必须在所取的腓骨两端保留部分骨膜，包裹截骨区域以促进融合。

6. 为了促进肥大增粗，腓骨应沿着应力轴插入。由于解剖轴和应力轴在胫骨和股骨远端重合，腓骨可沿着同种异体骨的髓腔插入。相反，在重建股骨近端时，它应置于同种异体骨内侧骨外平行放置。

7. 同种异体移植物的形状可以使其整个远端表面位于距骨上。近端同种异体移植物应覆盖胫骨残端的外表面。交叉螺钉必须抓牢同种异体移植物，但不能穿透或损伤中央腓骨。最小的骨合成降低了感染的风险，不会损害腓骨移植物的血液供应，也不会妨碍未来可能的骨延长手术。

8. 在术前规划和整个治疗期间，必须考虑软组织的状况。如有必要，可进行骨皮瓣手术。

六、并发症的预防和处理

1. 为避免供区踝关节不稳定和外翻畸形，当在健侧腓骨距离距踝关节不到 5cm 处截骨术时，应使用螺钉将腓骨残端固定在胫骨上，并适当植骨。

2. 在供侧肢体，踇趾的连续被动活动必须持续至少 2 个月，以避免其挛缩和畸形。

3. 避免患肢早期负重，通常肢体用石膏保护 3 个月，然后，在 6 个月及之后的完全负重之前，允许支架下保护渐进负重锻炼。当 X 线片显示重建节段"胫骨化"时，可拆除保护支架。

七、治疗期间临床和影像学照片

见图 32-2 至图 32-5。

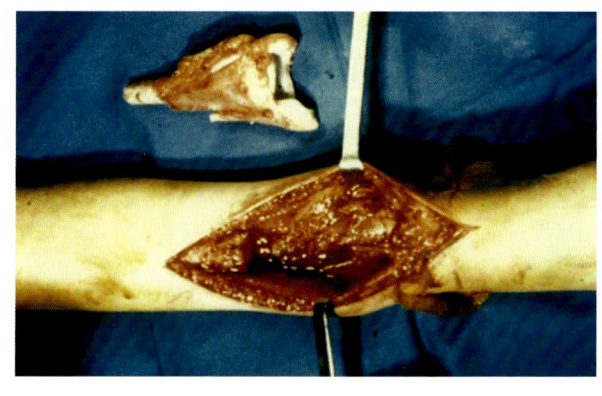

▲ 图 32-2 术中切除胫腓骨远端

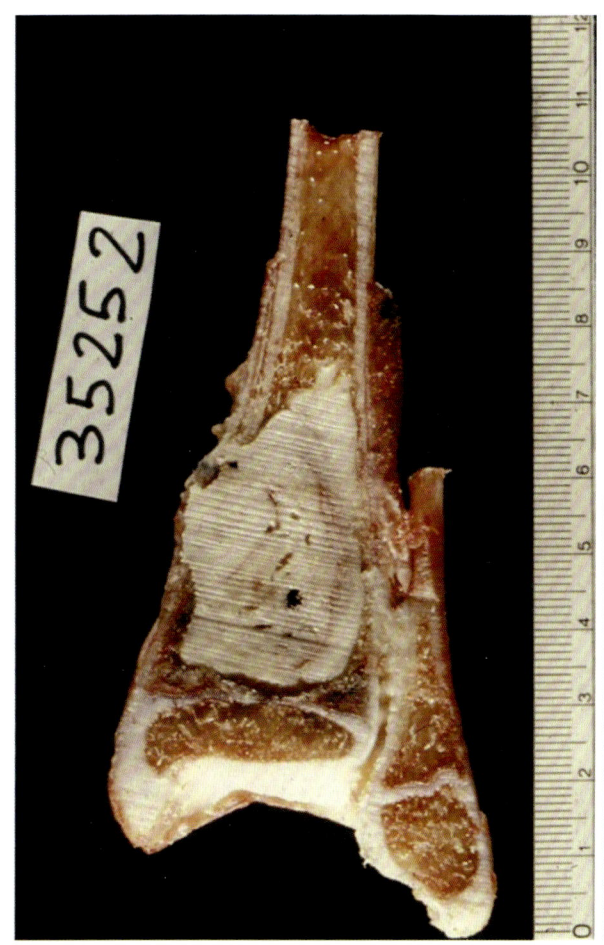

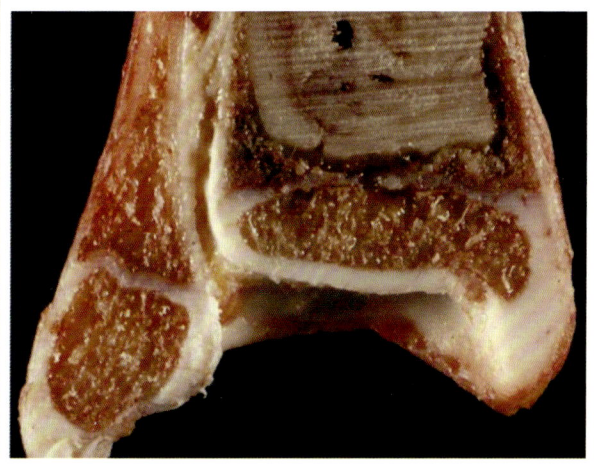

第32章 胫骨干和踝关节生物重建（三）：大段同种异体骨关节融合术

▲ 图 32-3 手术标本显示，生长板是限制肿瘤范围的有效屏障，但在之前的手术中，生长板中央被破坏

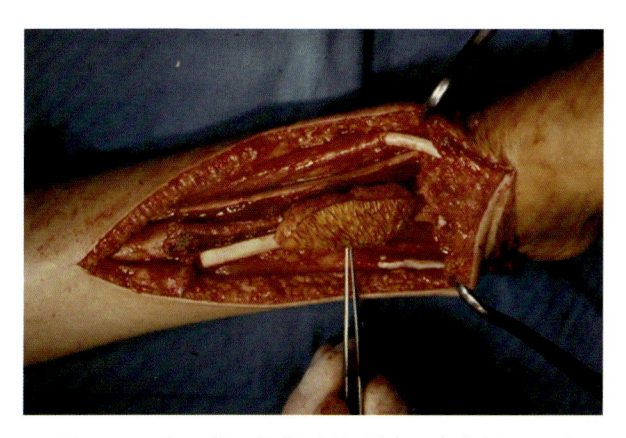

▲ 图 32-4 使用带血管蒂腓骨皮瓣重建患侧胫腓骨远端的术中图片，保留了皮肤组织瓣以确保良好伤口闭合，并可通过皮瓣判断术区情况

八、临床随访与影像学照片

见图 32-6 至图 32-12。

九、相互参照：其他类似病例合集

可参见"踝关节融合术，骨肿瘤""胫骨远端肿瘤切除术和外科重建""胫骨远端原发恶性肿瘤的外科治疗：临床结果和重建策略""儿童胫骨远端肿瘤切除后的外科重建""儿童胫骨远端骨肿瘤"。

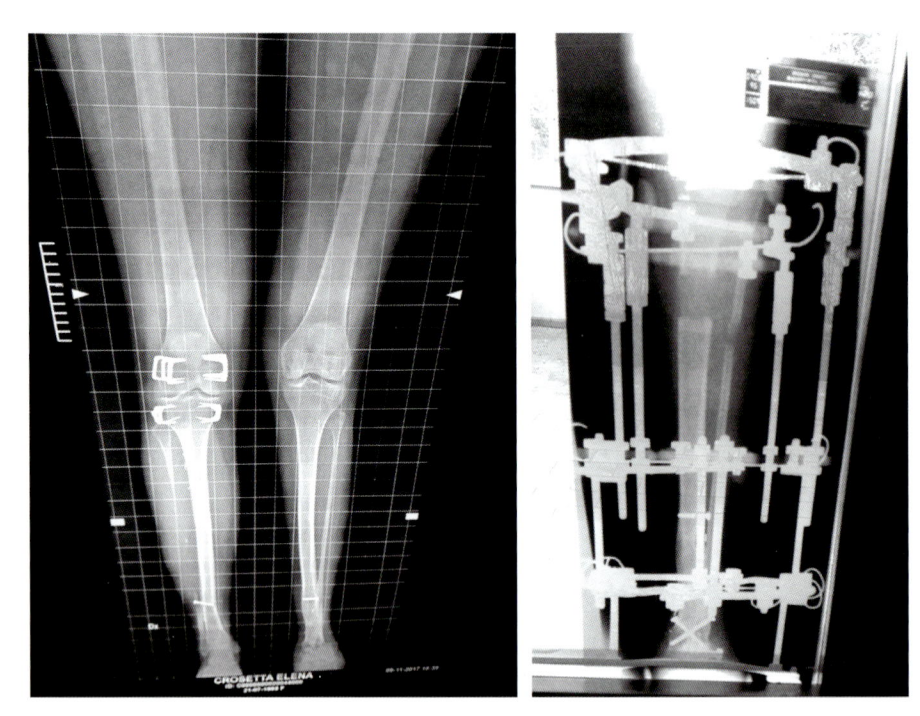

▲ 图 32-5 患侧胫骨上方骨搬运（Ilizarov 技术）期间的 X 线片，同时得益于对侧股骨远端和胫骨近端的骨骺阻滞，可以看到双侧肢体长度差异不明显

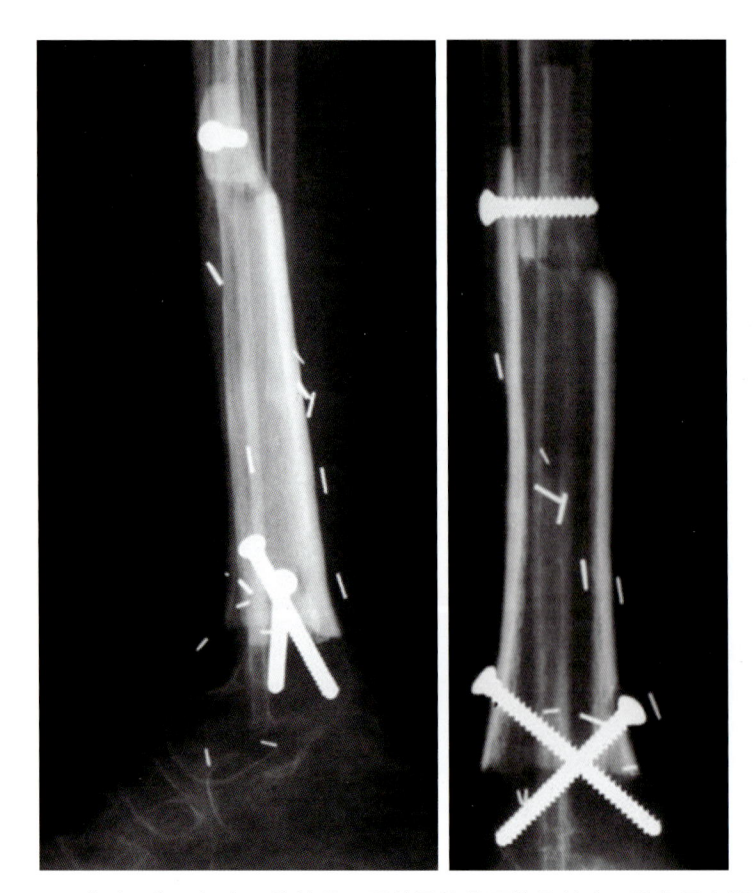

▲ 图 32-6 术后 2 个月复查 X 线片显示同种异体骨开始骨整合。进行最小限度的固定是为了降低感染的风险，并使移植段腓骨和保留端距骨的发育尽量不受影响

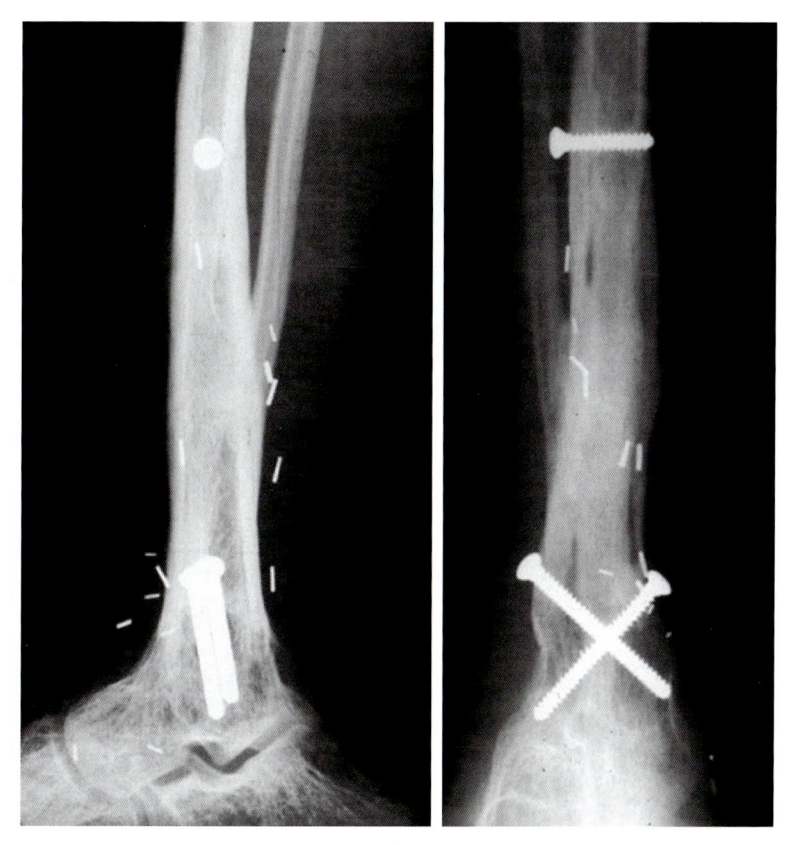

第32章 胫骨干和踝关节生物重建（三）：大段同种异体骨关节融合术

▲ 图 32-7 随访 10 年后，X 线片可以看到腓骨呈肥大增粗改变、腓骨和同种异体骨之间的骨整合情况及截骨处愈合情况

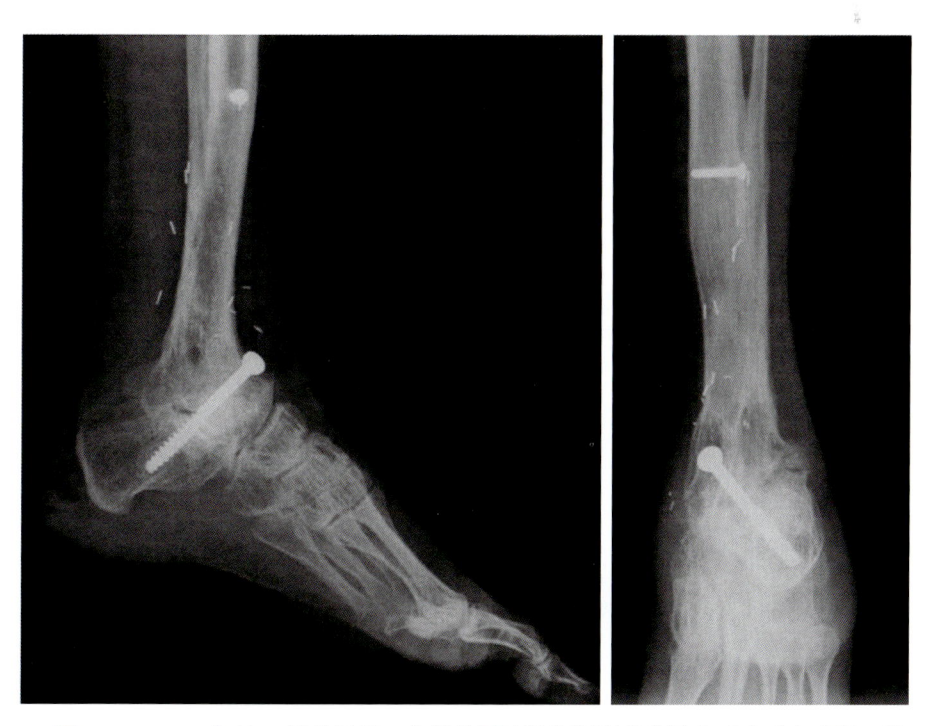

▲ 图 32-8 2019 年的 X 线片显示，在其他医院进行胫距关节融合手术后出现距下关节假关节形成，螺钉断裂

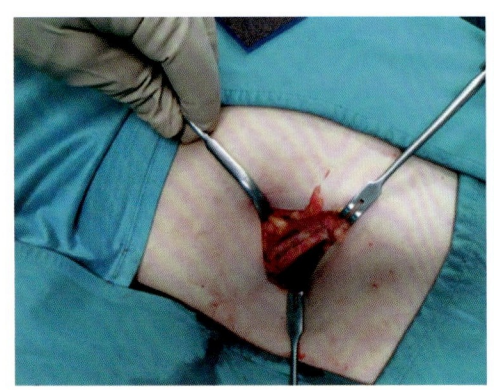

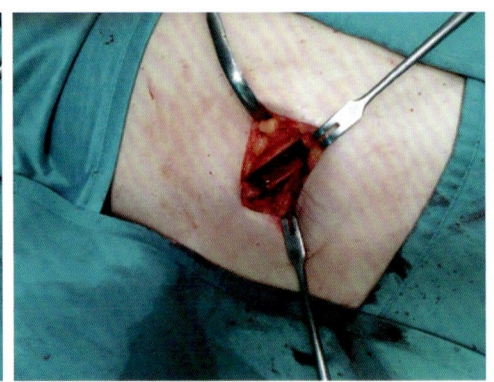

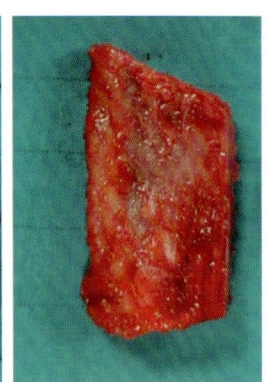

▲ 图 32-9 术中取新鲜自体髂骨

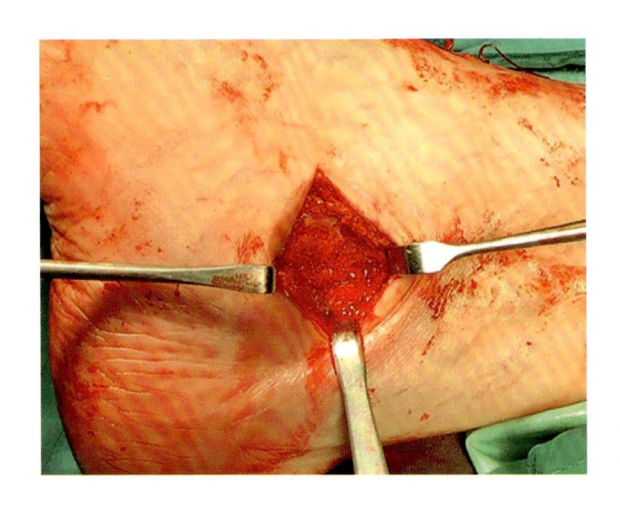

◀ 图 32-10 实施距下关节的融合术

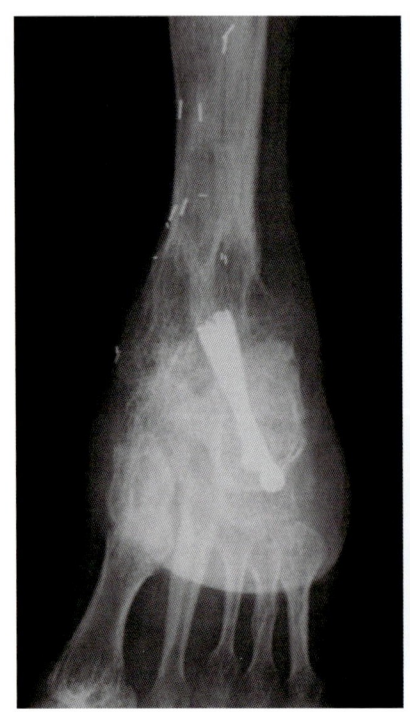

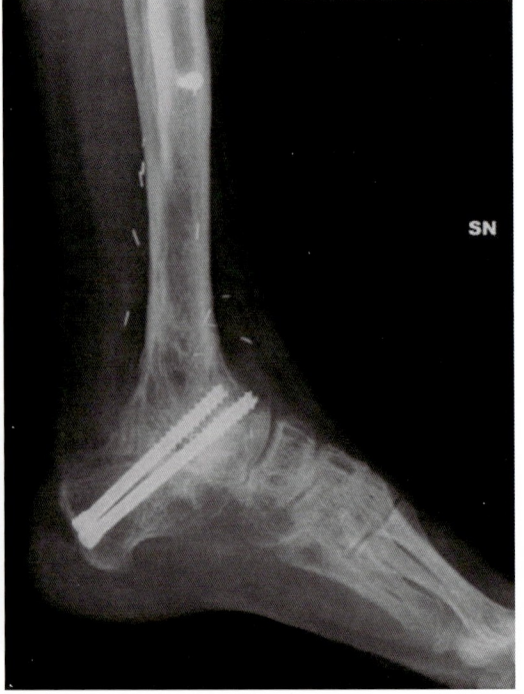

▲ 图 32-11 最后一次手术后 4 个月的 X 线片检查显示距下关节融合成功

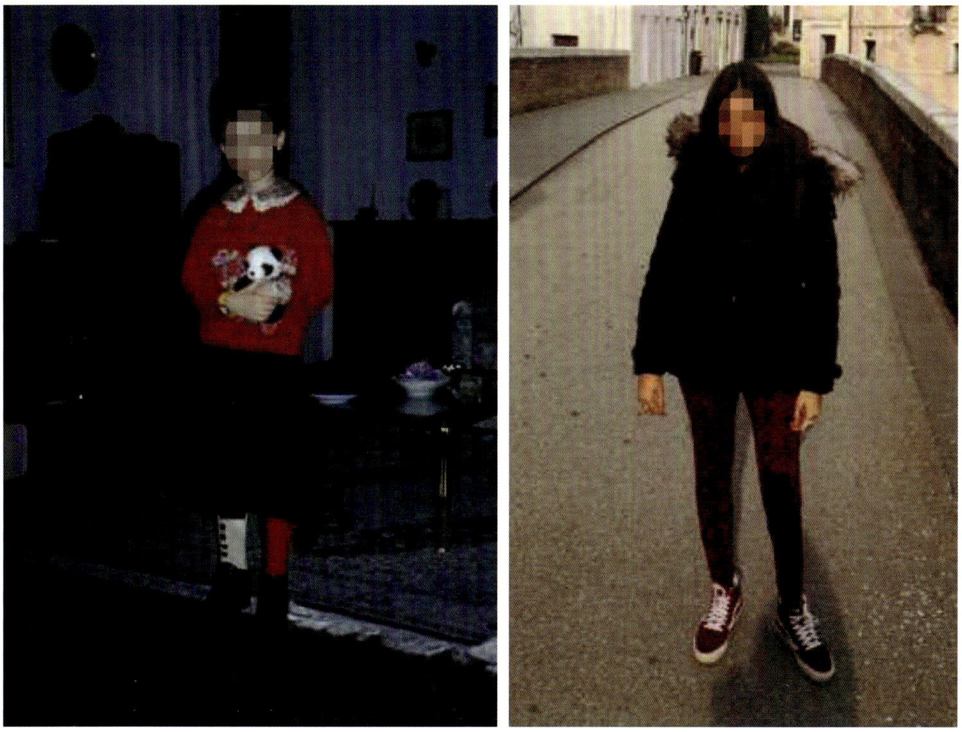

▲ 图 32-12 患者 5 岁时右侧胫骨和腓骨远端切除后的照片及患者 31 岁时的照片。未发现严重的肢体不等长，目前行走无须支具

参考文献

[1] Campanacci DA, Scoccianti G, Beltrami G, Mugnaini M, Capanna R. Ankle arthrodesis with bone graft after distal tibia resection for bone tumors. Foot Ankle Int. 2008;29(10):1031-7. https://doi.org/10.3113/FAI.2008.1031.

[2] Scaglioni MF, Arzi RY, Gur E, Ben Amotz O, Barnea Y, Kollender Y, Meller I, Bickels J, Dadia S, Zaretski A. Free fibula reconstruction of distal tibial defects after sarcoma surgery. Ann Plast Surg. 2015;74(6):680-3. https://doi.org/10.1097/01.SAP.0000435595.24360.d0.

[3] Ozger H, Bulbul M, Eralp L. Complications of limb salvage surgery in childhood tumors and recommended solutions. Strategies Trauma Limb Reconstr. 2010;5(1):11-5. https://doi.org/10.1007/s11751-009-0075-y. Epub 2009 Dec 2.

[4] Muscolo DL, Ayerza MA, Aponte-Tinao LA, et al. Partial epiphyseal preservation and intercalary allograft reconstruction in high-grade metaphyseal osteosarcoma of the knee. J Bone Joint Surg Am. 2004;86A(12):2686-93.

[5] Aponte-Tinao LA, Ritacco LE, Albergo JI, Ayerza MA, Muscolo DL, Farfalli GL. The principles and applications of fresh frozen allografts to bone and joint reconstruction. Orthop Clin North Am. 2014;45(2):257-69. https://doi.org/10.1016/j.ocl.2013.12.008. Epub 2014 Feb 1.

[6] Capanna R, Bufalini C, Campanacci M. A new technique for reconstruction of large metadiaphyseal bone defects: a combined graft (Allograft shell plus vascularized fibula). Orthop Traumatol. 1993;2(3):159-77.

[7] Jager T, Journeau P, Dautel G, Barbary S, Haumont T, Lascombes P. Is combining massive bone allograft with free vascularized fibu-lar flap the children's reconstruction answer to lower limb defects following bone tumour resection? Orthop Traumatol Surg Res. 2010;96(4):340-7. https://doi.org/10.1016/j.otsr.2010.02.003. Epub 2010 May 13.

[8] Ruiz-Moya A, Lagares-Borrego A, Sicilia-Castro D, Barrera-Pulido FJ, Gallo-Ayala JM, Santos-Rodas A, Hernandez-Beneit JM, Carvajo-Perez F, Gomez-Ciriza G, Gomez-Cia TJ. Pediatric extremity bone sarcoma reconstruction with the vascularized fibula flap: observational study assessing long-term functional outcomes, complications, and survival. Plast Reconstr Aesthet Surg. 2019;72(12):1887-99. https://doi.org/10.1016/j.bjps.2019.08.009. Epub 2019 Sep 10.

[9] Venkatramani H, Sabapathy SR, Dheenadayalan J, Devendra A, Rajasekaran S. Reconstruction of post-traumatic long segment bone defects of the lower end of the femur by free vascularized fibula combined with allograft (modified Capanna's technique). Eur J Trauma Emerg Surg. 2015;41(1):17-24.

[10] Lu Y, Zhu H, Huang M, Zhang C, Chen G, Ji C, Wang Z, Li J. Is frozen tumour-bearing autograft with concurrent vascularized fibula an alternative to the Capanna technique for the intercalary reconstruction after resection of

[11] Rajasekaran RB, Jayaramaraju D, Venkataramani H, Agraharam D, Shanmuganathan RS, Shanmuganathan R. Successful reconstruction of a post-traumatic defect of 16 cm of the distal femur by modified Capanna's technique (vascularised free fibula combined with allograft)—a case report and technical note. Trauma Case Rep. 2018;17:29-32.

[12] Bakri K, Stans AA, Mardini S, Moran SL. Combined massive allograft and intramedullary vascularized fibula transfer: the capanna technique for lower-limb reconstruction. Semin Plast Surg. 2008;22(3):234-41.

[13] Houdek MT, Wagner ER, Stans AA, Shin AY, Bishop AT, Sim FH, Moran SL. What is the outcome of allograft and intramedullary free fibula (Capanna technique) in pediatric and adolescent patients with bone tumors? Clin Orthop Relat Res. 2016;474(3):660-8.

osteosarcoma in the lower limb? Bone Joint J. 2020;102-B(5):646-52.

[14] Jayaramaraju D, Venkataramani H, Rajasekaran RB, Agraharam D, Sabapathy SR, Rajasekaran S. Modified Capanna's technique (vascularized free fibula combined with allograft) as a single-stage procedure in post-traumatic long-segment defects of the lower end of the femur: outcome analysis of a series of 19 patients with an average gap of 14 cm. Indian J Plast Surg. 2019;52(3):296-303.

[15] Momeni A, Weber KL, Kovach SJ. A modification of an established method of intercalary extremity bone defect reconstruction: the "Hemi-Capanna" technique. Ann Plast Surg. 2018;81(2):240-3.

[16] Li J, Chen G, Lu Y, Zhu H, Ji C, Wang Z. Factors influencing osseous union following surgical treatment of bone tumors with use of the Capanna technique. Bone Joint Surg Am. 2019;101(22):2036-43.

第 33 章 胫骨干和踝关节假体重建：3D 打印定制假体

Implant Reconstruction of the Tibial Diaphysis and Ankle: 3D-Printed Custom-Made Prosthesis

Panayiotis J. Papagelopoulos　Olga Savvidou　著

一、简要病史

患者男性，18 岁，因运动损伤致左踝关节疼痛就诊，左胫骨和踝关节的 X 线片显示胫骨远端干骺端混合性病变，胫骨内侧骨膜反应。穿刺活检证实为高级别髓内成骨和软骨母细胞型骨肉瘤。患者接受了 3 个周期新辅助化疗。新辅助化疗完成后，进行了二期保肢手术。

我们选择二期手术，未在首次手术中进行重建。手术切缘的病理学评估及术前化疗后肿瘤坏死的程度对保肢决策至关重要，此外，我们确保重建后的并发症不会影响辅助化疗。在最终重建之前，患者的活动受限可能是这种分期治疗的缺点，但我们认为这是一个更安全的选择。

二、术前临床和影像学照片

见图 33-1 和图 33-2。

三、术前问题汇总

1. 胫骨远端高级别肿瘤。
2. 截肢与保肢的选择。
3. 需要确保手术切缘阴性。
4. 重建以维持踝关节的功能。

四、治疗策略

1. 新辅助化疗后分两期进行保肢手术。
2. 肿瘤切除后使用骨水泥暂时填充缺损。
3. 在第二次手术之前，对胫骨远端和踝关节进行 CT 检查，以设计 3D 打印定制型胫骨远端假体和限制型全踝关节，这样做的原因是，在首次手术后，预计足部软组织包裹会发生变化。调整假体的体积，以促进软组织覆盖和伤口顺利愈合，采用限制型设计来重获踝关节稳定性，这种稳定性正常情况下由关节囊和韧带提供。定制的导向模具确保通过距骨柄的跟骨螺钉的正确放置。假体由胫骨柄、胫骨远端假体、可交锁距骨构件、6.5mm 松质螺钉，以及胫骨远端聚乙烯内衬（两部分）组成（MUTARS, Implantcast GmbH, Buxtehude, Germany）。
4. 使用 3D 打印定制距骨假体进行重建。
5. 术后化疗。

五、基本原则

对于胫骨远端肿瘤患者，如果肿瘤预后不受影响，保肢手术可能是一种可行的治疗选择。这些特定的患者中，胫骨远端肿瘤切除和 3D 打印定制型假体重建有望提供良好的功能结果，分期

骨肿瘤手术学：病例图解

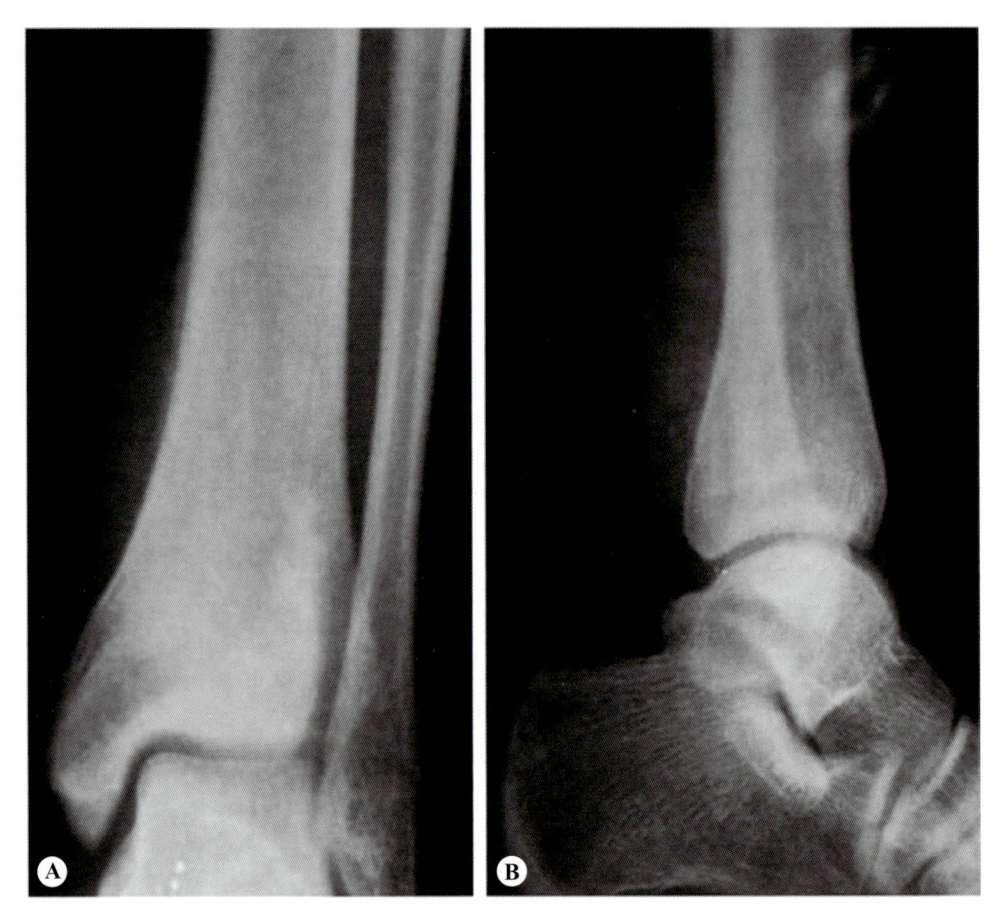

▲ 图 33-1　左侧胫骨远端和踝关节的正位（A）和侧位片（B），显示胫骨远端干骺端成骨和溶骨均有的混合性病变，伴有内侧骨膜反应

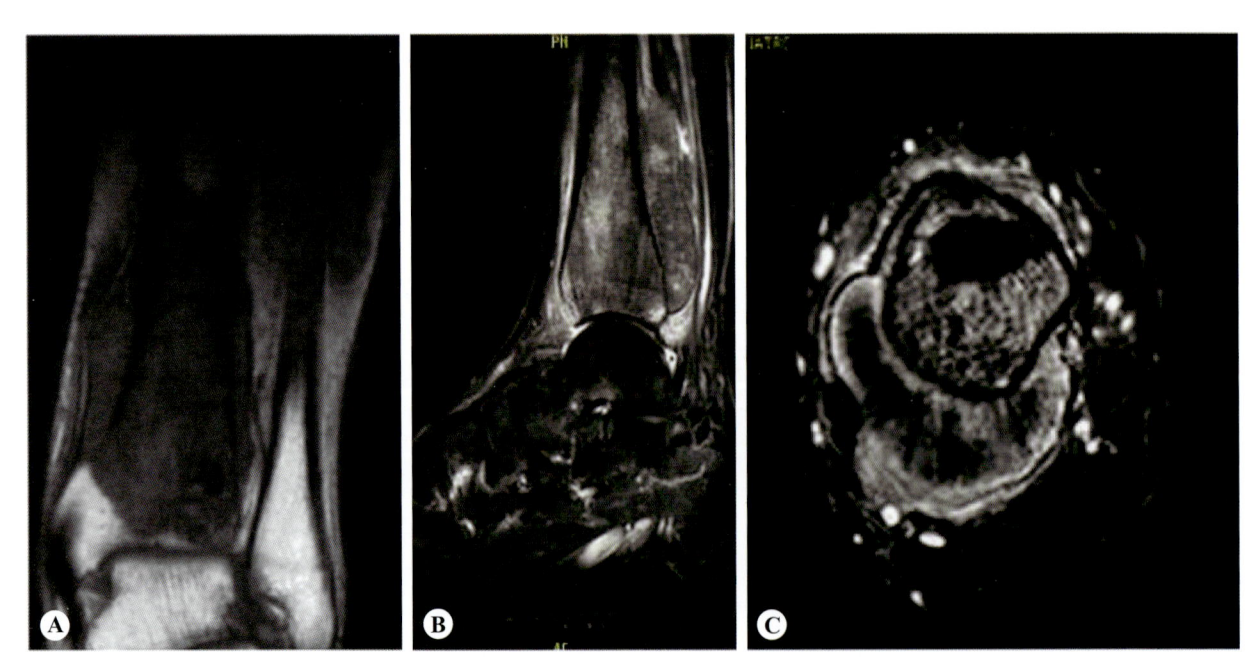

▲ 图 33-2　胫骨远端和踝关节的 MRI。冠状位 T_1 加权（A）、矢状位 T_2 加权（B）和轴位 T_2 加权（C）图像显示广泛的干骺端髓内病变，并伴有后内侧软组织肿块形成

手术可确保安全的肿瘤学结果。

六、治疗期间临床和影像学照片

见图 33-3 至图 33-6。

七、技术要点

第一阶段，患者仅接受了胫骨远端肿瘤切除术。使用骨水泥暂时置入填充缺损区域。在第二阶段，置入胫骨远端 3D 打印定制型假体，同时进行限制型全踝关节置换。

（一）第一阶段（肿瘤切除）

1. 在胫骨远端 1/3 做一个前内侧切口，保留神经、血管和肌腱，沿𧿹长伸肌和趾长伸肌之间分离。

2. 显露踝关节关节囊，切除韧带和踝关节囊，在远端完整切除肿瘤。

3. 在先前确定的水平截断胫骨和腓骨，整块切除肿瘤获得阴性的切缘。

4. 置入骨水泥以填充骨缺损，并用 2 枚 3mm 克氏针将其固定。

（二）第二阶段（重建）

1. 对胫骨近端进行扩髓，然后插入带 HA 涂层非骨水泥胫骨干假体。

2. 通过在距骨体中开槽来准备距骨假体，以匹配距骨组件的远端部分，将槽周围的关节面软骨切除。将距骨多孔柄假体置入距骨和跟骨，实

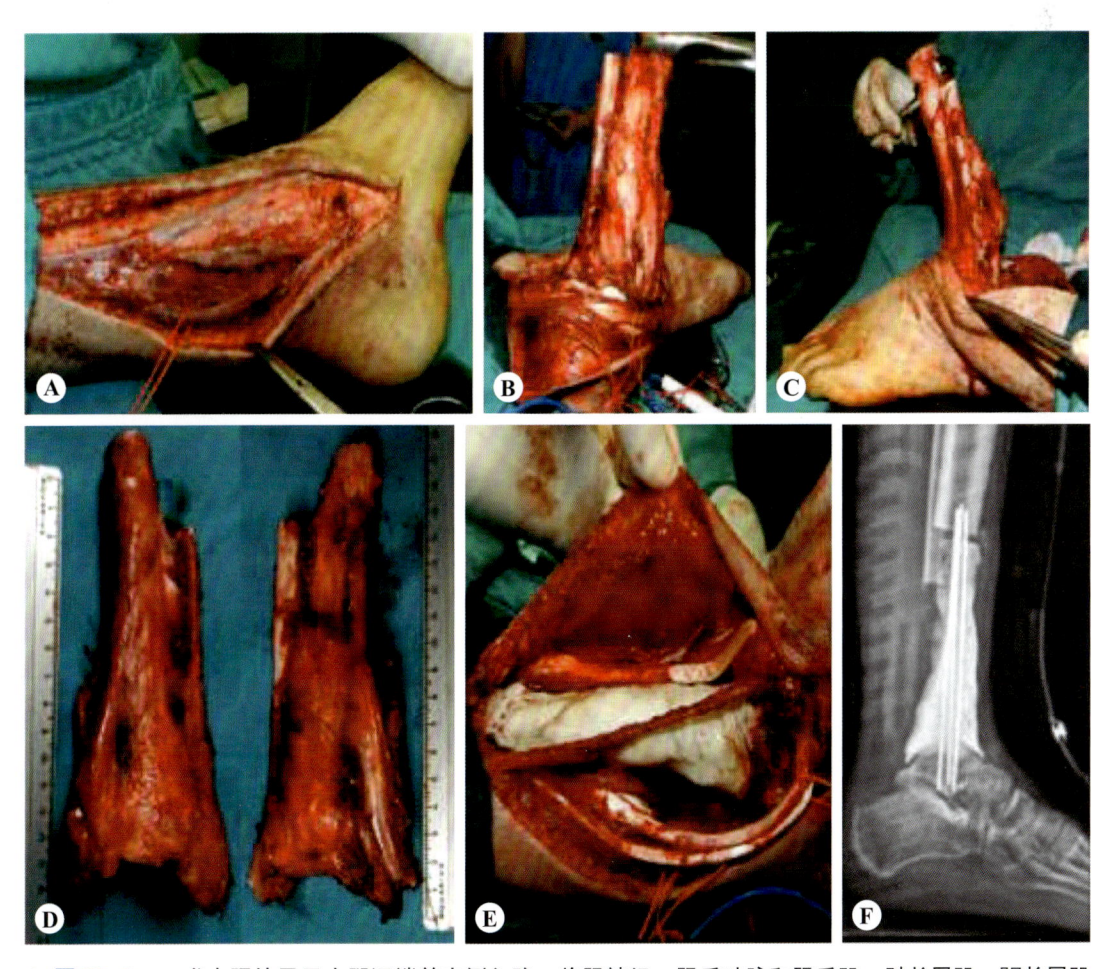

▲ 图 33-3　A. 术中照片显示小腿远端前内侧入路。将胫神经、胫后动脉和胫后肌、趾长屈肌、𧿹长屈肌和胫前肌腱的神经血管束从肿瘤周围分离出来。B 和 C. 胫骨和腓骨在先前确定的水平截断。D. 对肿瘤进行整块切除，肿瘤边缘阴性。E. 在剩余胫骨和距骨之间置入骨水泥来填充骨缺损。F. 胫骨远端和踝关节的侧位片显示肿瘤切除后用 2 枚克氏针固定的骨水泥间隔器

骨肿瘤手术学：病例图解

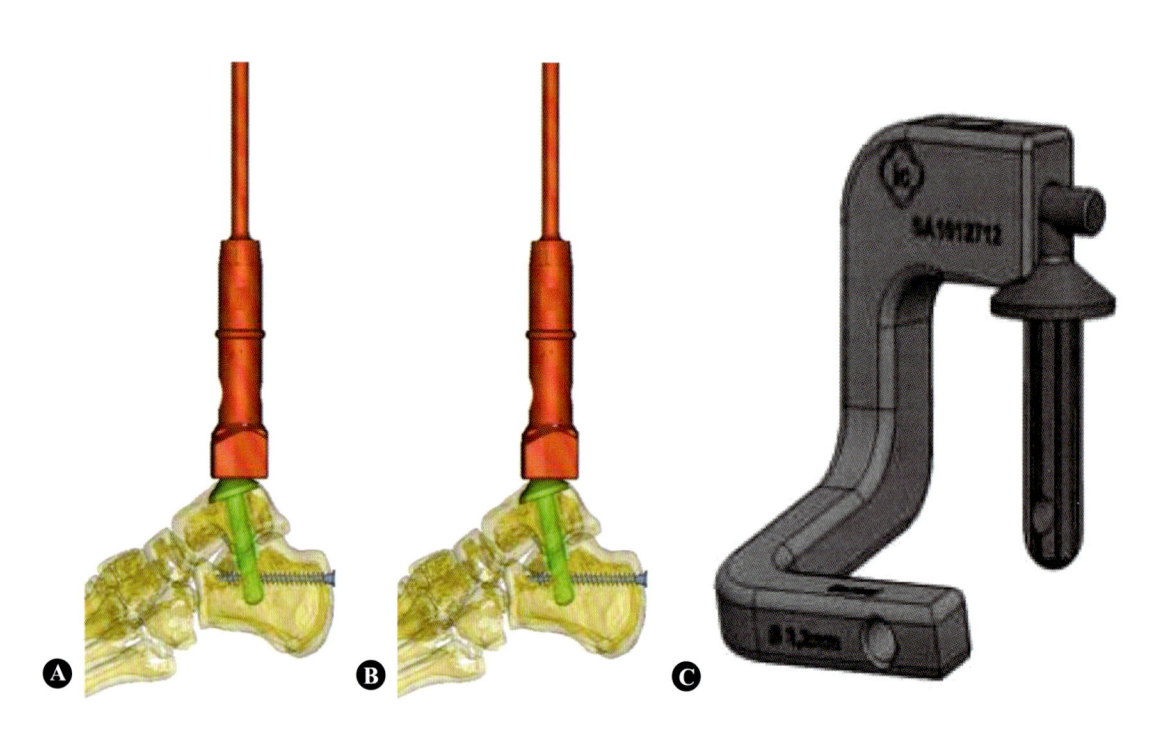

▲ 图 33-4　术前计划和定制植入物设计与手术器械
A 和 B. 胫骨植入物和距骨柄假体；C. 跟骨螺钉置入导向器

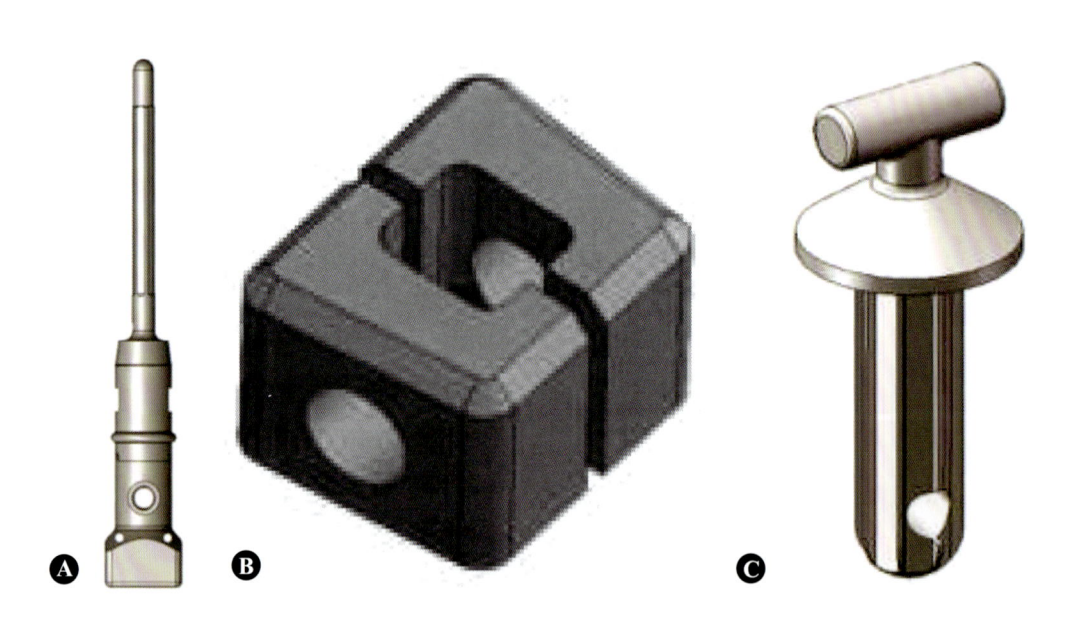

▲ 图 33-5　A. 假体由胫骨干和胫骨远端植入物组成；B. 两部分聚乙烯踝关节内衬；C. 距骨可交锁组件，带 6.5mm 松质螺钉（MUTARS, Implantcast GmbH, Buxtehude, Germany）

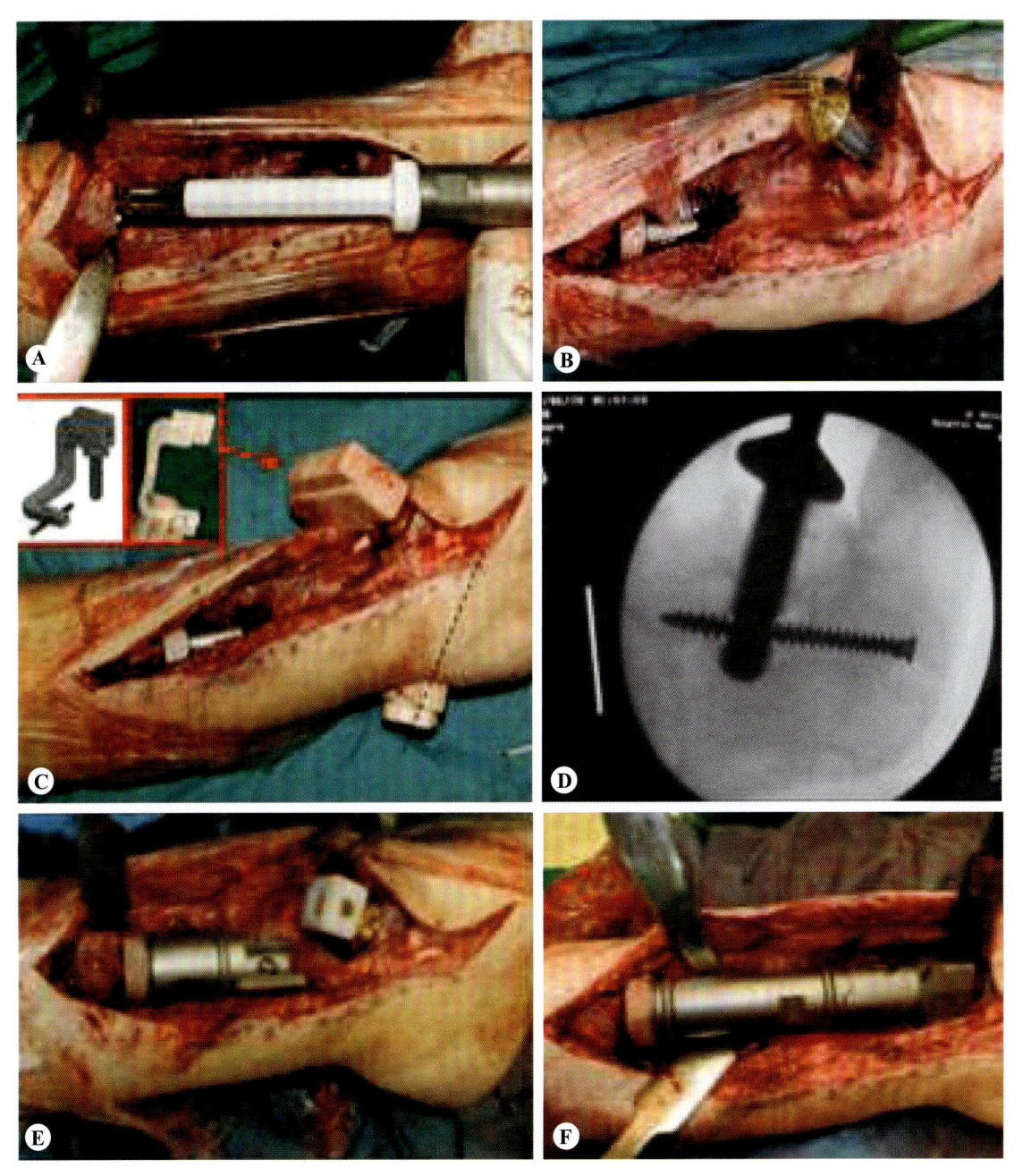

第33章 胫骨干和踝关节假体重建：3D打印定制假体

▲ 图 33-6 重建胫骨远端和踝关节 15cm 缺损的术中图像

A. 使用铰刀和髓腔锉扩髓后，插入带 HA 涂层的非骨水泥胫骨干假体；B. 距骨准备和假体的置入，通过距骨和跟骨固定多孔距骨柄；C. 定制导向工具引导跟骨螺钉穿过距骨柄（虚线表示跟骨螺钉通过距骨的方向）；D. 术中透视显示跟骨螺钉穿过距骨柄；E. 聚乙烯垫片置入；F. 组配胫骨轴固定于胫骨干并复位至距骨假体

骨肿瘤手术学：病例图解

现距下关节融合，稳定固定置入的距骨假体。为此，使用个性化导向器通过距骨柄确保跟骨螺钉的正确放置。

3. 将胫骨远端植入物连接到胫骨干；在距骨假体处插入聚乙烯垫片，完成踝关节重建。

4. 术后患者使用踝关节固定支具6周。此后，允许进行渐进式负重，并进行适当康复训练，6周后允许完全负重。

八、临床随访和影像学照片

见图 33-7 至图 33-9。

九、并发症的预防和处理

1. 周密的术前规划是分期手术成功的关键。必须在先前确定的水平横断胫骨和腓骨，并且必须对肿瘤进行整块切除，切除边缘阴性。

2. 必须保留重要的神经、血管和肌腱。

3. 必须使用骨水泥填充骨缺损，并用2枚3mm克氏针固定。

4. 必须保证将肿瘤及坏死组织完全切除。

5. 缝合过程中，假体必须被软组织很好地覆盖。

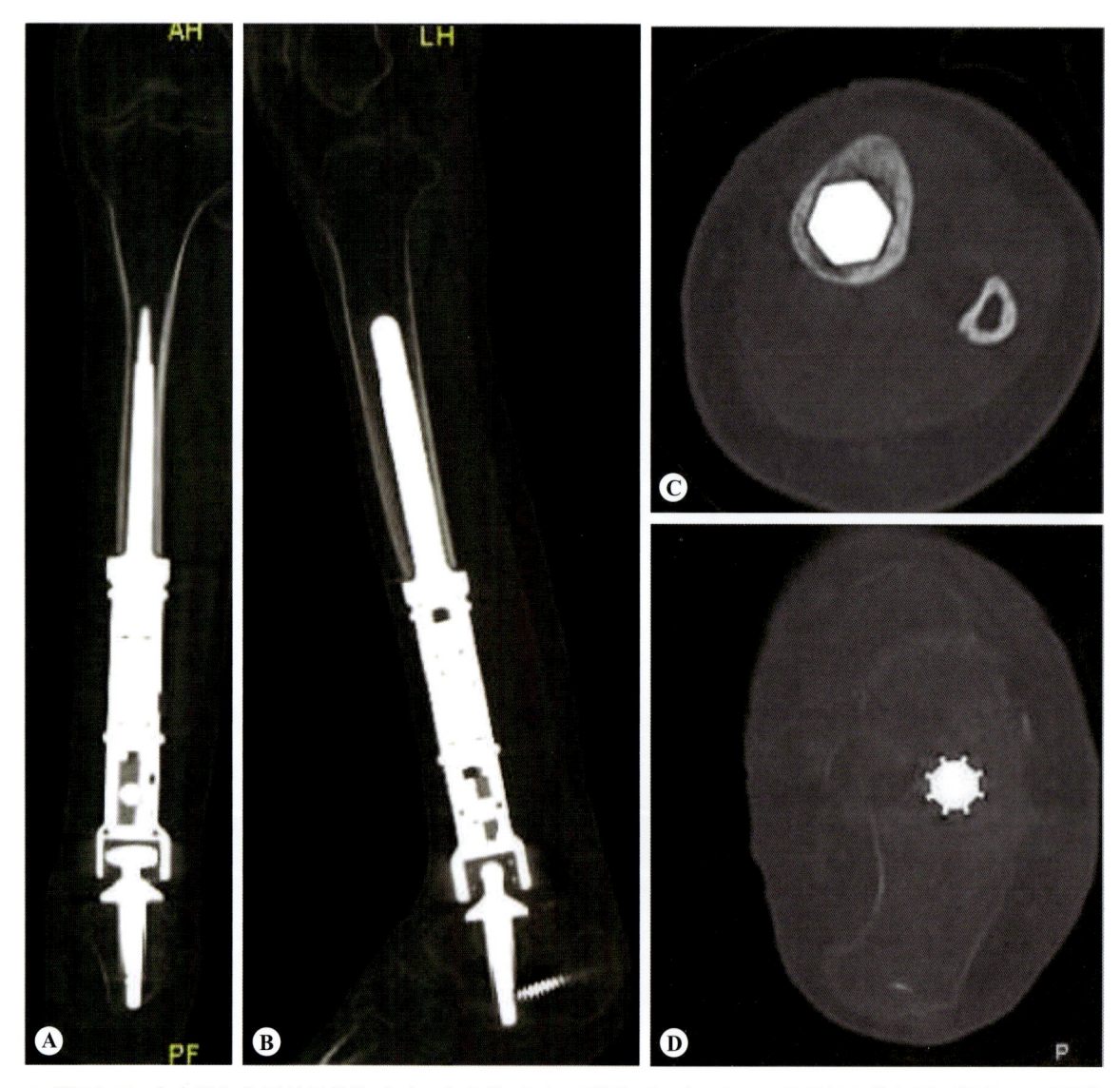

▲ 图 33-7　左小腿和左足的冠状位（A）、矢状位（B）及轴位（C 和 D）CT 显示植入物与骨（胫骨干、距骨）之间的界面有良好的骨长入

284

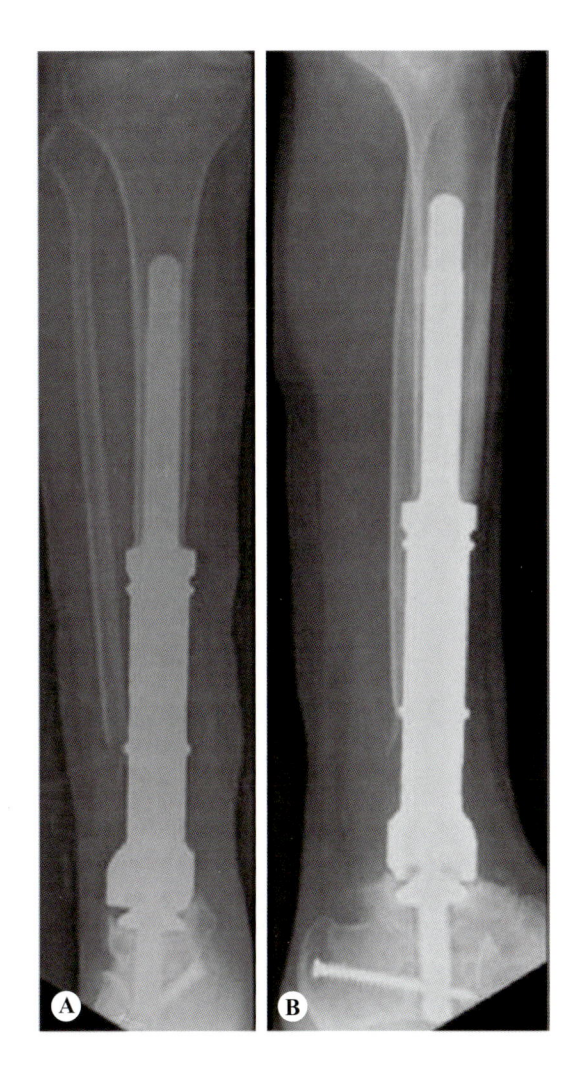

◀ 图 33-8　术后 4 年的最新随访中，左腿和足踝的正位片（A）和侧位片（B）未见假体松动的迹象

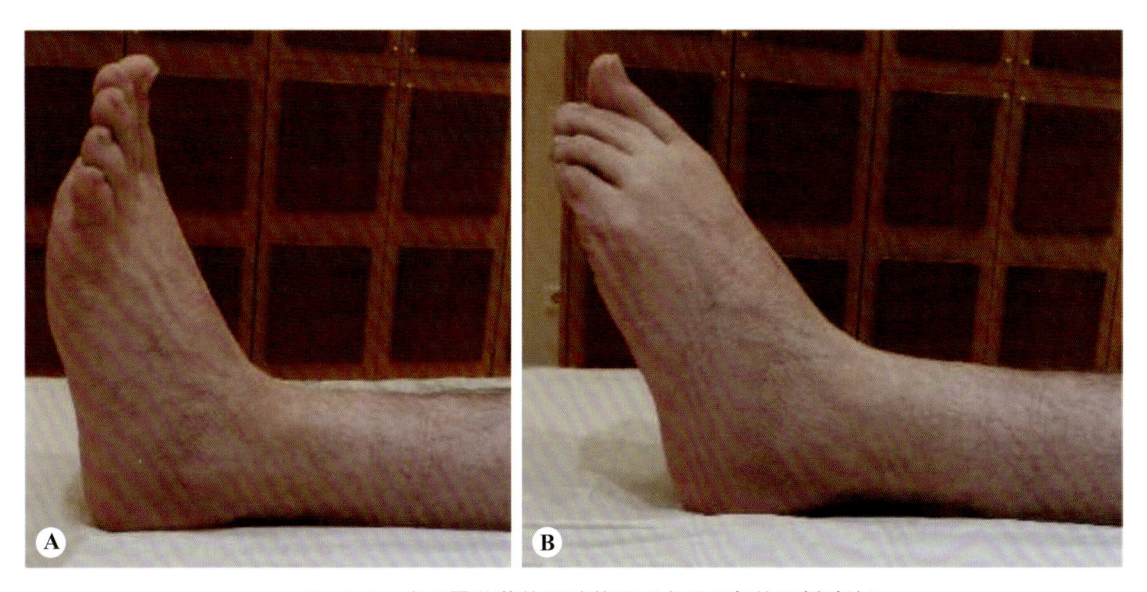

▲ 图 33-9　术后踝关节的活动范围（术后 4 年的最新随访）
A. 背伸；B. 跖屈

参考文献

[1] Papagelopoulos PJ, Sarlikiotis T, Vottis CT, Agrogiannis G, Kontogeorgakos VA, Savvidou OD. Total talectomy and reconstruction using a 3-dimensional printed talus prosthesis for Ewing's sarcoma: a 3.5-year follow-up. Orthopedics. 2019;42(4): e405-9.

[2] Papagelopoulos PJ, Megaloikonomos PD, Korkolopoulou P, Vottis CT, Kontogeorgakos VA, Savvidou OD. Total calcaneus resection and reconstruction using a 3-dimensional printed implant. Orthopedics. 2019;42(2):e282-7.

[3] Papagelopoulos PJ, Savvidou OD, Koutsouradis P, Chloros G, Bolia I, Sakellariou V, Kontogeorgakos V, Mavrodontis I, Mavrogenis A, Diamantopoulos P. Three-dimensional technologies in orthopedics. Orthopedics. 2018;41(1): 12-20.

第十篇
足 部

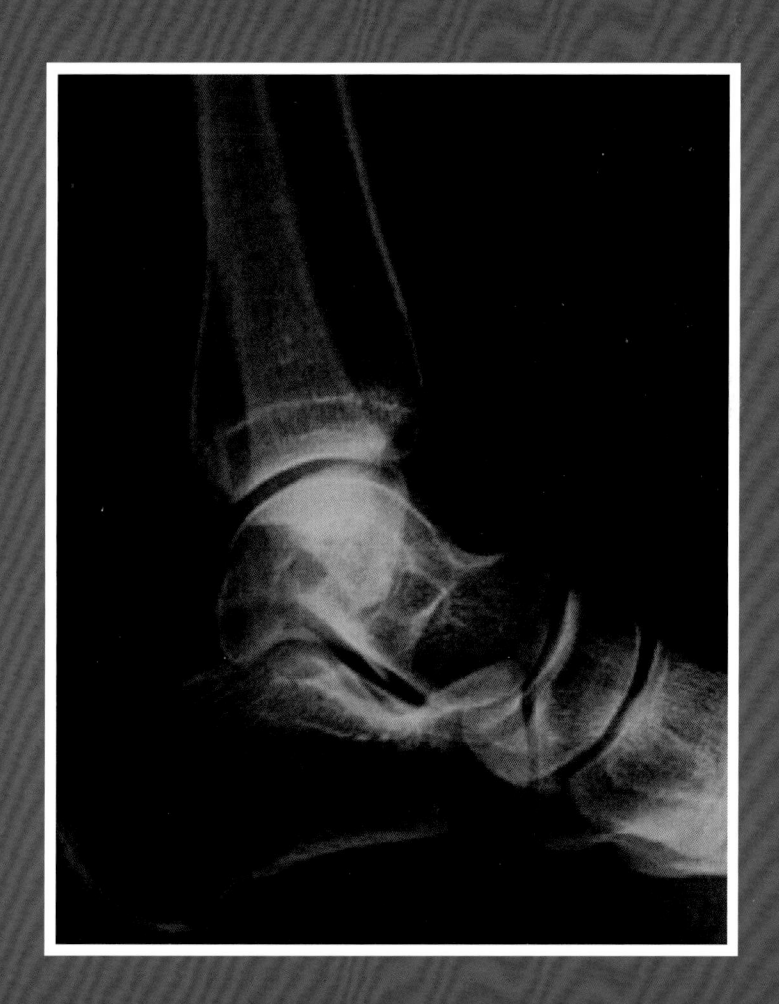

第 34 章 足部生物重建：带血管游离髂骨瓣
Biological Reconstruction of the Foot: Free Vascular Iliac Flap

Harzem Özger　Bugra Alpan　Murat Topalan　著

目前保肢手术已成为原发恶性骨与软组织肿瘤的主流术式，但对于足和（或）踝部恶性肿瘤的治疗，仍有相当比例首选截肢。

从肿瘤学的角度而言，足部组织致密而结构复杂，缺乏间室屏障，从生物力学的角度看，足部对承重有很高的功能要求，这些因素导致保肢后出现肿瘤学和非肿瘤学并发症的概率较高，外科医生更倾向行截肢手术；另外一个因素是对现代足踝部假肢良好功能的信心，也使得外科医生更倾向于选择截肢而非保肢手术。

然而，生活质量不仅要考虑行走或活动能力，还包括患者对治疗结果的心理接受程度。对于许多案例而言，截肢并不是一种错误的选择，但是和许多近端部位的肿瘤一样，保肢必须作为足踝部肿瘤治疗的最终目标[1-4]。基于此，足踝部的保肢重点要考虑两个因素。

第一，是具有在明确病理诊断后通过新辅助化疗和（或）放疗获得安全的外科边界的能力。第二，是具有复杂骨重建和软组织修复的能力。

足部尤文肉瘤是一种极其罕见的高级别恶性肿瘤，跟骨是其最常见的发病部位，通常对化疗和放疗非常敏感。由于跟骨尤文肉瘤的临床、实验室和放射学表现和骨髓炎相似，这也给确诊造成了一定的困难，从而导致诊断延迟和一些不适当的干预。尤文肉瘤尽管对辅助治疗的敏感性很高，但根治性切除仍是治疗过程中不可或缺的组成部分[5]。

在这种情况下，如上所述，"膝下截肢"可能被认为是最直接和通常的首选解决方案[6]。另外，保肢可以使用的各种常规手段几乎都是生物重建方法[7-9]，治疗跟骨骨髓炎时后足切除术后不需要骨重建，跟腱转移至距骨是一种通常的做法[10]；还有一种选择是使用环形外固定支架牵张成骨进行后足重建，这是一种成熟的治疗跟骨爆裂骨折的手术技术[11]；最后，可能是最复杂的生物重建，采用游离带血管的骨瓣重建后足缺损[12]。此外，还有一种新兴的非生物重建，使用 3D 打印跟骨假体置入[13]。

一、简要病史

患者女性，17 岁，在外院进行了不适当的处理后诊断左跟骨尤文肉瘤。患者术前的主诉为左足跟部进行性疼痛、肿胀导致行走困难 5 个月余，足部侧位片提示跟骨骨质硬化改变（图 34-1），同时磁共振检查显示病灶累及全跟骨，后足弥漫性水肿延伸到中足部和足底区域（图 34-2），最初诊断为跟骨骨髓炎。按计划行清创术，手术切口从腓骨长短肌腱开始延伸至跟骰关节，长约 10cm，术中肉眼观察并非典型的感染，遂行活检未继续行清创术，术后病理诊断为尤文肉瘤，患者已转诊至我院。经过 4 个周期的新辅助化疗和放疗后，疗效评估可行保肢手术（图 34-3），计划行广泛切除和后足生物重建。

二、术前临床和影像学照片

图 34-1 和图 34-2 治疗前跟骨 X 线片和 MRI，图 34-3 MRI 图像显示新辅助治疗后的反应。

三、术前问题汇总

1. 此例患者强烈要求保肢，但对这种极限保肢手术的知情同意显然应考虑到截肢的可能性。另外，外科医生努力在生活质量和肿瘤局部控制之间找到平衡，这些问题会给外科医生带来心理压力。

2. 截肢是一种不可逆的治疗选择，术后需要永久使用假肢。

3. 尽管化疗反应良好，但不能排除距骨头、颈部下面受肿瘤累及（图 34-3）。切除术必须包括部分距骨，这也使后足重建变得更加困难。

4. 外院切开活检时留下的不必要长切口瘢痕，必须连同跟骨一并切除，这将导致骨缺损合并软组织缺损。

5. 保肢手术后不进行足部重建是可以的，但是患者的足部功能和外形会受到严重的损害，而且需要永久穿定制鞋。

6. 由于患者需要长期辅助化疗，不适合使用外固定支架牵张成骨进行后足重建的技术。

7. 术前放疗是非常重要的手段，可增加局部控制，更容易实施保肢手术，但可能存在伤口愈合及骨重建方面的重大风险。

8. 任何需要组织移植的复杂重建（包括骨移植、游离皮瓣），都可能导致供区发生肿瘤种植转移。

9. 由于前次手术外侧切口，本次只能选择外侧入路，解剖分离位于内侧的胫后血管神经束具有挑战性。

四、治疗策略

1. 与其他解剖部位一样，足够安全外科边界的肿瘤切除是治疗的首要目标。如拟保足治疗，充分的手术切缘通常取决于手术技巧、经验及新辅助治疗的疗效（图 34-4）。

2. 若切除后，足部远端有良好血供和生存能

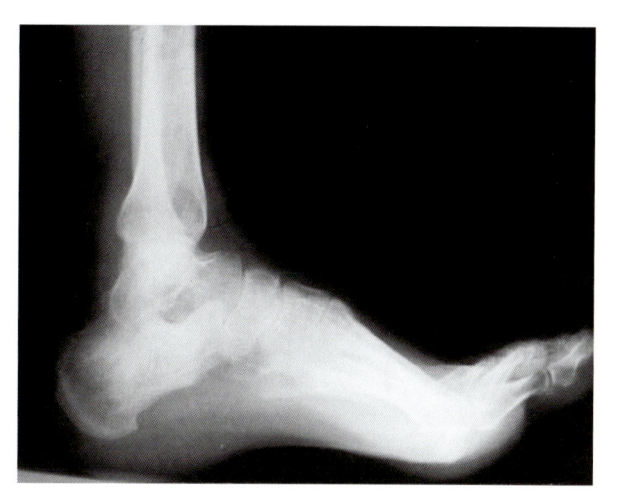

▲ 图 34-1 跟骨侧位 X 线片显示大部分骨质硬化

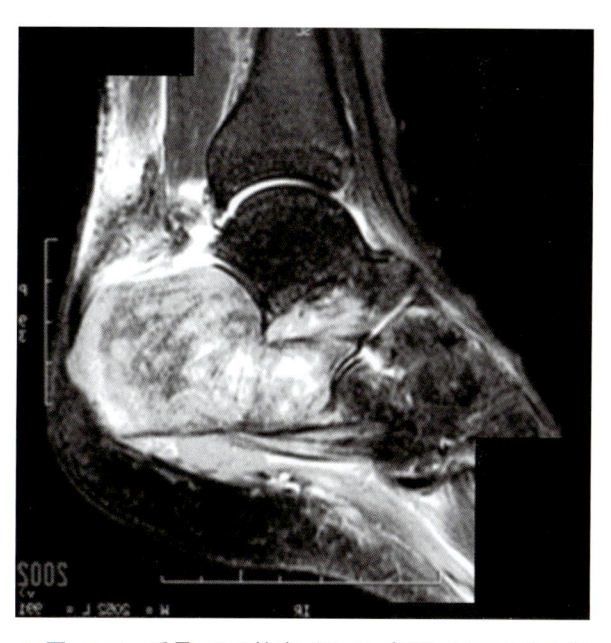

▲ 图 34-2 后足 MRI 检查（STIR 序列）显示肿瘤本身及瘤周水肿累及全跟骨并延伸到跟骨后区、跗骨窦、足中部和足底间室

力，应该使用持久耐用的重建恢复足部解剖和功能的完整性。

3. 理想的保足手术应能保证稳定的跖行足，即在三支撑柱（第一、第五跖骨头和跟骨）上承受重量，并保留足底感觉、完整的跟骨脂肪垫和完整的足跟皮肤，但后足肿瘤切除和重建对这些方面都有直接影响。

4. 理想的后足缺损应采用生物学方法重建，

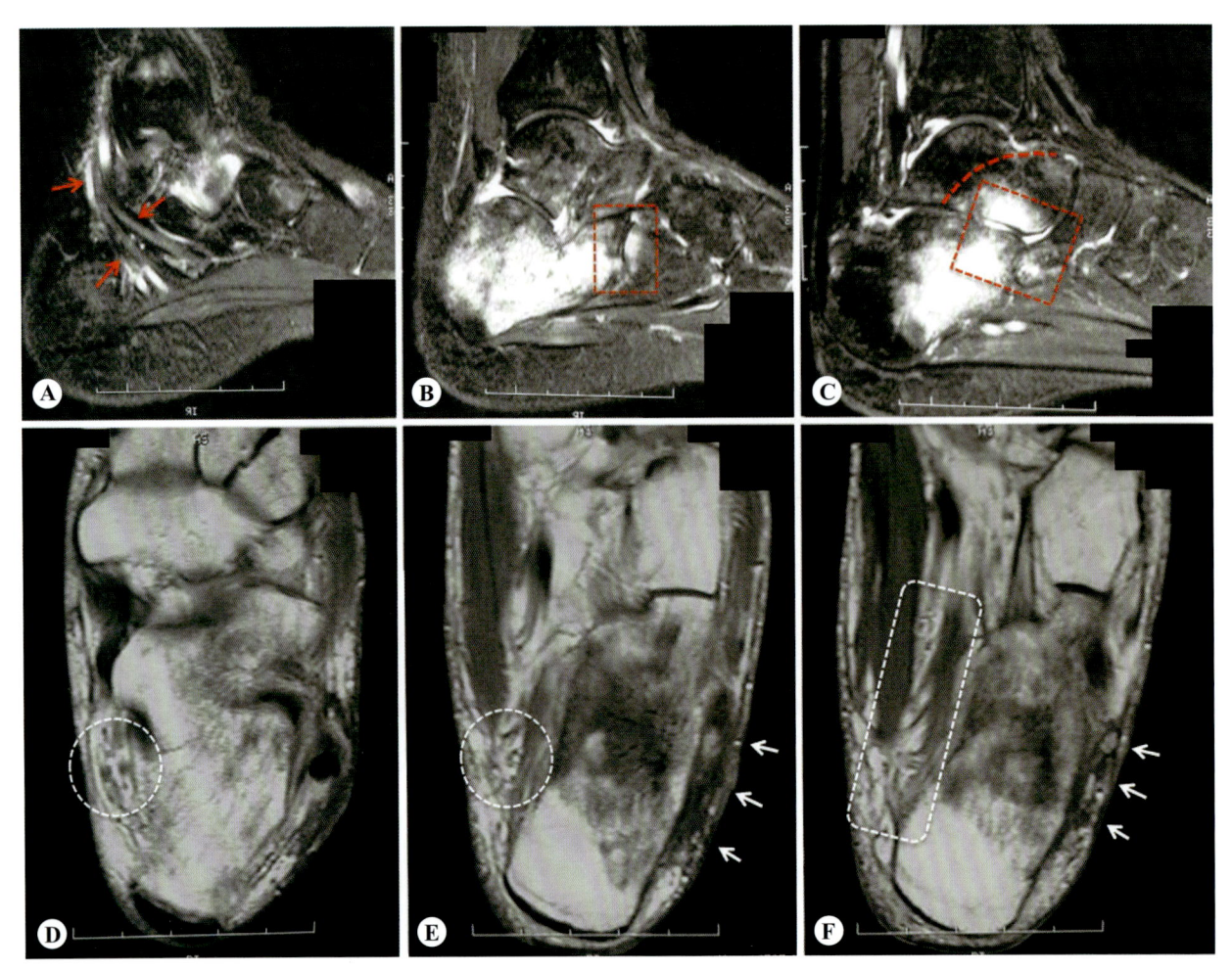

▲ 图 34-3 新辅助化疗和放疗后的随访 MRI（STIR 序列）显示良好的放射学反应，软组织水肿显著消退，跟骨高信号区界线清晰（A 至 C）。MRI 显示胫后神经血管束内侧和外侧足底分支（A 中红箭）、跟骨脂肪垫和足跟皮肤（A 至 C）水肿退缩。骰骨的邻近部分、距骨和跟舟韧带（B 和 C 中红色虚线矩形）仍然显示出与跟骨肿瘤病变部分相似的高信号。虽然 MRI 发现的邻近骨异常信号可能是负重和（或）放疗相关的变化，但不能排除肿瘤累及。图 C 中可见计划截骨（红色弯曲虚线）。轴位 T_1 加权图像也证实跟骨内侧神经血管结构未被累及（D 至 F 中白色虚线圆圈和圆角矩形）。图 E 和图 F 中跟骨外侧白箭所示的皮肤和皮下组织，已被之前的活检操作污染，需要切除

可使用游离骨肌筋膜皮瓣进行重建，该方法有良好的成骨潜能，不仅可以满足解剖学和生物力学要求，同时也可以解决软组织缺损，因此，必须联合显微外科医生进行详细的术前规划。

5. 患者就诊时和术前分期无远处转移，以及相对良好的治疗反应是进行生物重建的先决条件。

6. 重建的终极目标是保证足部没有慢性溃疡，可在无特制鞋帮助下完全负重独立行走。

五、基本原则

1. 之前外侧非计划活检通道需要与肿瘤整体切除（图 34-4）。

2. 应根据新辅助化疗后的 MRI 影像学计划手术范围，整体切除包括全跟骨、距骨前部和经关节外切除跟骰关节。

3. 对保足手术而言，保留主要神经血管很重要。术前 MRI 显示足背动脉及其伴随的腓神经深支可保留，胫后神经血管束以及胫后神经的足底和足跟分支可以通过术中仔细解剖保留。

4. 跟骨切除过程中保留跟骨脂肪垫和跟骨皮肤与跟骨的重建同样重要。

5. 虽然距下融合或三关节融合可能足以保证

单纯跟骨切除后的重建，但在此病例中，需要额外切除部分距骨，为获得足够的稳定性，需要全距骨关节融合（包括与生物重建的新跟骨的融合固定）（图 34-5）。

6. 在肿瘤切除过程中，跟腱分离必须与跟骨保持安全边缘，如果重建保留胫距关节，则必须将跟腱修复到新跟骨上，本例因全距骨关节融合不需要行跟腱修复。

7. 对于此类后足缺损的修复，游离髂骨肌筋膜皮瓣是可用生物重建最好的选择。虽然带血管的腓骨肌筋膜皮瓣也可作为供体，其狭窄的管状结构与解剖结构不匹配（图 34-6），而肩胛骨肌筋膜皮瓣太薄弱不能承重，但三皮质髂骨瓣在复位和固定方面更有优势，同时它有足够的强度承重[13, 14]。

8. 跟骨重建必须解决以下问题：①必须恢复后足高度，防止马蹄畸形；②全距骨关节融合，包括替代跟骨的髂骨瓣，应使重建的足跟与跖骨力线保持良好的轴线对齐。

六、治疗期间临床和影像学照片

见图 34-4 至图 34-9。

七、技术要点

1. 就后足肿瘤而言，胫后血管邻近肿瘤，更易受伤甚至牺牲，如果足背动脉和大隐静脉完好无损，胫后血管可用于与游离血管皮瓣的吻合。因此，胫后血管无论是否保留或结扎，都应轻柔解剖分离出来。

2. 如果后足重建需要进行全距骨关节融合术，先固定胫距关节和跗横关节可能会更容易一些。如果关节软骨未与肿瘤一并切除，固定前需切除关节软骨。跗横关节应固定在中立位，便于旋后/旋前和外展/内收。胫距关节应固定在背伸/跖屈的中立位，在正位上保留轻度的外翻，可使用克氏针临时固定，方便后续安装空心钉。通过术中 X 线调整后踝关节、中足和前足的位置，然后进行螺钉固定。

3. 一旦固定胫距关节和跗横关节，并且显微外科医生在后足找到受区血管，即可行带血管游

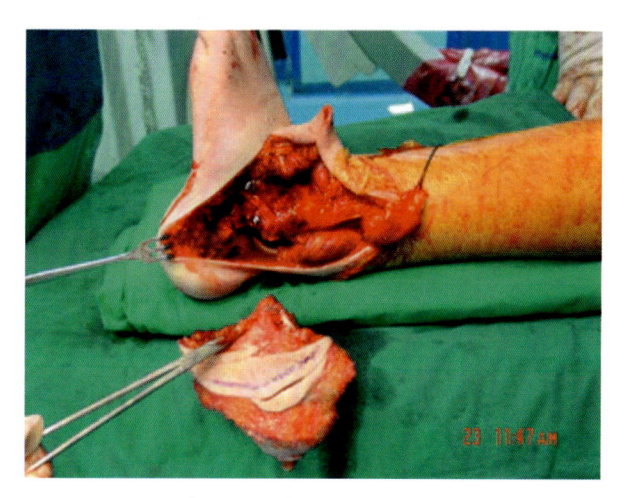

▲ 图 34-4 术中侧面照片显示切除已完成。切除的标本和后足明显缺损，胫骨、距骨和跗骨的关节固定已经完成，腓骨肌已经用缝合线向近侧牵拉，跟腱在足踝后部。注意侧面的额外切口，将活检道一并切除

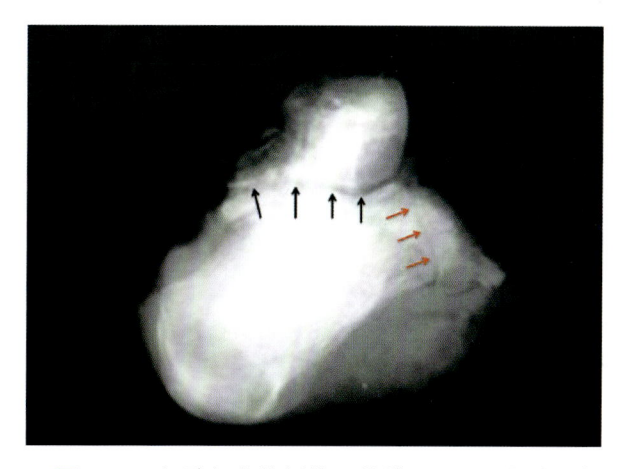

▲ 图 34-5 切除标本的侧位 X 线片显示，距骨头颈部的大部分，以及骰骨近关节部分，与整个跟骨一并切除。黑箭示距下关节，红箭示跟骰关节

离髂骨瓣切取，在游离骨瓣血管结扎离断之前做完这些步骤非常重要，可减少热缺血时间。

4. 肿瘤切除和游离皮瓣的手术器械和托盘必须分开使用，以防止肿瘤污染供区。

5. 预期融合的骨性表面必须注意避免有软组织嵌入，将髂嵴顶部的三皮质骨部分调整为内外侧方向放置，可以增加骨接触面积，在固定时获得双层皮质支撑。

6. 骨性结构固定后应保留距跟骨的高度，这样可以避免马蹄足，同时新的跟骨在正位上保持

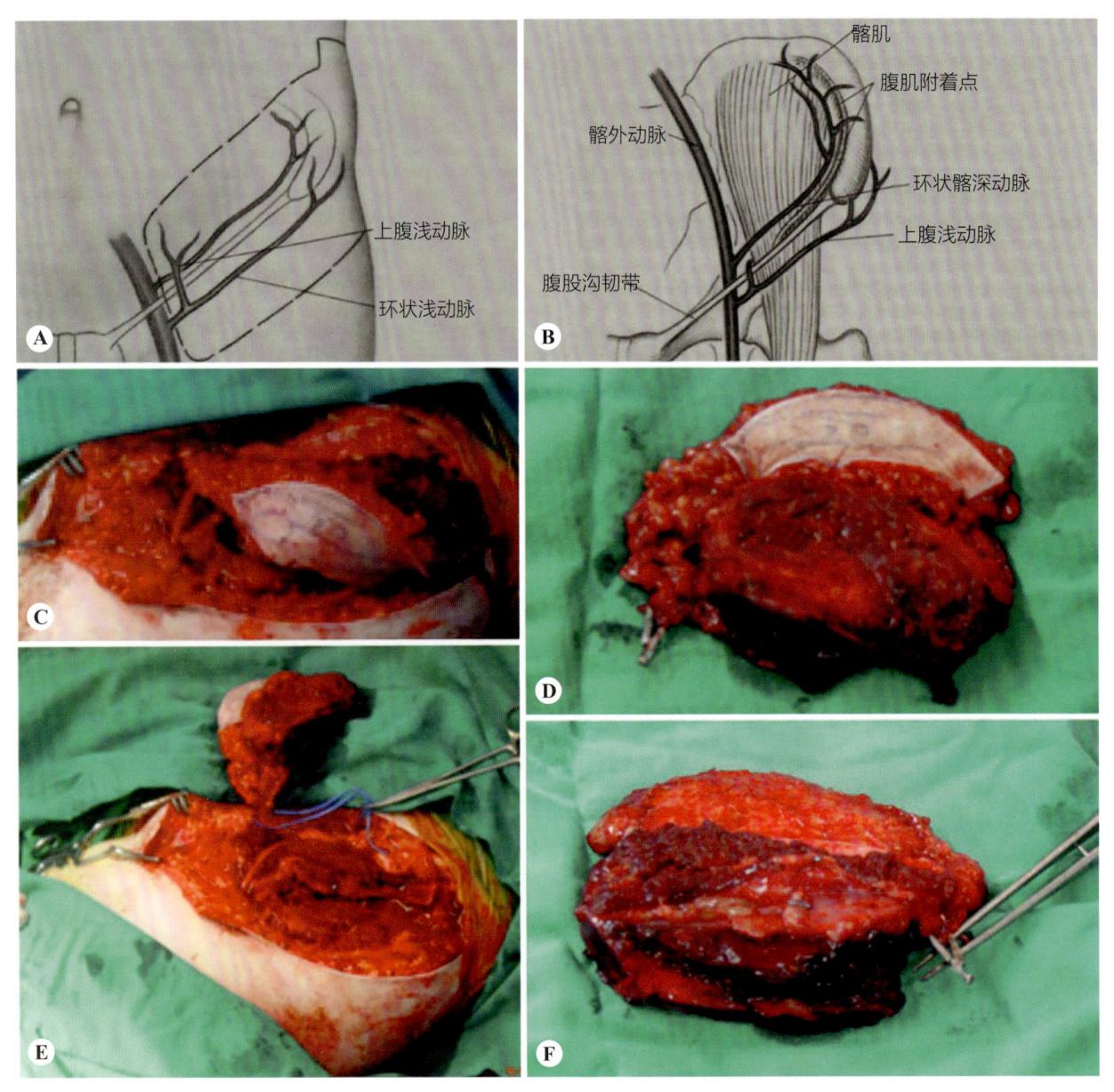

▲ 图 34-6　A 和 B. 显示拟切取的髂骨瓣血供情况，旋髂深动脉起源于髂外动脉，通过其穿支 [14] 支配髂嵴、髂肌和腹肌的直接附着区、骨膜、筋膜和上面的皮肤。C 至 F. 术中照片显示左髂骨肌筋膜皮瓣的制备（C 和 E），分离旋髂深静脉蒂（E），切取游离皮瓣后的内、外侧面（D 和 F）

中立或 5° 左右的外翻。

7. 游离髂骨肌筋膜皮瓣的固定应确保皮瓣可以覆盖肿瘤切除造成的软组织缺损（图 34-7）。

八、临床随访和影像学照片

1. 通过对切除的标本进行病理学检查，发现按骨肿瘤切除的部分距骨与肿瘤呈现一致的纤维化，这证明距骨部分切除是正确的。

2. 术后立即鼓励患者积极行足趾运动，术后 8 周内只能扶双拐，足趾触地负重，此后逐渐增加负重，6 个月时允许患者使用对侧单拐杖行走，术后 9 个月可独立全负重行走。

3. 术后第 1 年和第 2 年的正位片和侧位片显示带血管髂骨瓣愈合良好，甚至在第 2 年的 X 线片上新跟骨的负重部分明显增生肥厚，类似于跟骨结节（图 34-8 和图 34-9）。

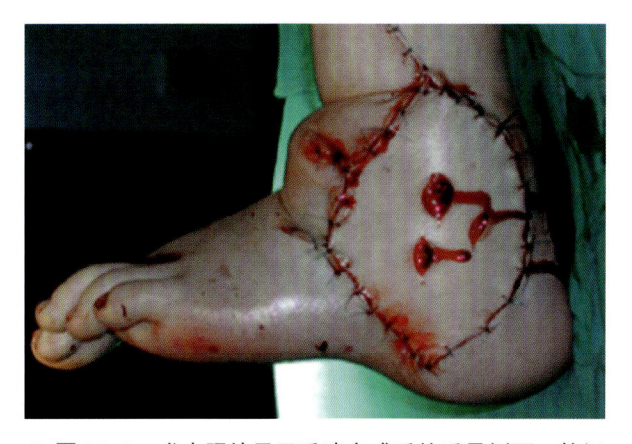

第34章 足部生物重建：带血管游离髂骨瓣

▲ 图 34-7 术中照片显示重建完成后的后足侧面，软组织缺损已经完全被覆盖，皮瓣表面伤口的出血表明动脉循环良好，皮瓣的颜色看起来也很自然，然而，通常在这个阶段评估与静脉循环障碍相关的肿胀或颜色变化还为时过早

4. 术后第 1 年和第 3 年的随访照片显示足部软组织的愈合和足功能位置良好。

九、并发症的预防和处理

1. 局部肿瘤控制始终是外科医生的首要任务。如果术中感觉切缘太近，应该毫不犹豫的改变切口，虽然这样可能会增加缺损大小和重建难度，导致无功能足，甚至需要截肢，但保证安全的切缘最重要。

2. 有效的放疗对保足非常重要，特别是尤文肉瘤患者，因为尤文肉瘤对放疗非常敏感，虽然放疗可能会导致伤口愈合问题，但预防局部复发至关重要。伤口问题可以通过二次干预去处理，如果出现局部复发，截肢往往不可避免。

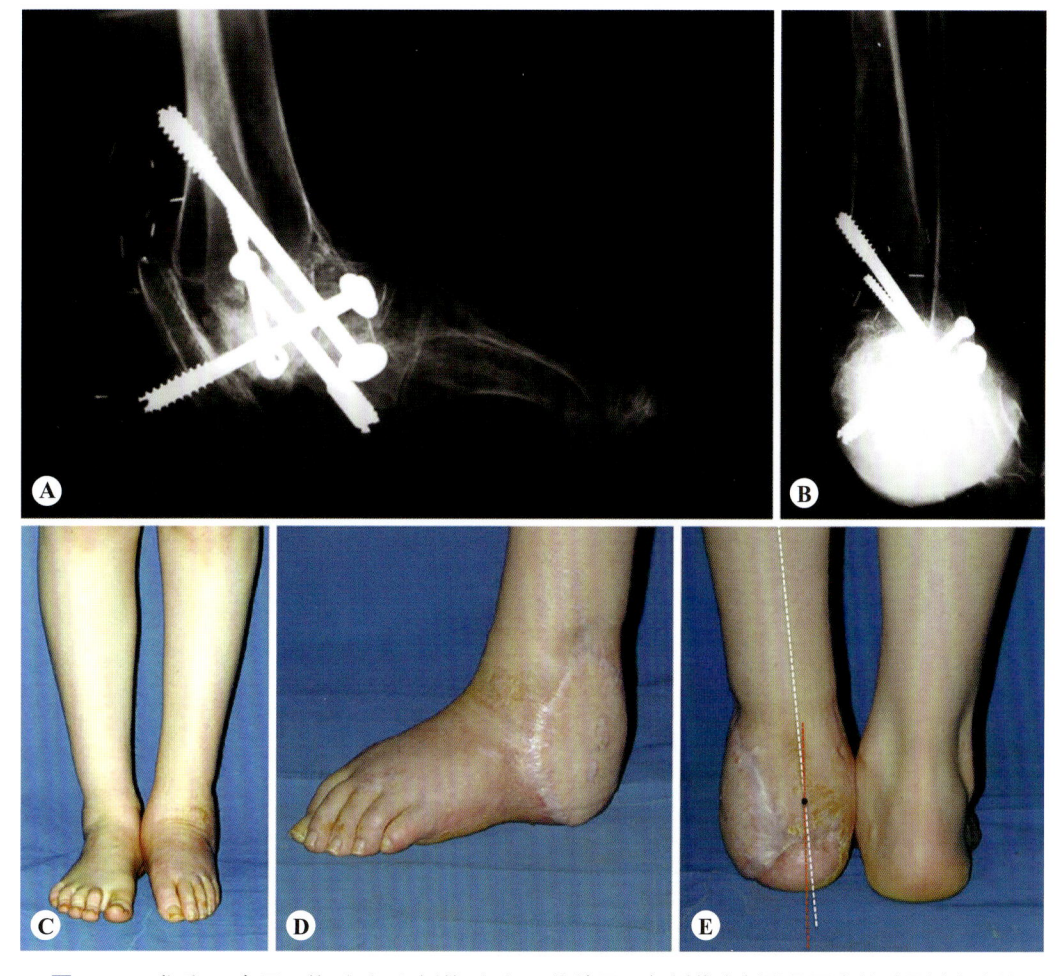

▲ 图 34-8 术后 12 个月正位（A）和侧位（B）X 线片显示包括作为新跟骨固定的髂骨瓣在内的足底已融合。临床照片（C 至 E）显示皮瓣愈合好，左足承重时的功能位置良好。注意，图 E 中可见足跟的轴线轻微外翻

293

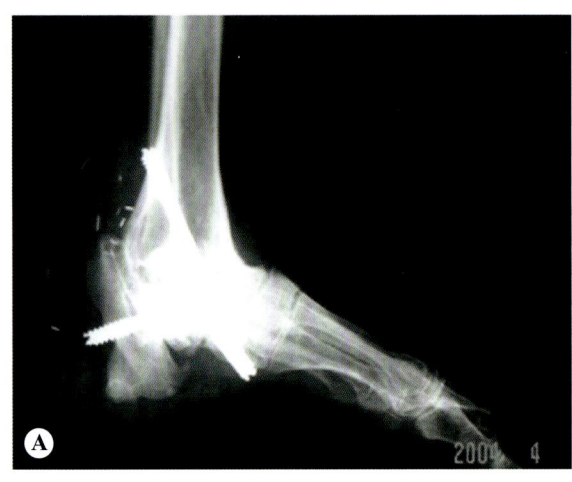

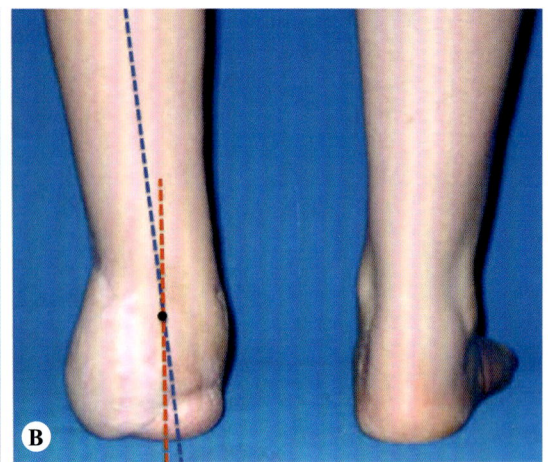

▲ 图 34-9　A. 踝关节侧位片显示，术后 24 个月髂骨瓣已完全愈合，骨瓣承重部分已开始重塑为新的跟骨结节；B. 临床照片显示尽管皮瓣的部分筋膜皮肤略有下垂，但术后 3 年，足跟轻微外翻位置得以保存

3. 保足手术术前必须有详细的重建策略，但是必须牢记，任何策略能否可行只能在手术中才能被确认。与累及四肢近端部分肿瘤的保肢手术相比，其在切除和重建方面的可操作性极为有限。因此，放弃保肢而转为截肢的可能性必须在术前与患者明确讨论。

4. 对于该病例，活体组织移植的生物重建是最佳的保肢方法。而对于那些不接受供区畸形的患者或不能耐受显微外科重建的患者来说，可以使用灭活骨、大块同种异体骨或使用 3D 打印定制假体进行非生物重建。

5. 如果灭活骨用于跟骨重建，可使用骨水泥来提高负重强度。

6. 带有肌筋膜皮肤的骨瓣有利于监测皮瓣的血供。缝合时必须格外小心软组织张力可能影响整个皮瓣的循环，术后 72h 内必须监测皮瓣的血供，外科医生也应该在术后 1 周内时刻警惕皮瓣并发症的发生，如果皮瓣循环可疑受损，应立即床边拆除皮肤和皮下缝线，血管蒂吻合口的问题需要进手术室评估。如果一期缝合关闭太紧可应用负压伤口治疗系统以低压模式围绕覆盖皮瓣，直到可靠的血液循环建立再行二期缝合。

7. 轻柔地分离并保留提供足底感觉的胫后神经及其远端分支，在保足手术中至关重要，因为足底感觉的丧失可导致慢性足部溃疡，最终导致长期的慢性骨髓炎、保足失败。

8. 如果皮瓣的肌筋膜皮肤组织太多或随着时间的推移变得下垂，这可能会影响正常的穿鞋。在皮瓣周围血管化充分以后，显微外科医生可对皮瓣进行减容。

参考文献

[1] Özger H, Eralp L, Türker M, Basaran M. Surgical treatment of malignant tumors of the foot and ankle. Int J Clin Oncol. 2005;10(2):127-32.

[2] Özger H, Alpan B, Aycan OE, Valiyev N, Kir MÇ, Ağaoğlu F. Management of primary malignant bone and soft tissue tumors of foot and ankle: is it worth salvaging? J Surg Oncol. 2018;117(2):307-20.

[3] Cribb GL, Loo SCS, Dickinson I. Limb salvage for soft-tissue sarcomas of the foot and ankle. J Bone Joint Surg. 2010;92(3):424-9.

[4] Thacker MM, Potter BK, Pitcher JD, Temple HT. Soft tissue sarcomas of the foot and ankle: impact of unplanned excision, limb salvage, and multimodality therapy. Foot Ankle Int. 2008;29(7):690-8.

[5] Mikel S-J, Julio D, de Pablo Diaz R, Luis S. Limb salvage in Ewing's sarcoma of the distal lower extremity. Foot Ankle Int. 2008;29(1):22-8.

[6] Choong PF, Qureshi AA, Sim FH, Unni KK. Osteosarcoma

[7] Özger H, Akgül T, Eren I, Topalann M. Midfoot reconstruction with free vascularized fibular graft after wide resection: a case report. Acta Orthop Belg. 2011;77(5):702.

[8] Ring A, Kirchhoff P, Goertz O, Behr B, Daigeler A, Lehnhardt M, Harati K. Reconstruction of soft-tissue defects at the foot and ankle after oncological resection. Front Surgery. 2016;3:15.

[9] Toma CD, Dominkus M, Pfeiffer M, Giovanoli P, Assadian O, Kotz R. Metatarsal reconstruction with use of free vascularized osteomyocutaneous fibular grafts following resection of malignant tumors of the midfoot: a series of six cases. JBJS. 2007;89(7):1553-64.

[10] Baravarian B, Menendez MM, Weinheimer DJ, Lowery C, Kosanovich R, Vidt L. Subtotal calcanectomy for the treatment of large heel ulceration and calcaneal osteomyelitis in the diabetic patient. J Foot Ankle Surg. 1999;38(3):194-202.

[11] Gür E, Ateşalp S, Başbozkurt M, Aydoğan N, Erler K. Treatment of complex calcaneal fractures with bony defects from land mine blast injuries with a circular external fixator. Foot Ankle Int. 1999;20(1):37-41.

[12] Repo JP, Barner-Rasmussen I, Roine RP, Sintonen H, Tukiainen E. Role of free iliac crest flap in foot and ankle reconstruction. J Reconstr Microsurg. 2016;32(05):386-94.

[13] Papagelopoulos PJ, Megaloikonomos PD, Korkolopoulou P, Vottis CT, Kontogeorgakos VA, Savvidou OD. Total calcaneus resection and reconstruction using a 3-dimensional printed implant. Orthopedics. 2019;42:e282-7.

[14] Pho RWH. Microsurgical technique in orthopaedics. Butterworth; 1988. p. 135-44.

(of the foot: a review of 52 patients at the Mayo Clinic. Acta Orthop Scand. 1999;70(4):361-4.)

第 35 章 足部假体重建：3D 打印定制假体
Implant Reconstruction of the Foot 3D-Printed Custom-Made Prosthesis

Panayiotis J. Papagelopoulos　Olga Savvidou　著

一、简要病史

患者女性，30 岁，因"左踝疼痛 1 年"就诊，穿刺活检诊断为尤文肉瘤，诊断时，分期检查未见远处转移。患者接受了 4 个周期的新辅助化疗，方案为长春新碱、环磷酰胺、放线菌素 D 和多柔比星。10 周后，患者距骨病变范围缩小且症状改善。在与肿瘤内科医师协商后，作者决定实施保肢手术。

二、术前临床和影像学照片

见图 35-1 至图 35-3。

三、术前问题汇总

1. 距骨高级别骨肿瘤。
2. 截肢还是保肢。
3. 需要有明确的手术切缘。
4. 维持踝关节功能的重建方式。

四、治疗策略

1. 术前化疗后保肢。
2. 使用术前足部 CT 进行手术前计划和距骨假体的设计。为了确保距下融合和稳定，在假体解剖设计中增加了一个柄。该假体是右距骨的镜像，由电子束熔化 3D 打印机（Implantcast GmbH，Buxtehude，Germany）基于 CT 数据打印。假体的关节接触面使用氮化钛涂层，以防止植入物过敏并减少磨损。
3. 使用 3D 定制距骨假体进行重建。
4. 术后化疗。

五、基本原则

在尤文肉瘤全距骨切除术后，用 3D 打印定制距骨假体替换整个距骨进行踝关节重建。这里强调了基于 3D 打印技术的保肢手术，使得在治疗足部肉瘤时有了替代膝下截肢进行功能重建的方法。

六、治疗期间临床和影像学照片

见图 35-4 至图 35-11。

七、技术要点

1. 距骨前内侧切口，长 15cm，以显露踝关节和距骨。
2. 显露内踝，并用 2.5mm 钻头预钻孔，在胫距关节线水平用摆锯进行横向截骨。打开胫距关节、距下关节、跟骰关节和距舟关节的韧带和关节囊。
3. 完全切除距骨。
4. 用 2 根克氏针将解剖导向器固定在跟骨上，并使用专门的锉刀来准备将距骨假体柄插入跟骨的嵌入孔。将距骨假体的多孔钛柄插入跟骨，使假体很好地固定于跟骨上。在全踝关节系统（TARIC 全踝关节系统；Implantcast GmbH）中

第35章 足部假体重建：3D打印定制假体

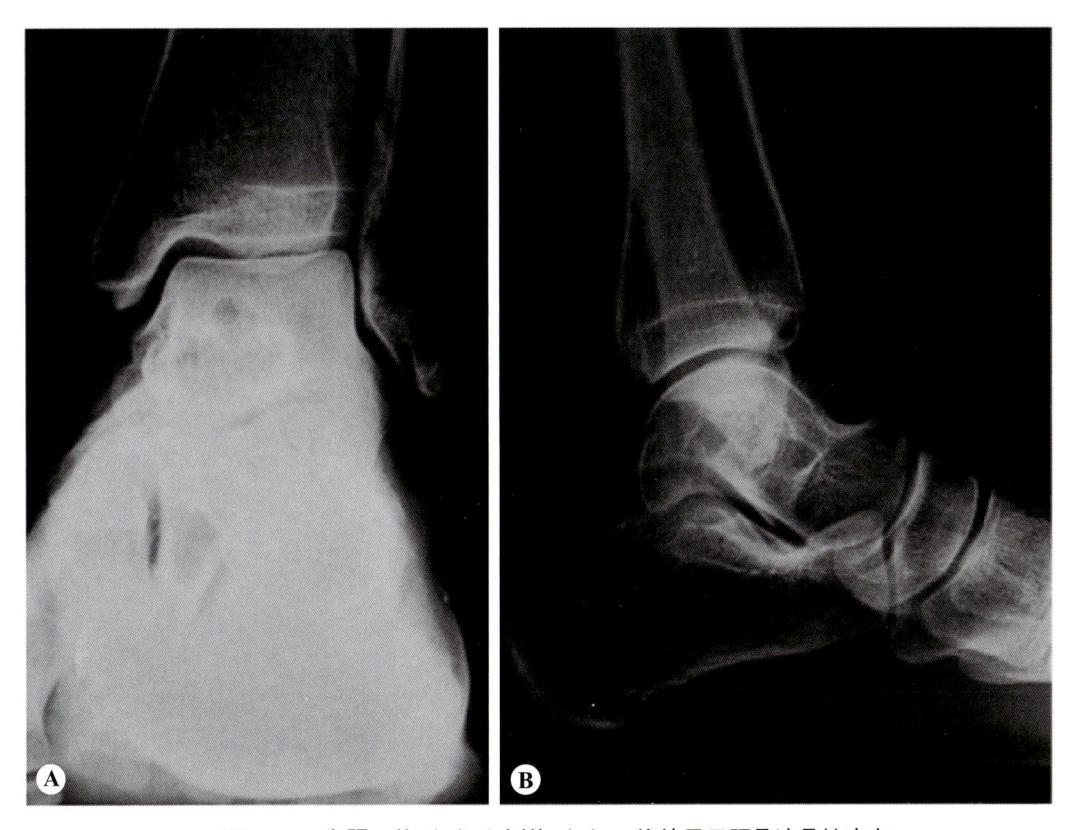

▲ 图 35-1 左踝正位（A）和侧位（B）X 线片显示距骨溶骨性病变

经许可转载，引自 P. Papagelopoulos et al. Total Talectomy and Reconstruction using a 3-dimensional Printed Talus Prosthesis for Ewing's Sarcoma: A 3.5-Year Follow-up. Orthopedics 2019 Jul 1;42(4):e405-e409.

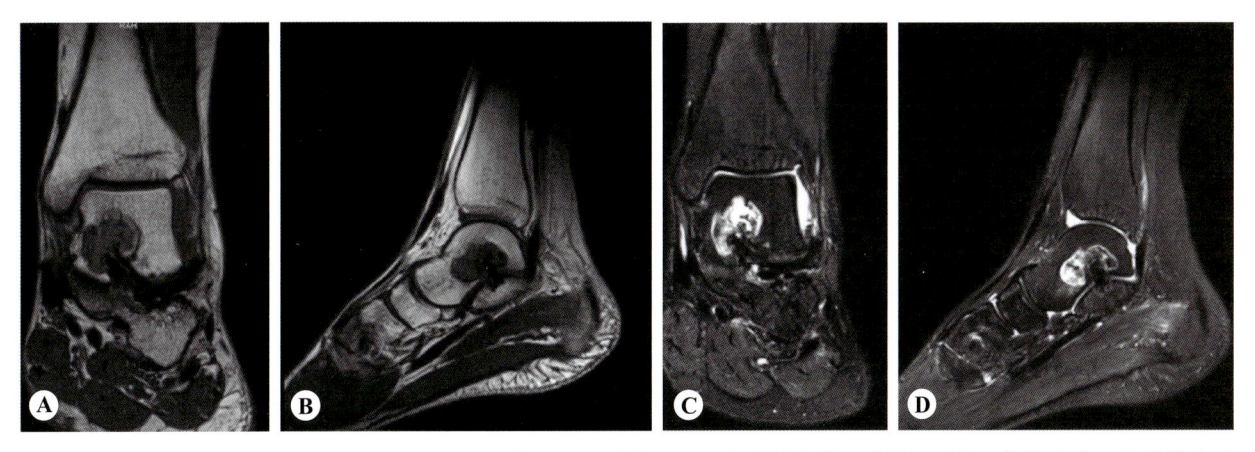

▲ 图 35-2 术前冠状位（A）和矢状位（B）T_1 加权磁共振成像显示距骨体的低信号病灶。病灶冠状位（C）和矢状位（D）T_2 加权抑脂序列的磁共振图像

经许可转载，引自 P. Papagelopoulos et al. Total Talectomy and Reconstruction using a 3-dimensional Printed Talus Prosthesis for Ewing's Sarcoma: A 3.5-Year Follow-up. Orthopedics 2019 Jul 1;42(4): e405-e409.

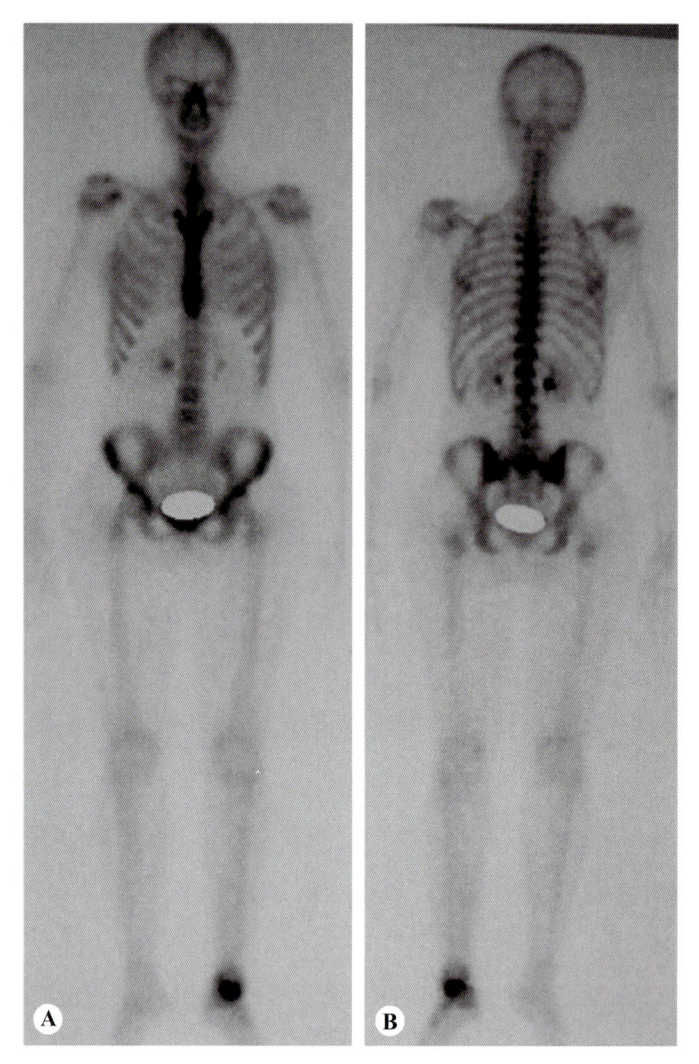

▲ 图 35-3 前位（A）和后位（B）骨扫描显示仅左足中部放射性同位素摄取增加

经许可转载，引自 P. Papagelopoulos et al. Total Talectomy and Reconstruction using a 3-dimensional Printed Talus Prosthesis for Ewing's Sarcoma: A 3.5-Year Follow-up. Orthopedics 2019 Jul 1;42(4):e405-e409.

胫骨假体组件为非水泥型，依靠双翼进行初始固定，胫骨穹顶面采用已商用羟基磷灰石涂层的压配式纯钛金属假体进行置换，插入高交链聚乙烯垫片（超高分子量聚乙烯），然后进行踝关节复位。

5. 使用张力带技术用 2 枚半螺纹螺钉和钢丝固定内踝。

6. 手术后，足部石膏固定，建议 3 周内不负重，在接下来的 3 周，允许穿靴从部分负重逐渐增加到完全承重。

八、临床随访和影像学照片

见图 35-12 和图 35-13。

九、并发症的预防和处理

1. 细致的术前计划是该医工结合技术的基石，需使用术前足部 CT 进行术前计划和距骨假体的设计。

2. 内踝显露必须掀起骨膜，但注意保留三角韧带，必须在胫距关节线水平进行横向截骨术。

3. 需要获得阴性的手术边缘和完全的肿瘤坏死。

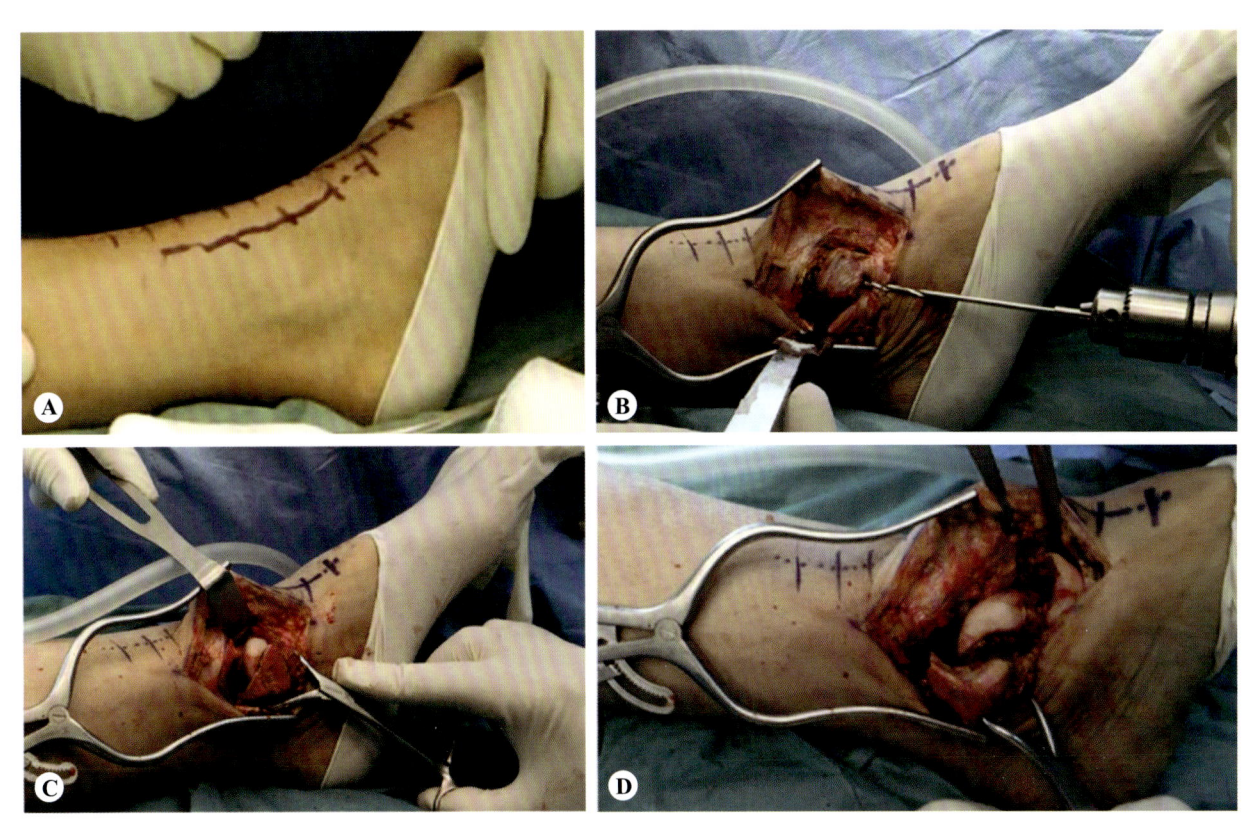

第35章 足部假体重建：3D打印定制假体

▲ 图 35-4　A. 左踝前内侧做 15cm 长的切口以显露踝关节；B. 用 2.5mm 钻头预先在内踝钻孔，用锯片在胫距关节线水平横向截骨；C. 打开胫距关节、距下关节、跟骰关节和距舟关节的韧带和关节囊；D. 距骨显露在外，周围没有韧带

经许可转载，引自 P. Papagelopoulos et al. Total Talectomy and Reconstruction using a 3-dimensional Printed Talus Prosthesis for Ewing's Sarcoma: A 3.5-Year Follow-up. Orthopedics 2019 Jul 1;42(4):e405-e409.

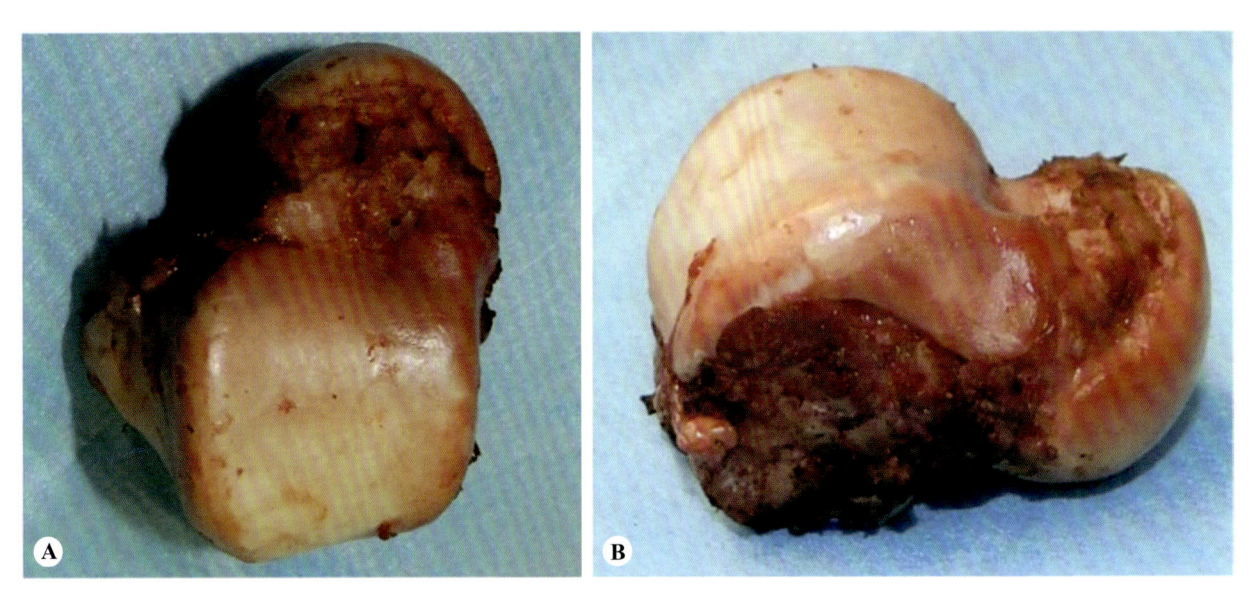

▲ 图 35-5　距骨标本视图上面（A）和内侧面（B）

经许可转载，引自 P. Papagelopoulos et al. Total Talectomy and Reconstruction using a 3-dimensional Printed Talus Prosthesis for Ewing's Sarcoma: A 3.5-Year Follow-up. Orthopedics 2019 Jul 1;42(4): e405-e409.

骨肿瘤手术学：病例图解

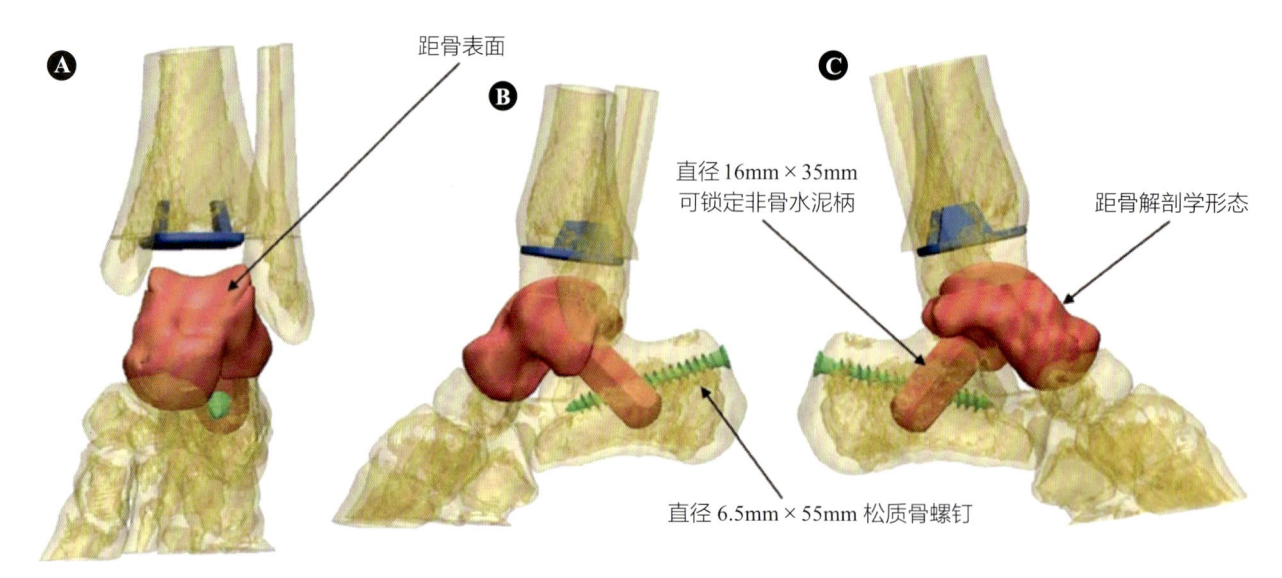

▲ 图 35-6　基于左足术前 CT 的假体设计的正面（A）、内侧（B）和外侧面（C）视图
经许可转载，引自 P. Papagelopoulos et al. Total Talectomy and Reconstruction using a 3-dimensional Printed Talus Prosthesis for Ewing's Sarcoma: A 3.5-Year Follow-up. Orthopedics 2019 Jul 1;42(4):e405-e409.

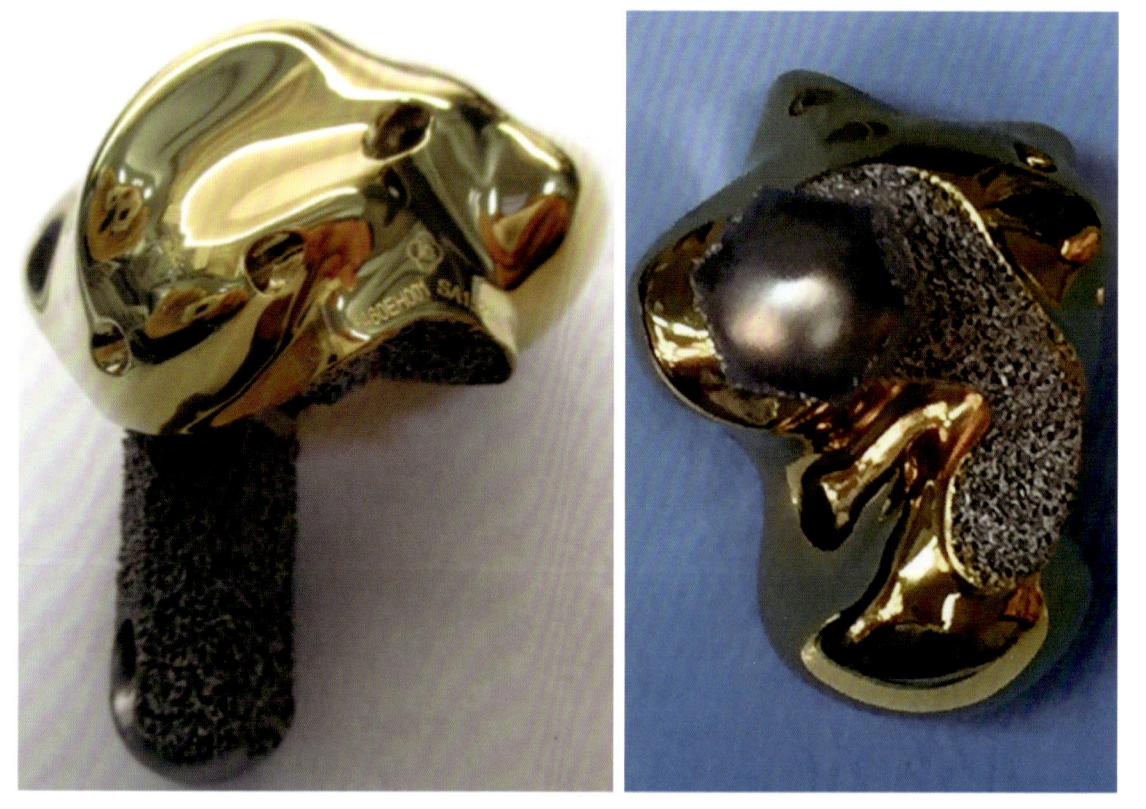

▲ 图 35-7　3D 打印距骨假体，关节面采用氮化钛涂层，假体柄和跟骨接触面采用多孔的涂层
经许可转载，引自 P. Papagelopoulos et al. Total Talectomy and Reconstruction using a 3-dimensional Printed Talus Prosthesis for Ewing's Sarcoma: A 3.5-Year Follow-up. Orthopedics 2019 Jul 1;42(4): e405-e409.

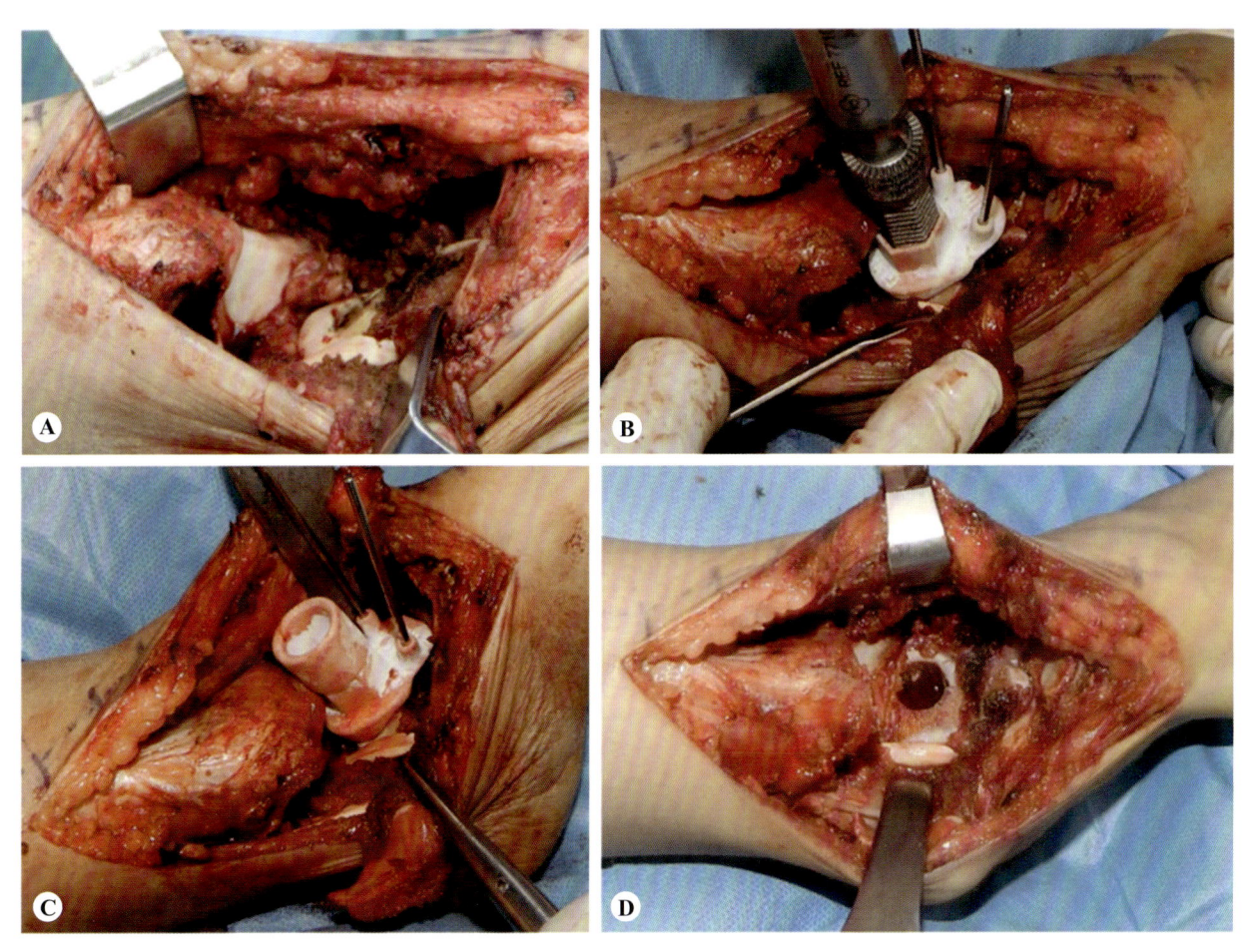

▲ 图 35-8　术中照片：**A.** 距骨已完全切除；**B.** 解剖学导板用 **2** 枚克氏针固定在跟骨上；**C.** 使用专门的锉刀在跟骨上制作插入距骨假体柄的嵌入孔；**D.** 跟骨上的嵌入孔，准备插入假体柄

经许可转载，引自 P. Papagelopoulos et al. Total Talectomy and Reconstruction using a 3-dimensional Printed Talus Prosthesis for Ewing's Sarcoma: A 3.5-Year Follow-up. Orthopedics 2019 Jul 1;42(4): e405-e409.

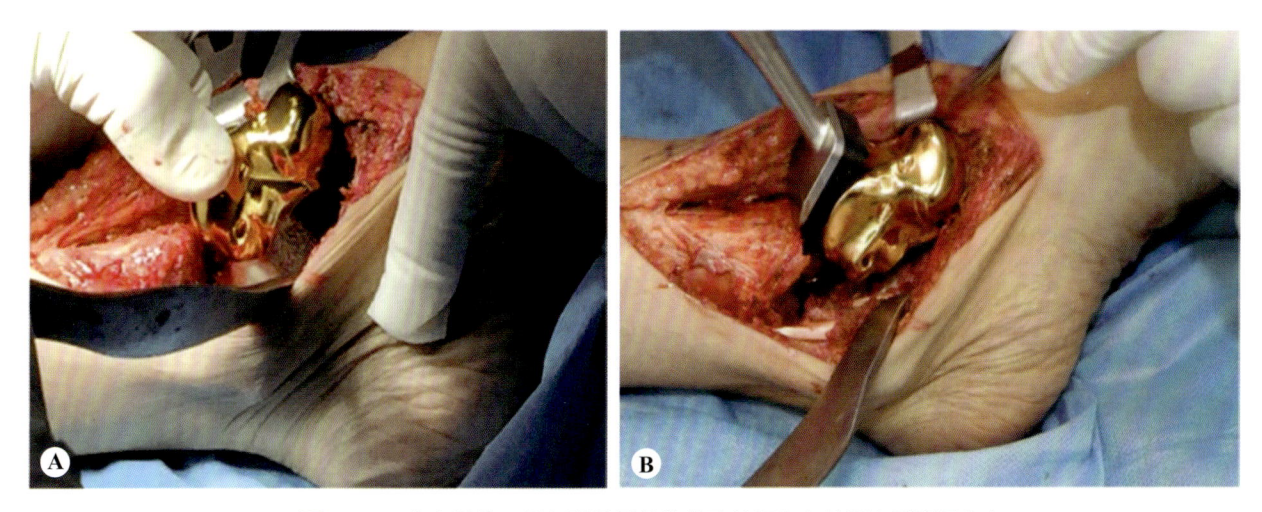

▲ 图 35-9　术中照片：插入距骨假体的微孔钛柄（**A**）并固定到跟骨（**B**）

骨肿瘤手术学：病例图解

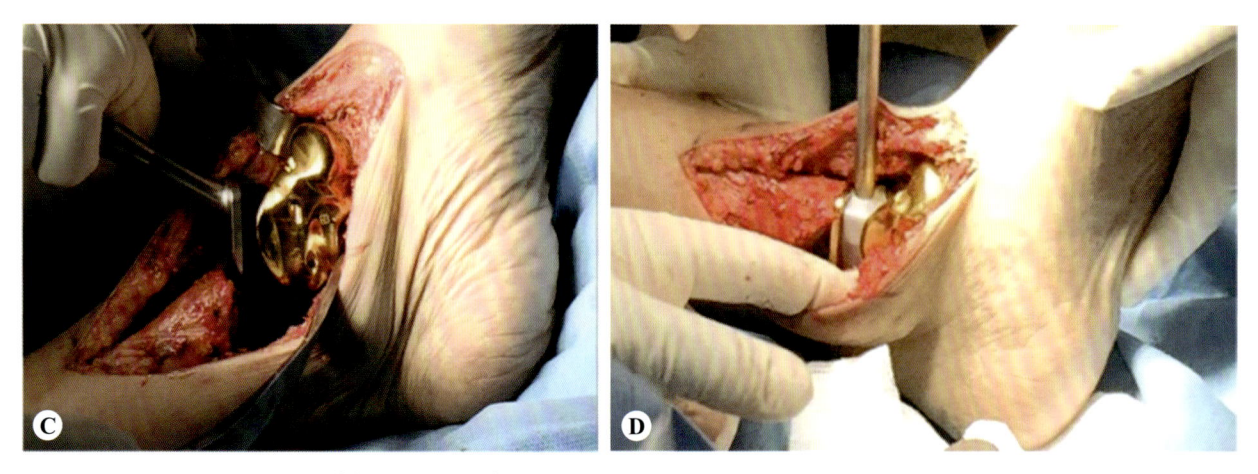

▲ 图 35-9（续） 假体匹配良好（C），胫骨穹顶面采用已商用羟基磷灰石涂层的压配式纯钛金属假体进行置换（D）

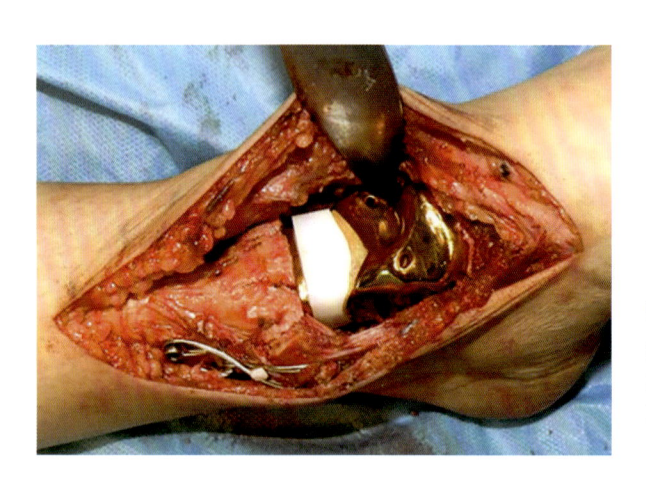

◀ 图 35-10 术中照片：插入聚乙烯垫片，使用带有 2 枚螺钉和 1 条钢丝的张力带技术稳定内踝

经许可转载，引自 P. Papagelopoulos et al. Total Talectomy and Reconstruction using a 3-dimensional Printed Talus Prosthesis for Ewing's Sarcoma: A 3.5-Year Follow-up. Orthopedics 2019 Jul 1;42(4): e405-e409.

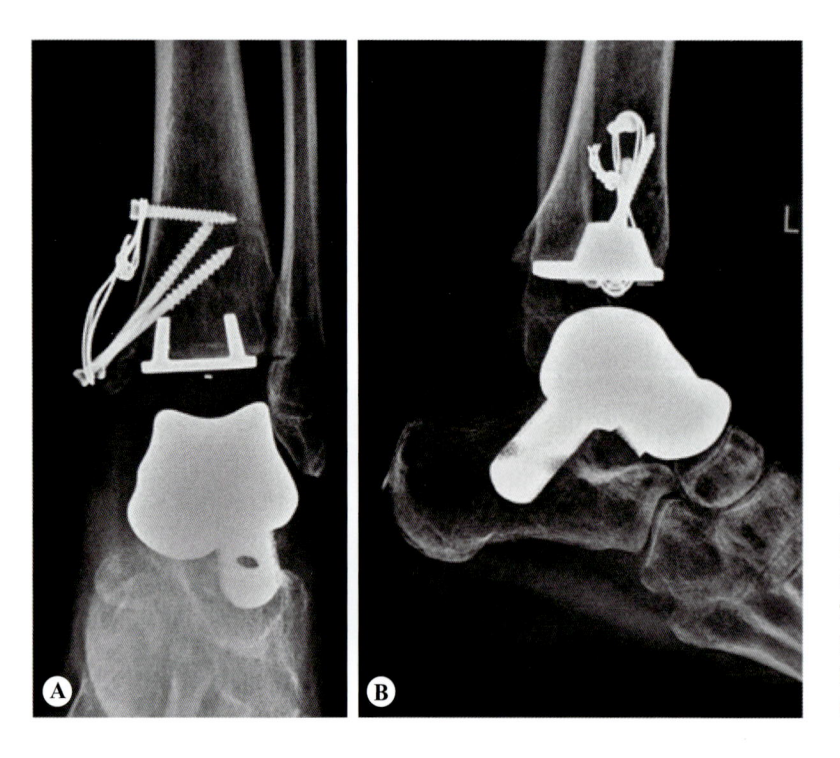

◀ 图 35-11 术后踝关节正位（A）和侧位（B）X 线片显示踝关节和距骨假体位置的对位对线良好

经许可转载，引自 P. Papagelopoulos et al. Total Talectomy and Reconstruction using a 3-dimensional Printed Talus Prosthesis for Ewing's Sarcoma: A 3.5-Year Follow-up. Orthopedics 2019 Jul 1;42(4): e405-e409.

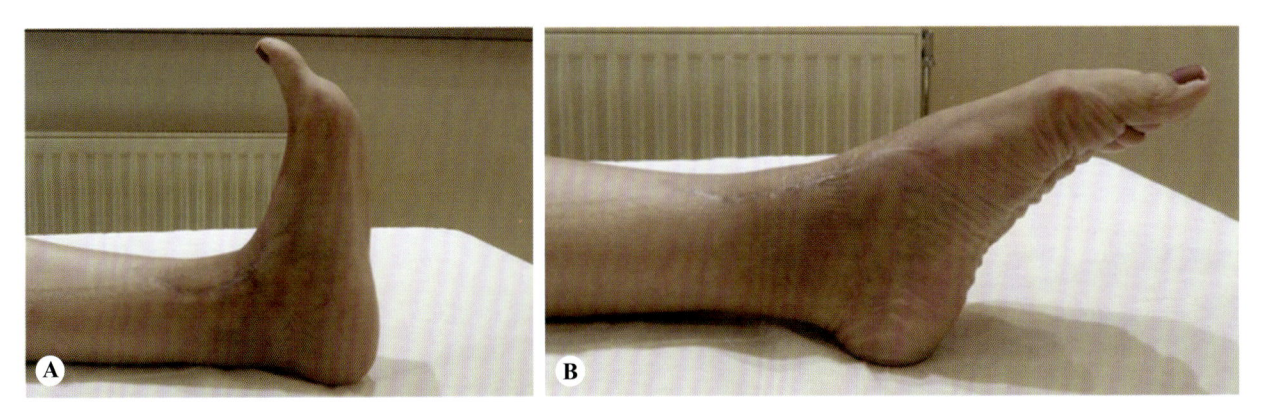

第35章 足部假体重建：3D打印定制假体

▲ 图 35-12　踝关节活动范围：背伸 5°（A）和跖屈 40°（B）

经许可转载，引自 P. Papagelopoulos et al. Total Talectomy and Reconstruction using a 3-dimensional Printed Talus Prosthesis for Ewing's Sarcoma: A 3.5-Year Follow-up. Orthopedics 2019 Jul 1;42(4): e405-e409.

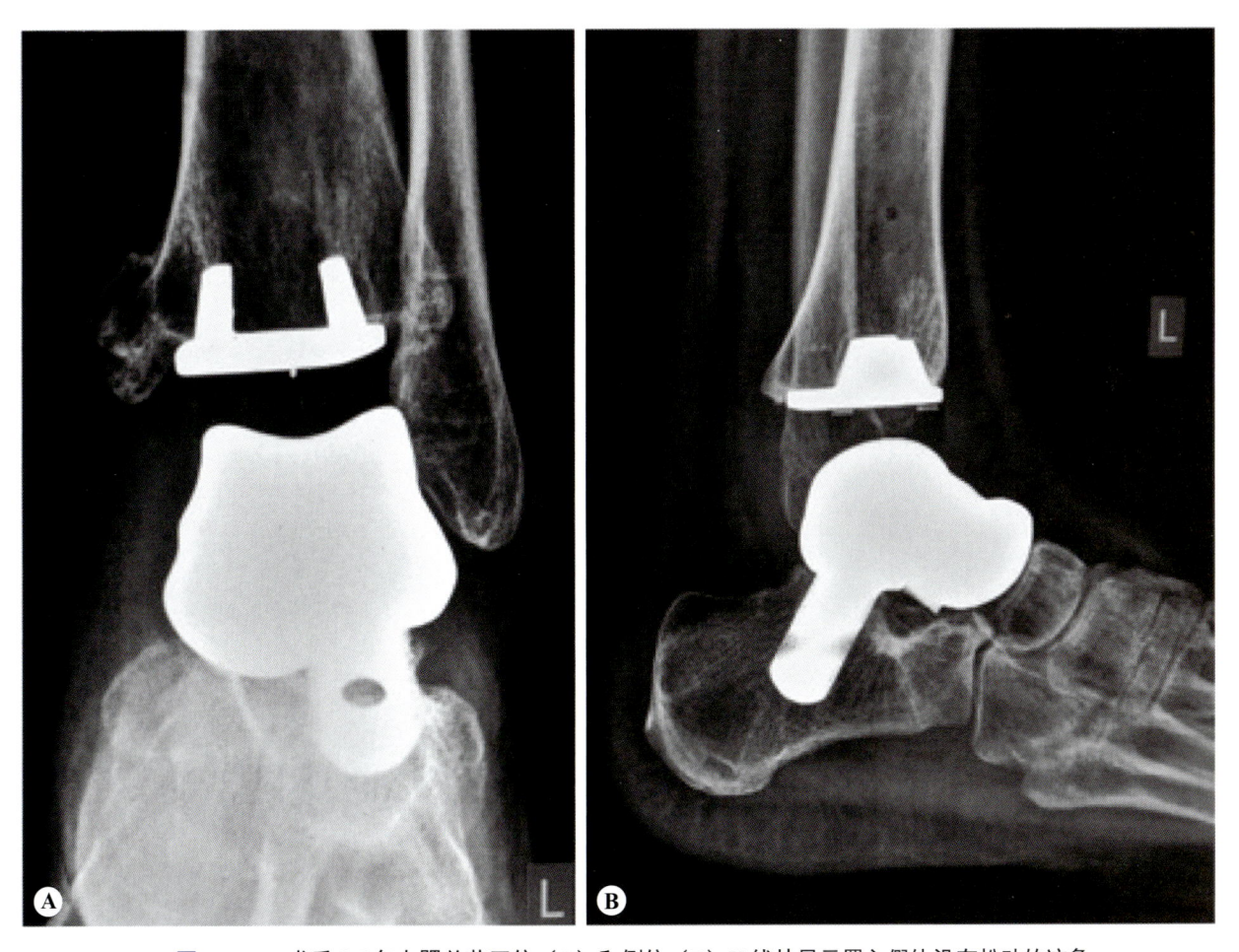

▲ 图 35-13　术后 3.5 年左踝关节正位（A）和侧位（B）X 线片显示置入假体没有松动的迹象

经许可转载，引自 P. Papagelopoulos et al. Total Talectomy and Reconstruction using a 3-dimensional Printed Talus Prosthesis for Ewing's Sarcoma: A 3.5-Year Follow-up. Orthopedics 2019 Jul 1;42(4): e405-e409.

303

参考文献

[1] Papagelopoulos PJ, Megaloikonomos PD, Korkolopoulou P, Vottis CT, Kontogeorgakos VA, Savvidou OD. Total calcaneus resection and reconstruction using a 3-dimensional printed implant. Orthopedics. 2019;42(2):e282-7.

[2] Papagelopoulos PJ, Sarlikiotis T, Vottis CT, Agrogiannis G, Kontogeorgakos VA, Savvidou O. Total talectomy and reconstruction using a 3-dimensional printed talus prosthesis for Ewing's sarcoma: a 3.5-year follow-up. Orthopedics. 2019;42(4):e405-9.

[3] Tracey J, Arora D, Gross CE, Parekh SG. Custom 3D-printed total talar prostheses restore normal joint anatomy throughout the hindfoot. Foot Ankle Spec. 2019;12(1):39-48.

[4] Imanishi J, Choong PF. Three-dimensional printed calcaneal prosthesis following total calcanectomy. Int J Surg Case Rep. 2015;10:83-7.

第十一篇
上肢带骨

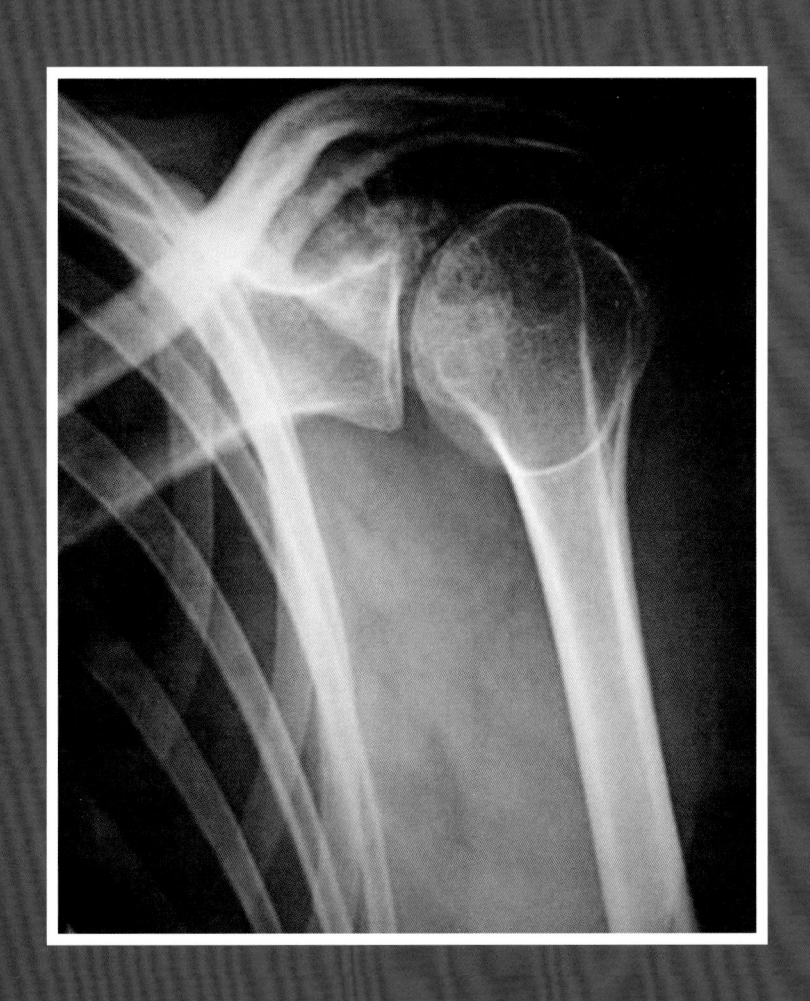

第 36 章 肩胛带生物重建：同种异体肩胛骨

Biological Reconstruction of the Shoulder Girdle: Scapular Massive Allograft

Olimpia Mani　Lorenzo Andreani　Giovanni Beltrami　Francesca Totti　Rodolfo Capanna　著

由于影像诊断、辅助治疗和外科技术的发展，使保肢手术的生存率与截肢手术相当。现今，保肢手术已成为肩胛带恶性肿瘤的首选治疗方法。肩胛带肿瘤保肢手术的难点在于按照 Enneking 分期获得充分的外科切缘[1]，避免局部复发，同时保留肩部、肘部和手部功能。保留神经血管束是决定手术可切除性的最重要的解剖学因素，也是保留上臂功能的必要条件。经典的肩胛骨整块切除术包括了所有肩胛骨周围肌肉，通常可以获得足够宽的手术切缘，但是将肱骨悬吊至锁骨会导致肩关节不稳定[2]，该术式目前仅适用于新辅助治疗无效的侵袭性高级别间室外肿瘤（ⅡB）。对于肩胛骨间室内肿瘤（ⅠA或ⅡA）或低级别间室外病变（ⅠB），可以采用更保守的方法。

肩胛区骨与软组织切除后的挑战包括：①肩胛骨重建（使用同种异体骨关节移植、复合假体或 3D 定制假体）[3]；②恢复肩关节活动度和稳定性；③通过带蒂或游离皮瓣完全覆盖内植物。

一、简要病史

患者女性，38 岁，因慢性肩痛无活动障碍就诊。术前影像学检查（图 36-1 和图 36-2）显示，溶骨性病变累及肩胛盂，伴大量钙化；盂肱关节未见受累，喙突可见不均匀硬化及溶骨性改变。骨扫描显示，肩胛骨内侧上部可见核素浓聚（图 36-3）。

穿刺活检示，右侧肩胛骨中央型原发性软骨肉瘤 2 级（Enneking ⅡA 期）。患者接受了关节内全肩胛骨切除术（Malawer 3 型），并用冷冻保存的带关节囊和韧带止点的大块同种异体肩胛骨重建，术前和术后均无辅助治疗。

二、治疗策略

（一）第一步（切除）

1. 术前完善 X 线片、MRI、增强 CT、骨扫描及 PET 等检查，评估病变范围和与周围神经血管束的关系，以便在保留神经血管束及其功能结构的情况下，实现精准切除肿瘤，并获得广泛外科边缘。

2. 在不损伤血管和神经的前提下，将肩胛周围肌肉分离成三块肌瓣，且肌瓣可在移植部位以合适的张力重新安置。

3. 将关节囊和肩袖在肱骨上的止点与大块同种异体骨上的软组织附着缝合，确保关节囊的稳定重建。

（二）第二步（重建）

1. 选择与切除荷瘤骨相同大小和形态的同种

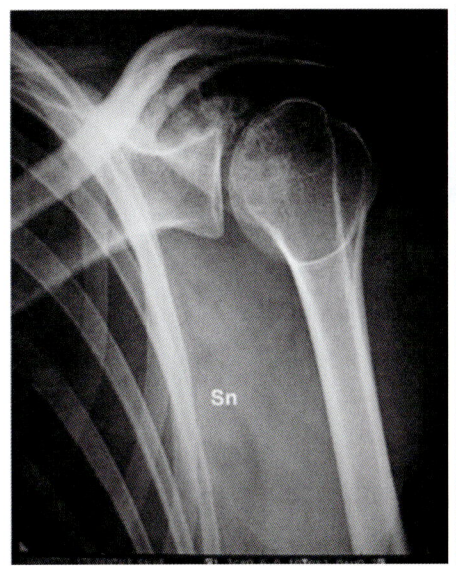

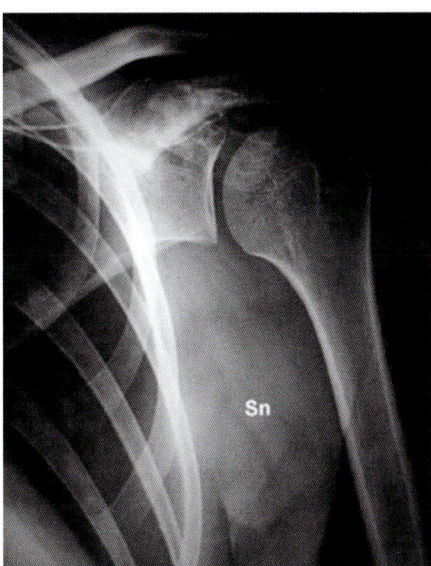

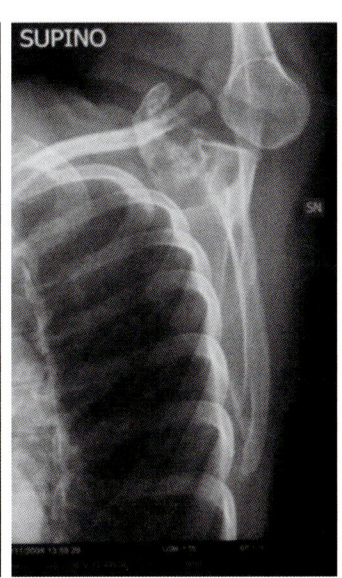

▲ 图 36-1　术前 X 线片显示肩胛盂广泛溶骨性病变，伴大量钙化

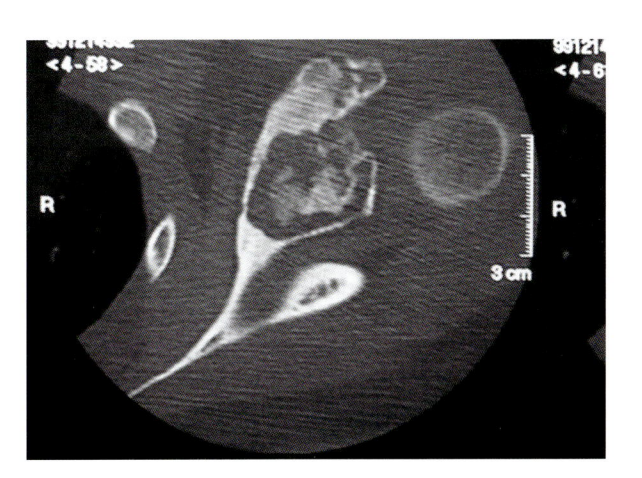

▲ 图 36-2　术前肩部 CT 显示盂肱关节未受累

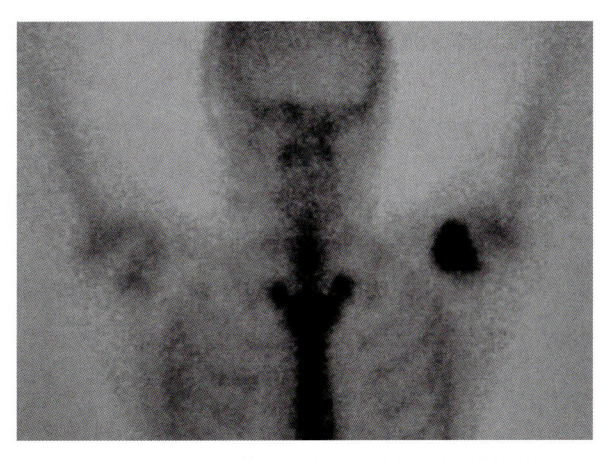

▲ 图 36-3　骨扫描显示肩胛骨内侧上部核素浓聚

异体肩胛骨，同种异体移植物应冷冻保存，不接受辐照，尽可能保持其机械强度，同时应保留关节囊及周围 1~2cm 肌腱附着，以便进行软组织缝合，避免在同种异体骨上打孔。

2. 维持同种异体肩胛冈的高度、肩胛下角的水平、后倾角和肩胛盂表面的倾斜度，正确解剖复位。

3. 在同种异体肩胛冈和残留肩峰（仅在肿瘤安全边界允许的情况下）之间放置钛板固定，促进骨愈合恢复肩胛带骨结构的连续性，重新缝合肌肉附着部。

三、基本原则

1. 侧卧位，上肢无菌区内活动体位。

2. 采用改良 Judet 入路充分显露肩胛骨（图 36-4 和图 36-5）。前方沿胸三角肌间沟做一长切口，穿过锁骨外侧，至肩峰后方，向内侧沿肩胛冈延伸，沿肩胛骨脊柱缘转向远端，最后到达肩胛下角。

3. 通过胸三角肌入路，可以轻松地将胸小肌、肱二头肌短头和喙肱肌肌腱从喙突上分离，必要时，可识别臂丛和主要血管束并向内侧牵拉，然后离断喙肩韧带、锥状韧带和斜方韧带，

骨肿瘤手术学：病例图解

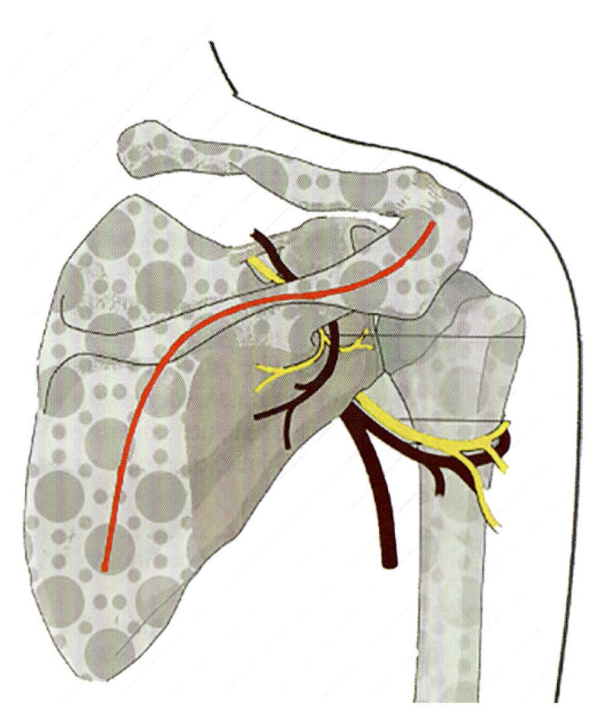

▲ 图 36-4　改良 Judet 入路（设计图）

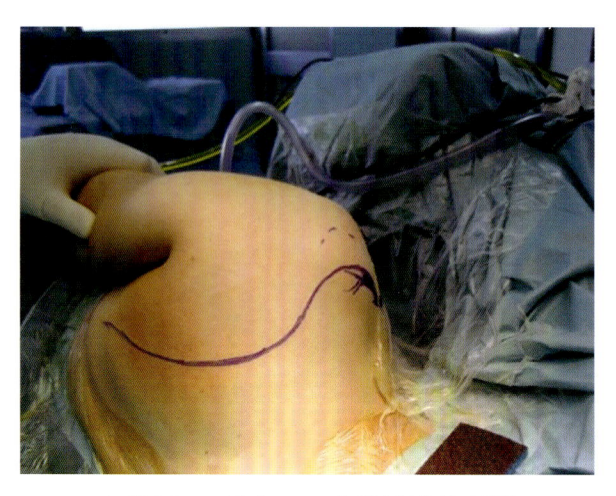

▲ 图 36-5　改良 Judet 入路（患者体表图）

这样可以更容易进入肩峰下间隙，识别和保护肩胛上神经（肩胛上神经穿过肩胛骨切迹），肩胛下肌下缘可找到腋神经。

4. 沿锁骨 - 肩胛冈外侧（三角肌、斜方肌）或肩胛骨脊柱缘（肩胛提肌、菱形肌）附着处分离肩胛周围肌肉，并用缝线标记，方便以后识别和重新缝合。

5. 于骨膜外分离，将冈上肌和冈下肌分别形成两个肌皮瓣分离，用骨膜起子将肩胛上神经血管束从肩胛骨表面轻轻掀起分离，冈下肌瓣向外侧牵拉，冈上肌瓣向上牵拉（图 36-6），分离过程中要避免过度牵拉损伤肩胛上神经，然后分离和标记大圆肌、小圆肌、前锯肌和背阔肌。

6. 在肩峰或肩锁关节处行截骨术，然后抬高肩胛骨，在肩胛骨的深面解剖游离肩胛下肌。

7. 在肩胛盂附近将关节囊环状切开（图 36-7），分离应由后向前，保留足够长度的宿主关节囊，以保证最终顺利缝合到同种异体骨的关节囊上，前方关节囊的切开可通过前方胸三角肌入路顺利实施。

8. 新鲜冷冻的同种异体移植物在含有生理盐水和利福平的温溶液中逐渐解冻（图 36-8）。

9. 使用不可吸收缝线环形修复关节囊是重建的第一步（图 36-9），大部分修复可通过后入路完成，而前方关节囊修复则更倾向于前入路（胸三角肌入路），随后，重新复位所有先前分离的肌肉。为了不影响同种异体骨的强度，最好不要穿骨缝合重建肌肉止点，尤其在肩胛盂区域，为了防止关节骨折，通常不进行经骨打孔缝合，冈上肌、冈下肌和肩胛下肌，一定要原位缝回，注意恢复合适的肌肉长度和张力，采用前入路将喙突起止的肌肉重新缝到同种异体骨喙突位置。

10. 在术前影像学检查的精确定位和术中标记缝线的帮助下，尽量做到异体骨的正确解剖复位。

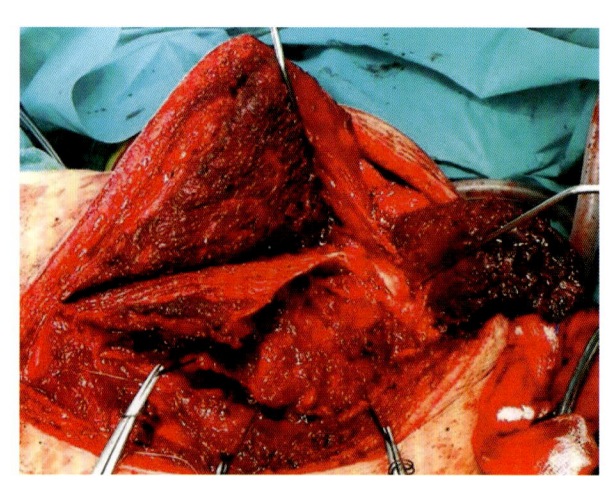

▲ 图 36-6　术中图像显示冈下肌瓣向外侧牵拉，冈上肌瓣向上方牵拉

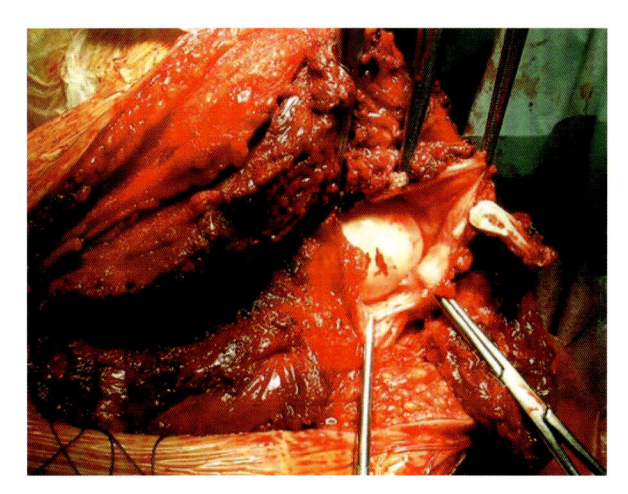

▲ 图 36-7 术中图像显示关节囊环状切开

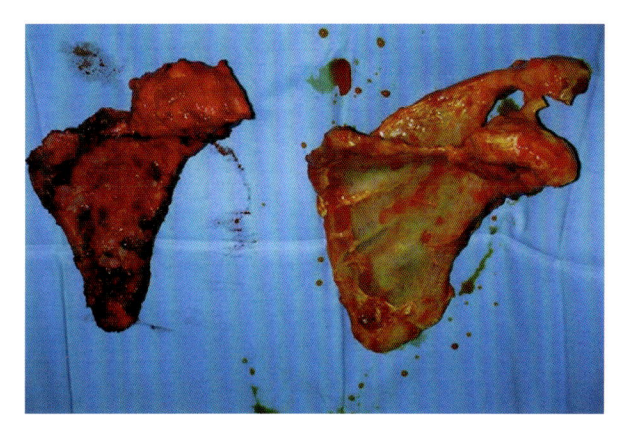

▲ 图 36-8 右侧是在温热溶液中解冻的异体肩胛骨，左侧是切除的肩胛骨肿瘤

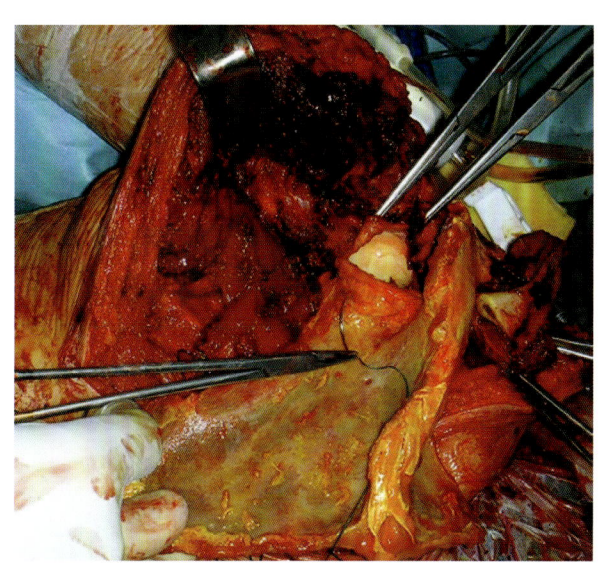

▲ 图 36-9 使用不可吸收缝线环状修复关节囊是重建的第一步

11. 在宿主骨肩峰和同种异体肩胛骨的远端之间（在关节脱位的情况下则为锁骨和异体骨肩峰之间）用钛板螺钉固定，这样就恢复了骨性肩带的连续性，有助于增加异体骨的稳定性。

12. 手术结束后，上肢用外展支具固定 3～4 周，术后即可进行肘关节和手的主动和被动活动。术后 3 周进行肩关节被动活动，术后 2 个月开始主动锻炼和功能康复，推荐进行水中理疗。

13. 静脉抗生素治疗建议维持到拔除引流管，然后改为口服抗生素数周。尽管有些学者不建议长时间使用抗生素[4]，但根据我们的经验及 Mankin H.J. 的意见，我们强烈建议作为常规使用[5,6]。

四、技术要点

1. 保留冈上肌、冈下肌、肩胛下肌和三角肌是保证上肢有效主动外展和抬举的关键，从肩胛骨椎体边缘掀起分离 3 个肌瓣至肩关节外侧的技术，可有效保留上述肌肉的神经和血供。

2. 前方胸三角肌间沟入路切口的特殊用途包括：①喙突起止点肌肉的分离和回植。②臂丛和主要血管的牵拉和保护。③腋神经的识别和保护。④更好地显露肩胛上神经，降低其损伤风险。事实上，在解剖喙肩韧带、斜方韧带和锥状韧带并行肩峰锁骨关节处截骨后，能更好地观察到肩胛上神经在肩峰下间隙和肩胛骨切迹的走行。⑤切开关节囊前部和肩胛下肌腱并最终修复。

3. 保留同种异体肩胛骨的韧带附着点和关节囊，是保证宿主软组织通过端-端缝合重建止点的关键。异体骨与宿主之间的腱性愈合非常高效和快速，肌肉肌腱会形成牢靠的再附着，可使肩关节在术后几个月内即恢复稳定。

4. 切除过程中必须始终进行解剖标记，这些标记将引导重建，使同种异体骨放置在正确的解剖位置。

5. 骨愈合受固定的稳定性和宿主骨与移植骨的接触面积影响。移植骨愈合约需要 6 个月，融合约需要 2 年。

五、临床随访和影像学照片

随时间推移，虽然主动外展、上举及旋转功能有所下降，但仍良好。患者主诉运动时有轻中度疼痛，无静息痛（图 36-13），可返回工作岗位。比较术后（图 36-10）和 12 年后的 X 线片（图 36-11 和图 36-12），可以明显看出关节的两个组成部分有关节炎改变和轻度向后方半脱位。移植骨出现骨硬化和骨肥厚现象，但无骨吸收。一旦后期出现疼痛等需要再次手术的情况，保留良好的骨量也为将来可能的假体置入提供了条件（图 36-12）。

六、并发症的预防和处理

1. 感染是导致骨移植失败的最严重并发症之一，主要原因在于移植异体骨中含有无血供死骨（在意外污染时是非常好的细菌培养基）。化疗和放疗增加了早期感染风险，尤其是软组织覆盖不良时更易发生。如果计划放疗，不建议使用同种异体骨移植。早期长程应用广谱抗生素治疗，并保证软组织覆盖充分，有助于减少早期感染。为隔离异体骨与皮肤（尤其是在冈下肌切除的情况下），可向远端分离背阔肌并向头侧掀起包裹肩胛骨[7]。此外，将肩袖止点肌腱向肱骨近端移位，可部分替代冈下肌和（或）冈上肌的功能，改善其残余功能。

2. 典型的骨结构问题，骨折或同种异体骨吸收是常见的并发症。大块同种异体骨移植往往通过爬行替代愈合，这是非常缓慢的过程（需要数年时间），最终形成的新骨数量有限（小于原体积的 20%），并在移植骨内部形成残留死骨。成骨细胞的缺乏会阻碍移植骨微小骨折的修复，将导致移植骨的机械性能逐渐下降[8, 9]，这一过程并不对称，微骨折与表面破骨细胞引起的骨吸收交替发生可能诱发骨折。有时可在同种异体移植物的表面观察到新生的骨膜和骨（1~2mm 厚）：这为肌肉再附着提供了理想的位置。同种异体肩胛骨移植很少有意外骨折的报道，其原因可能是肩胛骨不承受载荷，肩胛骨 – 肱骨关节也不是承重关节，而且如肩胛骨这样的薄骨，两侧骨面

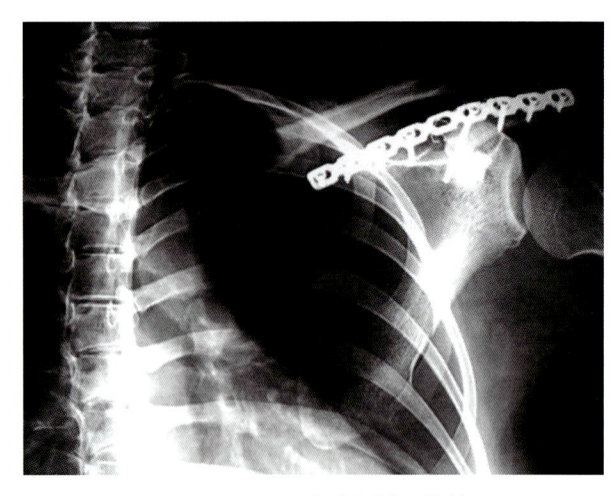

▲ 图 36-10　术后即刻 X 线片

相邻且平行，骨质可完全爬行替代。本例中，移植骨没有出现骨质疏松或骨吸收，而是骨密度增加，部分区域出现骨硬化、肥大和体积增大。

3. 有时很难在骨库中找到尺寸匹配且能够完全恢复以前解剖结构的同种异体肩胛骨，定制与切除标本相同形状的金属假体是替代方案，但假体的主要缺点是其与肌肉的黏附性很差，不利于功能恢复。

4. 肩关节的多向不稳定和脱位取决于软组织的准确重建，特别是关节囊和肩袖，应精准重建这些结构，如果不能精准重建，应该从一开始就使用反肩复合假体重建。由于肩袖的进行性退化，经常可以观察到肩部活动度随着时间的推移而减少，这种现象在肱骨近端的同种异体骨关节移植中出现更早（肩袖属于同种异体移植物，并止于异体骨上），而在肩袖止点为宿主肱骨的肩胛骨同种异体骨关节重建患者中发生较少且较晚。

5. 关节退行性变也是可能发生的并发症之一，但很少文献报道，有一例罕见的未累及肩胛盂的肱骨头骨关节炎。本例患者经过长时间随访，观察到盂肱关节退行性骨关节炎改变，伴有关节盂倾斜角改变和肱骨头向后半脱位。最终，这种并发症可以在稍后使用肱骨头表面置换（仅在疼痛的情况下）或半约束的反肩假体（由于肩袖退变导致疼痛或不稳定增加以及活动范围减小的情况下），通过将异体骨移植转化为复合假体重建来解决。

第36章 肩胛带生物重建：同种异体肩胛骨

▲ 图 36-11 术后 12 年 CT 影像

▲ 图 36-12 术后 12 年 X 线片

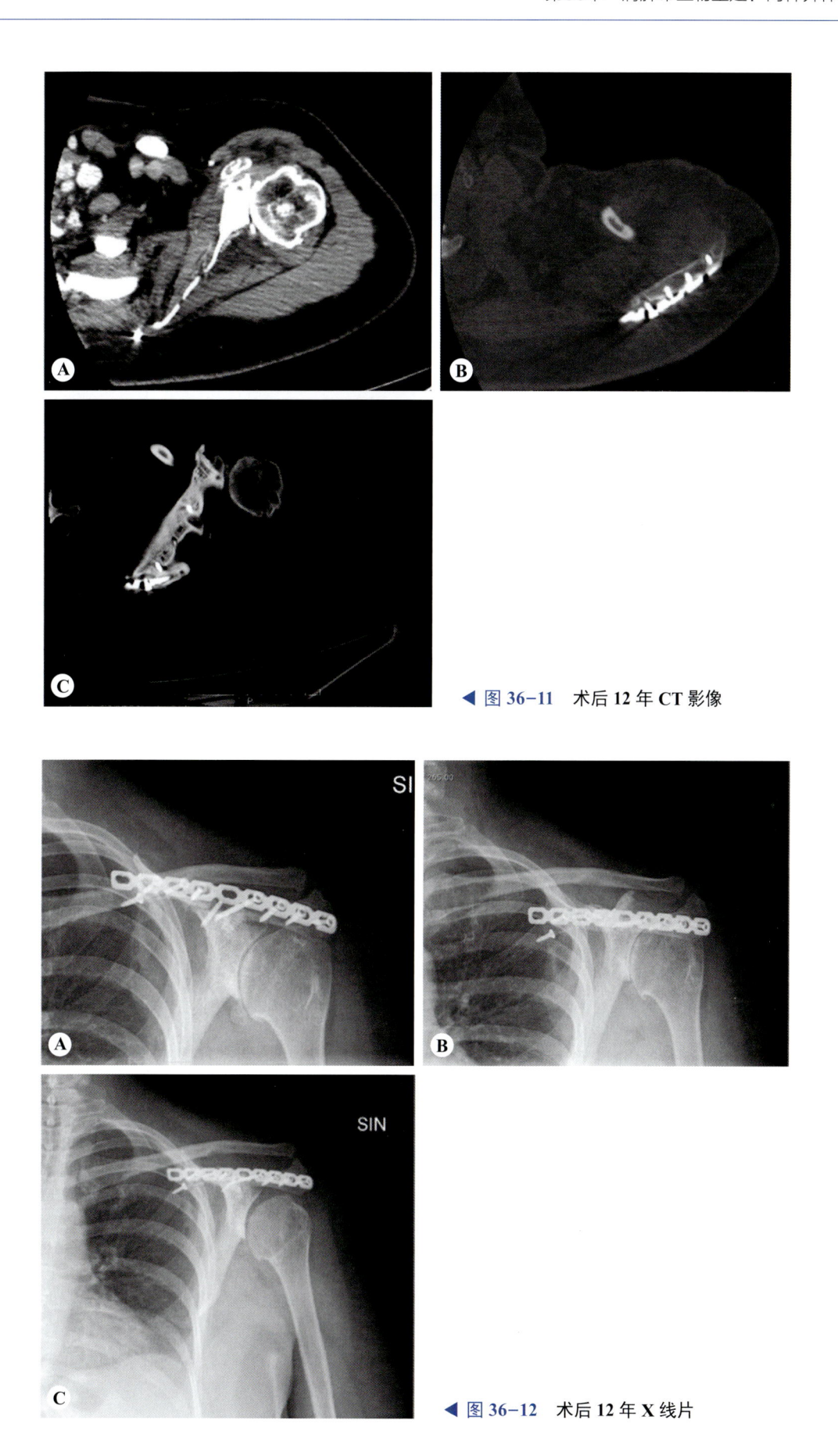

311

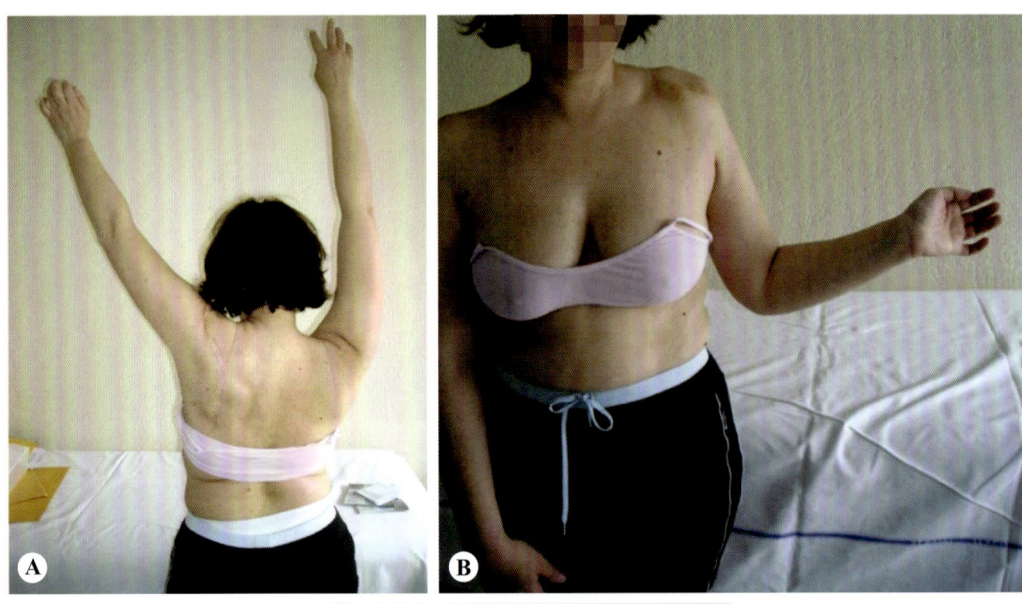

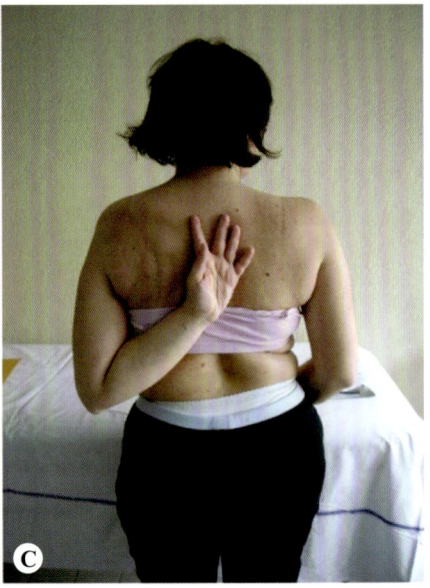

▲ 图 36-13 术后 12 年运动功能（主动上举、外展、旋转）

参考文献

[1] Enneking WF, Spanier SS, Goodman MA. A system for the surgical staging of musculoskeletal sarcoma. Clin Orthop Relat Res. 1980;153:106-20.

[2] Malawer M, Wittig J, Rubert C. Scapulectomy. In: Musculoskeletal cancer surgery. Kluwer Academic Publishers; 2006. p. 553-68. https://doi.org/10.1007/0-306-48407-2_34.

[3] Capanna R, Totti F, Van der Geest ICM, Müller DA. Scapular allograft reconstruction after total scapulectomy: surgical technique and functional results. J Shoulder Elb Surg. 2015;24(8):e203-11. https://doi.org/10.1016/j.jse.2015.02.006.

[4] Aponte-Tinao LA, Ayerza MA, Luis D, Farfalli GL. What are the risk factors and management options for infection after reconstruction with massive bone allografts? Clin Orthop Relat Res. 1999;474(3):669-73. https://doi.org/10.1007/s11999-015-4353-3.

[5] Mankin HJ, Hornicek FJ, Raskin KA. Infection in massive bone allografts. Clin Orthop Relat Res. 2005;432:210-6. https://doi.org/10.1097/01.blo.0000150371.77314.52.

[6] Kharrazi FD, Busfield BT, Khorshad DS, Hornicek FJ, Mankin HJ. Osteoarticular and total elbow allograft reconstruction with severe bone loss. Clin Orthop Relat Res. 2008;466(1):205-9. https://doi.org/10.1007/s11999-007-0011-8.

[7] Beltrami G, Ristori G, Scoccianti G, et al. Latissimus dorsi rotational flap combined with a custom-made scapular prosthesis after oncological surgical resection: a report of two patients. BMC Cancer. 2018;18(1):1-7. https://doi.org/10.1186/s12885-018-4883-7.

[8] Enneking WF, Campanacci DA. Retrieved human allografts: a clinicopathological study. J Bone Joint Surg Am. 2001;83(7): 971-86.

[9] Enneking WF, Mindell ER. Observations on massive retrieved human allografts. J Bone Joint Surg Am. 1991;73(8):1123-42.

第 37 章 肩胛带假体重建：肩胛骨假体
Implant Reconstruction of the Shoulder Girdle: Scapular Prosthesis

Joseph Benevenia　Zachary Cavanaugh　Joseph Ippolito　Jennifer Thomson　Luis Guinand　著

为便于进一步讨论，"肩胛骨切除术"定义为根据 MSTS 分期系统进行的 S_1/S_2 型切除，包括肩胛盂和冈上肌（图 37-1）。肩胛骨切除术导致肩关节功能明显受损，肩胛骨恶性肿瘤罕见，包括尤文肉瘤、软骨肉瘤、骨肉瘤和转移瘤等[1, 2]。原发恶性肿瘤需要广泛切除，切除肩胛骨（悬吊式关节成形术，即 Tikhoff-Linberg 重建术）而不重建会导致前屈功能丧失和较低的功能评分[3, 4]。骨肿瘤医生面临的挑战是在切除肿瘤并确保充足切缘的同时，还能保持肩部稳定性和功能。为了维持肩胛骨切除术后的功能，保留腋神经 – 三角肌的神经肌肉复合体是必要的，三角肌是上臂抬举的唯一动力。如果没有功能正常的运动单元重建，将无法改善运动或 MSTS 评分，肌瓣对于三角肌的止点重建和肩部的肌肉包裹非常重要。

文献报道的两种常用肩胛骨重建技术是假体重建和悬吊成形术[3, 5, 6]。同种异体移植重建前文已有描述，但也有其局限性。肩胛骨切除后的悬吊成形术导致肩部体积减小，软组织包裹松弛而无张力。由于肱骨向内侧移位，三角肌的工作长度缩短（图 37-2）。由于肩胛骨肿瘤罕见[2, 3, 5]，关于这些不同重建方法结果的文献有限。自 20 世纪 90 年代初以来，假体重建术已被用于治疗肩胛骨恶性肿瘤，与其他重建方法相比，该方法的优点是更高的 MSTS 功能评分和运动范围且更美观[3, 5, 6]。本章的目的是提出和评估临床适应证、围术期计划、围术期技术和预期的

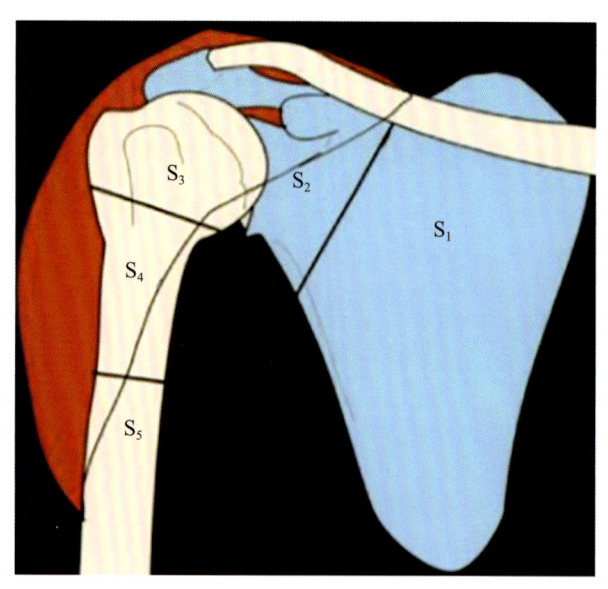

▲ 图 37-1　MSTS 对肩胛带切除的分类，S_1、S_2 全肩胛骨切除术

临床结果。

一、简要病史

患者男性，18 岁，因"左肩肿块伴疼痛 2 个月"就诊。患者自诉夜间疼痛明显，全天间歇性疼痛，抗炎药物治疗疼痛无缓解。X 线片、CT 和 MRI 等影像学检查提示病变位于肩胛下窝，界限不清，左肩胛骨周围广泛软组织肿块影（图 37-3）。活检显示为尤文肉瘤。患者开始接受新辅助化疗，并被告知手术和放射治疗的可选方

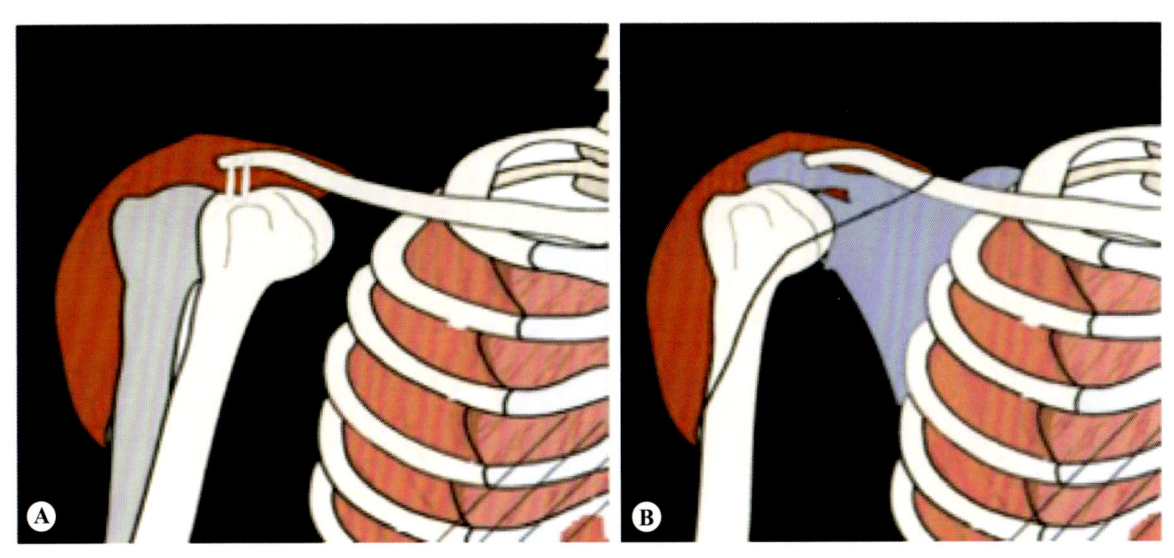

▲ 图 37-2　A. 悬吊成形术，即 Tikhoff-Linberg 重建术，内侧移位；B. 全肩胛骨置换术，保持肩关节外侧原位

案。经过适当咨询和知情同意后，决定对患者进行肩胛骨置换手术。

二、术前临床和影像学照片

见图 37-3。

三、术前问题汇总

1. 巨大肩胛骨肿瘤（尤文肉瘤）：外科行广泛切缘切除。

2. 保护重要的神经血管解剖结构：腋神经 - 三角肌的神经肌肉复合体对于维持肩关节的运动功能至关重要。

3. 对肩胛骨缺损的重建，有利于维持其解剖稳定性。

四、治疗策略

1. 左肩胛骨尤文肉瘤广泛切除。

2. 使用定制肩胛骨假体进行复杂的肩和肩胛骨重建，通过替代材料的关节囊重建，进行盂肱关节成形。

3. 整形外科医生进行复杂的肌皮瓣修复手术。

五、基本原则

1. 术前规划是必要的，在考虑手术方案之前，需要进行分期。利用 X 线片、CT 和 MRI 评估软组织和骨骼部位病变的解剖范围，还要考虑到肿瘤的手术切缘。

2. 患者先仰卧位，然后转为左侧倾斜的侧卧位，左侧朝上，整个上 1/4 躯体消毒铺单。

3. 标出实用的肩胛骨切口入路，包括胸三角肌间的前入路和肩胛骨后入路。用记号笔标记出从喙突水平至锁骨中 1/3 上方和肩胛骨中部后方，向下延伸至肩胛下角的区域。

4. 用手术刀沿肩胛冈的上侧面水平向下至肩胛下角做一切口，然后解剖分离皮下组织进入筋膜层，显露斜方肌和背阔肌。

5. 将斜方肌从肩胛冈上掀起，以显露深部肩胛旁肌肉。一旦显露该平面，便可对肩胛旁肌肉进行环形剥离，可以从大菱形肌和小菱形肌开始向内侧延伸到肩胛提肌，分辨肩胛下角，松解背阔肌和大圆肌，注意在肩胛骨周围留下足够的肌肉边缘组织袖带，继续沿肩胛骨内侧上角近侧和内侧解剖，将冈上肌保留在标本上。

6. 然后向内剥离肩胛骨和肩峰的截骨位置，远离肿瘤边缘，保留三角肌的肩峰附着点。游离三角肌后方，将部分组织留在肩胛体和肩胛冈上形成袖带。

7. 从肩胛下角掀起肩胛骨一侧，使用电刀从肩胛骨内侧游离外侧肌肉和前锯肌。到达冈下肌

骨肿瘤手术学：病例图解

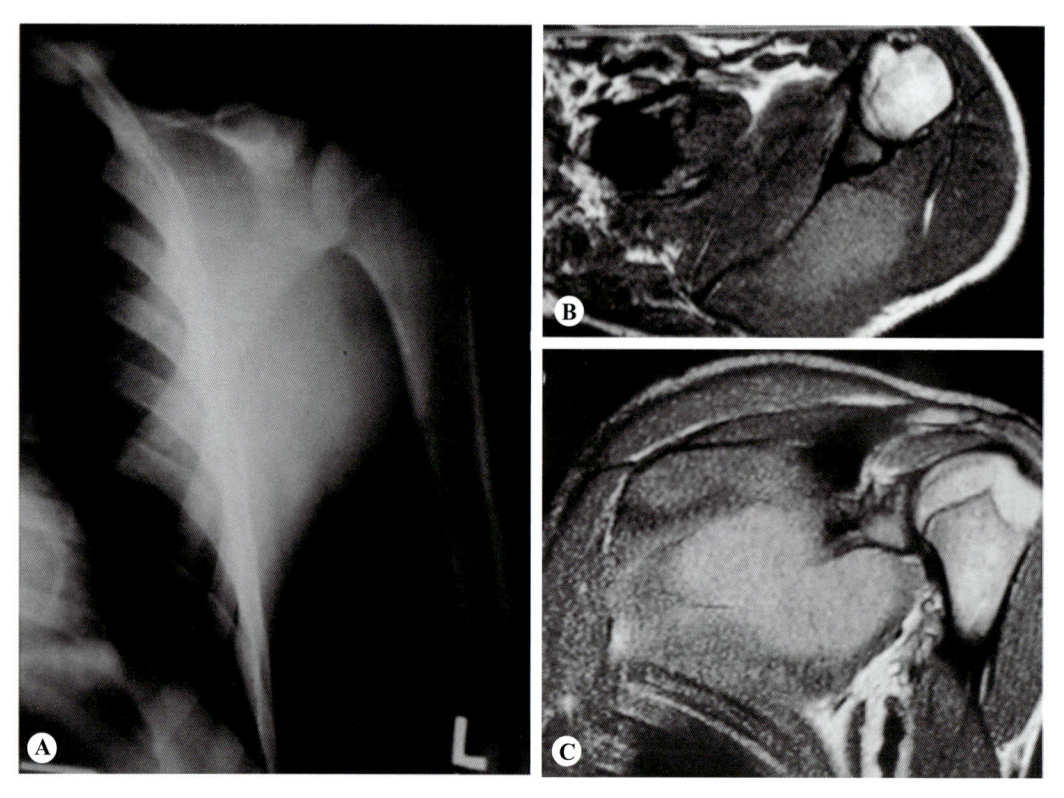

▲ 图 37-3　正位 X 线片（A）及轴位（B）和冠状位（C）MRI 显示尤文肉瘤

和小圆肌的肌腱水平后，可在贴近肱骨头部位保留一段正常组织袖套作为肌肉切缘。

8. 此时，为游离下方软组织并保护其前方的神经血管束，可沿喙突上方和前方延伸切口至胸三角间隙近端。充分游离解剖，直到能识别并看到喙突。

9. 当所有的神经血管束得到仔细保护后，就可用微型往复锯对肩峰进行截骨。识别并保护腋神经，只有确定进入肿瘤的神经才可以被结扎切断。截骨完成后可去除剩余软组织附着（图 37-4）。

10. 肿瘤标本离体，术中可送检切缘行冰冻切片病理。

11. 确认阴性切缘后，开始全肩胛骨假体重建（图 37-4）。识别肱骨头，在肱骨头表面钻孔，用铰刀扩髓并去除所有关节软骨为肱骨头表面置换做准备。在确定合适尺寸和长度后，用锤和打击器置入永久假体并复位。

12. 假体的关节盂部分固定后，随后将带肩峰的肩胛冈上部分固定到假体上，用 2.0 钻头在肩胛冈上钻出一骨隧道，然后用 5 号爱惜邦缝线在肩胛假体相应的解剖位置周围进行缝合固定，用 Gore Tex 或 Darcon 补片修补盂肱关节囊，并用 5 号爱惜邦缝线间断缝合。

13. 最后用背阔肌瓣覆盖假体，软组织缝合，手术结束。

六、治疗期间临床和影像学照片

见图 37-4。

七、技术要点

1. 对于这例患者，使用定制的肩胛骨假体和肱骨头表面重建是一种保守的手术方式，比在肿瘤切除后使用标准肱骨干假体重建创伤更小。

2. 术中使用透视来确定关节盂的位置是否恰当，并确保没有螺钉穿入关节腔。

八、临床随访和影像学照片

见图 37-5 至图 37-7。

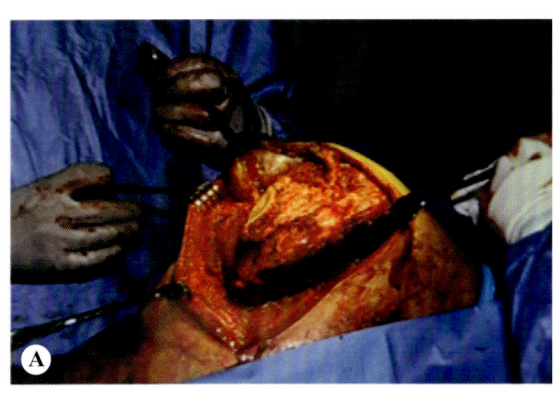

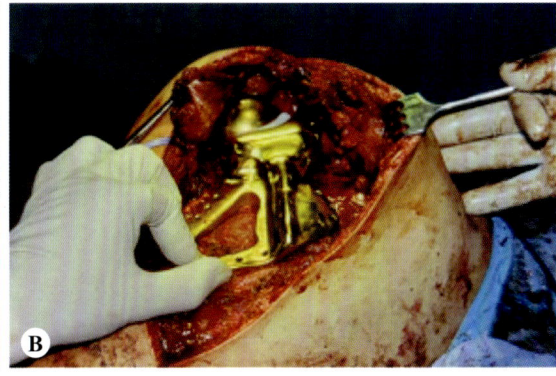

第 37 章 肩胛带假体重建：肩胛骨假体

▲ 图 37-4　肩胛骨切除术和肩胛骨重建
A. 肿瘤切除；B. 定制肩胛骨假体置入

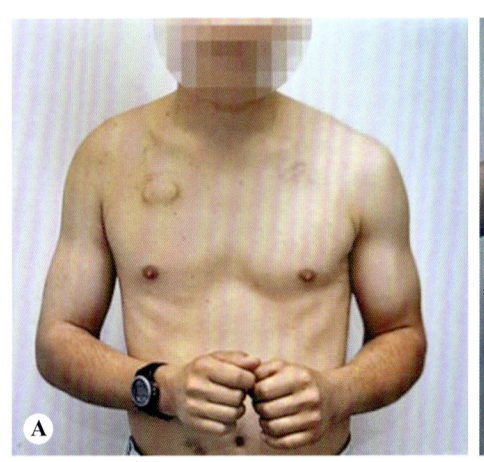

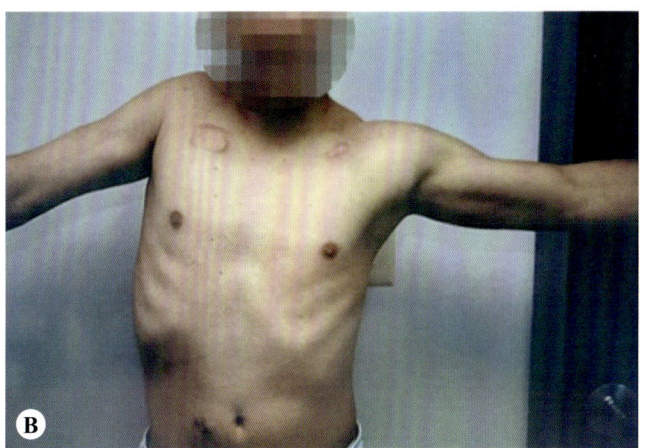

▲ 图 37-5　3 个月随访时功能像
A. 患者屈肘，三角肌外观完好；B. 肩关节外展正面照

九、并发症的预防和处理

1. 建议保留三角肌，恢复肩部的正常轮廓对于外观和衣服的合身非常重要（图 37-5）。即使是去神经的三角肌也可提供带血管的软组织覆盖，并在重建过程中作为肌肉固定的锚定点[4]。

2. 假体的作用是连接手臂和胸壁，可防止牵拉臂丛并且填补肿瘤切除后的缺损。在保留了肩部偏心距的同时使重建的肩关节保持稳定[7]（图 37-6 和图 37-7）。

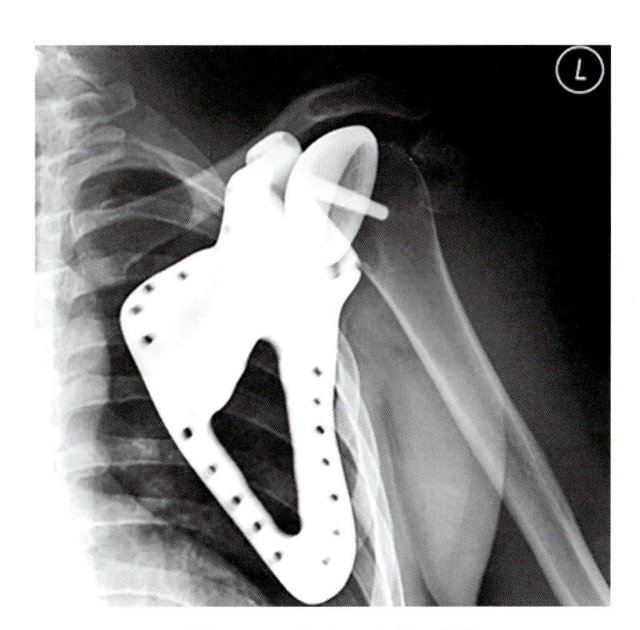

▲ 图 37-6　术后 13 年的正位片

317

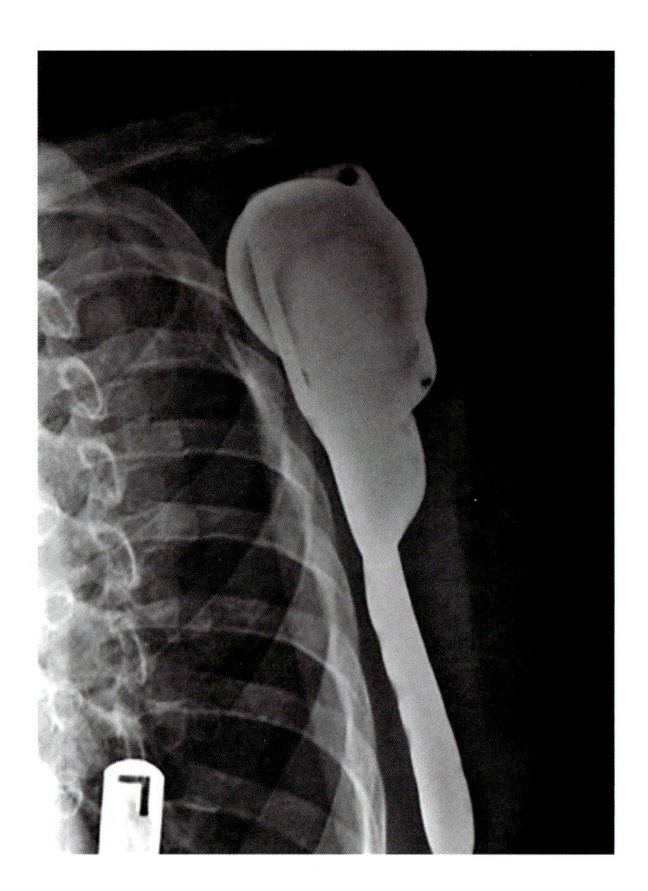

◀ 图 37-7　术后 13 年肩胛骨假体侧位片

参考文献

[1] Mayil Vahanan N, Mohanlal P, Bose JC, Gangadharan R, Karthisundar V. The functional and oncological results after scapulectomy for scapular tumours: 2-16-year results. Int Orthop. 2007;31(6):831-6. https://doi.org/10.1007/s00264-006-0261-1.

[2] Biazzo A, De Paolis M, Donati DM. Scapular reconstructions after resection for bone tumors: a single-institution experience and review of the literature. Acta Biomed. 2018;89(3):415-22. https://doi.org/10.23750/abm.v89i3.5655.

[3] Hayashi K, et al. Experience of total scapular excision for musculoskeletal tumor and reconstruction in eastern Asian countries. J Bone Oncol. 2017;9:55-8.

[4] Schwab JH, Athanasian EA, Morris CD, Boland PJ, Healey JH. Function correlates with deltoid preservation in patients having scapular replacement. Clin Orthop Relat Res. 2006;452:225-30.

[5] Pritsch T, Bickels J, Wu CC, Squires MH, Malawer MM. Is scapular endoprosthesis functionally superior to humeral suspension? Clin Orthop Relat Res. 2007;456:188-95.

[6] Ippolito JA, Thomson JE, Lesson MC, Monson DK, Aboulafia A, Benevenia J. Endoprosthetic total scapula replacement versus suspension arthroplasty following tumor resection. J Surg Oncol. 2018; https://doi.org/10.31487/j.JSO.2018.01.002.

[7] Mavrogenis AF, Mastorakos DP, Triantafyllopoulos G, Sakellariou VI, Galanis EC, Papagelopoulos PJ. Total scapulectomy and constrained reverse total shoulder reconstruction for a Ewing's sarcoma. J Surg Oncol. 2009;100(7):611-5. https://doi.org/10.1002/jso.21340.

[8] Puchner SE, Panotopoulos J, Puchner R, Schuh R, Windhager R, Funovics PT. Primary malignant tumours of the scapula—a review of 29 cases. Int Orthop. 2014;38(10):2155-62. https://doi.org/10.1007/s00264-014-2417-8.

[9] Linberg BE. Interscapulo-thoracic resection for malignant tumors of the shoulder joint region. Clin Orthop Relat Res. 1928;10(2):344-9.

第十二篇
肱骨近端

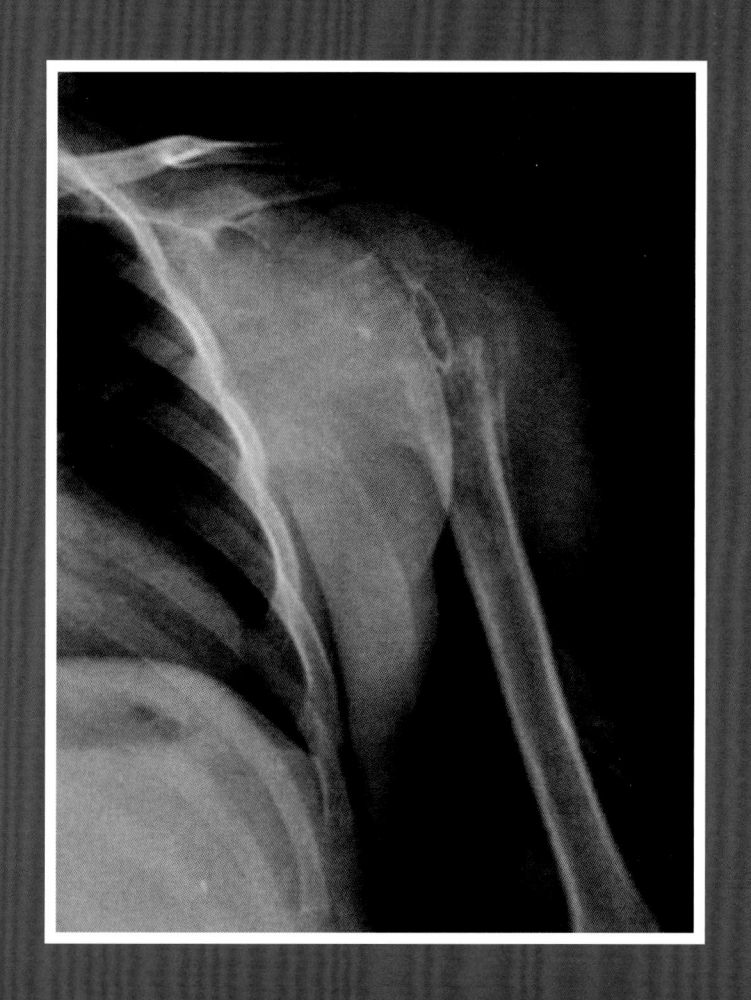

第 38 章 肱骨近端生物重建（一）：带血管腓骨骨骺

Proximal Humerus, Biological Reconstruction

Bulent Erol 著

一、简要病史

患者男性，11 岁，主诉左肩疼痛逐渐加重 4 周，外院的放射学报告显示左侧肱骨近端骨破坏病灶，随后转诊到作者所在的医院进一步评估，患儿就诊时诉近 2 周局部轻度肿胀并逐渐加重，否认外伤史。

影像分期，包括胸、腹 CT 和全身骨扫描，显示除骨原发灶外无肿瘤转移，原发病灶经穿刺活检诊断为"经典型骨肉瘤"，患者在保肢手术前接受 3 个周期的新辅助化疗 ECI（表柔比星、顺铂、异环磷酰胺）方案。

二、术前临床和影像学照片

见图 38-1 和图 38-2。

三、术前问题汇总

1. 可疑关节腔受累。
2. 可能需要牺牲腋神经和部分三角肌以获得安全的肿瘤边缘，这将导致术后肩外展无力。
3. 儿童腓骨头和小而浅的关节盂之间初始不匹配将导致关节不稳定。
4. 病变累及肱骨近端骨骺/干骺端，需要进行骨关节切除，将导致与对侧肢体不等长。
5. 供区手术风险包括腓总神经麻痹和膝关节不稳定。

四、治疗策略

1. 应获得适当的（肿瘤学阴性）手术切缘。
2. 肱骨近端肿瘤切除后，大段骨关节缺损应用游离腓骨头骨瓣重建，该骨瓣可提供稳定的上肢和良好的关节功能，并具有纵向生长潜力。
3. 应细致地进行软组织重建，保证关节稳定和良好功能及软组织覆盖。
4. 在移植的腓骨和剩余的肱骨骨干之间用重建钢板固定提供即刻稳定。

五、基本原则

1. 术前计划至关重要。应分别根据初次（就诊时）和最近的 MRI 确定骨切缘和安全软组织边界。此外，骨缺损的重建和软组织覆盖应做好规划。
2. MRI 检查全段肱骨包括肩关节和肘关节，以明确肿瘤在骨内和骨外侵袭的范围。
3. 经长期随访，腓骨头的部分重塑潜力改善了初始腓骨头和关节盂之间的不匹配。然而，关节的初始稳定性应通过重建剩余的软组织来实现。
4. 预期由于肱骨近端骨骺缺失造成肢体不等长，应通过移植带血管的骨骺（连同部分骨干）来克服，这可为重建骨段提供纵向生长能力。
5. 术后患者管理应个体化，以保证良好的功

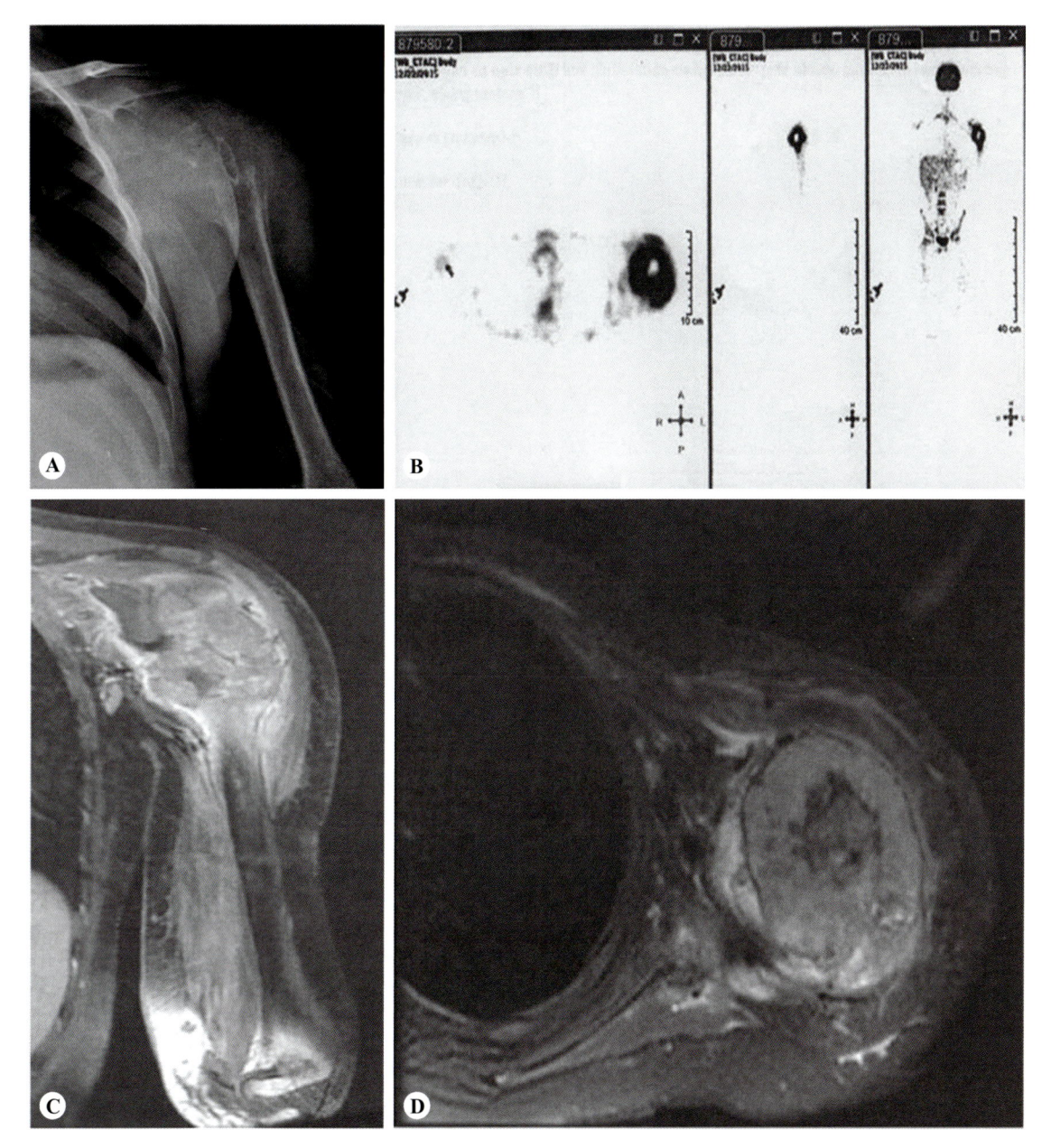

▲ 图 38-1 A. 正位 X 线片显示左肱骨干骺端浸润性骨破坏，可见骨皮质破坏、骨膜反应和软组织肿块；B. 放射性同位素骨扫描可见摄取增加；C 和 D. MRI 显示侵袭性病变累及整个肱骨近端并侵犯软组织

能恢复。

6. 定期的临床、影像学和肿瘤学随访至关重要，除骨干愈合和增厚，以及移植腓骨骨骺（腓骨头）的重塑外，还应改善上肢和肩关节的功能。随访也可以及早观察到局部复发和远处转移。

六、治疗期间临床和影像学照片

见图 38-3。

七、技术要点

1. 胫前动脉返支可向腓骨骨骺和腓骨近端骨干提供血液供应。

2. 重建钢板内固定可促进远端愈合，防止移植物骨折，这也使术后康复更加安全。

3. 将肩袖肌肉缝合包裹在移植的腓骨骨骺周围，以保证关节的稳定性，腓骨头保留股二头肌

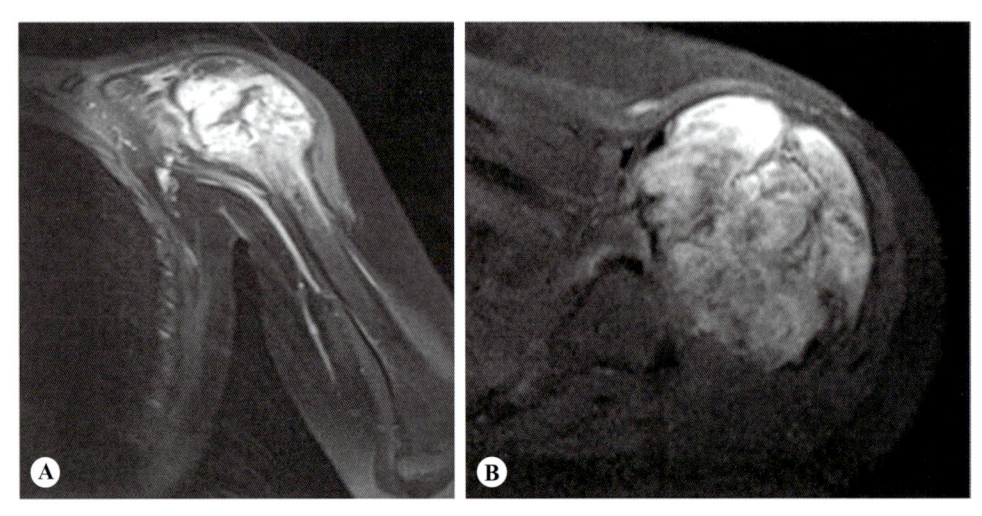

▲ 图 38-2　患者被诊断为经典型骨肉瘤，接受术前（新辅助）化疗。术前 MRI 显示化疗反应良好，表现为肿瘤减小和瘤周水肿减轻，未观察到肿瘤侵犯关节

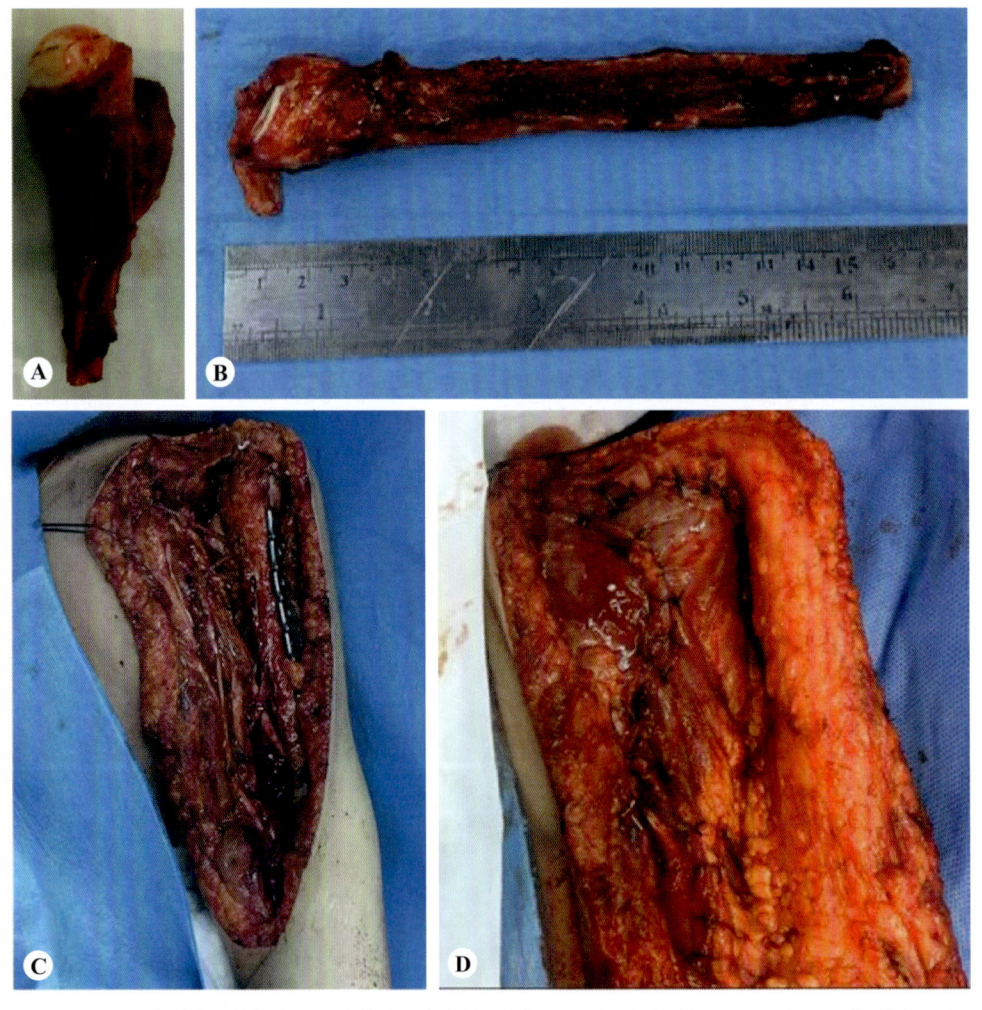

▲ 图 38-3　患者行肱骨近端经关节广泛边界切除术。A. 牺牲腋神经、前三角肌和部分中三角肌以获得安全边缘（Tikhoff-Linberg ⅠB 型）；B 和 C. 移植带血管蒂的骨骺和部分骨干来重建骨关节缺损；D. 为实现关节稳定、良好功能和软组织覆盖，术者进行了细致的软组织重建

肌腱，用于缝合残留的肩关节囊和肌肉。剩余的胸大肌也可以向近侧和前侧移位，缝合到腓骨骨骺周围的软组织上以增加稳定性。

4. 膝关节外侧副韧带可通过经骨铆钉缝合重新附着，可防止供区膝关节不稳。

八、临床随访和影像学照片

见图 38-4。

九、并发症的预防和处理

1. 血管显微外科专业知识和遵守骨愈合原则非常重要，包括坚强内固定、最大面积骨接触和术后适当的关节活动管理，可以防止骨不连、移植骨骨折和吸收。

2. 为预防术后肩关节不稳定，需要精细重建关节周围剩余软组织。

3. 保留腓骨骨骺血管可以提供一定的纵向生长能力，减少与对侧肢体长度差。

4. 在供区，可以通过重建被切断的外侧副韧带来防止膝关节不稳。

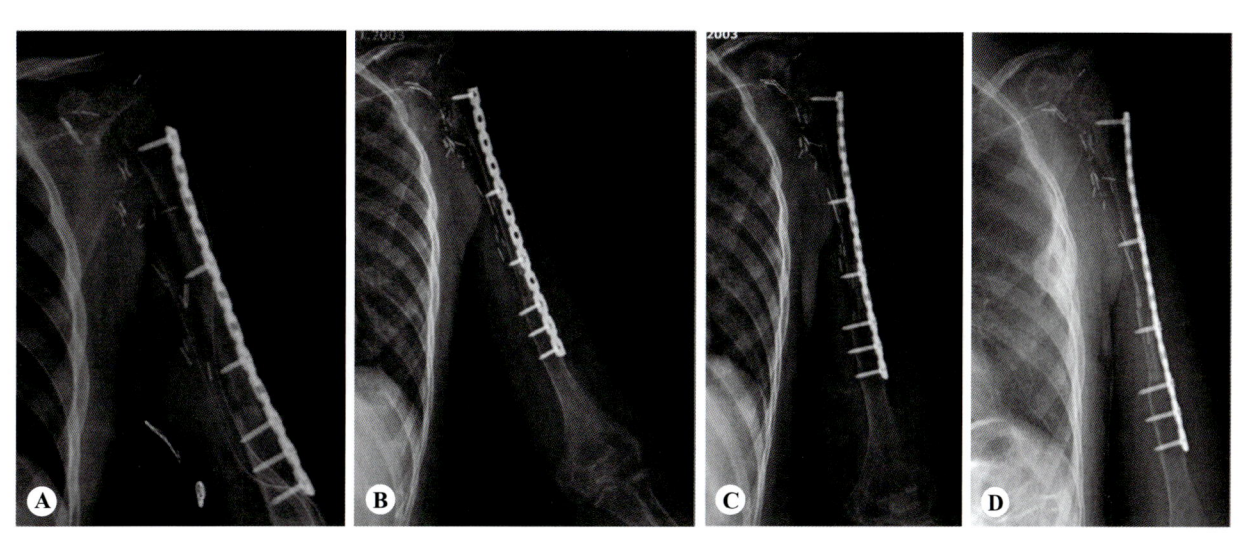

▲ 图 38-4　生物重建术后即刻 X 线片（A），以及术后 1 年（B）、2 年（C）和 4 年（D）的随访 X 线片显示，移植腓骨与保留的肱骨干愈合，腓骨进行性增粗，腓骨头骨骺部分重塑有助于稳定关节

参考文献

[1] Innocenti M, Delcroix L, Romano GF, Capanna R. Vascularized epiphyseal transplant. Orthop Clin North Am. 2007;38:95-101.

[2] Erol B, Basci O, Topkar OM, Caypinar B, Basar H, Tetik C. Midterm radiological and functional results of biological reconstructions of extremity-located bone sarcomas in children and young adults. J Pediatr Orthop B. 2015;24(5):469-78.

[3] Stevenson JD, Doxey R, Abudu A, Parry M, Evans S, Peart F, Jeys L. Vascularized fibular epiphyseal transfer for proximal humeral reconstruction in children with a primary bone sarcoma. Bone Joint J. 2018;100-B:535-41.

[4] Simon MA, Springfield D, editors. Surgery for bone and soft-tissue tumors. Philadelphia: Lippincott-Raven; 1998.

第 39 章 肱骨近端生物重建（二）：锁骨代肱骨近端
Claviculo-Pro-Humero Reconstruction Following Proximal Humeral Resection

Peter F. M. Choong　Emma L. P. Choong　著

一、简要病史

患者男性，30岁，右肩疼痛加重6个月，活动范围减小，肩部周围渐进性弥漫肿胀。肩部X线片提示原发骨肿瘤，随后进行了系列检查包括解剖和功能成像，最终在CT引导下穿刺活检。病理证实为肱骨近端骨肉瘤，患者接受了标准新辅助化疗，然后行肿瘤广泛切除和肢体重建，并进一步辅助化疗。在众多手术重建策略中，术者选择关节外切除锁骨代近端肱骨重建。

锁骨代近端肱骨（claviculo-pro-humero，CPH）重建是一种以旋转锁骨为特征的外科技术，锁骨内侧端绕肩锁关节旋转，以桥接肱骨近端切除造成的骨缺损（图39-1）。移位锁骨的内侧端需固定在残余的肱骨骨干上，该技术依赖于在重建的近端维持肩锁关节作为软骨纤维关节，同时锁骨内侧端通过加压钢板连接到肱骨残端促进骨的愈合。

Salamaa首次提出CPH作为一种技术，可有效改善患海豹症的儿科患者肢体功能[1]。

Winklemann在1992年首次描述了该技术在肱骨近端肿瘤中的成功应用，之后，针对成人和儿童肿瘤患者均开发出针对该术式特定的适应证[3]。

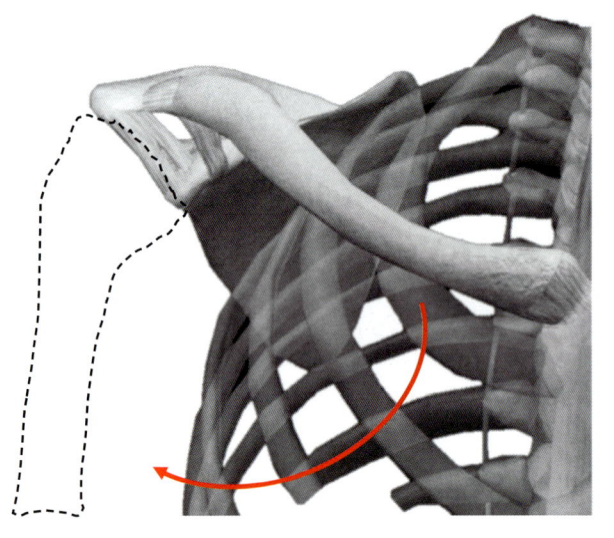

▲ 图 39-1　锁骨内侧截骨或胸锁关节分离实现锁骨绕肩锁关节旋转，填补肱骨近端切除造成的缺损

二、术前临床和影像学照片

（一）影像

1. X线片：肱骨近端和肩锁关节切线正位片可评估骨结构质量，特别注意肩锁关节和锁骨是否正常（图39-2）。

2. 骨扫描：^{99m}Tc核素骨扫描有利于评估中老年患者肩锁关节质量。该患者肩锁关节骨扫描正常，如确定有肩锁关节骨关节炎征象，需斟酌关节维持重建肢体的重量和运动的能力。

3. 磁共振成像（MRI）：MRI 对确定肿瘤侵及骨和软组织的范围必不可少（图 39-2B），是判断肿瘤在或不在关节腔内的重要依据，值得注意的是，若肱二头肌肌腱或关节囊受累应警惕关节内蔓延的可能性。肱骨骨内侵袭范围决定切除骨量，若切除长度明显长于锁骨，则可能需要额外植骨来修复缺损，尽管本例不需要，但带血管腓骨可成为骨和软组织重建很好的选择[4]。

4. 功能成像：PET/CT 或铊扫描是检测肿瘤代谢活性的优选方法，本例采用该方法（图 39-2C）评估新辅助治疗反应，有助于指导规划手术切缘，进行 CPH 重建。

（二）活检

原则上，所有肱骨近端活检都应从前方进入，这样可保证后续手术更安全（图 39-2D）。前方入路可以用标准入路切除活检通道，避免腋神经和肱骨近端内侧和后侧的主要臂丛神经血管结构受到污染。

三、术前问题汇总

肱骨近端和肩胛带肿瘤切除后功能重建是巨

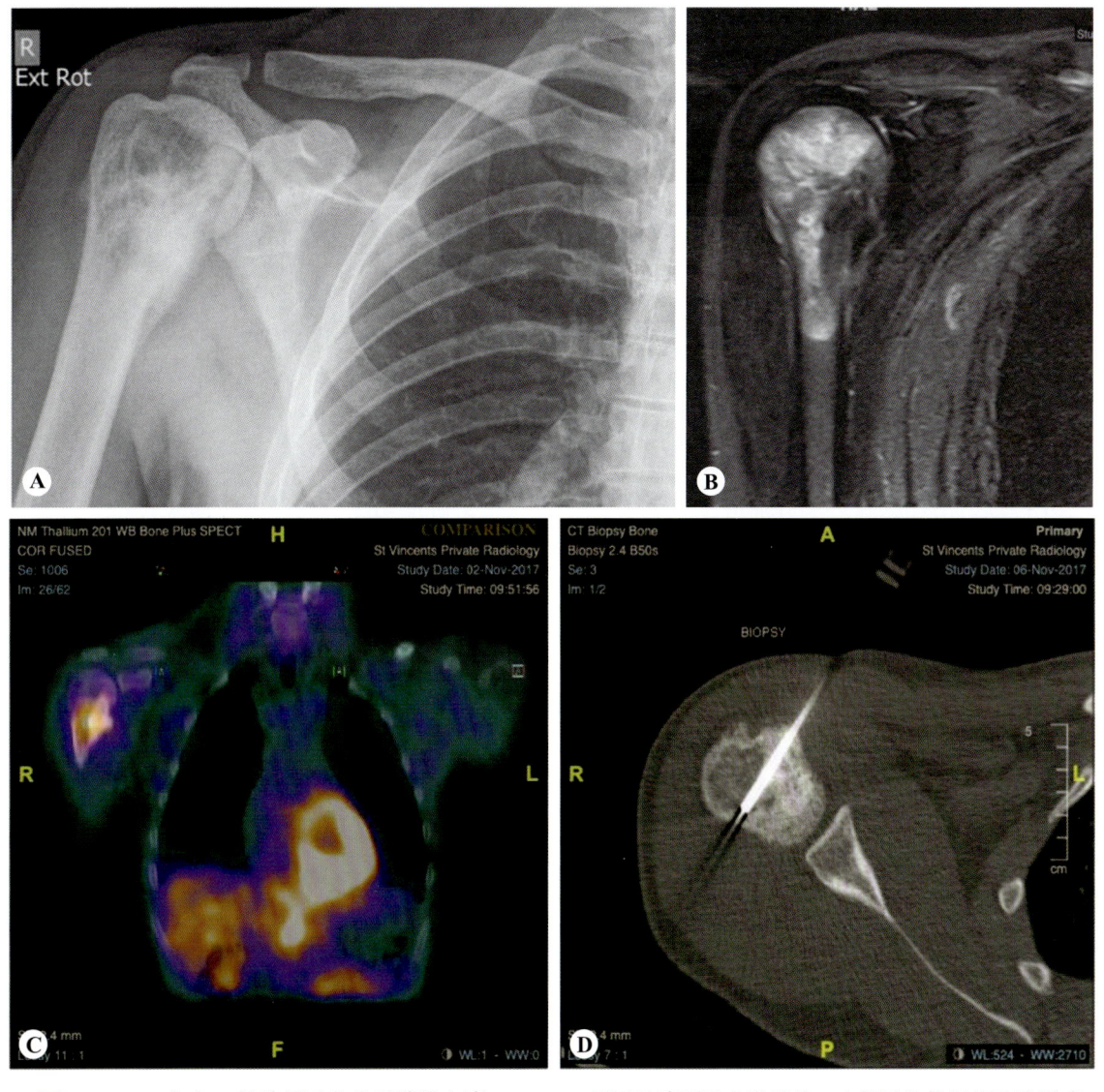

▲ 图 39-2　A. 右肩 X 线片显示肱骨近端骨肉瘤；B. MRI 显示肿瘤累及全肱骨头，内侧骨外软组织肿块形成；C. PET/CT 显示肱骨近端骨肉瘤区域灶性摄取；D. CT 引导下经前路穿刺活检

大挑战，因为肿瘤切除常伴有活动范围丢失、盂肱关节不稳和肌力减退，而肉瘤好发于该区域，使这种挑战更加复杂而多样化[5, 6]。

（一）解剖注意事项

1. 关节稳定性：肩胛带周围解剖特征是不稳定的盂肱关节由大量韧带、致密关节囊、周围腱结构和关节盂唇支撑，前内侧关节囊壁较厚允许肩外展、外旋和上举，肩关节的天然不稳定性通常会因切除肿瘤及关节囊在内的周围软组织而进一步加重。

2. 肿瘤侵犯关节腔：肩关节周围滑囊和肱二头肌长头的关节内部分共同形成肩关节腔内、外空间的连接，这样的解剖结构意味着，当肿瘤的软组织包块很大或侵袭性生长时，特别是累及肱二头肌肌腱的肿瘤，早期即可累及肩关节。常规影像检查可能很难分辨关节是否受累，当MRI证实存在关节积液时应高度警惕，如有疑虑，建议行关节外切除术。

3. 神经血管受累：肩关节前内侧毗邻上肢主要神经血管结构，当计划手术切除有巨大骨外软组织包块的肿瘤时，需要格外重视，此外，臂丛分支向后方分出桡神经，经过肱骨外科颈和肱骨近端后方沿桡神经沟贴肱骨走行，更增加巨大肱骨肿瘤手术安全风险。腋神经通过三角肌深面紧贴肱骨外科颈，治疗肱骨近端肿瘤时损伤腋神经的风险相当大，在肱骨颈后方应尽可能保留腋神经主干，这将有利于实施带神经支配三角肌肌瓣重建[7]。

（二）CPH重建的优点

肩锁关节为肱骨近端重建提供稳定性和持久性，而锁骨为重建提供长度，保留肩峰维持患者穿衣时肩部轮廓。锁骨通过肩胛上动脉和胸肩峰动脉[8]保持血管化，这有助于锁骨与肱骨的愈合。肱骨近端重建的稳定性有利于肘关节屈伸和手腕运动，从而使进食、梳洗和卫生工作顺利进行。移除锁骨可使肩胛骨向腹侧移动，从而允许手臂向前和内侧移动[1]。根据肌肉骨骼肿瘤协会（Musculo-Skeletal Tumour Society，MSTS）评分，当前该术式在儿童和成人病例[3]的功能结果都是良好到优秀，而主要缺陷是手部位置和上肢抬举。

（三）CPH的缺点

虽然肩锁关节为肱骨近端重建提供了很好的稳定性，但其活动功能有限。三角肌动力丧失是该重建的主要缺陷，在正常的肩关节，用功能性软组织重建来修复三角肌功能可获得令人惊讶的好结果[7, 9]，然而，在CPH背景下三角肌重建还未见报道，CPH对整个肢体功能的影响程度也取决于重建是在优势侧还是非优势侧[10]。

由于锁骨为重建提供了骨结构长度，任何大于锁骨长度的节段缺损都会导致上臂变短，有学者报告在某些情况下，肢体缩短可能是一种优势，因为减少的活动范围可以通过减少手移动的距离（如到面部或头部）来补偿[11]。此外，由于肱骨近端切除导致的大量肌肉损失，以及锁骨的自然弯曲，通常会在上臂前方和外侧出现明显的软组织凹陷和肌肉容积减少。

（四）适应证

1. 关节外切除盂肱关节肿瘤，残留关节盂不足以进行反式肩关节置换术。
2. 肱骨近端切除后三角肌或腋神经丧失。

（五）禁忌证

1. 肩锁关节不连。
2. 锁骨骨折不愈合或明显畸形。
3. 肿瘤切除后肩胛骨体部与肩峰失去连续性。

（六）必要条件

1. 肿瘤切除后保留正常的肩锁关节。
2. 正常肩锁关节。
3. 肿瘤切除后肩峰与肩胛骨体部之间存在连续。

四、术前准备

患者应在术前将生命重要系统功能调整到最佳状态，讨论知情同意，应包括术后预期的功能结果和潜在的风险及并发症。

（一）麻醉

一般情况下，上肢手术需要全身麻醉，可以置入斜角肌间导管作为补充，以提供术后数日的局部麻醉用于控制疼痛。局部麻醉可能导致术后运动受限影响运动功能评估，应预先告知患者这种可能性。

(二)术中体位

患者置于侧卧位,可以从前、侧和后三个方向设计肩胛带切口(图 39-3)。确保同侧胸锁关节离断,方便在手术过程中手臂和锁骨都能被牵拉到不同的位置,并在接骨时将锁骨和肱骨的断端连接在一起。胸部和腰部的支撑将使患者安全的保持适当位置,在长时间的手术中,应特别注意确保受力点得到良好的保护。

(三)手术切口

通用切口(图 39-4)沿肩胛骨内侧边界穿过肩胛冈,向前越过肩峰到达喙突,然后向下并沿着三角肌前边界向外侧延伸至手臂中部。第二条分支切口沿锁骨线走行,以便从胸锁关节或内侧截骨点分离和掀起锁骨。肩胛切口的范围取决于肿瘤大小及是否需要切除整个三角肌,牺牲三角肌通常意味着更大的切口。

五、技术要点

(一)软组织解剖

首先手术从前向后显露盂肱关节,上述切

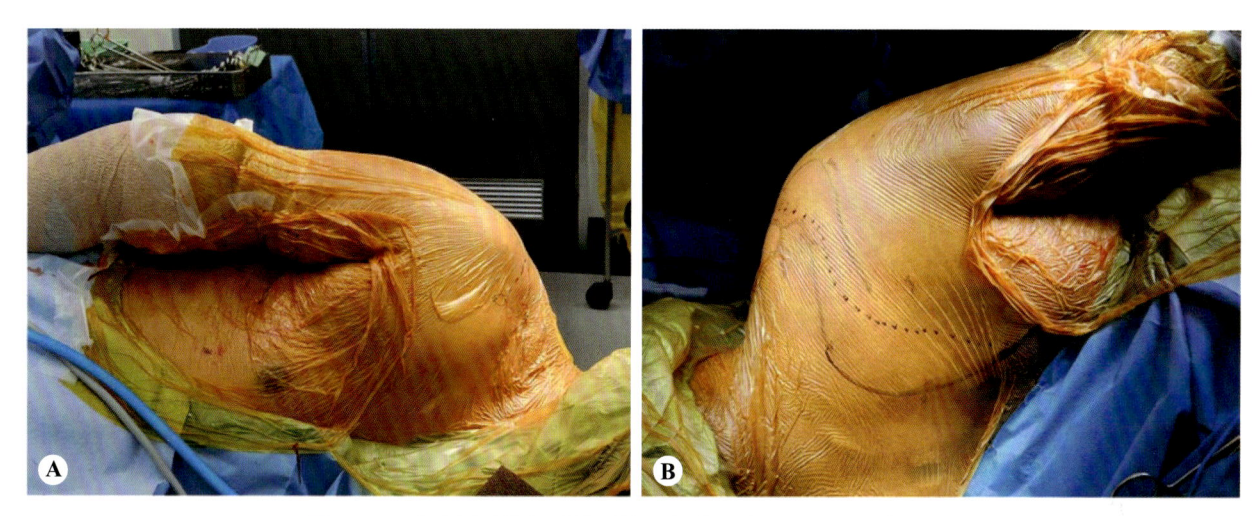

▲ 图 39-3 患者侧卧位行肱骨近端关节外切除和锁骨代近端肱骨重建
A. 前方显示同侧手臂下垂,胸锁关节可触及;B. 后面观显示肩胛骨轮廓清晰

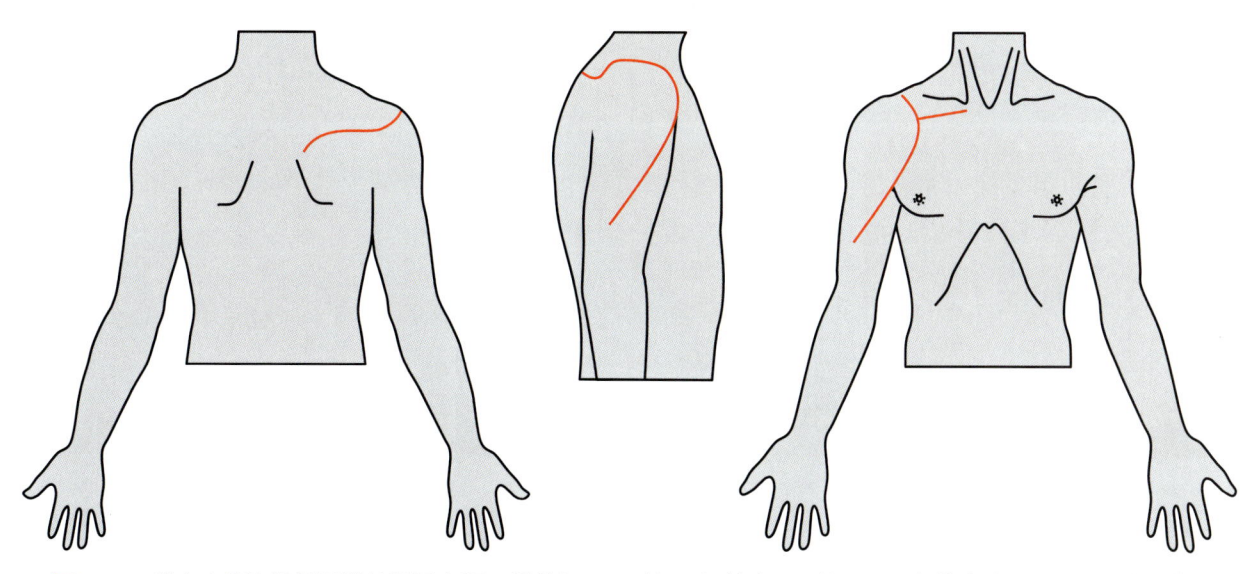

▲ 图 39-4 进入肩胛和肱骨近端的通用肩胛-肱骨切口。后切口沿着肩胛冈线,切口向前穿过肩锁关节到达喙突,然后沿胸大肌三角肌间沟向远端和外侧延伸,沿着锁骨线的第二切口用于分离和截断锁骨或行胸锁关节的分离

口允许后方肩胛骨上的三角肌瓣向下翻（图 39-5）。三角肌如果包括在手术标本中，皮瓣将只包括深筋膜。如果三角肌不需要被牺牲，那么它可以和上面的皮肤、脂肪、筋膜一起向后向下翻转，该皮瓣血管丰富，即使只与筋膜剥离而不是与三角肌一起剥离，也很少发生缺血性损伤或坏死。

皮瓣向下牵引，越过肩胛骨到背阔肌的上边界，向下牵引背阔肌，以显露肩胛骨（图 39-6A）。显露出下方的冈下肌（图 39-6B），它的肌腱向前止于大结节的后关节突，冈下肌上缘很容易被发现，可从肩胛冈的下表面和关节盂的顶部剥离出来。冈上肌在冈上窝中很容易被发现，大圆肌、小圆肌及其肌腱沿肩胛骨外侧边界穿过。在后方四边孔和三边孔周围进行解剖时，要注意保护桡神经和旋肱深血管。

如果要保留三角肌，可以从前向后解剖，注意保护其深层表面的腋神经（图 39-6C）。该神经通常在肱骨颈处由三角肌深部的筋膜包裹保护。

如果要切除三角肌，可以将上面的筋膜和皮肤从肌肉上剥离，当剥离达到三角肌的后侧，也就是桡神经靠近的地方时要小心。

将前方肱二头肌肌腱牵拉与关节分离，并向前方返折。此处注意不要损伤肌皮神经，它从二头肌短头后方的内侧到外侧，经长头后，到达肱肌。肱二头肌的长头可以固定到短头，以提高肱二头肌收缩的效果。

内侧的臂丛神经血管结构可以很容易地识别，仔细地解剖和牵拉远离肱骨近端内侧。熟记桡神经路径非常重要，因为它向后穿过腋窝到达上臂的后侧，它需要全程直视下保护。

在关节外切除术中，通过将冈下肌和冈上肌在关节盂边缘内侧 1cm 或稍远的地方分离可接近关节盂，在直视下可以很容易地分离这两块肌肉（图 39-6D 和 E），在此过程中，如果需要进行功能性软组织重建，应注意识别和保护肩胛上神经和血管。

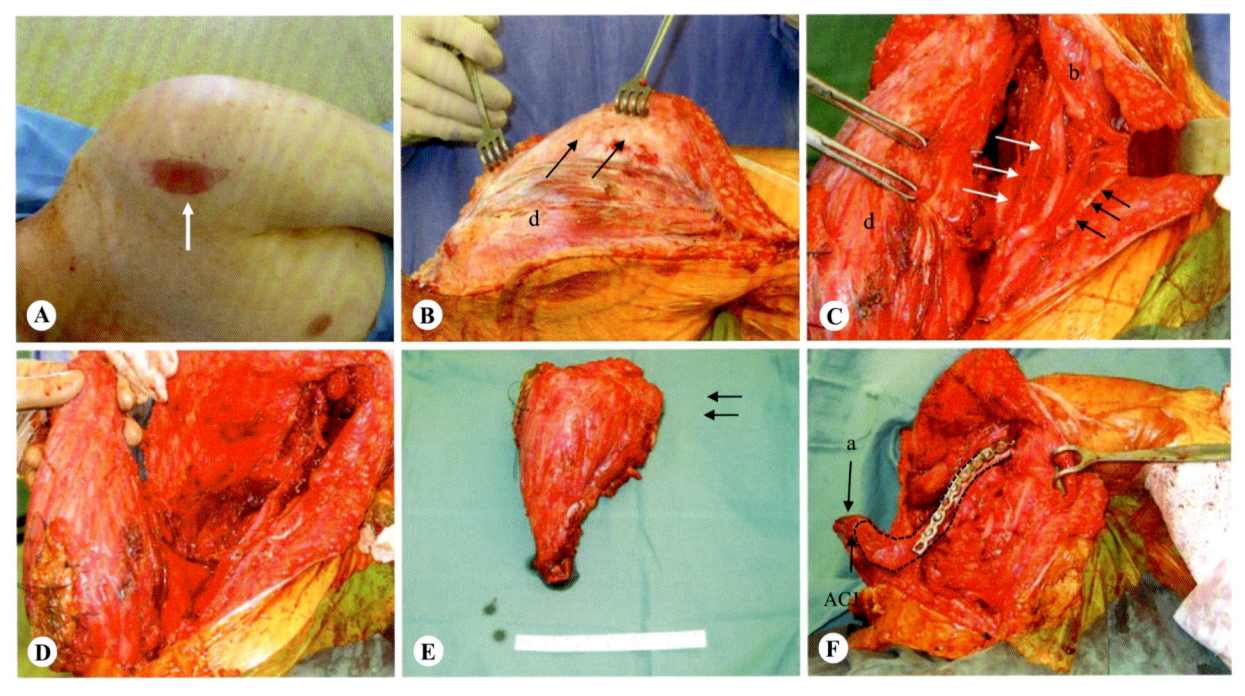

▲ 图 39-5 手术前方视图

A. 活检通道位于肿瘤前方；B. 筋膜下剥离，沿三角肌胸大肌间沟掀起内侧和外侧皮瓣，筋膜的血供保护皮肤不发生切口坏死；C 和 D. 三角肌（d）与标本整体切除，腋神经血管束位于肱骨近端内侧（白箭），胸大肌肌腱回缩的切缘（黑箭），肱骨近端肿瘤伴肩胛颈截骨术，注意活检通道包括在切除标本内；E. 切除标本的后视图，包括整个三角肌和关节盂，箭示沿关节盂颈的截骨线；F. 锁骨向下翻转并固定在肱骨干上，注意肩峰（a）、肩锁关节（ACJ）和锁骨轮廓（黑色虚线）

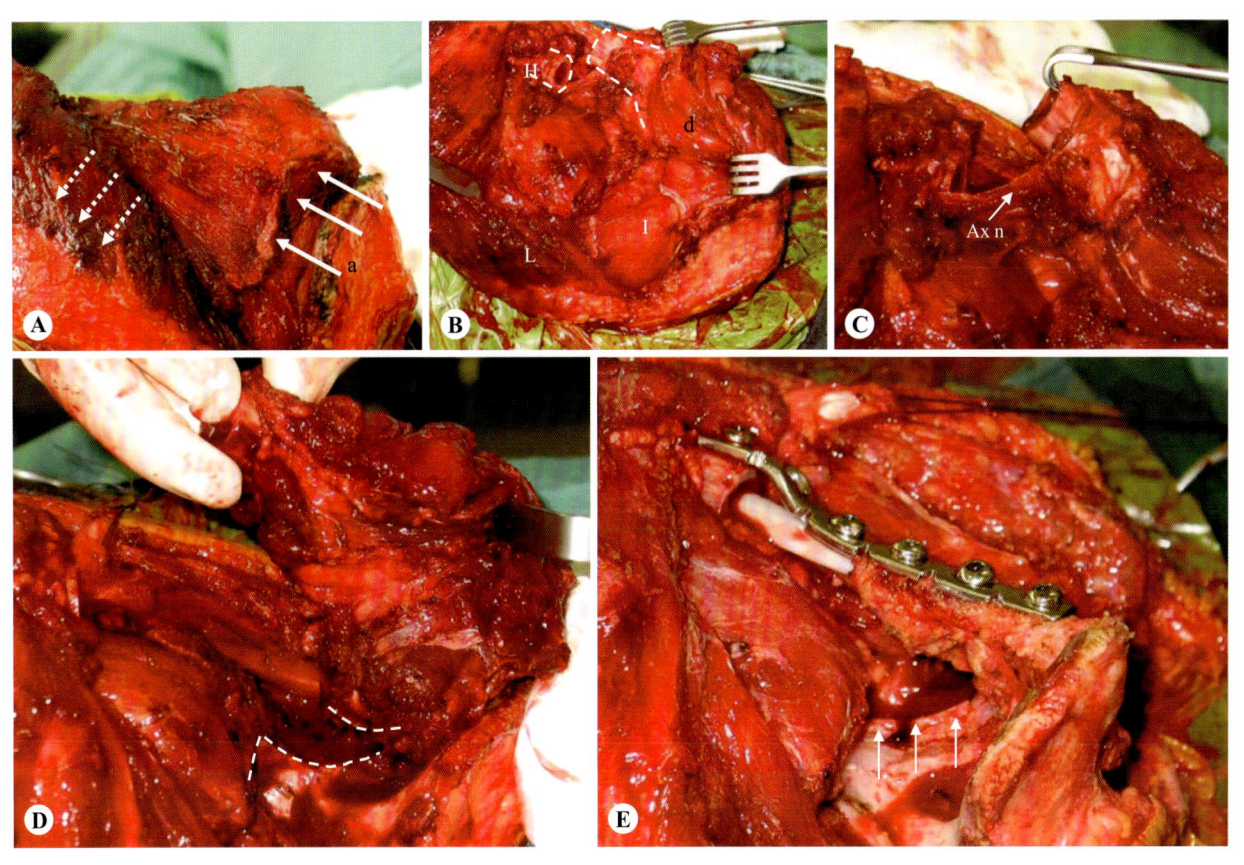

第39章 肱骨近端生物重建（二）：锁骨代肱骨近端

▲ 图 39-6 术野后方视图

A. 三角肌与肩峰（a）前缘完全分离（实箭），三角肌浅层的薄片（虚箭）与后方皮瓣整体掀开；B. 牵开器将背阔肌上缘（L）向远端牵拉，耙式牵开器掀起三角肌后缘（d），显示其深层的冈下肌（I），虚线勾勒出肱骨近端和截骨面；C. 腋神经（Ax n）位于三角肌深处，紧贴肱骨外科颈（箭）；D. 肱骨近端截骨并从截断处向外展。注意关节盂颈和肩胛骨体之间的截骨（虚线）；E. 锁骨下翻，插入肱骨骨干髓腔，用重建钢板跨锁骨和肱骨断端用螺钉固定，箭示关节盂颈和肩胛体之间的截骨线

（二）截骨术

首先在直视下行关节盂截骨术（图 39-6D），可使用手持摆锯进行安全和精确的操作，截骨从后面开始，小心地向前方推进。肩胛下肌位于肩胛盂前方，它可以保护腋窝神经血管束免受摆锯的伤害，还可以用可塑形的金属拉钩绕过关节盂颈的顶部和前部，以更好的显露和保护，分开截骨面时可用骨膜剥离子插入截骨线轻轻撬开。

可在直视下使用线锯或摆锯进行肱骨截骨，截骨后，肩胛下肌腱或肌肉可以用双极电凝从前面沿着关节盂截骨线切开，此时需小心地牵拉和保护腋神经血管束。

（三）分离内侧锁骨

为了获取整段锁骨，胸锁关节需要从内侧分离，该关节突出于体表，可以很容易地从前方牵引锁骨近端进行分离，头臂静脉正位于关节后面，为了避免损伤，应该始终向前方牵引锁骨近端使其离开关节囊，胸锁关节后方关节囊尽量完好保留。

锁骨下血管位于锁骨下方，当锁骨被掀起时可能会损伤，术前对该区域进行有计划的 MRI 检查非常重要，这有利于清晰分辨局部解剖结构。要让锁骨活动，首先需要离断喙锁韧带（图 39-7），可以把锁骨轻轻抬起和旋转，从前方直视下完成，也可以在用电刀切断该韧带时，将小剥离器或拉钩穿到韧带后面进行保护。一旦锁骨近端游离松动，它可以很容易地向下翻转，与肱骨的断端相连，然后使用各种钢板进行接骨。

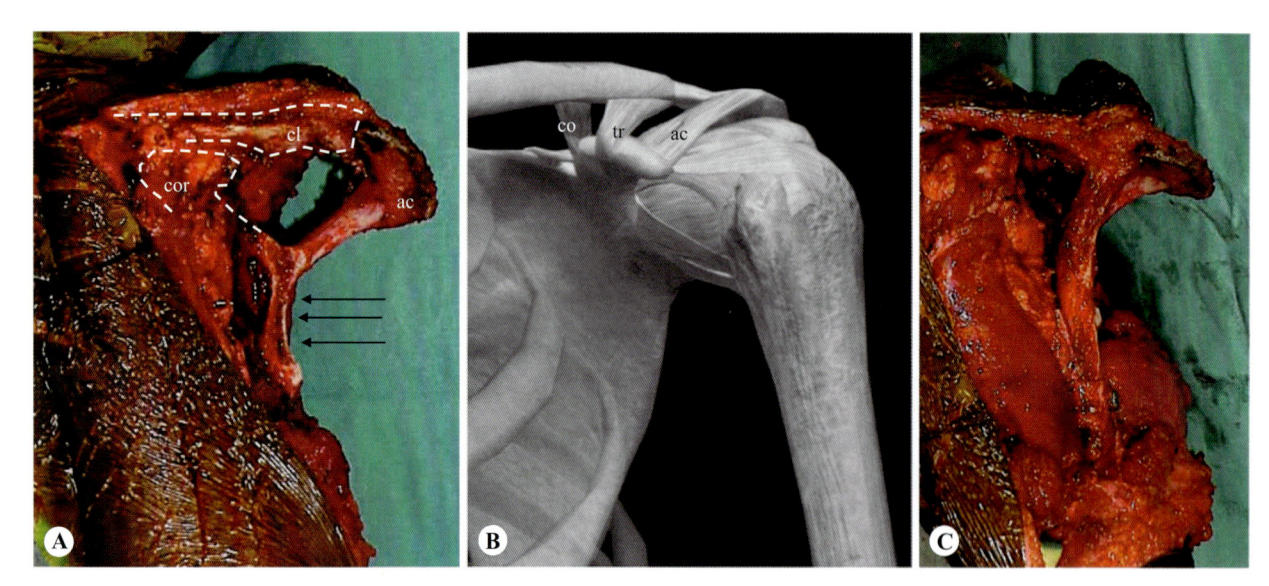

▲ 图 39-7　A. 肱骨近端肿瘤关节外切除后的前视图，显示肩胛颈和肩胛骨体之间的截骨线（箭），注意锁骨（cl）、喙突（cor）和肩峰（ac）的轮廓；B. 锥状韧带（co）、斜方韧带（tr）和喙肩韧带需要横断以使锁骨活动；C. 锁骨向下旋转并固定到肱骨骨干

六、术后护理

术后佩戴肩肘吊带，保护肩锁关节不承受太大应力，既可以促进截骨部位骨愈合，还能够允许有利于悬吊上臂重建的软组织有充分时间形成瘢痕。术后疼痛缓解后，应鼓励行肘关节被动和主动锻炼，为尽量保护骨愈合过程和减少骨不连，在截骨部位愈合之前，应限制任何肘关节屈肌强化练习。由于多数情况下该手术是在化疗后，甚至在放疗后进行，因此，预计骨愈合可能比正常骨折愈合速度慢。文献中愈合的中位时间为 8~10 个月（图 39-8）。不鼓励患者通过锻炼去增加肩关节活动范围，因为这种软骨联结的活动度有限，过度的肩部理疗可能导致肩锁关节损伤，关键是保持肘、腕和手部的活动，同时保护肩锁关节的稳定性/持久性。

应进行连续 X 线片检查以评估 CPH 截骨部位愈合情况，一旦愈合完成，可鼓励加强功能练习。

应告知患者 CPH 重建的目的是为肩部提供稳定性，活动范围是次要考虑因素，此外，由于关节的解剖结构，各向活动可能受限（图 39-9），预设期望值是这个手术成功的一个重要组成部分。

七、讨论

CPH 不需要异体骨移植或假体置入，感染发生率相对较低，转位锁骨带血供使得骨不连的发生率也很低，即便发生不愈合也很容易使用带血管腓骨或其他骨移植进行治疗。一些研究报道有较高不愈合率，尚不清楚早期活动或化疗对这一结果的影响。总体而言，CPH 的并发症发生率较其他重建方案低。

肩锁关节是耐用关节，该例手术同样表现出持久和耐用，然而，它不能提供超关节活动度的移动，活动范围有限。肩峰保留了肩角的美学，可以让衣服"挂"在肩膀上，而不需要假肩垫。如果三角肌功能正常，且有足够的关节盂骨质进行假体置入，应优先考虑反肩置换术而不是 CPH。

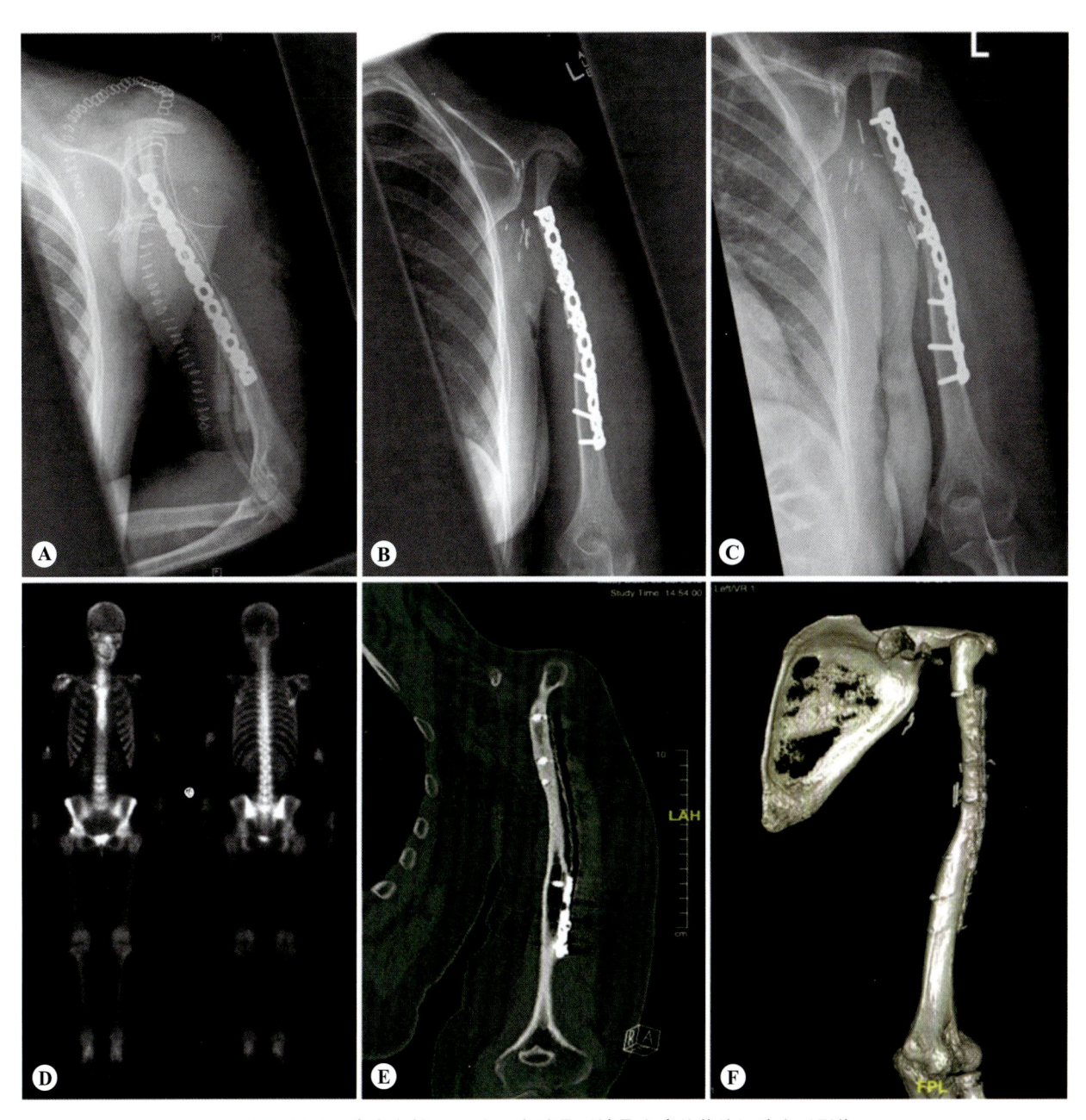

第 39 章 肱骨近端生物重建（二）：锁骨代肱骨近端

▲ 图 39-8 患者女性，16 岁，左肱骨近端骨肉瘤关节外切除术后影像
A. 锁骨代近端肱骨重建术后即刻正位片；B. 重建术后 2 年正位片；C. 重建术后 15 年正位片；D. 重建术后 2 年骨扫描，显示替代近端肱骨的锁骨段血供丰富；E. 重建术后 15 年左侧肱骨冠状位 CT 重建显示锁骨与肱骨骨干愈合良好；F. 重建术 15 年后锁骨代近端肱骨重建的 CT 3D 重建

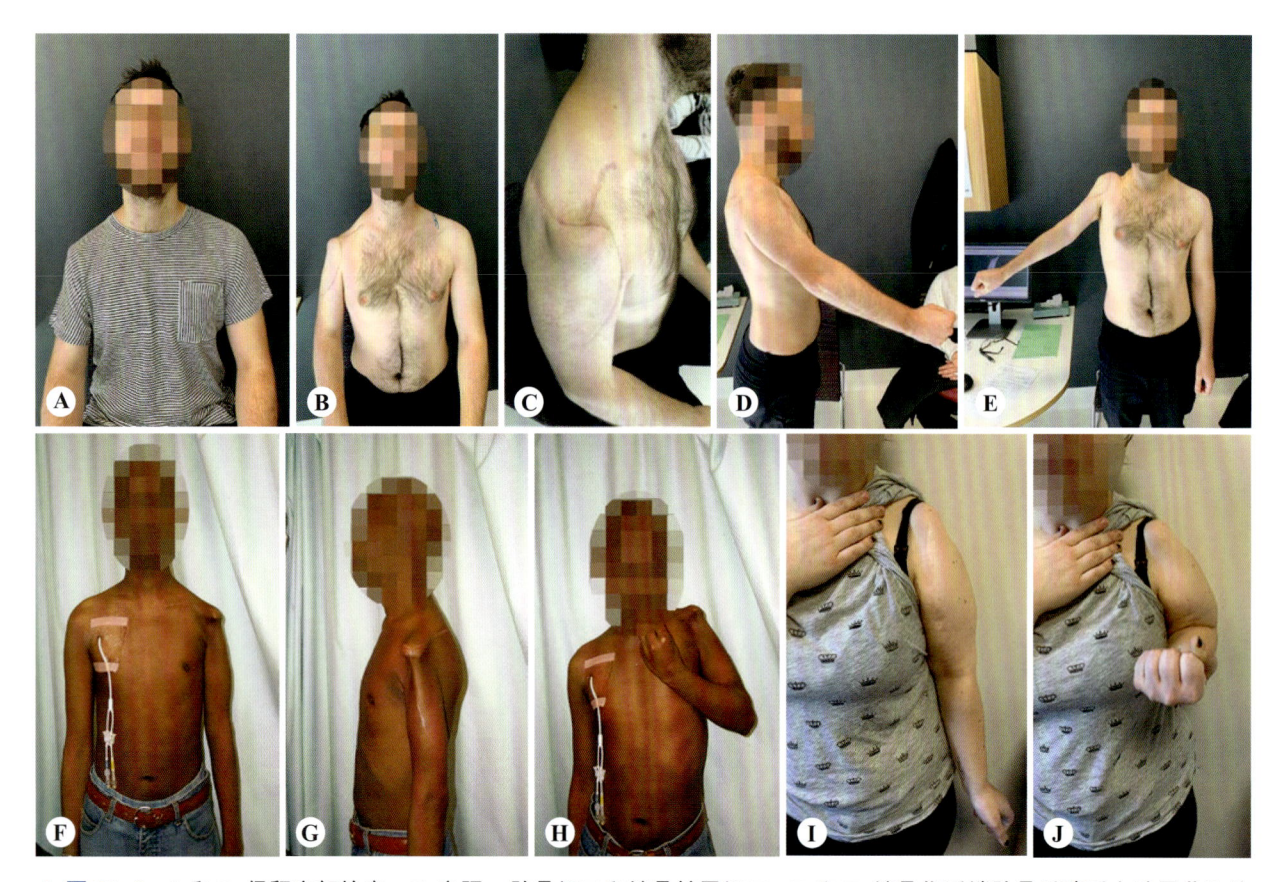

▲ 图 39-9 A 和 B. 保留肩部轮廓；C. 肩胛 – 肱骨切口和锁骨扩展切口；D 和 E. 锁骨代近端肱骨重建后上肢屈曲和外展受限，将锁骨从其正常位置移除，允许肩胛骨的腹侧运动，从而改善屈曲和伸展，外展主要是胸肩胛骨运动；F 至 H. 上臂缩短有利于手向嘴移动；I 和 J. 保留肱二头肌短头喙突附着，肱二头肌长头近端与短头肌腱融合重建，功能良好

参考文献

[1] Sulamaa M. Upper extremity phocomelia. A contribution to its operative treatment. Clin Pediatr (Phila). 1963;2:251-7.

[2] Winkelmann WW. Clavicula pro humero—a new surgical method for malignant tumors of the proximal humerus. Z Orthop Ihre Grenzgeb. 1992;130(3):197-201.

[3] Dubina A, Shiu B, Gilotra M, Hasan SA, Lerman D, Ng VY. What is the optimal reconstruction option after the resection of proximal humeral tumors? A systematic review. Open Orthop J. 2017;11:203-11.

[4] Ozaki T, Hashizume H, Kunisada T, Kawai A, Nishida K, Sugihara S, et al. Reconstruction of the proximal humerus with the clavicle after tumor resection: a case report. Clin Orthop Relat Res. 2001;385:170-5.

[5] O'Connor MI, Sim FH, Chao EY. Limb salvage for neoplasms of the shoulder girdle. Intermediate reconstructive and functional results. J Bone Joint Surg Am. 1996;78(12):1872-88.

[6] Mimata Y, Nishida J, Sato K, Suzuki Y, Doita M. Glenohumeral arthrodesis for malignant tumor of the shoulder girdle. J Shoulder Elb Surg. 2015;24(2):174-8.

[7] Muramatsu K, Ihara K, Tominaga Y, Hashimoto T, Taguchi T. Functional reconstruction of the deltoid muscle following complete resection of musculoskeletal sarcoma. J Plast Reconstr Anesthet Surg. 2014;67(7):916-20.

[8] Calvert GT, Wright J, Agarwal J, Jones KB, Randall RL. Is claviculo pro humeri of value for limb salvage of pediatric proximal humerus sarcomas? Clin Orthop Relat Res. 2015;473(3):877-82.

[9] Hou CL, Tai YH. Transfer of upper pectoralis major flap for functional reconstruction of deltoid muscle. Chin Med J. 1991;104(9):753-7.

[10] Tsukushi S, Nishida Y, Takahashi M, Ishiguro N. Clavicula pro humero reconstruction after wide resection of the proximal humerus. Clin Orthop Relat Res. 2006;447:132-7.

[11] Nishida Y, Tsukushi S, Yamada Y, Kamei Y, Toriyama K, Ishiguro N. Reconstruction of the proximal humerus after extensive extraarticular resection for osteosarcoma: a report of two cases with clavicula pro humero reconstruction.

Oncol Rep. 2008;20(5):1105-9.
[12] Okimatsu S, Kamoda H, Yonemoto T, Iwata S, Ishii T. Effectiveness of Clavicula Pro Humero reconstruction for elderly patients: report of two cases. Case Rep Oncol Med. 2016;2016:4140239.
[13] Kitagawa Y, Thai DM, Choong PF. Reconstructions of the shoulder following tumour resection. J Orthop Surg (Hong Kong). 2007;15(2):201-6.
[14] Lazerges C, Dagneaux L, Degeorge B, Tardy N, Coulet B, Chammas M. Composite reverse shoulder arthroplasty can provide good function and quality of life in cases of malignant tumour of the proximal humerus. Int Orthop. 2017;41(12):2619-25.

第 40 章 肱骨近端生物重建（三）：大段同种异体骨复合带血管腓骨骨骺

Biological Reconstruction of the Proximal Humerus—Ⅲ: Massive Allograft and Inlaid Free Vascular Fibula Epiphyseal Transfer

Matthew T. Houdek　Elizabeth P. Wellings　Steven L. Moran　著

一、简要病史

患者女性，9岁，因肱骨近端尤文肉瘤转诊至本中心，最初在外院误诊良性骨囊肿致病理骨折进行了病灶刮除和骨水泥填充术，之后肿瘤进展，伴持续疼痛。行切开活检诊断为尤文肉瘤，分期检查显示肿瘤局限于上肢。患儿开始接受间期强化的术前化疗方案，长春新碱、多柔比星和环磷酰胺联合异环磷酰胺、依托泊苷（VDC/IE）交替。由于既往手术史，计划术前行质子放疗辅助控制边缘。

二、术前临床和影像学照片

见图 40-1 和图 40-2。

三、术前问题汇总

1. 为获得阴性切缘，局部广泛切除应包括肱骨近端、骨骺、部分三角肌和腋神经前支，因此，重建需要恢复骨干和干骺端。

2. 术前放疗和既往手术增加了骨不连、感染和愈合不良风险。

3. 患者需在术后 21 天内重启化疗，因此重建必须提供快速的伤口愈合和骨愈合，以及避免外固定或出现开放性伤口的可能。

四、治疗策略

1. 术前化疗（VDC/IE）。
2. 同步进行术前质子束放疗。
3. 重新评估分期，确保没有转移病灶。
4. 经关节整块切除肱骨近端。
5. 采用带同种异体骨复合带血管近端腓骨骨骺移植以降低骨折风险 [1-3]。
6. 将宿主的肩袖缝合至同种异体骨上帮助恢复肩关节运动。

五、基本原则

1. 肱骨近端肿瘤整块切除需要一支经验丰富的多学科手术团队，有利于获得阴性切缘。

2. 手术规划基于术前化疗后的 MRI，在肿瘤周围应包含 2cm 的正常骨和一层正常软组织袖套。

3. 骨肿瘤医生切除肿瘤，整形外科医生切取游离带血管腓骨近端骨骺瓣。骨肿瘤医生和整形外科医生一起重建肱骨近端。

4. 由于病理性骨折和既往手术史，三角肌前半部和支配该部位的腋神经前支需要切除。

5. 术前进行 CTA，评估腓骨血供，确保患者没有巨腓动脉解剖变异。

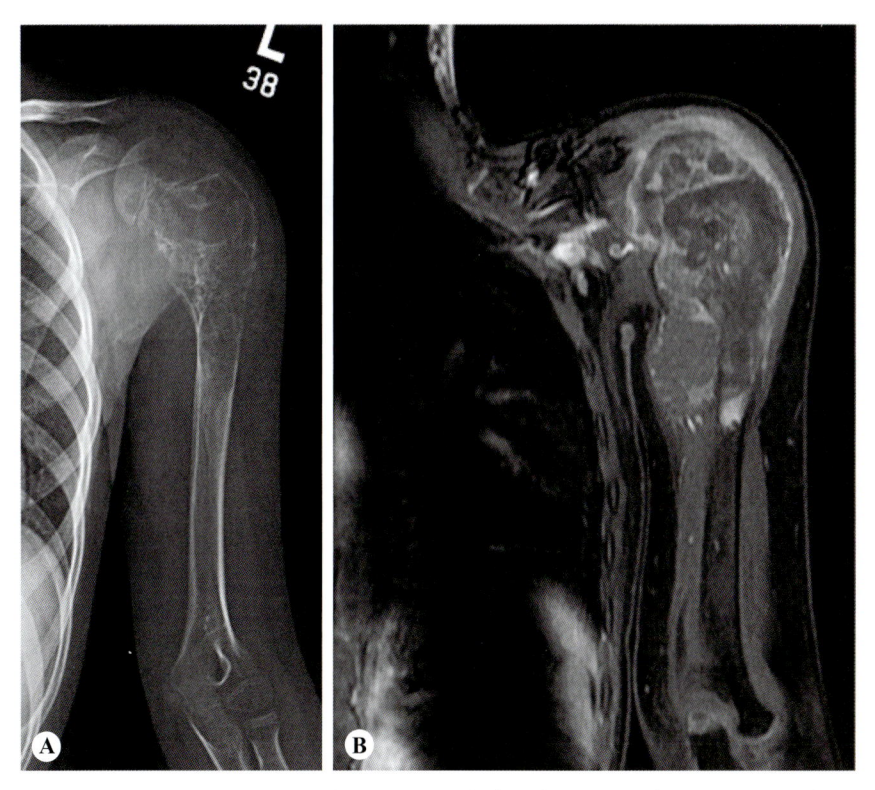

▲ 图 40-1　A. 肱骨正位 X 线片显示肱骨近端溶骨破坏肿块伴病理性骨折；B. 冠状位 T_1 抑脂增强 MRI 示巨大软组织肿块累及大部分肱骨近端

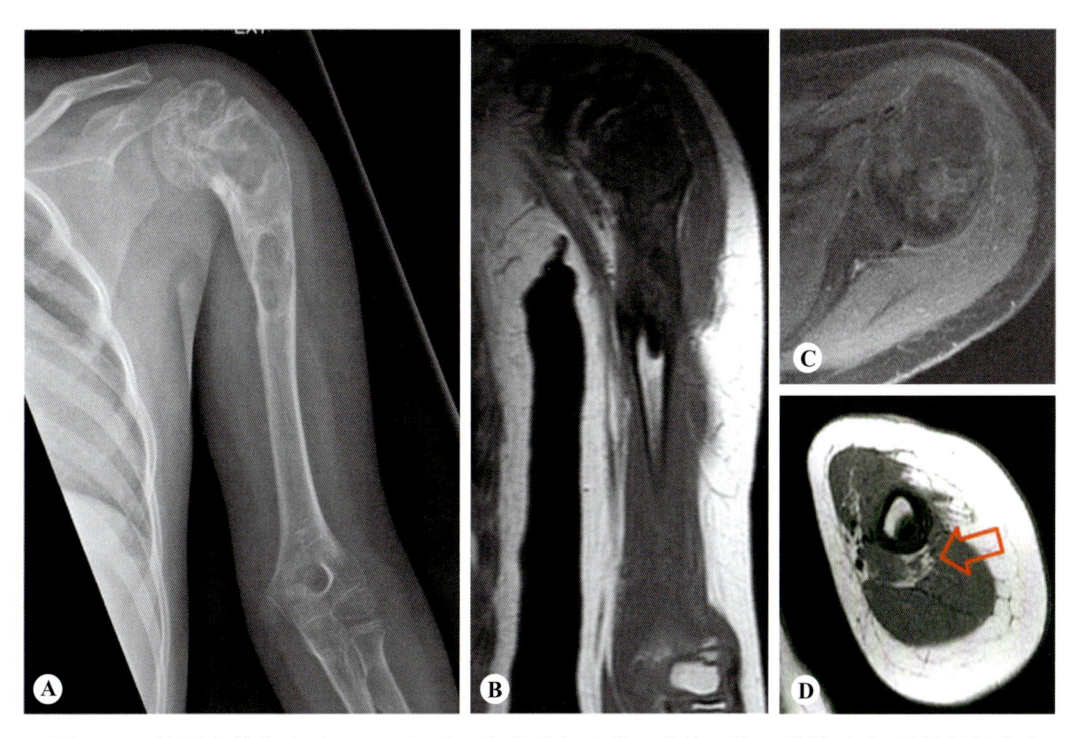

▲ 图 40-2　接受术前化疗（VDC/IE）后，患儿准备手术。术前正位 X 线片（A）显示骨折愈合，MRI 显示软组织肿块退缩。根据冠状位（B）T_1 MRI 检查，确定肱骨切除的长度。增强轴位（C）MRI 显示盂肱关节没有明显的肿瘤污染，轴位（D）T_1 MRI 显示肿瘤没有累及桡神经（箭）

6. 患者沙滩椅位，悬垂整个上肢，消毒对侧下肢，方便同时切取游离的腓骨近端骨瓣。

7. 采用扩大胸三角肌入路，注意保护头静脉，标记胸大肌、背阔肌、大圆肌和三角肌肌腱在肱骨附着点，并在切除的肱骨段上保留部分腱性结构作为切缘。肱二头肌肌腱在肱二头肌沟远端切断，标记以便修复，旋肱血管在该水平分离并标记，它们可用于吻合腓骨血管。将肱骨向外旋转，以便横断旋转袖在肌腱附着处，同样方法切断肩袖后方附着并标记，下方关节囊从肩胛盂处松解。

8. 腋神经和伴行血管在背阔肌肌腱水平上方绕行肱骨后侧，应注意保护。而桡神经紧贴肱骨被分离出来，可游离到背阔肌肌腱止点的远端。

9. 腓骨近端可采用沿腓神经走向的弧形切口，切取带胫前血管的腓骨近端[4]。

10. 根据肿瘤在髓内浸润和皮质反应的范围切断肱骨，并保证至少 2cm 的无瘤边缘。

11. 术中冰冻检查，确保手术切缘阴性。

12. 准备同种异体肱骨近端，去除软骨面，使用磨头去除干骺端的松质骨直到皮质，方便安装腓骨头部。同时旋转腓骨骨干，使带血管腓骨近端嵌插在异体肱骨内，其关节面在结节水平对准关节盂，在异体肱骨的内侧开窗，使血管蒂能通过。

13. 确定肱骨缺损长度，准备好同种异体骨后，可增加 2~3cm 的额外长度切取腓骨，从而使移植腓骨与肱骨的近端和远端产生套叠，然后使用加压钢板将复合同种异体骨/带血管腓骨近端固定到远端肱骨上。

14. 胫前动脉与肱深动静脉的侧支吻合。

15. 残留的肩袖用不可吸收粗缝线固定到异体骨肩袖上。

16. 在腓骨供区，将股二头肌肌腱固定在胫骨近端，重建膝关节的外侧副韧带（lateral collateral ligament，LCL），粗线缝合。在获取带腓骨头的腓骨近端时如损伤腓深神经至胫前肌的分支，需要原位修复。

17. 肱二头肌和背阔肌肌腱固定于复合移植物上，三角肌缝合到同种异体骨和钢板上。

18. 修复胸三角肌间隙，逐层关闭伤口，深部留置负压引流管。

19. 患者术后肩部使用制动器制动，足部穿计算机辅助步行靴。肩部主动活动需 12 周后，肘部术后可即刻被动活动。当预期的足下垂恢复后，可过渡到使用定制的足踝支具（anklefoot orthosis，AFO）。

20. 一旦在 CT 上观察到肱骨骨性愈合，即可行肩部主动活动。

六、治疗期间临床和影像学照片

见图 40-3 至图 40-5。

七、技术要点

1. 腓骨近端骨骺的血供主要来自膝下外侧血管和胫前动脉的分支。若像游离腓骨的经典做法那样获取带腓血管的腓骨，将导致重建失败[5]。对于移植腓骨骨骺，应取胫前血管并保留到近端骺板的穿支血管[4]。

2. 在术前化疗后 T_1 加权像上计划骨切除边缘。

3. 额外多切取 2~3cm 腓骨，允许腓骨套叠进入宿主的肱骨[6-11]。

4. 用粗线将宿主肩袖修复到同种异体骨上。

5. 肩部制动，可促进骨骼和软组织愈合。

6. 足踝支具固定，直到足下垂痊愈。

八、临床随访和影像学照片

见图 40-6。

九、并发症的预防和处理

1. 多学科诊疗规划非常重要，理想的腓骨骨骺血供重建应该在 <90min 的缺血时间内完成，以避免对骨骺细胞的损害。

2. 术前 CT 血管造影评估下肢血供很重要。

3. 肩部和足踝的制动有利于骨和软组织的愈合。

第40章 肱骨近端生物重建（三）：大段同种异体骨复合带血管腓骨骨骺

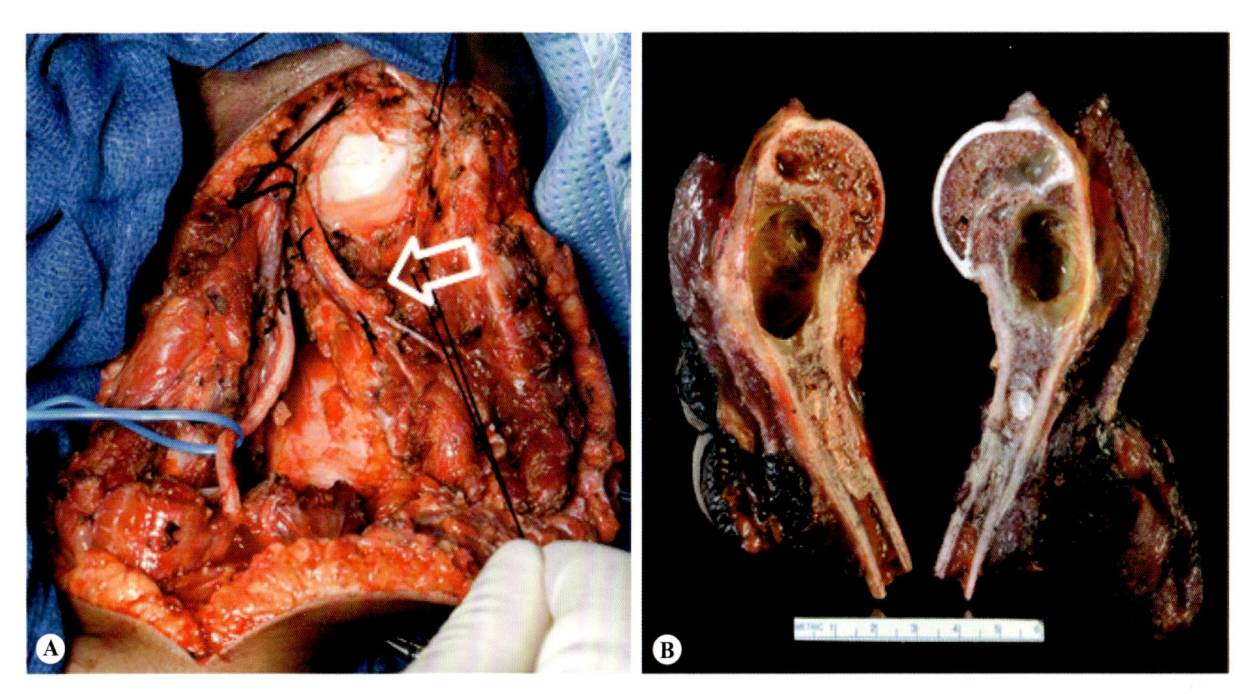

▲ 图 40-3 采用扩大胸大肌三角肌间入路（A）显露肱骨近端，保留尺神经（蓝环）和腋神经后半部（白箭），切取肱骨近端。切除边缘为阴性，肿瘤大体标本清晰显示骨骺受累（B）

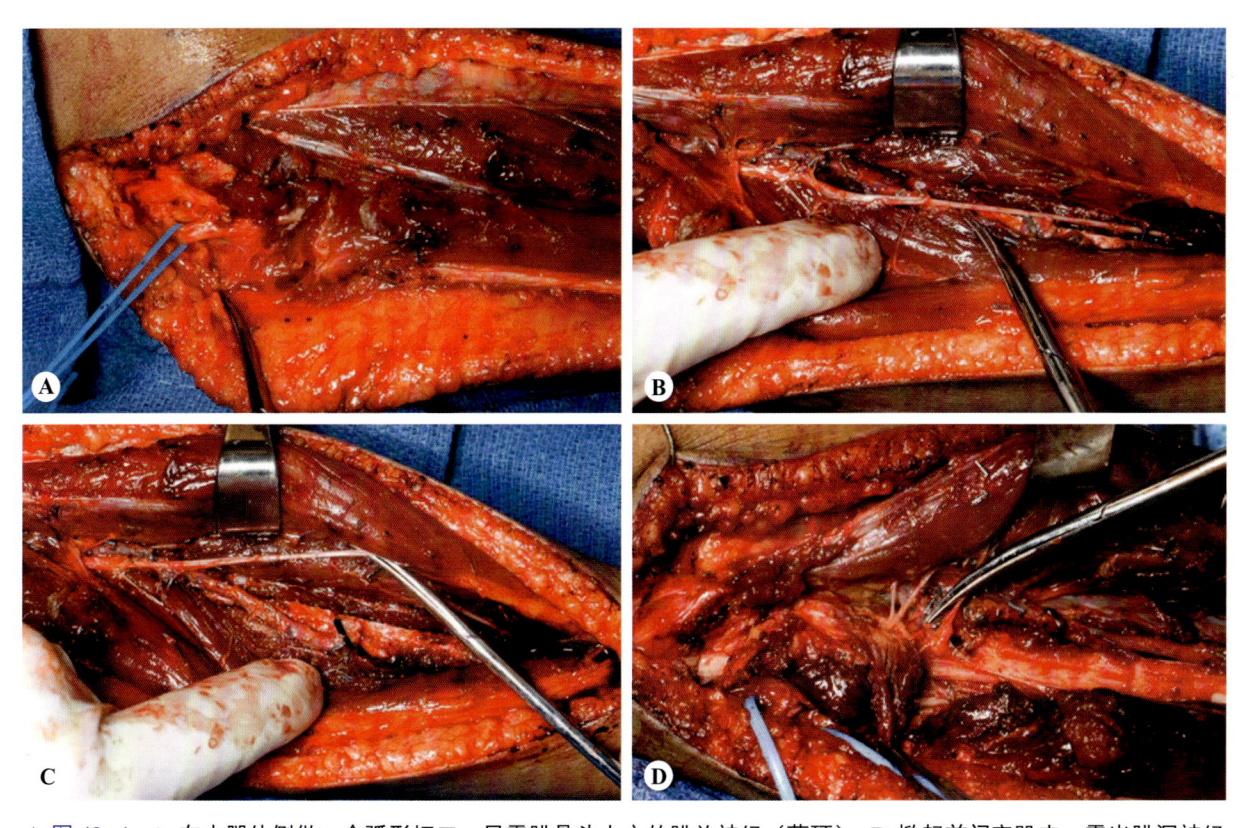

▲ 图 40-4 A. 在小腿外侧做一个弧形切口，显露腓骨头上方的腓总神经（蓝环）；B. 掀起前间室肌肉，露出腓深神经（指向）和下面的胫前血管；C. 胫前血管向远端游离，以留出足够长的血管蒂；D. 为取出带腓骨头骨瓣，需要将腓总神经在腓骨头颈区表面的横穿支与胫前血管分开，并标记，方便在腓骨头取出后进行一期修复

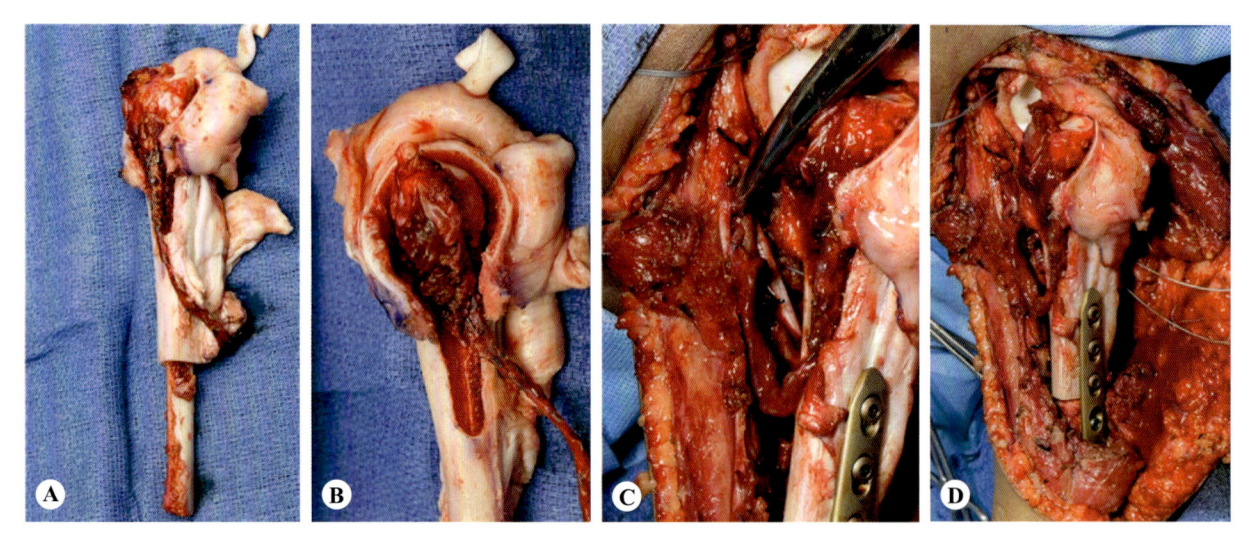

▲ 图 40-5　A. 将腓骨套入新鲜冷冻的同种异体移植骨中，腓骨需较异体骨远端更长，以便嵌插进入宿主肱骨；B. 用磨头将肱骨近端松质骨去除，为腓骨头留出空间，此外，还需在内侧开窗，为血管蒂留出充足的空间；C 和 D. 与肱深血管（指向）完成吻合（C），使用加压钢板将复合带血管腓骨近端的同种异体骨固定在宿主肱骨上，腓骨头部的软骨面朝向关节盂（D）

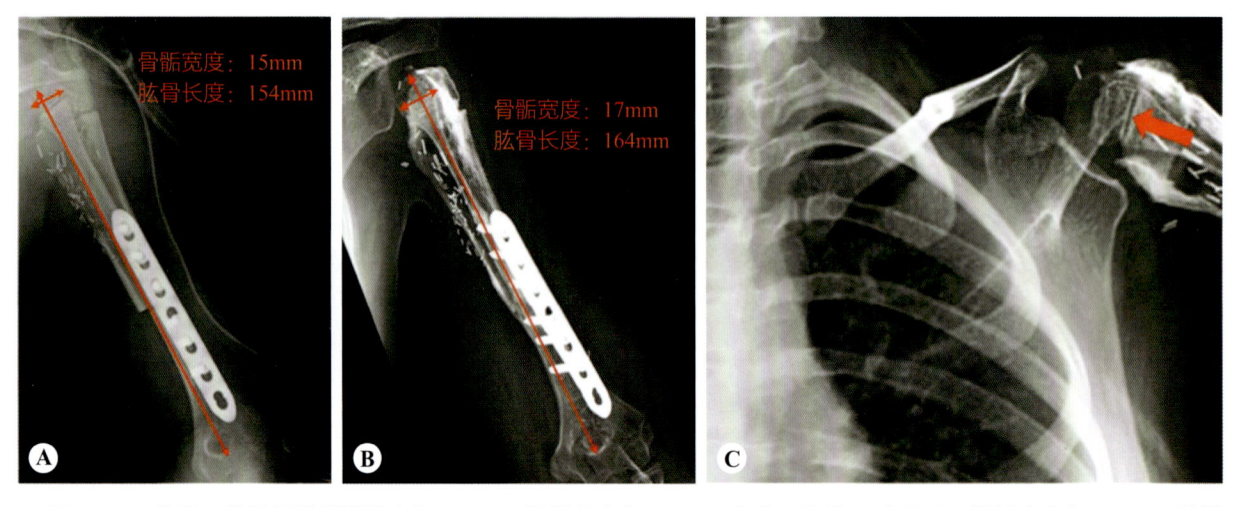

▲ 图 40-6　术后 X 线片显示骨骺宽度为 15mm，肱骨长度为 154mm（A）。术后 18 个月时，骺板宽度为 17mm，肱骨长度为 164mm（B），腋窝位（C）上可见（箭），骨骺是开放的

参考文献

[1] Hsu RW, Wood MB, Sim FH, Chao EY. Free vascularised fibular grafting for reconstruction after tumour resection. J Bone Joint Surg Br. 1997;79(1):36-42.

[2] Stevenson JD, Doxey R, Abudu A, Parry M, Evans S, Peart F, et al. Vascularized fibular epiphyseal transfer for proximal humeral reconstruction in children with a primary sarcoma of bone. Bone Joint J. 2018;100-B(4):535-41.

[3] Innocenti M, Delcroix L, Romano GF, Capanna R. Vascularized epiphyseal transplant. Orthop Clin North Am. 2007;38(1):95-101, vii.

[4] Morsy M, Sur YJ, Akdag O, Sabbagh MD, Suchyta MA, El-Gammal TA, et al. Vascularity of the proximal fibula and its implications in vascularized epiphyseal transfer: an anatomical and high-resolution computed tomographic angiography study. Plast Reconstr Surg. 2019;143(1):172e-83e.

[5] Seu MY, Haley A, Cho BH, Carl HM, Bos TJ, Hassanein AH, et al. Proximal femur reconstruction using a vascularized fibular epiphysis within a cadaveric femoral allograft in a child with Ewing sarcoma: a case report. Plast Aesthet Res. 2017;4(11).

[6] Li J, Wang Z, Pei GX, Guo Z. Biological reconstruction using massive bone allograft with intramedullary vascularized fibular flap after intercalary resection of humeral malignancy. J Surg Oncol. 2011;104(3):244-9.

[7] Capanna R, Campanacci DA, Belot N, Beltrami G, Manfrini M, Innocenti M, et al. A new reconstructive technique for intercalary defects of long bones: the association of massive allograft with vascularized fibular autograft. Long-term results and comparison with alternative techniques. Orthop Clin North Am. 2007;38(1):51-60, vi.

[8] Houdek MT, Wagner ER, Stans AA, Shin AY, Bishop AT, Sim FH, et al. What is the outcome of allograft and intramedullary free fibula (Capanna technique) in pediatric and adolescent patients with bone tumors? Clin Orthop Relat Res. 2016;474(3):660-8.

[9] Bakri K, Stans AA, Mardini S, Moran SL. Combined massive allograft and intramedullary vascularized fibula transfer: the capanna technique for lower-limb reconstruction. Semin Plast Surg. 2008;22(3):234-41.

[10] Li J, Chen G, Lu Y, Zhu H, Ji C, Wang Z. Factors influencing osseous union following surgical treatment of bone tumors with use of the capanna technique. J Bone Joint Surg Am. 2019;101(22):2036-43.

[11] Misaghi A, Jackson TJ, Stans AA, Shaughnessy WJ, Rose PS, Moran SL, et al. Intercalary allograft reconstruction of the proximal tibia with and without a free fibula flap in pediatric patients. J Pediatr Orthop. 2020;40(9):e833-e8.

第 41 章 肱骨近端假体重建[1]（一）：非常规假体

Implant Reconstruction of the Proximal Humerus

L. van der Heijden　M. A. J. van de Sande　著

一、组配式假体重建

病例 1　肱骨近端的骨源性平滑肌肉瘤需要整块切除，并用定制式 3D 打印反肩组配肿瘤型假体进行重建。

（一）概述

成人患者肱骨近端肿瘤切除后保肢是肿瘤外科的巨大挑战，因为这通常会造成肩关节周围软组织功能丧失，而这些软组织是肩关节的重要稳定装置（10%~30%）[1, 2]。

肿瘤切除后的重建方法包括组配式假体、同种异体骨关节移植、同种异体骨复合人工关节假体（APC）或关节融合术，所有重建的术后功能都相对较差[3]。当包括腋神经在内的三角肌未受累时，使用保留三角肌的手术入路，可以获得改善的功能结果[4]。

我们报道了 1 例肱骨近端骨源性平滑肌肉瘤患者，其软组织肿块较大，累及所有肩袖肌肉及关节盂下部分，患者接受了整块切除和重建，使用了反肩肿瘤型假体和定制的 3D 打印肩胛盂假体。

（二）简要病史

患者女性，28 岁，右肩缓慢进行性加重疼痛数年，初始为间歇痛伴活动范围减少，夜间患侧卧位时疼痛明显，随后疼痛逐渐加重，需使用阿片类药物镇痛，并且完全丧失了上臂的活动能力。

查体可见肩部肿胀疼痛，可进行轻微的肩胸运动，无任何盂肱关节运动。

常规 X 线片和 MRI 上可见起源于肱骨近端的大段溶骨性病变，伴骨皮质破坏和巨大软组织肿块，累及盂肱关节和肩胛盂下部（Enneking ⅡB 期），PET/CT 显示没有转移，穿刺活检提示为罕见的原发骨源性平滑肌肉瘤。

（三）术前临床和影像学照片

见图 41-1 和图 41-2。

（四）术前问题汇总

1. 关节盂受累，不可能行半肩或全肩关节置换术，因此在进行保肢手术设计时需为患者量身定制解决方案。

2. 肩部巨大肿瘤术后的主要功能问题是盂肱关节不稳定和外展肌肌力减弱，可导致功能缺失和生活质量下降。

3. 肿瘤邻近神经血管束和臂丛。

4. 如何成功实现切缘阴性并保留关节功能。

（五）治疗策略

1. 新辅助化疗（含多柔比星、顺铂和甲氨蝶

---

[1] 第 41 章配有视频，可登录网址 https://doi.org/10.1007/978-3-030-73327-8_41 观看。

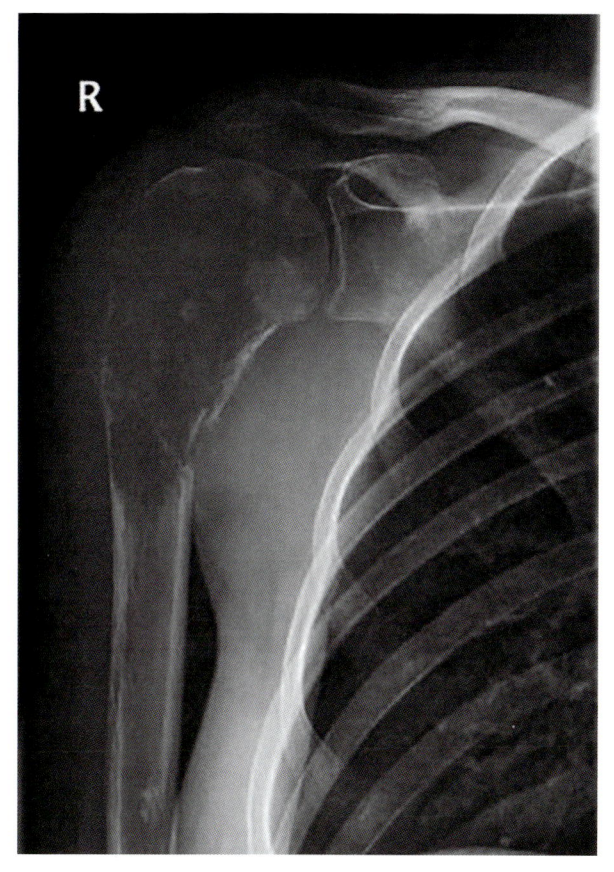

▲ 图 41-1 右肩正位 X 线片示肱骨近端一大段溶骨性病变，伴骨皮质破坏、扩张和干骺端内侧病理骨折

呤的 2 个周期化疗），缩小肿瘤，减少微转移，提高生存率。

2. 整块切除肱骨近端和受影响的关节盂，实现保肢手术的阴性切缘，并尽可能保留上臂功能。

3. 使用 U 形三角肌胸大肌间的三角肌皮瓣入路以保护腋神经。

4. 使用肿瘤型反肩关节假体和定制的 3D 打印肩胛盂假体重建。

（六）基本原则

1. 术前计划至关重要，依据术前肩胛带的 MRI 和 CT 规划好无瘤边缘下的肿瘤广泛切除。MRI 有助于评估肿瘤在受累骨骼和周围软组织中的范围及其与神经血管束和臂丛的关系。CT 帮助规划截骨平面，并用于 3D 成像规划和制备基于患者的个性化导板（patient specific instrument, PSI），包括摆锯和钻头导向器。如果肿瘤没有累及肩胛盂，可以直接使用组配式反肩假体。

2. 患者置沙滩椅位。

3. 采用三角肌皮瓣入路，常规从胸大肌三角肌间隙切开，包括活检通道一并切除。在标记并切开胸大肌肌腱的附着点后，将三角肌连同其表面覆盖的皮肤作为一个肌皮瓣，从它在肱骨干上的远端骨膜附着点切开标记后掀开。这样，可以充分、安全显露完整的肱骨近端、桡神经以及腋神经和腋窝[4-6]。

4. 游离保护腋神经和桡神经，切除三角肌前部和肱二头肌短头。

5. 切断并标记背阔肌和大圆肌的肱骨止点。

6. 肩袖肌腱连同关节囊和肿瘤一起切除。

7. 在肩胛盂内侧关节囊止点处将从前方和后方穿过的肩胛下肌、冈上肌和冈下肌切断。

8. 安放个性化导板，按术前计划进行关节盂截骨。

9. 肱骨干在距肿瘤远端至少 2cm 处截骨，按术前计划确认截骨平面，使用摆锯切断。

10. 整块切除的肿瘤包括关节囊、肩袖肌腱和肩胛盂，保持关节完整。

11. 放置个性化定制关节盂基座，并用 3 枚预先测量好的 6.5mm 松质骨螺钉按计划方向固定。将关节盂球放置在关节盂基座上。

12. 放置组配式非骨水泥型肱骨近端假体，用补片包裹。

13. 重新附着大圆肌和背阔肌，恢复外旋功能；胸大肌复位可稳定关节前方；在背侧远端固定肱三头肌；将三角肌固定在假体上，并重新与自身筋膜缝合；肱二头肌长头重建。

14. 假体和补片（或人工韧带）现在被重要的肌肉完全覆盖，有利于维持肩部稳定，同时保留了腋神经。

15. 仔细止血，缝合伤口，不使用负压吸引引流。

16. 术后可直接开始指导主动训练，6 周后开始被动活动训练。提倡术后立即开始肘部和手腕/手部活动，并逐渐增加肩部运动范围，直至 6 周后完全恢复活动。

（七）治疗期间临床和影像学照片

见图 41-3 至图 41-5，视频 41-1。

骨肿瘤手术学：病例图解

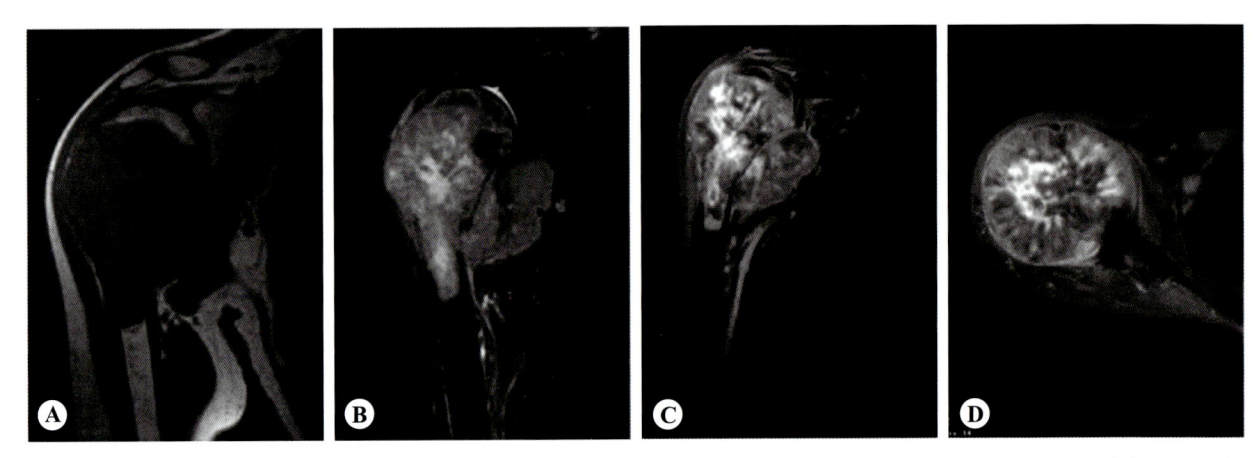

▲ 图 41-2　MRI 示右肩部巨大肿瘤累及肱骨近端骨骺、干骺端及肱骨干，肿瘤侵犯所有肩袖肌肉附着点，大小为 93mm×80mm×67mm。A. 冠状位 T_1 加权像为中等信号；B. 冠状位 T_2 加权抑脂像为不均匀中高信号；C. 冠状位 T_1 加权增强像示肿瘤内呈增强信号；D. 轴位 T_1 增强像示肱骨头破坏及巨大软组织包块侵犯肩胛盂下部，腋神经血管束位于反应区内

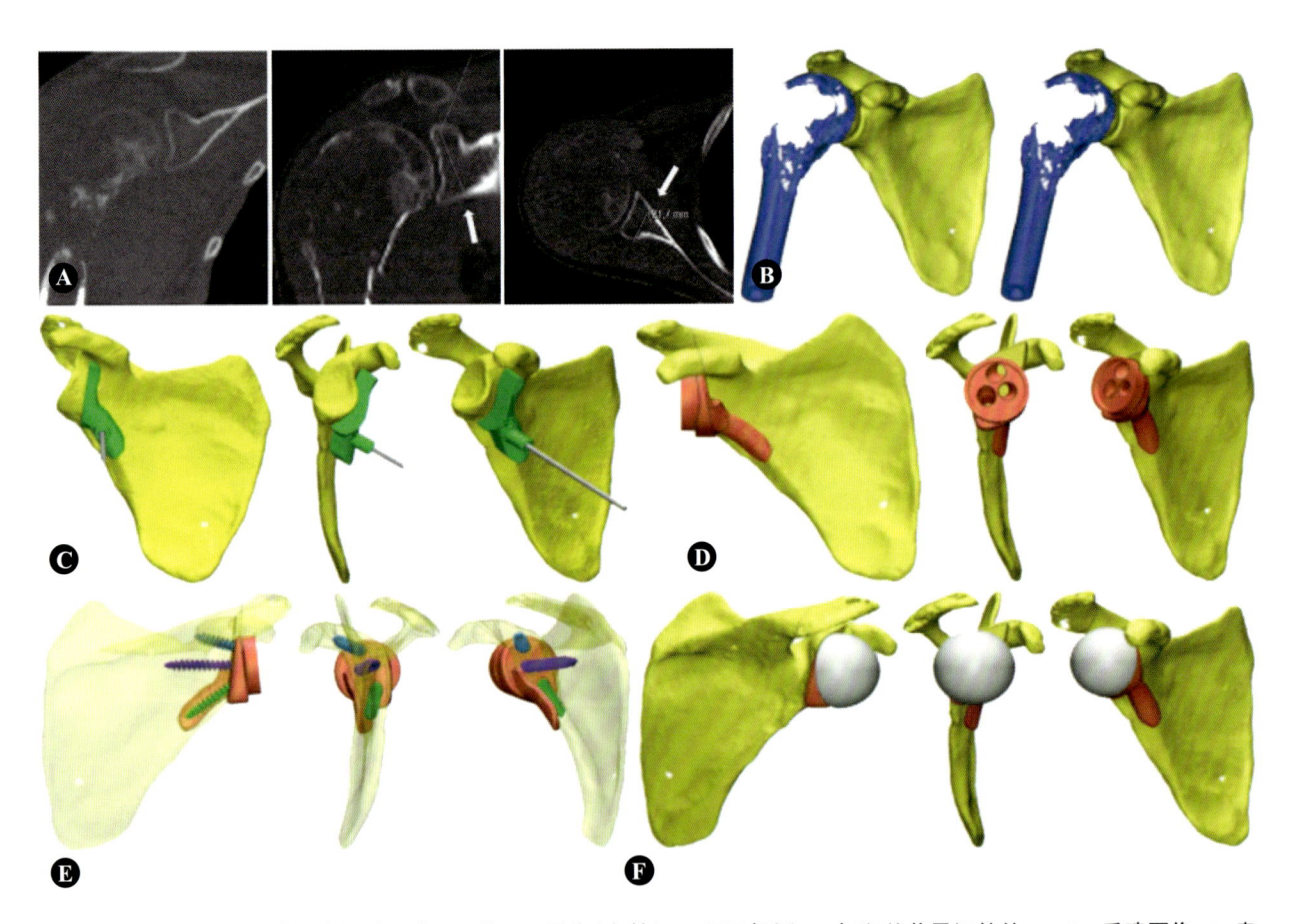

▲ 图 41-3　A. 由骨肿瘤医生设计切除平面的 CT 图像（白箭）；B. 用于规划 3D 打印关节盂组件的 CT 3D 重建图像；C. 患者个性化定制（PSI）导板（绿色）指导切除，而不是以关节囊为参照；D. 个性化定制肩胛盂组件（红色），凸向肩胛骨前缘；E. 通过个性化定制的导钻放置预先测量好的 6.5mm 松质螺钉；F. 在定制肩胛盂假体上放置 40mm 反向关节盂球

第41章 肱骨近端假体重建（一）：非常规假体

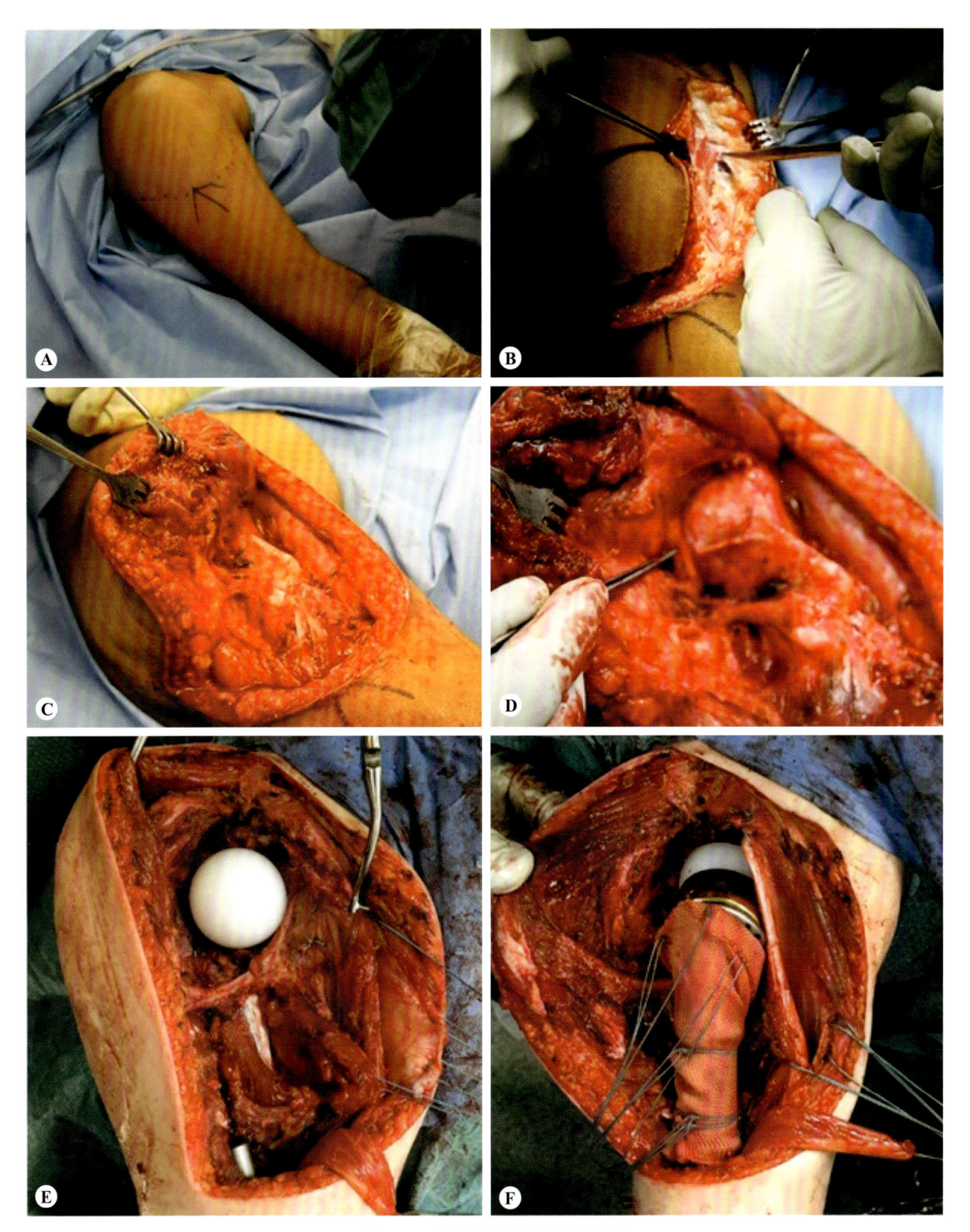

▲ 图 41-4 三角肌瓣入路的术中照片
A. 将患者置于沙滩椅位，标记切口（虚线）及侧别（箭）；B. 切开皮下组织，显露胸三角肌间隙及头静脉；C. 三角肌粗隆处将三角肌分离；D. 腋神经直视下进一步分离三角肌

343

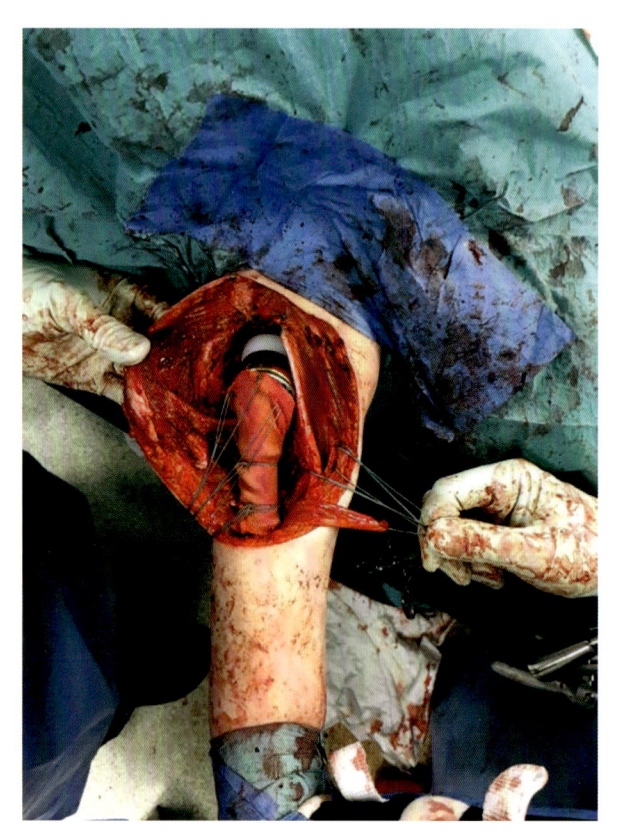

▲ 图 41-5 肩部肌群与管形人工韧带的再附着，如图所示：承担外旋的大圆肌和背阔肌；稳定前方的胸大肌；背侧远端的肱三头肌；三角肌覆盖整个假体近端并与自身筋膜缝合。假体和人工韧带片随后被重要的肌肉完全覆盖，保留腋神经可以维持肩部稳定性。这段视频展示了重建的运动范围和稳定性

（八）技术要点

1. 通过三角肌皮瓣入路，维持了肩关节的外展功能，并为肿瘤完整切除提供了充足的手术视野，有助于获得更好的功能和盂肱关节的稳定性。

2. 将大圆肌和背阔肌从背侧重新缝合到肱骨/管形人工韧带前外侧，可提升保留的外旋功能。

3. 使用定制专用器械，包括为摆锯设计的截骨平面专用导板和 6.5 mm 松质骨螺钉钻头导向器，可提供最佳且快速的关节盂假体放置，减少手术时间和感染风险。使用钻头导向器或导航可提高手术精度，帮助医生可靠地执行手术计划的切缘和假体定位。当然，徒手截骨和钻孔也是可行的，但可能会导致 3D 打印组件与剩余的关节盂适配不佳。

（九）临床随访和影像学照片

见图 41-6。

（十）并发症的预防和处理

1. 必须注意术前影像、截骨导板的生产和手术日期之间的时间间隔，因为肿瘤快速和侵袭性生长可能导致不匹配的情况。

2. 如果需要牺牲腋神经，应与患者充分讨论功能丧失的问题。

3. 从肱骨上游离三角肌瓣应保留尽量长的附着点，有助于重新附着长入和稳定。

4. 将三角肌近端与肩峰和锁骨外侧缝合有助于防止肱骨近端松动和下垂。

二、使用临时占位器进行重建

病例 2　肱骨近端尤文肉瘤，需要整块切除并用骨水泥和 TEN 占位器进行临时重建，之后进行游离血管自体腓骨移植。

（一）概述

儿童肱骨近端肿瘤切除后的保肢手术对于外科来说是重大挑战，因为这通常意味作为盂肱关节周围起稳定作用软组织的功能丧失（10%~30%）[1, 2]。肩部功能减退直接导致腕和手的空间位置功能障碍，这是儿童生长发育中的一个非常重要的特征。

在儿童患者，有几种肱骨近端和肩关节重建的选择，包括可延长假体置换，使用结构性同种异体骨或游离带血管的自体腓骨进行生物重建。采用保留三角肌的手术入路，可以使包括腋神经和三角肌功能不受损，达到改善功能的目的[4]。

我们报道 1 例儿童肱骨近端尤文肉瘤的患者，接受新辅助化疗，肿瘤整块切除，使用功能性占位器进行临时重建，术后辅助化疗，最终按计划用带血管的自体腓骨移植进行重建。

（二）简要病史

患者男孩，3 岁，平素体健，因骨肿瘤转诊到我们中心，主诉为右上臂肿胀疼痛 1 周，此前数个月有疼痛、疲劳和不适的非特异性主诉。全科医生推荐进行超声检查，随后进行了常规 X 线片和 MRI。

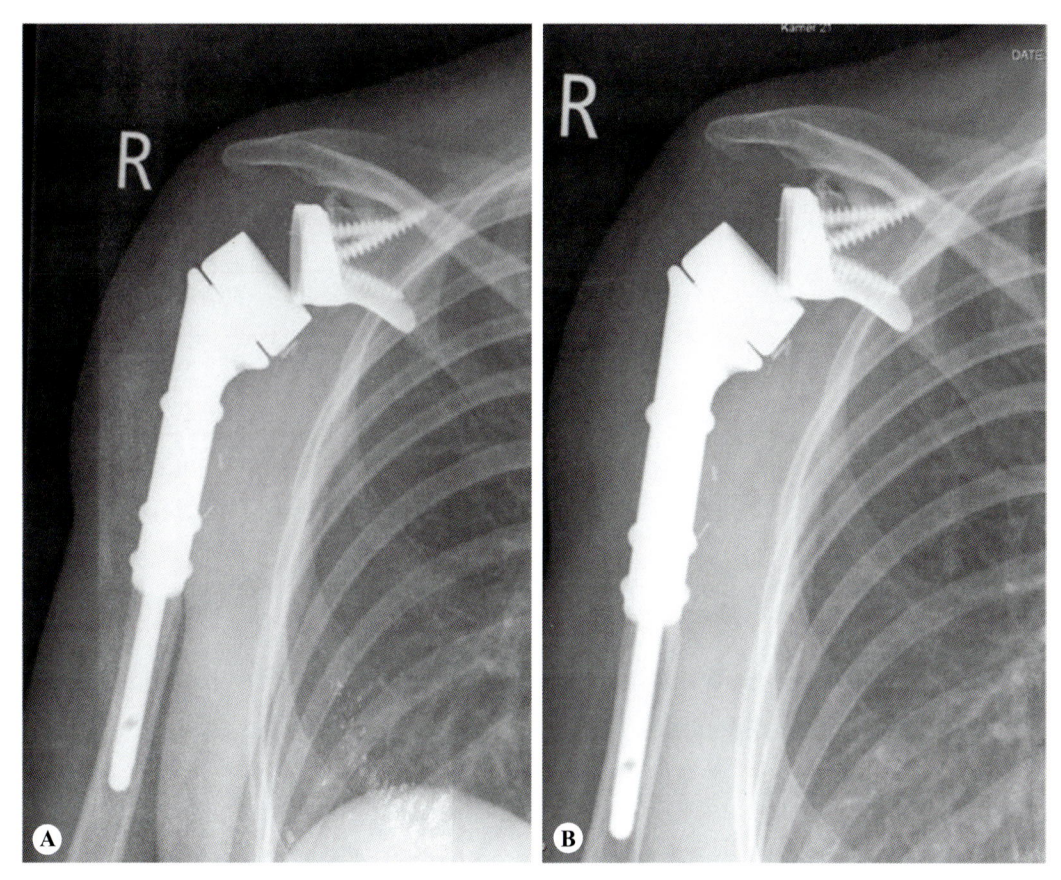

▲ 图 41-6 术后 5 年随访的常规 X 线片

右上臂常规 X 线片和 MRI 显示肱骨近端骨干大段溶骨病变，伴有骨皮质破坏、骨膜反应、巨大软组织肿块伴边缘强化、中央区坏死和病灶周围水肿，与神经血管束关系密切（Enneking ⅡB 期）。CT 显示右肺下叶有一个 8mm 大小的结节，怀疑是肺转移，穿刺活检证实为尤文肉瘤。

（三）术前临床和影像学照片

见图 41-7 至图 41-9。

（四）术前问题汇总

1. 对于生长过程中高度怀疑患有原发恶性骨肿瘤的儿童，治疗目的是保存生命和保留肢体，进而获得有功能的手臂（就生长和发育而言）。

2. 毗邻神经血管束。

3. 获得手术阴性切缘同时保留关节功能，有切缘阳性和化疗反应不良应考虑辅助放疗的可能。

4. 需要一个临时的功能占位器，在以后儿童的进一步生长过程中，最终进行功能和生物重建。幼儿的骨骼太小，没有合适大小的肿瘤假体，切除的骨骼太短，无法安装可延长假体，我们建议对生长发育中的儿童进行生物重建。

5. 在选择重建方法时，需要考虑辅助放疗的适应证，因为放疗可能导致腓骨骨骺生长停滞，我们在第一次手术时没有使用带血管的游离腓骨移植。

（五）治疗策略

1. 根据影像和病理结果最终明确诊断（在转诊的三级中心按计划进行基于肿瘤学原则的正确活检）。

2. 新辅助化疗［根据 EuroEwing 2008 方案，6 个周期的长春新碱 / 异环磷酰胺 / 多柔比星 / 依托泊苷（VIDE）］以缩小肿瘤，并尽可能减少（微）转移的数量和大小，从而提高生存率。本例患者，化疗使骨外软组织肿块明显缩小，没有累及盂肱关节，神经血管束界限清晰，同时右下叶肺

骨肿瘤手术学：病例图解

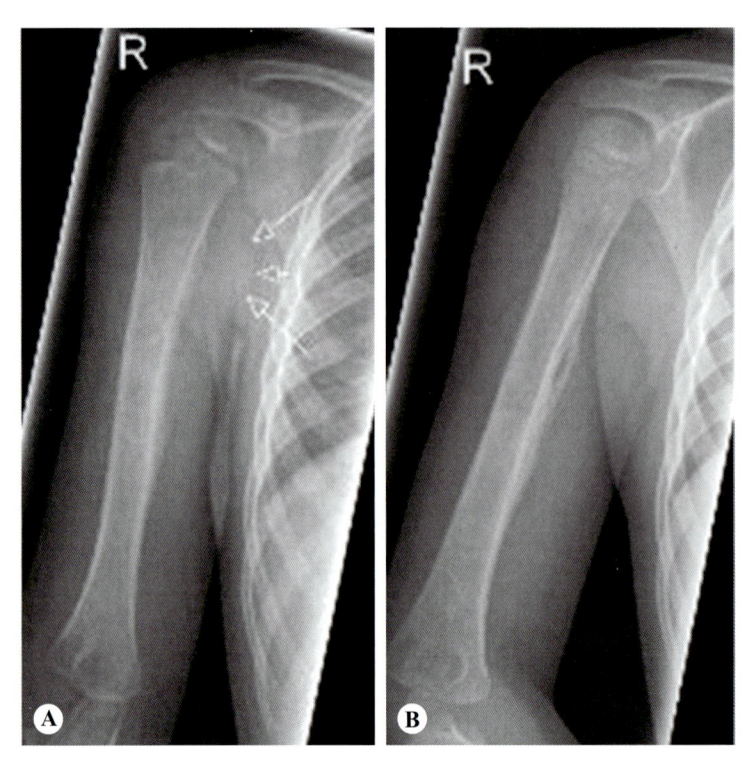

▲ 图 41-7　术前右上臂 X 线片显示肱骨近端干骺端溶骨性破坏
A. 骨皮质破坏，内侧巨大软组织肿块（白箭）；B. 前内侧有层状骨膜反应

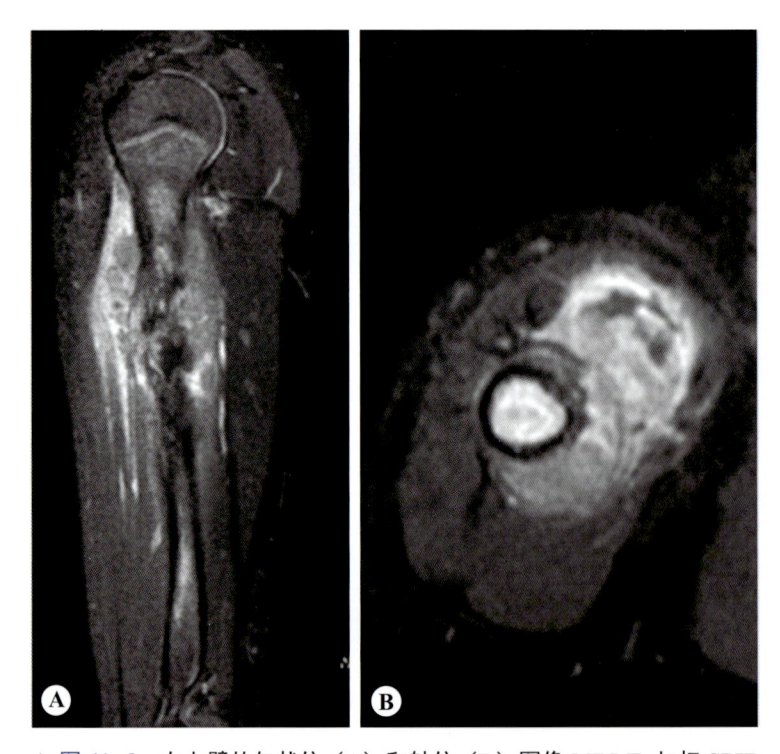

▲ 图 41-8　右上臂的矢状位（A）和轴位（B）图像 MRI T_1 加权 SPIR 增强示，肱骨近端干骺端大段骨皮质破坏，巨大软组织肿块伴边缘强化，中央区坏死，以及病变周围水肿，与神经血管束关系密切。最大直径为 7.5cm×3.6cm×2.3cm（CC×AP×LR）

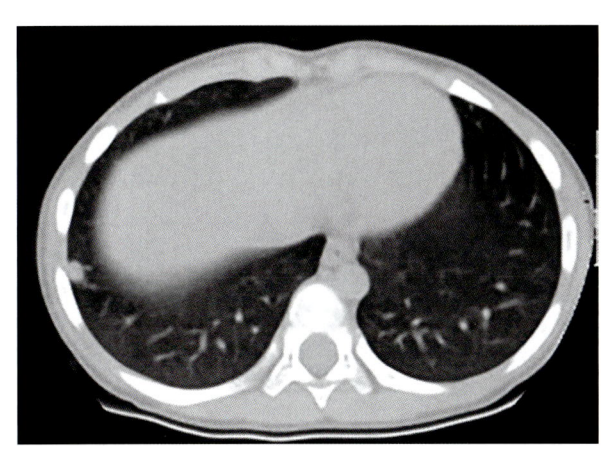

▲ 图 41-9 胸部 CT 显示右肺上叶 1 枚 8mm 大小的结节，怀疑肺转移，中叶和左下叶有 2 枚 3mm 大小的非特异性结节

转移灶消退。

3. 整块切除肱骨近端，以实现切缘阴性的保肢手术并维持上肢功能。

4. 使用 U 形胸三角肌切口的三角肌皮瓣入路，保护腋神经。

5. 采用由骨水泥和 2 枚弹性髓内钉组成的临时占位器重建缺损，骨水泥用 1/3 管钢板固定在肱骨远端，用 32mm 的股骨头假体重建肱骨头，在骨水泥上钻洞以重新连接肩袖等肌肉。

6. 辅助化疗。

7. 计划在后期进行带血管的游离自体腓骨移植。

（六）基本原则

1. 术前计划非常重要。依据新辅助化疗后的术前肩关节 MRI，规划充分的肿瘤切除及无瘤边缘。MRI 有助于评估肿瘤对化疗的反应，肿瘤在受累骨骼和周围软组织中的侵袭范围，以及它与神经血管束和臂丛的关系。

2. 采用三角肌皮瓣入路，切口从常规的胸三角肌入路开始，活检通道一并切除。在标记并切断胸大肌肌腱的附着点后，将三角肌连同其表面覆盖的皮肤作为一个肌皮瓣，从它在肱骨干上的远端骨膜附着点切开标记分离，这样可以充分、安全显露完整的肱骨近端、桡神经以及腋神经[4-6]。

3. 将肩袖肌腱在肱骨头止点切开和标记固定。

4. 环形切开肩关节囊，保护好腋神经和臂丛神经，将关节囊和肱骨头分离。

5. 切断并标记背阔肌和大圆肌肌腱。

6. 肱骨干在距肱肌起始点以远至少 15cm 处周向分离，使用摆锯截骨。

7. 整块切除肿瘤，保留所有肩袖肌腱和三角肌、胸大肌、背阔肌和大圆肌肌腱并标记，为随后的功能重建准备。

8. 在髓腔内放置带 2 枚弹性髓内钉的特制骨水泥占位器，并用 1/3 管型钢板进行固定。

9. 用 32mm 的股骨头假体重建肱骨头。

10. 将肩袖肌肉、三角肌、胸大肌、背阔肌和大圆肌肌腱通过骨水泥占位器及人工韧带上钻的孔，用不可吸收缝线重新连接。

11. 临时占位器现在被周围重要肌群完全覆盖，获得一保留腋神经的稳定肩关节。

12. 适当止血，伤口闭合，不使用负压吸引引流。

13. 主动活动范围根据疼痛程度而定，5 天后允许被动范围活动练习（不使用手法或加载力量），6 周后允许旋转和外展运动。

（七）治疗期间临床和影像学照片

见图 41-10。

（八）技术要点

1. 通过三角肌皮瓣入路，维持了肩关节的外展功能，并为肿瘤安全切除提供了足够的手术视野，有助于获得更好的术后功能和盂肱关节的稳定性。

2. 使用 32 mm 股骨头假体，2 枚弹性髓内钉，骨水泥，1/3 管型钢板，以及将肩袖肌肉和周围肌肉重新连接到占位器的补片，形成临时功能单元，等待幼儿骨骼长度的进一步增长。

3. 患者的运动功能良好，将在适当的时候采用带血管的自体腓骨移植进行最终重建。

（九）临床随访和影像学照片

见图 41-11。

（十）并发症的预防和处理

1. 手术计划应根据术前化疗后 MRI 的反应进行评估。

2. 与父母讨论这个处于生长发育中的儿童将

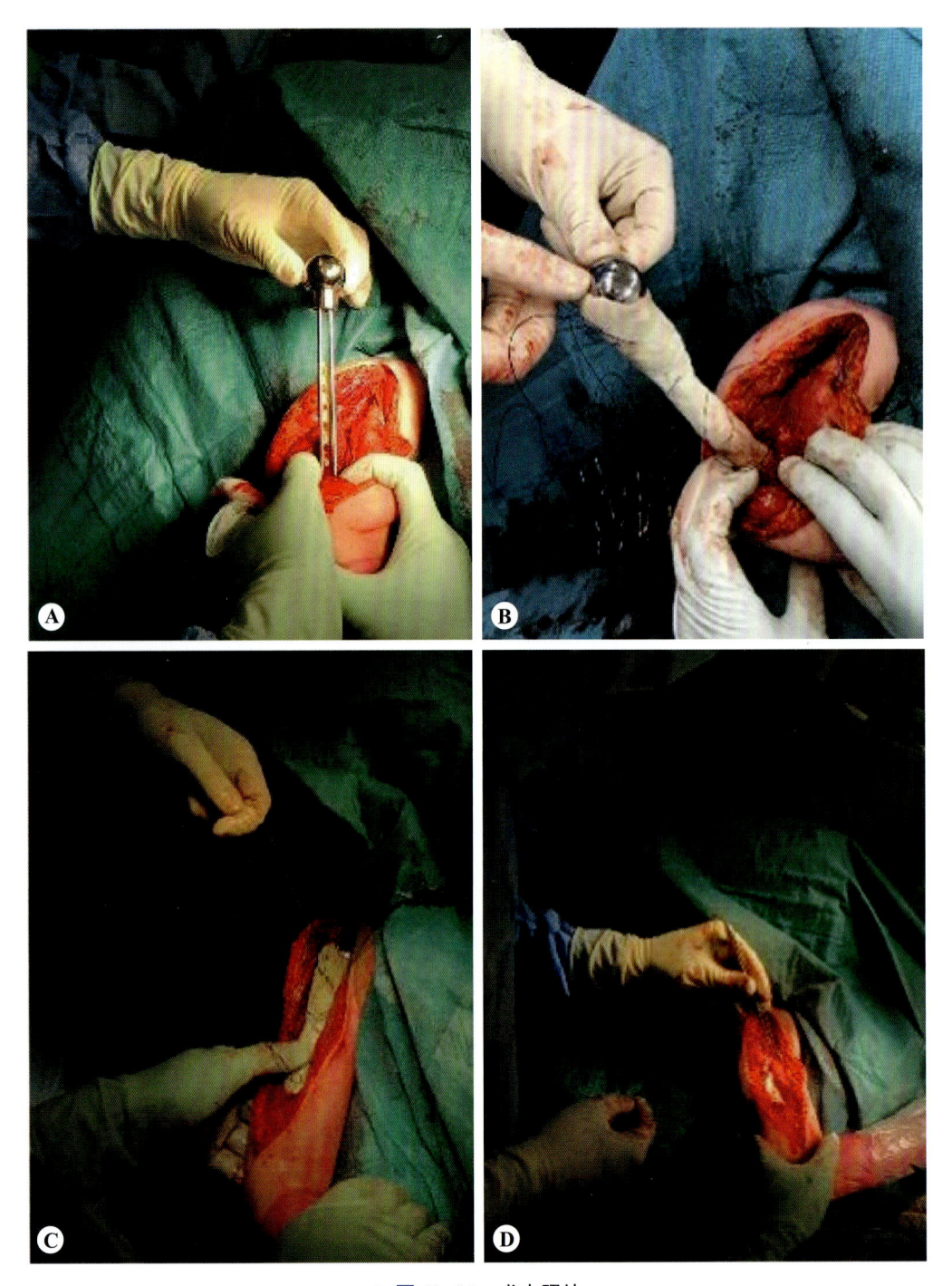

▲ 图 41-10　术中照片

A. 带 32mm 股骨头假体的弹性髓内钉；B. 围绕重建物缝合的人工韧带；C. 肌肉与人工韧带缝合；D. 关闭伤口

来（多次）再手术的必要性，包括计划中的游离带血管自体腓骨移植。

3. 在肱骨近端游离较长的三角肌止点有助于三角肌重新附着长入并牢靠固定。

4. 将三角肌重新缝合在肩峰和锁骨外侧有助于防止肱骨近端松动和下垂。

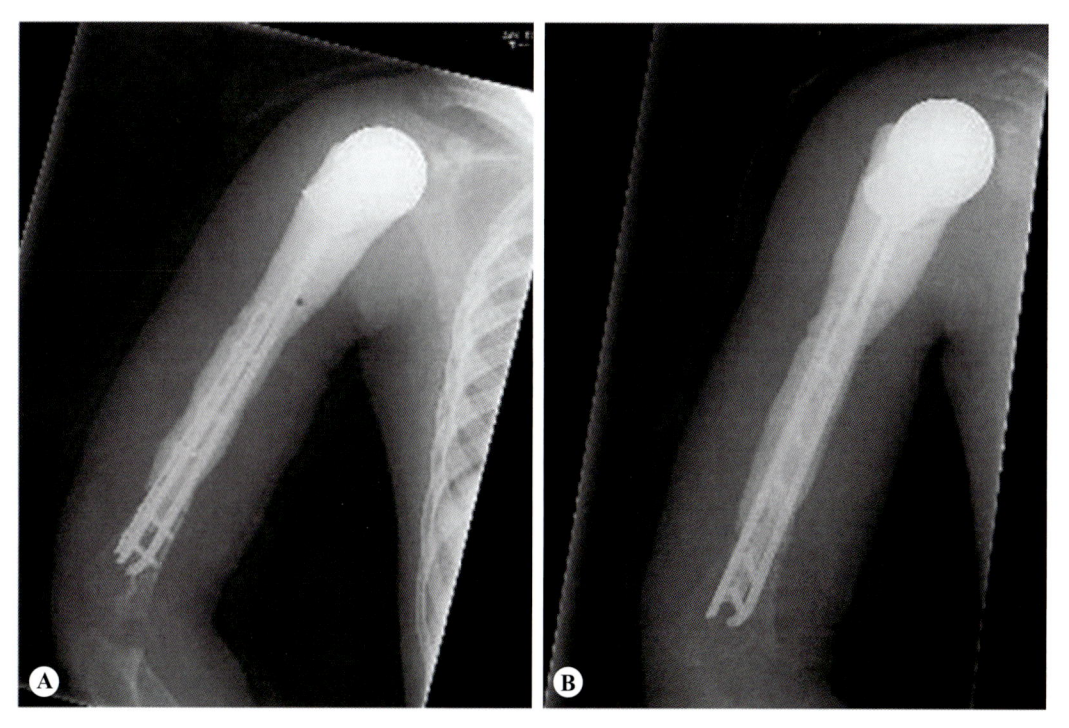

▲ 图 41-11　术后 X 线片显示肱骨近端临时占位器保留肱骨远端包括肘关节

参考文献

[1] Potter BK, Adams SC, Pitcher JD Jr, Malinin TI, Temple HT. Proximal humerus reconstructions for tumors. Clin Orthop Relat Res. 2009;467(4):1035-41.

[2] Abdeen A, Hoang BH, Athanasian EA, Morris CD, Boland PJ, Healey JH. Allograft-prosthesis composite reconstruction of the proximal part of the humerus: functional outcome and survivorship. J Bone Joint Surg Am. 2009;91(10):2406-15.

[3] Trovarelli G, Cappellari A, Angelini A, Pala E, Ruggieri P. What is the survival and function of modular reverse total shoulder prostheses in patients undergoing tumor resections in whom an innervated deltoid muscle can be preserved? Clin Orthop Relat Res. 2019;477(11):2495-507.

[4] van de Sande MA, Dijkstra PD, Taminiau AH. Proximal humerus reconstruction after tumour resection: biological versus endoprosthetic reconstruction. Int Orthop. 2011;35(9):1375-80.

[5] Glanzmann MC, Goldhahn J, Flury M, Schwyzer HK, Simmen BR. Deltoid flap reconstruction for massive rotator cuff tears: midand long-term functional and structural results. J Shoulder Elb Surg. 2010;19(3):439-45.

[6] Martini M. The sub-deltoid approach to the metaphyseal region of the humerus. J Bone Joint Surg Am. 1976;58(3):377-9.

第 42 章 肱骨近端假体重建（二）：反肩假体

Implant Reconstruction of the Proximal Humerus—Ⅱ: Reverse Prosthesis

Giulia Trovarelli　Alessandro Cappellari　Andrea Angelini　Pietro Ruggieri　著

一、简要病史

患者女性，17 岁，右肱骨近端疼痛、肿胀，穿刺活检诊断为高级别去分化骨膜骨肉瘤。需化疗联合广泛切除术治疗，选择组配反式全肩关节置换术重建肱骨近端。在征得患者知情同意后，行手术治疗。

二、术前临床和影像学照片

见图 42-1 和图 42-2。

三、问题汇总

1. 肱骨近端恶性骨肿瘤伴有明显的软组织包块。
2. 肿瘤累及肱骨 13cm，但位于三角肌起点近端。
3. 手术应采用广泛切除。
4. 年轻患者需要重建肩部的解剖结构和功能。
5. 术中可使用组配式反肩假体。
6. 通常不需要血管外科医生和整形外科医生，然而，如果肿瘤毗邻血管神经束（原发性恶性肿瘤，需行血管置换的保肢手术），或者在大量软组织切除后需要皮瓣覆盖假体时，他们应该了解情况并能随时参与手术。
7. 患者的期望。

四、治疗策略

1. 手术野要延伸至胸骨（可能要显露锁骨下动脉）。
2. 以广泛切除为目标。
3. 手术切口应包括活检通道。
4. 截骨平面至少在肿瘤远端边缘外 1cm，以 MRI 增强相显示的边界为准。
5. 整块切除肿瘤与肩袖，如果可能尽量保留肱二头肌的长头。
6. 保护三角肌和腋神经是保证肩部功能的必要条件。
7. 使用组配式反肩假体，并用人工韧带包裹以利于软组织附着。

五、基本原则

1. 肿瘤分期和术前计划是治疗的基础，通过对上臂的 X 线片、CT 和 MRI 的研究，确保充分和适当的肿瘤切除边缘。增强 MRI 有助于评估肿瘤在髓内侵袭的范围，软组织受累程度，确定截骨水平。
2. 在孤立 / 寡转移的转移性癌和骨髓瘤患者

第42章 肱骨近端假体重建（二）：反肩假体

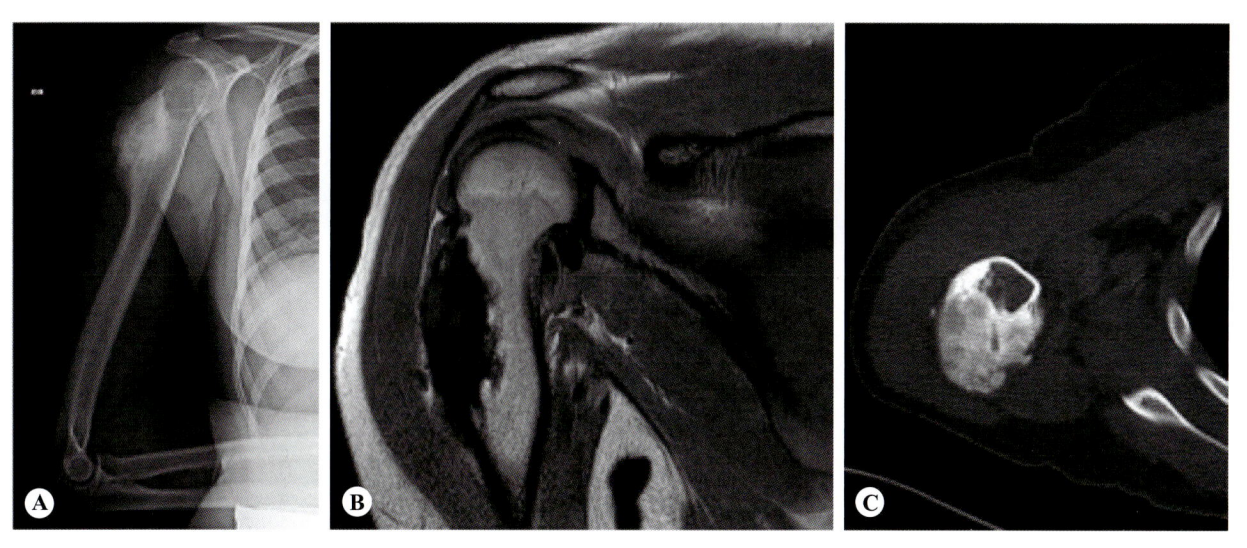

▲ 图 42-1 术前 X 线片、CT 和 MRI 显示肱骨近端高级别去分化骨膜骨肉瘤

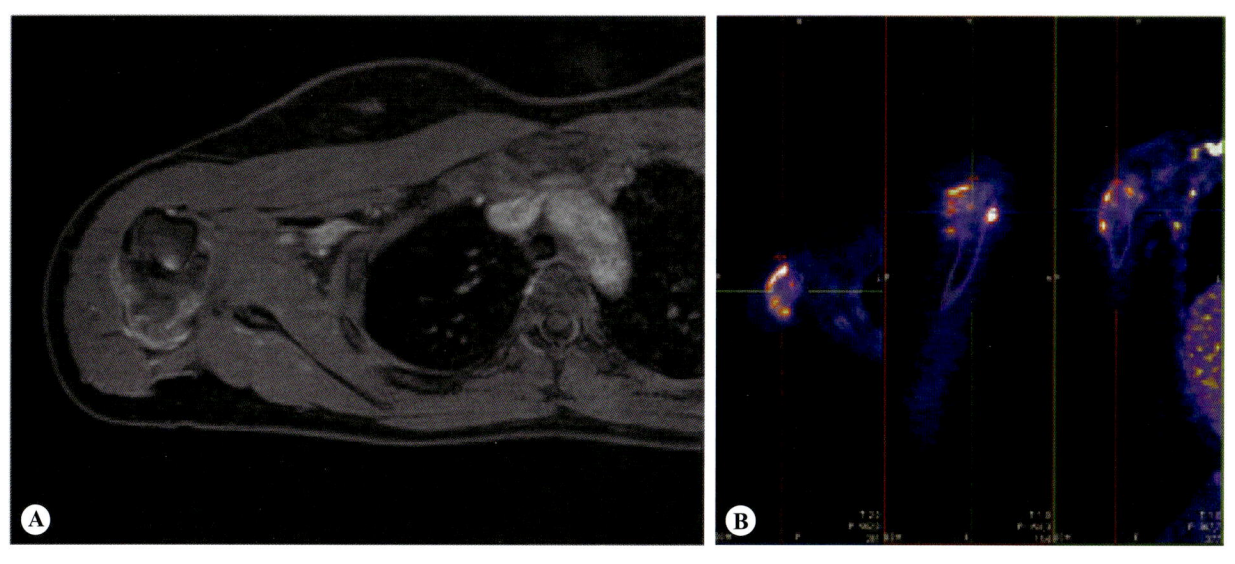

▲ 图 42-2 术前 MRI 和 PET/CT 检查显示骨骼内部受累

中，也推荐尽可能获得广泛的外科切缘。

3. 手术入路采用延长的胸三角肌肌间入路，神经血管束在内侧，外侧的腋神经同样必须保留。

4. 组配式全反肩关节置换解决了两个主要问题：它修复了骨缺损，同时使肩袖功能得到代偿，由此可获得满意的功能结果。

六、治疗期间临床和影像学照片

见图 42-3 至图 42-9。

七、技术要点

1. 患者置沙滩椅位，躯干倾斜 30°~45°，肩胛骨下方可适当垫枕使肩胛骨能自由活动。

2. 采用延长的胸三角肌入路：从喙突到肱二头肌外侧缘长 15~17cm 的单一切口，可以将三角肌前部从锁骨上分离以增加显露。

3. 活检通道应与肿瘤标本一起切除。

4. 保留肱骨周围正常软组织覆盖。

5. 在切除过程中保留二头肌肌腱长头，在可

351

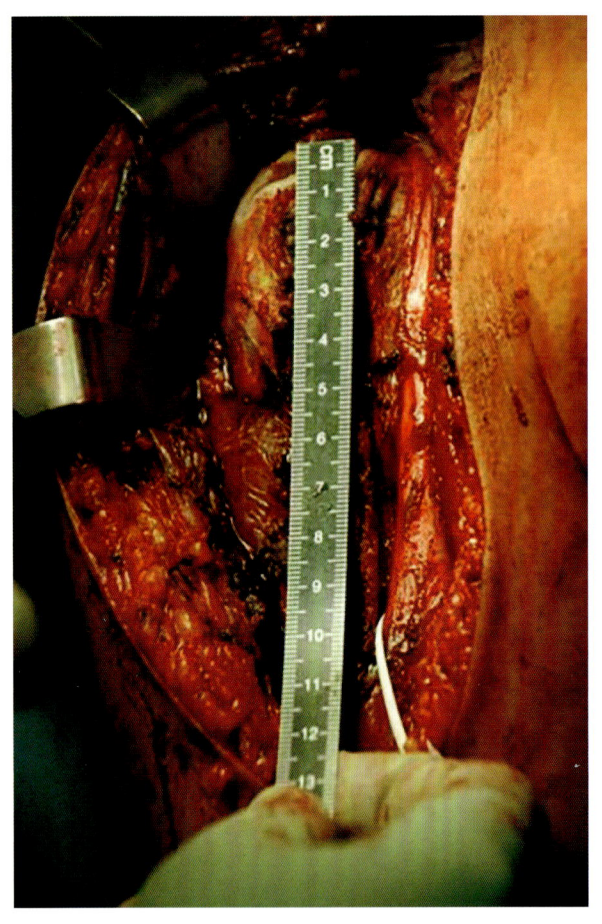

骨肿瘤手术学：病例图解

▲ 图 42-3 采用胸三角肌肌间入路，分离并保留肱二头肌长头，根据术前影像标记切除长度

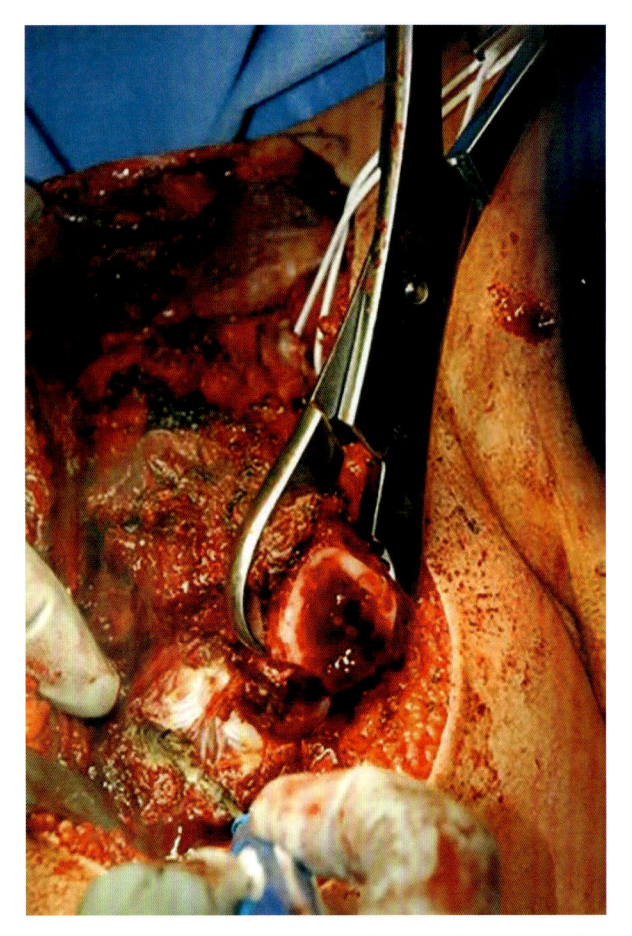

▲ 图 42-4 截骨，完成肿瘤切除；在手术切除过程中，必须识别并保留腋神经

能的情况下（如果肿瘤不累及它）将其从沟槽中剥离出来，并保留其在盂上结节的附着。根据我们的经验，保留肱二头肌长头对提高前方稳定性很重要。大多数肩关节外科医生都习惯于牺牲或去除肱二头肌肌腱的长头，因为从病理学角度他们治疗的疾病通常在该肌腱周围伴有滑膜炎，这会导致严重的疼痛而且很容易复发。在肿瘤手术患者，没有这样的问题，肌腱部位没有疼痛，我们发现如果不是至关重要，只要从手术切缘的肿瘤学角度来看是可行和安全的，保存肌腱非常有用。

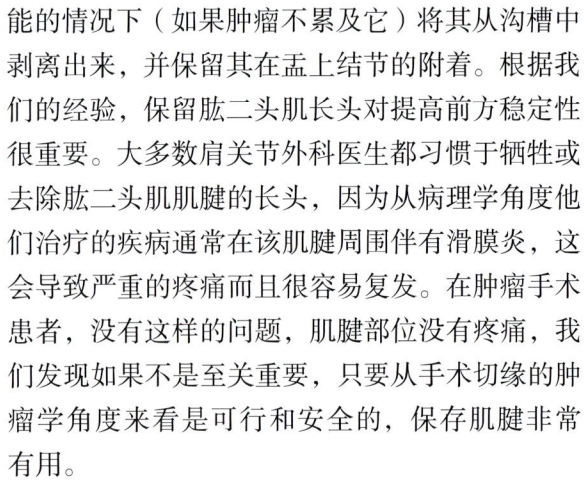

6. 在切除过程中必须识别并保护腋神经，以保护三角肌功能；同时需要牺牲背阔肌止点和肩袖（冈上肌和冈下肌）。

7. 从髓腔采集骨髓组织行冰冻活检，如果存

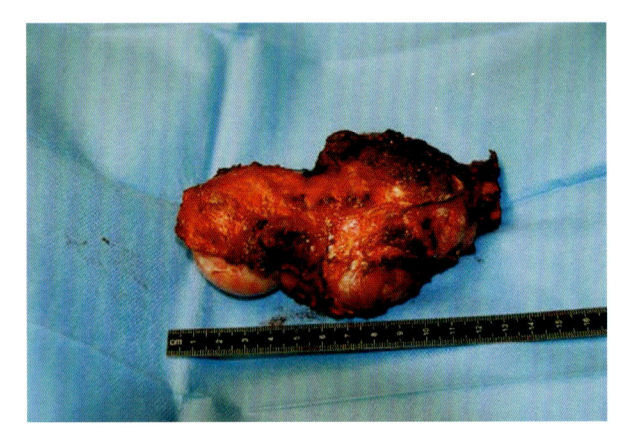

▲ 图 42-5 肱骨近端按照术前计划切除，周围被覆包括肩袖在内的正常组织

在肿瘤细胞，则需要进一步切除肱骨。

8. 应充分止血，尽量减少失血。

9. 重建之前，所有手术医生必须更换手套，

352

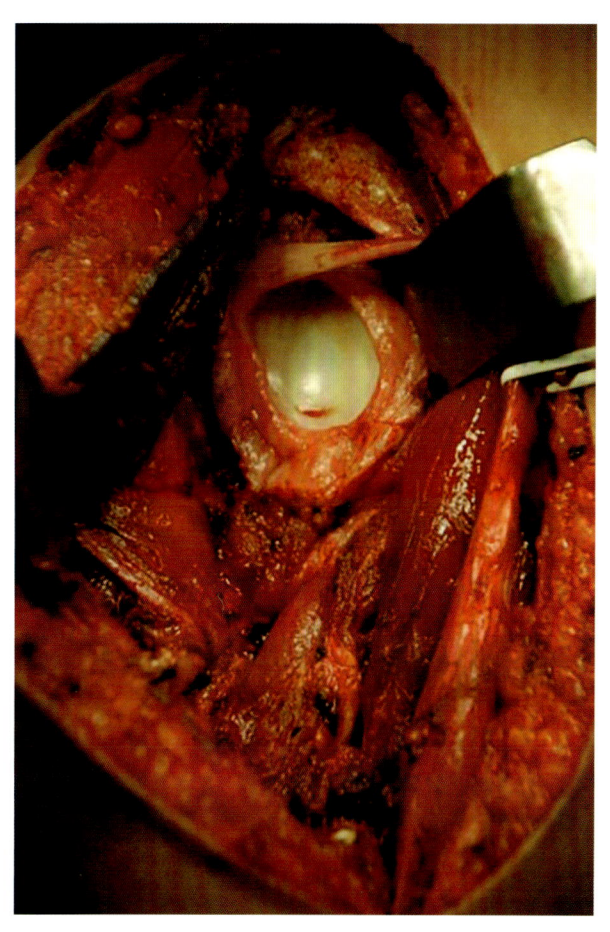

▲ 图 42-6 关节盂显露后,应仔细切开盂唇,避免切断肱二头肌长头的起点

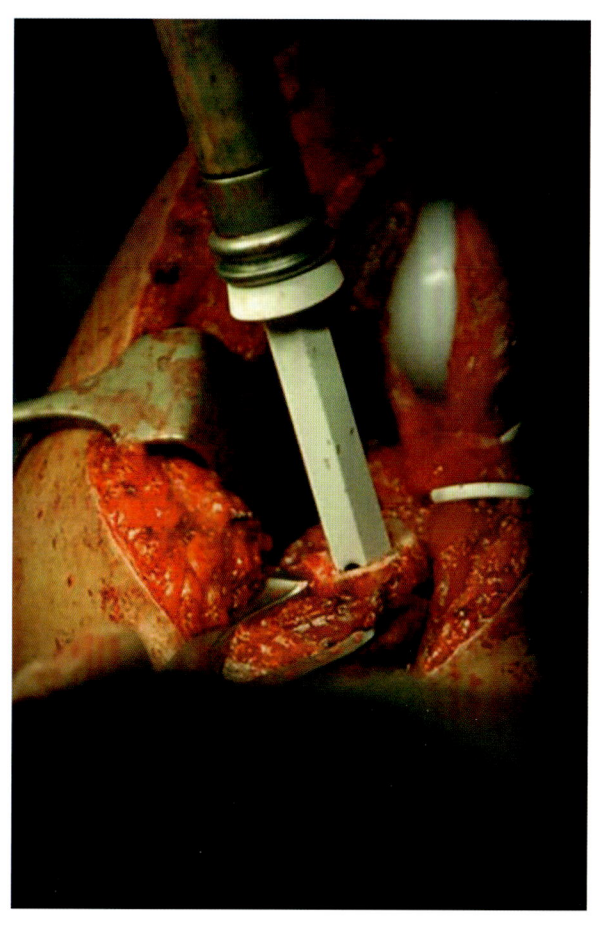

▲ 图 42-7 肱骨髓腔按顺序使用铰刀扩髓,以最佳匹配假体柄尺寸;采用非水泥型的压配假体柄

并使用新的无菌巾以避免污染。

10. 在关节盂显露后仔细切除盂唇,应避免切除肱二头肌长头的附着点。

11. 肱三头肌长头肌腱从盂下结节处切断,可改善主动抬举,此处需注意保护距关节盂下方 12~15mm 处的腋神经。

12. 金属托底部的螺钉置入方向:直接朝向喙突基底(上方螺钉),在肩胛盂穹窿(前、后螺钉),沿着肩胛骨外侧缘(下方螺钉),以确保对肩盂最佳的骨固定。

13. 盂球的位置最好悬出关节盂下缘 1~2mm。

14. 按顺序使用铰刀扩髓肱骨髓腔,以获得最佳匹配的假体柄尺寸,原发肿瘤患者使用生物柄,转移瘤患者使用水泥柄。

15. 应用计划长度的试模检测假体稳定性,肱骨假体须有 25°~30° 的后倾角,重建的正确长度应根据术前计划和跨关节肌腱的张力来确定。

16. 如果保留肩胛下肌,可在充分游离后将其重新附着在假体上,但注意不要影响假体的运动。

17. 根据切除范围不同,在筋膜下方置入 1 条 16mm 或 2 条 14mm 的负压引流管,引流口位于皮肤切口处延伸线上。

18. 通常三角肌是软组织覆盖的保证,如果肿瘤累及皮肤,可以用背阔肌肌皮瓣覆盖假体。

19. 仔细缝合伤口以避免愈合问题,特别是需接受辅助治疗的患者。

20. 术后即在手术室使用石膏托制动,术后第二天开始使用 30° 外展支具固定 4 周。

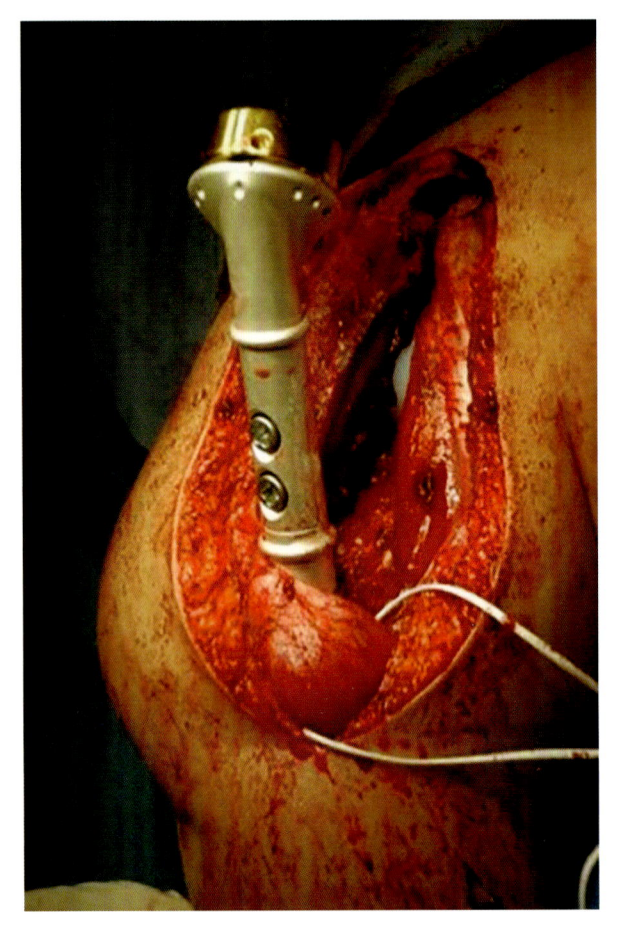

骨肿瘤手术学：病例图解

▲ 图 42-8　肱骨假体置入后倾角为 25°～30°

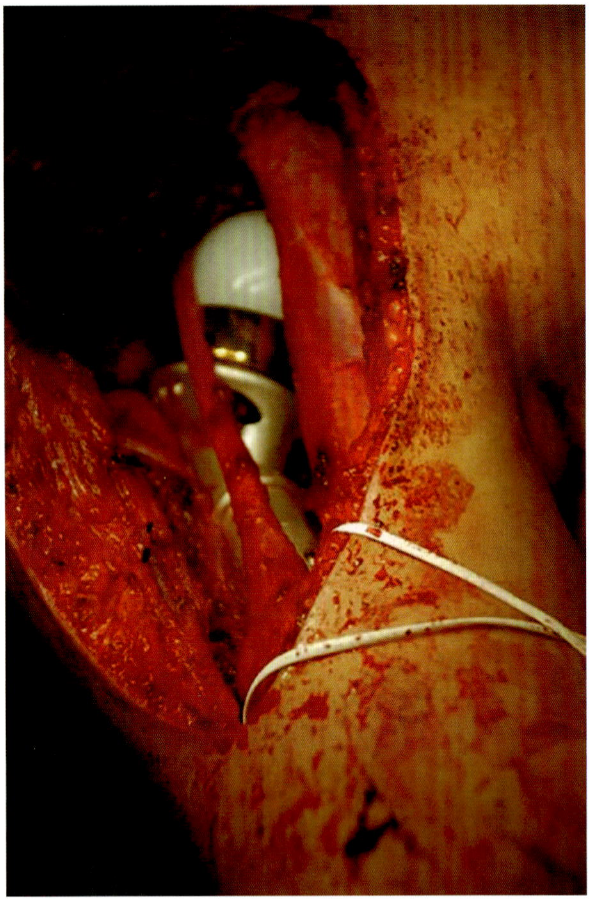

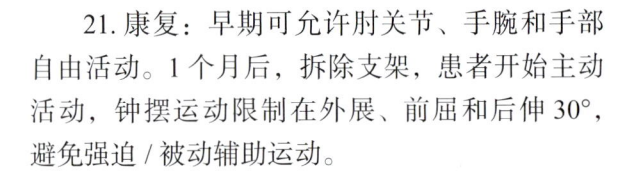

▲ 图 42-9　可通过对联合肌腱张力的评估来重建正确的肱骨长度

21. 康复：早期可允许肘关节、手腕和手部自由活动。1 个月后，拆除支架，患者开始主动活动，钟摆运动限制在外展、前屈和后伸 30°，避免强迫 / 被动辅助运动。

八、临床随访和影像学照片

见图 42-10 至图 42-12。

九、并发症的预防和处理

1. 肱骨近端假体重建后并发症往往是机械性的。

2. 不稳定和脱位是反式肩关节置换术后最常见的并发症，在有广泛软组织切除和骨缺损的肿瘤手术中，发生率可高达 22%。

3. 正确的手术技术、仔细评估假体长度和剩余软组织的正确张力，可以减少不稳定和脱位的发生率。

4. 由于三角肌丰富的软组织覆盖，感染、伤口愈合问题（开裂和坏死）等非机械性并发症很少发生。

5. 使用银涂层可降低感染风险。

6. 只要能保留三角肌和腋神经，就应选择组配式反肩关节假体重建，因为功能结果预期令人满意。

第 42 章 肱骨近端假体重建（二）：反肩假体

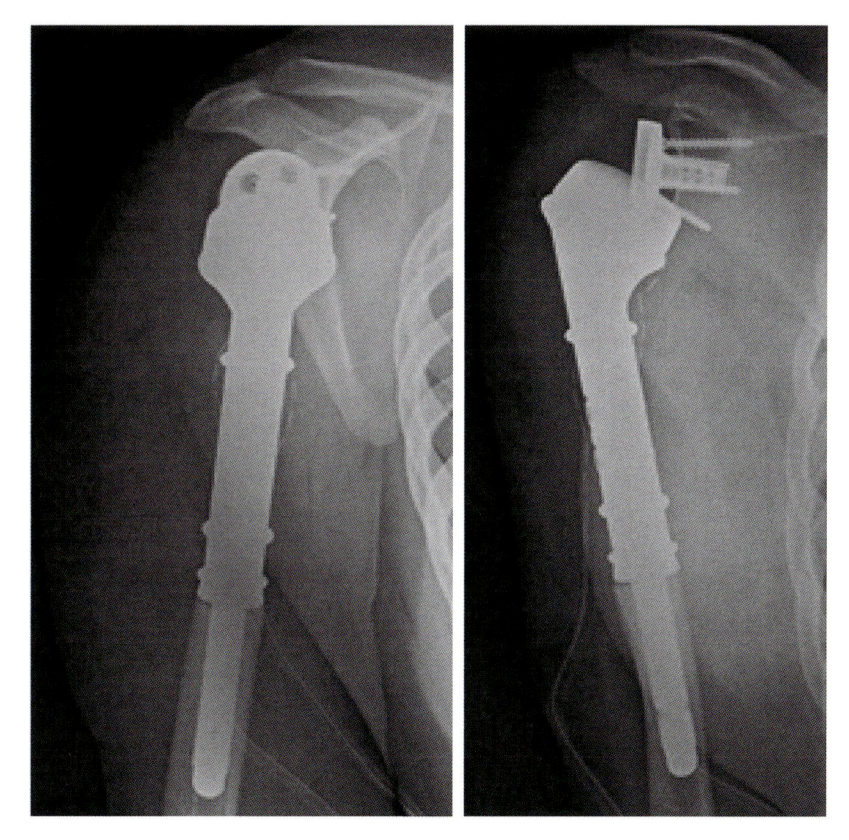

▲ 图 42-10 术后即刻 X 线片

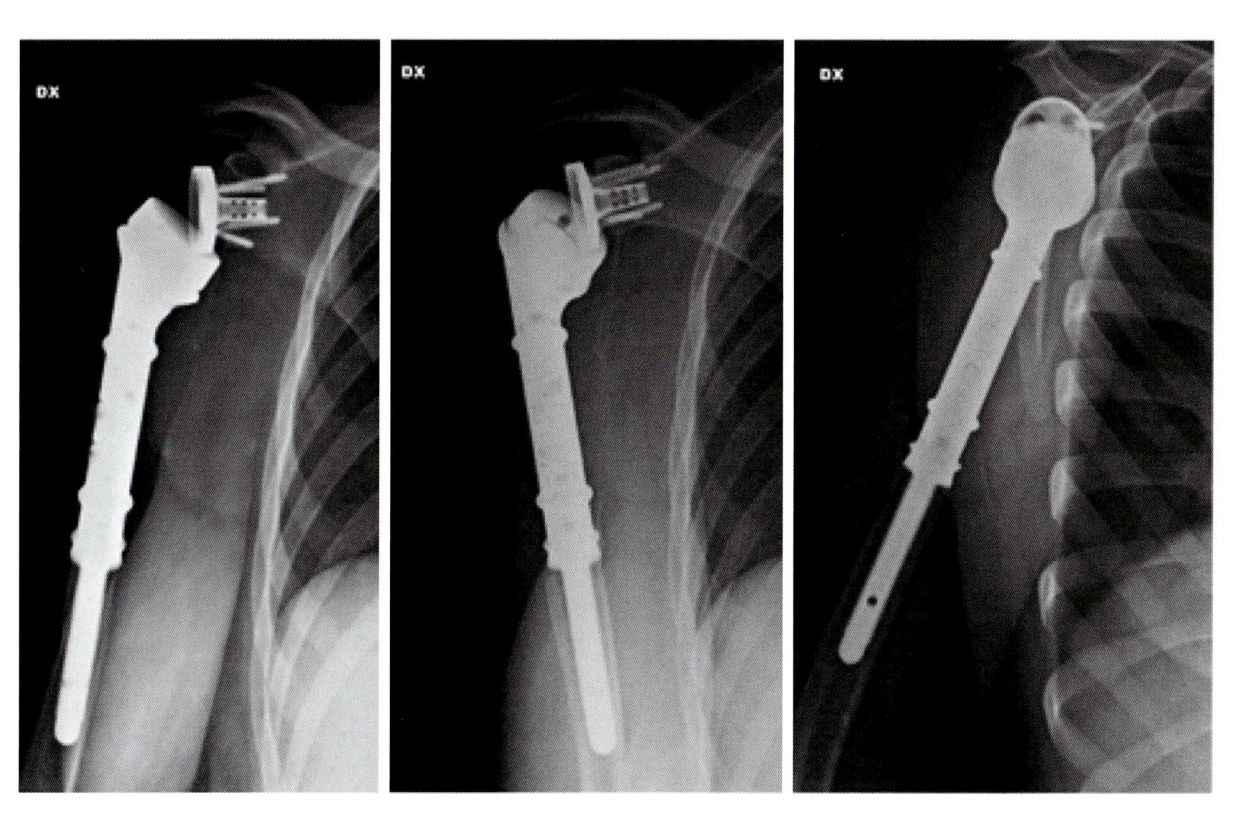

▲ 图 42-11 术后 36 个月随访 X 线片

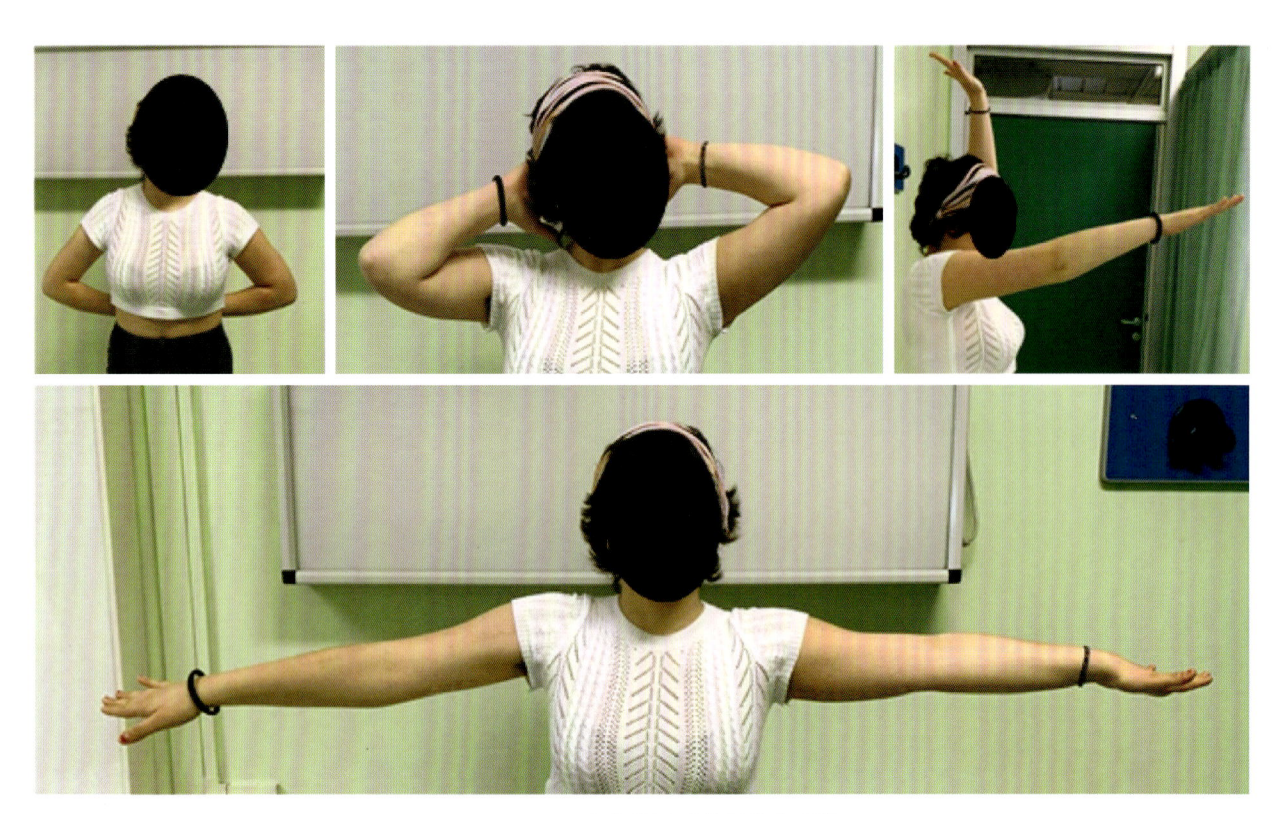

▲ 图 42-12　肩关节活动范围临床照片

参考文献

[1] Trovarelli G, Cappellari A, Angelini A, Pala E, Ruggieri P. What is the survival and function of modular reverse total shoulder prostheses in patients undergoing tumor resections in whom an innervated deltoid muscle can be preserved? Clin Orthop Relat Res. 2019;477(11):2495-507.

[2] Grosel TW, Plummer DR, Mayerson JL, Scharschmidt TJ, Barlow JD. Oncologic reconstruction of the proximal humerus with a reverse total shoulder arthroplasty megaprosthesis. J Surg Oncol. 2018;118:867-72.

[3] Guven MF, Aslan L, Botanlioglu H, Kaynak G, Kesmezacar H, Babacan M. Functional outcome of reverse shoulder tumor prosthesis in the treatment of proximal humerus tumors. J Shoulder Elb Surg. 2016;25:e1-6.

[4] Maclean S, Malik SS, Evans S, Gregory J, Jeys L. Reverse shoulder endoprosthesis for pathologic lesions of the proximal humerus: a minimum 3-year follow-up. J Shoulder Elb Surg. 2017;26:1990-4.

[5] Streitbuerger A, Henrichs M, Gosheger G, Ahrens H, Nottrott M, Guder W, Dieckmann R, Hardes J. Improvement of the shoulder function after large segment resection of the proximal humerus with the use of an inverse tumour prosthesis. Int Orthop. 2015;39:355-61.

[6] Angelini A, Mavrogenis AF, Trovarelli G, Pala E, Arbelaez P, Casanova J, Berizzi A, Ruggieri P. Extra-articular shoulder resections: outcomes of 54 patients. J Shoulder Elb Surg. 2017;26(11):e337-45. https://doi.org/10.1016/j.jse.2017.04.019. Epub 2017 Jul 6.

[7] Ruggieri P, Mavrogenis AF, Guerra G, Mercuri M. Preliminary results after reconstruction of bony defects of the proximal humerus with an allograft-resurfacing composite. J Bone Joint Surg Br. 2011;93(8):1098-103. https://doi.org/10.1302/0301-620X. 93B8.26011.

[8] Angelini A, Kotrych D, Trovarelli G, Szafrański A, Bohatyrewicz A, Ruggieri P. Analysis of principles inspiring design of three-dimensional-printed custom-made prostheses in two referral centres. Int Orthop. 2020;44(5):829-37. https://doi.org/10.1007/s00264-020-04523-y.

[9] Angelini A, Trovarelli G, Berizzi A, Pala E, Breda A, Ruggieri P. Three-dimension-printed custom-made prosthetic reconstructions: from revision surgery to oncologic reconstructions. Int Orthop. 2019;43(1):123-32. https://doi.org/10.1007/s00264-018-4232-0.

第十三篇
肱骨干

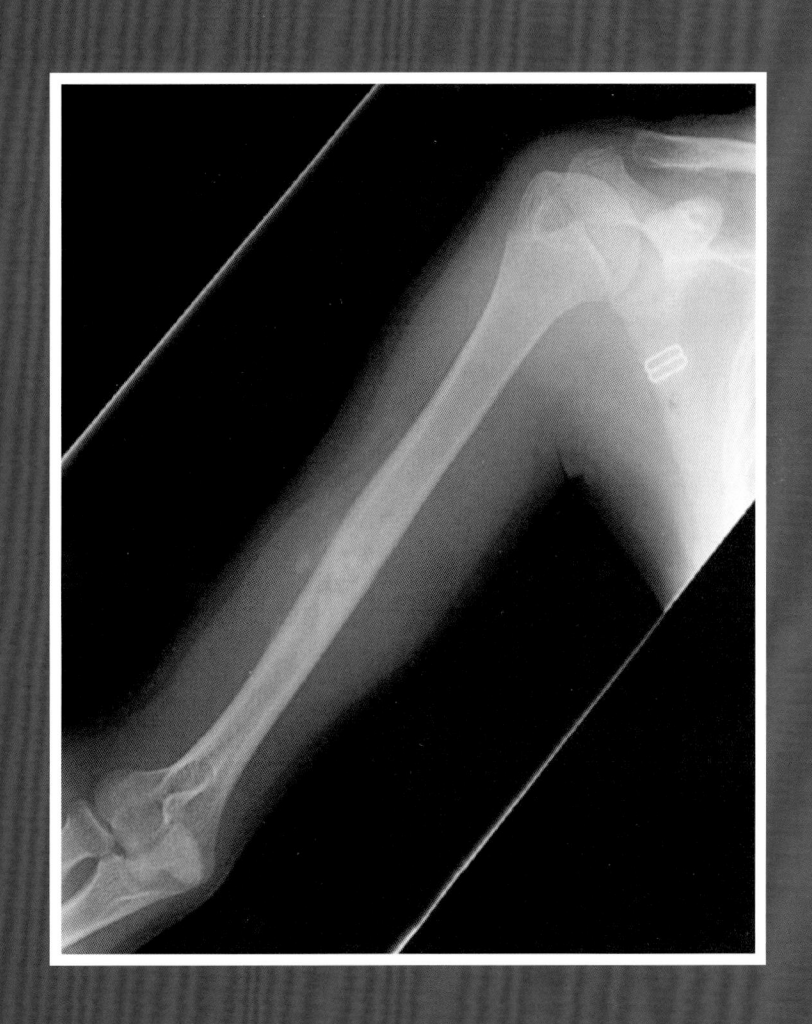

第43章 肱骨干生物重建：辐照自体骨
Biological Reconstruction of the Humeral Diaphysis: Irradiated Autograft

Kuan-Lin Chen　Chao-Ming Chen　Po-Kuei Wu　Wei-Ming Chen　著

一、简要病史

患者女性，13岁，因右上臂进行性疼痛和肿胀3周转入我院，疼痛夜间加重，治疗前未行针灸或局部按摩治疗。体格检查显示上臂中部一质硬肿块，局部压痛明显，其他神经肌肉功能正常，切开活检报告提示为高级别骨肉瘤，胸部CT未见肺转移，全身骨扫描显示右肱骨干摄取增加。患者接受3个周期标准新辅助化疗，准备手术治疗。

二、术前临床和影像学照片

见图43-1至图43-4。

三、术前问题汇总

1. 右肱骨干溶骨兼成骨混合病变，病理报告为高级别骨肉瘤，肿瘤毗邻桡神经。

2. 肿瘤接近肱骨两端，冠状位 T_1 加权图像示病变上端距肱骨头顶部5.2cm，病变下端距离外上髁尖端5cm。

3. 广泛切除肿瘤将导致大段骨缺损，应仔细规划重建策略。

4. 必须保留重要神经血管结构和功能性肌腱，以最大限度地发挥术后功能。

四、治疗策略

1. 依据肿瘤学治疗原则广泛切除荷瘤骨。

2. 保留足够骨量用于固定。
3. 彻底灭活瘤骨中的恶性肿瘤细胞。
4. 坚强固定有利于良好骨愈合。

五、基本原则

1. 成功的手术依赖良好的术前计划。仔细测量观察X线片和MRI确定肿瘤切除范围是手术成功的必要环节，利用MRI评估病变范围及其与周围软组织（包括神经血管束）的关系。

2. 患者置沙滩椅位，方便良好显露术野和透视。

3. 切口位于右上臂前外侧。

4. 自肱二头肌、肱肌之肌间隙入路，将胸大肌、大圆肌和三角肌自肱骨止点处分离。

5. 仔细测量并透视确定位置，依照术前计划进行近端截骨术，保留足够的切缘。

6. 进一步解剖，仔细切除肱肌、肱桡肌、肱三头肌和其他附着于荷瘤肱骨的肌肉，保留适当边缘，在肿瘤骨段小心仔细分离桡神经。

7. 按计划进行远端截骨术，完全荷瘤骨段游离。

8. 肱骨远、近残端切缘标本送快速病理检查，由肌肉骨骼肿瘤专业病理专家进行病理诊断。

9. 通过视诊和触诊检查手术区域周围的软组织边界。

10. 当病理学家证实肿瘤两端切缘阴性，将

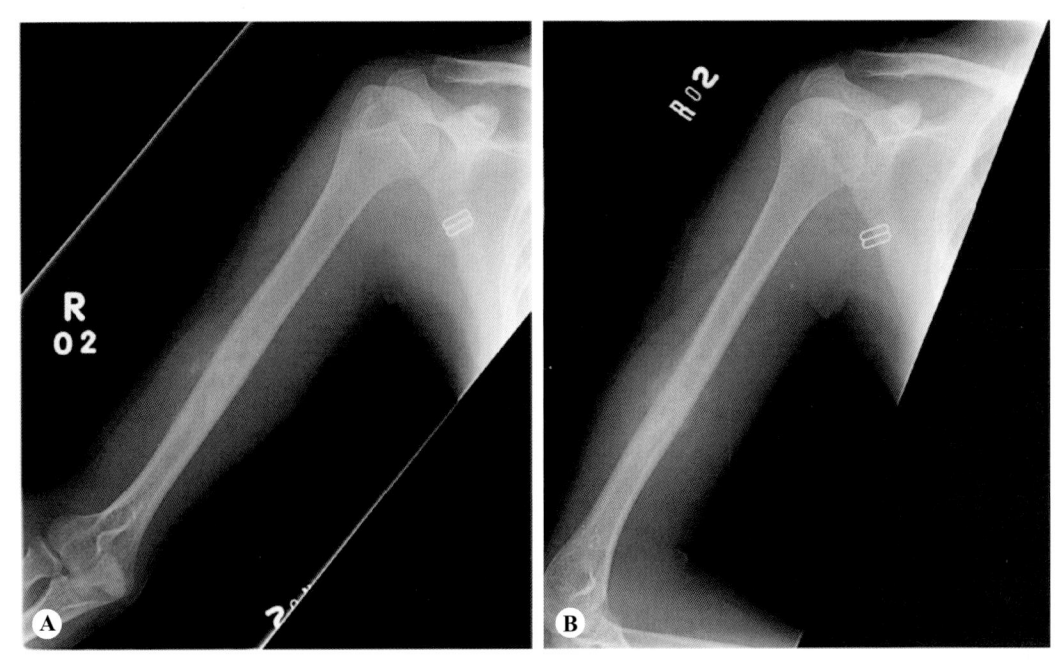

▲ 图 43-1　首诊 X 线片显示右肱骨干溶骨兼成骨混合病变，可见骨膜反应

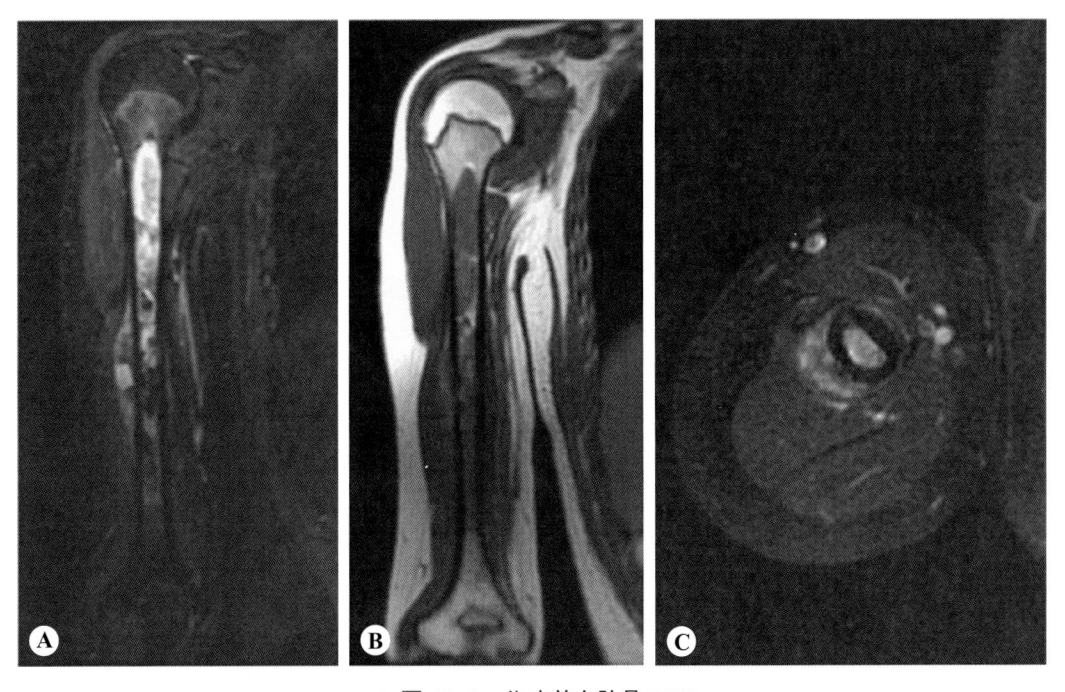

▲ 图 43-2　化疗前右肱骨 MRI
A. T_2 加权像病变呈混杂高信号；B. T_1 加权像病变呈低信号；C. 轴位片显示未累及神经血管

荷瘤骨段包裹后送放射灭活。

11. 肿瘤切除使用的手术器械应视为污染可能，需更换一套新清洁器械，所有手术人员更换手套。

12. 荷瘤骨段接受 15 000～25 000cGy 辐照。

13. 照射后，将荷瘤骨段（现在是灭活的自体骨）放入抗生素液中浸泡 5min。

14. 切除自体骨周围的软组织，用负载万古

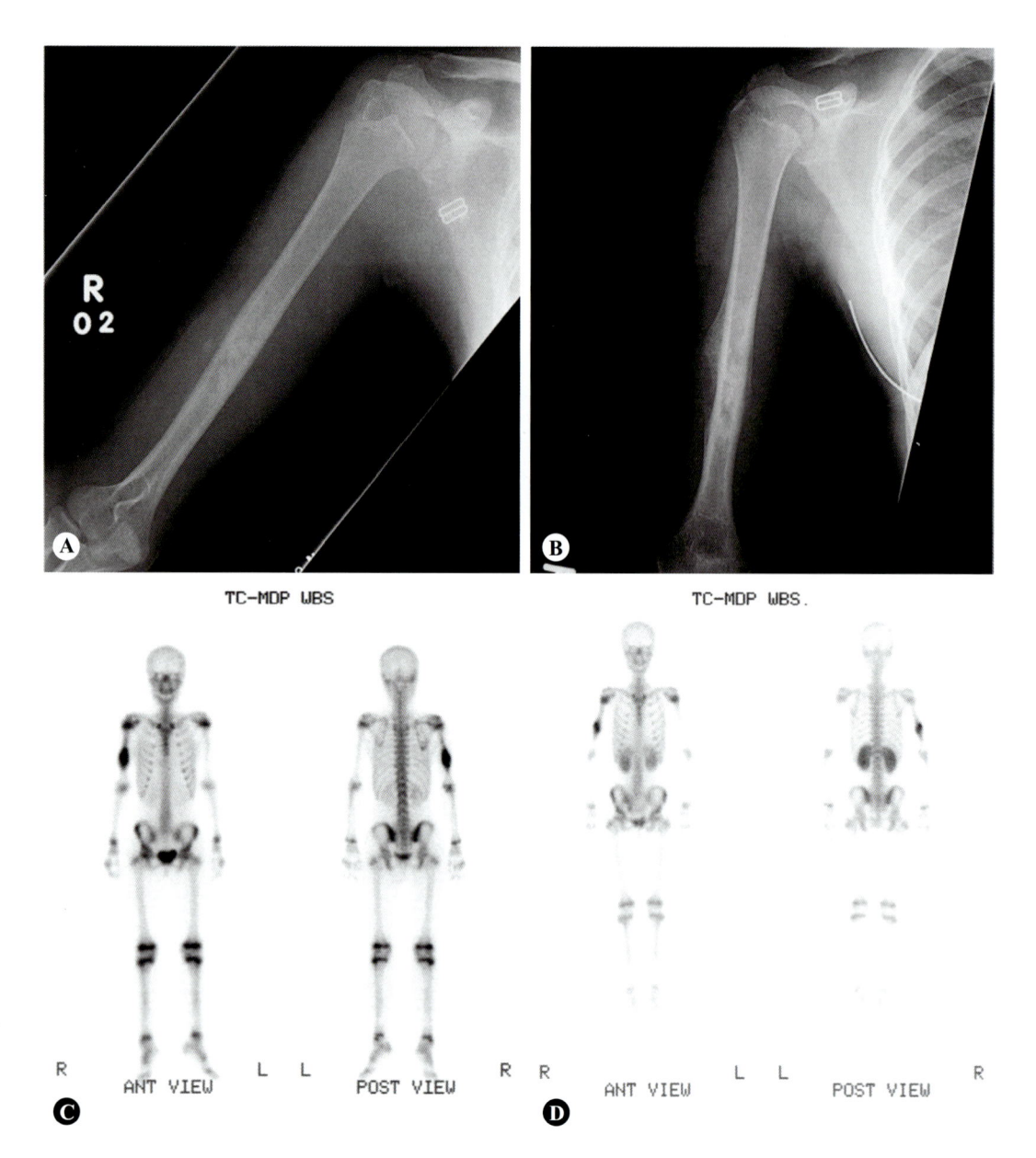

▲ 图 43-3 A. 化疗前 X 线片示右肱骨干溶骨和成骨混合病变，伴骨膜反应；B. 新辅助化疗后肿瘤硬化；C. 术前全身骨扫描显示右肱骨干异常摄取；D. 新辅助化疗后全身骨扫描报告未发现新灶，局部无明显的摄取增加

霉素的骨水泥加强髓腔和骨缺损部位，在骨水泥硬化之前插入适当长度施氏针。

15. 坚强固定两侧截骨断端。
16. 肌腱附着处骨质钻孔并重新附着。
17. 放置负压引流管，逐层关闭伤口。
18. 术后吊带保护右上肢，建议最初 2 个月被动功能活动锻炼，之后逐渐主动进行活动锻炼。

六、治疗期间临床和影像学照片

见图 43-5 和图 43-6。

七、技术要点

1. 仔细确定截骨的正确位置。首先，需要在 MRI 上测量截骨距离，建议使用与肱骨干平行的冠状位 MRI 图像更为精确，可通过肿瘤轮廓与

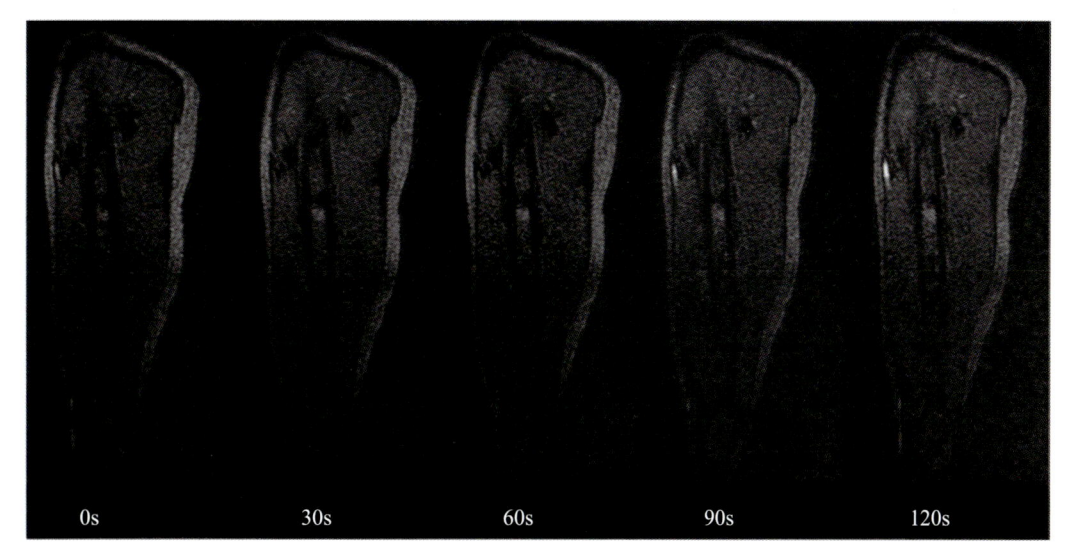

▲ 图 43-4 新辅助化疗后动态 MRI 显示：延迟对比增强，根据图像评估坏死率超过 90%

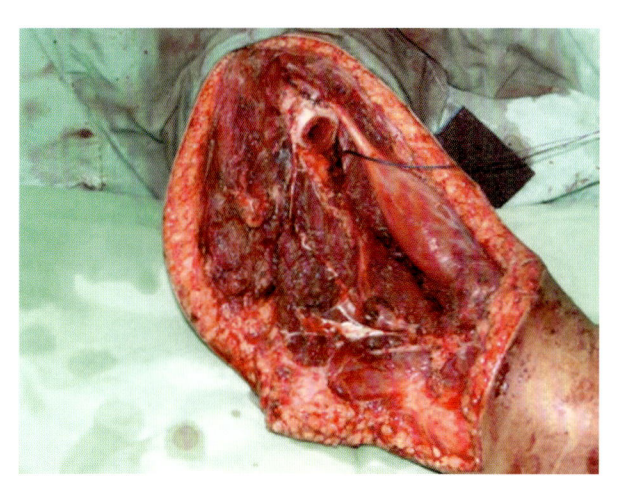

▲ 图 43-5 肿瘤骨段切除后，局部巨大的骨缺损

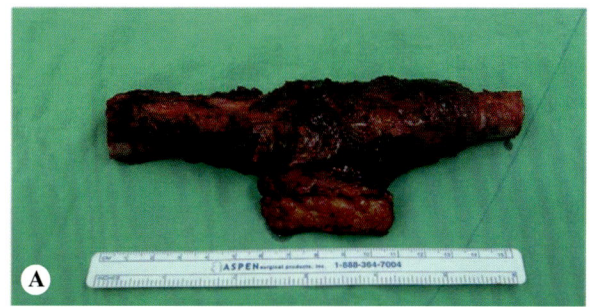

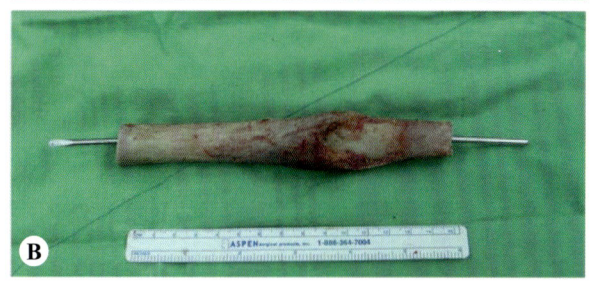

▲ 图 43-6 A. 体外照射前的荷瘤骨段；B. 体外照射后，去除荷瘤骨段周围的软组织，该结构用载有抗生素的骨水泥加固，并用长施氏针穿过

截骨部位之间的关系来判断，在透视片上确认测量位置是否一致。在一些特定病例，现在也可应用基于患者个性化 3D 打印截骨导板，进一步优化截骨精度。

2. 在截骨部位使用摆锯轻轻锯出一垂直于截骨面标记，方便重建时旋转复位。

3. 先肱骨近端截骨，再行远端截骨，有利于获得更好的手术视野，通过牵拉近端截骨后的荷瘤骨段，更容易进一步分离。

4. 辐照前多层包裹荷瘤骨段，方便更好地保护隔离，如图 43-7 所示，从最内层开始，分别是一个无菌样品袋、两层无菌包布和一个常规样品袋。在运输过程中，包裹好的骨段被放入一特制冷藏箱进行保护。

5. 在使用骨水泥前，应测量并标明施氏针两端突出的总长度和相对长度。

八、临床随访和影像学照片

见图 43-8 至图 43-14。

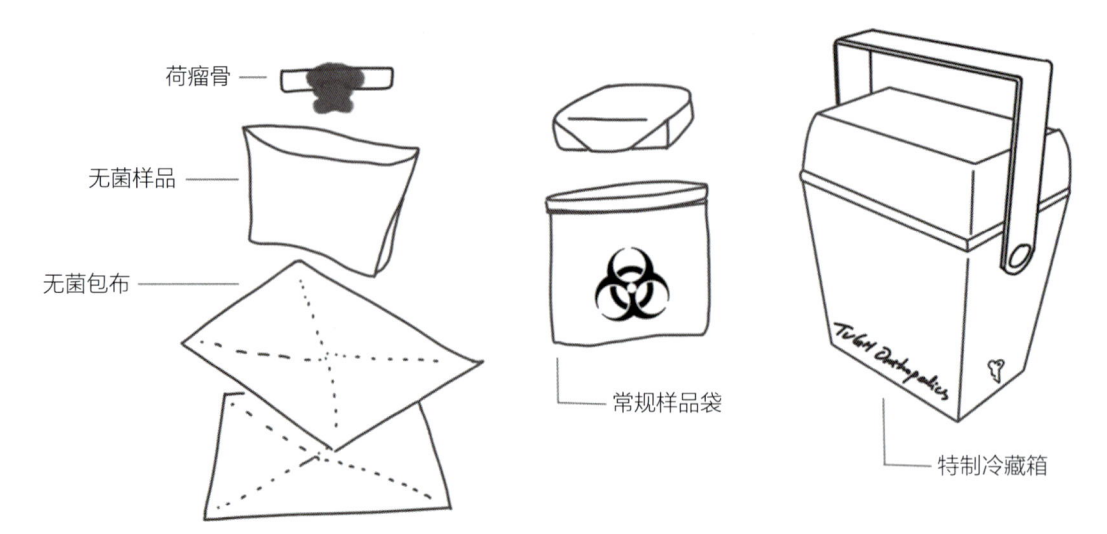

▲ 图 43-7　荷瘤骨段如何包裹和运输示意（由 Dr. Kuan-Lin 绘制，经 Kuan-Lin Chen 许可转载，改编自 Chen）

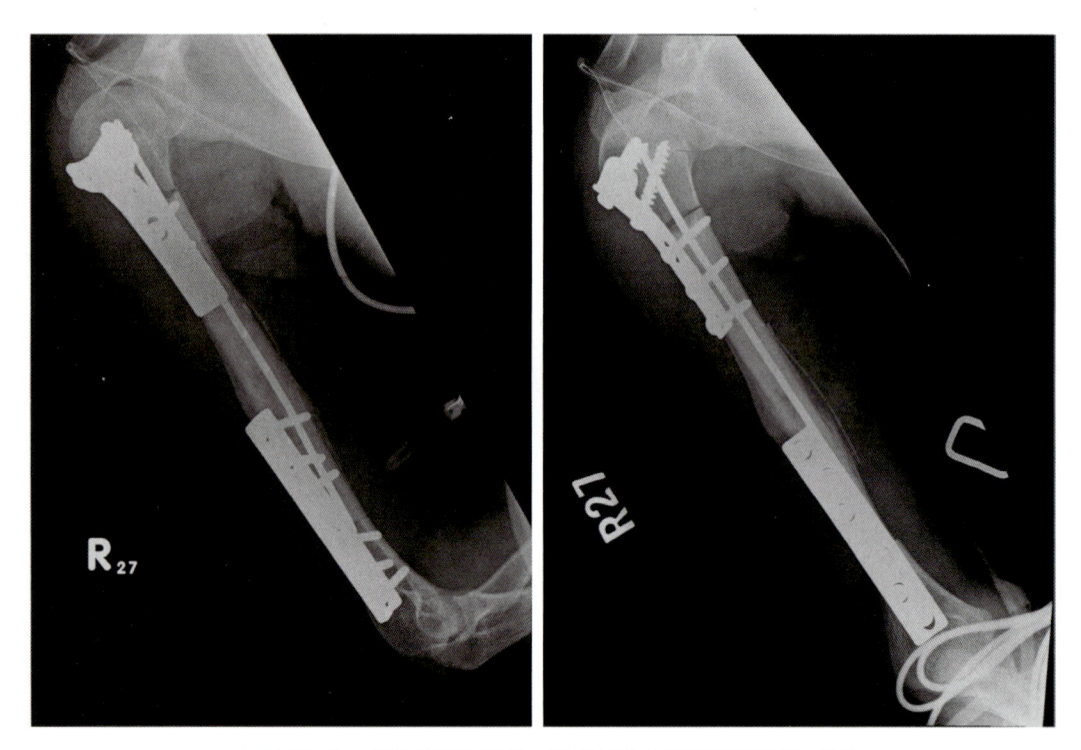

▲ 图 43-8　术后即刻 X 线片，肱骨近端和远端截骨固定装置

九、并发症的预防和处理

1. 充分外科切缘的定义仍然存在争议，Bertrand 等定义的治愈性切缘应在 4cm 以上，广泛切除充分切缘为 1～4cm，广泛切除不充分切缘是 1cm，边缘性切除是经包膜周围切除[1]。根据 Bertrand 的定义，本例患者如果进行根治性肿瘤切除，则肱骨两端必须完全切除，这将牺牲众多肌腱附着点，造成患肢严重的功能障碍。我们的团队没有选择全肱骨切除术式，而是细心研究综合各类因素如对新辅助化疗的反应，以确定最佳切除边缘，我们既往的研究报告显示，新辅助

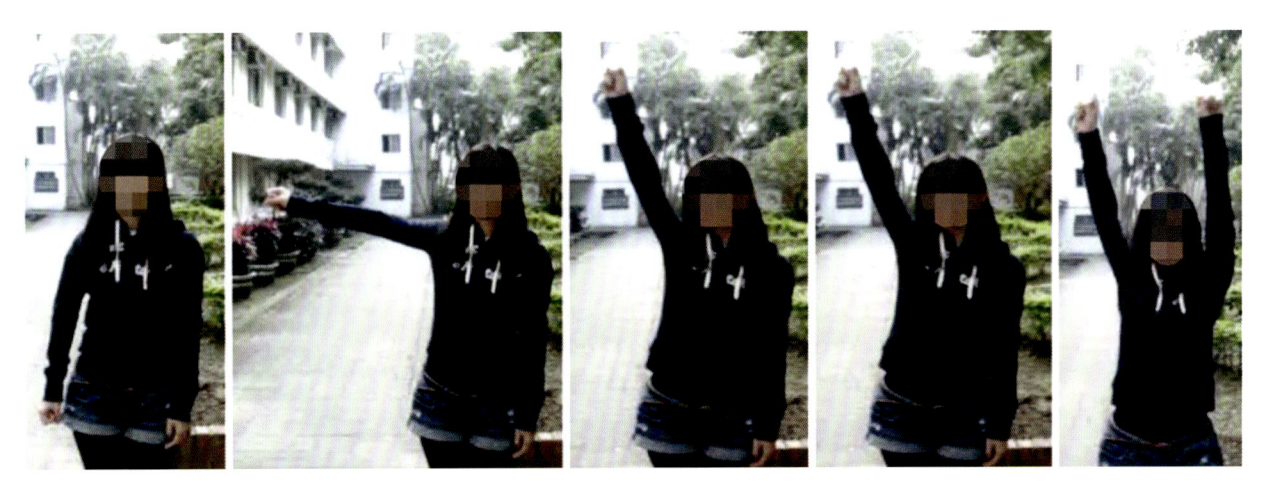

第43章 肱骨干生物重建：辐照自体骨

▲ 图 43-9　术后 1 年拍摄的视频显示右肩能完成全部功能的活动范围，与对侧相比，肩外展基本对称，同时 X 线片示近端截骨处完全愈合

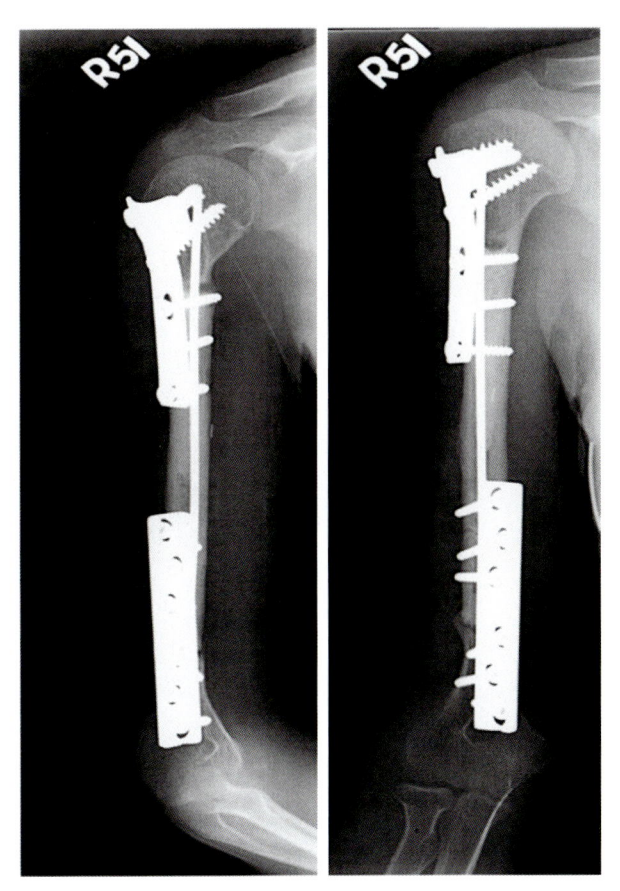

▲ 图 43-10　术后 2 年 X 线片，近端完全愈合，远端截骨部位增生未愈合

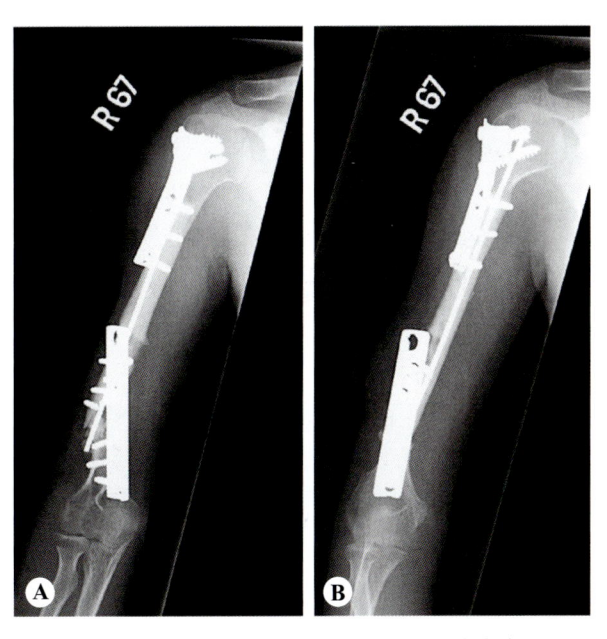

▲ 图 43-11　术后 5.5 年，右肘关节因跌倒致疼痛、功能障碍，体格检查右肘显著压痛，X 线片显示远端截骨处骨折伴移位，予切开复位和双侧锁定钢板内固定

化疗反应良好病例，1cm 切缘已经足够[3]。本例患者新辅助化疗后动态 MRI 报告预测坏死率超过 90%。与患者及家属讨论后，我们团队选择在较小的边缘（近端边缘 1cm；远端边缘 1.7cm）进行截骨。如术前 X 线片所示，若切除边缘太大，其剩余骨量有限，无法重建。如肿瘤侵袭肱骨近端较本例更多或相同侵袭范围但病变坏死率不高的情况下，则不适合中段切除，术前必须仔细权衡风险和收益[4]。

2. 截骨段对应两端边缘术中冰冻病理检查至关重要，是确定肿瘤是否充分切除的关键。

363

骨肿瘤手术学：病例图解

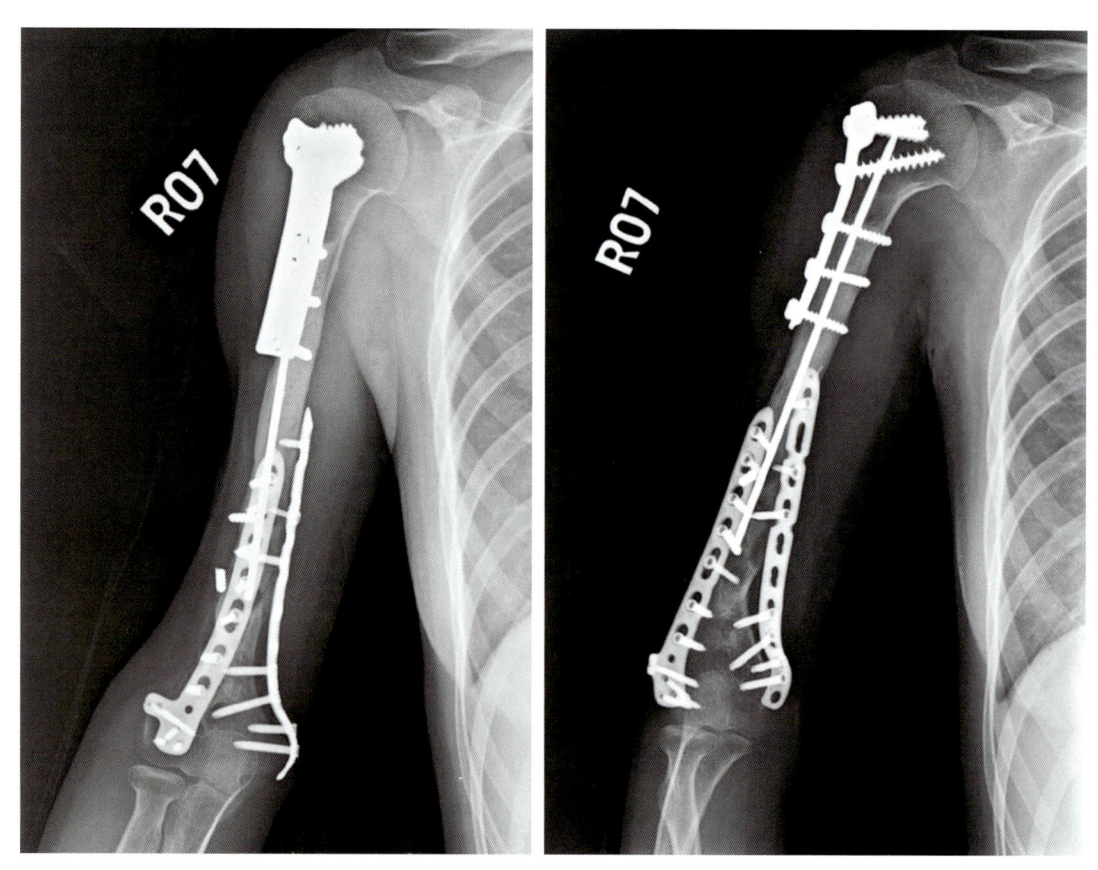

▲ 图 43-12 骨折后 5 个月 X 线片，前期未愈合的截骨骨折部位已完全愈合

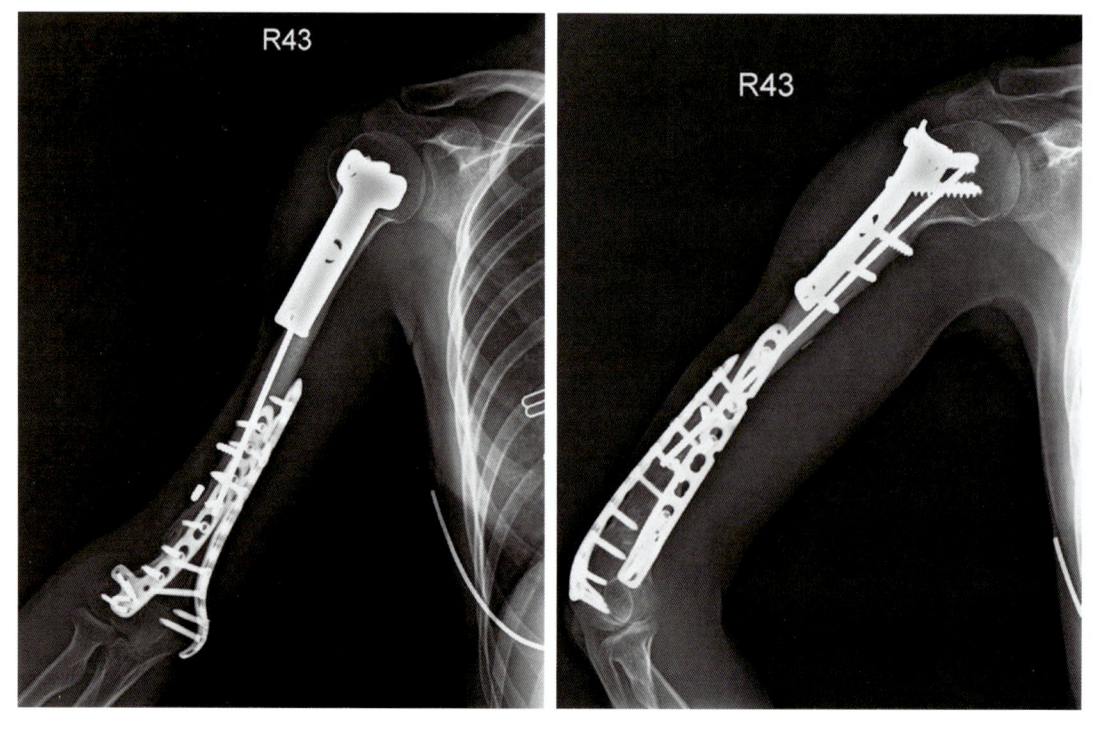

▲ 图 43-13 第二次手术后 12 年，两处截骨部位完全愈合

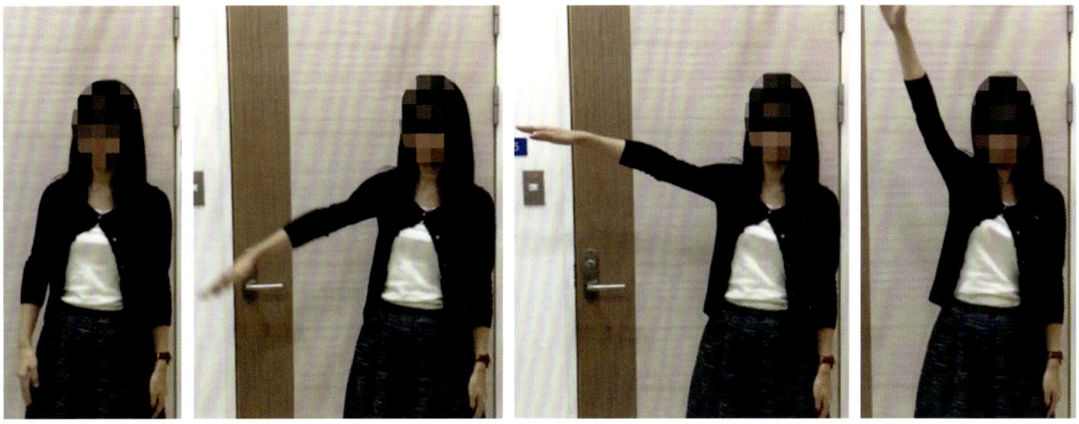

▲ 图 43-14 右肩功能活动范围保持完好，肘关节活动范围良好（0°～130°）

3. 辐照后需修剪周围软组织，灭活的自体骨有时会变弱易碎，为了预防移植骨发生骨折，可使用抗生素骨水泥辅助增强其结构，应避免骨水泥覆盖到截骨部位影响骨愈合。

4. 骨不愈合始终是生物重建中的主要并发症[6]，坚强固定对于截骨后的骨愈合至关重要。近端截骨位于干骺端，本身具有良好的愈合潜能，远端截骨位于骨干，不愈合率较高。本例患者初次手术不适合使用锁定钢板，后续发生骨折后，可使用双钢板结构实现更加坚强的固定，促进骨愈合。

参考文献

[1] Bertrand TE, Cruz A, Binitie O, Cheong D, Letson GD. Do surgical margins affect local recurrence and survival in extremity, nonmetastatic, high-grade osteosarcoma? Clin Orthop Relat Res. 2016;474(3):677-83.

[2] Buch A, Sawlani V, Chandanwale S, Kumar H. Diaphyseal osteosarcoma with varying histomorphologic patterns. Adv Biomed Res. 2014;3:33.

[3] Chen WM, Wu PK, Chen CF, Chung LH, Liu CL, Chen TH. High-grade osteosarcoma treated with hemicortical resection and biological reconstruction. J Surg Oncol. 2012;105(8):825-9.

[4] Kawaguchi N, Ahmed AR, Matsumoto S, Manabe J, Matsushita Y. The concept of curative margin in surgery for bone and soft tissue sarcoma. Clin Orthop. 2004;419:165-72.

[5] Sim FH, Frassica FJ, Unni KK. Osteosarcoma of the diaphysis of long bones: clinicopathologic features and treatment of 51 cases. Orthopedics. 1995;18(1):19-23.

[6] Wu PK, Chen CF, Chen CM, Cheng YC, Tsai SW, Chen TH, Chen WM. Intraoperative extracorporeal irradiation and frozen treatment on tumor-bearing autografts show equivalent outcomes for biologic reconstruction. Clin Orthop Relat Res. 2018;476(4):877-89.

第 44 章　肱骨干假体重建：全肱骨假体
Implant Reconstruction of the Humeral Diaphysis: Total Humerus Prosthesis

Lee M. Jeys　Guy V. Morris　Vineet Kurisunkal　著

一、简要病史

患者女性，67 岁。既往有左上臂慢性疼痛病史，在受到轻微创伤后，左上臂出现急性疼痛。X 线片（图 44-1）提示肱骨病理性骨折并轻微移位，肱骨全长的 85% 呈溶骨性病变，表现为骨内扇贝样改变和爆米花样钙化。就诊时临床检查左上肢没有神经、血管损伤表现，随后的 MRI（图 44-2）显示病变为典型软骨肉瘤，病灶累及肱骨头，肿瘤周围水肿延伸到肘关节附近。

系统分期表明，肱骨是孤立病灶，经多学科会诊，由于存在病理性骨折和肿瘤周围水肿，尽早采用组配式全肱骨假体重建（THEPR）比延迟手术定制长肱骨近端假体更合适。同时经过长时间讨论，担心等待病理结果时可能发生肿瘤扩散，因此没有进行术前活检，患者在入院后第 7 天接受手术治疗。这种处理存在争议，一些医生倾向于对软骨类肿瘤先活检，这通常是我们的首选，但有些医生坚持软骨类肿瘤不常规活检。

二、术前临床和影像学照片

见图 44-1 和图 44-2。

三、术前问题汇总

1. 肱骨肿瘤累及肱骨全长的 85%，并伴肿瘤周围水肿，延伸到肘关节。
2. 轻微移位的骨折伴有软组织水肿，增加了肿瘤污染和局部再次复发的风险。
3. 由于难以在手术前和手术中稳定骨折，降低肿瘤污染风险，因此我们建议在术前为患者提供肩肘带支具固定，这有助于为手臂提供额外的支撑，降低骨折移位的风险。
4. 设计切缘的时候要考虑到骨折引起的水肿。
5. 术后为肩关节提供足够的稳定。
6. 保留上肢的神经功能。

四、治疗策略

1. 阴性切缘切除肿瘤，保证骨折部位的软组织覆盖和骨折稳定。
2. 保护好血管神经束，尤其要注意神经张力。
3. 采用组配式全肱骨假体重建术后骨缺损。
4. 为肱骨近端提供额外的稳定性。
5. 恢复肱骨肢体长度。
6. 保留前臂旋转功能和肘关节的活动范围。

五、基本原则

1. 术前计划至关重要。通过评估全肱骨和前臂近端的最新影像检查（X 线片 /MRI），确保阴性切缘的肿瘤切除。冠状位 T_1/STIR 序列可用于规划截骨平面，轴位 T_2 FS 序列有助于确定肿瘤的横截面范围，判断其与肌肉、肌腱和神经血管之间的关系，帮助确定最佳肿瘤切除边界。
2. 小心地将患者安置在手术床上，尤其患者

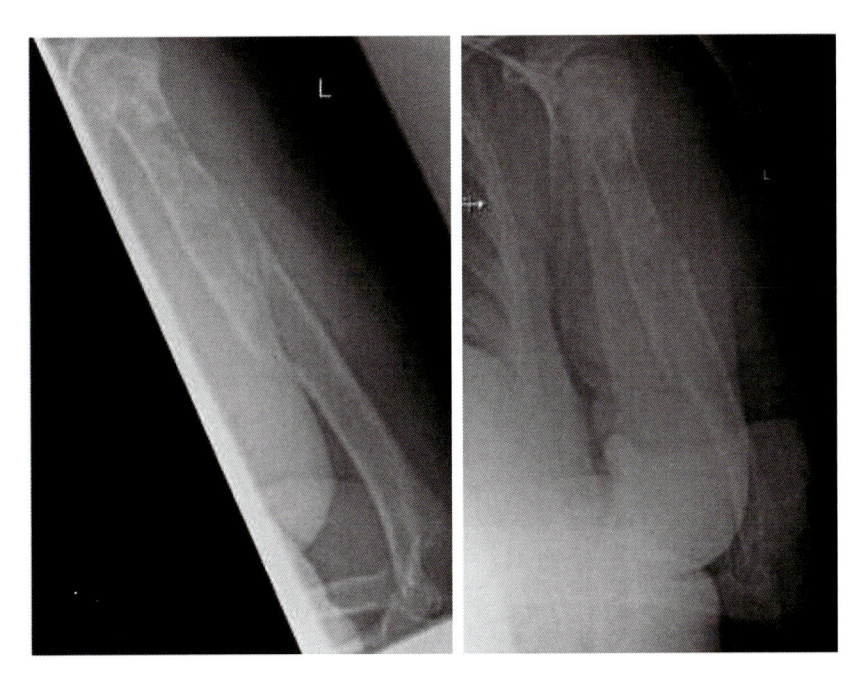

▲ 图 44-1 X 线片显示肱骨病理性骨折并轻微移位，呈溶骨性改变，表现为骨内扇贝样改变和爆米花样钙化

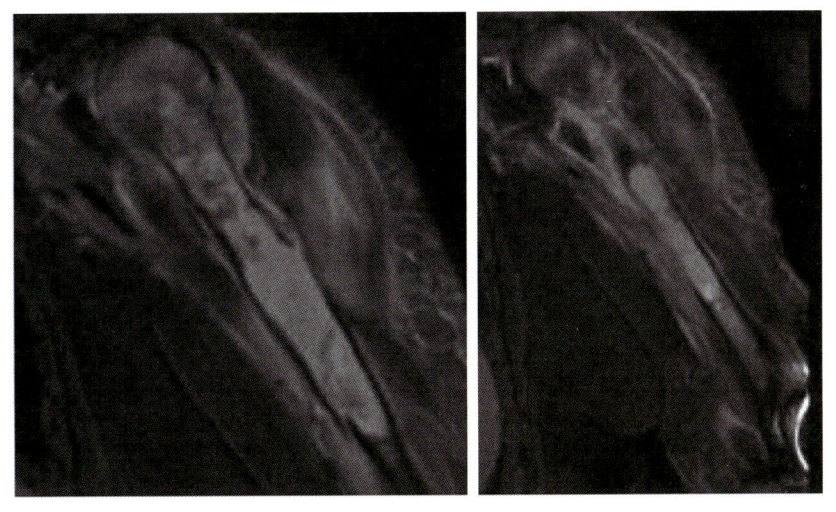

▲ 图 44-2 MRI 显示肿瘤病灶近端累及肱骨头，肿瘤周围水肿延伸到肘关节附近

伴有轻微移位骨折的情况。作者更喜欢将手术床调至沙滩椅位，患侧单肩悬空，调整手撑支架使肘部能够以自然的角度支撑，这样肩关节可以过伸，使肩袖的结构易于分开，并使肩关节前脱位，降低骨折部位张力（图 44-3）。

3. 麻醉后，手术台应在层流中以对角线的角度放置，确保头部和肩部处于气流中，为外科医生和助手提供足够的空间。这可能需要在麻醉机上安装一根超长的麻醉管，因为这个体位，他们可能很难正常接触患者，麻醉医生可能倾向于使用超长的外周静脉通路（图 44-4）。

4. 大多数医生同意肱骨近端和中段入路切口，肩部的标准胸三角肌间隙入路，延伸到肱骨中部的前外侧，是大多数肿瘤外科医生熟悉的标准和可靠的方法。有争论的是如何更好地显露肱骨远端，作者更喜欢前外侧入路（图 44-5），当

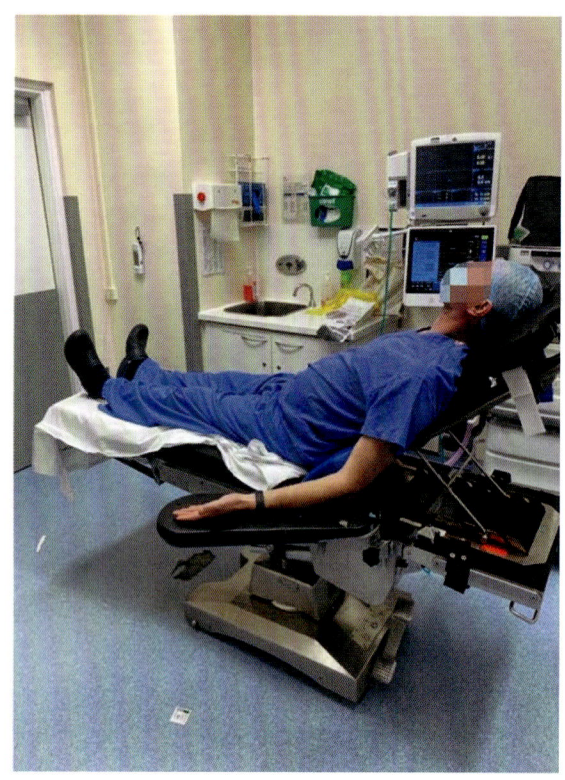

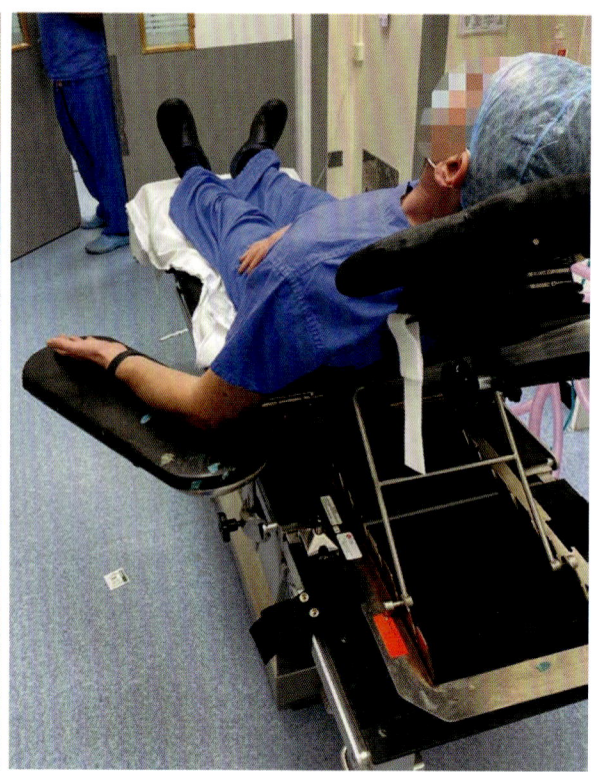

▲ 图 44-3 患者体位

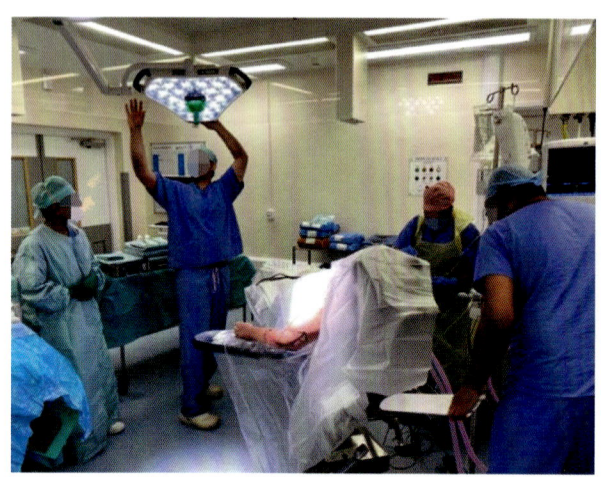

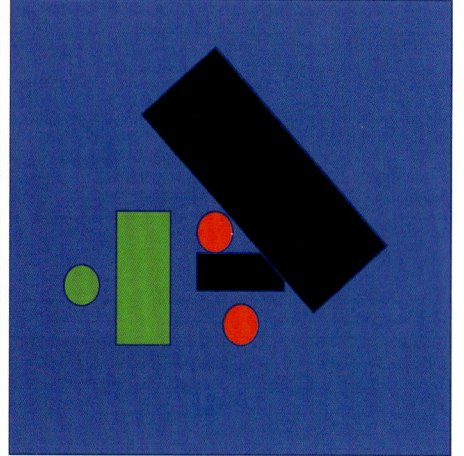

▲ 图 44-4 患者在手术室内的位置，以及手术室布局

然也有如下其他入路选择。

(1) 在单纯肱骨远端切除术中采用后入路，还有一些外科医生可能会主张采用双侧入路来显露视野；然而，作者发现这种方法很麻烦，而且可能需要破坏肱三头肌的止点。

(2) 正如著名的 Henry 入路所述，一些医生主张将前外侧入路延伸到肘前，这种入路便于游离外侧肌间隙内的神经和副韧带；然而，臂丛神经，肱动脉、尺动脉通常在手术区域内，必须保护好，这可能会导致神经麻痹。

(3) 作者更喜欢将前外侧入路延伸到肘外侧，这种入路可以直视下显露桡神经（及随后的前移），从而降低桡神经麻痹的风险。上臂血管、正中神经和桡神经可以在不需要广泛剥离的情况

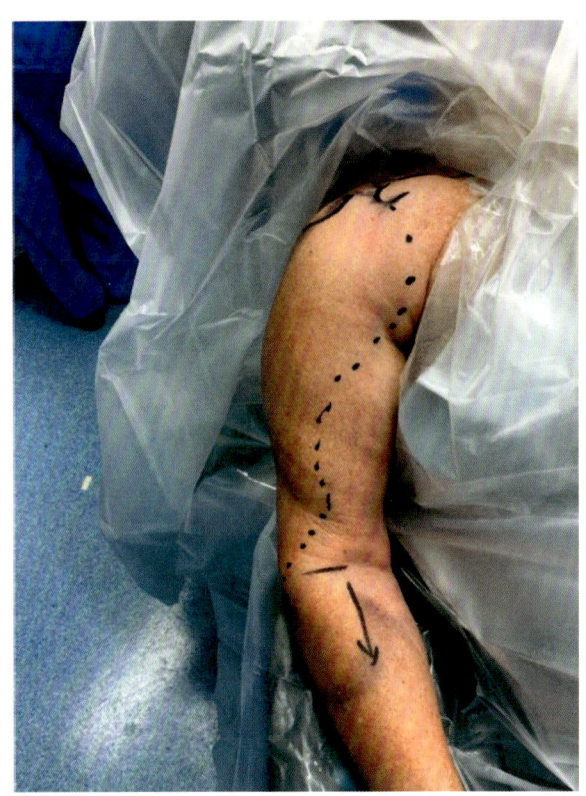

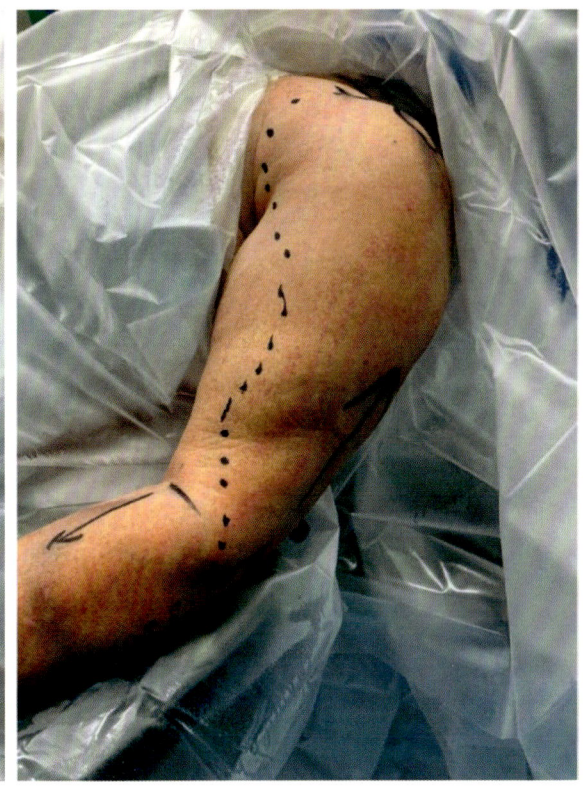

第44章 肱骨干假体重建：全肱骨假体

▲ 图 44-5 前外侧手术切口标记

下安全地向前方整体移动。如果需要，该方法可以延长到前臂和伸肌止点，外旋肌可从起点剥离。内侧副韧带显露比较困难，但这通常是关节打开后的最后一步。

5. 本例切口从喙突开始，沿着三角肌胸大肌肌间沟到三角肌粗隆，沿着肱二头肌外侧缘，延伸至肱骨外上髁，切口可以沿桡骨头上方的Kochers切口向远端延长。

6. 该入路是标准肱骨近端切除术的首选入路，头静脉用于识别三角肌胸大肌间沟（图 44-6）。将头静脉向内侧牵开，三角肌向外侧剥离掀开到三角肌粗隆（图 44-7），游离三角肌止点。找到胸大肌和背阔肌止点，剥离并用缝线标志，方便后续重建（图 44-8）。

7. 找到肱二头肌长头肌肌腱，剥离并用缝线标志，方便后续重建。

8. 轻微外旋患肢，在稳定骨折端同时，寻找肩胛下肌的肌腱部分，剥离并用缝线标志，便于后续重建（图 44-9）。肌腱基底部有一组标志性

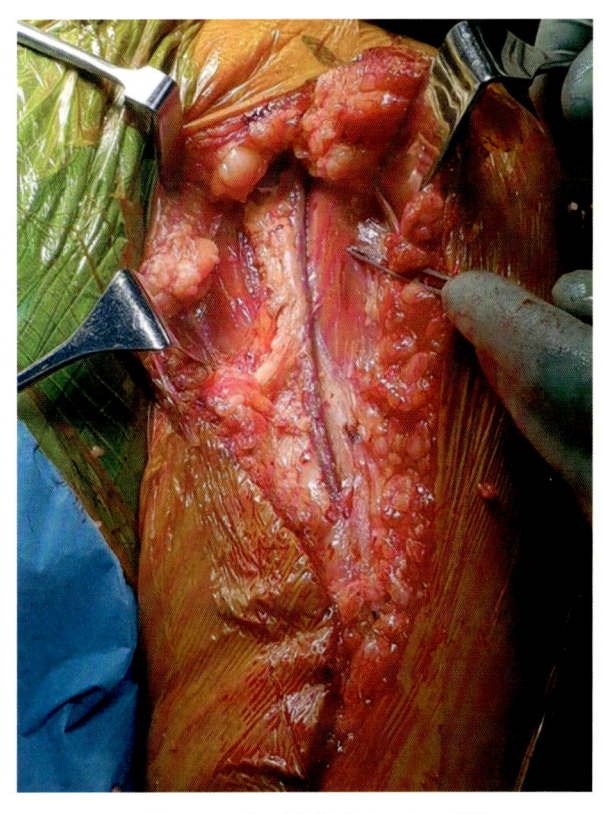

▲ 图 44-6 识别头静脉和三角肌前缘

369

骨肿瘤手术学：病例图解

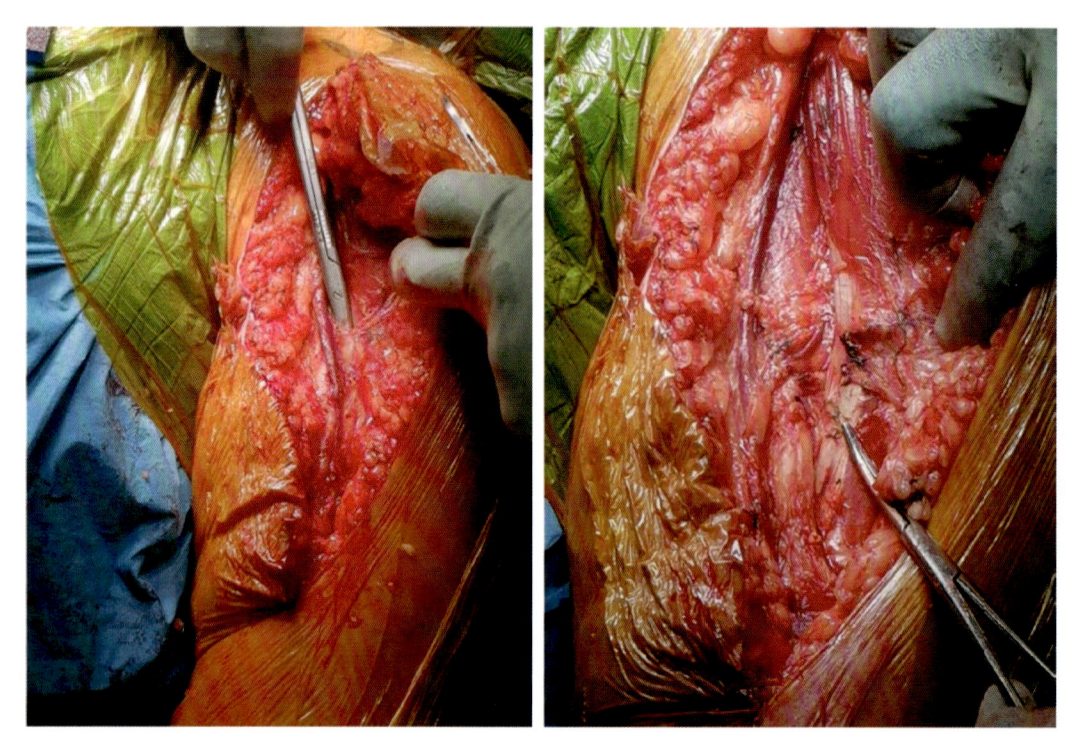

▲ 图 44-7　沿着三角肌前缘至三角肌粗隆

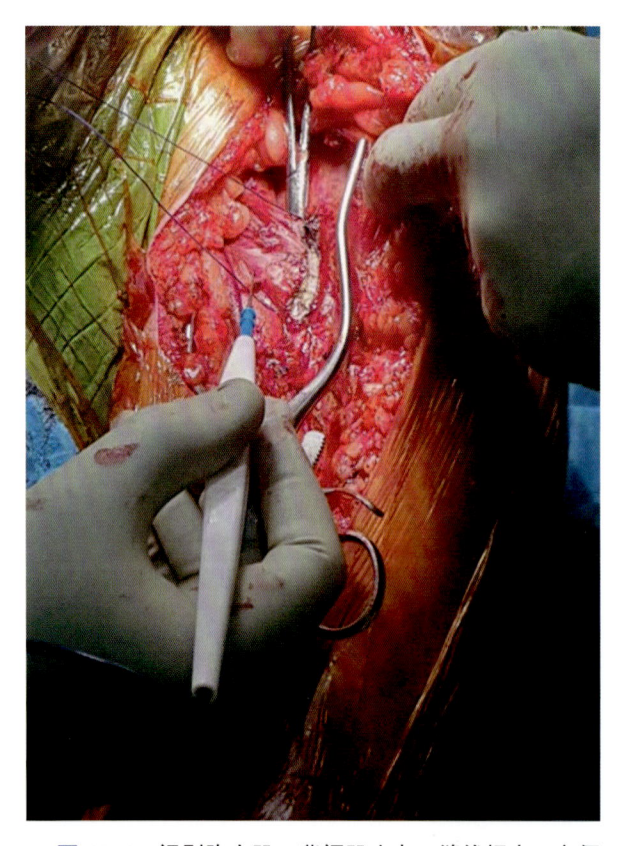

▲ 图 44-8　识别胸大肌，背阔肌止点，缝线标志，方便后续重建

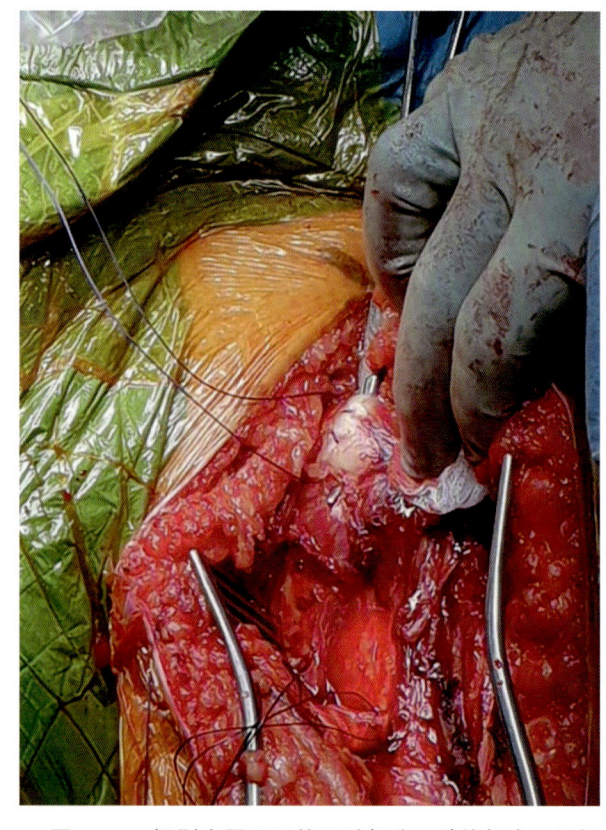

▲ 图 44-9　识别肩胛下肌的肌腱部分，缝线标志，以便后续重建

小血管，包括旋肱前动脉和两条伴行静脉，通常被称为"三姐妹"。如果肿瘤没进入肩关节，肌腱和滑膜可一并分离，切开关节。

9. 前方关节囊切开后，轻柔地外旋过伸肩关节使肱骨头半脱位，显露后方肩袖（图44-10），将后方肩袖和关节囊分离。

10. 随着关节囊、肩袖和三角肌完全打开，上臂将大大缩短，神经张力得以缩小，大圆肌止点也易于显露并剥离，这一步很重要，因为可以在桡神经沟中找到桡神经，打开外侧肌间隔，直视下显露桡神经，并加以保护（图44-11和图44-12）。

11. 从外侧肌间隔中找到并游离桡神经，肱二头肌和肱动静脉牵向内侧，肱三头肌向后剥离，骨折部位要保留肌肉组织覆盖（图44-13）。现在沿着肱骨后侧表面解剖至鹰嘴窝比较容易（图44-14）；外科医生必须知晓桡神经将要往前走行至肘部，因此，随着上臂缩短，神经张力减

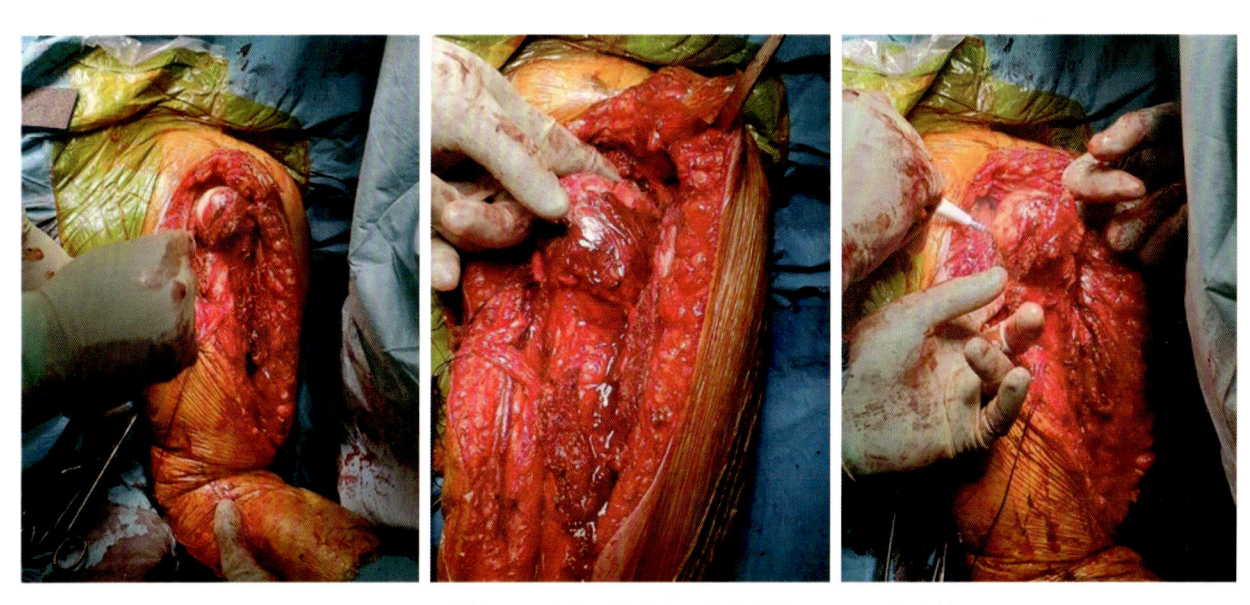

▲ 图44-10 外旋，过伸肩关节致肱骨头半脱位，显露后侧肩袖

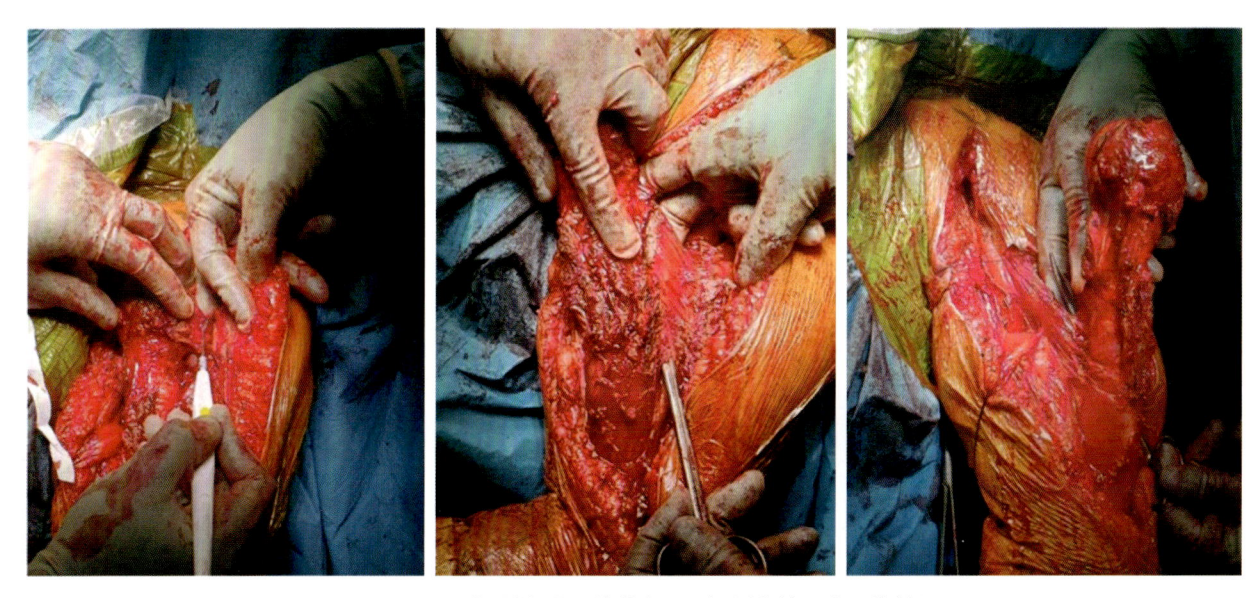

▲ 图44-11 识别大圆肌并游离，以识别桡神经沟和桡神经

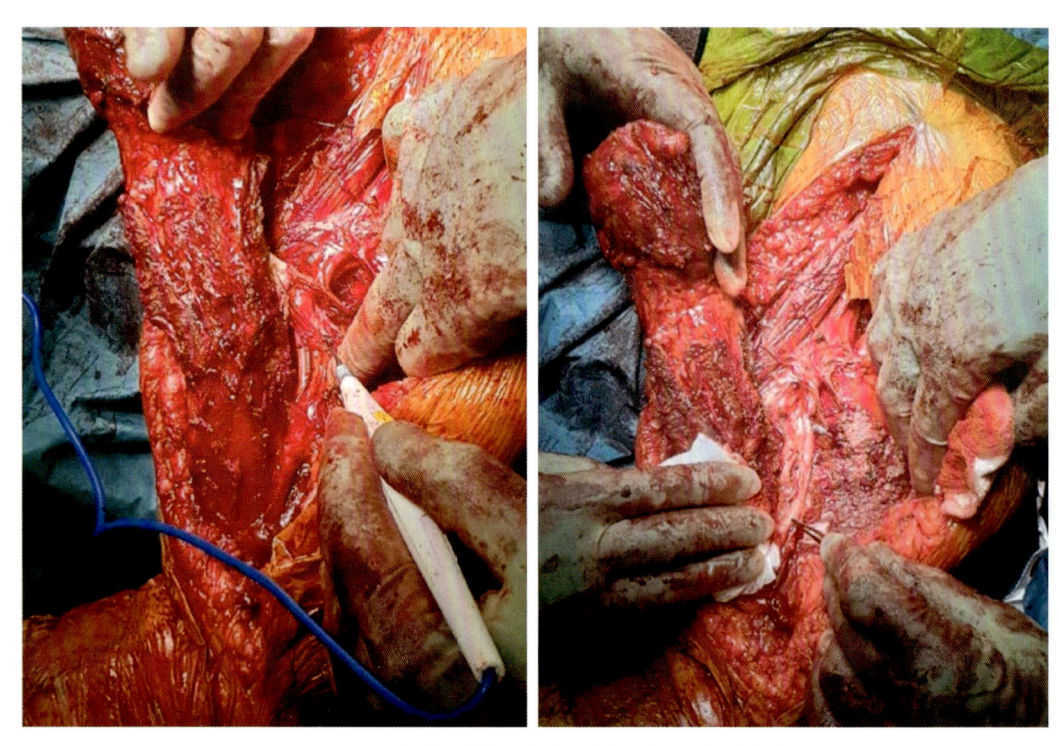

▲ 图 44-12　桡神经被识别并从外侧肌间隔中游离出来

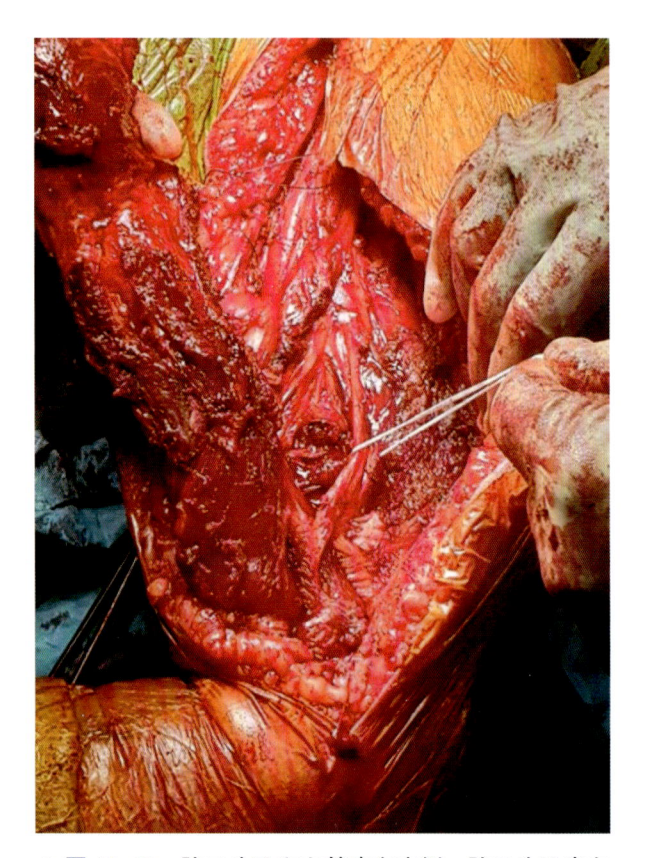

▲ 图 44-13　肱二头肌和血管牵向内侧，肱三头肌牵向后侧，骨折部位包裹部分肌肉组织

小，需将桡神经牵拉向前，以便在肱骨外上髁安全地显露指伸肌肌腱的起点（图 44-15）。

12. 上臂短缩后，显露肱骨并内旋，注意保护神经血管组织，打开肘关节前关节囊和显露内侧副韧带。在始终稳定骨折端的情况下，切除肱骨及肿瘤病灶，保护好重要组织结构（图 44-15）。

13. 使用小型钻头、导丝、柔性空心铰刀和扩髓器处理尺骨近端（图 44-16）。本例作者采用 MUTARS 镀银组配式假体。尺骨端假体组件按解剖塑形，假体置入无须切除尺骨鹰嘴，但后者切除更利于找到在尺骨冠状突尖和尺骨滑车切迹基底间连线的 1/2 处插入点，这种假体尺骨组件有两种长度，75mm 或 100mm。

14. 为稳定上臂近端重建肌肉，可将 MUTARS 补片缝合到剩余的关节囊上。假体长度和直径由重建肱骨的长度和肱骨头的大小决定，放入试模评估最佳假体长度后，将上臂旋转调整为中立位置，并适当后伸，骨水泥固定尺骨组件，组装 MUTARS 全肱骨假体，然后安装假体，并利用假体上的固定环和肱骨头上的缝合孔将软组织固定

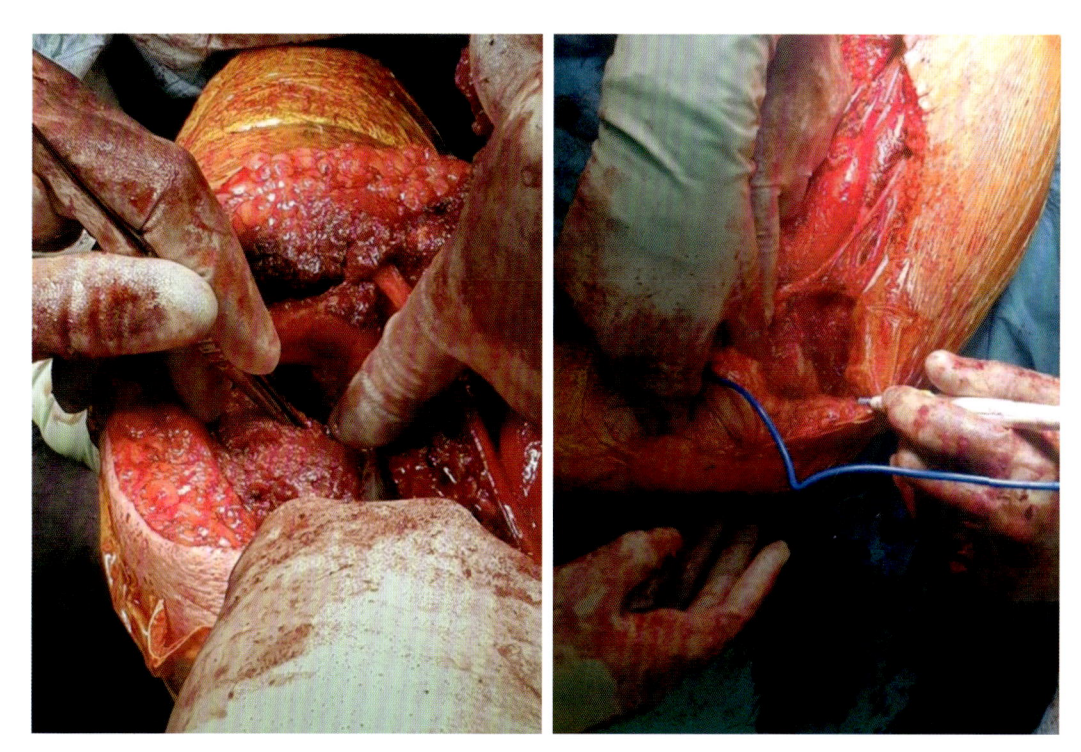

第 44 章 肱骨干假体重建：全肱骨假体

▲ 图 44-14 随着上臂的缩短和肘部弯曲，桡神经前移，鹰嘴窝被打开，从肱骨外上髁显露前臂伸肌总腱的起点

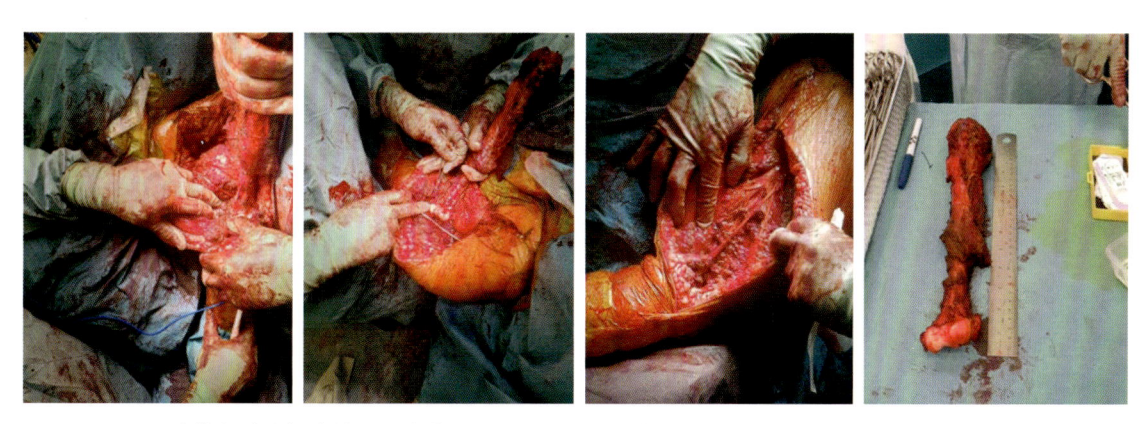

▲ 图 44-15 随着上臂的极度缩短，内旋肱骨，小心保护血管神经束，切开肘关节前关节囊和从关节内游离内侧副韧带。在始终保持骨折端稳定的情况下切除肱骨和肿瘤，保护重要组织结构完好无损

到假体上（图 44-17）。

15. 最后将所有在手术期间缝线标志的肌腱缝合固定到补片上，包括后侧肩袖、肩胛下肌、肱二头肌长头肌肌腱、背阔肌、胸大肌和三角肌，这有助于术后功能恢复，假体的软组织覆盖，可能有助于降低感染发生率（图 44-18）。

16. 术后上肢肩肘支具固定 3 周，此时允许主动肘部屈曲和伸展运动，并允许被动下垂运动。术后 6 周，去除肩肘支具，在康复指导下进一步活动。

六、治疗期间临床和影像学照片

见图 44-3 至图 44-18。

七、技术要点

1. 必须小心准确识别三角肌胸大肌肌间沟的

373

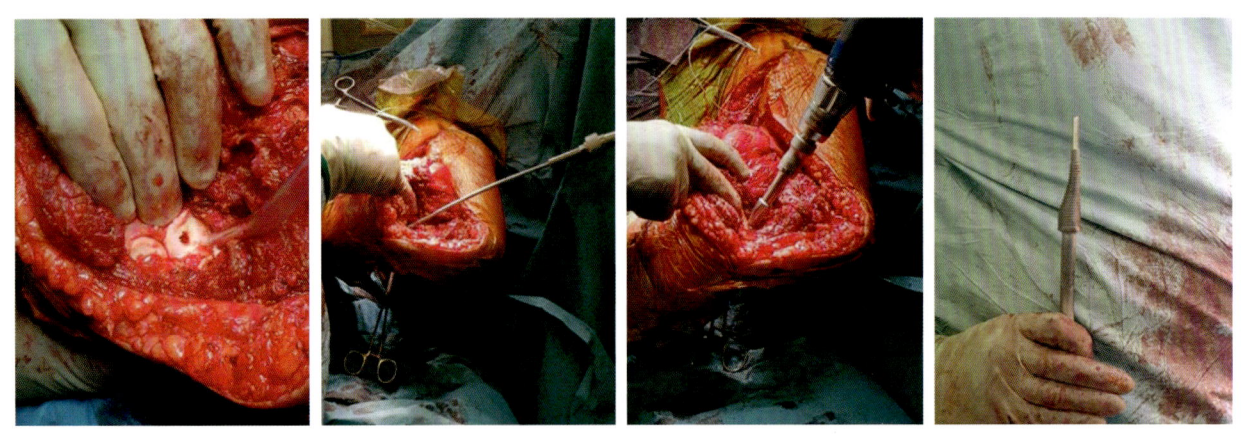

▲ 图 44-16　使用小型钻头、导丝、铰刀和扩髓器处理尺骨近端

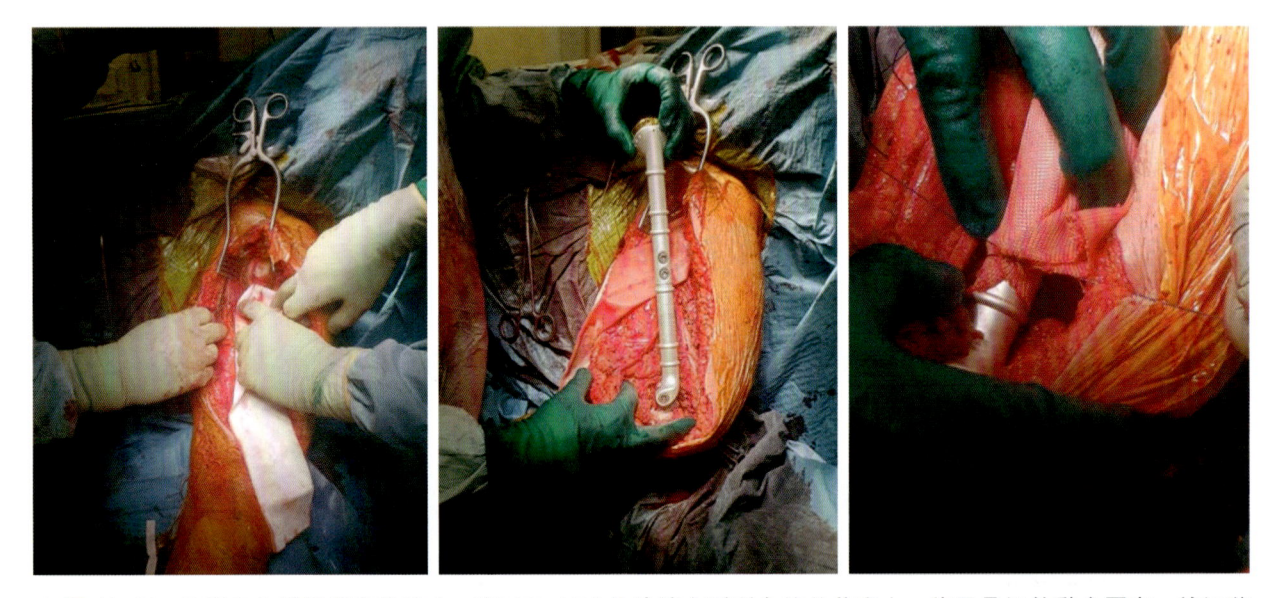

▲ 图 44-17　为稳定上臂近端重建肌肉，将 MUTARS 补片缝合到剩余的关节囊上。将尺骨组件黏合固定，并组装 MUTARS 全肱骨假体，然后安装假体，并利用假体上的固定环和肱骨头上的缝合孔将软组织固定到假体上

前缘，很容易将胸大肌误认为三角肌，并通过肌束进入深层解剖空间，这将使手术医生入路过于偏内，使随后的解剖变得困难。通常情况下，如能正确识别三角肌前缘并追踪至其肱骨止点，则入路的剩余部分就简单了。

2. 标准的肱骨近端切除术一定要保留三角肌附着部方能保留肩部功能，而在全肱骨置换术中，三角肌附着处应提前分离，方便肱骨头前脱位，更重要的是识别桡神经沟里的桡神经。

3. 必须牢记，桡神经总是在三角肌粗隆（三角肌止点）后面的桡神经沟里[1]。因此，如果从三角肌粗隆处小心地剥离三角肌，就可以在桡神经被损伤之前识别。

4. 术前记忆桡神经走行可以避免术中焦虑。在上臂最初走行在肱动脉后面，经三边孔下方间隙，到达肱骨后部的桡神经沟，与肱深动脉并行向下，在肱三头肌的外侧头和内侧头之间，直到它在三角粗隆下方 5cm 处到达上臂的外侧，在那里穿过肌间间隔，到达上臂的前间室，然后，下行穿过肱骨外上髁，分成浅支和深支，继续进入肘窝，然后进入前臂[2]。

5. 打开肩前关节囊，抬举肘部（如果需要，

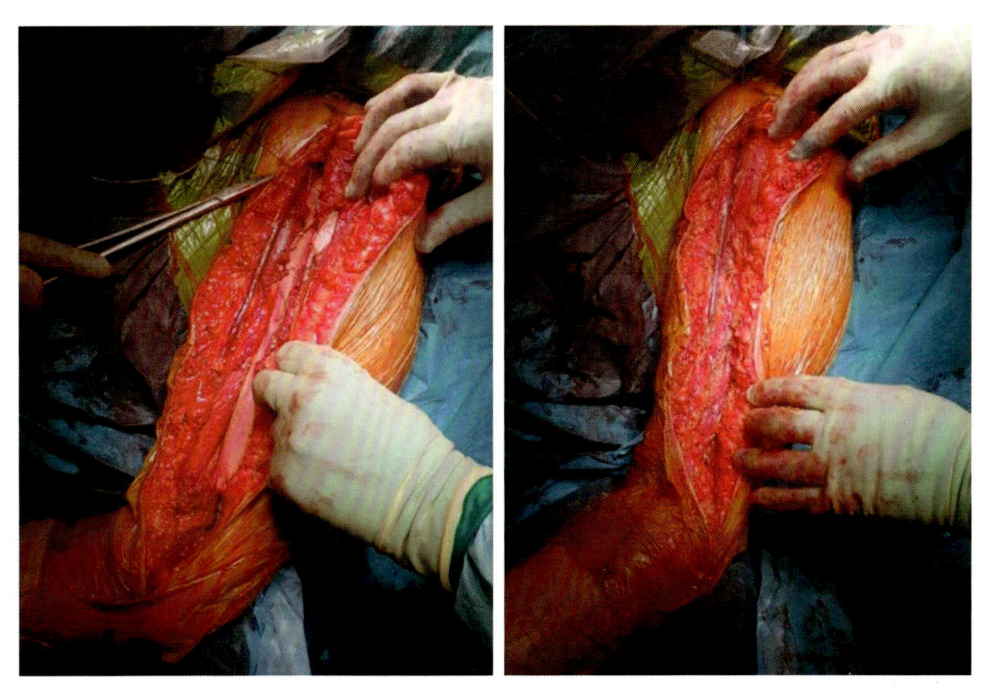

▲ 图 44-18 最后将所有在手术期间缝线标志的肌肉缝合固定到假体 MUTARS 补片上

抬起骨折部位），轻轻外旋上臂使肩部过伸，可使肩关节半脱位，手术医生更易打开后侧肩袖，在此步骤之前剥离三角肌止点可以减少骨折部位张力，有助于显露视野。如果需要，三角肌前侧的一些肌纤维可以自肩峰分离。通过向推肘部向上和肱骨头向前向上缩短上臂，可获得更多的操作空间。如果可能，从关节囊内部打开，因为腋窝和桡神经靠近关节囊后下侧。切开关节囊时，尽量将其保留在关节盂上，以便稍后重新缝合在补片上，以帮助稳定。

6. 识别大圆肌也非常重要，有助于判断四边孔和三边孔，进而分辨腋神经和桡神经。由于在这之前确定了三角肌粗隆和桡神经沟，桡神经近端和远端均能很好识别，并加以保护。

7. 当肱骨充分显露，上臂明显缩短，从外侧入路切除肱骨远端这一最后且不太熟悉的步骤将变得容易操作，因为神经张力减小同时操作空间更大。一旦打开外侧肌间隔，可以轻柔地牵拉肱三头肌向后侧，肱二头肌（与血管）牵向内侧。必须牢记此处桡神经进入肘关节前方，需要在神经没有任何张力情况下分离外上髁，必要时可短缩软组织。

8. 肘外侧关节囊打开后，外展、屈曲并旋转肘部，以便显露关节囊前侧，内侧副韧带直接从关节处肱骨上剥离（因为它们与关节囊相互融合），但作者总是对内侧髁的巨大感到惊讶。

9. 前外侧入路不需要专门解剖血管、正中神经或尺神经，因为它们的走行已与肱骨表面分离，因此只要是肿瘤没有累及即可。

10. 尺骨因为体积小，所以尺骨组件固定很紧。需注意开口尽可能大，通常需要额外髓，MUTARS 组件设计放置于尺骨滑车槽内，作者发现去除尺骨鹰嘴尖端，不会影响肱三头肌止点，这导致假体在 X 线片上有点不贴附，但似乎不会导致无菌性松动。鉴于尺骨髓腔狭窄，作者更喜欢使用低粘骨水泥。肱骨头相对于骨干的后倾通常为 10°～60°（平均 30°），因此为利于关节稳定，为每个患者重复同样的步骤也非常重要，MUTARS 系统的组配式假体允许根据每个患者进行调整。

八、临床随访和影像学照片

见图 44-19。

1. 术后顺利于第 5 天出院，伤口干燥清洁，

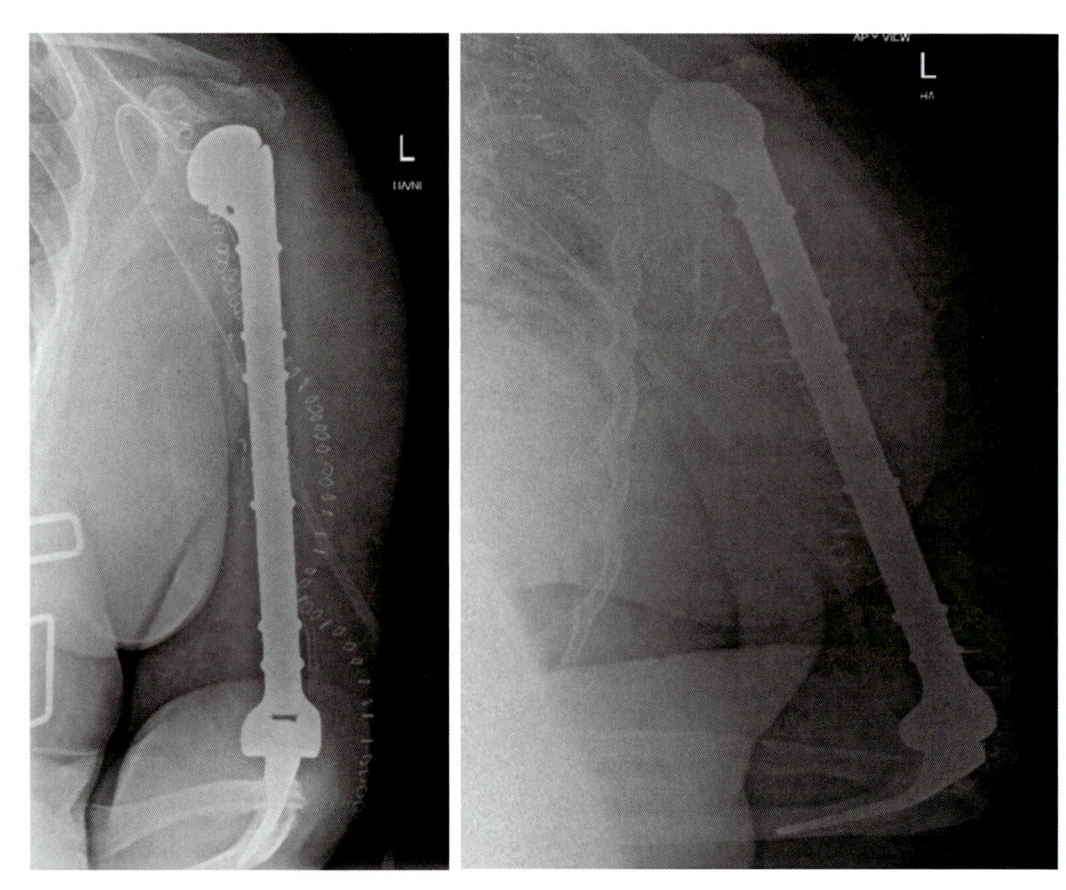

▲ 图 44-19 术后影像提示 THEPR 位置满意

没有血管神经损伤表现。

2. 在我们公布的 34 名接受 THEPR 患者中，平均随访 8 年，10 年假体存留率为 90%。4 名患者出现假体周围感染，1 名患者出现永久性术后桡神经麻痹，3 名患者出现假体近端移位，而 3 名患者需要在假体置换术后平均 16 年更换肘关节衬套。28 名患者首次手术后生存 12 个月以上，可以行功能评估，MSTS 平均功能得分为 83%（范围为 60%~93%）。

九、并发症的预防和处理

1. 幸运的是，THEPR 很耐用，但已有的临床研究结果显示约 10% 的患者近端不稳定。因此，为获得足够的近端稳定性，建议使用限制性关节盂假体、补片或背阔肌肌转位。据作者所知，THEPR 没有组配式限制性假体；然而，在翻修的情况下，定制假体仍是可靠的选择。

2. 有学者担心使用补片可能会增加感染概率，但也有文献报道没有显著增加感染率[4-6]，作者在肱骨假体使用补片，没有发现感染率上升，假体添加银涂层可能对减少感染有一定好处。

3. 假体的软组织覆盖通常不是问题，除非瘤体巨大或浸润生长，这种情况术前最好咨询整形医生意见。

4. 主要的手术问题是血管神经损伤。术前与患者沟通病情，作者强调 10% 一过性神经麻痹风险，并随着局部麻醉使用量而增加，术后头几天可能会引起患者和手术医生的焦虑。避免神经麻痹的主要方法是掌握良好的解剖学知识，最重要的是避免术中牵拉。正确安置患者，从近端开始（即使更困难），肩部过度伸展，重点是通过游离肱骨近端缩短上臂，有助于将风险降至最低。

5. 肩关节功能不佳在意料之中，需术前告知患者，偶有肘部僵硬，应尽早开始肘部功能锻炼，幸运的是，即使发生僵硬，通常也在功能活动范围内。

参考文献

[1] Park KJ, Romero BA, Ahmadi S. Identification of radial nerve in relationship to deltoid tuberosity and brachioradialis. Arch Bone Jt Surg. 2019;7(3):246-50.

[2] Krishna G. 8 - Arm. In: BD Chaurasia's human anatomy (Regional and applied dissection and clinical) Volume 1—Upper limb and thorax. 5th ed. India: CBS Publishers and Distributors Pvt Ltd; 2010. p. 95, 111, 122, 128.

[3] Wafa H, Reddy K, Grimer R, Abudu A, Jeys L, Carter S, Tillman R. Does total humeral endoprosthetic replacement provide reliable reconstruction with preservation of a useful extremity? Clin Orthop Relat Res. 2015;473(3):917-25.

[4] Schmolders J, Koob S, Schepers P, Kehrer M, Frey SP, Wirtz DC, Pennekamp PH, Strauss AC. Silver-coated endoprosthetic replacement of the proximal humerus in case of tumour-is there an increased risk of periprosthetic infection by using a trevira tube? Int Orthop. 2017;41(2):423-8.

[5] Gosheger G, Hillmann A, Lindner N, Rödl R, Hoffmann C, Bürger H, Winkelmann W. Soft tissue reconstruction of megaprostheses using a trevira tube. Clin Orthop Relat Res. 2001;393:264-71.

[6] Bischel OE, Suda AJ, Böhm PM, Lehner B, Bitsch RG, Seeger JB. En-bloc resection of metastases of the proximal femur and reconstruction by modular arthroplasty is not only justified in patients with a curative treatment option—an observational study of a consecutive series of 45 patients. J Clin Med. 2020;9(3):758.

读书笔记

第十四篇
肱骨远端及肘部

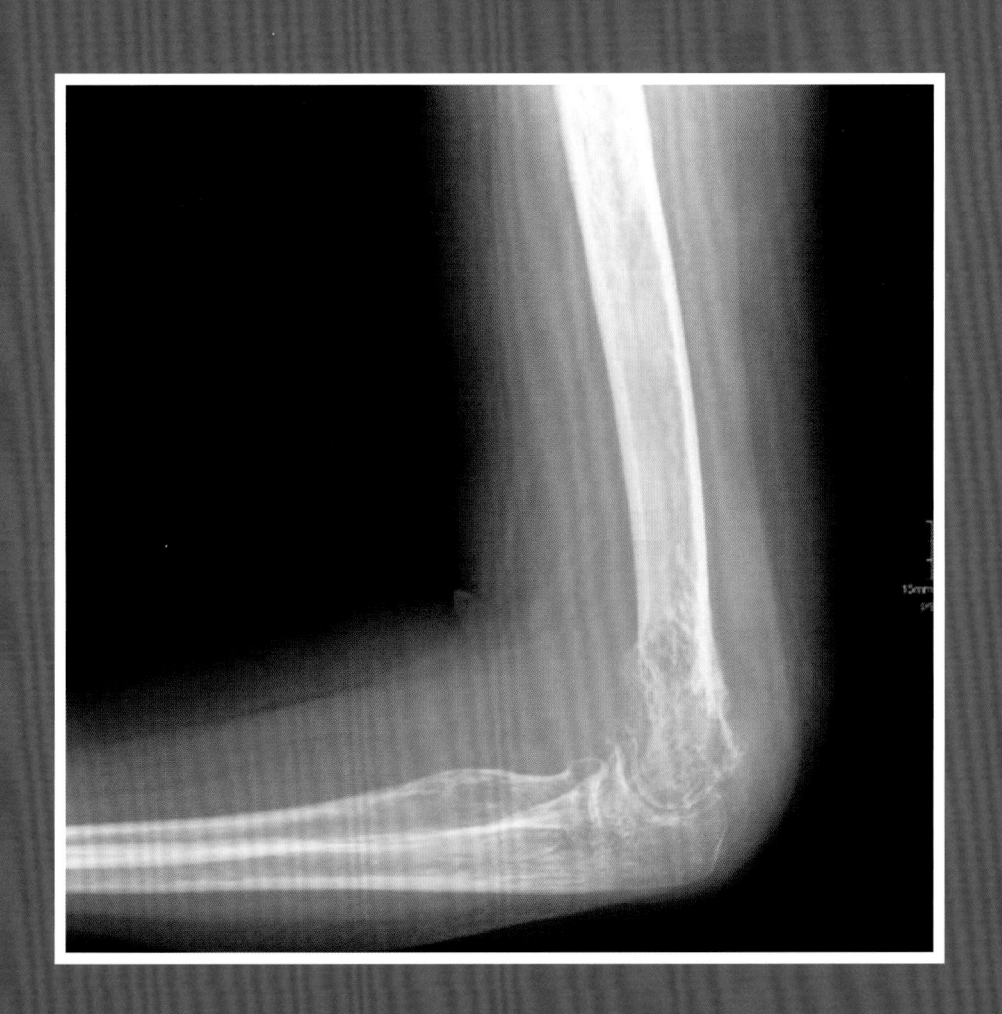

第 45 章 肱骨远端和肘部假体重建：组配式假体

Implant Reconstruction of the Distal Humerus and Elbow: Modular Prosthesis

Philipp T. Funovics 著

一、简要病史

患者女性，28 岁，左肘剧烈疼痛，肿胀伴肘关节活动受限 4 个月。影像检查显示左肱骨远端骨肿瘤，广泛溶骨并皮质破坏，病变不适合刮除（图 45-1）。在当地医院切开活检证实为经典骨巨细胞瘤。胸部 CT 显示没有肺转移灶。在地舒单抗临床可及之前，该左肱骨远端原发肿瘤（图 45-2）是行广泛切除骨水泥型组配式肿瘤肘关节假体重建（图 45-3）的适应证。术后 2 年，患者疼痛消失，肘关节屈曲活动自如，屈肘范围为 0°～0°～140°，旋前不受限（图 45-4）。

二、术前临床和影像学照片

见图 45-1。

三、术前问题汇总

1. 手术前计划和诊断、适应证、替代治疗方案的评估（如全肱骨或节段假体重建、瘤骨灭活再植）。
2. 肿瘤广泛切除，评估神经血管受累情况（尤其是桡神经和尺神经）。
3. 手术入路。
4. 尺骨近端和受累关节需要行关节外切除。
5. 关节功能和解剖重建，后方伸肌和软组织修复。
6. 假体固定（骨水泥与非骨水泥）。
7. 术后护理和康复锻炼。
8. 辅助治疗的时机。

四、治疗策略

1. 手术前计划应包括对病变的充分诊断和准确的组织学检查，包括必要时的分子病理学检查。肱骨远端组配式假体适应证应考虑患者的一般状况、术后康复和（新）辅助治疗、疾病分期、肿瘤大小和部位等。替代治疗方案可能包括生物学重建方法，特别是当肱骨远端关节面可保留时，生长中的儿童，或者肿瘤可接受半皮质切除。当肱骨远端干骺端可以保留时，中段假体重建可以作为另一种选择[1]。巨大的肿瘤可能需要更积极的侵入性治疗，如全肱骨重建[2]，瘤骨灭活再植或肘上截肢。

2. 肱骨远端的广泛肿瘤切除旨在实现肿瘤学上足够充分的边缘以避免复发。因此，如可疑肿瘤侵犯神经血管结构，则需要术前进一步检查，如血管造影或 MRI 循神经纤维结构的追查，特别是容易被肿瘤累及的桡神经和尺神经。在神经血管受累的情况下，应保留节段性血管和（或）

第45章 肱骨远端和肘部假体重建：组配式假体

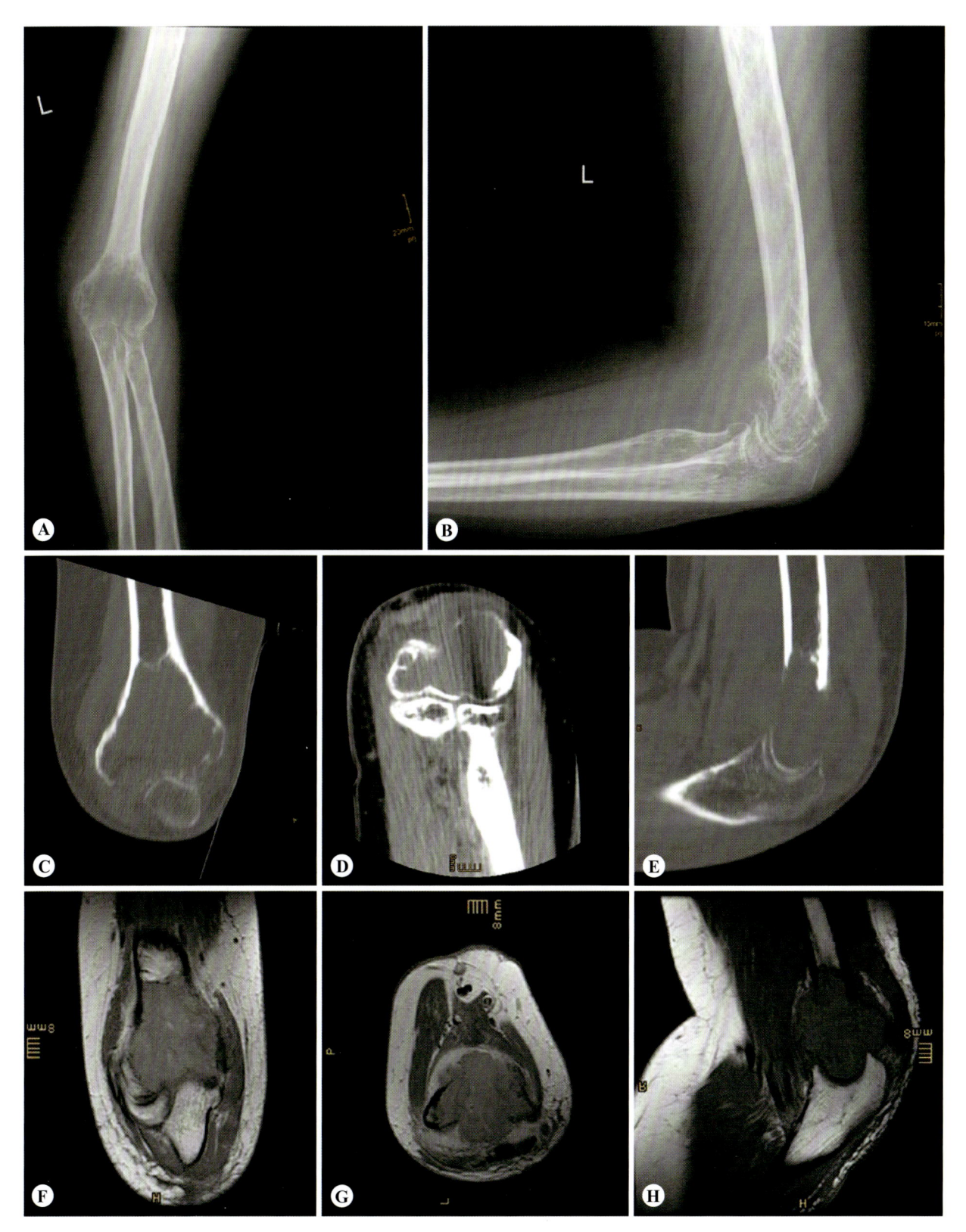

▲ 图 45-1 患者女性，28 岁，左肱骨远端经典骨巨细胞瘤正位和侧位 X 线片（A 和 B），CT（C 至 E）和多平面重建，T_1 加权序列 MRI 检查（F 至 H）

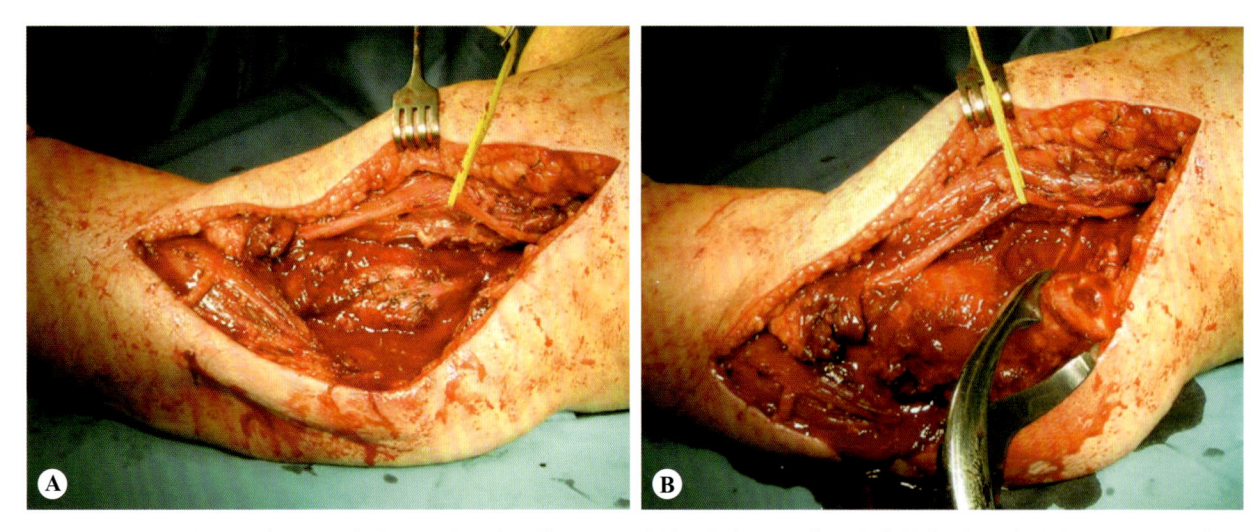

▲ 图 45-2 左肱骨远端和肘关节桡侧入路术中图像（A），桡神经松解（由黄色橡皮筋牵引），在肱骨干截骨后分离肱骨远端，持骨钳牵拉远侧骨段，从肘关节中脱出（B）

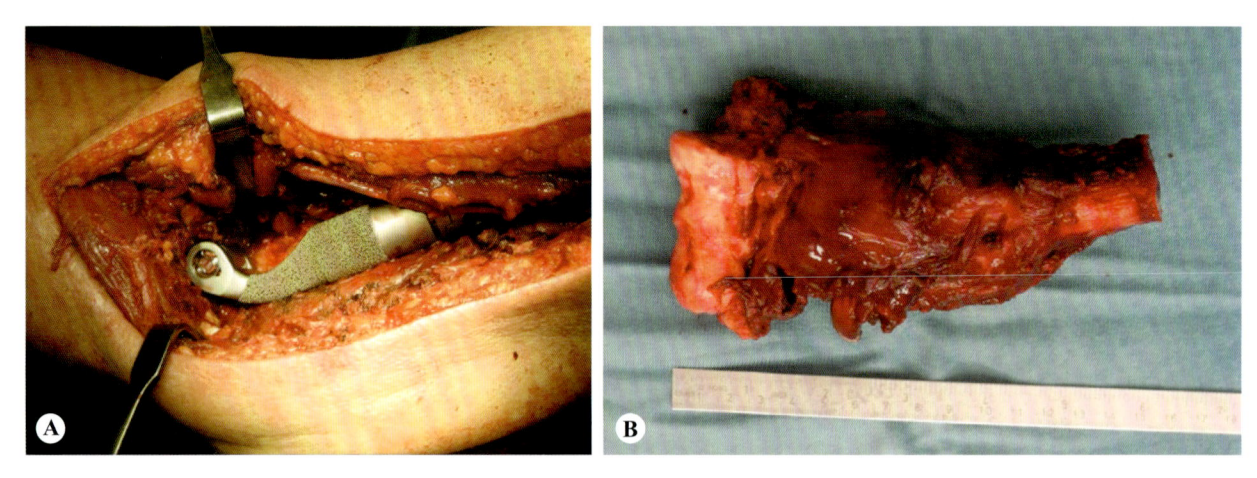

▲ 图 45-3 术中图像，骨水泥置入后复位的肱骨远端组配式关节假体（A）和切除标本（B）

神经修复的选择，如腓肠神经移植术，同时注意知情同意。

3. 肘关节非肿瘤假体重建的标准入路是背侧，大多数重建设计都要符合铰链放置和安装的相应要求。然而为了避免肿瘤污染，肱骨远端肿瘤的活检部位应该避免经肱三头肌肌腱，因此提倡侧方入路。此外，桡骨外侧入路可以更好地显露肱骨近端和桡神经，特别对于较大的肿瘤[3]。同时可以避免从鹰嘴分离肱三头肌肌腱，以免损伤伸肌装置。然而，由于许多肱骨远端组配式假体是基于背侧入路而设计的传统全肘关节假体，外侧入路可能导致假体安装困难。在极端情况下，小的尺侧切口对于手术是有帮助的，因此，患者最好在仰卧或沙滩椅位进行手术。

4. 肘关节很少因为肿瘤侵袭而需要关节外切除。由于关节囊的解剖附着，即使在关节外切除术后，标准尺骨假体仍可置入残留的尺骨近端，且足够稳定。只有起源于尺骨近端的肿瘤需要用特殊假体进行尺骨重建，桡骨近端的肿瘤通常不需要假体重建。

5. 使用肱骨远端组配式假体在正确的旋转对线状态下可以成功地重建肘关节。长度的重建可以通过测量切除的标本来计算，由于肱骨远端对上肢的生长贡献小，因此在发育中的儿童通常不需要使用肱骨远端可延长假体。如果桡骨头与假体撞击，可以切除环状韧带近端的桡骨头。通

第45章 肱骨远端和肘部假体重建：组配式假体

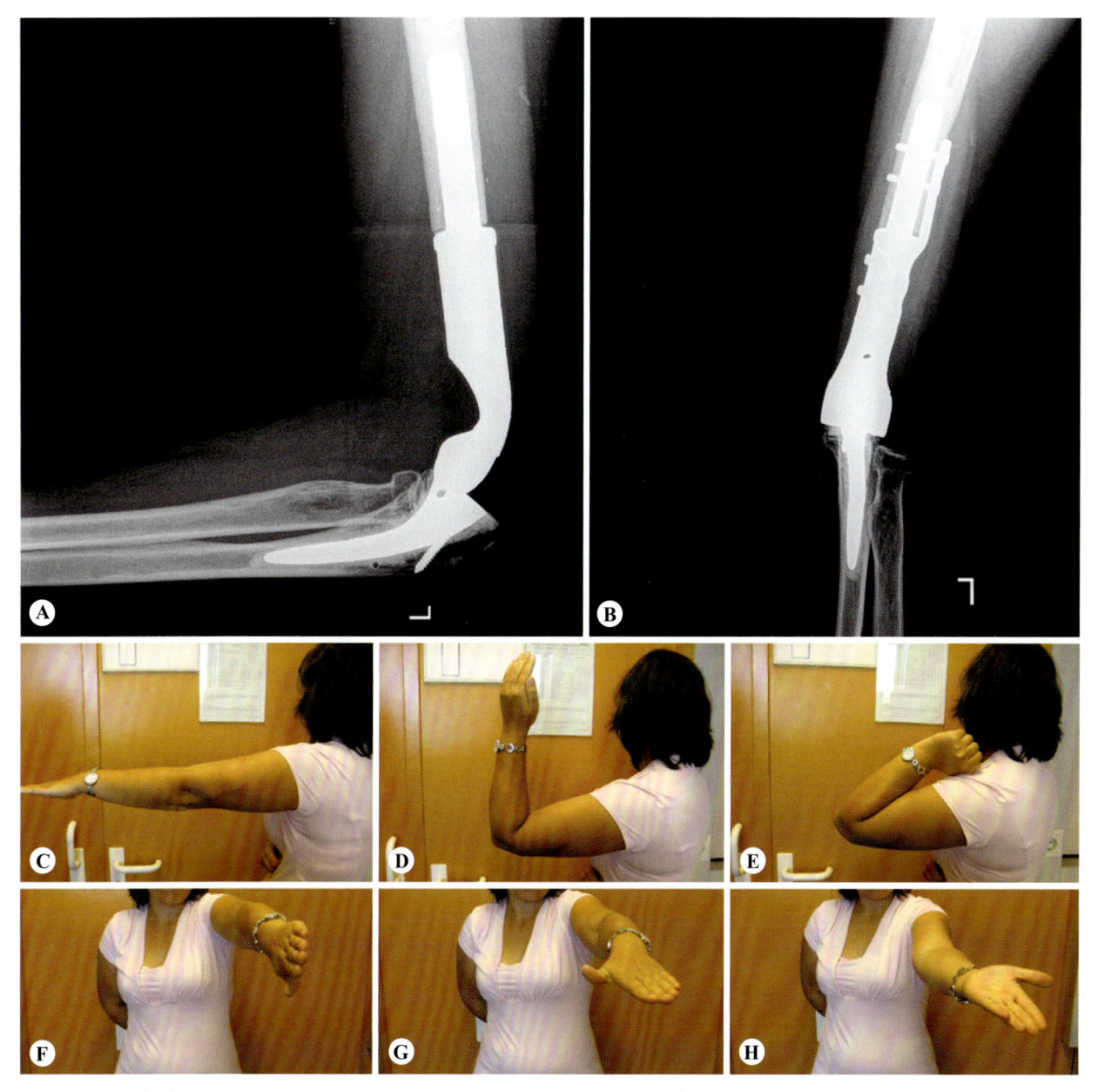

▲ 图 45-4 左肘骨水泥组配式肱骨远端假体（A 和 B）侧位和正位 X 线片。术后 2 年，患者的左肘关节屈伸（C 至 E）和旋前旋后（F 至 H）的活动范围正常

常，肱骨远端切除手术是可以保留肱三头肌肌腱和屈肌，不需要额外进行关节功能重建。在有巨大软组织肿块的肿瘤中，伸肌可能被浸润，需要切除，在这种情况下，旋转同侧背阔肌皮瓣可以覆盖足够的背侧软组织并修复伸肘功能。此时需要在侧卧位进行手术，以方便切取整个背阔肌作为旋转皮瓣覆盖到鹰嘴。同样，在一些罕见的肿瘤广泛浸润病例，背阔肌可用作带血管的游离肌皮瓣，给予足够的软组织覆盖。

6. 选择骨水泥或非骨水泥固定假体主要取决于外科医生的偏好，但也应考虑患者年龄、疾病、假体设计、骨质量和系统治疗的影响。然而，大多数组配式肱骨远端假体的尺骨干部分可能需要骨水泥固定，在治疗骨转移瘤时，肱骨端假体也建议骨水泥固定。在需要长段骨干切除时，术前计划必须确认假体髓腔柄的长度适合插

383

入残存的肱骨近端。长的髓腔柄可以通过垫片缩短几厘米而不影响稳定性，但在极端条件下需要使用短柄假体复合皮质钢板外固定[4]或组配式全肱骨假体[5]。

7. 术后护理和活动主要以恢复关节功能为导向。因此，肘关节的固定应尽量减少，以避免关节纤维化和僵硬。然而，如果有伸肌起点的重建，术后康复应该调整方案，平均MSTS评分应达到78%[3]。

8. （新）辅助治疗主要基于多学科决策，只要不影响总体结果都是可行的，对于肱骨远端假体，其适应证和时机的选择应考虑感染风险。

五、基本原则

1. 术前计划至关重要，应包括上述所有考虑因素。

2. 为了肱骨远端肿瘤的广泛切除和重建，应做所有必要的诊断检查，需要全肱骨的T_1加权MRI或PET/CT检查排除骨干跳跃灶或肿瘤向肘部扩散。手术计划应确定切除范围及肿瘤与神经血管结构的关系。

3. 选择合适大小尺寸的假体重建缺损并匹配残余骨端，最好在跨学科讨论下选择是否行神经血管重建，在计划行桡神经或尺神经节段性切除术的情况下，应准备一侧或双侧腿的腓肠神经移植。

4. 手术采用仰卧位，应消毒准备整个单侧肢体，方便解剖入路、定位和更广泛的显露处理术中并发症。可以根据偏好使用止血带，但应注意不要阻碍扩大切除近端的肿瘤，作者倾向于在骨水泥置入过程中使用止血带。

5. 切口和入路应包含原活检路径，在这种情况下，经皮穿刺活检有助于减少肿瘤切除时的软组织损伤，提倡在后期切口的中央部位行病理活检。

6. 肱骨远端主要从桡侧入路解剖。在手术的早期阶段，可以通过手臂的弯曲来显露分离主要的神经血管结构，结扎较大滋养肿瘤的血管分支方便游离。早期进行桡神经松解对于避免医源性神经损伤至关重要，应小心地显露肱骨干以便后期截骨，从关节面开始测量拟行骨干截骨的水平。一般来说，根据肿瘤累及的范围和与重要组织的解剖关系，肱骨远端可以在骨干截骨后从近端向远端分离（图45-2），最终从肘关节脱出，或者首先肘关节脱位，然后从远端向近端显露肱骨远端，最后进行截骨术，很少需要做肘关节外切除。在剥离内侧髁和附着肌肉时，必须小心地将尺神经从尺神经管中分离出来，建议将其置于前侧皮下。同样，在整个手术过程中必须保护桡神经，因为它需要广泛游离，容易受到机械刺激的影响。取出标本后，将肱骨近侧残端骨髓送冷冻活检，以确认组织学上的广泛切除。

7. 选择合适大小的假体匹配肱骨近端和尺骨鹰嘴。特别是当假体领部使用羟基磷灰石涂层时，肱骨干骨膜可能帮助更好的生长。使用试模有助于评估恢复长度，旋转和关节线。根据解剖学要求和生产厂商的说明置入假体，如使用骨水泥型假体，至少在尺骨侧使用低黏度的骨水泥，以便在假体周围提供足够的骨水泥覆盖。

8. 假体置入后，在不损害神经结构的情况下重建周围软组织，桡神经与假体之间应有间隔。由于上臂远端自然存在的软组织覆盖有限，应尽量实现整个植入物的全部肌肉覆盖，引流管应置入关节腔，皮肤无张力缝合。

9. 建议术后尽早行肘关节活动，常规抗血栓和预防使用抗生素。

六、治疗期间临床和影像学照片

见图45-2和图45-3。

七、技术要点

1. 肿瘤学：术中肿瘤污染，尤其是术前影像检查未发现的肿瘤侵犯重要血管或肿瘤的囊性变导致术前准备时出现破裂及肿瘤成分的溢出。

2. 神经血管：神经血管结构病变，出血、儿童血管管径小易痉挛、血管栓塞、医源性创伤导致的桡神经和（或）尺神经麻痹、神经松解不充分、血肿导致延迟压迫、骨筋膜间室综合征，绷带、石膏或错误的术后卧床姿势尤其是使用止痛导管可导致桡神经压迫综合征。

3. 骨科：术前准备期间或假体置入时医源性骨折、扩髓过程中的穿透鹰嘴/尺骨/肱骨皮质，旋转不良，关节线错位，因骨水泥技术不良导致假体松动，关节僵硬。

4. 感染：术中污染，软组织覆盖不足、皮肤闭合不足

八、临床随访和影像学照片

见图 45-4。

九、并发症的预防和处理

1. 术中并发症：由于肱骨远端肿瘤发病率极低，手术经验有限，肱骨远端肿瘤切除和重建对于外科医生是挑战。因此，针对患者的术前计划和准备至关重要。必须进行精确的神经血管手术准备，广泛和仔细的神经松解可以降低术后神经麻痹风险，必要时，应组建一个跨学科手术小组。术中整个手臂应保持可及性，方便处理并发症，准确测量、匹配骨和假体的大小，将避免解剖上的不匹配或医源性并发症。

2. 长期并发症：除了手术切除和重建过程的并发症外，四肢组配式假体还存在多种长期并发症风险。根据国际保肢学会的分类，这些并发症包括软组织并发症（1 型）、无菌性松动（2 型）、结构性失效（3 型）、感染（4 型）和肿瘤复发（5 型）；类型 1、2 和 3 可以描述为机械性失败。在大的肿瘤中心，标准肱骨远端假体的总体失败率为 17%，结构性失效（6%）和感染（6%）是翻修的主要原因[6]。

3. 机械性失效：肱骨远端组配式假体的软组织并发症相当罕见，尤其是桡侧入路，背侧入路切除广泛软组织和重建后，伸肌功能不全的风险更高[3]，细致的将肱三头肌肌腱重新附着，将有助于减少这种风险。肱骨远端假体无菌性松动和结构性失效的翻修历来备受关注[7]。包括上肢半限制铰链和加压骨整合装置在内的新型肘关节假体设计有助于改善总体结果[8]。如果临床怀疑无菌性松动，应通过血液检查，穿刺液细胞计数、培养和 PCR 检查排除亚临床深部假体感染和感染性松动。

4. 感染：感染仍然是组配式假体最严重和最常见的并发症[6]，在某些情况下可延长抗生素的使用时间，银或碘的表面涂层在降低早期感染率方面效果有限，且肱骨远端的经验很少。由于肘部软组织覆盖有限，特别是鹰嘴周围，因此组配式肱骨远端肘关节假体有较高的感染风险[9]。

5. 肿瘤复发：局部复发严重影响总体结果，快速简洁的术前诊断和充分的手术准备必不可少，此外，传统或基于 CT 的术中导航和导板也被证明可以提高肘关节周围肿瘤手术切除的精度[10]。

十、相互参照：其他类似病案合集

可参见"第 1 章　如何选择生物或假体重建""第 25 章　股骨远端假体重建（四）：假体翻修""第 44 章　肱骨干假体重建：全肱骨假体"。

参考文献

[1] Benevenia J, Kirchner R, Patterson F, Beebe K, Wirtz DC, Rivero S, Palma M, Friedrich MJ. Outcomes of a modular intercalary endoprosthesis as treatment for segmental defects of the femur, tibia, and humerus. Clin Orthop Relat Res. 2016;474(2):539-48. https://doi.org/10.1007/s11999-015-4588-z.

[2] Puri A, Gulia A. The results of total humeral replacement following excision for primary bone tumour. J Bone Joint Surg Br. 2012;94(9):1277-81. https://doi.org/10.1302/0301-620X.94B9.29697.

[3] Funovics PT, Schuh R, Adams SB Jr, Sabeti-Aschraf M, Dominkus M, Kotz RI. Modular prosthetic reconstruction of major bone defects of the distal end of the humerus. J Bone Joint Surg Am. 2011;93(11):1064-74. https://doi.org/10.2106/JBJS.J.00239.

[4] Stevenson JD, Wigley C, Burton H, Ghezelayagh S, Morris G, Evans S, Parry M, Jeys L. Minimising aseptic loosening in extreme bone resections: custom-made tumour endoprostheses with short medullary stems and extra-cortical plates. Bone Joint J. 2017;99-B(12):1689-95. https://doi.org/10.1302/0301-620X.99B12.BJJ-2017-0213.R1.

[5] Wafa H, Reddy K, Grimer R, Abudu A, Jeys L, Carter S,

Tillman R. Does total humeral endoprosthetic replacement provide reliable reconstruction with preservation of a useful extremity? Clin Orthop Relat Res. 2015;473(3):917-25. https://doi.org/10.1007/s11999-014-3635-5.

[6] Henderson ER, Groundland JS, Pala E, Dennis JA, Wooten R, Cheong D, Windhager R, Kotz RI, Mercuri M, Funovics PT, Hornicek FJ, Temple HT, Ruggieri P, Letson GD. Failure mode classification for tumor endoprostheses: retrospective review of five institutions and a literature review. J Bone Joint Surg Am. 2011;93(5):418-29. https://doi.org/10.2106/JBJS.J.00834.

[7] Weber KL, Lin PP, Yasko AW. Complex segmental elbow reconstruction after tumor resection. Clin Orthop Relat Res. 2003;415:31-44. https://doi.org/10.1097/01.blo.0000093894.12372.53.

[8] Hattrup SJ, Goulding KA, Beauchamp CP. Compressive osseointegration endoprosthesis for massive bone loss in the upper extrem-ity: surgical technique. JSES Open Access. 2018;2(1):34-9. https://doi.org/10.1016/j.jses.2017.12.006.

[9] Savvidou OD, Koutsouradis P, Chloros GD, Papanastasiou I, Sarlikiotis T, Kaspiris A, Papagelopoulos PJ. Bone tumours around the elbow: a rare entity. EFORT Open Rev. 2019;4(4):133-42. https://doi.org/10.1302/2058-5241.4.180086.

[10] Miao Q, Ding H, Huang M, Shen J, Tu Q, Huang M. [Preliminary application of three dimensional printing personalized navigation template in assisting total elbow replacement for patients with elbow tumor]. Zhongguo Xiu Fu Chong Jian Wai Ke Za Zhi. 2017;31(4):385-91. https://doi.org/10.7507/1002-1892.201611091.

第十五篇
前臂、腕关节及手部

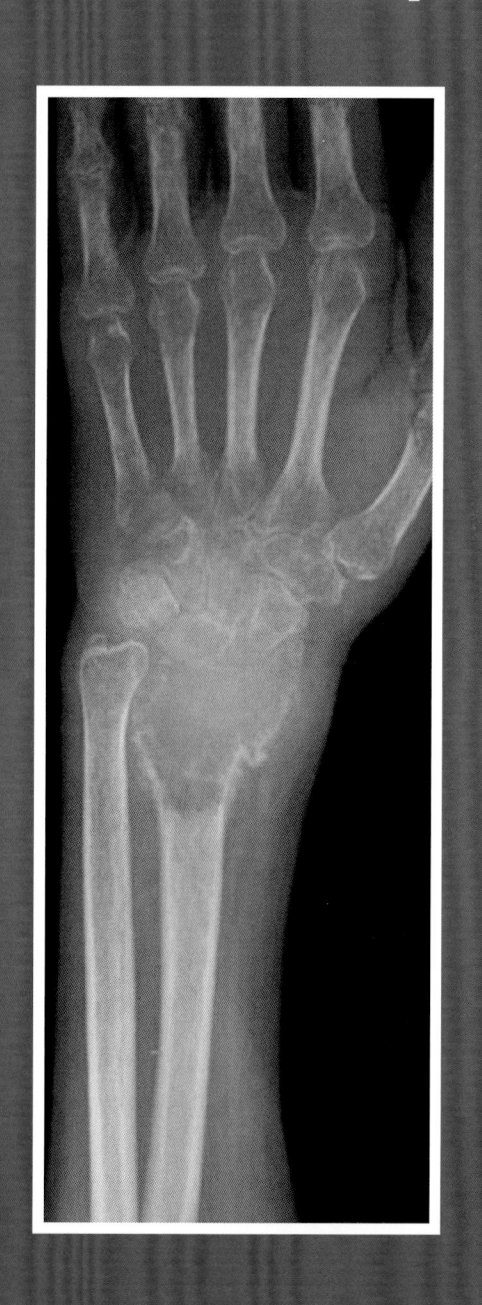

第46章 前臂、腕和手生物重建（一）：带血管腓骨

Biological Reconstruction of the Forearm, Wrist, and Hand—I:
Free Vascular Fibula

Harzem Özger　Bugra Alpan　Cihangir Tetik　著

　　与下肢手术相比，保留手部功能是上肢重建的基本目标，而下肢手术的主要目标是恢复负重，以便无辅助行走[1]。上肢远端的保肢手术是直接在复杂而局限的解剖环境中进行，这种复杂结构为我们手的灵活性提供了必要的精细动作，并提供了对周围环境反馈所需的高灵敏度触觉。对于前臂、手腕和手部的肿瘤，保肢手术是最优选择，因为即使一个有运动感觉的手指都可以发挥显著功能。这与足部和踝关节的肿瘤相反，因为下肢远端相对而言是可以牺牲的，其承重功能可以通过假肢实现。与所有其他解剖部位的肿瘤一样，不论采用何种重建方法，安全边缘切除是保肢手术的先决条件。

　　指列切除术是治疗手部肿瘤最基本的保肢方法，也可行进阶的保肢术，如将足趾移植到手的方法也是可行的[2]。掌骨的缺损可以使用带血管/非血管自体结构性骨移植和灭活自体骨回植进行生物学重建[3,4]。涉及横排腕骨和前臂远端部分的骨缺损，对腕关节活动性功能重建构成巨大挑战。

　　即刻短缩腕关节融合术可能是最基本的治疗方法，如果缺损仅涉及前臂单骨，可将腕关节中心置于健康骨上进行腕关节融合，单独远端尺骨缺损无须重建即可保留腕部运动。骨关节缺损的活动性重建可通过使用灭活再植自体瘤骨，大段的同种异体移植，定制（最近的3D打印）假体以及最重要的带血管腓骨移植（包括腓骨头/腓骨近端骨骺）等方法[6-8]。虽然保持手腕的活动性有利于手功能，但腕关节的稳定性对于手指发挥最佳功能更为重要，而手指的功能在灵活性方面起着主要作用。

　　为了保护邻近关节功能并促进生物学重建，如所有长骨肿瘤一样，应充分评估发生在桡骨和（或）尺骨的肿瘤，进行节段切除的可行性。一旦决定行节段切除，骨肿瘤科医生应该决定是进行前臂单骨重建还是恢复原有骨解剖结构。前臂单骨重建似乎是一相对简单的过程，然而，骨转位实际上涉及重要的技术要点及难点，需要复杂的计划和良好的手术技术才能达到满意的功能。无论如何，使用这种技术，旋前、旋后功能都可能部分或完全丧失[9]。对于前臂单骨大段骨缺损最好的重建是采用带血管骨移植治疗，除非因某种原因或缺乏显微外科技术。

　　恢复原始的双骨解剖结构是前臂节段（骨干）缺损的理想重建方法，生物重建是首选，一方面是由于生物重建的优势，另一方面是这种情况下假体重建不便。通常，短于6cm的缺损可以用不带血管腓骨或三层皮质髂骨自体移

植，而长度在 6cm 及以上的缺损则需要带血管骨移植[8]。

肿瘤的病理学类型与肿瘤部位同样重要，直接影响治疗策略，尽管上肢远端尤文肉瘤相对较少见，即使解剖位置困难，这种对化疗和放疗敏感的高度恶性肿瘤接受保留功能的保肢治疗也是可行的。

一、简要病史

患者女性，15岁，主诉右前臂疼痛肿胀。MRI 检查显示右桡骨近侧干骺端骨病变伴软组织肿块及髓内侵犯，病理活检诊断为尤文肉瘤，系统检查显示无转移，Enneking 外科分期为ⅡB期。随后在 VAC/IE 方案下进行了 3 个周期的新辅助化疗，之后 MRI 显示软组织成分退缩，为了获得更好的局部控制，她同步接受了放疗（总辐射剂量为 5040cGy，分 28 次，每次 180cGy）。新辅助治疗结束时的随访影像学显示反应良好，影像病理信号与坏死一致，局限于桡骨近端一小段骨髓内（图 46-1）。计划进行广泛的节段性肿瘤骨切除，使用带血管腓骨移植进行生物重建的保肢手术。

二、术前临床和影像学照片

见图 46-1。

三、术前问题汇总

1. 患者年轻，患侧肢体是优势侧，由于新辅助治疗反应良好，患者及其家属期望功能完全恢复，然而，尤文肉瘤是一种高度恶性肿瘤的事实不容忽视。

2. 骨间背神经和桡血管非常靠近肿瘤骨段，这些神经血管结构在解剖分离过程中特别容易损伤。

3. 需要讨论切除的桡骨段长度及骨性手术边界。在初诊时骨髓受累范围从桡骨颈近端开始，延伸至远端骨干，然而，在新辅助治疗后，只有 6cm 长的近端骨干髓腔内显示病理信号。

4. 术前放疗（radiotherapy，RT）可能诱发伤口和骨愈合问题等并发症。

四、治疗策略

1. 首要目标是实现肿瘤广泛边界的安全切除。如果根据术后新辅助影像确定手术切缘，切除一非常短的节段就足够了，也许可以避免进行显微手术。另外，与关节周围骨段相比，骨干骨段往往被认为是可以牺牲的，特别是有带血管游离腓骨移植这样系统健全重建时，在这种情况下，可以设计距离荷瘤骨段近、远端 2cm 外正常骨切缘以改善局部控制。

2. 关于软组织边缘，骨膜外剥离就基本足够了，除桡骨上的旋后肌附着点外，其他肌肉不需要牺牲。

3. 在解剖过程中需要识别和保护骨间背神经和桡血管。

4. 对桡骨近端进行骨段切除，保留桡肱关节和近端尺桡关节。

5. 桡骨缺损预计约 10cm，将用带血管的游离腓骨移植重建，以恢复前臂原有的骨性解剖结构。

6. 桡骨内固定的目的是获得绝对稳定和良好的对位。

7. 密切的监测和术后护理和非常必要，方便及时处理可能的并发症（如血肿、伤口裂开、筋膜间室综合征），因为患者必须继续进行辅助化疗。一旦排除术后早期并发症，患者将被转回儿童肿瘤科医生处，总化疗持续时间为 52 周。在此期间继续进行常规骨科随访，观察骨愈合和远端上肢功能。

五、基本原则

1. 根据就诊时及完成新辅助化疗后的高质量 MRI 图像确定手术切缘。

2. 建议对腓骨供体部位进行 CT 或 MR 血管造影，为任何可能存在的血管蒂变异做好准备。

3. 在长骨进行生物重建的常规方法是进行中段骨切除。

4. 患者仰卧位，上肢外展置于安装在主手术台上可透 X 线的手台上，上臂近端用止血带，末端的肘，前臂和手必须完全显露，不能驱血，只

骨肿瘤手术学：病例图解

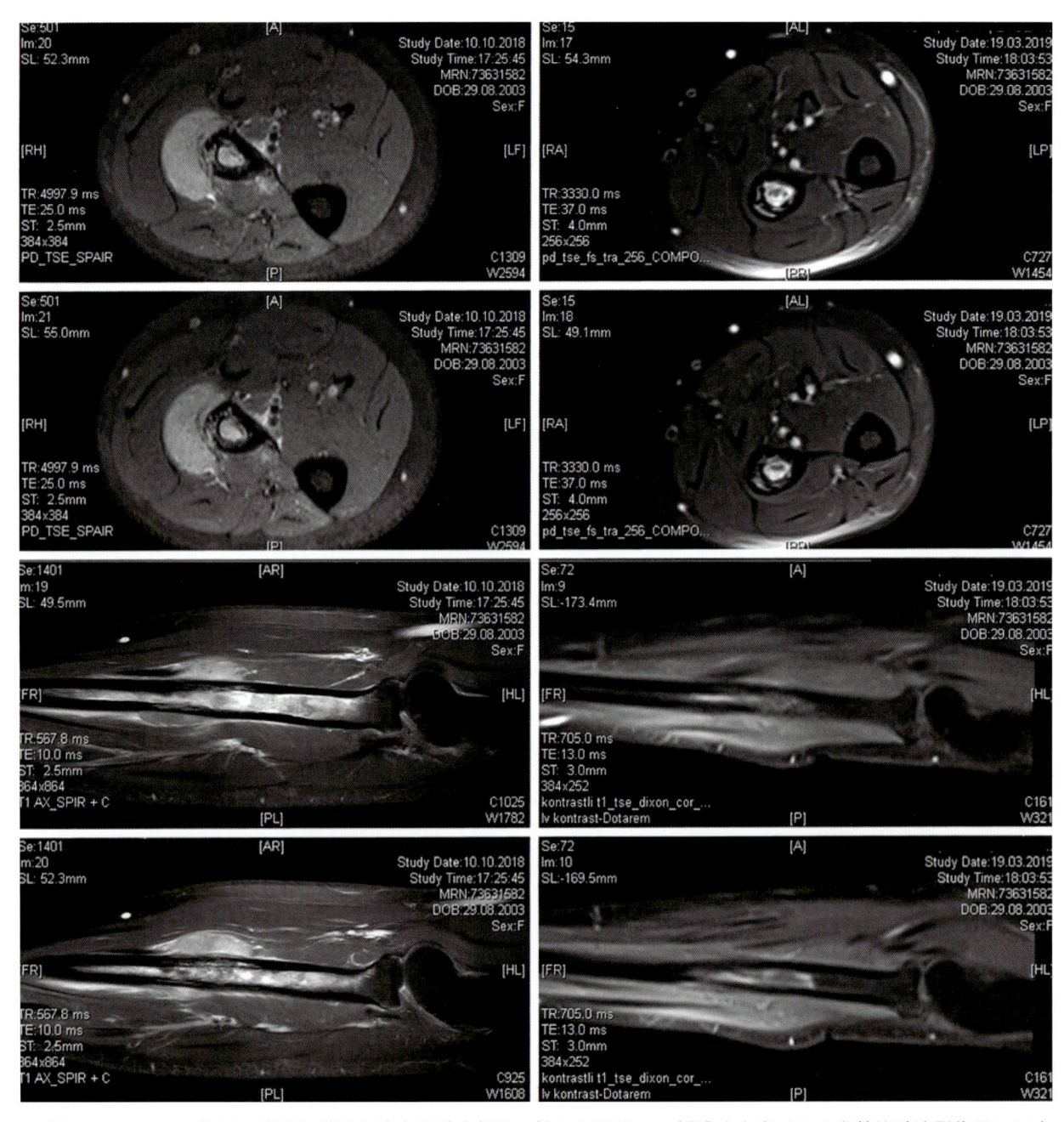

▲ 图 46-1　MRI 图像显示桡骨近端骨干病变的髓内侵犯和软组织肿块，而新辅助治疗后和手术前的随访影像显示了良好的肿瘤反应。影像学反应支持行保留肢体功能的保肢手术

能在止血带充气之前，抬高肢体。

5. 常规选取同侧腓骨，因为在供区疼痛需要长时间辅助行走的情况下，仍然可以在对侧使用单拐。可以在同侧臀部下放置一个凝胶体位垫，以便更容易地进入小腿的外侧部分，同侧大腿必须放置一个止血带，以便在取腓骨期间使用。

6. 活检通道常规与肿瘤一并切除，该患者由于对新辅助化疗和放疗的反应良好，活检通道可以忽略。经典的 Henry 入路向近端适当延长即可为桡骨近侧半段解剖提供足够的显露和可操作空间。

7. 在确定关键的神经血管结构之后，将以骨膜外方式围绕桡骨近端进行分离，旋后肌在近端骨干分散附着，需保证足够广泛切缘，进

第 46 章 前臂、腕和手生物重建（一）：带血管腓骨

行 10cm 长的近端桡骨节段性切除（图 46-2 和图 46-3）。

8. 一旦切除完成，放松止血带，仔细止血。显微外科医生将探查切除部位的受体血管，随后获取游离带腓血管腓骨段（FVFG）（图 46-4）。FVFG 的长度将根据切除标本的实际长度确定。

9. 然后将 FVFG 转移至近端桡骨缺损处，并以适当的对齐方式进行接骨固定（图 46-4），然后通过显微手术将 FVFG 血管蒂与受体血管吻合（图 46-4）。

10. 在确保 FVFG 血管吻合良好通畅并在整

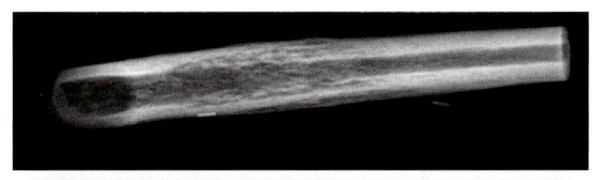

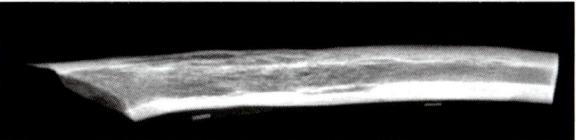

▲ 图 46-3 切除标本的正位及侧位 X 线片显示肿瘤部位溶骨性骨破坏

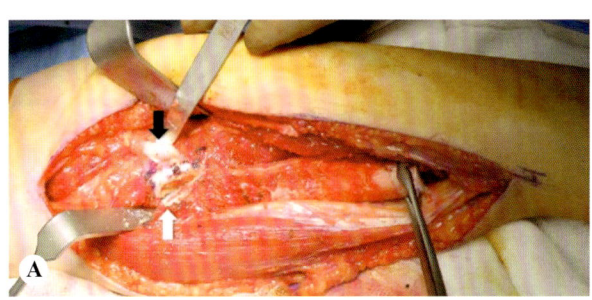

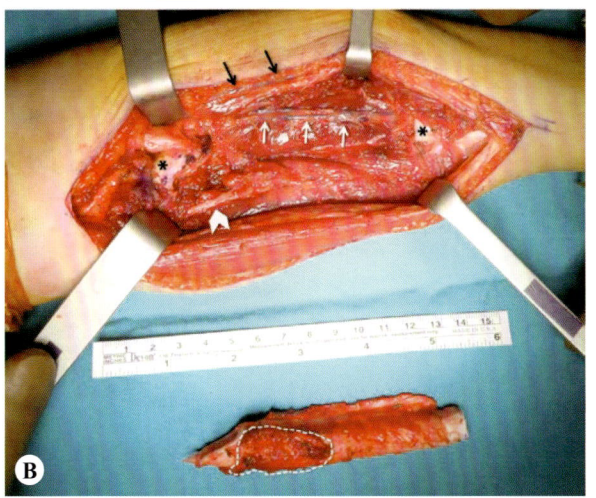

▲ 图 46-2 A. 显示截骨后的桡骨近端肿瘤，软组织尚未完全分离，持骨钳把持桡骨远端，骨段已经向外旋转，显露近端斜形截骨切面（白粗箭）。由于 MRI 显示桡骨颈的髓内侵犯不对称，术中采用斜形截骨，靠近桡骨颈部肱二头肌肌腱（黑粗箭）部分分离以显露截骨部位。B. 显示切除的标本，请注意，受累骨段大部分已于骨膜外分离，但旋后肌附着处的软组织（白色虚线）保持完好，这部分在新辅助治疗前是软组织肿块所在的部位。肱桡肌牵向手术野下方，星号标记切除后的近端和远端骨断端，骨间背神经（白箭头），桡动脉、静脉（白细箭）和贵要静脉（黑细箭）已被分离和保留

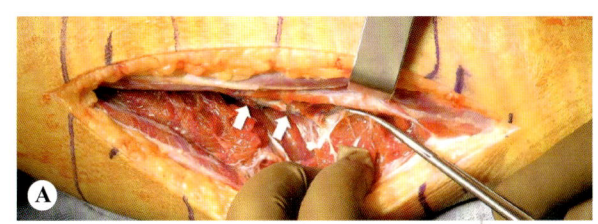

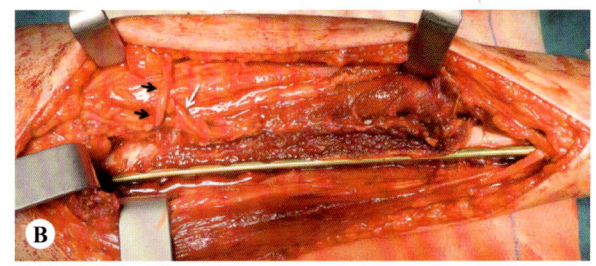

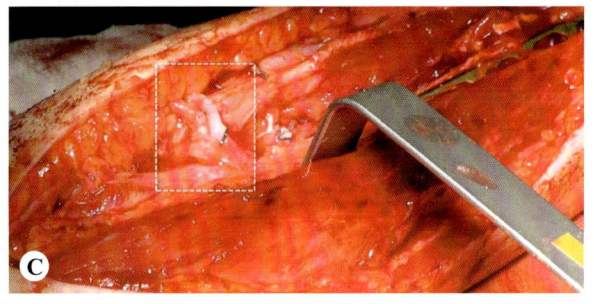

▲ 图 46-4 A. 腓血管（白粗箭）在取腓骨时可见沿腓骨的外后侧走行。B. 显示带游离血管的腓骨已经移植到骨缺损处，并用锁定加压钢板固定。贵要静脉（黑细箭）结扎并重新接入供区移植血管蒂（白细箭）。注意，钢板被放置在桡骨外侧（移植腓骨血管蒂和双骨间隙另一侧），这样不会影响移植骨的血液循环，不阻碍旋前-旋后运动。C. 显示吻合的血管蒂，分别将桡动脉端-端吻合，贵要静脉端-端吻合（白色虚线方框）

个术野实现细致的止血后，放置引流管并关闭伤口。FVFG 供区亦放置引流管后以类似的方式关闭。

391

11. 术后立即使用长臂夹板，一旦软组织水肿和疼痛消退，即可使用短臂夹板和单臂吊带并允许进行肘部屈曲和伸展活动。1个月后允许主动旋前和旋后，患者继续使用手臂吊带，直到影像可见骨愈合的迹象。

12. 腓骨供体部位用短腿夹板外固定，在5～7天后供体部位疼痛消退时移除。

六、治疗期间临床和影像学照片

见图 46-2 至图 46-4。

七、技术要点

1. 由于重要的解剖结构局限在前臂狭窄的区域内，因此很难进行环形分离，虽然前臂旋前和旋后对桡骨周围的分离有极大的帮助，但截骨完成后荷瘤骨段可以自由旋转，软组织才更容易完成分离。

2. 应根据移植腓骨血管蒂和受区血管的位置调整 FVFG 的旋转位置。

3. 必须应用加压钢板接骨技术，以实现良好的骨性对接，由于旋前 – 旋后期间存在作用于桡骨的扭转应力，桡骨固定中使用锁定加压板更安全。

4. 钢板临时固定后，必须检查旋前 – 旋后是否存在与植入物相关的运动阻碍，尤其是近侧尺桡关节周围。

5. 应该在透视下检查前臂和手腕，以确保桡骨的正确对齐，旋转不良、成角或桡骨弓受损可能会干扰旋前 – 旋后运动，长度变化引起的尺骨负向或正向偏移均可能会导致慢性腕痛。

6. 如果计划血管蒂动脉和桡动脉或尺动脉之间进行端 – 端吻合，则必须进行循环试验，以保证手部远端的血供。

八、临床随访和影像学照片

见图 46-5 至图 46-7。

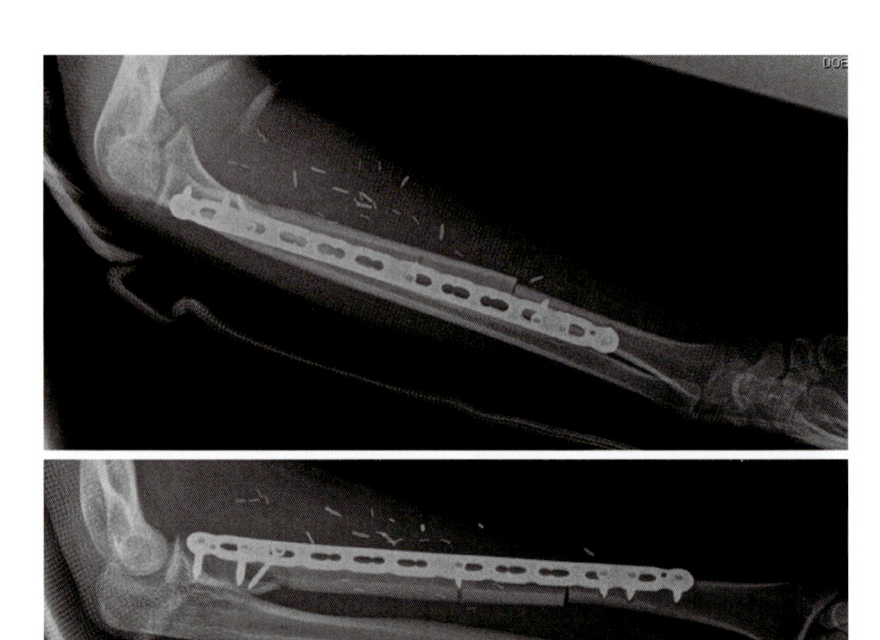

▲ 图 46-5 术后早期前臂正位及侧位 X 线片显示桡骨的长度及对线良好，这对功能非常重要。肢体被固定在长臂夹板中，近端截骨部位与移植骨对合好，但远端截骨部与移植骨有小间距，实事上这对愈合影响不大，因为术中观察到移植骨和宿主骨之间已有良好的加压对合。此外，只要游离带血管腓骨移植的血流维持并且固定稳定，这里就不会出现任何骨愈合问题

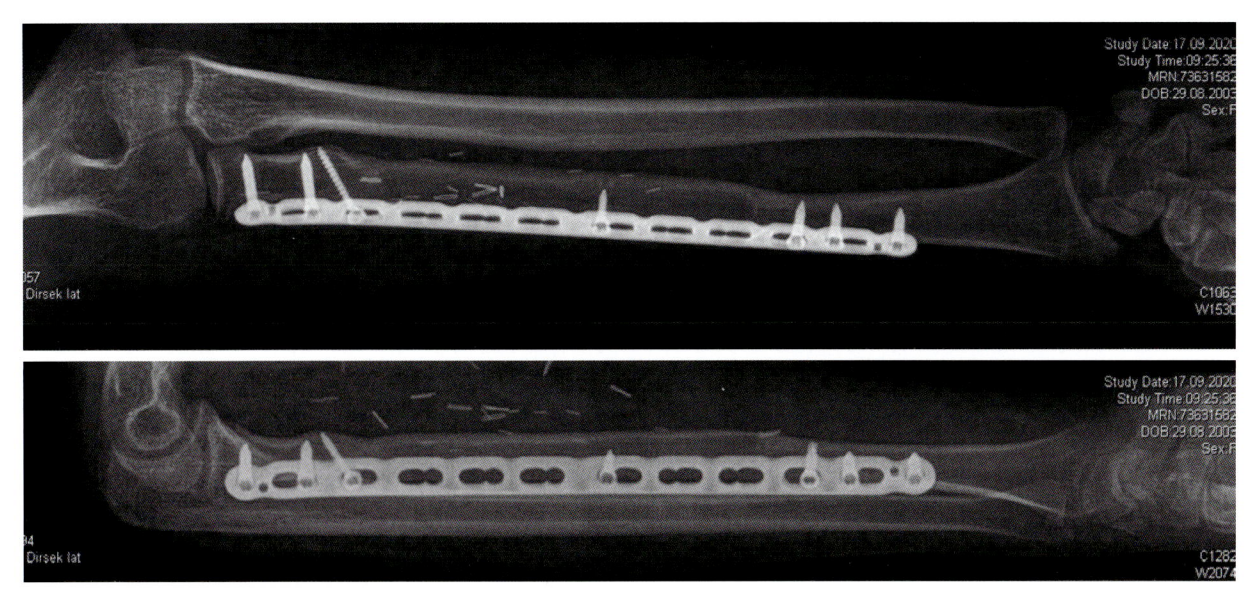

▲ 图 46-6 术后 18 个月前臂正位和侧位 X 线片显示骨愈合良好，无畸形愈合

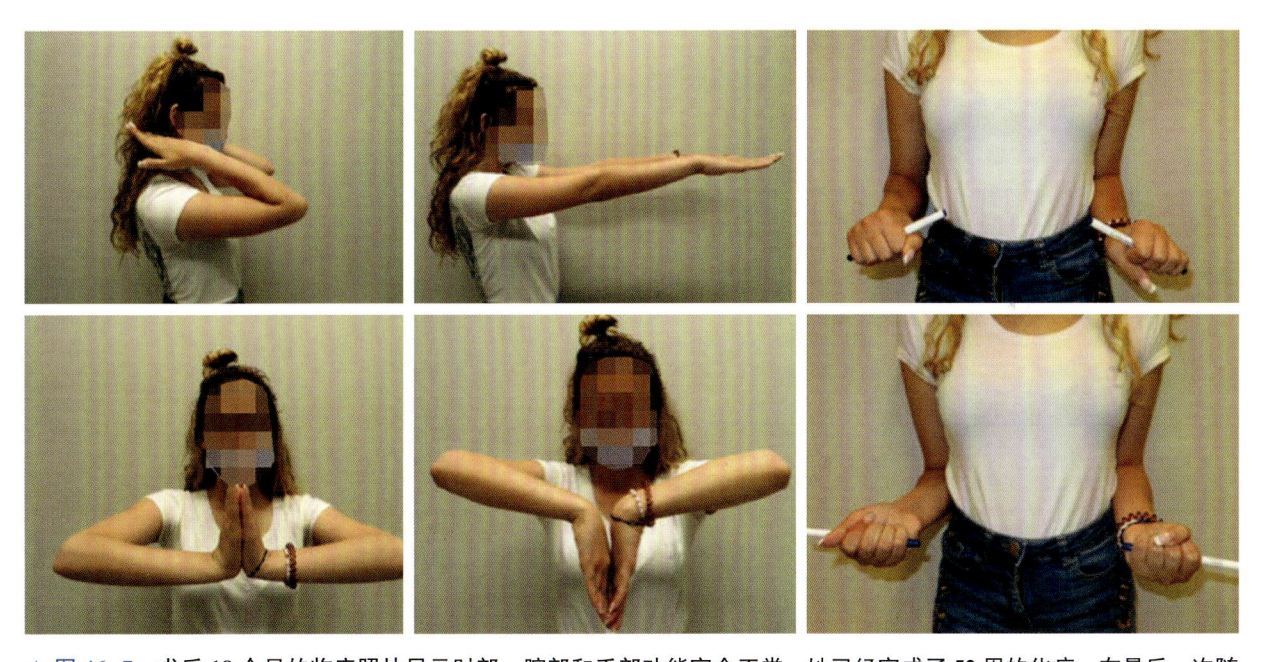

▲ 图 46-7 术后 18 个月的临床照片显示肘部、腕部和手部功能完全正常，她已经完成了 52 周的化疗，在最后一次随访时没有肿瘤复发

九、并发症的预防和处理

1. 肿瘤最佳局部控制及良好肢体功能是骨肿瘤科医生的首要任务，对尤文肉瘤尤其如此，即便是巨大的尤文肉瘤也对化疗非常敏感，软组织肿块完全消失可能是陷阱，对治疗团队来说具有欺骗性，因为它毕竟是高度恶性肿瘤。由于尤文肉瘤是一种放射敏感性肿瘤，在本例中保肢手术有可能会出现较近的切缘，因此只要确定行保功能的保肢手术，术前应行放射治疗。

2. 头孢唑啉（第一代头孢菌素）用于常规抗生素预防。

3. 务必在手术各个阶段结束时和关闭手术伤口前大量生理盐水冲洗手术区域，更换手术区域无菌巾和手套。

4. 必须使用不同的手术托盘和器械进行肿瘤切除和移植骨采集，以防止供体部位肿瘤污染。

5. 在骨移植过程中必须非常小心，不要损伤骨膜和移植骨的血管蒂，加压钢板最好放置在移植骨的对侧，以免影响骨膜血液循环。

6. 如果伤口有张力无法闭合，可考虑使用负压引流系统，二期行延迟关闭和（或）薄层皮片移植。这一点很重要，原因有二：首先是术前放疗使伤口易于裂开和坏死；其次是前臂骨筋膜室综合征的风险，因为前臂骨筋膜室容积已经很小，术前放疗和手术本身都可能导致术后水肿增加。必须注意负压引流装置的泡沫不要接触或靠近移植骨血管蒂。

7. 通常肿瘤切除部位可以放置2根引流管，于游离带血管腓骨供区放置1根引流管。引流管不得与移植血管吻合处接触。

8. 显微外科医生决定是否使用抗凝药或抗栓药来保持吻合口的通畅，如果吻合手术技术良好且吻合血管未被拉伸或压缩，则很少需要使用抗凝药，因为抗凝药和抗栓药具有形成血肿的风险，从而压迫吻合血管蒂。另外，所有患者术后5天内静脉注射右旋糖酐。

9. 建议住院5~7天，以密切监测血肿形成和伤口问题，如果需要血肿清除或清创手术，应配备显微外科医生和显微设备。

10. 只要FVFG保持血管通畅，移植骨折，骨不连或植入物失败通常可用与创伤患者类似的方式进行治疗。

参考文献

[1] Kesani AK, Tuy B, Beebe K, Patterson F, Benevenia J. Single-bone forearm reconstruction for malignant and aggressive tumors. Clin Orthop Relat Res. 2007;464:210-6. https://doi.org/10.1097/BLO.0b013e318156fb30.

[2] Daecke W, Bielack S, Martini A-K, Ewerbeck V, Jürgens H, Kotz R, Winkelmann W, Kabisch H, Kevric M, Bernd L. Osteosarcoma of the hand and forearm: experience of the Cooperative Osteosarcoma Study Group. Ann Surg Oncol. 2005;12:322-31. https://doi.org/10.1200/JCO.1997.15.1.76.

[3] Malizos KN, Dailiana ZH, Innocenti M, Mathoulin CL, Mattar R, Sauerbier M. Vascularized bone grafts for upper limb reconstruction: defects at the distal radius, wrist, and hand. J Hand Surg. 2010;35:1710-8. https://doi.org/10.1016/j.jhsa.2010.08.006.

[4] Omori S, Hamada K, Outani H, Oshima K, Joyama S, Tomita Y, Naka N, Araki N, Yoshikawa H. Intraoperative extracorporeal autogenous irradiated tendon grafts for functional limb salvage surgery of soft tissue sarcomas of the wrist and hand. World J Surg Oncol. 2015;13:179. https://doi.org/10.1186/s12957-015-0588-4.

[5] Hatano H, Morita T, Kobayashi H, Iwabuchi Y. Osteosarcoma of the distal radius treated with segmental forearm resection, hand replantation, and subsequent limb lengthening: case report. J Hand Surg Am. 2014;39:1155-9. https://doi.org/10.1007/s00776-005-0917-5.

[6] Wang Y, Min L, Lu M, Zhou Y, Wang J, Zhang Y, Yu X, Tang F, Luo Y, Duan H, Tu C. The functional outcomes and complications of different reconstruction methods for giant cell tumor of the distal radius: comparison of osteoarticular allograft and three-dimensional-printed prosthesis. BMC Musculoskelet Disord. 2020;21(1):69. https://doi.org/10.1186/s12891-020-3084-0.

[7] Pho RW. Free vascularised fibular transplant for replacement of the lower radius. J Bone Joint Surg Br. 1979;61-B:362-5. https://doi.org/10.1302/0301-620X. 61B3.479261.

[8] Gebert C, Hillmann A, Schwappach A, Hoffmann C, Hardes J, Kleinheinz J, Gosheger G. Free vascularized fibular grafting for reconstruction after tumor resection in the upper extremity. J Surg Oncol. 2006;94:114-27. https://doi.org/10.1007/BF01879806.

[9] Puri A, Gulia A, Byregowda S, Ramanujan V. Reconstruction of the elbow and forearm for Ewing sarcoma of ulna: a new biological technique. Int J Shoulder Surg. 2016;10:85. https://doi.org/10.4103/0973-6042.180721.

[10] Daecke W, Ahrens S, Juergens H, Martini A-K, Ewerbeck V, Kotz R, Winkelmann W, Bernd L. Ewing's sarcoma and primitive neuroectodermal tumor of hand and forearm. J Cancer Res Clin Oncol. 2004;131:219-25. https://doi.org/10.2106/00004623-198971080-00023.

第47章 前臂、腕和手生物重建（二）：尺骨远端转位

Biological Reconstruction of the Forearm, Wrist, and Hand—Ⅱ: Transposition of the Distal Ulna

Ajay Puri 著

桡骨远端骨肿瘤与其他部位骨肿瘤的治疗原则相同，需要根治性切除来最大限度地降低肿瘤复发率，并尽可能保留肢体功能[1,2]。

在桡骨远端较大的骨巨细胞瘤病例中，术前短疗程使用地舒单抗有利于手术切除，特别是在神经血管结构附近有较大软组织肿块的情况下，术中有潜在损伤风险，使用地舒单抗在技术上更容易切除[3]。

应用地舒单抗后形成的骨壳有助于减少相邻神经血管受损的风险，同时也有助于防止术区肿瘤破溃污染。地舒单抗有时也能够将需要完全切除的病灶转化为可以囊内刮除治疗的病灶[3]。

肿瘤切除后产生的骨缺损可以通过多种方法重建，包括关节置换术或关节融合术等，医生应和患者充分沟通来决定[4]。应用同侧带血管蒂的尺骨转位来重建桡骨远端切除术后的骨缺损并同时进行腕关节融合，就是其中一种生物重建技术[5]（图47-1）。

1例桡骨远端骨巨细胞瘤Campanacci Ⅲ级的患者，肿瘤切除后应用同侧带血管蒂尺骨转位进行腕关节的融合重建。

一、简要病史

患者男性，35岁，左桡骨远端肿胀，活检诊断为骨巨细胞瘤（图47-2和图47-3），病灶软组织肿块明显，不适合行刮除手术治疗。经过与患者的沟通交流，患者接受上述尺骨转位手术治疗。

二、术前临床和影像学照片

见图47-2和图47-3。

三、术前问题汇总

1. 桡骨远端骨巨细胞瘤伴巨大软组织肿块形成。

2. 需要在保留重要神经血管结构和肌腱的前提下最大限度保留患肢的功能。

3. 对于切除后的缺损进行重建以恢复腕部骨结构的稳定性。

四、治疗策略

1. 按照肿瘤切除原则充分切除荷瘤骨段。

2. 转位同侧尺骨（保留软组织附着），用带血管的移植物重建术后桡骨缺损。

3. 腕关节融合术确保桡骨近端截骨部位和腕关节的稳定性，同时保留前臂旋转（图47-4至图47-6）。

骨肿瘤手术学：病例图解

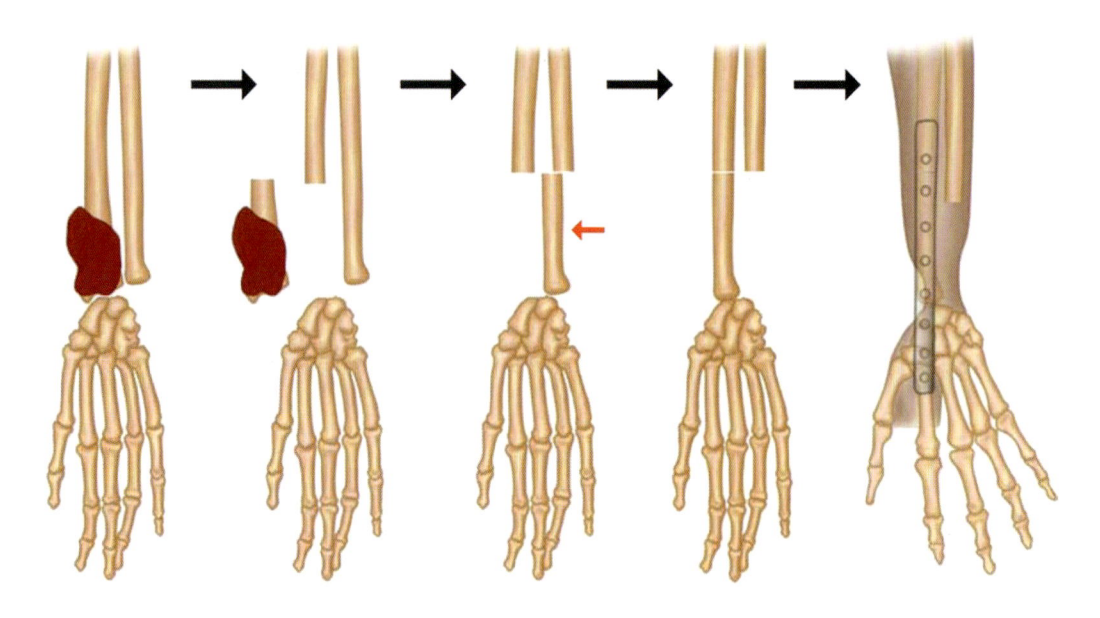

▲ 图 47-1　手术方式的示意

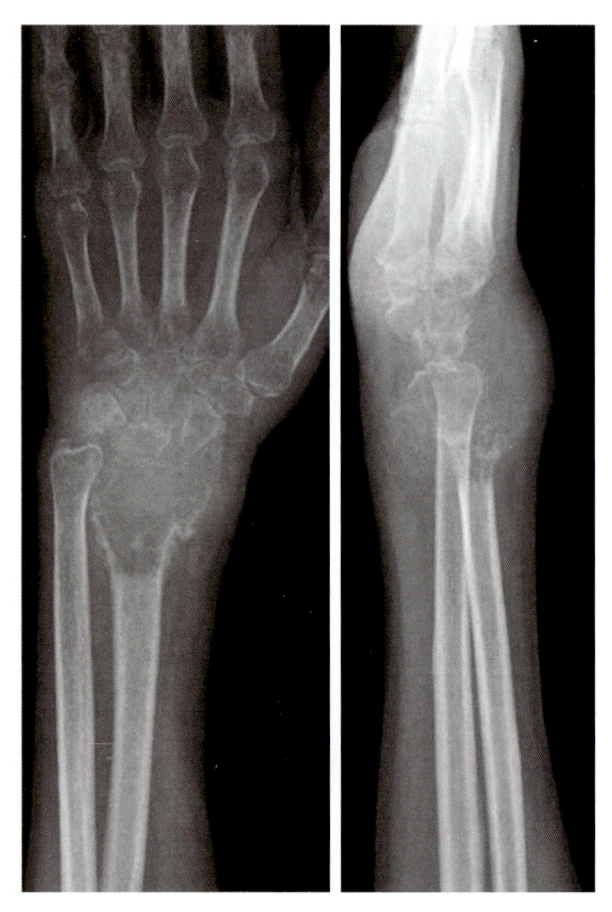

▲ 图 47-2　术前 X 线片显示 Campanacci Ⅲ 级桡骨远端骨巨细胞瘤

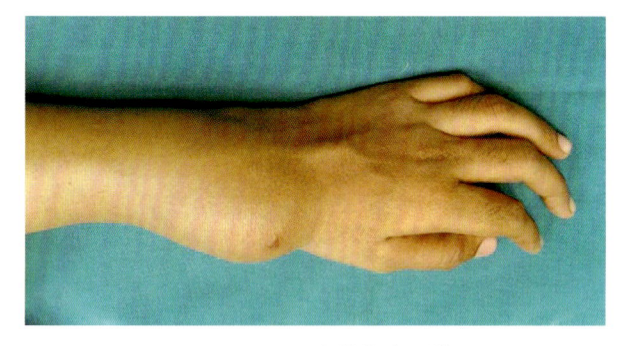

▲ 图 47-3　术前临床照片

五、基本原则

1. 术前计划至关重要。需要通过评估 X 线片和手腕 MRI 来确保充分切除肿瘤的边界，MRI 有助于评估病变的范围、骨外成分和软组织受累程度以及肿块与神经血管束的关系，进而确定截骨平面。

2. 术中使用止血带。

3. 手术切口由桡骨背外侧向腕关节背侧弧形切开（而不是两个切口，一个背侧和一个腹侧），该入路提供了足够的术野显露（图 47-7），有利于术中保留神经血管和肌腱等结构。

4. 桡骨病变切除后，在尺骨近端适当平面进行截骨，将附带软组织及血管蒂的尺骨转位至桡骨缺损处（图 47-8）。

396

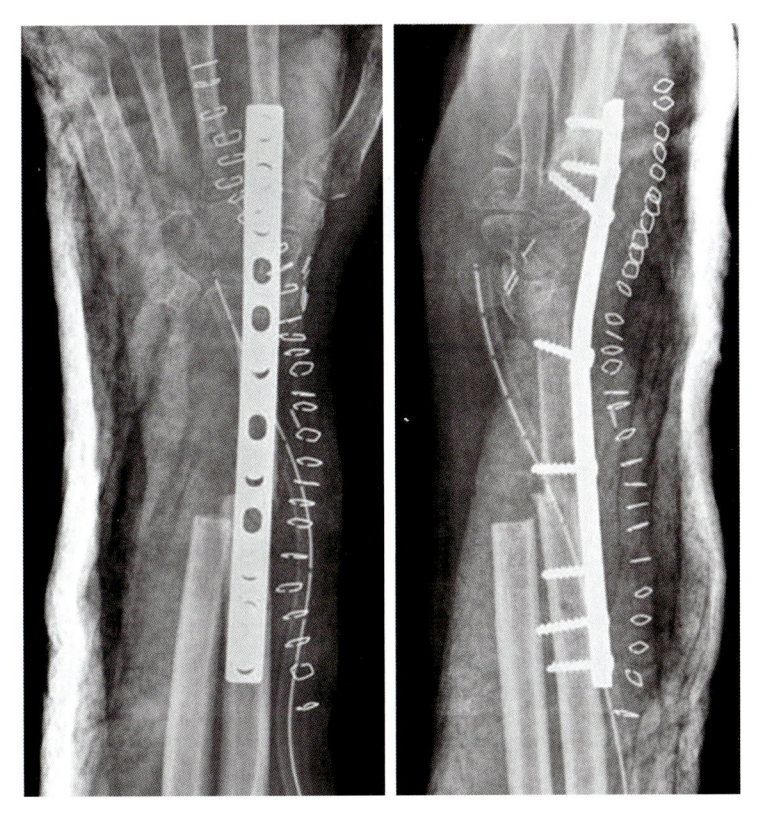

第47章 前臂、腕和手生物重建（二）：尺骨远端转位

▲ 图 47-4 手术后即刻影像学照片

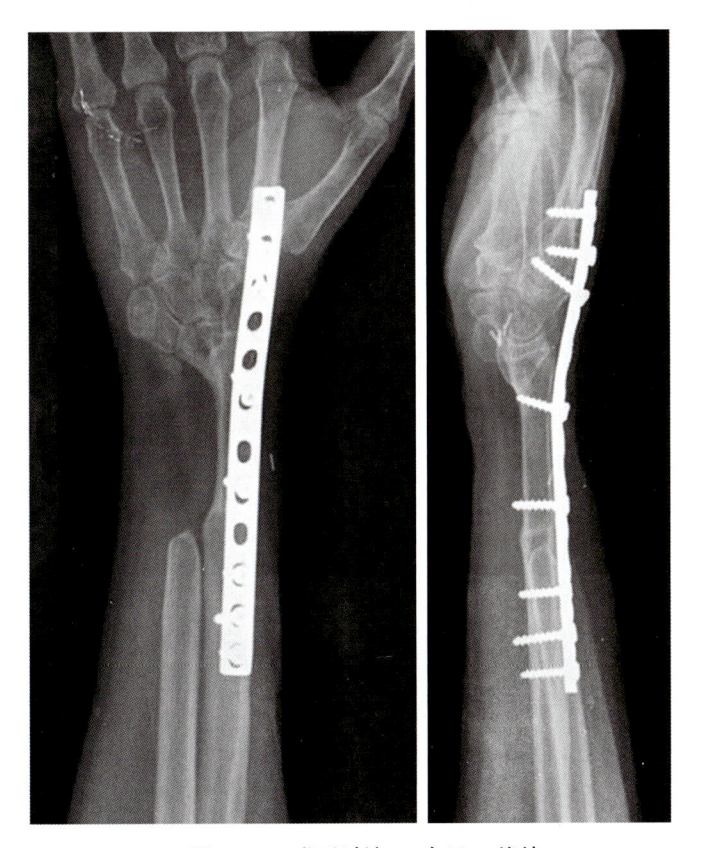

▲ 图 47-5 术后随访 24 个月 X 线片

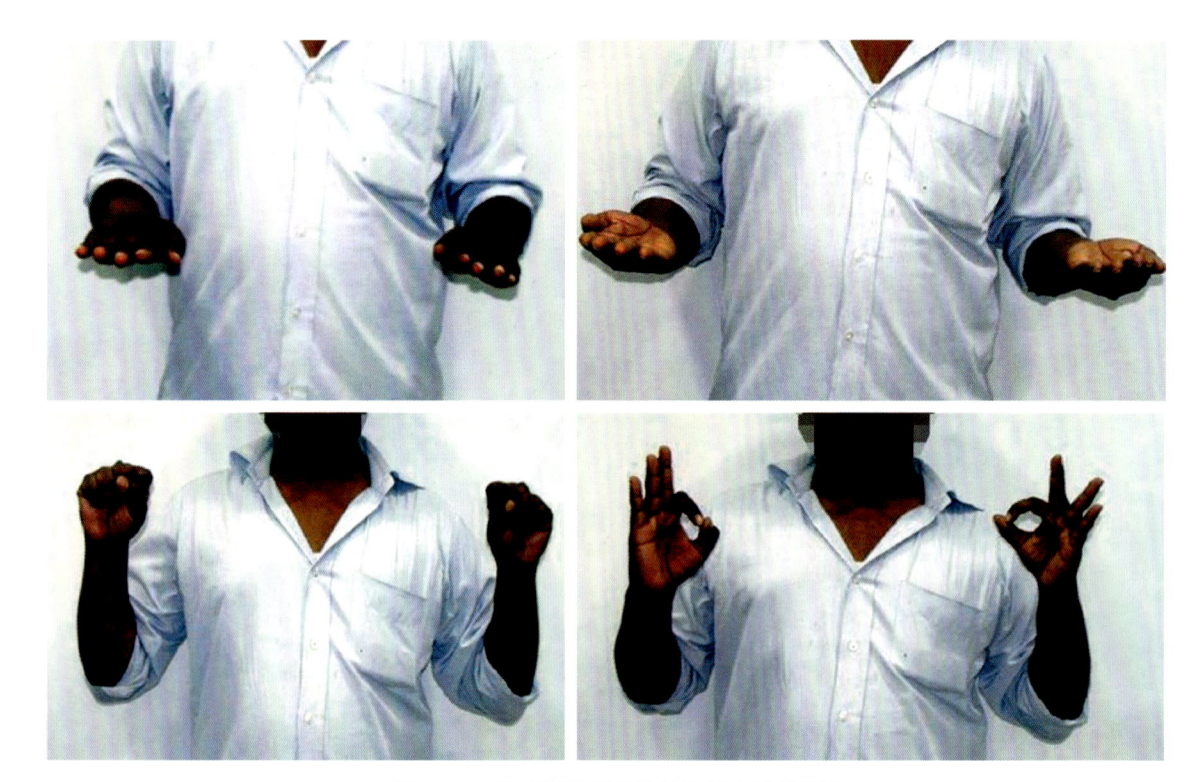

▲ 图 47-6 临床照片显示旋转和手功能的范围

5. 尺骨截骨最好在桡骨截骨水平近端 5mm 处进行。如果截骨面的距离过近就很难将尺骨进行转位（进行转位时截除的尺骨远端为了与桡骨截骨面对齐会导致过多的软组织剥离）。

6. 在尺骨转位之前，尺骨茎突也需进行截骨处理，并将其保持在原来的位置，从而使尺骨能够顺利向桡侧转位。

7. 在尺骨近端截骨处，应注意确保此处骨膜袖套沿尺骨周围横向切开。

8. 剥离尺骨远端软骨，与桡侧同样去除软骨面的舟骨和月骨的松质骨表面相贴附。

9. 使用合适长度的 3.5mm 动力加压钢板固定转位的尺骨。

10. 钢板两端长度需超越转位尺骨（切除节段近端），近端桡骨确保至少固定 4 个皮质（最好是 6 个），远端延伸到第二或第三掌骨，确保至少固定 4 个皮质（最好是 6 个）。

11. 建议保持腕关节背屈 15° 固定（图 47-9）。

12. 在固定钢板之前，检查桡骨和手腕关节是否处于适当的旋转对线状态，以便能够进行完全范围的旋转活动。

13. 将 1 枚或 2 枚双皮质螺钉经过钢板固定尺骨段，以维持其稳定，并减少转位骨的应力。

14. 经钢板应用 4mm 的松质骨螺钉以一定角度固定腕骨，确保转位骨的远端与腕骨之间有更好的加压，促进关节处骨性融合。

15. 在截骨连接处不需要进行植骨，因为这种带血管的转位移植很少出现不愈合情况。

16. 止血带松开后充分止血，留置负压引流后关闭伤口。

17. 术后使用肘下石膏夹板固定，并适当抬高患肢以促进伤口愈合，鼓励术后即刻活动肩关节、肘关节和手指。

18. 在 6 周时取下夹板，开始积极的腕部旋转运动。

六、治疗期间临床和影像学照片

为了最好的展示该手术方式，术中照片来自不同的患者（图 47-7 至图 47-9）。

七、技术要点

在尺骨转位之前，应注意确保尺骨近端骨膜

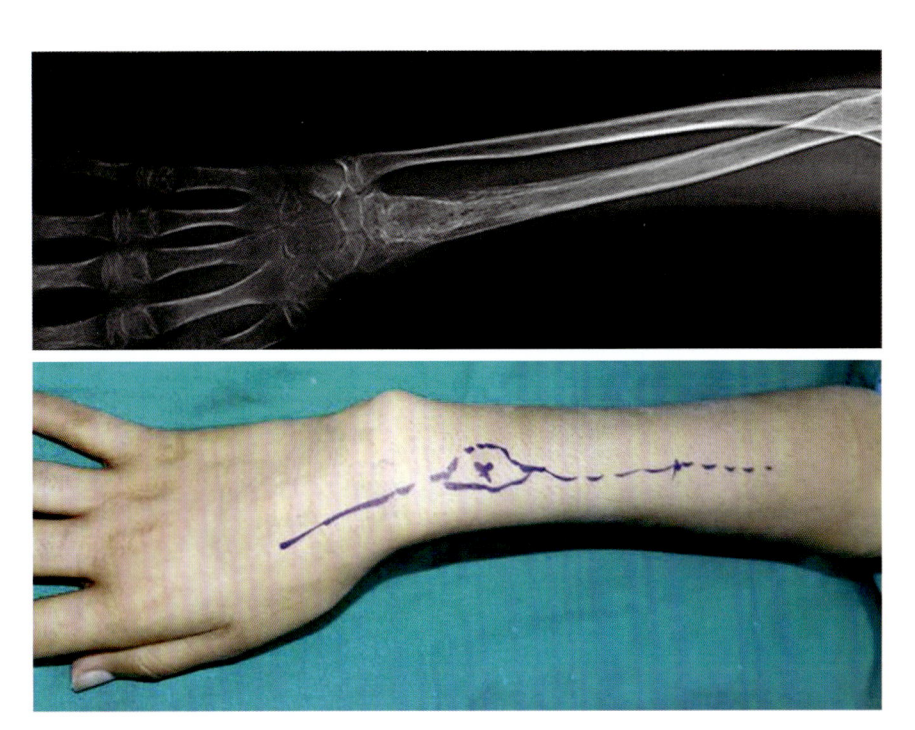

▲ 图 47-7 切口设计包括活检通道

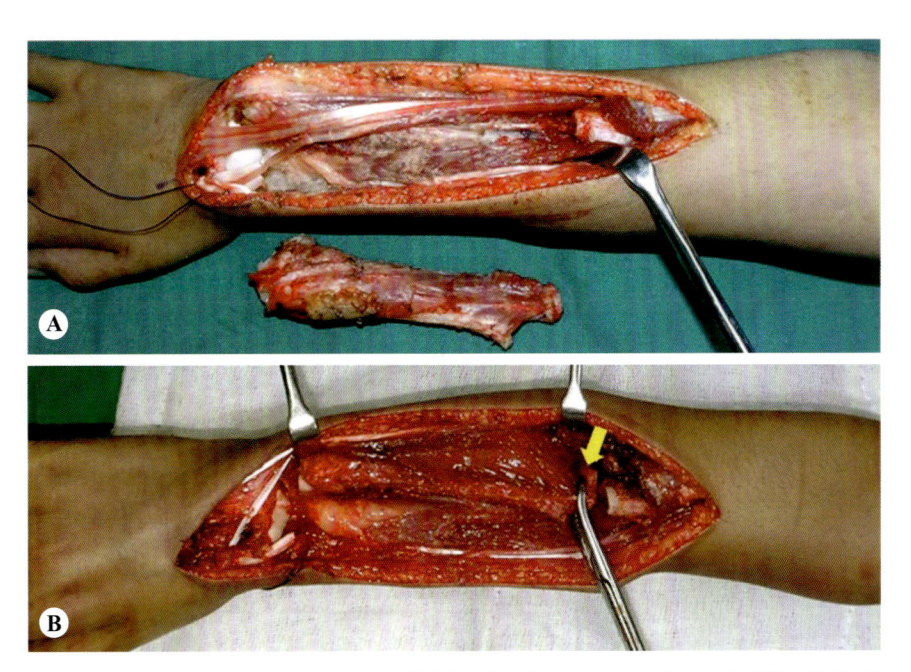

▲ 图 47-8 根据肿瘤手术原则切除桡骨远端肿瘤（A），切断尺骨（黄箭）转位填充桡骨缺损（B）

袖套被环形横切断，未完全切断的尺骨近端骨膜会导致在转位时从尺骨末端脱落，不仅会损害转位骨的血供，并最终在转位骨和尺骨残端之间形成骨性连接影响肢体的旋转功能（图 47-10）。

八、并发症的预防和处理

1. 尺骨移位导致的前臂体积减小有利于手术后的切口闭合，即使局部有真菌性病变或广泛软组织肿瘤切除后，出现软组织和皮肤缺损的情

骨肿瘤手术学：病例图解

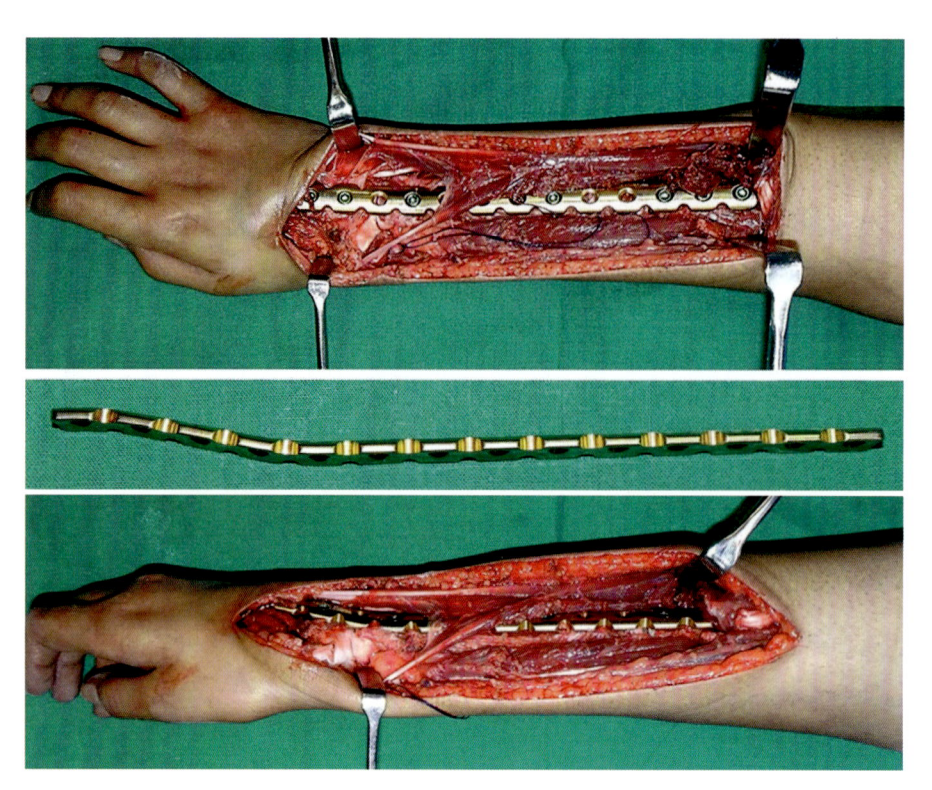

▲ 图 47-9　应用解剖钢板进行腕关节融合内固定

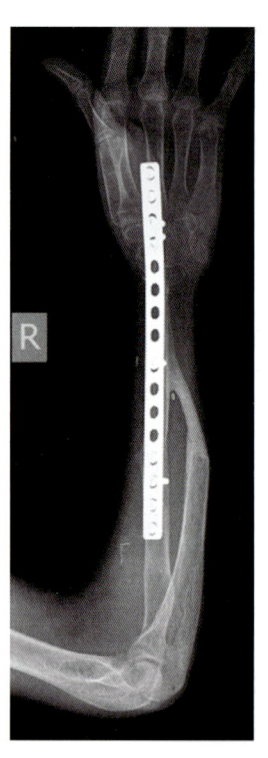

▲ 图 47-10　X 线片显示转位骨和尺骨残端之间形成骨性连接

况，该术式仍可以避免因软组织覆盖问题而进行复杂的皮瓣修复手术。在切除手背皮肤时应非常小心，因为该区域的组织体积没有减少（体积减小仅限于前臂远端），否则掌骨上方钢板可能没有足够的软组织覆盖。

2. 掌骨背侧的 3.5mm 动力加压钢板远端需要稍微塑形（图 47-6），否则在手背皮肤处会出现隆起的情况。

3. 如果尺骨切除长度超过 8～10cm 或肿瘤伴大面积软组织肿块切除后导致尺骨周围软组织剥离严重，外科医生可选择其他重建方式，将尺骨与腕关节进行融合（导致旋转功能丢失），或者应用带血管蒂的腓骨移植来重建缺损[6]。

4. 前臂单骨成形术后外观并不美观，因此当骨切除长度小于 5～6cm 时，使用髂骨块填补缺损处可在保留旋转功能的同时获得更好的外观[7]。

400

参考文献

[1] Liu YP, Li KH, Sun BH. Which treatment is the best for giant cell tumors of the distal radius? A meta-analysis. Clin Orthop Relat Res. 2012;470(10):2886-94.

[2] Pazionis TJ, Alradwan H, Deheshi BM, Turcotte R, Farrokhyar F, Ghert M. A systematic review and meta-analysis of en-bloc vs intralesional resection for giant cell tumor of bone of the distal radius. Open Orthop J. 2013;7:103-8.

[3] Puri A, Gulia A, Hegde P, Verma V, Rekhi B. Neoadjuvant denosumab: its role and results in operable cases of giant cell tumour of bone. Bone Joint J. 2019;101-b(2):170-7.

[4] Qu H, Guo W, Li D, Yang Y, Wei R, Xu J. Functional results of wrist arthrodesis versus arthroplasty with proximal fibula following giant cell tumour excision of the distal radius. J Hand Surg Eur Vol. 2019;44(4):394-401.

[5] Puri A, Gulia A, Agarwal MG, Reddy K. Ulnar translocation after excision of a Campanacci grade-3 giant-cell tumour of the distal radius: an effective method of reconstruction. J Bone Joint Surg Br. 2010;92(6):875-9.

[6] Bhagat S, Bansal M, Jandhyala R, Sharma H, Amin P, Pandit JP. Wide excision and ulno-carpal arthrodesis for primary aggressive and recurrent giant cell tumours. Int Orthop. 2008;32(6):741-5.

[7] Gulia A, Puri A, Prajapati A, Kurisunkal V. Outcomes of short segment distal radius resections and wrist fusion with iliac crest bone grafting for giant cell tumor. J Clin Orthop Trauma. 2019;10(6):1033-7.

第 48 章 前臂、腕和手假体重建：桡骨远端假体
Implant Reconstruction of the Forearm, Wrist and Hand: Distal Radius Endoprosthesis

Lee M. Jeys　Rachel Mahoney　Vineet Kurisunkal　著

一、简要病史

患者男性，66 岁，右桡骨远端转移性肾癌，临床表现为右侧桡骨远端疼痛伴进行性肿胀，X线片（图 48-1）显示桡骨远端溶骨性破坏。在对转移病灶进行姑息性放疗后，患者右前臂疼痛和肿胀的症状进一步加重。经多学科团队讨论并与患者详细沟通后，考虑到患者的年龄、既往放疗失败的病史及原发疾病的预后，我们最终决定进行骨水泥型桡骨远端假体置换（distal radius endoprosthesis，DREPR），而非通常情况推崇的生物学重建。

二、术前临床和影像学照片

见图 48-1。

三、术前问题汇总

1. 桡骨远端肿瘤伴软组织肿块形成。
2. 设计定制假体。
3. 给予适当的全身系统治疗，直到定制假体制作完成。
4. 由于假体的设计和制作需要时间，需评估患者潜在的疾病进展风险。
5. 评估使用止血带的可行性，如果由于某些

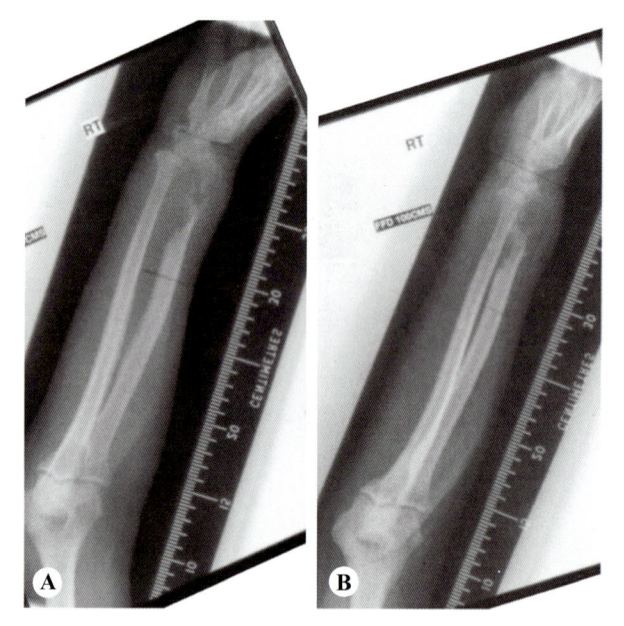

▲ 图 48-1　正位和侧位 X 线片显示桡骨远端溶骨性骨破坏

原因不能使用，应该考虑对血供丰富的肿瘤进行术前血管栓塞。

6. 设计较为安全的手术切除方案，术中保护肌腱和神经血管结构，尽可能保留患者术后的感觉和功能。

7. 术前应用 Allen 试验评估患肢桡尺两侧血管的通畅情况。

四、假体设计

1. 利用最近的影像学资料（X线片/MRI/CT）设计假体（图48-2）。

2. 与设计工程师讨论定制假体（皮质外钢板/螺钉）的特殊要求，确定是否需要腕部融合钢板，以及假体制作完成的时间。

五、治疗策略

1. 肿瘤根治性切除。

2. 使用定制假体重建修复切除后的骨缺损。

3. 重建腕关节关节面，保留一定的尺偏。

4. 确保前臂的旋转功能良好。

六、基本原则

1. 术前规划至关重要。通过最近的影像学资料设计手术切缘以确保肿瘤完整切除。冠状位MRI有助于确定骨切除平面，轴位MRI有助于确定肿瘤的切除在横断面上的范围，同时评价肿

植入物类型：桡骨远端
固定方法：近端骨水泥型假体
　　　　　假体钢板的螺钉固定在第三和第四掌骨头和基底部
材料：钛/羟基磷灰石涂层
患肢侧：右侧

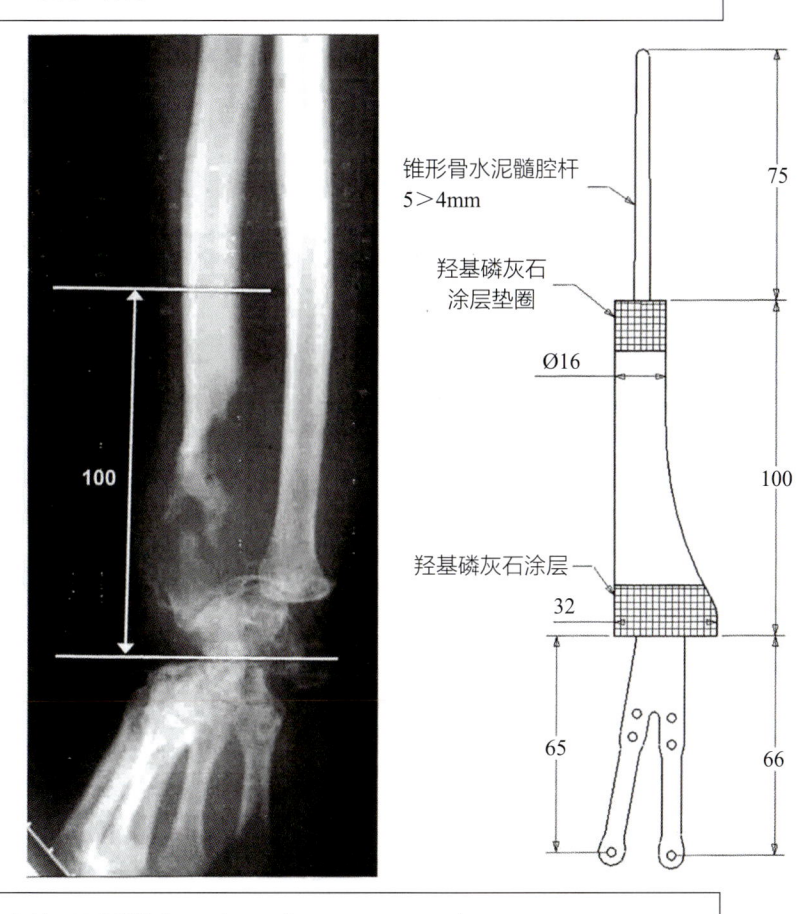

锥形骨水泥髓腔杆 5＞4mm
羟基磷灰石涂层垫圈
Ø16
羟基磷灰石涂层
32
75
100
65
66

备注：需提供螺钉尺寸——（Ø2.7mm×10mm）×6
　　　　　　　　　　　（Ø2.7mm×12mm）×2
　　　　　　　　　　　（Ø2.7mm×14mm）×5

▲ 图 48-2　桡骨远端定制假体设计图

瘤与肌肉、肌腱和神经血管结构的毗邻关系。

2. 在手术当天与患者再次讨论手术方案，手术前标记手术患肢。

3. 与参与手术的人员简要介绍手术方案、所需要的手术器械、患者体位、备血情况。

4. 在将患者推入手术室之前，检查并确认定制假体是否已到位并消毒合格。

5. 术中使用止血带。

6. 在保留前臂的重要神经血管结构和肌腱的前提下，自前臂背侧与第三掌骨相连做单一纵向切口，可完成术区充分显露，并完整切除肿瘤及活检通道。

7. 一旦确定了桡骨的切除平面，需要用骨刀和标记笔在桡骨背侧进行标记，此标记有助于假体定位，最终确保假体与桡骨近端对齐。

8. 桡骨远端肿瘤切除后，标本应在单独的手术台进行检查以确定切缘是否充分，确认瘤段切除的长度，并进行最终的组织病理学评估。

9. 充分止血后，重新铺单更换器械和外科手套。

10. 舟骨和月骨的近端软骨需完全去除以促进与假体表面羟基磷灰石涂层的骨整合。

11. 使用持骨钳提起桡骨，逐步扩大桡骨髓腔，方便应用骨水泥固定，扩髓应扩到比植入物直径大1～2mm为止。近端髓腔应用常规骨水泥固定，因桡骨髓腔较窄建议采用低黏度水泥固定。作者建议使用超细的骨水泥注射器，如果术中使用的骨水泥注射器过大，可以外接大鼻饲管以避免骨水泥注入时发生渗漏。此外，手术医生必须清楚，在较小的骨髓腔中骨水泥硬化速度更快，因此建议在骨水泥凝固前及时置入假体。

12. 一旦假体完成在桡骨侧的固定，假体远端会顺势与裸露的腕骨（舟骨和月骨）、第二和第三掌骨对齐，此时应用定制的螺钉进行假体远端固定，并在术中透视确认假体位置。

13. 理想情况下，最终的手腕位置应该是轻微的背伸状态，以增加患肢握力，定制钢板设计为允许15°～20°的背伸（图48-2和图48-3）。

14. 松开止血带充分创面止血，留置引流管，逐层闭合伤口。

15. 术后超肘关节石膏外固定4～6周，抬高患肢有助于伤口愈合，鼓励手指关节活动。

16. 术后4～6周拆除外固定，开始积极前臂旋转功能训练。

七、技术要点

1. 桡骨假体置入术的适应证是比较有限的，此处更好的选择是进行生物重建，因此该术式主要的适应证为桡骨远端转移性肿瘤或接受生物重建手术失败的患者。

2. 为了促进假体周围骨长入、减少假体松动概率，在桡骨近端切断之前，应确保桡骨近端骨膜保持完整，用于覆盖假体的羟基磷灰石涂层。

3. 桡骨近端截骨之前，需要用骨刀/标记笔在桡骨背侧进行标记，帮助定位假体，确保假体与桡骨近端正确的对线。

4. 我们建议采用低黏度骨水泥固定桡骨髓腔内假体，确保骨水泥到达良好的固定状态。

5. 理想情况下，最终的手腕位置应该是轻微的背伸，以增加患肢的握力，定制钢板设计为允许15°～20°的背伸。

八、并发症的预防和处理

1. 如果假体置入后可能出现创面闭合困难或软组织覆盖不足的情况，建议术前联系整形外科团队，设计闭合缺损的方法，包括局部转位皮瓣或游离皮瓣。

2. 如果假体制作完成后，最新的影像学资料评估出现如肿瘤进展需改变截骨平面的情况，术前需要准备好假体垫片或加长垫圈，使手术医师更灵活地应对术中的骨缺损。

3. 在使用腕部融合钢板固定后，为了防止远端尺桡关节不稳定和远期的关节疼痛，尺骨远端可以一并切除。在分析对比我们过去20年收集有限的9例定制假体置入病例与桡骨远端生物重建的病例，结果显示接受腕关节融合的患者拥有更好的远期功能，接受腕关节假体功能重建的手术患者出现了更多远端尺桡关节不稳定和关节疼痛的情况。如果需要重建腕关节功能，可以设计带缝合孔的假体便于术中肌腱韧带的锚定或应用补片协助重建，但作者仍将腕关节融合术作为首选。

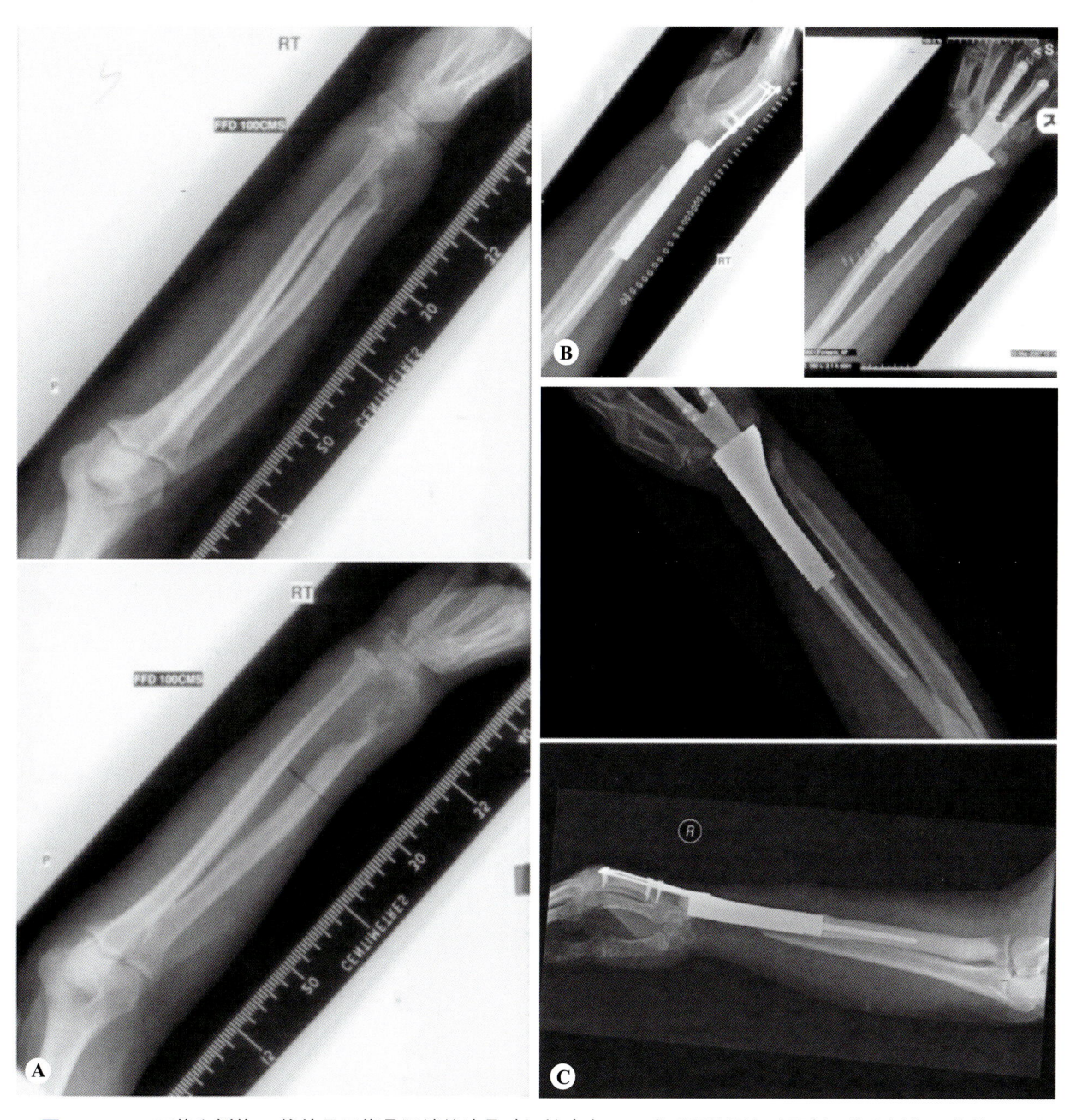

第 48 章 前臂、腕和手假体重建：桡骨远端假体

▲ 图 48-3　A. 正位和侧位 X 线片显示桡骨远端的溶骨破坏性病变；B. 术后假体置入后即刻正位和侧位 X 线片；C. 假体置入术后 24 个月正位和侧位 X 线片

参考文献

[1] Natarajan MV, Chandra Bose J, Viswanath J, Balasubramanian N, Sameer M. Custom prosthetic replacement for distal radial tumours. Int Orthop. 2009; 33(4): 1081-4.

[2] Lu M, Min L, Xiao C, Li Y, Luo Y, Zhou Y, et al. Uncemented three-dimensional-printed prosthetic replacement for giant cell tumor of distal radius: a new design of prosthesis and surgical techniques. Cancer Manag Res. 2018;10:265-77.

[3] Henderson ER, O'Connor MI, Ruggieri P, Windhager R, Funovics PT, Gibbons CL, et al. Classification of failure of limb salvage after reconstructive surgery for bone tumours: a modified system Including biological and expandable reconstructions. Bone Joint J. 2014;96-B(11):1436-40.

405

读书笔记

第十六篇
骨肿瘤重建相关并发症

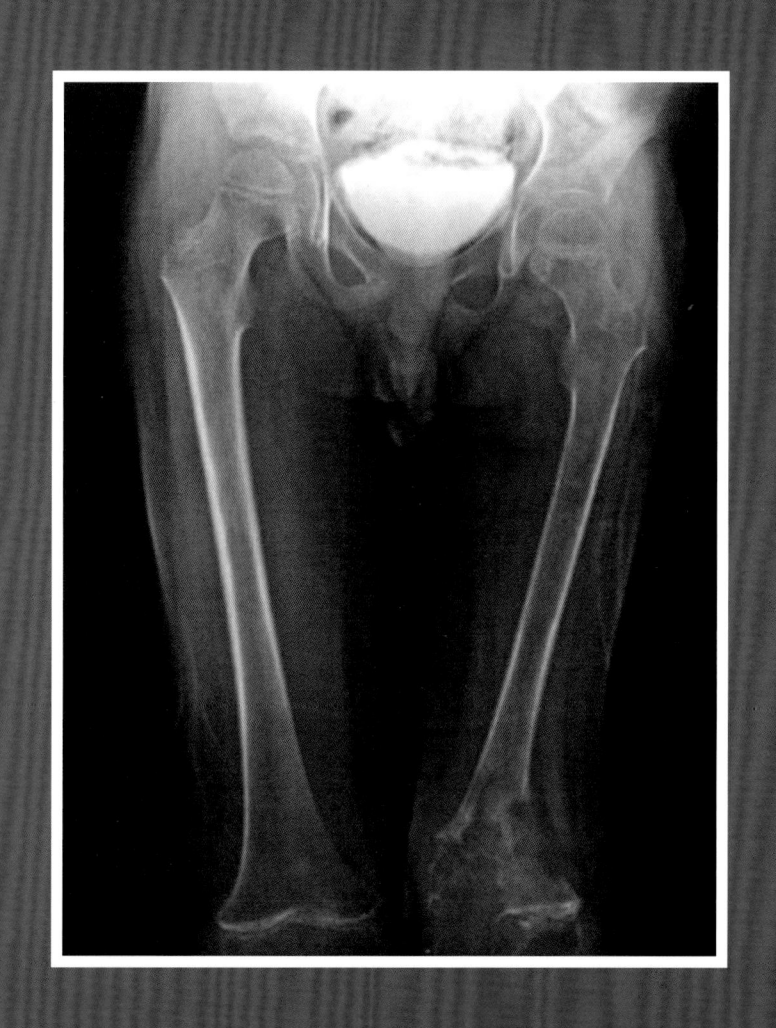

第 49 章 骨肿瘤生物重建并发症
Complications of Orthopedic Oncologic Reconstructions Using Biological Reconstruction

Levent Eralp　Ahmet Salduz　Emre Ozmen　著

"每名外科医生都应心存一块小墓地，时不时去那里祷告一下。"

——René Leriche

恶性骨和软组织肿瘤是罕见病，总体上仅占儿童、青少年和成人所有新发恶性肿瘤的 10%[1]。由于影像技术、化疗方案和手术技术的改进，患者的生存率大大提高，这与历史上长期生存率低有关。现今，文献报道非转移性尤文肉瘤和骨肉瘤的存活率高达 80%[2]。

没有远处转移的恶性骨和软组织肿瘤首选治疗方法是广泛切除，包括肿瘤周围的无瘤组织，在这些情况下，实现肿瘤学无瘤边界是根本的治疗策略，否则将会降低生存期。为了获得无瘤边缘，根据病变部位不同，可能需要牺牲关节软骨、骨骺、骺板、干骺端或骨干，这些都需要不同的重建方法[3]。骨科医生面临的挑战是设计和实施一个重建，以最少的手术次数达到最好的功能结果，同时不影响初始切除的质量。

不同重建类型的并发症可以分为两个组：非年龄相关和年龄相关（表 49-1）。非年龄相关的并发症可以进一步分为生物学病因或假体病因，生物学重建后的并发症主要包括感染和不愈合，与假体重建相关的并发症将在下一章讨论。年龄相关性并发症可以进一步分类为与手术本身和（或）化疗/放疗相关的骨骺损伤，完全性骨骺损伤表现为肢体不等长，部分损伤表现为畸形，放疗后遗症表现为畸形和骨盆不对称。表 49-1 提供了生物重建后并发症的推荐解决方案，包括年龄相关和非年龄相关。

一、病例 1：年龄相关和非年龄相关

（一）简要病史

患者男性，7 岁，主诉进行性大腿远端肿胀 5 个月，转诊到我院，在初步体检和影像学检查后（图 49-1），进行肿块的活检，诊断为骨肉瘤，全身影像学检查显示在诊断时没有转移。给予 3 个周期的术前化疗，并进行骨骺牵张术，然后进行肿瘤广泛切除，应用带血管自体腓骨移植复合冷冻灭活骨进行生物重建（图 49-2 至图 49-4）。随访期间，患者出现伤口问题，进行了一系列清创，由于软组织覆盖不足，取出钢板，术后 5 个月拆除外固定支架，患者接受矫形器治疗。患者的骨折继发于骨愈合不良，以及由此产生的下肢畸形和不等长（图 49-5）。

（二）术前临床和影像学照片

见图 49-5。

（三）术前问题汇总

1. 初次手术注意事项。

(1) 实现骨肉瘤的广泛切除。

(2) 虽然骨骺没被侵犯，但肿瘤靠近骨骺板妨碍获得安全截骨边缘。

第49章 骨肿瘤生物重建并发症

表 49-1 处理并发症的推荐方案

非年龄相关					年龄相关	
生物重建存在的问题及其解决方案	假体重建存在的问题及其解决方案*				与部分骨骺损伤相关的问题及其解决方案	放疗相关问题及其解决方案
畸形/短肢的解决方案	感染的解决方案	不愈合的解决方案	无菌性松动的解决方案	关节活动受限的解决方案	肢体长度差异的解决方案	骨盆不对称的解决方案
密切随访				可延长假体	密切随访	密切随访
延长术	类似骨髓炎的一期/二期清创和重建	稳定植骨术（外固定/内固定）类似治疗骨不连伴骨丢失	骨水泥/非骨水泥组配假体翻修	物理治疗+软组织手术	带血管骨骺移植（用于肱骨近端）	补偿短缩（改装鞋）肢体延长手术	延长术
暂时性（半）骨骺阻滞				一期或二期翻修节段更换+关节外固定关节融合+旋转成形术	假体+可延长柄	暂时性半骺阻滞术	暂时性半骺阻滞术
畸形矫正				假体+可延长柄	畸形矫正	畸形矫正

*. 阴影区域涉及与假体（非生物重建）并发症相关的并发症，将在下一章进行讨论。我们将介绍具有上述有不同生物重建病例及其进一步处理

骨肿瘤手术学：病例图解

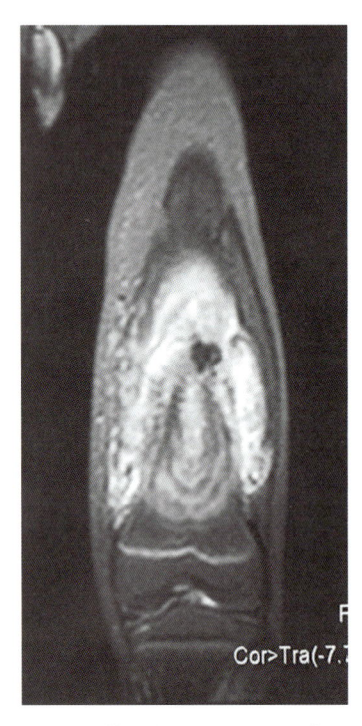

▲ 图 49-1 患者术前冠状位 T$_2$ MRI 图像，请注意，骨骺没有受累，中间有完整的骨桥

(3) 骨骼未成熟，预期有显著纵向生长，应首选生物学重建，尽可能保留骨骺软骨（及透明软骨），随着患者的成长，假体重建面临多次翻修。

(4) 即使骨骺得以保存，未来仍可能需要进一步延长。

2. 随访中患者出现骨折的情况。

(1) 不愈合，畸形和肢体不等长。

(2) 由于之前手术和肿瘤治疗的缘故，可能出现局部软组织问题和骨质破坏。

（四）治疗策略

1. 初次手术注意事项。

(1) 安全边缘切除骨肿瘤，实现近端安全边缘很简单，而实现远端安全边缘需要骨骺牵张术。

(2) 在切除肿瘤组织及其他软组织后，将荷瘤骨段冷冻灭活。

(3) 同时，整形手术小组从同侧切取带血管腓骨移植物。

(4) 应用钢板固定冷冻灭活骨，联合带血管腓骨填充缺损区。

(5) 血管吻合之后，将其连接固定到之前用于骨骺牵张的外固定支架上，进一步保护其构架。

2. 在随访中患者出现骨折的情况。

(1) 使用环形外固定支架是治疗软组织问题、畸形、骨不连和肢体长度差异的理想方法。

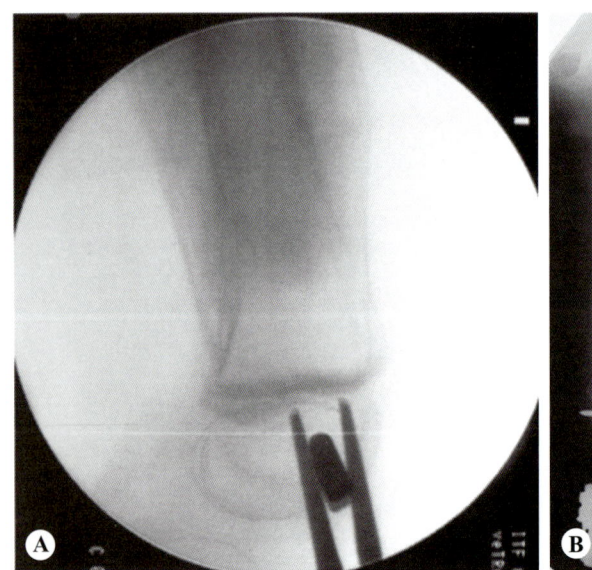

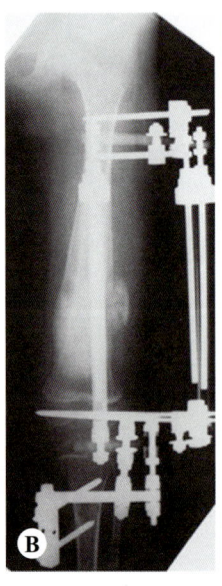

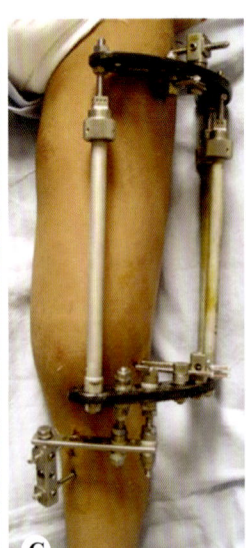

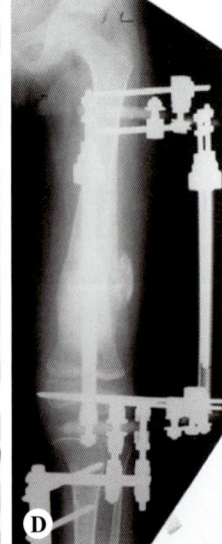

▲ 图 49-2 应用外固定支架（A 至 C），远离骺板处打入两个带半针的牵张器，手术后立即开始牵张，每天 1mm（4×0.25mm），第 12 天影像学上观察到骨骺牵开（D）

410

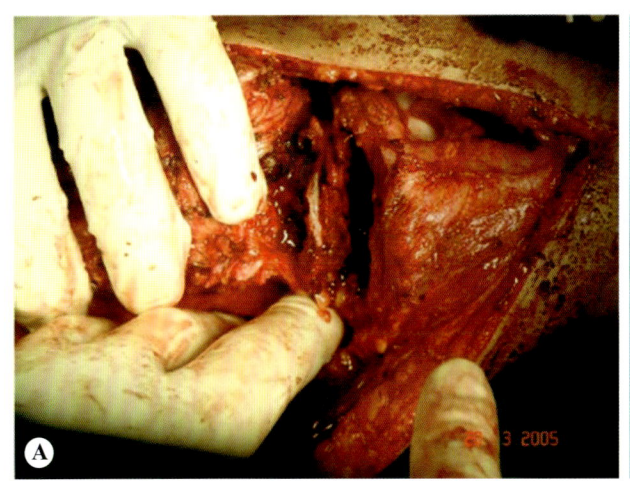

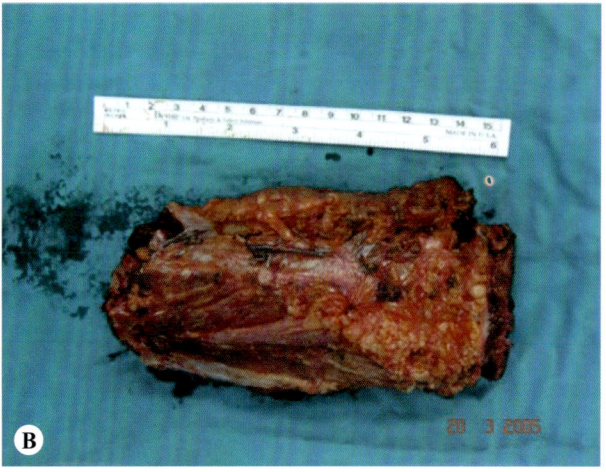

▲ 图49-3 用手术刀从远端骨骺牵张区域切除肿瘤（A），去除软组织；在置入前对自体瘤骨进行冷冻灭活（B）

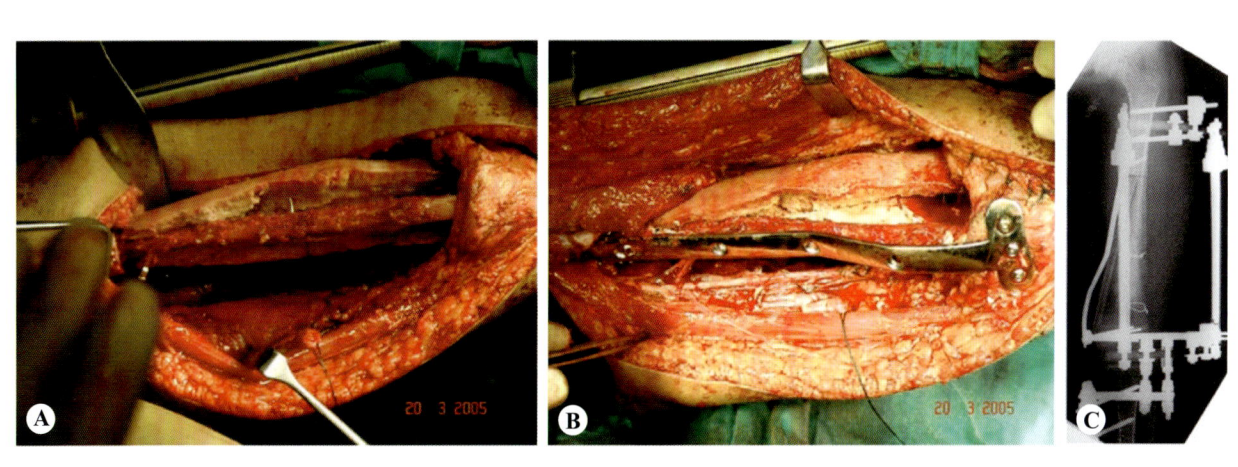

▲ 图49-4 自体骨开窗，使腓骨适合其髓腔（A），将腓骨倾斜形成股骨远端内侧柱（C），近端位于髓内，注意腓骨的远端血管吻合，使用解剖 T 形钢板固定（B 和 C）

(2) 外固定支架允许承重，有利于骨折愈合。

（五）基本原则

1. 初次手术注意事项。

(1) 软组织分离和近端截骨术很简单，远端截骨应在骨骺牵张部位用锋利手术刀快速操作，以避免损伤软骨。

(2) 冷冻灭活基本上使骨骼失去活力，使其成为机械支撑物；因此，应该使用带血管腓骨作为生物支撑物。

(3) 单纯钢板固定自体冷冻灭活瘤骨复合带血管腓骨是不够的，还应使用外固定架辅助支撑。

2. 在随访中患者出现骨折的情况。

(1) 外固定支架的稳定性至关重要。

(2) 外固定支架必须能够产生足够的压力和牵引力，保持膝关节自由活动。

(3) 由于患者同时有屈曲和内翻畸形（斜面畸形），需要在 2 个平面安装铰链。

（六）治疗期间临床和影像学照片

见图 49-6 和图 49-7。

（七）技术要点

1. 骨骺牵张术（见第 28 章）只能用于无瘤骨骺和骨骺未闭合患者。术前必须仔细检查影像学，以确保骨骺软骨没有受到侵犯。

2. 牵引可在术前化疗期间进行，但免疫抑制可能会导致严重并发症。

骨肿瘤手术学：病例图解

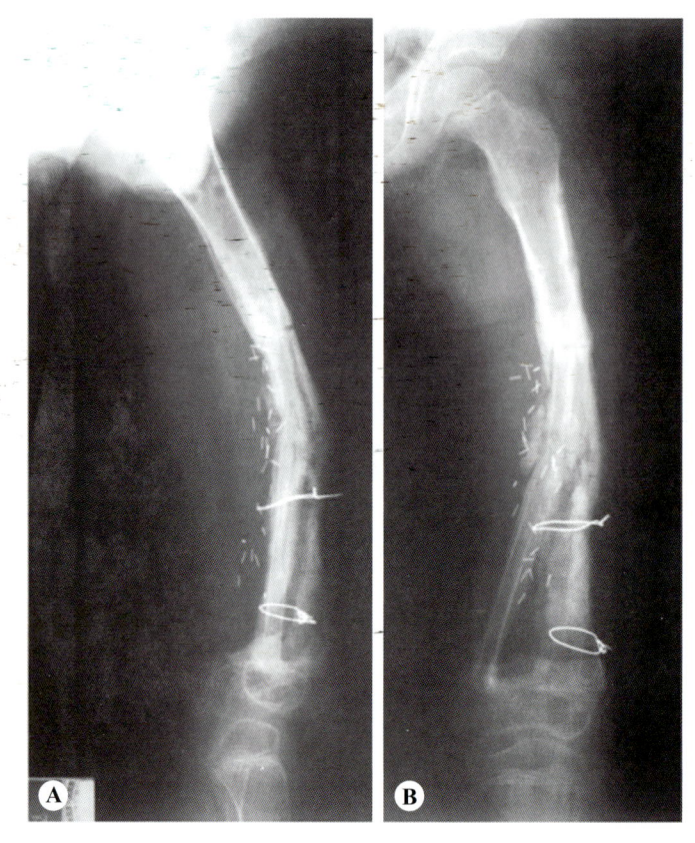

▲ 图 49-5 术后第 5 个月移除外固定支架，维持外固定支具保护至骨愈合，在随后负重过程中，近端发生骨折

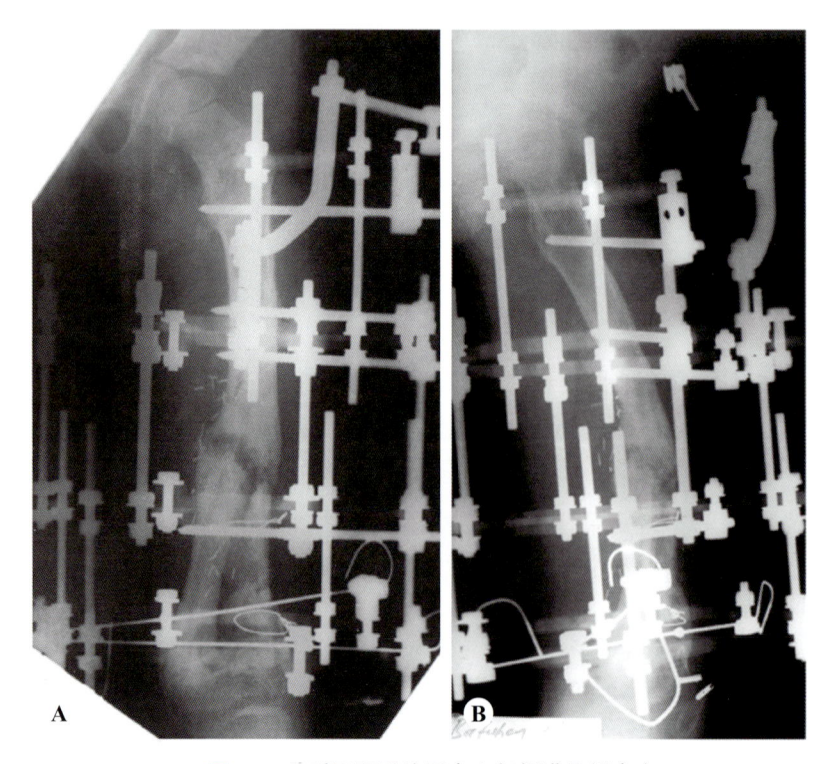

▲ 图 49-6 采用环形外固定支架促进骨折愈合

第49章 骨肿瘤生物重建并发症

3. 可能会发生软组织问题，一旦发生甚至需要去除钢板，这进一步证明了同时使用外固定支架重建的合理性。

4. 大多数情况下重建骨会成功愈合，近端移植骨界面愈合不良会导致外固定支架去除后发生骨折。

5. 环形外固定支架是一种非常通用的工具，可以实现愈合，可矫正畸形。

二、病例2：非年龄相关并发症

（一）简要病史

患者女性，9岁，因右大腿远端肿胀及疼痛就诊，X线片显示股骨远端有侵袭性骨膜反应和虫蚀样病变，穿刺活检诊断为髓内经典型骨肉瘤，全身检查显示没有转移。化疗3个周期后，

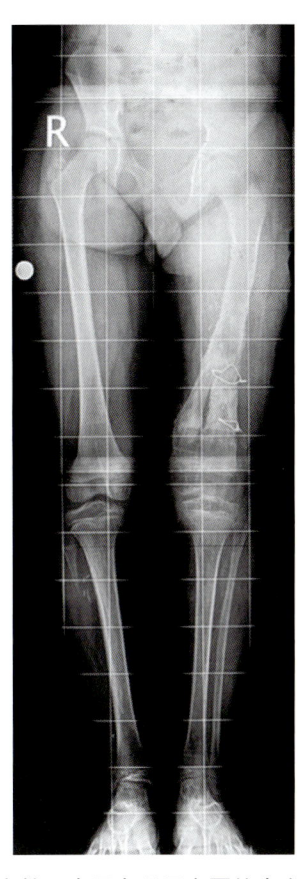

▲ 图49-7 在第5个月实现了牢固的愈合并拆除外固定支架，请注意腓骨已增粗

3. 每日牵引1～2mm（见第28章），总牵引长度应至少为2cm。

4. 骨骺的骨量通常不足以固定远端，需考虑跨膝关节固定。

5. 一旦生物重建愈合，重建骨段具有负荷承载和塑形能力，而肿瘤假体仅有负荷承载能力。新骨段具有正常骨的再生和重塑能力，尤其儿童，即便发生肥厚性骨不连或骨不连，也可以按"活"骨段进行畸形矫正和（或）延长。

（八）临床随访和影像学照片

见图49-8。

（九）并发症的预防和处理

1. 在实施骨骺牵张术和骨不连手术中，精心放置半针和克氏针很重要，尤其是初次牵张手术，一定不要刺穿骺板，造成伤害。

2. 牵张开始后，应仔细监测骨骺分离情况，避免过度牵张。

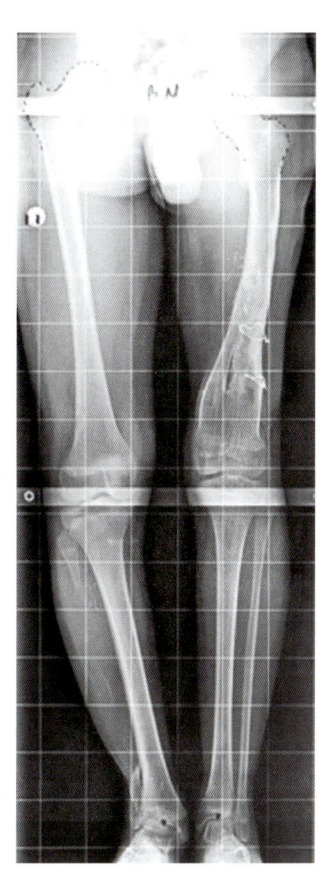

▲ 图49-8 下肢全长站立位X线片显示完全愈合，无残留畸形，肢体长度差异为3.7cm（右股骨46.7cm，左股骨41.3cm，右胫骨35.8cm，左胫骨37.5cm，右下肢总长度82.5cm，左下肢总长度78.8cm）

行骨骺及关节软骨广泛切除，肿瘤骨冷冻灭活联合带血管的腓骨回植，双侧锁定钢板固定。术后 6 个月，患者膝关节活动范围（range of motion，ROM）为 90°，1 年后观察到尽管带血管化腓骨的重建节段仍然存活并愈合，还是出现关节软骨的逐渐塌陷，术后 3 年观察到股骨关节软骨完全塌陷，当时患者膝关节总 ROM 为 80°，伴有内翻不稳，最后使用小尺寸全膝关节假体（专门为青少年 JRA 患者设计）进行表面置换手术。

(二) 术前临床和影像学照片

见图 49-9 和图 49-10。

(三) 术前问题汇总

1. 初次手术注意事项。

(1) 通过广泛切除获得阴性的切缘。

(2) 儿童骨骼发育不成熟，当肿瘤累及股骨远端半侧骨骺及关节软骨时，如何选择合适的重建技术。

(3) 在需要切除骨骺时，如何重建关节表面及稳定性。

(4) 康复期的持续时间。

2. 关节软骨塌陷需要注意的问题。

(1) 如关节软骨塌陷，应防止不稳定和减轻疼痛。

(2) 选择合适的植入物。

(3) 降低感染和软组织问题风险。

(四) 治疗策略

1. 初次手术注意事项。

(1) 广泛切除，包括骨骺，获得阴性切缘。

(2) 在这名骨骼未成熟的患者中，首选用冷冻灭活瘤骨行生物重建以避免假体重建的并发症。在应用液氮期间，整形外科医生截取带血管腓骨以便与冷冻灭活的瘤骨结合。

(3) 保留内侧副韧带、外侧副韧带和后交叉韧带，与回植骨重新附着。

(4) 将带血管腓骨固定在股骨后外侧凹槽中，并进行显微血管吻合。

(5) 冷冻灭活骨和带血管腓骨用桥接钢板固定，在近端截骨部位使用小直角钢板加固。

(6) 术后 2 个月应用长腿石膏固定，进行股四头肌等速运动，然后在铰链支具保护下进行被

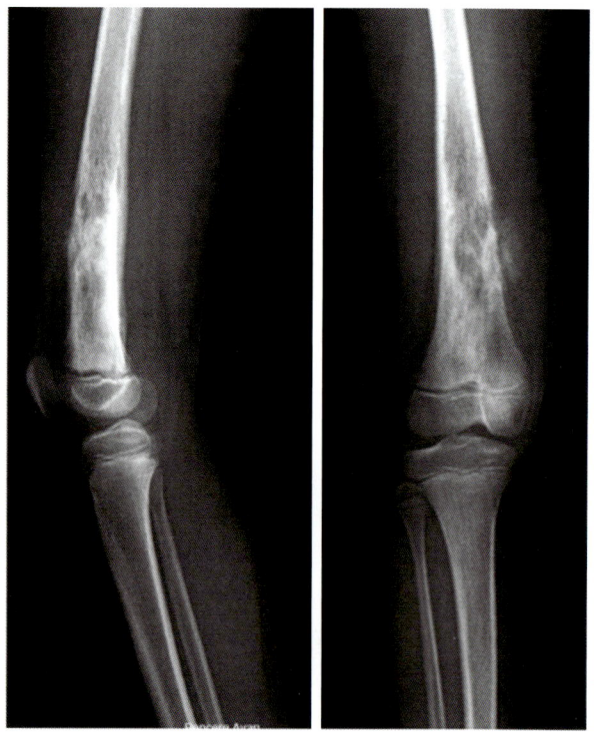

▲ 图 49-9 患者女性，9 岁，右侧股骨远端肿胀和疼痛就诊，X 线片显示股骨远端病变伴侵袭性骨膜反应和虫蚀样改变，活检诊断骨肉瘤

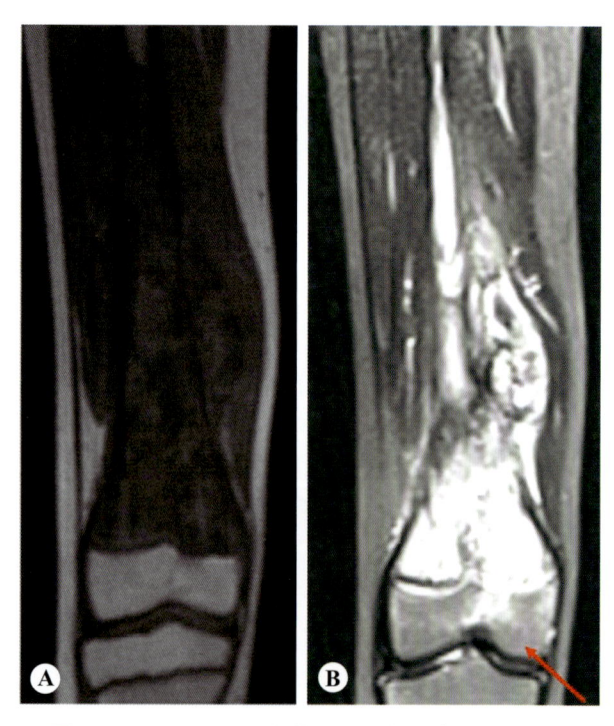

▲ 图 49-10 MRI 显示长节段股骨为肿瘤累及（A），箭示新辅助化疗对于骨骺远端肿瘤无效（B），手术无法保留骨骺

动 ROM 运动，术后 6 个月内积极应用主动辅助物理治疗。

(7) 术后 6 个月允许全负重。

2. 关节软骨塌陷问题的处理。

(1) 虽然关节逐渐塌陷导致股骨远端软骨发生关节炎性改变，需要进行假体重建，但由于在最初的手术中对股骨远端进行了生物学重建，仍然可行标准的全膝关节置换术。

(2) 术前计划选用小尺寸骨水泥型人工全膝关节假体，胫骨侧使用无侧凸翼的胫骨平台即可，带柄股骨组件可减少股骨远端的过度负荷，用限制铰链更稳定。

(3) 股骨插入髓外定位小尺寸髓内柄组件。

(4) 为了尽量减少感染风险，必须进行适当的实验室检查，以排除假体周围感染作为疼痛来源的任何可能性。充分评估患者的一般状态以及任何同时进行的肿瘤治疗，以确定假体重建的最佳时间。

(5) 为尽量减少软组织问题，应仔细轻柔行局部解剖分离和软组织处理。

（五）基本原则

1. 术前计划非常重要，新辅助化疗后，根据术前 MRI 规划充分的肿瘤切除边缘。

2. 生物学重建是治疗儿童长骨肉瘤的最佳选择，带血管腓骨与冷冻灭活回植骨或大块同种异体移植物的组合是最常见的方法。

3. 团队协作非常重要，整形外科医生应该充分了解患者的病情。

4. 手术切除后，整形外科医生根据骨缺损的长度切取腓骨，与此同时，肿瘤组开始制备冷冻灭活回植骨，冷冻灭活时间约为 1h（液氮 20min，室温 15min，等渗盐水 15min）。

5. 桥接板将冷冻灭活回植骨和腓骨固定在适当的位置。

6. 为了重建关节面，可在初次手术时选择异体移植物或自体移植物与假体（APC）联合使用。另一种选择是对患者进行随访，观察关节塌陷情况，再进行最低程度骨切除全膝关节置换。

（六）治疗期间临床和影像学照片

见图 49-11 至图 49-13。

（七）技术要点

1. 为实现患者长期生存，广泛切除必不可少。

2. 有少量文献提到中段骨缺损生物重建，但涉及关节的大段骨缺损重建报道非常有限[5-10]。

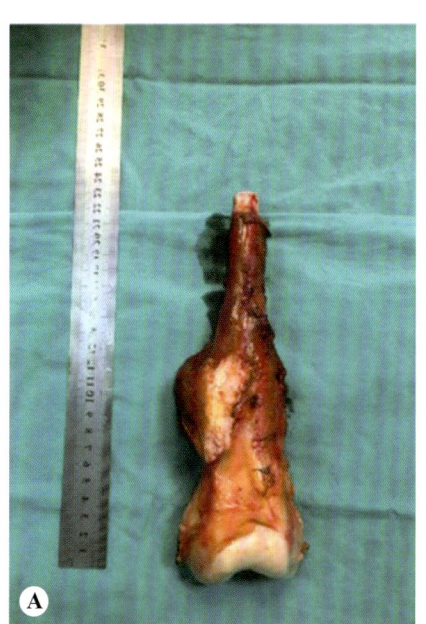

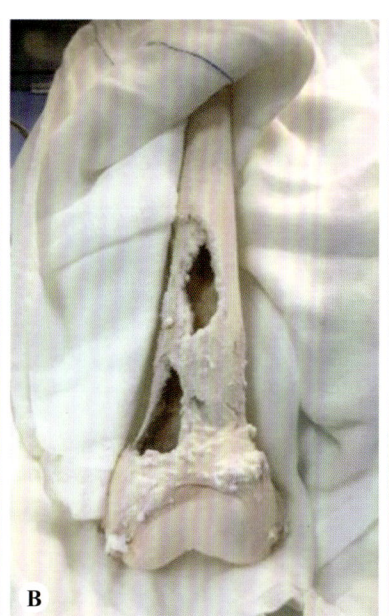

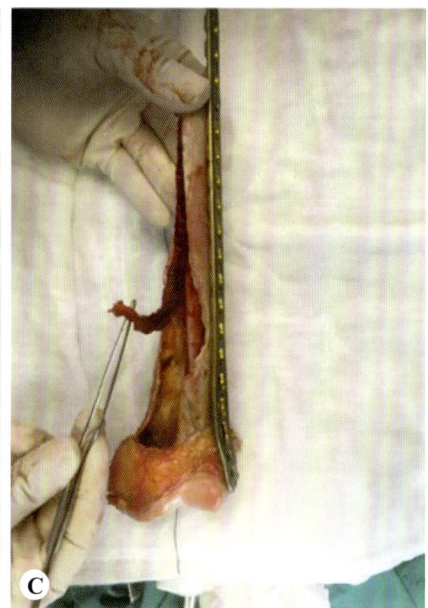

▲ 图 49-11　A. 切除股骨远端 24cm；B. 剥离软组织后，在回植前用液氮冷冻处理标本；C. 然后将带血管腓骨移植物插入冷冻灭活骨内

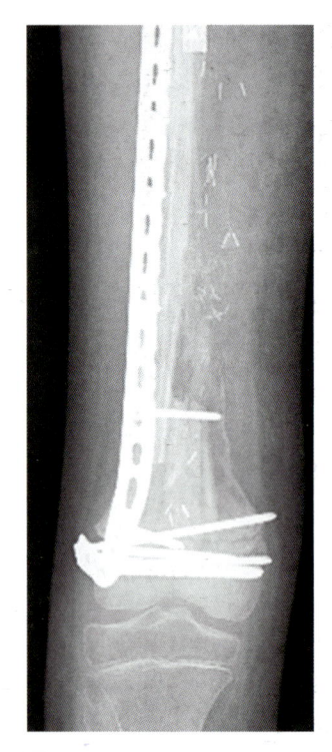

▲ 图 49-12 术后早期正位 X 线片

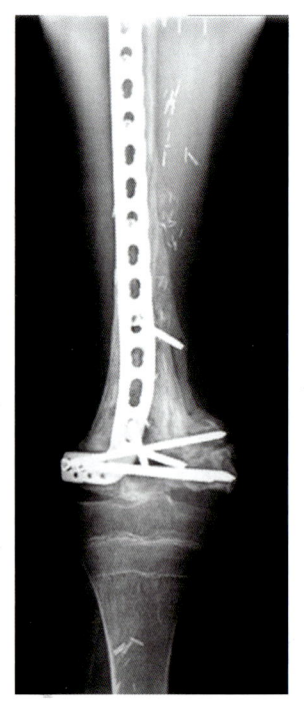

▲ 图 49-13 18 个月时 X 线片显示股骨远端关节软骨完全塌陷，患者主诉轻微疼痛伴关节不稳，但没有严重到需要全膝关节置换术的程度

生物重建选择包括同种异体移植假体复合物（APC）、大块同种异体骨移植 / 自体瘤骨灭活再植联合带血管腓骨，假体可以在初始手术中作为 APC 的一部分植入，或者在后续手术中根据软骨的状态植入。

3. 对于青壮年和老年患者，应采用同种异体长骨或冷冻灭活骨与带血管蒂腓骨联合移植，尤其是在下肢重建中，可以提高愈合潜力，缩短达到负重的间隔时间。

（八）临床随访和影像学照片

见图 49-14 和图 49-15。

（九）并发症的预防和处理

近年来随着诊断和治疗技术进步，骨肉瘤患者生存期延长，并发症减少，生活质量提高。与过去相比，对功能的期望有所增加，尤其是年轻和喜欢运动的患者。尽管文献中关于异体骨关节移植 / 自体移植的报道数量有限，但它们似乎可以成功地与假体结合，在初次手术即可获得长期的稳定性[8]。因此，初次手术即使用假体置换也是避免软骨问题的可行选择；然而，我们选择保留患者原有股骨远端关节软骨，软骨逐渐塌陷最终需要全膝关节置换术，文献中也有报道使用同种异体骨软骨移植重建而没有软骨塌陷的情况。

三、病例 3：年龄相关的并发症

（一）简要病史

患者女性，16 岁，因下肢不等长就诊。患者于 7 岁时因左侧股骨远端骨肉瘤接受手术治疗（图 49-16），全身显像未见转移，新辅助化疗后，经骨骺广泛切除术后用双腓骨支撑和钢板螺钉固定重建，患者随访到 19 岁时，有 7cm 的下肢不等长和左膝内翻畸形，计划使用单侧外固定支架延长和单平面畸形矫正。

（二）术前临床和影像学照片

见图 49-17。

（三）术前问题汇总

1. 左股骨短缩 7cm。

2. 左下肢内翻畸形，机械轴移向膝关节中心内侧，超过 30mm。

3. 股骨远端干骺端由带血管的腓骨形成良好

第49章 骨肿瘤生物重建并发症

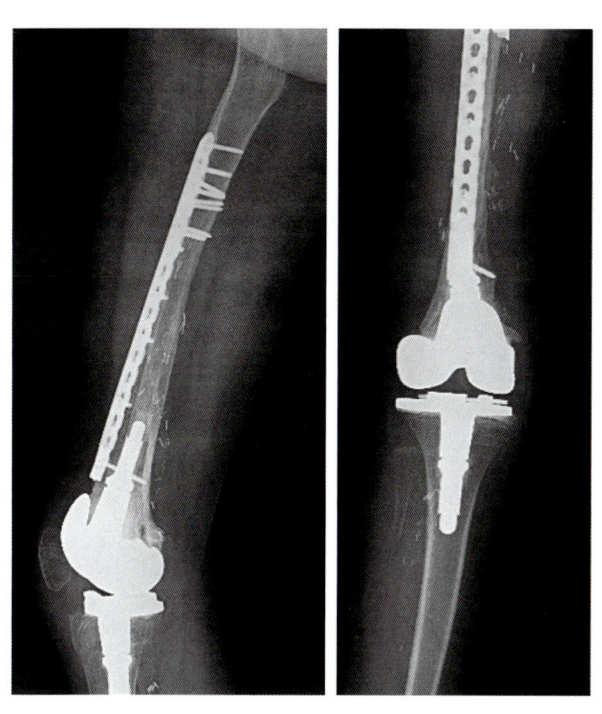

▲ 图 49-14 随访期间患者的主诉症状逐渐增多。最终在术后 3 年，使用较小号假体进行全膝关节置换术

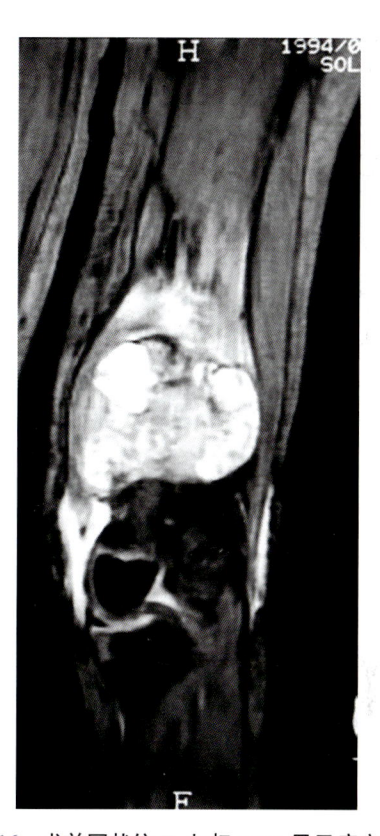

▲ 图 49-16 术前冠状位 T_2 加权 MRI 显示病变累及股骨远端

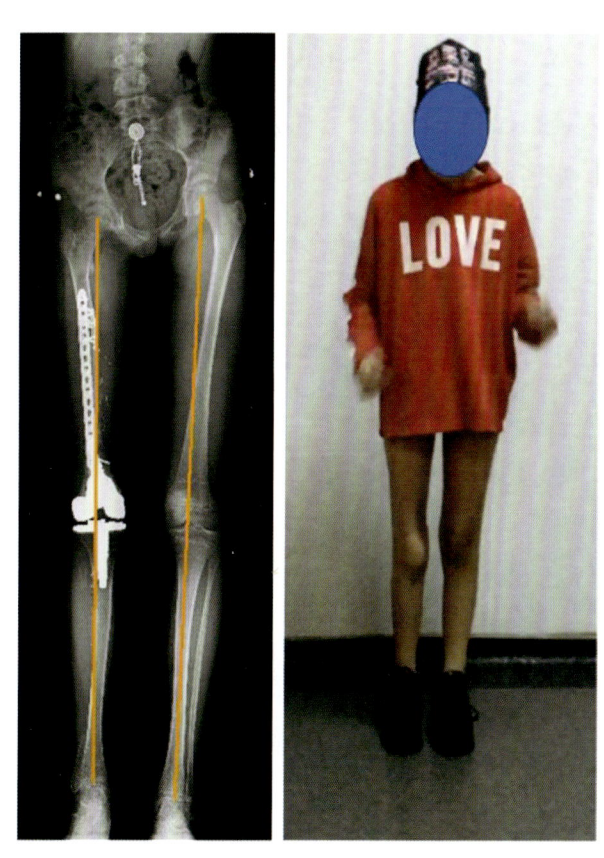

▲ 图 49-15 A. 全膝关节置换术后 2 年站立位全长 X 线片；B. 最后一次随访时，患者在没有支具辅助情况下活动

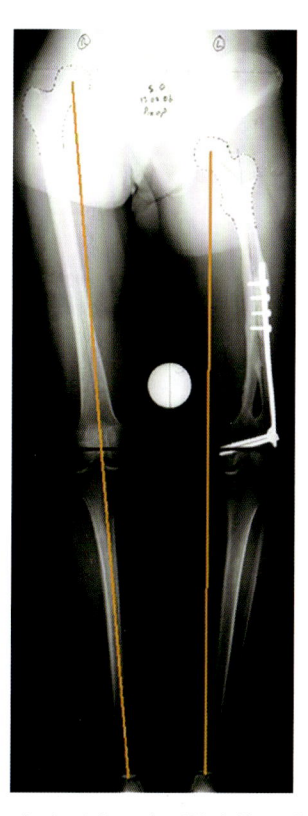

▲ 图 49-17 初次手术 11 年后站立位下肢全长 X 线片

417

愈合的 V 形结构。

（四）治疗策略[11]

使用外固定支架进行同期畸形矫正和延长（LRS, Orthofix, Italy）。

（五）基本原则[11]

1. 股骨截骨延长的部位通常选择干骺端，一般是股骨转子下或髁上区域，与骨干相比，这些区域骨质具有更良好的再生能力和更粗的直径。

2. 可用于股骨延长的器械有很多，环形和单侧外固定支架最常用，尽管髓内装置也适用于骨骼成熟的患者

3. 单边延长支架对不希望在大腿上使用环形支架的患者具有强烈的吸引力，然而，延长后畸形矫正的措施较少，手术计划和术后护理必须预见到这一因素。尽管如此，单边延长支架还是适用于临床实践中遇到的大多数需要股骨延长的病例。

4. 由于该患者股骨远端的非解剖形态，不适用髓内钉延长技术（LON 钉和磁性可延长钉）。为该患者选择单侧延长支架，与环形外固定支架相比，患者更舒适。

（六）治疗期间临床和影像学照片

见图 49-18。

（七）技术要点[11]

1. 在使用外固定支架进行股骨延长时，必须遵循几个重要原则，以确保对延长骨段的最佳调节。

2. 每段骨应该至少固定 3 枚钉，钉尾应广泛地分布在外固定支架夹臂上。

3. 应避免偏心置入螺钉（皮质内），每枚钉应该沿骨骼的直径插入，这样可以确保螺钉的螺纹部分与骨最宽部分接触，更好控制骨骼。

4. 当使用外固定支架用于延长时，应强制性使用羟基磷灰石涂层钉，可改进的拔出扭矩和抗松动设计有助于固定器更好地固定单个骨节，从而减少失去控制和随后出现畸形的风险[12]。

5. 胫骨机械轴与解剖轴平行，外固定支架平行于肢体轴线放置没有争议，相反，股骨解剖轴和机械轴并不平行。理论上，最好能将外固定

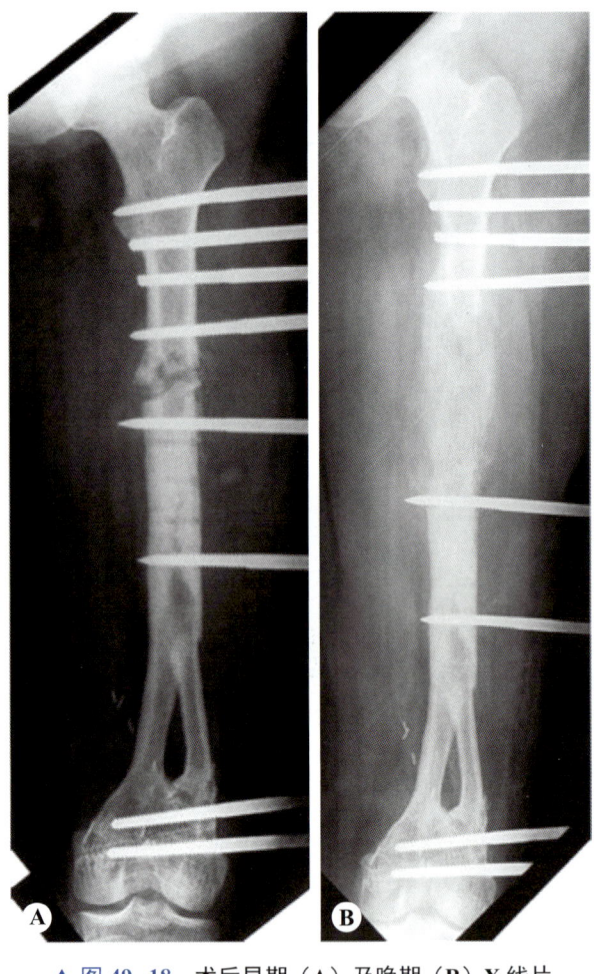

▲ 图 49-18　术后早期（A）及晚期（B）X 线片

支架平行于机械轴放置，以便延长不会发生轴移，沿股骨解剖轴的延长会导致膝内翻、机械轴侧向移位。在临床实践中，如果股骨先前存在外翻畸形，这种机械轴的侧向移位才会变得显著。

（八）临床随访和影像学照片

见图 49-19 至图 49-21。

（九）并发症的预防和处理[11]

无论使用何种类型的外固定支架，股骨近端延长都会导致内翻和前弓的逐渐加重。一般来说，如果目标延长 5~6cm。这种畸形在转子下延长中不是一个显著的临床问题。如果外科医生希望使用单侧延长支架获得更大的长度，则应考虑双部位股骨延长，在每个截骨部位可以实现 5cm 的延长。

第 49 章　骨肿瘤生物重建并发症

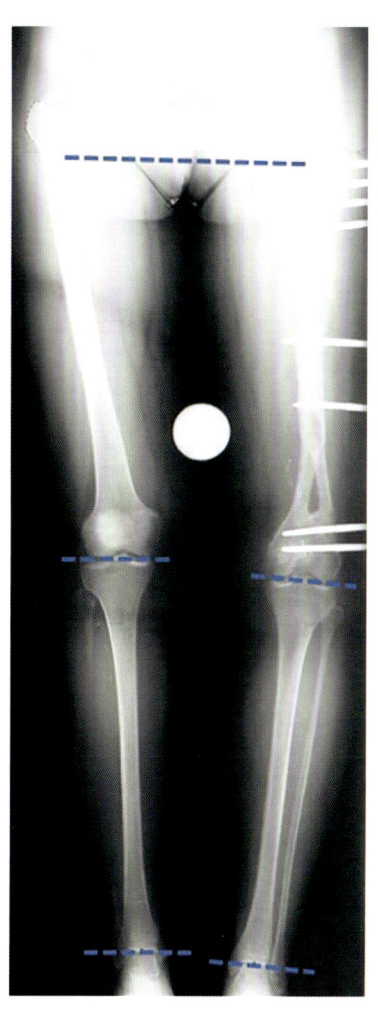

▲ 图 49-19　延长术后最终站立位下肢全长 X 线片

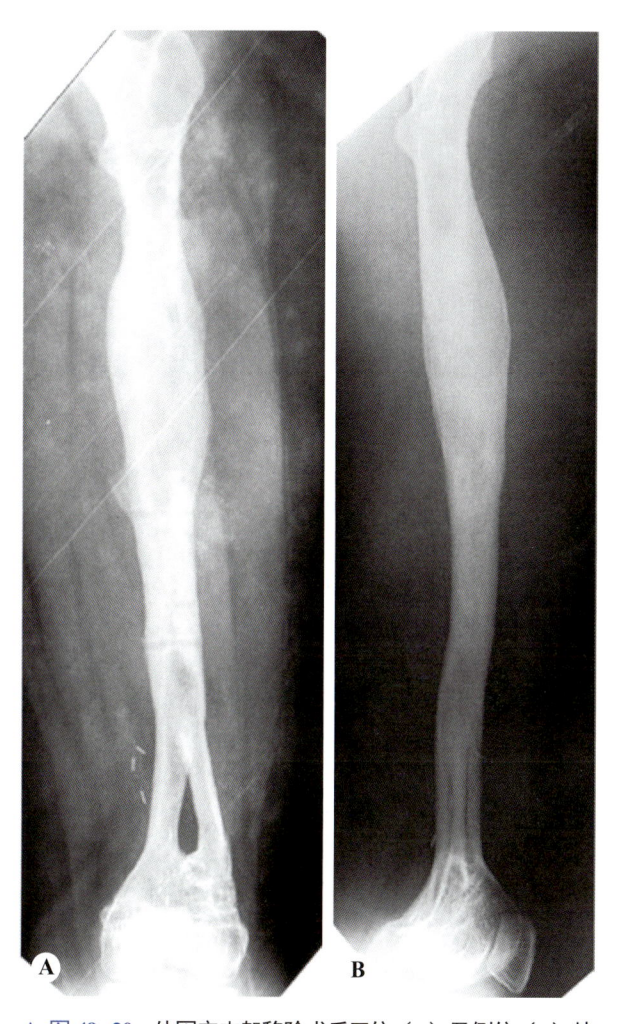

▲ 图 49-20　外固定支架移除术后正位（A）及侧位（B）片

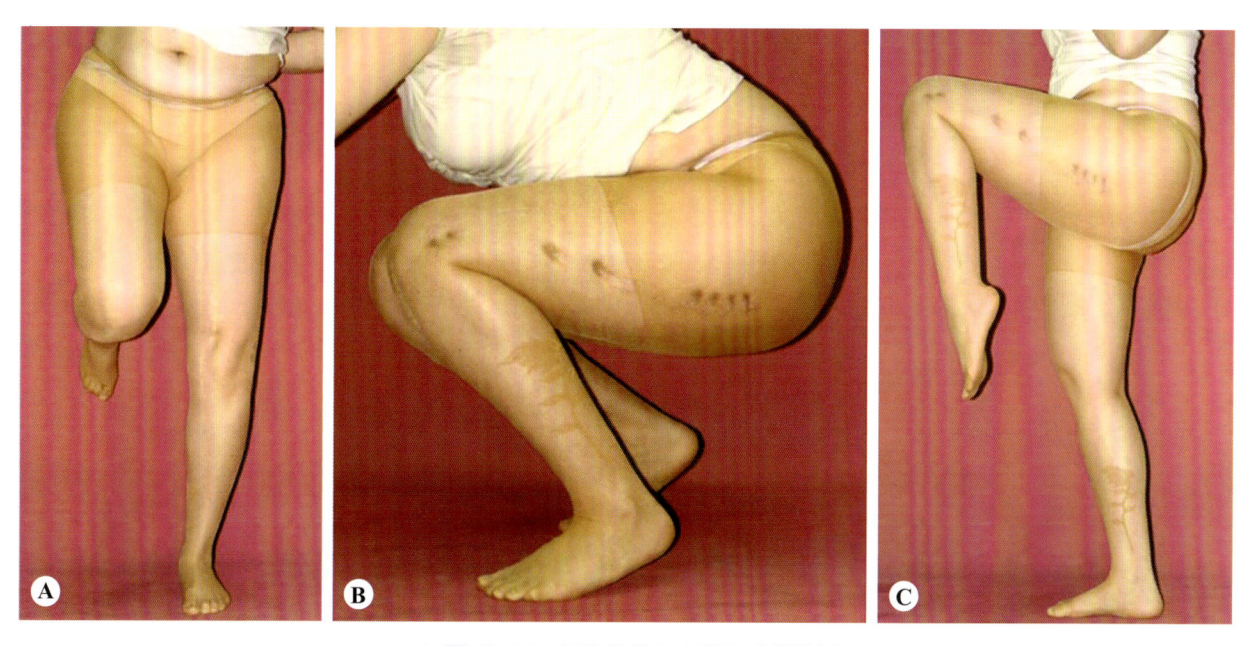

▲ 图 49-21　最终的临床表现和功能结果

419

四、病例 4：年龄相关性并发症

（一）简要病史

患者女性，12 岁，左大腿疼痛，术前 MRI 显示广泛的软组织受累，无骨骺受累（图 49-22）。活检显示软骨母细胞型骨肉瘤，全身影像学检查显示没有转移。患者接受 3 个周期的新辅助化疗，进行保留髋关节的肿瘤切除、髓内钉（intra-medullary nailing，IMN）固定和腓骨移植术（图 49-23）。术后 5 年，患者肢体不等长（limb length discrepancy，LLD）为 5cm（图 49-24）。

（二）术前临床和影像学照片

见图 49-24。

（三）术前问题汇总

1. 双下肢不等长。
2. 股骨中的 IMN 和（愈合良好的）带血管游离腓骨重建节段性骨缺损。

（四）治疗策略

1. 延长手术。
2. 由于存在最初植入的 IMN，该病例适合髓内钉（LON）延长。

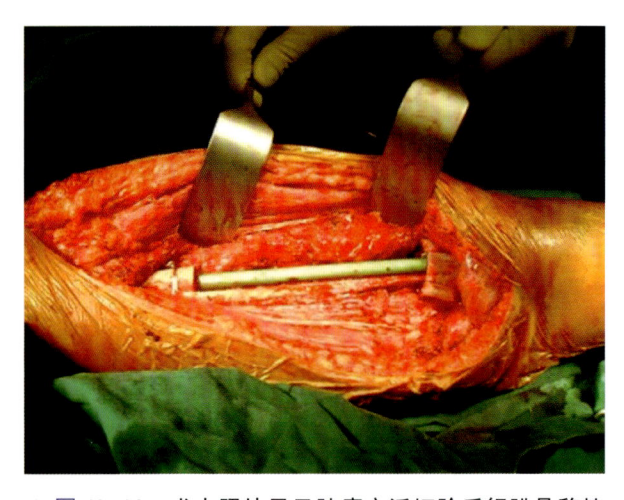

▲ 图 49-23 术中照片显示肿瘤广泛切除后行腓骨移植髓内固定

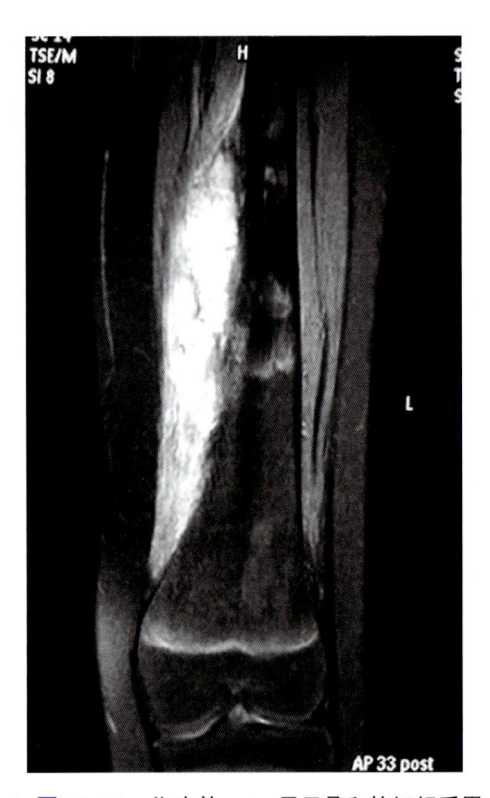

▲ 图 49-22 化疗前 MRI 显示骨和软组织受累

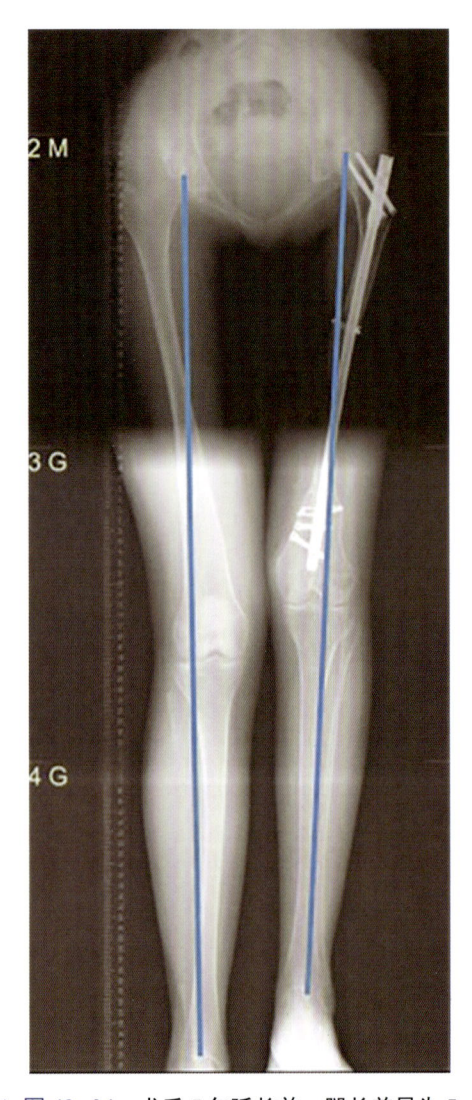

▲ 图 49-24 术后 5 年延长前，腿长差异为 5cm

（五）基本原则[13]

1. 股骨 LON 适用于长管骨（无畸形）、可扩髓髓腔和无活动感染，且下肢长度差异＜10cm 的成人。在一些特殊病例，允许青少年使用经股骨粗隆入钉的可延长髓内钉，以避免损伤股骨头的血供。

2. 稳定的髋膝关节是先决条件。

3. 术前，下肢长度差异必须通过站立位脊柱至踝关节全长片测量和评估，此外，关节稳定性、神经血管状况、关节活动范围和软组织问题等，必须得到解决。

（六）治疗期间临床和影像学照片

见图 49-25。

（七）技术要点[13]

1. 第一步是软组织松解，在髌骨上缘水平松解阔筋膜。

2. 第二步是选择理想的股骨进针点。对于正常大小的股骨节段，梨状肌起始点更容易插入近端施氏针。

3. 第三步是在预定截骨部位经皮开窗。截骨水平的确定由 IMN 尖端水平的投影决定，在股骨远端段应该至少有 7cm 的 IMN，钻头直径不能超过 4mm。

4. 开始用 8mm 的柔性扩髓器扩髓，并以 0.5mm 尺寸增量，直到髓腔直径比计划的髓内钉直径大 2mm。慢慢地扩髓，并始终保持钻头旋转，以防止嵌入，将铰刀前后转动，以帮助引导铰刀通过截骨部位。在扩髓结束时，应该能够在图像上看到围绕截骨水平的一团"云"，这种方法类似于预先在截骨部位植骨，有助于再生骨的愈合。

5. 手术中最具挑战性的步骤是安装外固定支架。首先，重新插入与准备置入髓内钉直径相等的扩髓钻，这样可以向你展示髓内钉在侧位图上的路径。然后，在小转子水平处置入 2 枚直径为 6mm 的施氏针，在踝部水平置入 2 枚。在 IMN 和施氏针之间保持至少 2mm 间距，以防止针道感染引起的继发骨髓炎。

6. 将球头导针撤回到窗孔近端，这是预定截骨部位的位置。用一个小型截骨器完成截骨，截骨后向两端移动并分离，以确保截骨完整性，将

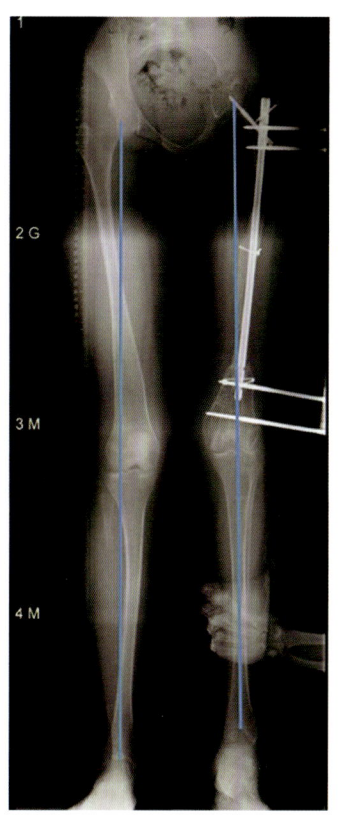

▲ 图 49-25　术后 5 周观察到的牵张成骨

导针重新通过已完成的截骨部位。

7. 沿导针插入 IMN，它应该相对容易地进入髓腔，锁定近端，在截骨术之前平行插入的四个半针有助于保持正确的旋转对线。

8. 一旦达到所需的长度，患者再次手术，锁定髓内钉并拆除外固定支架。为了保持长度，必须先插入远端交锁螺钉，再拆除外固定支架。

（八）临床随访和影像学照片

见图 49-26 和图 49-27。

（九）并发症的预防和处理[14]

1. 若远端钉锁定和外固定支架移除时再生骨形成不良，可考虑将自体骨髓注射到再生骨中。

2. 使用单侧外固定支架，股骨有时因推力致内翻畸形，一旦锁定 IMN，移除外固定支架，因为没有外固定支架的内翻应力，所有或部分内翻将自行重新纠正。

3. 深部感染可能早期或晚期发生。如果早期，使用抗生素抑制，直到达到预期的延长，如果晚期，考虑更换使用带抗生素骨水泥涂层的锁定钉。

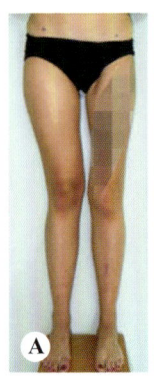

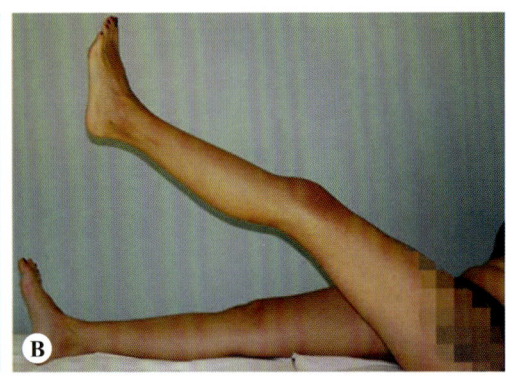

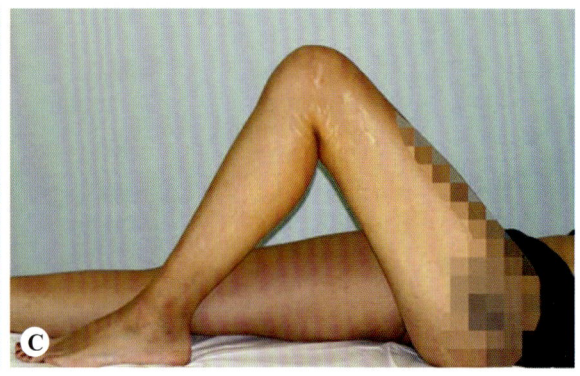

▲ 图 49-26　最终临床结果的照片
A. 站立；B. 直腿抬高；C. 术后 13 年膝关节屈曲情况

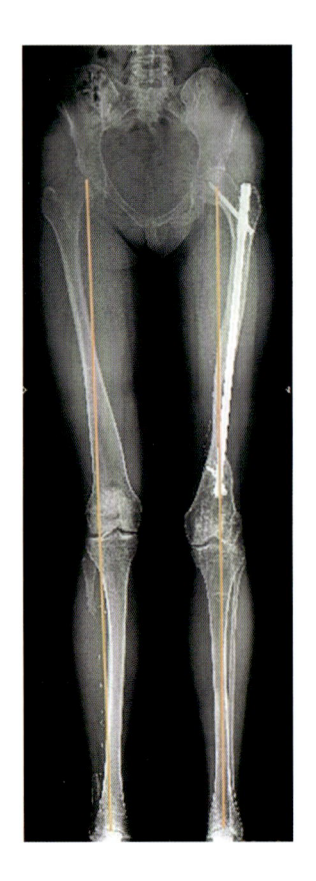

◀ 图 49-27　术后 13 年最终站立位下肢全长 X 线片

参考文献

[1] Arndt CAS, Crist WM. Common musculoskeletal tumors of childhood and adolescence. N Engl J Med. 1999;341(5):342-52.

[2] Hardes J, Gebert C, Hillmann A, Winkelmann W, Gosheger G. Rotationplasty in the surgical treatment plan of primary malignant bone tumors. Possibilities and limits. Orthopade. 2003;32(11):965-70.

[3] Eralp L, Toker B, Akgül T, Ozger H, Kocaoğlu M, Hayat S. Applications of external fixation for management of complications associated with musculoskeletal tumors and related surgery. Acta Orthop Traumatol Turc. 2009;43(3):219-28.

[4] Rozbruch SR, Hamdy RC. Limb lengthening and reconstruction surgery case atlas: pediatric deformities.

Springer; 2015.

[5] Takeuchi A, Yamamoto N, Hayashi K, Matsubara H, Miwa S, Igarashi K, et al. Joint-preservation surgery for pediatric osteosarcoma of the knee joint. Cancer Metastasis Rev. 2019;38(4): 709-22.

[6] Hejna MJ, Gitelis S. Allograft prosthetic composite replacement for bone tumors. In: Seminars in surgical oncology. Wiley Online Library; 1997. p. 18-24.

[7] Campanacci L, Manfrini M, Colangeli M, Alì N, Mercuri M. Long-term results in children with massive bone osteoarticular allografts of the knee for high-grade osteosarcoma. J Pediatr Orthop. 2010;30(8):919-27.

[8] Manfrini M, Donati D, Colangeli M, Campanacci L. Resurfaced allograft-prosthetic composite for proximal tibial reconstruction in children. JBJS Essent Surg Tech. 2016;6(1):e4.

[9] Subhadrabandhu S, Takeuchi A, Yamamoto N, Shirai T, Nishida H, Hayashi K, et al. Frozen autograft-prosthesis composite reconstruction in malignant bone tumors. Orthopedics. 2015;38(10):e911-8.

[10] Muscolo DL, Ayerza MA, Aponte-Tinao LA, Ranalletta M. Use of distal femoral osteoarticular allografts in limb salvage surgery: surgical technique. J Bone Joint Surg Am. 2006;88(1_suppl_2):305-21.

[11] Nayagam S. Femoral lengthening with a rail external fixator: tips and tricks. Strateg Trauma Limb Reconstr. 2010;5(3):137-44.

[12] Moroni A, Pegreffi F, Cadossi M, Hoang-Kim A, Lio V, Giannini S. Hydroxyapatite-coated external fixation pins. Expert Rev Med Devices. 2005;2(4):465-71.

[13] Herzenberg JE, Standard SC, Conway JD. Lengthening over Nails (LON): Femur and Tibia. In: Advanced techniques in limb reconstruction surgery. Springer; 2015. p. 1-32.

[14] Kocaoglu M, Eralp L, Kilicoglu O, Burc H, Cakmak M. Complications encountered during lengthening over an intramedullary nail. JBJS. 2004;86(11):2406-11.

推荐阅读

[1] Canadell J, Forriol F, Cara J. Removal of metaphyseal bone tumours with preservation of the epiphysis. Physeal distraction before excision. J Bone Jt Surg Br.1994; 76-B(1):127-32.

[2] Cirstoiu C, Cretu B, Serban B, Panti Z, Nica M. Current review of surgical management options for extremity bone sarcomas. EFORT Open Rev.2019;4(5):174-82.

[3] Hayashi K, Yamamoto N, Takeuchi A, Miwa S, lgarashi K, H iguchi T, et al.Clinical course of grafted cartilage in osteoarticular frozen autografts for reconstruction after resection of malignant bone and soft-tissue tumor involving an epiphysis. J Bone Oncol.2020;24:100310.

[4] San-Julian M, et al. Limb salvage in bone sarcomas in patients younger than age 10: a 20-year experience. J Pediatr Orthop.2003;23(6):753-62.

[5] Yao W, Cai Q, Wang J, Zhang P, Wang X, Du X, et al. Biological reconstruction in the treatment of extremity sarcoma in femur, tibia, and humerus. Medicine (Baltimore). 2020;99(27):e20715.

第 50 章 骨肿瘤假体重建并发症
Complications of Orthopedic Oncologic Reconstructions Using Implants

Levent Eralp Ahmet Salduz Emre Ozmen 著

"医学的常态是不确定性。无论是患者还是医生，智慧都体现在如何应对这种不确定性上。"
——Atul Gawande, *Complications: A Surgeon's Notes on an Imperfect Science*

第 49 章讨论了生物重建并发症，只要可行，生物重建一定是首选治疗方法。但有时并不适用，当肿瘤侵犯骨骺和关节时，不能进行保留关节的切除手术（见第 1 章）。当生物重建不合适时，假体重建是治疗骨肿瘤的主要方法，与生物重建相比，假体重建在技术上更容易实施，患者术后可立即活动和负重，而生物重建难以做到。

与生物重建相比，假体重建有其常见和特有的并发症，假体失效、松动和感染最常见，表 50-1 系统地进行了介绍。本章重点讨论假体重建并发症，介绍不同类型案例及其进一步处理。

一、病例 1：年龄相关并发症

（一）简要病史

患者男性，5 岁，因左膝疼痛于外院就诊，影像学显示股骨远端侵袭性、溶骨性破坏（图 50-1），诊断骨肉瘤，予新辅助化疗。最初计划保留关节切除肿瘤，化疗 2 个周期后，发生病理性骨折，继发关节内肿瘤污染（图 50-2），治疗团队建议截肢。患者至我院就诊时，肿瘤 2b 期，无全身转移。第 3 个化疗周期后，与家属讨论手术风险及获益，计划进行非生物重建，置入定制型股骨远端肿瘤假体（图 50-3A 和图 50-4）。假体柄采用抛光髓内钉的设计，带有长椭圆形锁定孔，便于初始固定。术后 3 年，肢体长度差 9cm（图 50-5），采用 Ilizarov 技术延长胫骨 5cm（图 50-6）。术后 7 年肢体长度差 8cm（图 50-7），1 年后为延长股骨近端，行股骨近端截骨＋带特殊钢板 Ilizarov 外支架延长术。后因外支架与内固定钢板失效，予移除。患者表现为股骨不等长，股骨近端内翻畸形，同侧胫骨持续不等长（图 50-8）。

（二）术前临床和影像学照片
见图 50-8。

（三）术前问题汇总
1. 股骨和胫骨因素导致肢体不等长。
2. 股骨近端内翻畸形。
3. 既往尝试外固定延长肢体失败，髓内肿瘤假体的存在可疑妨碍使用可延长髓内钉。

（四）治疗策略
1. 使用电磁诱导可延长髓内钉（IMN）进行股骨近端骨延长。
2. 六轴外支架延长胫骨远端，平衡胫骨长度。
3. 骨肉瘤幸存患者，5 岁时置入的假体仍发挥作用，患者将来不可避免行传统非骨水泥压配型组配式假体翻修。本次翻修手术中，计划对股骨残留 1cm 短缩进行修正补偿，矫正下肢不等长。

（五）基本原则
1. 儿童时期进行广泛肉瘤切除术，牺牲生长板将导致在青春期结束时出现显著的肢体不等长

表 50-1 假体重建并发症解决推荐方案[1]

	生物重建问题和解决方案	假体重建问题和相应解决方案*		年龄相关	
		年龄无关			
畸形/短缩解决方案	骨不连解决方案	无菌性松动解决方案	骨骺缺损相关问题及解决方案	部分骨骺损伤相关问题及解决方案	放疗相关问题及解决方案
感染解决方案	按骨髓炎治疗进行一期/二期清创重建	活动受限解决方案	肢体不等长解决方案	畸形矫正	骨盆倾斜解决方案
密切随访	稳定骨端通过外或内固定	感染解决方案	可延长假体	密切随访	定制鞋矫正肢体短缩延长手术
肢体延长	治疗骨丢失引起的骨不连	骨水泥/非骨水泥型组配式假体翻修	带血管骨骺移植（用于肱骨近端）	肢体延长	延长手术
临时(半)骺阻滞		理疗+软组织手术	假体+可延长柄	临时性半骨骺阻滞	临时性半骨骺阻滞
矫正畸形		一期、二期翻修利用外固定支架行骨搬运+关节融合旋转成形术		畸形矫正	畸形矫正

*. 非阴影区域涉及与生物重建有关的并发症已在第 49 章讨论

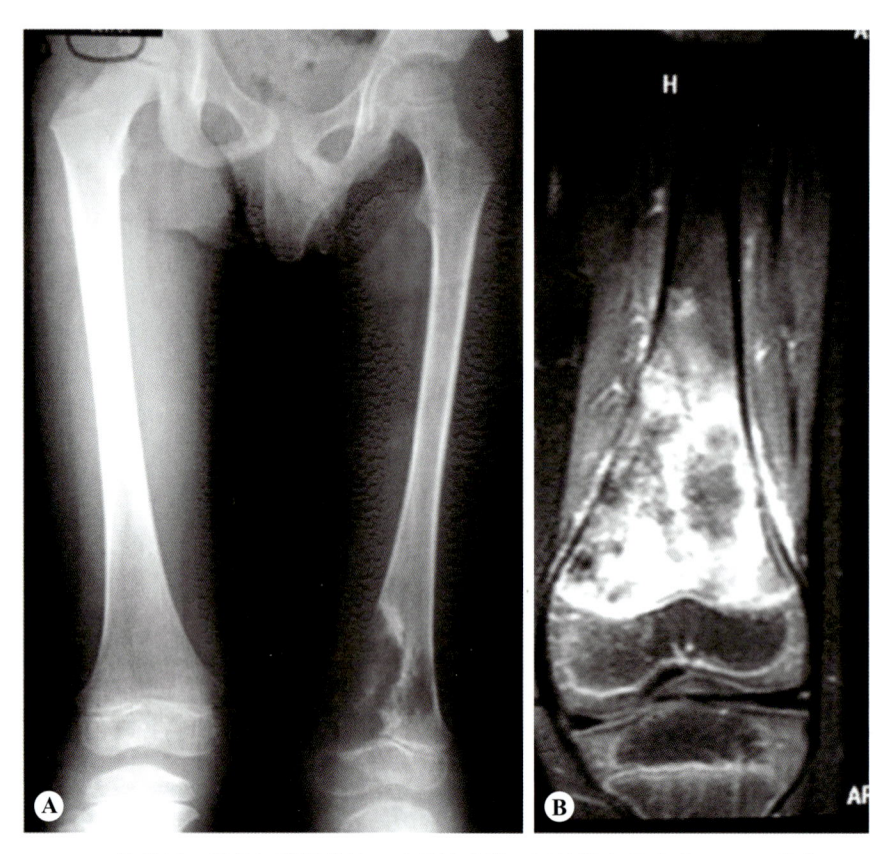

▲ 图 50-1 A. X 线片显示股骨远端侵袭性、溶骨性病灶，活检诊断骨肉瘤；B. 冠状位 T₂ MRI 图像

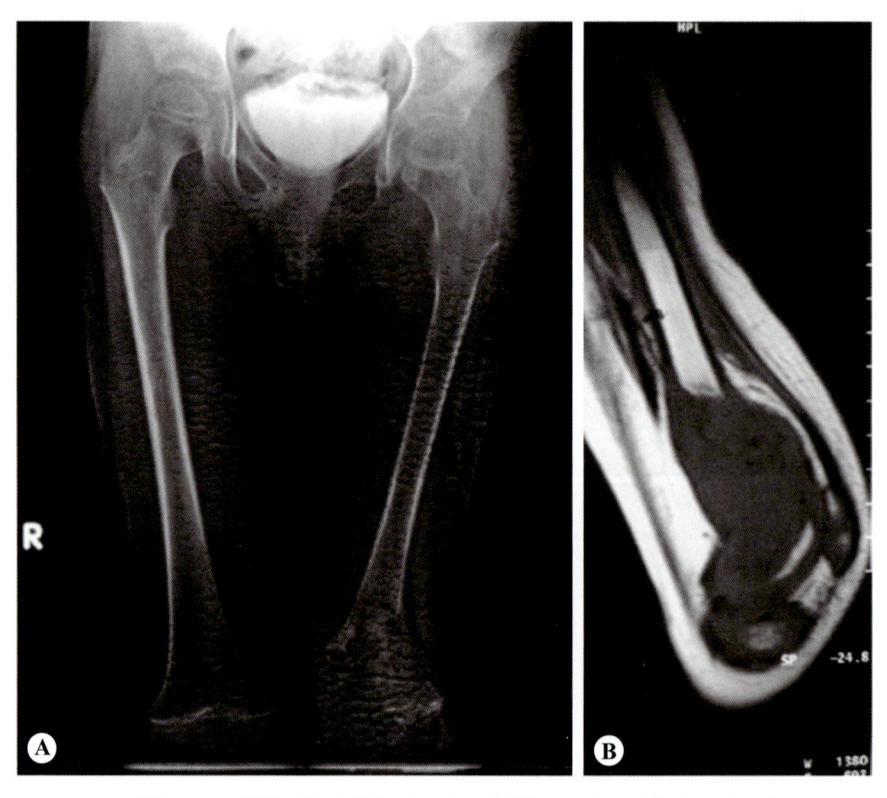

▲ 图 50-2 新辅助治疗期间出现病理性骨折（A），关节腔污染（B）

第50章 骨肿瘤假体重建并发症

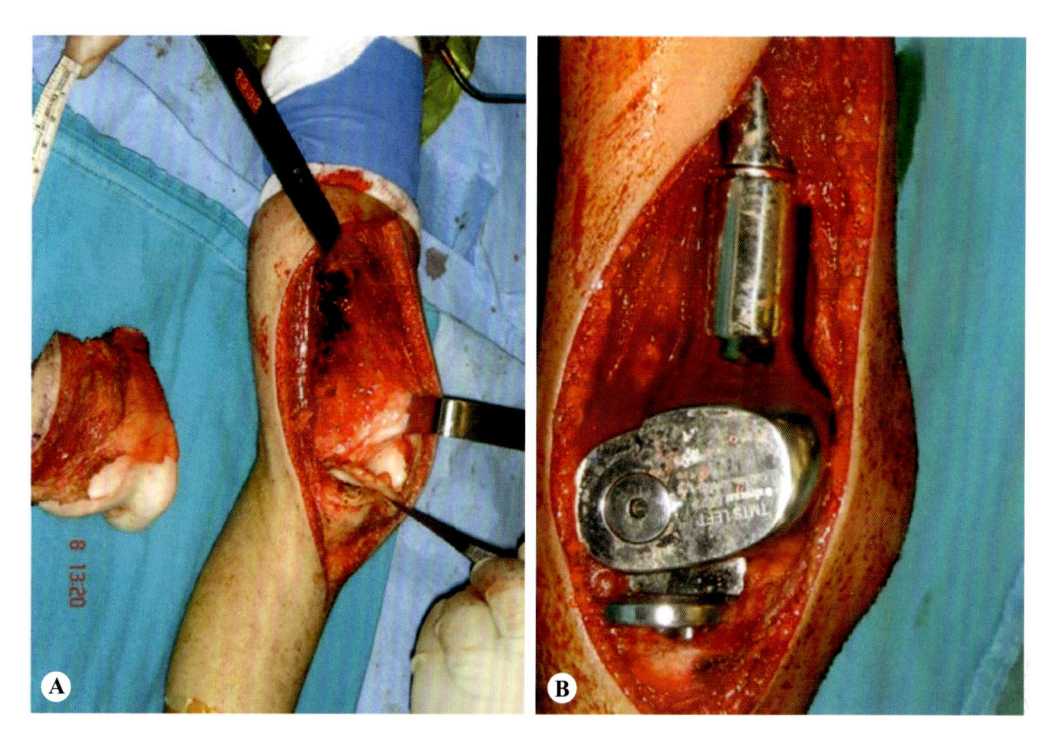

▲ 图 50-3 使用特殊定制儿童组配式假体进行非生物重建
A. 广泛切除肿瘤后术中照片；B. 置入假体术中照片

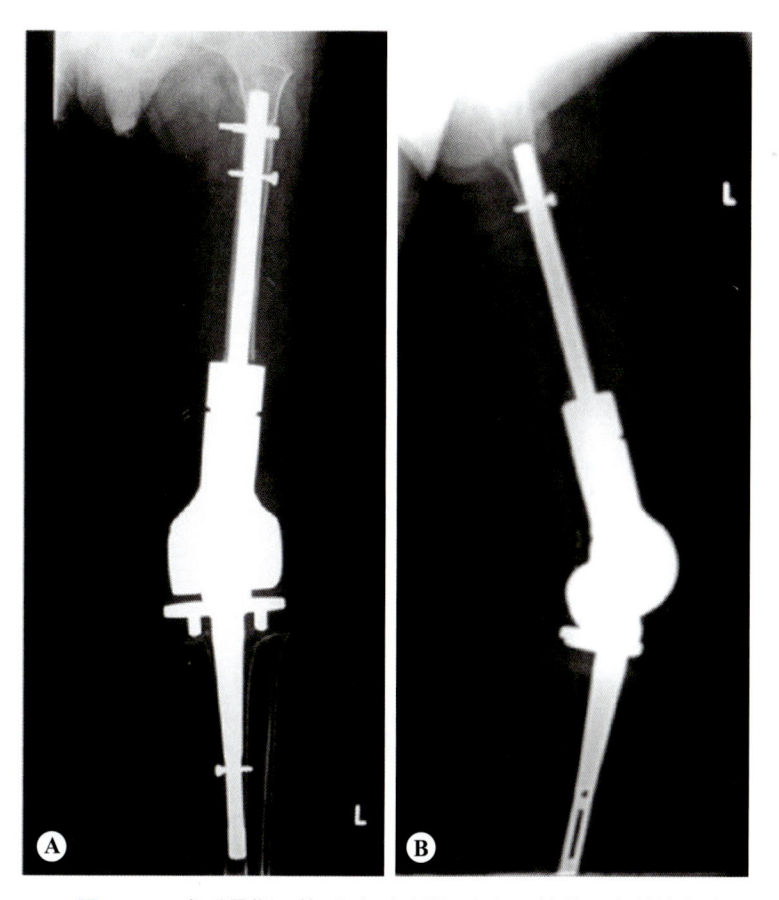

▲ 图 50-4 术后早期正位（A）和侧位（B）X 线片，定制锁定孔

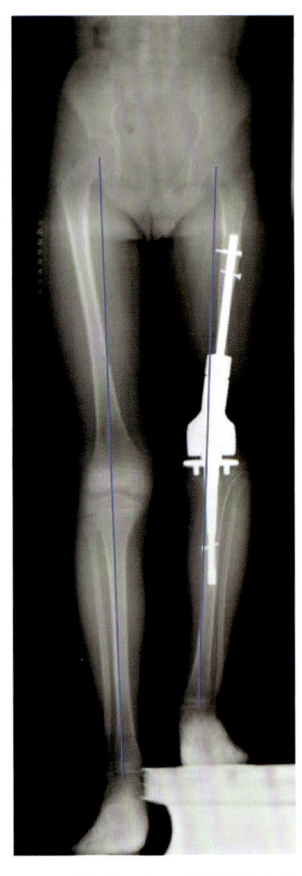

▲ 图 50-5 术后 3 年，肢体长度差异 9cm

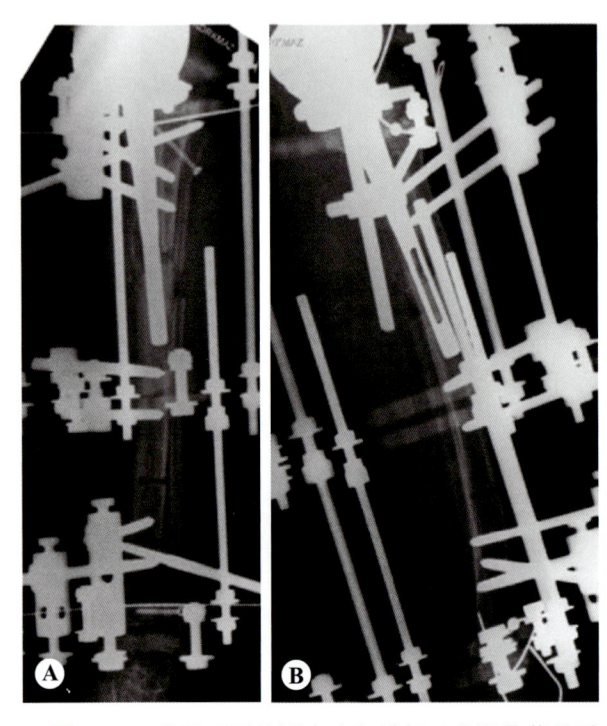

▲ 图 50-6 使用环形外固定支架进行双段胫骨截骨延长术

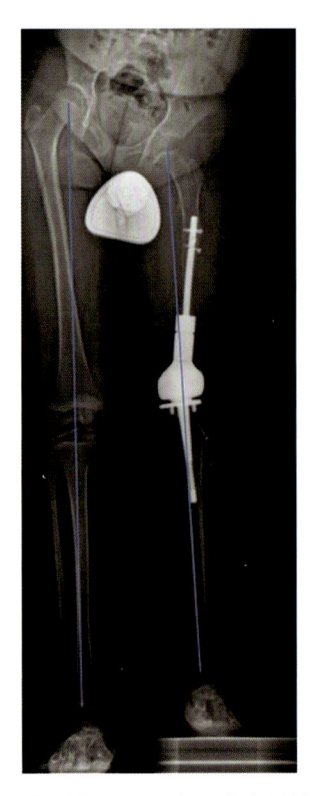

▲ 图 50-7 胫骨延长 5cm，由于患者继续生长，术后 7 年肢体长度差异 8cm

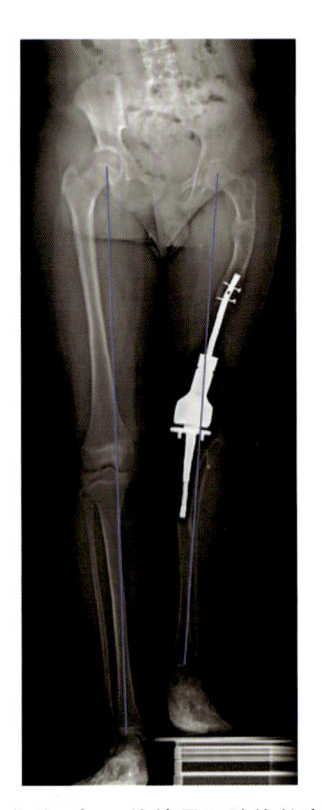

▲ 图 50-8 术后 8 年 X 线片显示肢体长度差异 8.5cm，股骨近端内翻畸形

（LLD）[2]。

2. 肢体不等长差距＝牺牲生长板数量［如果计划行生物重建，则牺牲单侧生长板；行组配式假体重建，则牺牲双侧生长板（切除骨段＋假体穿透对侧骨端生长板）］＋化疗影响＋翻修手术对固定骨段影响（如果存在）。

3. 肉瘤广泛切除术，应预测未来骨骼生长期结束时肢体不等长的差异量。目前没有精确的计算公式[3, 4]，但可使用Paley等开发的生长公式进行预测[5, 6]。

4. 使用该公式有两种模式[7, 8]，一是适用于肉瘤患者"发育性肢体不等长预测"模型（图50-9），二是如有计划延缓对侧生长速度，可用该方法计算出临时骨骺阻滞的理想时机。

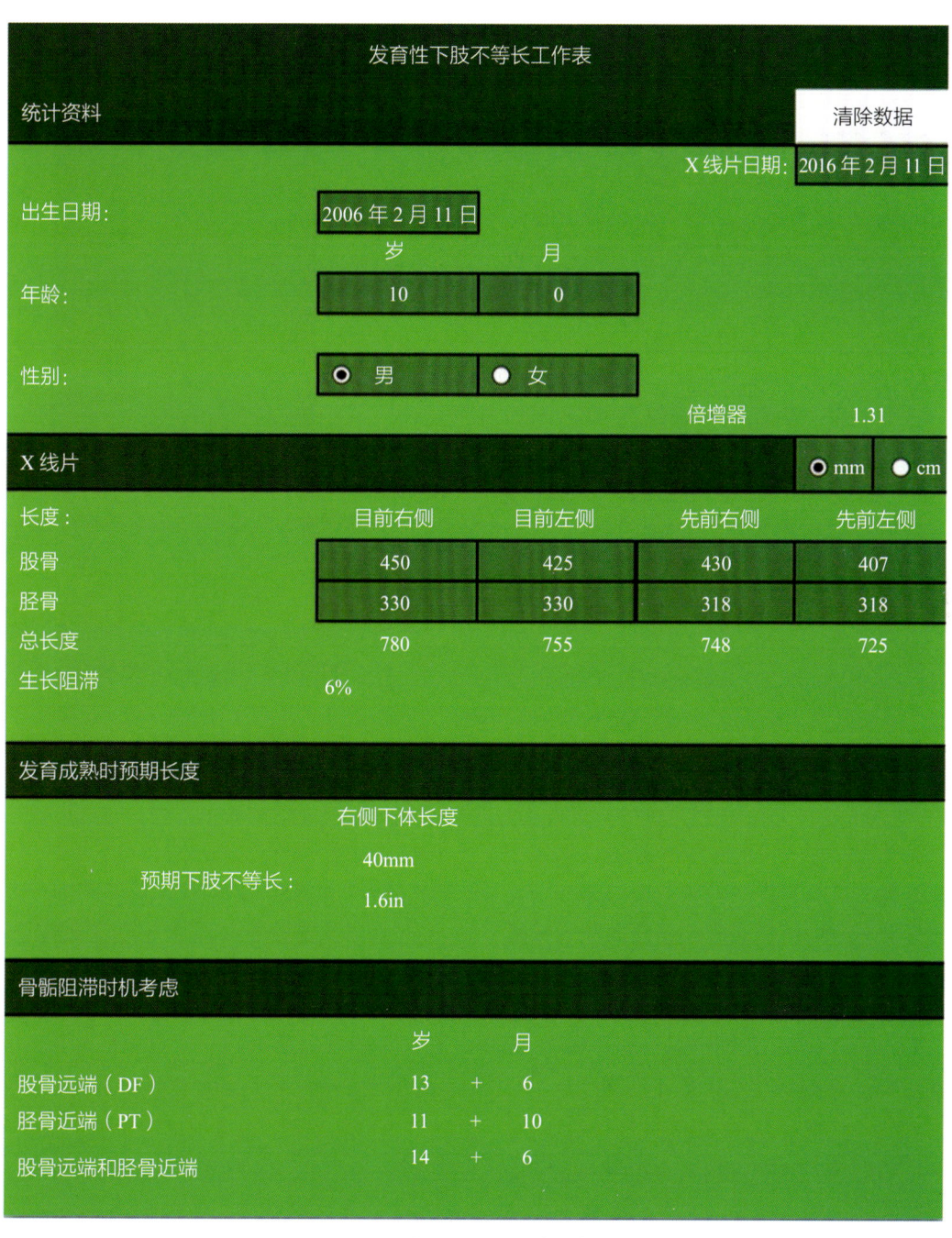

发育性下肢不等长工作表				
统计资料				清除数据
			X线片日期：	2016年2月11日
出生日期：	2006年2月11日			
	岁	月		
年龄：	10	0		
性别：	● 男	○ 女		
			倍增器	1.31
X线片			● mm	○ cm
长度：	目前右侧	目前左侧	先前右侧	先前左侧
股骨	450	425	430	407
胫骨	330	330	318	318
总长度	780	755	748	725
生长阻滞	6%			
发育成熟时预期长度				
	右侧下体长度			
	40mm			
预期下肢不等长：	1.6in			
骨骺阻滞时机考虑				
	岁	月		
股骨远端（DF）	13	+ 6		
胫骨近端（PT）	11	+ 10		
股骨远端和胫骨近端	14	+ 6		

▲ 图50-9 "Multiplier"应用程序截图

5. 预测肢体不等长＜2cm时，可置入更长假体补偿；如果预测肢体不等长2～5cm，理想的是可延长组配式假体，若生物重建后发生同样长度的肢体不等长，应用电磁诱导可延长髓内钉进行延长；若骨端生长被假体柄阻滞，可以通过六轴外固定支架延长（根据预测过度延长）。剩余生长过程中的任何时间点，肢体不等长超过6～8cm，且肢体仍有6～8cm的生长潜力，可临时阻滞对侧骨骺12～18个月。

（六）治疗期间临床和影像学照片

见图50-10至图50-13。

（七）技术要点

1. 使用外固定支架，需在胫骨柄末端和外固定支架近端固定钉之间至少保留2cm间距。胫腓骨在同一平面截骨，单次截骨同时完成畸形矫正和肢体延长，用软件计算六轴外固定支架的延长时间和节律。

2. 电磁可延长髓内钉只能通过大转子置入（PRECICE®, NuVasive Inc., CA, USA）。置入阻挡钉控制髓内钉在延长时不发生向内或向外偏移，大多数情况下髓腔内有组配式假体柄，尽可能使用短髓内钉，有时仅用1～2枚螺钉锁定，将髓内钉尾部控制在骨外3～5mm。

（八）临床随访和影像学照片

见图50-14和图50-15。

（九）并发症的预防和处理

1. 延长近端有组配式假体柄的胫骨。

(1) 文献报道外固定支架针道感染率超过100%，即每个患者每次使用至少经历一次感染。外固定支架最近端固定针应位于胫骨假体柄尖下方至少2cm处，施氏针涂羟基磷灰石可增加稳定性和降低感染率。随访期间观察到任何浅表针道感染，应立即口服抗生素治疗。

(2) 有化疗史或截骨术中软组织剥离者，其组织再生能力较差，术后10～12天（而不是7～10天），以每天0.6～0.8mm（而不是0.8～1.0mm）的速度进行延长。在骨愈合任何时期观察到骨再生质量差，可考虑经皮BMP注射或脉冲超声治疗。

2. 电磁可延长髓内钉须通过大转子置入，由于假体柄上方股骨近端骨段较短，需精确规划

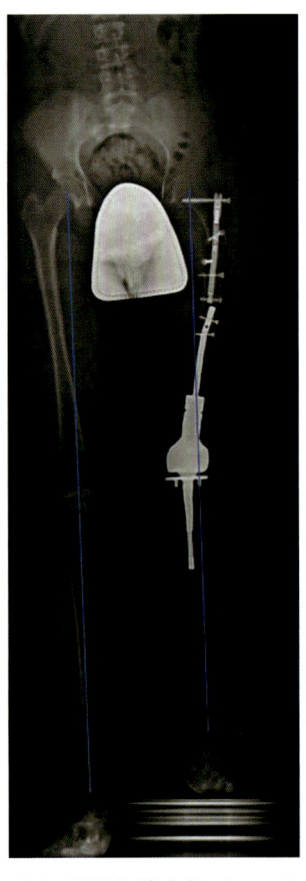

▲ 图50-10 置入可延长髓内钉（15cm），对截骨部位进行轻度牵张延长

截骨面。

二、病例2：年龄相关并发症

（一）简要病史

患者男性，10岁，诊断股骨远端尤文肉瘤，在我院接受了肿瘤广泛切除和假体重建（图50-16和图50-17）。初次手术5年后出现假体无菌性松动和9cm肢体不等长（图50-18）。患者分两个阶段进行手术，第一阶段使用定制假体翻修松动的假体柄，并用外固定支架延长软组织；第二阶段锁定假体柄，拆除外固定支架，用钛笼和骨水泥支撑股骨柄周围延长的软组织。3年后，使用六轴外固定支架延长胫骨治疗残留的肢体短缩，在18岁时，通过三次手术成功地获得了等长肢体。

（二）术前临床和影像学照片

见图50-16至图50-18。

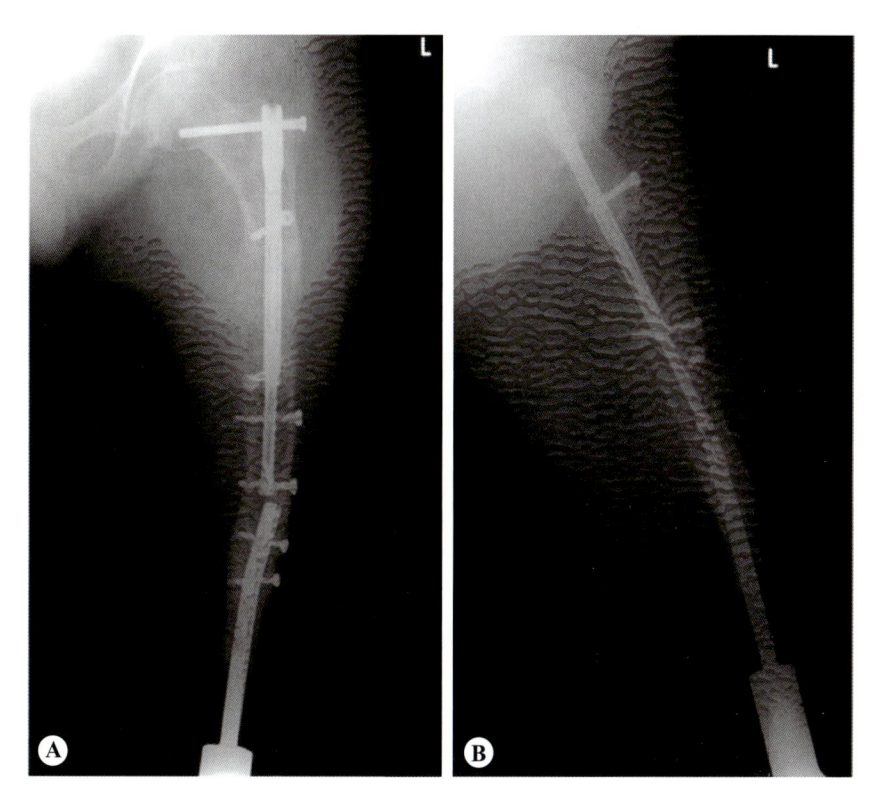

▲ 图 50-11　股骨近端延长术后正位（A）和侧位（B）X 线片

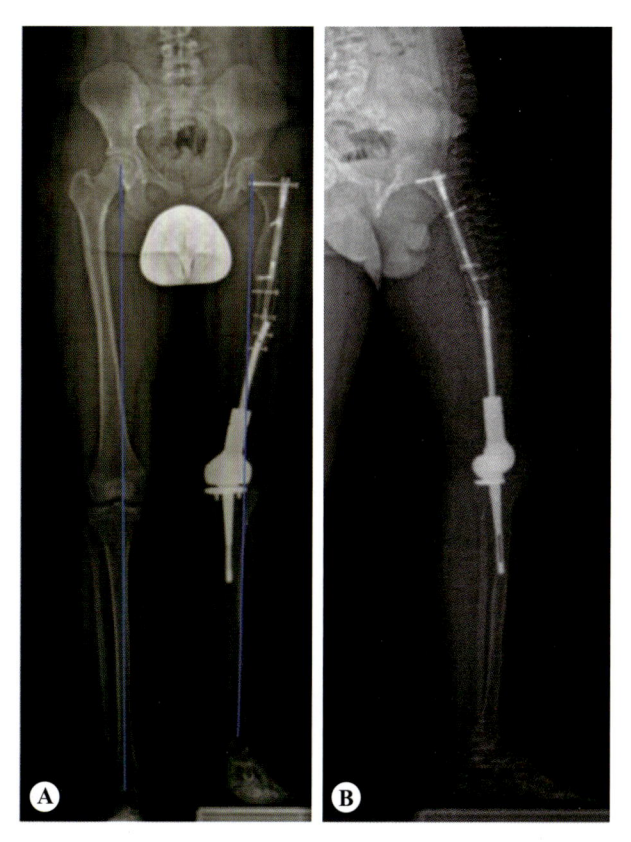

▲ 图 50-12　胫骨延长术前下肢全长负重正位（A）和侧位（B）X 线片，肢体长度差异 5.7cm

骨肿瘤手术学：病例图解

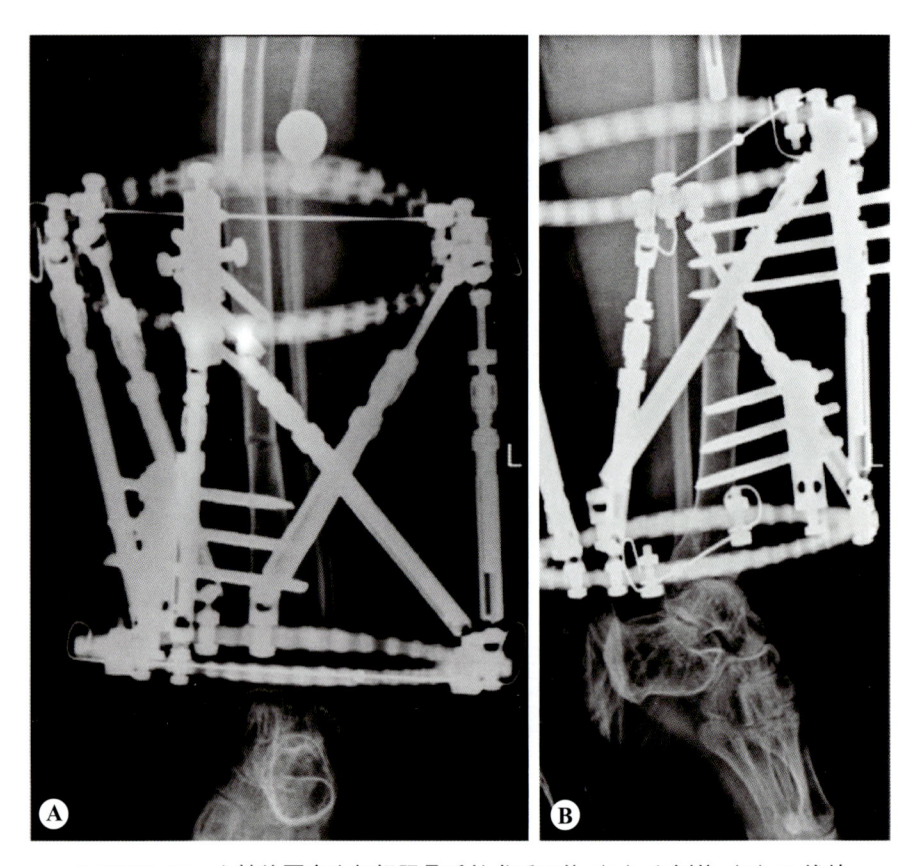

▲ 图 50-13　六轴外固定支架行胫骨延长术后正位（A）和侧位（B）X 线片

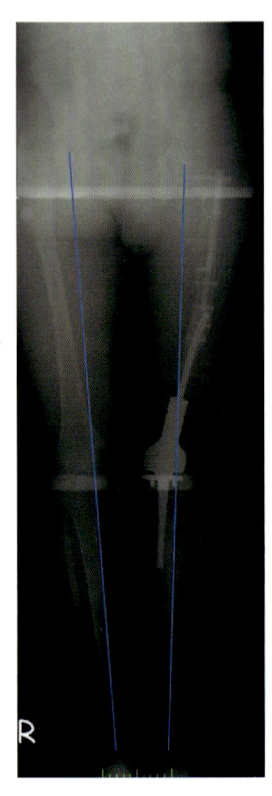

▲ 图 50-14　最终双下肢全长 X 线片显示肢体不等长 1cm

（三）术前问题汇总

1. 右下肢较健侧肢体短缩 9cm。
2. 股骨柄无菌性松动。
3. 右侧胫骨短缩源于置入假体对胫骨骨骺的医源性损害。

（四）治疗策略

1. 在定制的股骨柄上方使用外固定支架进行软组织延长术。
2. 使用 10cm 钛笼联合骨水泥支撑定制锁定柄的延长段。
3. 使用六轴外固定支架延长胫骨。

（五）基本原则

1. 治疗主要目的是在切除累及膝关节周围骨骺的骨肿瘤后，提前规划骨骼成熟时获得等长肢体。可应用多种技术，包括可延长假体、分阶段延长的人工关节置换、使用电磁可延长髓内钉或外固定支架进行牵张成骨[9-13]，然而切除后的残留骨端通常很短，不支持牵张成骨。

2. 处于生长阶段的儿童，肿瘤假体柄可能影

432

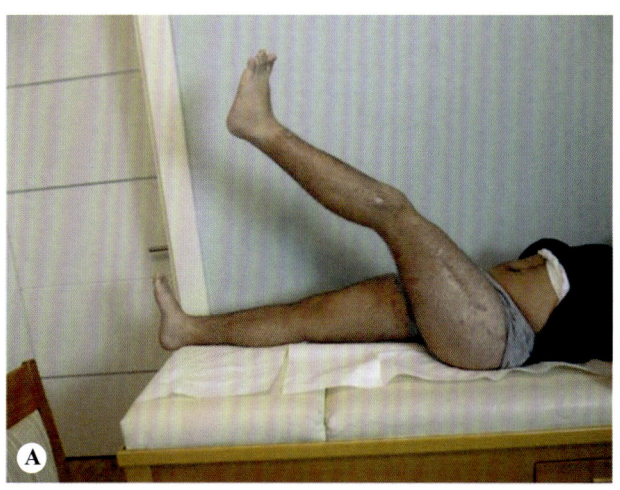

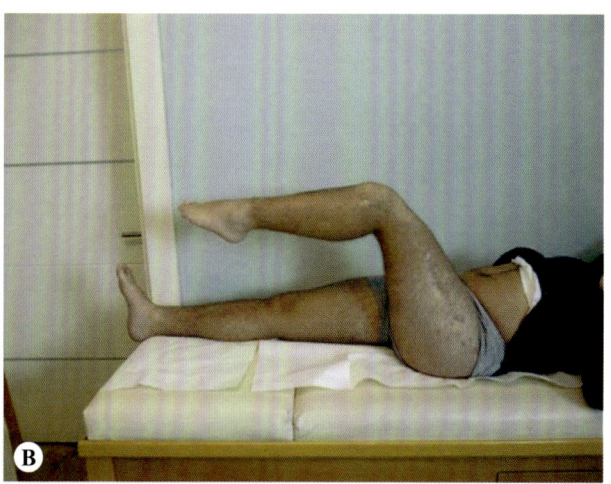

▲ 图 50-15 最终功能照片
A. 直腿抬高；B. 膝关节屈曲

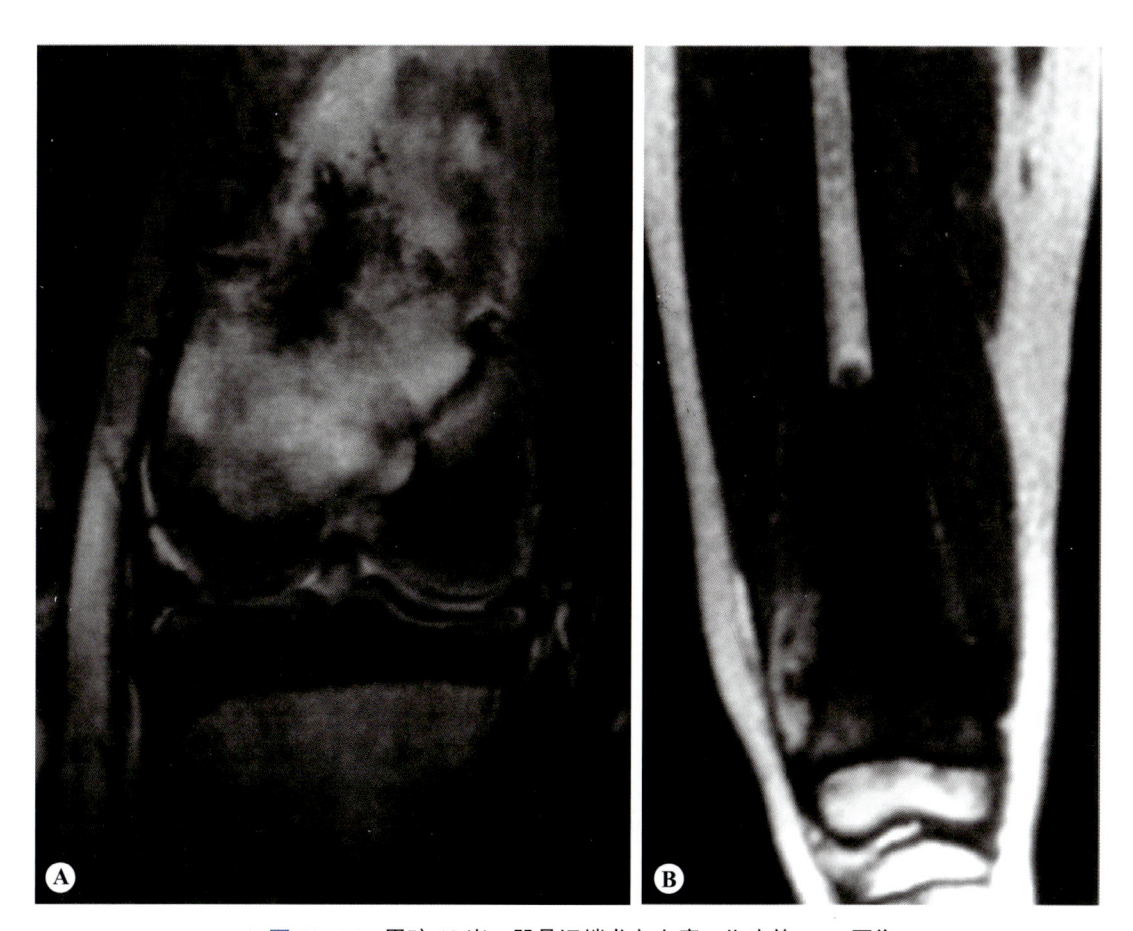

▲ 图 50-16 男孩 10 岁，股骨远端尤文肉瘤，化疗前 MRI 图像

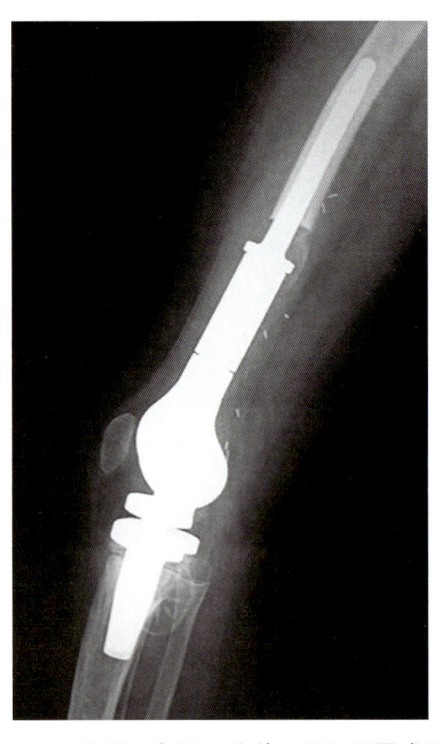

▲ 图 50-17　术后 3 个月 X 线片。置入压配式股骨柄，为补偿预估的肢体不等长，在距离截骨线下方遗留 2cm 长度股骨柄

响邻近骨骺。

3. 某些情况下，通过牵张成骨延长未受肿瘤累及的骨段可解决肢体短缩问题。

4. 无菌性松动伴肢体不等长，假体柄翻修和软组织延长是一种可选择的治疗方案。

(六) 治疗期间临床和影像学照片

见图 50-19 至图 50-22。

(七) 技术要点

1. 定制柄应根据预期的肢体延长量和骨结构进行定制，股骨柄长度必须预先确定，避免过度突出刺激软组织。股骨柄直径应确保能够在髓腔内滑移，同时尽可能粗，以保持假体稳定。

2. 最初的手术，股骨柄突出于梨状窝，随着肢体逐渐延长，股骨柄滑入髓腔。

3. 软组织延长的节律与牵张成骨类似，每天延长 4×0.25cm，密切监测神经功能至关重要。

4. 类似于牵张成骨后的巩固阶段，维持外固定支架在软组织延长后的位置，让软组织适应新的状态。

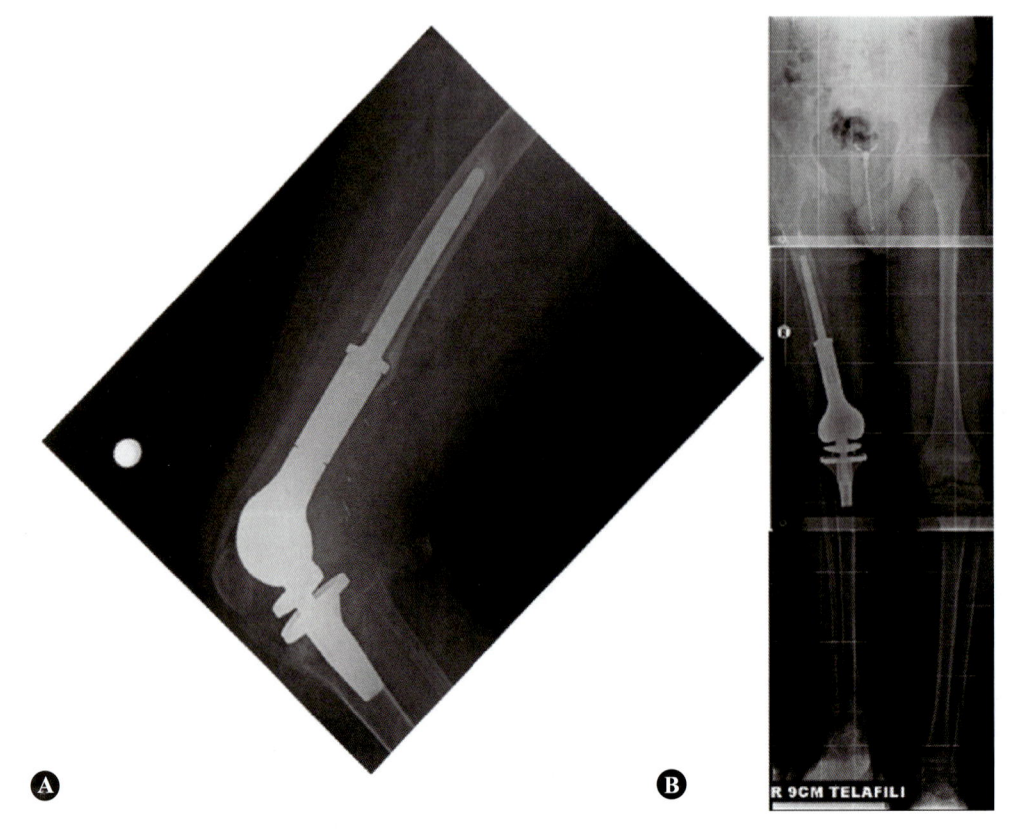

▲ 图 50-18　术后 5 年，患者影像和临床征象为股骨侧无菌性松动（A），右下肢肢体不等长 9cm（B）

第 50 章 骨肿瘤假体重建并发症

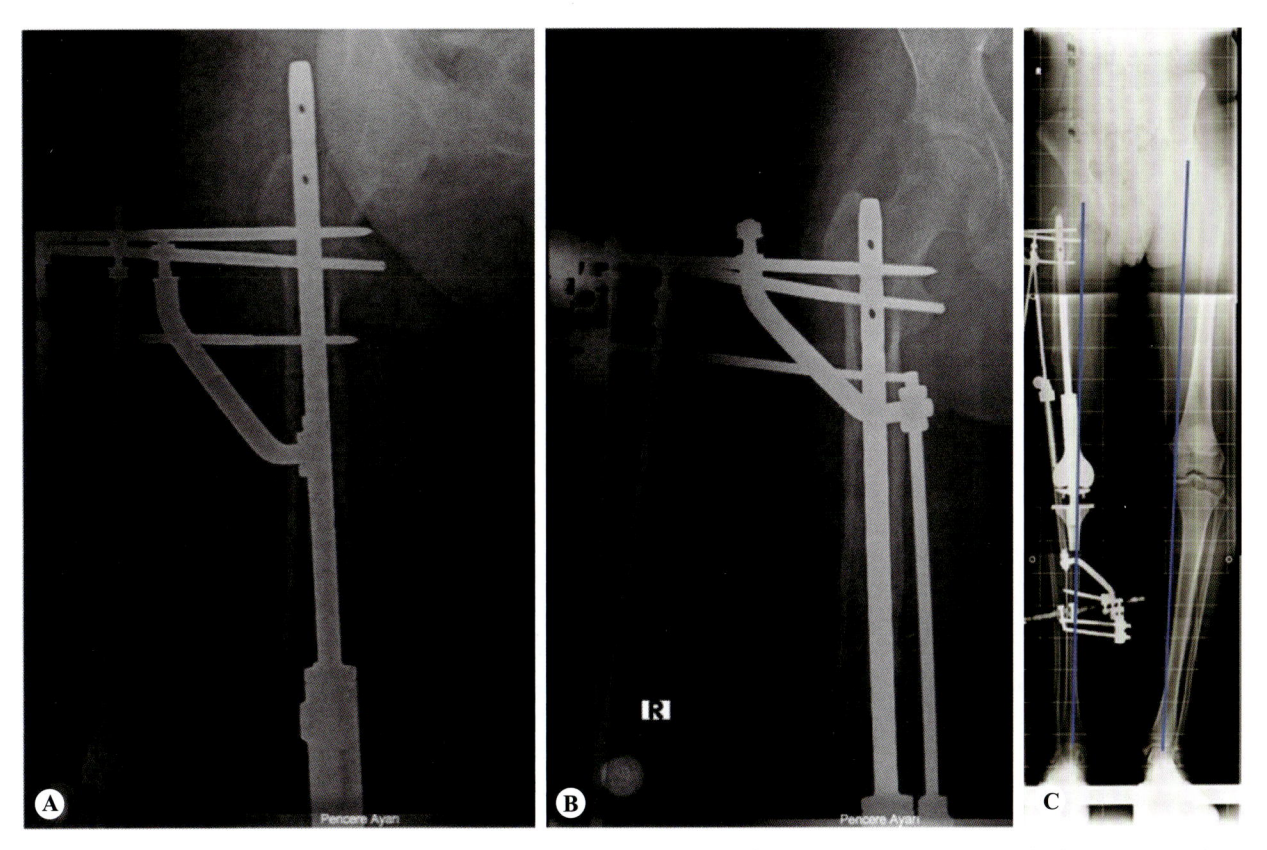

▲ 图 50-19 **A**. 取出组配柄，替换为近端带锁定孔的定制柄，用外固定支架；**B**. 术后 5 个月，最初突出于梨状肌窝的股骨柄末端，缓慢滑入骨髓腔；**C**. 拆除外固定支架和安装股骨柄锁定装置前的站立位全长 X 线片

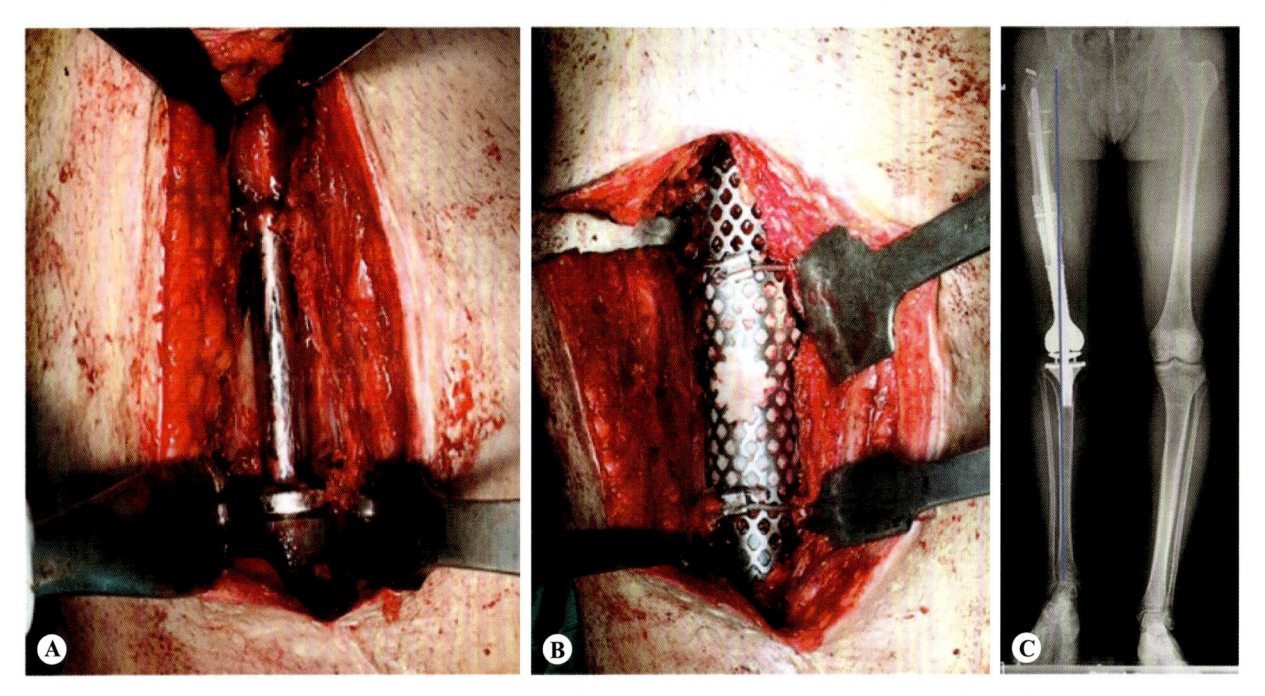

▲ 图 50-20 **A 和 B**. 用 10cm 长钛笼联合骨水泥支撑延长软组织；**C**. 锁定股骨柄

435

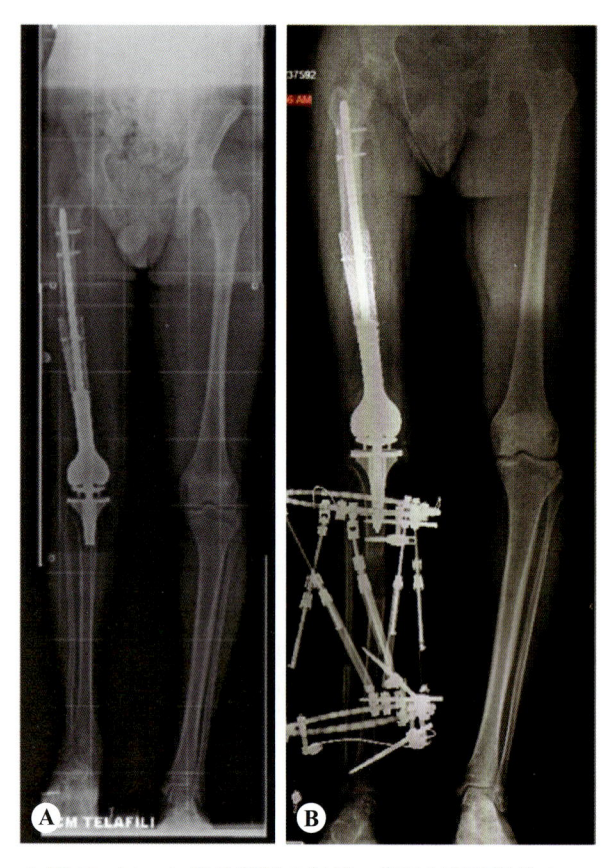

▲ 图 50-21 A. 股骨延长 3 年后，患者右下肢延长 6cm；B. 右侧胫骨使用六轴外固定支架进行牵张成骨。右侧胫骨 37.4cm，左侧胫骨 43.0cm

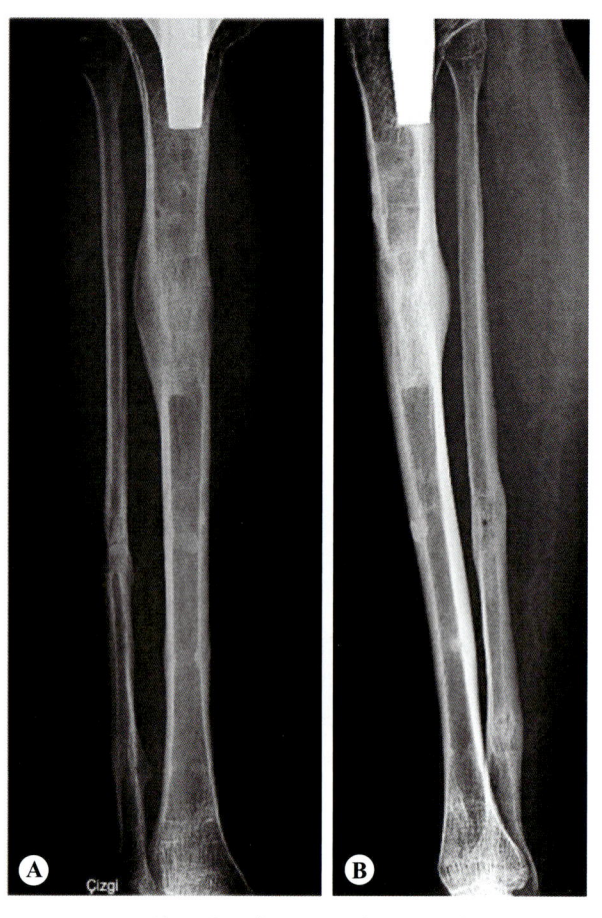

▲ 图 50-22 使用外固定支架 11 个月，拆除外固定架 4 个月后拍摄 X 线片。正位片（A）和侧位片（B）显示胫骨延长 6cm 的骨段愈合良好

5. 使用锁定螺钉和骨水泥钛笼增强股骨柄稳定性。

6. 胫骨延长时，保留外固定支架 11 个月；移除外支架后，采用长腿石膏保护直至骨愈合。

7. 肢体延长全过程，物理治疗非常重要，尤其是膝关节活动范围。

（八）临床随访和影像学照片

见图 50-23。

（九）并发症的预防和处理

1. 10 岁时初次手术广泛切除肿瘤和假体重建，5 年后出现 9cm 肢体不等长、股骨柄无菌性松动，在 3 年内完成股骨和胫骨延长，该患者 18 岁时双下肢基本等长。对于骨骼发育不成熟的儿童，行膝关节周围肿瘤广泛切除时，需预判最终肢体长度的差异，肢体延长的长度和手术时机依据实际情况决定。

2. 术前应通过血液检测和白细胞标记的骨显相来排除感染性松动。

3. 骨肉瘤切除和肿瘤假体重建后，延长残余骨非常困难，这种情况下，应考虑软组织延长作为一种替代性延长技术。

三、病例 3：年龄相关并发症

（一）简要病史

患者男性，9 岁，因右膝疼痛在外院就诊。术前影像显示股骨远端广泛浸润性病变，骨骺受累（图 50-24），穿刺活检为经典型成骨细胞骨肉瘤。予 3 个周期术前化疗后行股骨远端假体重建（图 50-25），术后接受 3 个周期辅助化疗。术后 18 个月，肢体不等长 5cm（图 50-25）；术后 3.5 年，下肢长度差异达到 11cm（图 50-26）。右侧

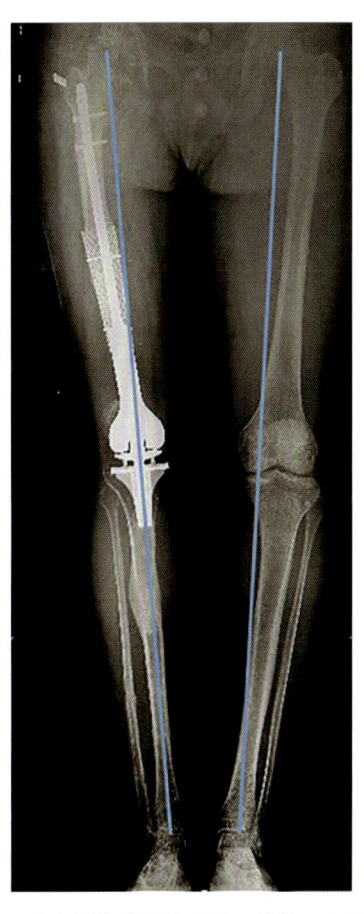

▲ 图 50-23 患者站立位下肢全长 X 线片，右下肢 98.7cm，左下肢 99.1cm

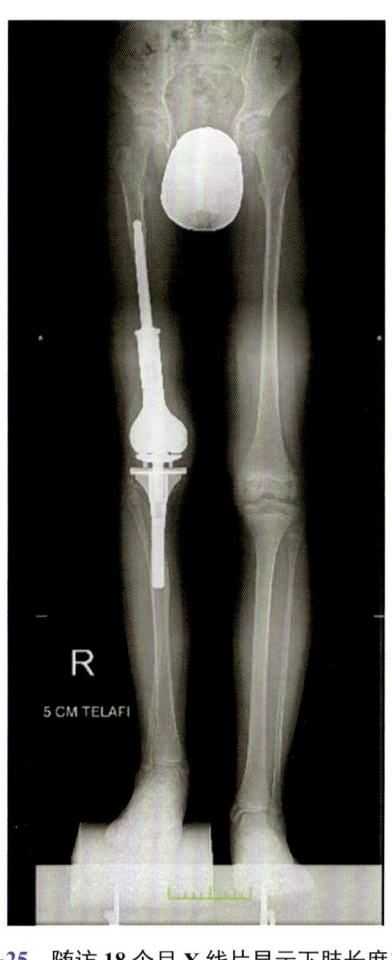

▲ 图 50-25 随访 18 个月 X 线片显示下肢长度差异 5cm

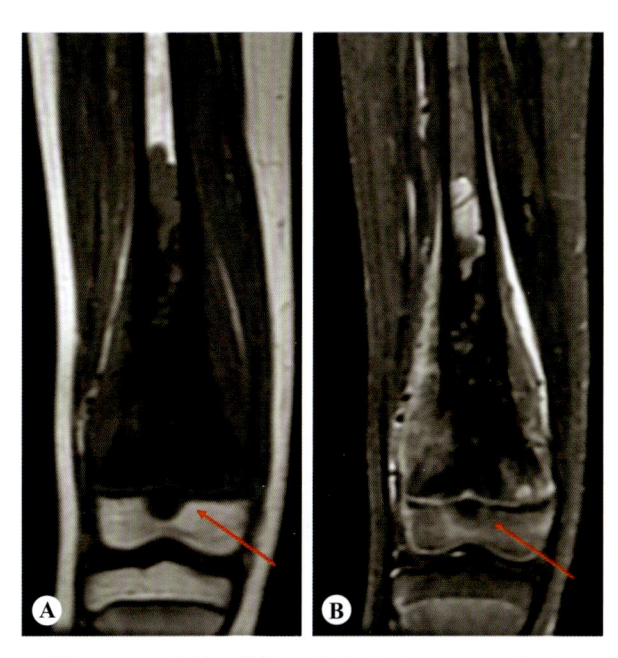

▲ 图 50-24 术前冠状位 T_1 加权（A）和 STIR 序列（B）MRI 显示肿瘤范围，箭示骨骺受累

胫骨采用计算机辅助六轴外固定支架延长，对左侧股骨远端进行临时骨骺阻滞。

（二）术前临床和影像学照片

见图 50-26。

（三）术前问题汇总

1. 右下肢不等长＞10cm（股骨接近 8cm，胫骨接近 3cm）。

2. 右侧胫骨假体远端胫骨骨干外翻畸形（14°）。

（四）治疗策略

1. 计算机辅助六轴外固定支架对右侧胫骨进行过度延长，同一截骨术矫正外翻畸形（Spiderframe, Tasarım Med; Istanbul-Turkey）。

2. 右股骨远端使用 8 字钢板行半侧骨骺临时阻滞术（Eight-plate, Smith and Nephew, USA）。

（五）基本原则

1. 儿童肉瘤广泛切除术中牺牲生长板，将导

骨肿瘤手术学：病例图解

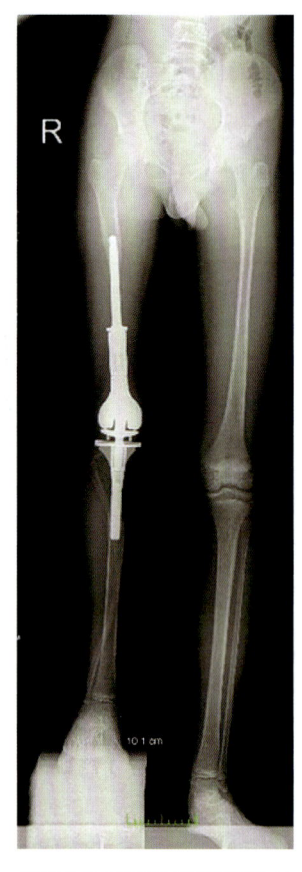

▲ 图 50-26 术后 3.5 年肢体长度差异 11cm，计划右侧胫骨采用六轴外固定支架延长，左侧肢体行半骨骺阻滞。右侧股骨 41.3cm，右侧胫骨 37.8cm（共计 79.1cm）。左侧股骨 49.5cm，左侧胫骨 40.6cm（共计 90.1cm）

致青春期结束时出现严重肢体不等长。

2. 下肢长度差异数值 = 牺牲的生长板［生物重建涉及一侧生长板，组配式假体重建可能涉及两侧生长板（切除的节段 + 假体组件贯穿对侧骨段生长板）］+ 化疗影响 + 翻修手术对同一骨段影响（如果存在）。

3. 需要行肉瘤广泛切除术，应预测骨骼生长期结束时下肢长度差异。目前无精确公式计算[3,4]，但可利用 Paley 等开发的生长公式预测[5,6]。

4. 使用该公式有两种模式[7,8]，一是适用于肉瘤患者"发育性肢体不等长预测"模型（图 50-9），二是如有计划延缓对侧生长速度，可用该方法计算出临时骨骺阻滞的理想时机。

5. 预测肢体不等长 < 2cm 时，可置入更长假体补偿；如果预测肢体不等长 2～5cm，理想的是可延长组配式假体；若生物重建后发生同样长度的肢体不等长，可应用磁控可延长髓内钉进行延长；若骨端生长被假体柄阻滞，可以通过六轴外固定支架延长（根据预测过度延长）。在剩余生长过程中的任何时间点，肢体不等长超过 6～8cm，且肢体仍有 6～8cm 的生长潜力，可临时阻滞对侧骨骺 12～18 个月。

（六）治疗期间影像学照片

见图 50-27 和图 50-28。

（七）技术要点

1. 该患者置入假体时，尚无市售可延长假体，故采用标准非骨水泥组配式股骨远端假体。当时预测生长板闭合时下肢长度差异 19cm，术后第 3 年，患者 12.5 岁时下肢长度差异 11cm（8cm 与股骨远端截骨相关，3cm 与胫骨柄限制胫骨近端生长相关），我们调整预测骨骼生长结束时下肢长度差异为 21cm（股骨相差 16cm，胫骨相差 5cm）。

2. 我们计划将右侧胫骨过度延长 1～2cm（总共延长 4～5cm），并将对侧股骨骨骺临时阻滞 12～18 个月（这个年龄段，股骨远端每年生长潜力为 3.5～4.0cm），如能成功，骨骺阻滞术将使股骨长度差异从 16cm 缩小到 12cm。

3. 拆除外支架时，胫骨延长了 4.5cm。最近的影像学随访显示，对侧股骨年生长总量 3mm（而非 3.5～4cm）。

4. 使用外固定支架，需在胫骨柄末端和外固定支架近端固定钉之间至少保留 2cm 间距。胫腓骨在同一平面截骨，单次截骨同时完成畸形矫正和肢体延长，用软件计算六轴外固定支架的延长时间和节律。

5. 胫骨延长过程中，使用克氏针或空心钉固定近端和远端胫腓关节，对于防止关节脱位至关重要。

6. 透视下经皮置入骨骺阻滞钢板。

（八）临床随访和影像学照片

见图 50-29。

（九）并发症的预防和处理

1. 避免并发症发生需注意三个细节问题。

2. 延长近端有组配式假体柄的胫骨。

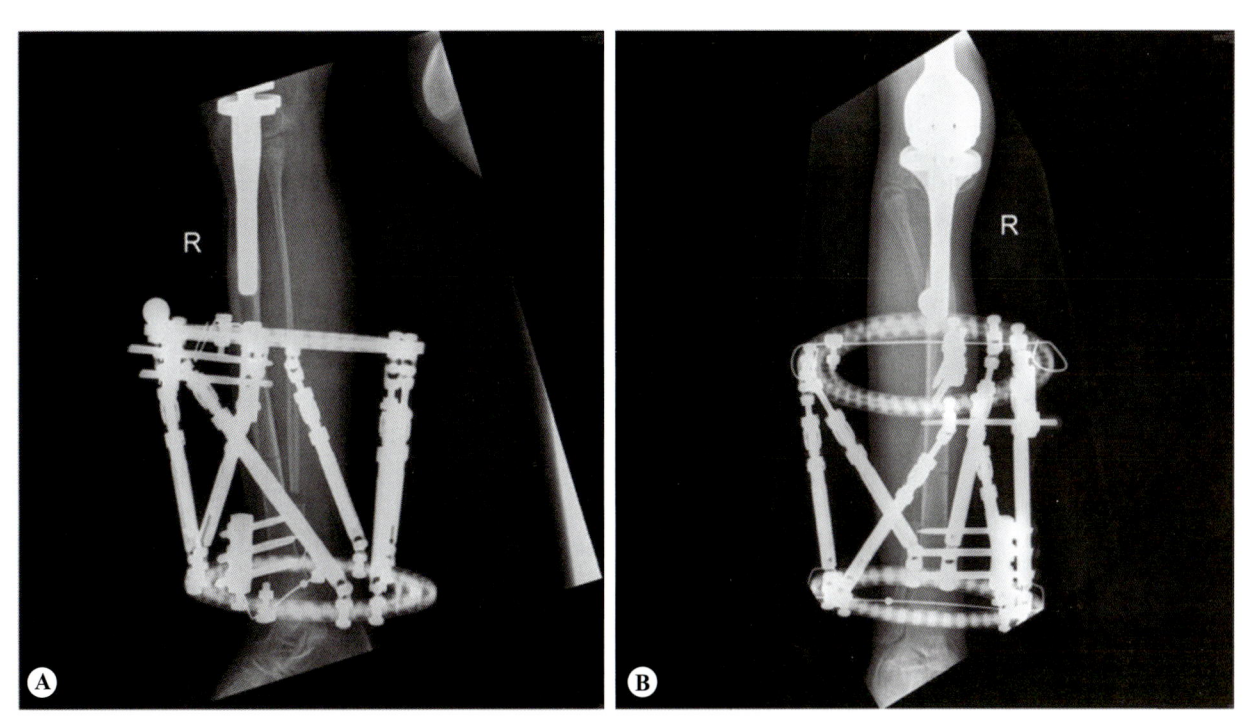

▲ 图 50-27　右侧肢体术后早期正位（A）及侧位（B）X 线片

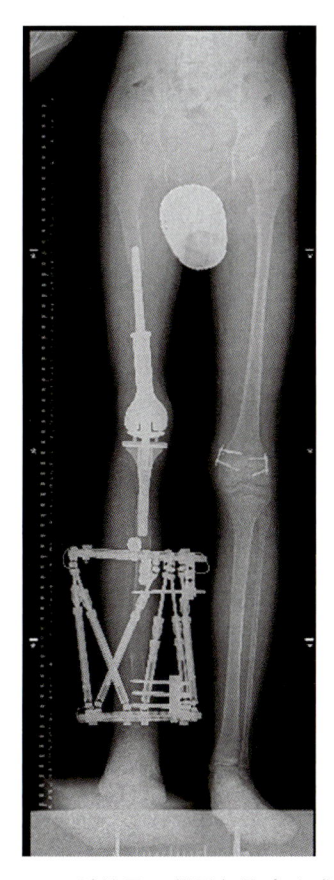

▲ 图 50-28　随访显示截骨部位牵张成骨良好

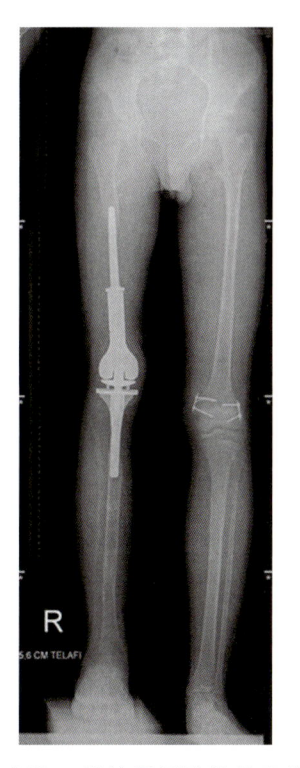

▲ 图 50-29　末次 X 线片显示肢体长度差异为 7.3cm。右侧股骨 42.7cm，右侧胫骨 42.8cm（总共 85.5cm）；左侧股骨 51.2cm，左侧胫骨 41.6cm（总共 92.8cm）。与 9 个月前全长 X 线片（图 50-26）对比，右侧股骨长度差 1.4cm，左侧股骨长度差 1.7cm

(1) 文献报道外固定支架针道感染率超过100%，即每个患者每次使用至少经历一次感染。外固定支架最近端固定针应位于胫骨假体柄尖下方至少2cm处，施氏针涂羟基磷灰石可增加稳定性和降低感染率。随访期间观察到任何浅表针道感染，应立即口服抗生素治疗。

(2) 有化疗史或截骨术中软组织剥离者，其组织再生能力较差，术后10～12天（而不是7～10天），以每天0.6～0.8mm（而不是0.8～1.0mm）的速度进行延长。在骨愈合任何时期观察到骨再生质量差，可考虑经皮BMP注射或脉冲超声治疗。

3. 术后12～18个月必须拆除骨骺阻滞钢板。如有计划将来进行第二次骨骺阻滞术，只取出近端螺钉，保留钢板和远端螺钉，第二次骨骺阻滞时，只需经皮置入近端螺钉即可。

四、病例4：年龄无关并发症

（一）简要病史

患者男性，29岁，因膝关节复发性滑膜肉瘤就诊（图50-30A和B）。患者6年前在外院行关节镜检查和活检，诊断滑膜肉瘤，仅接受化疗。两年后肿瘤复发，行关节镜下肿瘤清除，术后再次复发，患者在该医院行切开清除术（图50-30C）。1年后，因膝部肿胀和疼痛推荐到我院就诊，穿刺活检确诊滑膜肉瘤。影像学显示病变局限于关节内，全身影像检查未见转移。随后行关节外全膝关节广泛切除（图50-31）、腓肠肌内侧头转位和薄层皮肤移植覆盖、肿瘤关节假体重建术。术后2个月，假体半脱位，关节镜辅助下复位。不幸的是关节镜术后患者出现广泛的皮肤坏死和深部感染，患者5周内行多次清创、伤口负压治疗（图50-32），曾尝试使用游离背阔肌皮瓣也失败了。患者现处于既往皮瓣移植失败，肿瘤假体外露感染状态。

（二）术前临床和影像学照片

见图50-32。

（三）术前问题汇总

1. 假体外露和感染，可能存在骨髓炎。
2. 软组织问题。
3. 骨量减少。

（四）治疗策略[15]

1. 一期：取出假体，广泛清创，应用抗生素骨水泥占位器。外侧使用单臂外固定支架维持肢体的力线和长度。

2. 二期：取出占位器，评估骨和软组织感染状况，如果存在感染，重复一期操作。无感染，采用外固定支架进行膝关节融合术。

3. 三期：愈合后，可尝试股骨的单臂外固定支架和胫骨的环形外固定支架进行肢体延长。

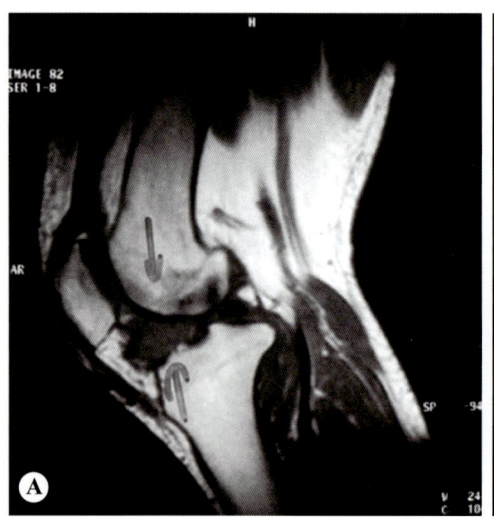

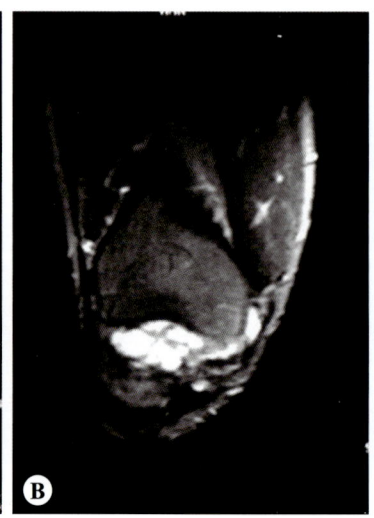

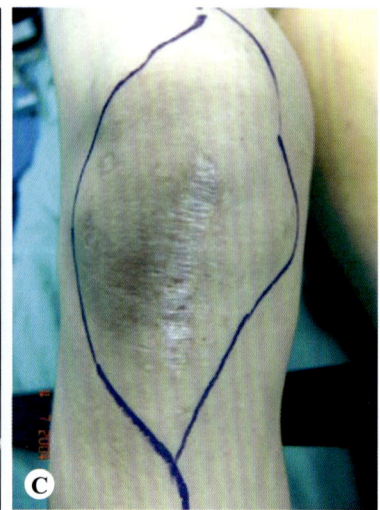

▲ 图50-30 位于髌后区域的关节内病变累及整个关节，矢状位（A）和冠状位（B）MRI。术前规划，切除关节镜入口和之前的切口（C）

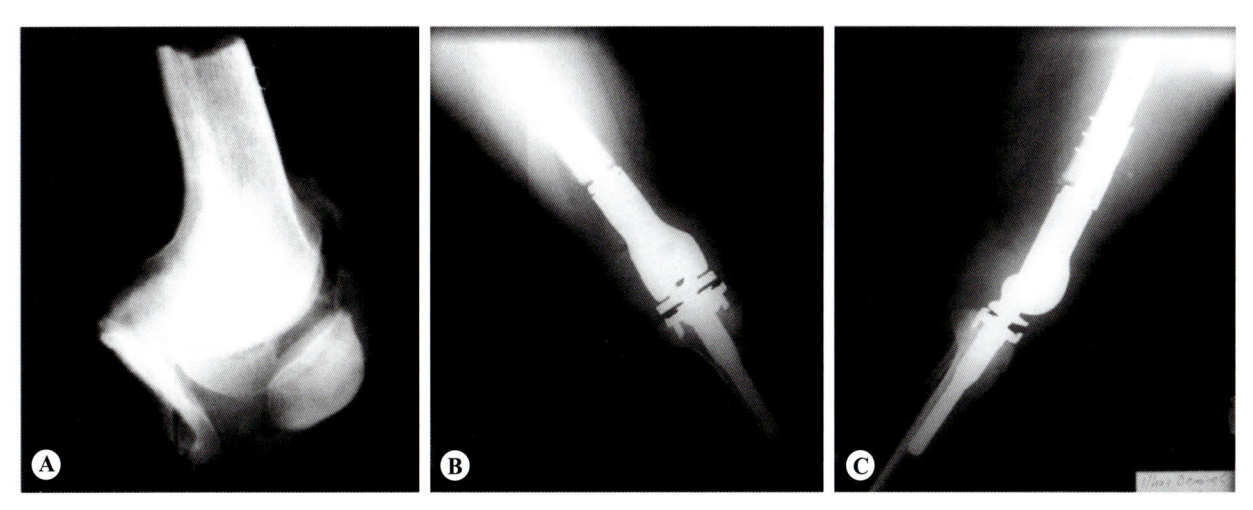

▲ 图 50-31　切除标本的 X 线片（A）、术后早期正位（B）和侧位 X 线片（C）

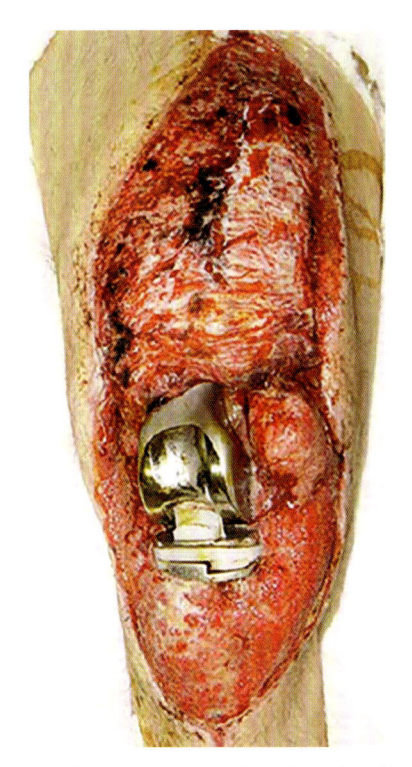

▲ 图 50-32　患者术后早期发生深部感染，住院 5 周并行多次清创。此期间也进行伤口负压治疗（NPWT），游离背阔肌筋膜皮瓣修复创面。不幸的是游离皮瓣失败，假体再次外露

（五）基本原则[15-17]

1. 必须充分清创。
2. 针对膝关节解剖结构变异，需仔细分离神经血管。

3. 二期术前需评估伤口状态，监测 CRP、ESR 及微生物培养，确认已清除感染。

4. 使用环形外固定支架或双侧单臂外固定支架。与环形外固定支架相比，前方和外侧放置双侧单臂外固定支架可提供更好的患者舒适度。

5. 二期加压的目的是将股骨干嵌入胫骨近端干骺端，为骨性愈合提供更大的骨接触面，术后即刻开始加压，不需要延迟。

6. 每月 X 线片评估骨愈合情况，充分愈合后，拆除外侧外固定支架，剩下前方短节段外固定支架，移除一个固定架并保留另一个固定架将起到动力化作用，有助于愈合。

7. 初期加压是必要的，可获得长期稳定和骨性愈合。

（六）治疗期间临床和影像学照片

见图 50-33 至图 50-36。

（七）技术要点[15-17]

1. 一期手术成功最重要的是肢体无感染并获得足够的软组织覆盖，除非感染完全控制，否则不应该尝试二期手术。

2. 除非影像学显示明显骨愈合，否则应维持外支架原位固定。当移除外固定支架时，应从临床和影像学两方面评估融合部位是否存在病理性异常活动，如果可疑，应考虑延长固定时间或进行骨移植，延长 1 个月的固定时间比提前 1min 移除外固定支架更安全。

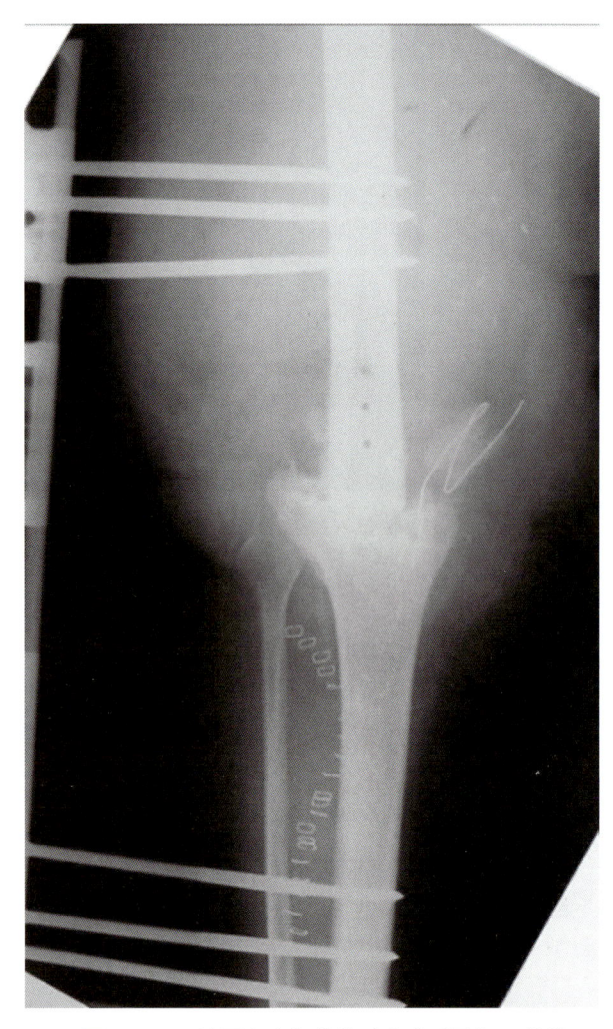

▲ 图 50-33 外固定支架关节融合术后早期 X 线片

（八）临床随访和影像学照片

见图 50-37。

（九）并发症的预防和处理

1. 取出肿瘤假体导致巨大骨缺损，清创将进一步增加骨量损失。大段骨缺损急性短缩可导致神经血管问题，通常认为，急性短缩 5cm 以内是安全的；任何急性短缩后，必须密切监测肢体神经血管状况，多次手术或既往血管重建患者更易出现此类问题；较大缺损，需逐渐短缩。

2. 第二阶段重建之前解决软组织问题。

3. 神经血管结构容易受损，再生骨质量较差，不宜按每天常规 1mm 的速度延长。

4. 行膝关节融合术，融合侧宜较正常侧短 1cm，方便活动。

五、病例 5：与年龄无关并发症

（一）简要病史

患者，30 岁，因右大腿远端疼痛外院就诊，完善影像检查后活检（图 50-38），诊断骨旁骨肉瘤，无转移。患者行肿瘤广泛切除假体重建，术后行 6 个周期辅助化疗，2 年内无症状。然而，随访到 2 年时，患者出现行走时疼痛加重症状，X 线片显示股骨柄松动（图 50-39），无临床感染征象。经详细感染指标检查，CRP 和 ESR 在正常范围内，白细胞标记骨扫描显示柄周围非感染性活动病变（图 50-40），计划行无菌性松动翻修手术。

（二）术前临床和影像学照片

见图 50-39。

（三）术前问题汇总

1. 诊断无菌性松动，仍需术中培养排除任何亚临床感染。

2. 考虑将来可能需要翻修，尽可能在保留皮质厚度情况下使用更粗股骨柄。

（四）治疗策略

1. 工作重心应放在排除感染性松动，对该患者行血液检查（CRP、ESR、白细胞技术）、关节液分析和培养、白细胞标记骨扫描，评估临床感染症状，最终排除感染。

2. 术中尚需检查关节液白细胞酯酶是否阳性，并行高倍显微镜下关节液白细胞计数。

3. 取出松动假体柄和周围骨水泥。

4. 改抛光骨水泥柄为羟基磷灰石涂层压配柄以实现骨整合，植骨填充髓腔内骨缺损，插入更长、更粗 2mm、非骨水泥压配柄。

（五）基本原则

1. 早期无菌性松动必须排除感染，手术前需完成所有感染相关检查。

2. 基于早期无菌性松动根本原因的调查分析实施手术，无菌性松动通常使用较长较粗的柄联合骨移植或骨水泥。如果剩余骨段不足以维持稳定，可选择更复杂方法，如加压短柄假体或转换为全段骨置换假体[18-20]。

3. 文献中关于股骨柄长期稳定的讨论大部分

第50章 骨肿瘤假体重建并发症

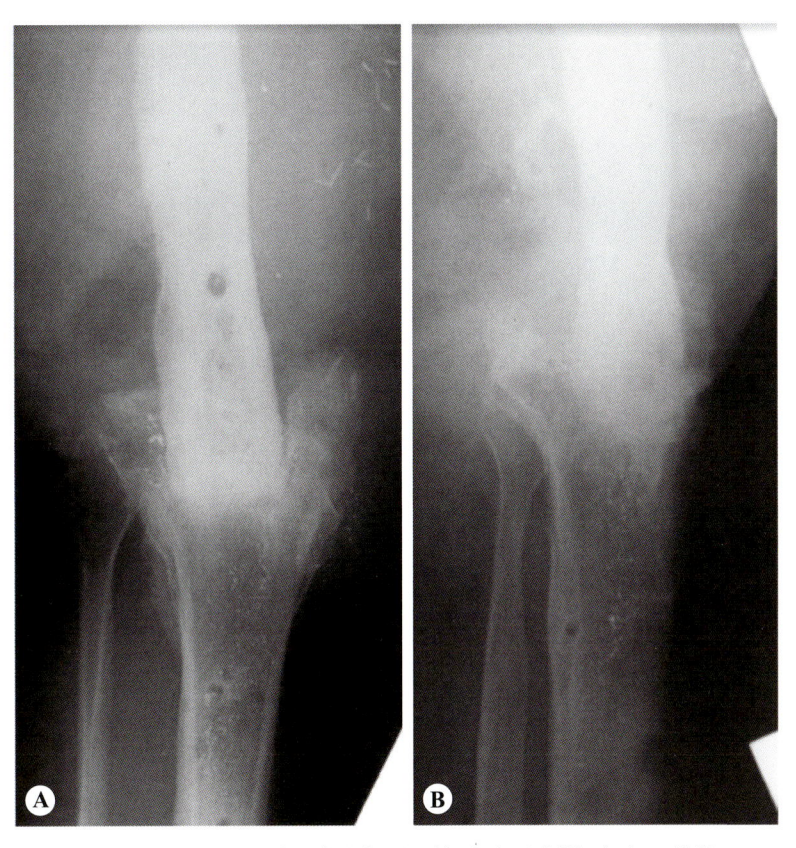

▲ 图 50-34 取出外固定支架后正位（A）和侧位（B）X 线片

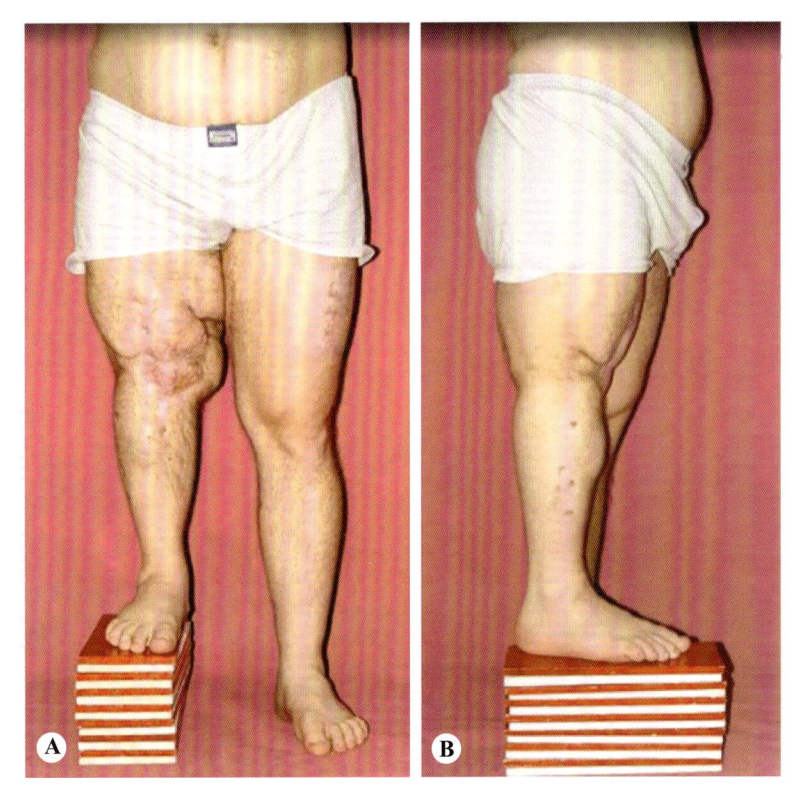

▲ 图 50-35 关节融合术后肢体不等长

443

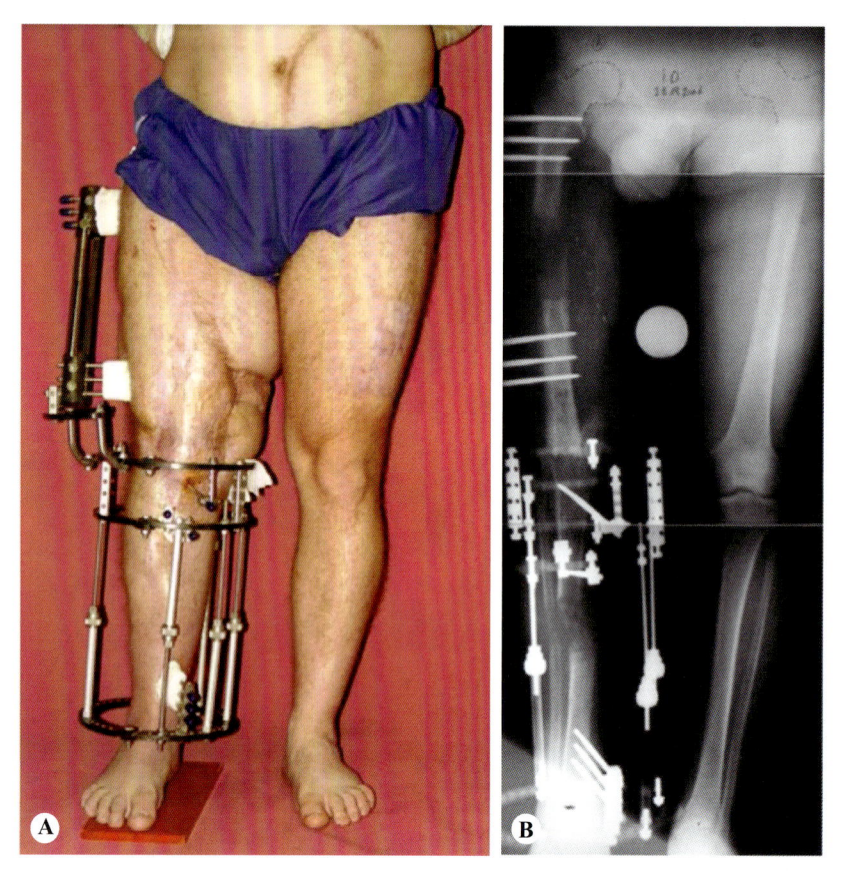

▲ 图 50-36 应用混合外固定支架后的外观图（A）、站立位双下肢全长正位 X 线片（B）

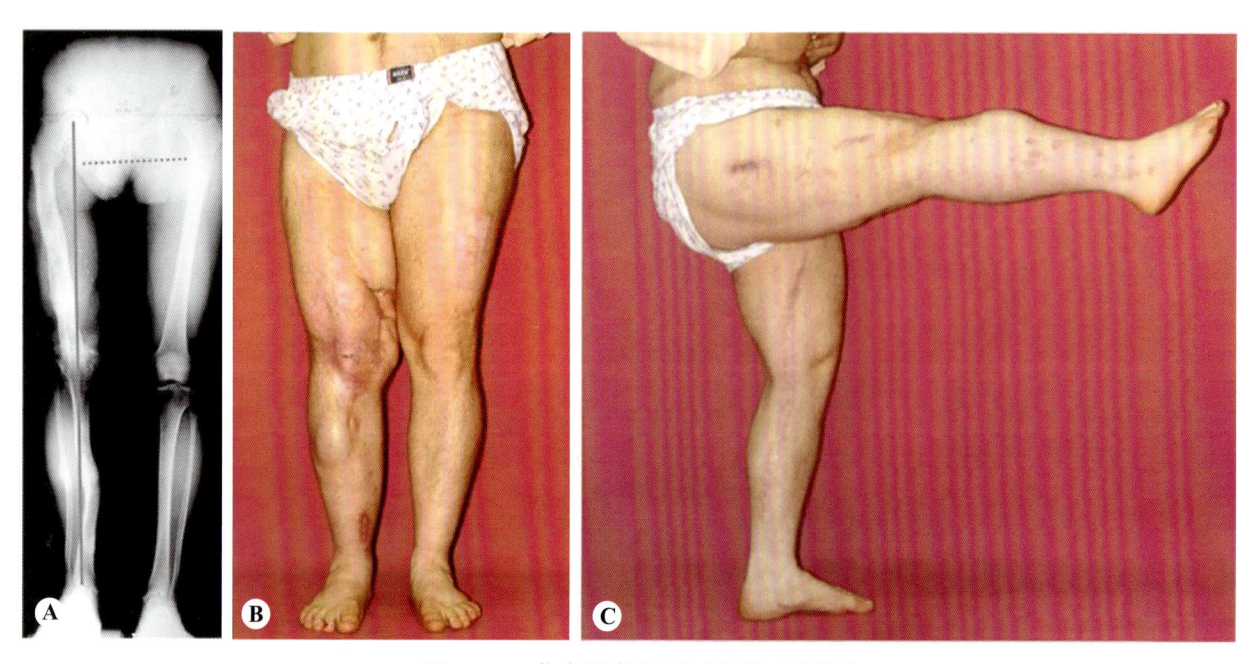

▲ 图 50-37 临床照片显示患者最终功能状态

第 50 章 骨肿瘤假体重建并发症

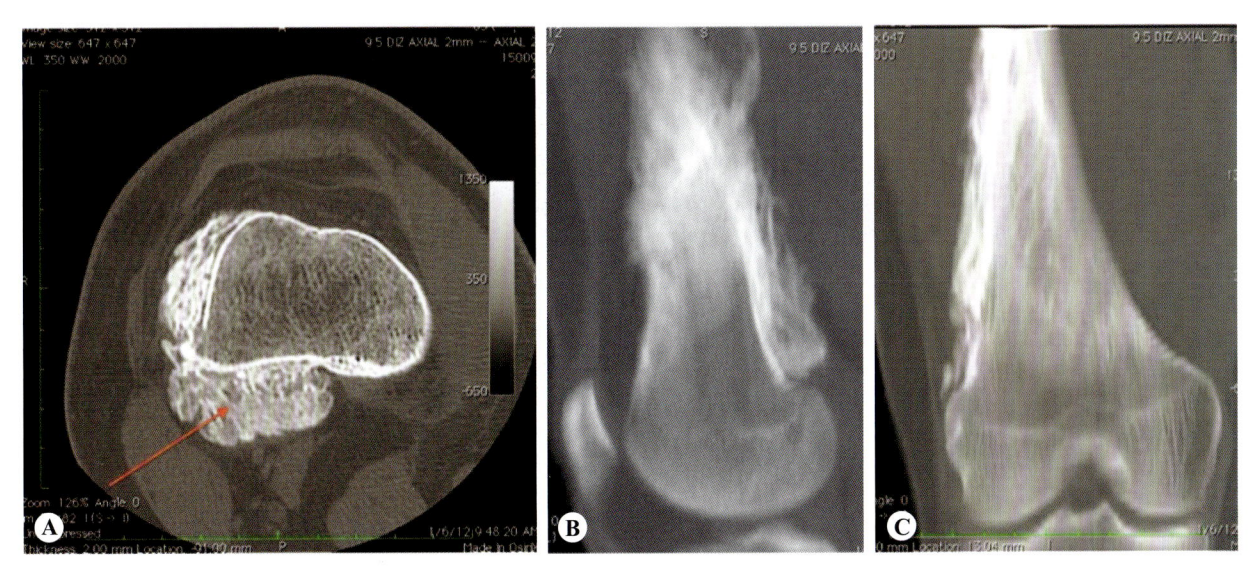

▲ 图 50-38 初诊时冠状位（A）、矢状位（B）和轴位（C）CT

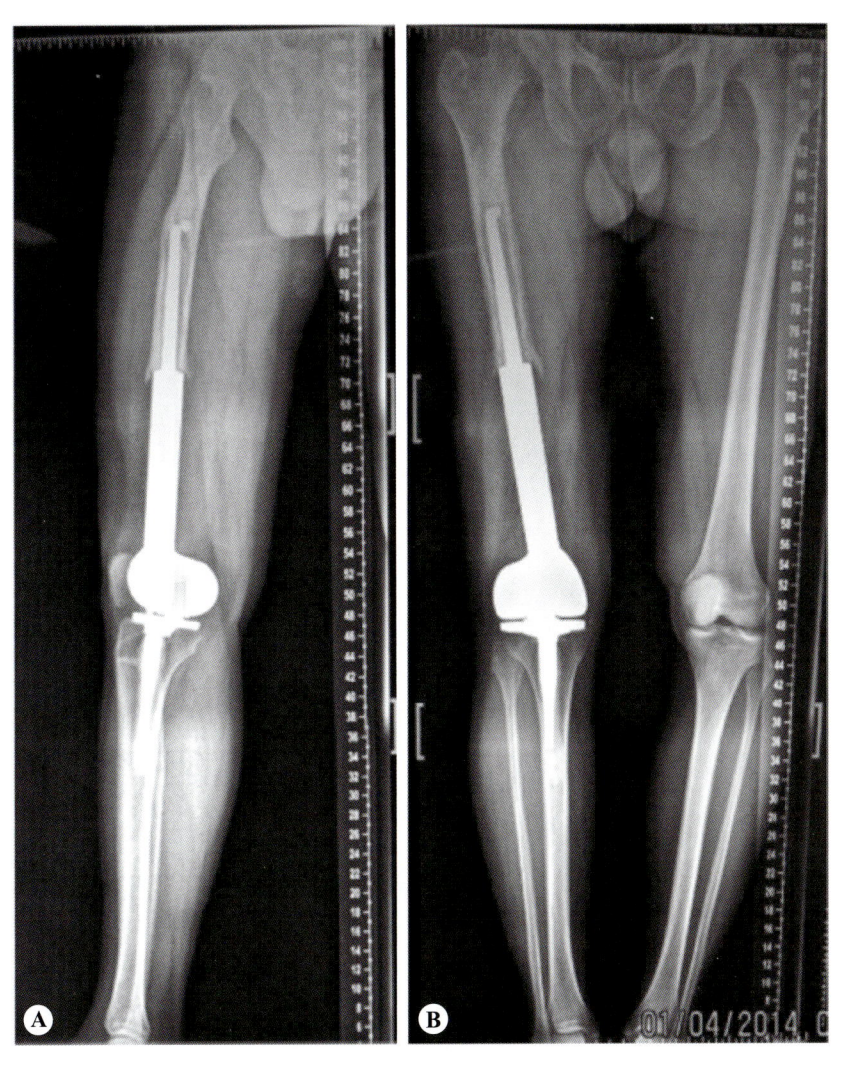

▲ 图 50-39 初次术后 2 年，下肢站立全长侧位（A）和正位（B）X 线片显示股骨柄松动

445

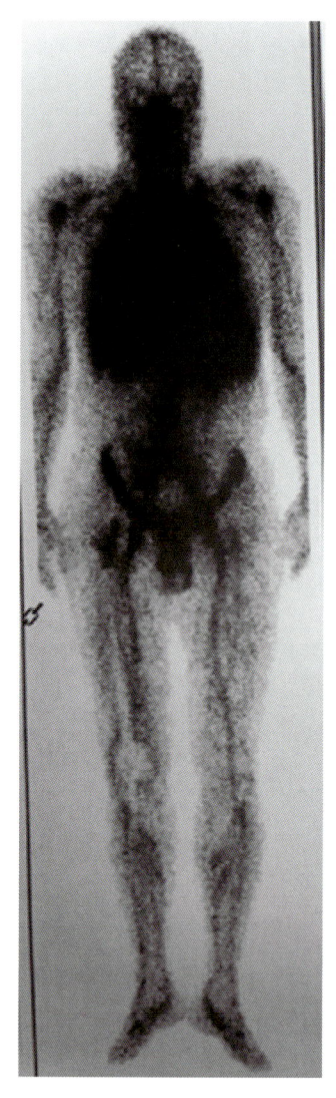

▲ 图 50-40 白细胞标记骨扫描未显示感染

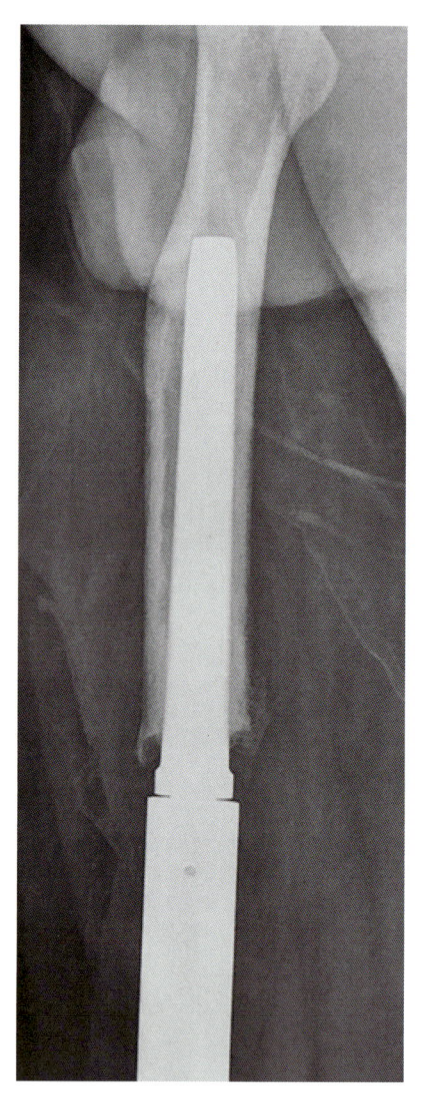

▲ 图 50-41 股骨翻修术后 1.5 年 X 线片显示无松动迹象

集中在植入物固定类型（骨水泥或非骨水泥）和关节机制，与松动相关的其他变量包括年龄、性别、BMI、假体位置和假体柄长度[19, 21-25]。

（六）治疗期间影像学照片

见图 50-41。

（七）技术要点

1. 术前评估和手术计划必不可少。
2. 确保初始稳定。
3. 翻修手术尽可能保护活骨骨量，并用移植物填充增强。
4. 清理金属碎屑时需保护血管和神经等重要结构。

（八）临床随访和影像学照片

见图 50-42 和图 50-43。

（九）并发症的预防和处理

1. 由于初次手术进行广泛切除，术中尽量减少骨丢失和缩短假体柄长度。
2. 股骨髓腔插入压配柄防止早期松动，初始稳定非常重要。
3. 旋转铰链比固定铰链机制具有更长久的假体在位优势[22, 26]。
4. 文献虽没有骨水泥与非骨水泥固定孰强孰弱的说法，但最近关节置换手术趋势为非骨水泥固定[27, 28]。

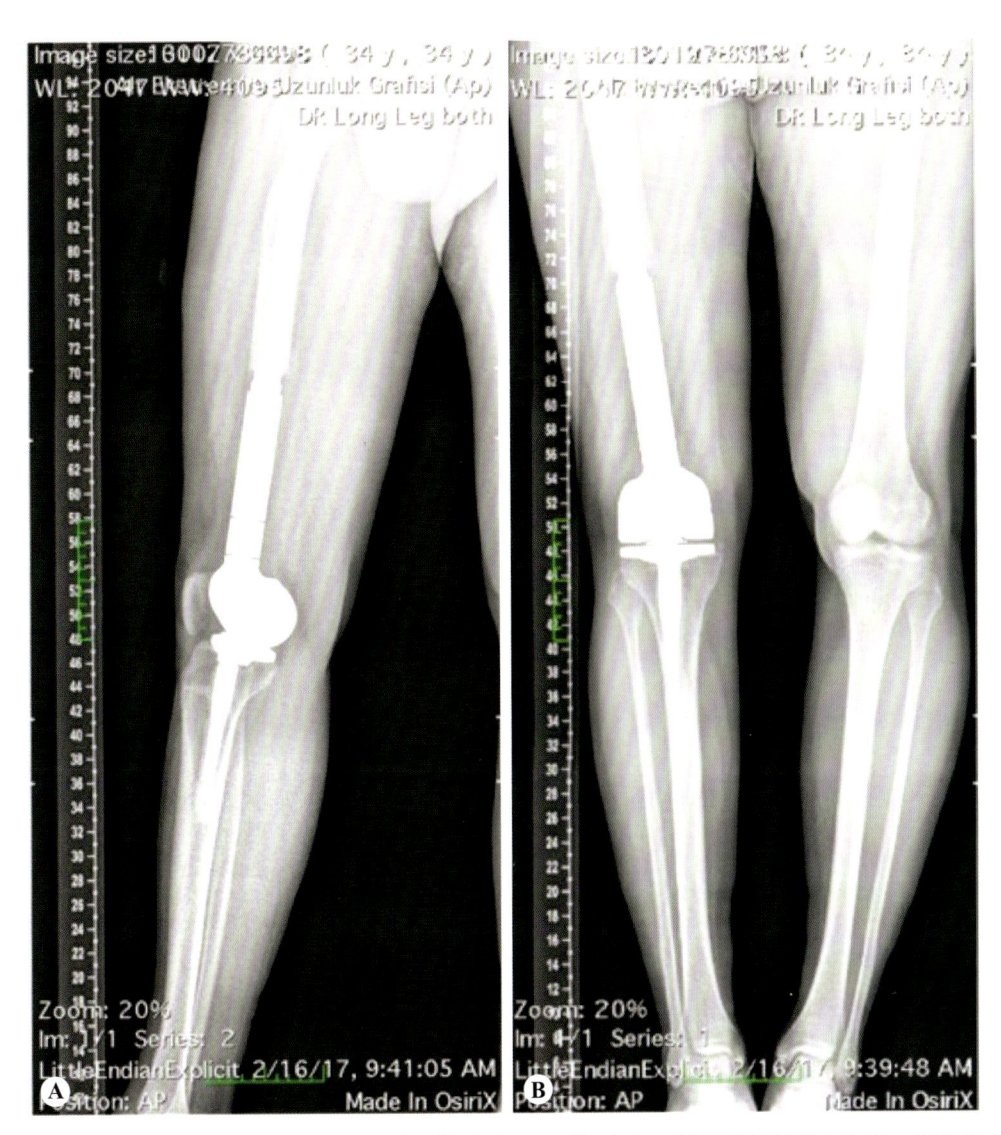

▲ 图 50-42 翻修术后 3 年全长下肢侧位（A）和正位（B）X 线片显示骨整合良好，无松动迹象

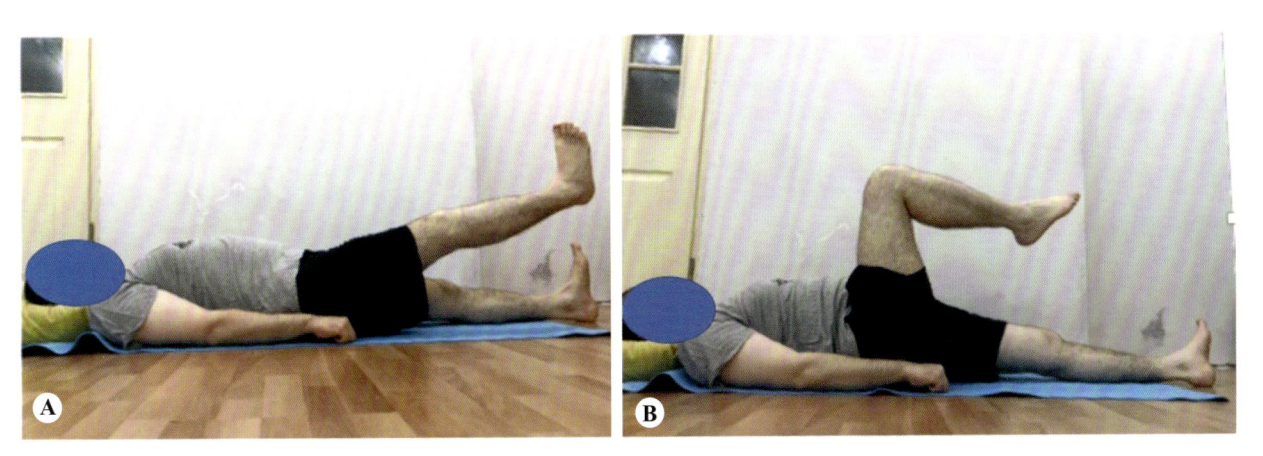

▲ 图 50-43 患者术后 6 年照片显示功能状态良好

参考文献

[1] Rozbruch SR, Hamdy RC. Limb lengthening and reconstruction surgery case atlas: pediatric deformities. Springer; 2015.

[2] Shapiro F. Developmental bone biology. In: Pediatric orthopedic deformities, vol. 1. Springer; 2016. p. 1-158.

[3] Gilg MM, Wibmer C, Andreou D, Avian A, Sovinz P, Maurer-Ertl W, et al. Paley's multiplier method does not accurately predict adult height in children with bone sarcoma. Clin Orthop Relat Res. 2014;472(8):2506-13.

[4] Kelly PM, Diméglio A. Lower-limb growth: how predictable are predictions? J Child Orthop. 2008;2(6):407-15.

[5] Paley J, Talor J, Levin A, Bhave A, Paley D, Herzenberg JE. The multiplier method for prediction of adult height. J Pediatr Orthop. 2004;24(6):732-7.

[6] Aguilar JA, Paley D, Paley J, Santpure S, Patel M, Bhave A, et al. Clinical validation of the multiplier method for predicting limb length at maturity, part I. J Pediatr Orthop. 2005;25(2):186-91.

[7] Copyright Rubin Institute for Advanced Orthopedics, Sinai Hospital of Baltimore. 2015. Multipler' (Mobile App). Version 7.0 App Store. https://apps.apple.com/us/app/multiplier/id460335161.

[8] Copyright Dr. Dror Paley, 2019, 'Paley Growth' (Mobile App), Version 3.0. App Store. https://apps.apple.com/us/app/paley-growth/id435195238.

[9] Tsuda Y, Tsoi K, Stevenson JD, Fujiwara T, Tillman R, Abudu A. Extendable endoprostheses in skeletally immature patients: a study of 124 children surviving more than 10 years after resection of bone sarcomas. JBJS. 2020;102(2):151-62.

[10] Wodajo FM, Bickels J, Wittig J, Malawer M. Complex reconstruction in the management of extremity sarcomas. Curr Opin Oncol. 2003;15(4):304-12.

[11] Kong C-B, Lee S-Y, Jeon D-G. Staged lengthening arthroplasty for pediatric osteosarcoma around the knee. Clin Orthop Relat Res. 2010;468(6):1660-8.

[12] Kang S, Lee JS, Park J, Park SS. Staged lengthening and reconstruction for children with a leg-length discrepancy after excision of an osteosarcoma around the knee. Bone Joint J. 2017;99(3):401-8.

[13] Savvidou OD, Kaspiris A, Dimopoulos L, Georgopoulos G, Goumenos SD, Papadakis V, et al. Functional and surgical outcomes after endoprosthetic reconstruction with expandable prostheses in children: a systematic review. Orthopedics. 2019;42(4):184-90.

[14] Moroni A, Pegreffi F, Cadossi M, Hoang-Kim A, Lio V, Giannini S. Hydroxyapatite-coated external fixation pins. Expert Rev Med Devices. 2005;2(4):465-71.

[15] Eralp L et al. Case 76: Staged Reconstruction of a Failed Modular Knee Tumor Prosthesis. In: Rozbruch SR, Hamdy RC, eds. Limb Lengthening and Reconstruction Surgery Case Atlas. Adult Deformity-Tumor-Upper Extremity. Cham, Switzerland: Springer International Publishing; 2015:521-30.

[16] Eralp L, Kocaoglu M, Tuncay I, Bilen FE, Samir SE. Knee arthrodesis using a unilateral external fixator for the treatment of infectious sequelae. Acta Orthop Traumatol Turc. 2008;42(2):84-9.

[17] Eralp L, Toker B, Akgül T, Ozger H, Kocaoğlu M, Hayat S. Applications of external fixation for management of complications associated with musculoskeletal tumors and related surgery. Acta Orthop Traumatol Turc. 2009;43(3):219-28.

[18] Mankin HJ, Hornicek FJ, Harris M. Total femur replacement procedures in tumor treatment. Clin Orthop Relat Res. 2005;438:60-4.

[19] Pala E, Trovarelli G, Angelini A, Maraldi M, Berizzi A, Ruggieri P. Megaprosthesis of the knee in tumor and revision surgery. Acta Bio Medica Atenei Parm. 2017;88(Suppl 2):129.

[20] Healey JH, Morris CD, Athanasian EA, Boland PJ. Compress® knee arthroplasty has 80% 10-year survivorship and novel forms of bone failure. Clin Orthop Relat Res. 2013;471(3):774-83.

[21] Unwin PS, Cannon SR, Grimer RJ, Kemp HBS, Sneath RS, Walker PS. Aseptic loosening in cemented custom-made prosthetic replacements for bone tumours of the lower limb. J Bone Joint Surg Br. 1996;78(1):5-13.

[22] Kawai A, Healey JH, Boland PJ, Athanasian EA, Jeon D-G. A rotating-hinge knee replacement for malignant tumors of the femur and tibia. J Arthroplast. 1999;14(2):187-96.

[23] Horowitz SM, Glasser DB, Lane JM, Healey JH. Prosthetic and extremity survivorship after limb salvage for sarcoma. How long do the reconstructions last? Clin Orthop Relat Res. 1993;293:280.

[24] Coathup MJ, Batta V, Pollock RC, Aston WJ, Cannon SR, Skinner JA, et al. Long-term survival of cemented distal femoral endoprostheses with a hydroxyapatite-coated collar: a histological study and a radiographic follow-up. JBJS. 2013;95(17):1569-75.

[25] Zhang H, Wang F, Yang X, Xu M, Qiao R, Li J, et al. Establishment and validation of a nomogram model for aseptic loosening after tumor prosthetic replacement around the knee: a retrospective analysis. J Orthop Surg Res. 2019;14(1):352.

[26] Abdulkarim A, Keane A, Hu SY, Glen L, Murphy DJ. Rotating-hinge knee prosthesis as a viable option in primary surgery: literature review & meta-analysis. Orthop Traumatol Surg Res. 2019;105(7):1351-9.

[27] Lin FF, Chen YF, Chen B, Lin CH, Zheng K. Cemented versus uncemented hemiarthroplasty for displaced femoral neck fractures: a meta-analysis of randomized controlled trails. Medicine (Baltimore). 2019;98(8):e14634.

[28] Morshed S, Bozic KJ, Ries MD, Malchau H, Colford JM Jr. Comparison of cemented and uncemented fixation in total hip replacement: a meta-analysis. Acta Orthop. 2007;78(3):315-26.